Carl August Wunderlich

Geschichte der Medizin

Verlag
der
Wissenschaften

Carl August Wunderlich

Geschichte der Medizin

ISBN/EAN: 9783957003706

Auflage: 1

Erscheinungsjahr: 2015

Erscheinungsort: Norderstedt, Deutschland

Hergestellt in Europa, USA, Kanada, Australien, Japan
Verlag der Wissenschaften in Hansebooks GmbH, Norderstedt

GESCHICHTE
DER
MEDICIN.

VORLESUNGEN

GEHALTEN ZU LEIPZIG IM SOMMERSEMESTER 1858

VON

PROF. DR. C. A. WUNDERLICH,

Ritter des Königl. Sächsischen Verdienstordens und des Sachsen Ernestinischen Hausordens,
K. Sächs. Geh. Medicinalrath, Director des klin. Instituts an der Universität Leipzig etc.

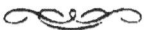

STUTTGART.
VERLAG VON EBNER & SEUBERT.
1859.

INHALTS-ÜBERSICHT.

                                                                            Seite

Einleitung 1
    Werth der historischen Studien 1. Objecte der Geschichte der Medicin 1.

Erster Abschnitt. Die Medicin im hellenischen Alterthume.   3
    Vorhellenische Medicin 3. Vorhippocratische Medicin in Griechenland 3.
    Hippocrates 5. Verfall der griechischen Medicin nach Hippocrates 13.
    Die dogmatische Schule 16. Aristoteles 17. Alexandrinische Schule 21.
    Herophilus 22. Erisistratus 22. Empiriker 23.

Zweiter Abschnitt. Die Medicin unter der römischen Herrschaft. 26
    Primitive Zustände der Medicin in Rom 26. Asclepiades 26. Themison und
    die methodische Schule 27. Athenäus und die Pneumatiker 30. Eklektiker
    30. Einzelne Aerzte der vorgalenischen Zeit 31. Claudius Galenus 33.
    Nachgalenische Zeit 37. Der Process des Verfalls der römischen Medicin
    und seine Ursachen 40. Untergang 44.

Dritter Abschnitt. Die Medicin im Mittelalter. 46
    Die Araber 46. Mönchsmedicin 47. Erste Spuren des wiedererwachenden
    wissenschaftlichen Sinns im Abendland 49. Scholastik 50. Regungen einer
    besseren Zeit 54. Fünfzehntes Jahrhundert 58.

Vierter Abschnitt. Die Medicin im Zeitalter der Reformation.   60
    Ursachen des Umschwungs 60.
        Die reellen Fortschritte in der Medicin 63. Positive Fortschritte in den
    Naturwissenschaften 66. Anatomie 66. Vesal 69. Pathologische Anatomie
    72. Chirurgie 73. Geburtshilfe 76. Einflussreiche italienische Aerzte 76.
    Französische Aerzte 77. Holländische Aerzte 78. Deutsche Aerzte 78.
    Einzelne Leistungen 78. Charakter der Forschung im 16. Jahrhundert 81.
        Die Schwärmer, Wühler und Gaukler der Reformationszeit 82. Paracelsus 85. Die Obscuranten 101.

Fünfter Abschnitt. Die Medicin im siebenzehnten Jahrhundert 104

Baco 104. Physik und Chemie 113. Anatomie 115. Die Societäten 120. Charlatanerie in der Praxis 120.

Die medicinischen Systeme des 17. Jahrhunderts 124. Van Helmont 124. Sylvius 129. Iatromechaniker 132.

Naturbeobachtung und pathologische Anatomie 136. Sydenham 136. Situation der Medicin in verschiedenen Ländern 144. Herrschende Krankheiten 144. Einführung von neuen Arzneimitteln 145. Chirurgie und Geburtshilfe 145.

Sechster Abschnitt. Die Medicin im Zeitalter der Aufklärung. 147

Bewegungen in der allgemeinen Cultur mit Beginn des 18. Jahrhunderts 147. Naturwissenschaften 152.

Medicinische Wissenschaft 154. Das Schiksal der früheren Systeme 154. Die theoretische Richtung des 18. Jahrhunderts 155. Fr. Hoffmann 157. Stahl 160. H. Boerhaave 166. Haller 172. Gaub 178. Wiener Schule 180. Schule von Montpellier 186. Barthez 188. Die Physiologie der Encyclopädisten 192. Cullen 192. Deutsche Solidarpathologen 196. Humoralpathologie 200. Krankheitsclassificationen 200. Resumé der theoretischen Bestrebungen der Zeit und ihres Werthes 204.

Reelle Forschungen 208. Pathologische Anatomie 210. Morgagni 211. Hunter 214. Blutuntersuchungen 215. Französische Chirurgie 215. Chirurgie in Deutschland 219. Chirurgie in England 220. Die ärztlichen Practiker 220. Monographische Arbeiten 222. Allgemeiner Charakter der ärztlichen Verhältnisse 233.

Siebenter Abschnitt. Die Vorbereitung der neuen Zeit. . . . 236

John Brown 236. Brown's Doctrin 238. Die englische Medicin während und unmittelbar nach Brown 243.

Frankreich 243. Bichat 244. Pinel 247. Französische Zeitgenossen 249.

Italien 251. Rasori und die Lehre vom Contrastimulus 251.

Deutschland 254. Die Erregungstheorie in Deutschland 259. Naturphilosophie 263. Thierischer Magnetismus 269. Cranioscopie 270. Homöopathie 270. Die gemässigten Theoretiker in Deutschland 2 2. Zurükführung des Lebensprocesses auf allgemeine Naturgeseze 283. Analogisirung der Lebenskraft mit den Imponderabilien 285. Genetische Auffassung des Lebens 286.

Positive Forschung in Deutschland 287. Anatomie 287. Physiologie 287. Pathologische Anatomie 288. Practische Medicin 288. Eklekticismus 290. Zustand der deutschen Medicin überhaupt 295.

Achter Abschnitt. Die jüngste Umwälzung in der medicinischen Wissenschaft und die Entwiklung der Gegenwart. 298

Frankreich 298. Broussais 298. Pathologisch-anatomische Schule in Frankreich 307. Laënnec 307. Die Experimentalphysiologie in Frankreich: Magendie 319. Die französische Chirurgie 321. Specialitätencultur 322. Schlussbetrachtung über die französische Medicin 324.

England 325. Travers 326. Ch. Bell und die Arbeiten über das Nervensystem 327. Practische Medicin 330. Specialitäten 330.

Italien 331. Diverse Nationen 331.

Deutschland 331. Schönlein 333. Einzelne Lebenszeichen in der deutschen Medicin 244. Die deutsche Physiologie 346. Joh. Müller 347. Die Versuche der Chemiker, die Medicin zu reformiren 350. Die Einführung der ausländischen Leistungen und die Critik 352. Die neue Wiener Schule 352. Rokitansky 352. Skoda 355. Der Umschwung in der deutschen Medicin 357. Widerstände und Missgriffe 359. Durchdringen der neueren Richtung 362. Die Gestaltung der Medicin in der Gegenwart 363. Die Medicin der Zukunft 366.

INHALTS-ÜBERSICHT
DER BELEGE, EXCURSE UND NOTIZEN.

Zum ersten Abschnitt. 3
Hippocrates 3. Plato 6. Aristoteles 13. Theophrastus Eresius 16. Die späteren Autoren der griechischen Zeit 16.

Zum zweiten Abschnitt. 17
Die griechischen Aerzte im alten Rom und ihr Ruf 17. Celsus 17. Dioscorides 18. Aretäus von Cappadocien 19. Galen 21. Nachgalenische Periode 22.

Zum dritten Abschnitt. 25
Die arabischen Aerzte 25. Constantinus Africanus 25. Die medicinische Schule von Salern 25. Dreizehntes und vierzehntes Jahrhundert 28. Der medicinische Unterricht am Schluss des Mittelalters 28. Syphilis vor 1493 28.

Zum vierten Abschnitt. 29
Das Reformationszeitalter 29. Hexenprocesse 29. Medicinische Repräsentanten der Fortschrittspartei im 16. Jahrhundert 30. Paracelsus 33. Syphilis 35.

	Seite
Zum fünften Abschnitt.	36

Baco 36. Harvey 36. Van Helmont 37. Sylvius 38. Iatromechanische Schule 42. Alchymisten und Adepten 44. Die spagirische Medicin 45. Sydenham 47. Marton 50.

Zum sechsten Abschnitt. 55

Fr. Hoffmann 55. Stahl 86. Herm. Boerhaave 59. Gorter 66. de Haën 66. Stoll 67. Kämpf 70. Sauvages 75.

Zum siebenten Abschnitt. 79

Brown 79. Röschlaub 79. Bichat 80. Bayle 82. Peter Frank 83. Hahnemann 84.

Zum achten Abschnitt. 89

Broussais 89. Einige Proben aus der deutschen medicinischen Literatur vor dem Umschwung der Anschauungen 89. Schönlein 91. Rademacher 93. Die Popularisation der Naturwissenschaften und der Medicin 98.

EINLEITUNG.

Indem ich es unternehme, die Entwiklung unserer Kunst und Wissenschaft im Laufe der Jahrhunderte zu verfolgen, brauche ich wohl kaum auf den Werth des historischen Wissens mich zu berufen. *Werth der historischen Studien.*

Der Rükblik in die Vergangenheit ist für Jeden Bedürfniss, dessen Betrachtung der Gegenwart eine denkende ist. Zumal in den Wissenschaften ist ein wahres Verständniss unmöglich, wenn es sich nicht auf die Einsicht gründet, wie die Wissenschaft geworden ist.

So vermag auch der Arzt den Werth und das Wesen der jezigen Situation des technischen Wissens und Handelns nicht zu fassen, wenn sein Studium nicht zurükgreift zu den Bewegungen und Entwiklungen, in deren Resultaten der heutige Standpunkt unserer Kunst und Wissenschaft sein Fundament hat.

Die Bedeutung des historischen Studiums liegt nicht in der Gedächtnisseinprägung mehr oder weniger reichlicher Notizen, sondern in dem im Stillen wirkenden Einfluss, welchen ein solches Studium auf die Correctheit des wissenschaftlichen Verständnisses ausübt.

Die Geschichte der Medicin hat dreierlei **Objecte**, welche sich allenthalben verbinden und aufklären und welche in der Darstellung nicht zu trennen sind. *Objecte der Geschichte der Medicin.*

Sie hat sich zu beschäftigen mit den successiven Veränderungen, welche das Verhalten der Krankheiten im Laufe der Jahrhunderte erlitten hat: **Geschichte der Krankheiten.** Bei Forschungen dieser Art ist jedoch nicht zu verkennen, dass ihr sicherer Gewinn nur ein lükenhafter und sparsamer sein, und dass nur der ängstlichste Verzicht auf gewagte Deutungen der Worte und Descriptionen der früheren Schriftsteller vor grobem Irrthum schüzen kann. *Geschichte der Krankheiten.*

Sie hat weiter zur Anschauung zu bringen die **Schiksale der ärztlichen Kunst und des ärztlichen Standes,** die Geschichte der ärztlichen Praktiken und Maximen, die Aenderungen in den Institutionen und *Geschichte der ärztlichen Kunst und des ärztlichen Standes.*

in der socialen Stellung der Aerzte, ihre im Laufe der Zeiten wechselnden Beziehungen zu Staat und Gesellschaft überhaupt und zu den Kranken insbesondere.

Geschichte der Wissenschaft. Ihre wichtigste Aufgabe aber ist, das allmälige Eindringen des menschlichen Geistes in das Verständniss der complexen Verhältnisse des kranken Körpers zu verfolgen: die Geschichte der medicinischen Wissenschaft. Diese soll nicht antiquarischen Interessen dienen; sie darf nicht eine Sammlung der succedirenden Thorheiten und guten Einfälle der Aerzte sich zur Aufgabe sezen. Nicht einmal die allmälige Aggregation von Entdekungen und Erfindungen im ärztlichen Gebiete darf ihr wesentlicher Inhalt sein. Die Geschichte der medicinischen Wissenschaft ist vielmehr die Entwiklungsgeschichte des menschlichen Geistes, dessen eingeborener Trieb nach Wahrheit sich nach allen Richtungen geltend macht, verfolgt in unserem speciellen Culturgebiete. Sie hat die in sich nothwendige Reihenfolge intellectueller Bewegungen aufzuweisen, welche dahin zielen, aus der Masse der gegenständlichen Wahrnehmungen eine bewusste Anschauung zu gewinnen und das empirische Bemerken zum Wissen zu erheben.

Die Geschichte der Medicin ist ein Theil der allgemeinen Culturgeschichte. Die Geschichte der medicinischen Einsichten verflicht sich daher aufs engste mit der Gesammtculturgeschichte. Sie ist ein Glied derselben und ergänzt diese ihrerseits. Allenthalben ist der Zusammenhang der Entwiklung der Medicin mit dem Gange anderer Wissenschaften bemerklich. Nur vorübergehend und zwar ebensowohl in Zeiten des Stillstandes als in Momenten ruckweiser intensiver Bereicherung pflegen sich einzelne Wissensgebiete abzuschliessen. In kurzer Zeit macht sich der gegenseitige Einfluss zwischen der einzelnen Wissenschaft und der Gesammtbildung wieder geltend; leztere reisst die in's Stoken gerathene Partialcultur mit sich fort, oder erhält aus dem Reichthum der vereinzelt vorgerükten Wissenschaft befruchtende Anregungen. Daher ist die stete Beziehung auf die Gesammtentwiklung der menschlichen Einsicht auch bei der Betrachtung der Geschichte der speciellen medicinischen Wissenschaft unerlässlich.

ERSTER ABSCHNITT.

Die Medicin im hellenischen Alterthume.

Es genügt, in der Verfolgung der Anfänge unserer Wissenschaft auf die hellenische Bildung zurükzugehen, welche sich, obwohl an der Grenze der historischen Zeit, bereits in einer wunderbar vollendeten Harmonie darstellt und nicht bloss als Keim, sondern als die erste gelungene Gestaltung humaner Cultur gelten kann.

Zwar sind aus den ältesten Zeiten aller Völker bald sparsame, bald reichlichere Ueberlieferungen vorhanden, welche sich auf Pflege und Ausübung der Heilkunst beziehen. Vor allen genoss diese bei den alten Aegyptern (2—3 Jahrtausende vor unserer Zeitrechnung) eines hohen Grades von Ansehen, wurde von den höchsten Priestern und den Königen selbst ausgeübt und zeigte schon in mancher Hinsicht eine ausgebildete Technik (Gebrauch der Klystire, Bäder und Frictionen, methodisches und regelmässiges Brechen und Purgiren, Beschneidung, Einbalsamiren). Der Ruf der alten ägyptischen Aerzte wirkte noch lange nach und der Nimbus ägyptischer Weisheit in ärztlichen Dingen vererbte sich bis in das Mittelalter, freilich aufgefrischt durch die spätere alexandrinische Schule. Einzelne der Kenntnisse, Fertigkeiten und Vorurtheile der alten Aegypter verpflanzten sich in die Nachbarländer, und Hebräer und Griechen haben aus den ägyptischen Mysterien geschöpft.

Vorhellenische Medicin.

Vorhippocratische Medicin.

In Griechenland verlieren sich zwar die Anfänge der Medicin bis in das sagenhafte Zeitalter. Aber die historische Zeit der Wissenschaft beginnt erst mit der Mitte des fünften Jahrhunderts v. Chr.

Wir finden um diese Zeit bereits eine vorgeschrittene Culturstufe in der Heilkunst, ein ziemlich geordnetes Medicinalwesen, wohl organisirte medicinische Schulen mit bestimmten sie unterscheidenden Doctrinen und die Kenntniss von vielen pathologischen und therapeutischen Thatsachen.

Vorhippocratische Medicin in Griechenland.

Asclepiaden. Die Ausübung der Heilkunst war vorzugsweise in den Händen der Asclepiaden, der Priester der Aesculaptempel, einer theils an Familien kastenartig geknüpften, theils aber auch durch Neueintretende sich recrutirenden Genossenschaft. Ihre Praxis war der Hauptsache nach eine collegialisch-consultatorische und die Berathungen fanden in dem Tempel selbst statt. Zugleich waren diese Priester die anerkannten Lehrer der Kunst: das Asclepeion war Medicinschule, meist mit sehr localer Färbung von Doctrinen und practischen Grundsäzen. Mehre dieser Priestercollegien (die von Cyrene, Rhodus, Cnidos und Cos) gewannen durch Zulauf von Kranken und Schülern eine hervorragende Celebrität. Zumal waren es die rivalisirenden Schulen von Cnidos und Cos, welche sich vor den übrigen hervorthaten. Die erstere, als deren berühmtester Lehrer Euryphon (Zeitgenosse des Hippocrates) galt, und deren Grundsäze in den κνίδιαι γνῶμαι niedergelegt wurden, hatte die Tendenz einer strengen und subtilen symptomatischen Distinction, nahm sehr zahlreiche Krankheitsspecies (z. B. 7 Gallenkrankheiten, 3 Tetanusformen, 12 Blasenkrankheiten etc.) an und benuzte stark eingreifende therapeutische Proceduren (Glüheisen). Der Geist und die Praxis der Schule von Cos dagegen fanden in Hippocrates ihren Interpreten und damit ein unvergängliches Ansehen.

Gymnasien. Den Asclepeien wurde jedoch durch die Gymnasien Concurrenz gemacht, in welchen eine Art Naturmedicin getrieben, die alimentäre Diätetik sehr sorgfältig geprüft, Heilgymnastik freilich in der einfachsten Weise angewandt wurde. Viele Kranke verliessen die Asclepeien und wandten sich den Gymnasien zu und es scheint, dass allmälig die Lezteren für die Behandlung der chronischen Krankheiten den Vorrang gewannen, während jenen das Monopol in der Therapie der acuten blieb.

Praxis der Einzelnen. Uebrigens wurden auch Kranke in den Häusern besucht. Berühmtere Aerzte und solche, welche es werden wollten, machten Rundreisen durch Hellas und die Nachbarlande. Fürsten hielten sich vorübergehend oder lebenslänglich Leibmedici und wenigstens beim spartanischen Heere waren Aerzte dem Generalquartier attachirt.

Die Philosophen. So wurde die Praxis ausgeübt. Die Theorie wurde vornehmlich von den Philosophen gepflegt; besonders waren es die naturphilosophischen Schulen von Grossgriechenland, dem ersten Herde griechischen Culturlebens, in welchen philosophische und medicinische Anschauungen Hand in Hand gingen.

Pythagoras, 540—500 v. Chr., behandelte selbst Kranke und legte, den schwelgerischen Krotoniaden Mässigkeit predigend, gewissermaassen die erste Grundlage zu einer Hygieine und Diätetik. Er hüllte sich jedoch in ein geheimnissvolles Prophetenthum, unterschied die Lehre für die Eingeweihten seines geheimen Bundes (Esoteriker) von der für die Masse (Exoteriker), trieb ägyptischen Mysticismus und führte die Idee von der wunderbaren Macht der Zahlen ein, unter denen der Sieben mit ihren Multiplen und halben Fractionen die einflussreichste Gewalt auf das Geschehen in der Natur und am Menschen zugeschrieben wurde. Auch nach seinem Sturze vom politischen und priesterlichen Schauplaz blieben die krotonischen Aerzte noch lange in grossem Ansehen; pythagoräische Mystik wie seine schwerverständlichen wissenschaftlichen Ideen fanden anderthalb Jahrhunderte später in den griechischen Schulen Eingang.

Empedocles von Agrigent (um 440), welcher gleichfalls ägyptisches Wissen und Wesen nach Grossgriechenland brachte, soll sogar als Heilgott verehrt worden sein und ist der Urheber der Lehre von den vier Elementen.

Ausser ihnen machten auch einige Philosophen des engeren Griechenlandes (Anaxagoras, Demokrit) medicinische Fragen zum Gegenstand ihrer Speculationen und versuchten, ihre hypothetischen Conceptionen zur Erklärung des gesunden und kranken Lebens zu verwenden. Manches davon drang unmerklich in die Doctrinen der Practiker ein und gestaltete sich selbst zur geläufigen Volksansicht.

Alle Anschauungen, Kenntnisse und practischen Maximen der vorhippocratischen griechischen Medicin kennen wir jedoch nur aus secundären Quellen. Die ohne Zweifel nicht sparsamen Aufzeichnungen der Vorgänger und Zeitgenossen des Hippocrates sind sämmtlich verloren gegangen, und man hat Hippocrates selbst, gewiss mit Unrecht, beschuldigt, sie verbrannt zu haben. Selbst über eine verheerende, mit einem pustulösen Exanthem verlaufende Seuche, welche in der Jugendzeit des Hippocrates Athen heimsuchte (430 v. Chr.), besizen wir nur eine immerhin vortreffliche Beschreibung eines Laien, des Thucydides. *Quellen der vorhippocratischen Medicin.*

So kommt es, dass die hippocratische Schriftensammlung als das einzige Denkmal des frühesten medicinischen Alterthums mitten unter der allgemeinen Zerstörung und neben kaum erkennbaren Trümmern um so glänzender, unvermittelter und überraschender uns erscheint.

Hippocrates, genannt der Zweite oder der Grosse, von Cos, Sohn des Heraclides, aus einer ärztlichen Priesterfamilie stammend, welche ihre Abkunft auf Aesculap und Hercules zurükführte, wurde geboren um 460 und starb wahrscheinlich um 370, lebte somit in der Zeit der höchsten Atheniensischen Blüthe. Von seinem Leben ist wenig sicheres bekannt; *Hippocrates.*

die meisten Erzählungen darüber sind mythisch und in ihrer Unmöglichkeit oder Unwahrscheinlichkeit nachgewiesen. Nur so viel ist sicher, dass er allseitig verehrt und hoch angesehen war, ein bewegtes Wanderleben führte und nicht nur als Arzt, sondern auch als Lehrer wirkte.

Schriften. Zahlreiche ihm zugeschriebene Schriften sind auf uns gekommen. Als die am wahrscheinlichsten ächten sind zu bezeichnen:

Sieben Sectionen Aphorismen, unzusammenhängende Säze, welche die Hauptpunkte der Hippocratischen Erfahrung enthalten;

das Buch περὶ ἀρχαίης ἰητρικῆς, eine theils polemische theils doctrinäre Abhandlung (von Vielen nicht als ächt anerkannt);

περὶ ἀέρων, ὑδάτων, τόπων: Hinweisung auf die aus atmosphärischen Verhältnissen, dem Wasser und der Lage der Wohnorte entspringenden Einflüsse auf die Gesundheit der Menschen;

προγνωστικὸν: mit zahlreichen feinen Bemerkungen;

περὶ διαίτης ὀξέων: Polemik gegen die knidischen Sentenzen und manche ärztliche Richtungen der Zeit überhaupt, mit genauen Angaben über das Verhalten in acuten Krankheiten;

ἐπιδημιῶν τὸ πρῶτον und τὸ τρίτον: enthält eine Mittheilung der herrschenden Krankheiten einzelner Jahreszeiten, der epidemischen Modificationen des Verlaufes und der Symptome nebst Erzählungen individueller Krankheitsfälle mit Tag für Tag aufgezeichneter Beobachtung, eine Form der Ueberlieferung von klinischen Thatsachen, welche, abgesehen von den nach hippocratischem Muster aufgezeichneten Mittheilungen seiner nächsten Schüler und vielleicht mit der einzigen Ausnahme des Erasistratus, fast zwei Jahrtausende lang nachher gänzlich versäumt und vergessen wurde, während sie die heutige Wissenschaft als die unentbehrliche Grundlage jeder soliden Erfahrung anerkennt.

Die genannten Schriften des Hippocrates sind vielfach verstümmelt und mit Zusäzen von Anderen verunreinigt. Ueberdem laufen eine grosse Menge anderer Werke irrthümlich unter Hippocrates Namen. Schon seine Söhne Thessalus und Draco, sein Schwiegersohn Polyb und einzelne seiner Schüler zeichneten ohne Zweifel nach mündlichen Bemerkungen manches auf, was Hippocrates selbst zugeschrieben wurde. Einzelne suchten ihren eigenen Scripturen durch den Namen des grossen Arztes Eingang zu verschaffen: manche derartige Erzeugnisse mögen durch mercantile Speculation entstanden sein. Endlich haben sich Spätere berechtigt geglaubt, ihrerseits durch willkührliche Aenderungen und durch Zusäze die Werke des grossen Meisters zu verbessern. Heut zu Tage ist es schwierig, den fremden und den hippocratischen Antheil nicht nur an manchen entschieden späteren Aufzeichnungen, sondern sogar an den ächt hippocratischen Schriften festzustellen. Manche bei der bewundernswerthen Beobachtungsgabe des Hippocrates unbegreifliche Behauptungen dürften der Fälschung und Verstümmelung seiner Schriften zugeschrieben werden, wiewohl sicher eine andere nicht geringe Anzahl nicht zu begründender Angaben durchaus nur ihm selbst zugerechnet werden muss.

Es ist nämlich bei aller Vortrefflichkeit vieler seiner Bemerkungen nicht zu verkennen, dass zahlreiche Behauptungen von ihm nicht der alltäglichen Erfahrung entsprechen, dass viele als ausgemacht hingestellte Punkte nur sehr theilweise anerkannt werden können und dass viele seiner Angaben geradezu widersinnig oder unbegreiflich erscheinen.

Es wäre irrig, Hippocrates als Schöpfer einer neuen Wissenschaft oder auch nur einer neuen Epoche einer solchen anzusehen. Er selbst sagt: „wer die Vergangenheit wegwerfend und geringschäzend einen „neuen Weg und ein neues Schema sucht oder gefunden zu haben glaubt, „der betrügt oder ist betrogen" (de veteri medicina). Dagegen bewundert man mit vollem Recht den Reichthum und die Feinheit seiner Bemerkungen, die Umsicht seiner Untersuchung der Kranken und aller beeinflussenden Verhältnisse, die Schärfe seiner practischen Schlüsse und vor allem das sorgfältige Festhalten an der Naturbeobachtung.

Allgemeiner Charakter.

Hippocrates macht kein System, er weist die Hypothesen mit Entschiedenheit zurük, und wenn er auch dem Einflusse einiger theoretischer Anschauungen sich nicht zu entziehen vermag, so muss man bedenken, dass dieselben damals fast als Axiome galten. Hierher gehören die Empedokleischen Elemente (Luft, Feuer, Erde, Wasser) und Elementarqualitäten (kalt, warm, troken und feucht), die vier angeblichen Cardinalsäfte des Körpers (Schleim, Blut, Galle und schwarze Galle, statt lezterer an einzelnen Stellen der hippocratischen Schriften das Wasser), deren richtige Mischung (Crasis) die Gesundheit voraussezt und deren Störung nur durch einen Process (Kochung πέψις) wieder ausgeglichen wird; ferner das ἔμφυτον θερμὸν des Heraklit, so wie der Träger dieser Wärme: das πνεῦμα. Doch sind alle diese Vorstellungen bei Hippocrates nicht durchschlagend. Eingehende Theorien und Erklärungen über dieselben werden nirgends versucht. Sie mischen sich in die Darstellung, wie selbstverständliche Voraussezungen, über die man keine Rechenschaft zu geben braucht.

Hippocrates legt überhaupt wenig Werth auf theoretische Discussionen: „Wenn andere bessere Erklärungen geben können, ist mirs recht, bei „solchen Anlässen zeigt man nur die Fertigkeit seiner Zunge." Seine Lehre und sein Handeln werden durch theoretische Annahmen nicht oder wenig alterirt und bewahren sich den Charakter des schlichten, voraussezungslosen Naturalismus.

Aber sein Naturalismus ist ein durchaus instinctiver und unmethodischer. Es kommt ihm nicht darauf an, entgegengesezte Regeln fast neben einander zu stellen, und seinen Erfahrungssäzen liegt nur der allgemeine Eindruk von Reminiscenzen zugrunde, die fast nach augenbliklichen Stimmungen zu wechseln scheinen. Principien für die Naturbeobachtung, welche vollständige Anerkennung und selbst Bewunderung verdienen, stellt er zwar häufig auf; aber es fehlt viel, dass er sie überall befolgte.

Anatomie und Physiologie.

Die anatomischen Kenntnisse des Hippocrates waren in hohem Grade dürftig und stüzen sich nirgends auf die Beobachtung einer geöffneten menschlichen Leiche. Eben so unvollkommen waren seine Vorstellungen von den Functionen der Theile und nur das Gröbste davon war ihm zugänglich.

Krankenuntersuchung.

Seine Krankenuntersuchung berüksichtigt vorzüglich den Stand der Ernährung, den Ausdruk des Antlizes und der Augen, die Coloration, die Lage und die Bewegungen der Kranken, die Wärme und Kälte der Körperoberfläche, die Art des Athmens, die Beschaffenheit des Unterleibs, die Sputa, das Erbrechen, die Faeces, den Urin, die Blutaustritte, auffallend wenig, jedenfalls nur in ganz untergeordneter Weise, den Puls. Die Untersuchung ist eine durchaus objective Exploration, so weit sie durch unbewaffnete Besichtigung und Betastung zu erreichen ist. Doch auch das Gehör wird benuzt, und die Succussion der Brust ist eine von Hippocrates geübte Methode. Auch die Erkennung der mechanischen Verhältnisse verborgener Organe ist ihm zugänglich: so gibt er in mehren Fieberfällen, wahrscheinlich von intermittirendem Typus, die eingetretene Vergrösserung der Milz und ihre Wiederabschwellung an.

Ueberall legt er ein Hauptgewicht auf das, was der Arzt zu erkennen hat, ohne dass es der Kranke ihm sagt (de diäta acutorum). Bei allen Zeichen aber wird auf die vorangegangenen und fortwährenden äusseren und subjectiven Einflüsse die sorgsamste Rüksicht genommen (Prognosticon 2; Epidemien erstes Buch 10, und an vielen andern Stellen).

Semiotische Verwerthung und Krankenbeschreibung.

Die Verwerthung des Beobachteten zu praktischen Folgerungen geschieht bei Hippocrates in mehrfacher Weise.

Häufig werden einzelne Zeichen auf einen ganz speciellen Zustand innerer Organe bezogen, z. B. Aphor. D. 75: „Wenn man Blut oder „Eiter urinirt, zeigt diess eine Verschwärung der Nieren oder der Blase an."

Auch ist ihm die Symptomatik einer nicht geringen Anzahl von speciellen Krankheitsformen bekannt, z. B. die Symptomatik der Phthisis, der Pneumonie, mancher Gehirnkrankheiten; ja er kannte für einige Affectionen so bestimmte Zeichen, dass er dreiste therapeutische Eingriffe auf seine Diagnose zu gründen wagen durfte, wie z. B. die Operation des Empyems und des Leberabscesses. Aber freilich eine scharfe Angabe der entscheidenden Merkmale bei Krankheiten, welche wegen grösserer Aehnlichkeit der Symptome einer Verwechslung sehr nahe lagen, fehlt bei ihm fast gänzlich. Nachdem er z. B. (Epidemien drittes Buch 6) angegeben hat, dass die von schwerem Causus befallenen fast die gleichen Symptome ($\pi\alpha\varrho\alpha\pi\lambda\dot\eta\sigma\iota\alpha$) wie die Phrenitischen darbieten, wird das Hauptgewicht nur darauf gelegt, dass jene niemals die wilde Raserei der lezteren, sondern nur Prostration ($\varkappa\alpha\tau\alpha\varphi\rho\varrho\dot\eta$) zeigen.

An mehren Stellen versucht er das Bild einer Krankheitsform im Allgemeinen zu schildern. Man kann nicht sagen, dass diess ihm besonders gelungen wäre; und es scheint bei ihm sogar als Princip gegolten zu haben, alles das aus der Beschreibung wegzulassen, was auch ein Laie wissen und beobachten kann. Dadurch wird die Description sehr unvollständig und wir vermissen häufig sehr wichtige Zeichen, auch solche, welche ihm sicher bereits zugänglich waren. Nicht nur wird die Uebersezung seiner Diagnose in unsere jezige Kunstsprache hierdurch zweifelhaft und oft unmöglich; sondern wir erhalten auch von einigen, damals, wie es scheint nicht seltenen, heut zu Tage aber erloschenen Krankheitsformen, die Hippocrates zu beschreiben unternimmt, z. B. dem Causus (Epid. III. 6.), der scythischen Krankheit (de aëre, aquis et locis) lediglich keine deutliche Vorstellung.

Bei der Erzählung einzelner Krankheitsfälle gibt er fast niemals eine Diagnose an. Diese Erzählungen sind sehr unvollkommen. Die in den Epidemien enthaltene Casuistik, die nur 42 Fälle umfasst, gibt uns kaum eine entfernte Einsicht in sein praktisches Verhalten. Häufig ist sogar ganz unmöglich, die Form der Erkrankung aus seiner Beschreibung zu erkennen, und die Fälle, die fast durchaus acute sind, zeichnen sich weder durch prägnanten Verlauf, noch durch besonders wichtige Zufälle aus, noch stellen sie die hippocratische Therapie in ein vortheilhaftes Licht, indem fast zwei Drittel derselben (25) tödtlich verliefen. Auch ist diese Casuistik in einem gewissen Widerspruche mit sehr bestimmt ausgesprochenen Säzen an anderen Stellen seiner Schriften.

Weit mehr als zur Bestimmung der speciellen Krankheitsform, verwendet Hippocrates die Zeichen dazu, ihre individuelle Bedeutung und ihren unmittelbaren Werth für die Prognose und die Indication festzustellen. Zahlreiche Säze in den Aphorismen und im Prognosticon beweisen, wie er mehr als die Krankheitsform den kranken Menschen zu

Prognostische Verwerthung der Zeichen.

beachten sucht und wie er aus einzelnen Wahrnehmungen dessen ganze Situation und dessen Aussichten auf Herstellung, Verschlimmerung und Tod rasch zu bemessen verstand; z. B. „wenn bei einem Fieberkranken „Schweiss entsteht, ohne dass das Fieber fällt, so verlängert sich die „Krankheit" (Aph. D. 56.). „Wenn in Fieberkrankheiten ein zäher „Ueberzug auf den Zähnen entsteht, so wächst das Fieber" (Aph. D. 53.). „Eine Krankheit, bei welcher der Schlaf schlimm wirkt, ist tödtlich; er„leichtert er, so ist sie nicht tödtlich" (Aph. B. 1.). „Schlaf und Schlaf„losigkeit, wenn sie das Maas überschreiten, sind schlecht. Weder die „Uebersättigung, noch der Heisshunger, noch irgend etwas, was die Natur „überschreitet, ist gut" (Aph. B. 3 und 4.). „Wenn ein Reconvalescent „gut isst und nicht am Leibe zunimmt, so steht es schlecht" (Aph. B. 31.). „Kälte des Kopfes, der Hände und Füsse bei Hize des Bauchs und der „Seiten ist schlimm" (Prognosticon 9.). „Um richtig vorhersagen zu „lernen, wer genesen und wer sterben wird, bei wem die Krankheit „lang, bei wem sie kurz dauern wird, muss man alle Zeichen kennen und „ihren gegenseitigen Werth überlegen" (Prognosticon 25.).

Beachtung der Crisis.
Ein grosses Gewicht legt Hippocrates auf die spontane Entscheidung der Krankheiten, zumal der fieberhaften, auf die Erscheinungen, welche der Entscheidung vorangehen und welche sie begleiten, und auf die Tage, an welchen sie erfolgt. Die Krankheiten durchlaufen zuerst eine Periode der Rohheit (ἀπεψία), sodann der Kochung (πέψις); endlich entscheiden sie sich. Unter dem Ausdruke κρίσις versteht er ebensowohl die Entscheidung selbst, als die sie begleitenden und herbeiführenden Ausleerungen. „Wenn das Fieber nicht am ungeraden Tage aufhört, so kehrt „es gern zurük" (Aph. D. 61.). „Die günstigsten Fieber beendigen sich „in vier Tagen oder früher, die schlimmsten tödten in vier Tagen oder „früher. Diess ist das Ende des ersten Angriffs (ἔφοδος). Die weiteren „Abschnitte sind der 7te, 11te, 14te, 17te, 20ste u. s. f." (Prognosticon 20.). Nach Aph. D. 36. sind die Schweisse vortheilhaft am 3. 5. 7. 9. 11. 14. 17. 21. 27. 31. und 34. Tage. Doch ist zu bemerken, dass an anderen Stellen seiner Schriften auch noch andere Tage als kritisch bezeichnet werden, und dass überdem die eigenen hippocratischen Krankengeschichten mit jenen Angaben nicht durchaus übereinstimmen.

Beachtung der Aetiologie.
Die sorgfältigste Berüksichtigung finden bei Hippocrates die äusseren Influenzen und die allgemeine körperliche Beschaffenheit der Kranken. „Wer die Heilkunde genau erforschen will" (beginnt die Abhandlung de aëre, aquis et locis), „der muss folgendermaassen verfahren: Zuerst muss „er die Jahreszeiten erwägen und den Einfluss, den jede derselben hat. „Sodann hat er die Winde zu prüfen (warme und kalte Winde). Weiter

„ist es nöthig, den Einfluss des Wassers zu untersuchen. Kommt man „also in eine unbekannte Stadt, so wird man die Lage, die Beziehung der „Winde, die Himmelsrichtung beachten, genau das Trinkwasser prüfen, „die Bodenverhältnisse untersuchen, die Lebensweise der Bewohner in „Erfahrung bringen, ob sie gern essen, trinken und ruhen, oder Leibes-„übungen und Anstrengungen lieben und nüchtern leben." Hippocrates verfolgt alle diese Einflüsse im genauesten Detail (sowohl in der angeführten Abhandlung, als in dem dritten Abschnitt der Aphorismen), wobei jedoch seine Angaben mit den in unsern Climaten gemachten Erfahrungen vielfach im Widerspruch sind.

Nicht weniger als die äusseren Einflüsse beachtet er die Verhältnisse des Alters, des Geschlechts, der Schwangerschaft, der Temperamente, Constitutionen, die Gewohnheiten in ihrer Beziehung zur Erkrankung und zu dem Verlaufe und dem Ausgange der Krankheit.

Sehr reiche Kenntnisse hatte Hippocrates ohne Zweifel von traumatischen Affectionen. Wenn es auch wahrscheinlich ist, dass die darüber vorhandenen Aufzeichnungen: περὶ τῶν ἐν κεφαλῇ τραυμάτων, κατ' ἰητρεῖον, περὶ ἀγμῶν, περὶ ἄρθρων, μοχλικὸς nicht von ihm selbst niedergeschrieben sind, so gehören sie wenigstens zu den Schriften seiner nächsten Schüler, sind unter seinem unmittelbaren Einflusse entstanden und die Richtigkeit vieler darin enthaltenen Säze, obwohl zum Theil lange verkannt, ist durch die chirurgischen Beobachter der neuesten Zeit bestätigt. *Chirurgie.*

Die Therapie des Hippocrates ist im Allgemeinen vorsichtig und vermeidet forcirte Eingriffe (Aph. A. 20.), doch nach Umständen auch kek (Aph. A. 23.). Der Grundsaz contraria contrariis findet sich bei ihm (Aph. B. 22.). Andererseits hebt er doch auch hervor, dass Erbrechen durch Brechmittel curirt werde. *Therapie.*

Zunächst sind die Bemerkungen über das diätetische Verhalten in hohem Grade fein. Dasselbe wird der Individualität angepasst und überall wird der Constitution und den Gewohnheiten Rechnung getragen (Aph. A. 3—19.).

In acuten Krankheiten werden während der Periode des Fiebers und der Entzündung Nahrungsmittel gänzlich ausgeschlossen, feste Speisen überhaupt verworfen. Dagegen wird viel Getränke gegeben, unter welchem die πτισάνη (Gerstentrank) den Vorzug erhält, auch μελίκρητον (Honigwasser) und ὀξύμελι (Gemisch von Honig und Essig) häufig zur Anwendung kommt (de diäta acutorum). Reines Wasser wird nur zwischendurch zugelassen; dagegen wird vom Wein selbst in acuten Krankheiten unter Umständen Gebrauch gemacht (ibid. 14.). Dabei hebt er hervor, dass man überlegen müsse, ob eine angeordnete Diät den Kranken bis zum Ende der Krankheit zu erhalten vermöge (Aph. A. 4.).

Vielfach werden von Hippocrates Bäder benuzt (de diäta acutorum 18.), genaue Vorschriften dafür gegeben und die Contraindicationen derselben sorgfältig hervorgehoben. Auch Clystire wurden von ihm in Gebrauch gezogen. Die Anwendung der kalten und der warmen Umschläge wurde nicht versäumt. Die Medicamente wurden gewöhnlich in flüssiger Form gegeben.

Ueber die Anwendung von Brech- und Laxirmitteln finden sich im vierten Abschnitt der Aphorismen zahlreiche Regeln (1—20.). Offenbar aber machte er von diesen Mitteln einen viel zu ausgedehnten Gebrauch und namentlich das Laxiren scheint fast in jedem schweren Krankheitsfall in Anwendung gekommen zu sein. Vielleicht ist es daraus zu erklären, dass in den meisten seiner Krankheitserzählungen der diarrhoischen Stühle Erwähnung geschieht.

Zum Laxiren bediente er sich einer grossen Menge von abgekochter Eselsmilch, des Kohlsafts mit Salz und Honig, besonders aber auch der unter dem Namen Helleborus zusammengefassten Mittel (wahrscheinlich Veratrum album und Helleborus orientalis), so wie der Euphorbia. Er scheint dagegen die in der knidischen Schule angewandten starken Drastica vermieden zu haben.

Ebenso sind nicht alle Emetica bekannt, welche bei ihm in Gebrauch kamen. Warmes Wasser, warmer Sauerhonig, Ysop, Kizeln des Schlundes waren die gewöhnlichen Mittel; doch scheinen auch noch andere angewandt worden zu sein.

Als Diuretica bediente er sich der Canthariden, der Zwiebeln, der Selleri und des reichlichen Genusses von Honigwasser.

Opium scheint er nicht angewandt zu haben, obwohl die Bekanntschaft mit dessen Wirkung und seinem Gebrauche zu seiner Zeit schon sich findet.

Kupfer diente als blutstillendes Mittel.

Von Blutentziehungen scheint ein ziemlich ergiebiger Gebrauch gemacht worden zu sein; doch finden sich die Angaben darüber vorzugsweise in den Schriften von zweifelhafter Aechtheit. Die Oeffnung der Ader geschah wo möglich in der Nachbarschaft des leidenden Theiles, z. B. bei der Bräune an den Zungenvenen. Auch das Schröpfen wurde vielfach geübt.

Auch eine Anzahl chirurgischer Operationen wurde von Hippocrates geübt, zumal waren die Trepanation des Schädels und die Einrichtung der Luxationen schon sehr ausgebildet. Das Messer wurde vielfach angewandt; in noch höherem Ansehen aber stand die Cauterisation. Der leztere Aphorismus lautet: „Was Medicamente nicht heilen, heilt Eisen; „was Eisen nicht heilt, heilt Feuer; was Feuer nicht heilt, muss als un- „heilbar bezeichnet werden."

Die Anerkennung des Hippocrates war nicht nur bei seinen Zeitgenossen und den nächstfolgenden Generationen eine so eminente, dass er bereits von Plato als höchste medicinische Autorität citirt wird, dass er der Grosse genannt wurde, dass er fast göttliche Verehrung fand, sein Leben mit zahlreichen Mythen verherrlicht wurde; sondern in allen Zeiten galt der Ausdruk hippocratische Medicin als Mittel der Empfehlung und als anzustrebendes Ziel. Freilich ist darunter sehr Mannigfaltiges verstanden worden, bald einfache Empirie, bald humoralpathologische Grundlage, bald physiatrische Teleologie; bald war es überhaupt der Nothschrei geistig Abgestorbener bei dem unaufhaltsamen Vordrängen der Zeiten. Aber so viel ist sicher, dass Hippocrates für alle Zeiten ein Vorbild gelassen hat, wie mit wenig Mitteln eine schlichte, vorurtheilsfreie, von Hypothesen sich freihaltende Beobachtung zu einer scharfen und vielseitigen Einsicht in die wesentlichsten Verhältnisse der Kranken und zu einer an Hilfen reichen Pflege derselben führen kann. Dagegen ist der Versuch einer wahrhaften Rükkehr zum Hippocratismus wenn nicht Heuchelei, so doch gewiss ein absurdes, unmögliches Unternehmen. Sind einmal Detailanschauungen Gemeingut geworden, so kann sich Niemand mehr den aus ihnen hervorgehenden Forderungen entziehen und eine vorgeschrittene und vielverzweigte Cultur kann niemals die naive Einfachheit ihres Ursprungs wiedererlangen.

Die Anerkennung des Hippocrates bei seinen Zeitgenossen und allen späteren Generationen.

Verfall der griechischen Medicin nach Hippocrates.

Nach Hippocrates' Tode trat eine grosse Regsamkeit, aber auch eine Umwandlung in den ärztlichen Beziehungen ein. Die Kasten- und Familienmonopole fingen an, rasch zu verschwinden; die ärztlichen Genossenschaften fielen aus einander, und in die angestammten Traditionen der Localschulen drangen fremdartige Elemente ein. Die Heilkundigen liessen den mönchsartigen Verband ihrer Tempel im Stich und begannen die Schulen der Philosophen zu frequentiren. Sie entsagten nicht weniger dem unsteten Wanderleben und liessen sich, nachdem Republiken und Demokratien der Fürstenherrschaft und den Satrapien zu weichen anfingen, bereitwillig an Höfen und bei den Grossen fixiren; oder sie vertheilten sich in freier Praxis in den Städten. Die Heilkunde verlor dadurch den Nimbus der priesterlichen Unnahbarkeit; aber sie drang dafür

Hippocrates' Epigonen.

als eine profane Wissenschaft in die Volksmassen ein und war willkommen und unentbehrlich den Mächtigen und Fürsten. Hatte dabei auch da und dort ein Arzt für eine misslungene Cur an Leib und Leben zu büssen, so waren solchen Gefahren die Höchsten neben dem Throne nicht weniger ausgesezt. An den Höfen der orientalischen Fürsten so gut als bei Alexander und seinen Nachfolgern wurden die Aerzte einflussreiche und hochangesehene Persönlichkeiten, und die Fürsten waren nicht nur ihre Freunde und Gönner, sondern Manche achteten sich nicht zu hoch, ihre Schüler zu werden und an ihren Untersuchungen Theil zu nehmen.

Aus dem Verkehr mit den Mächtigsten und Reichsten aber entsprang für die Aerzte nicht nur die Gelegenheit, sondern auch der Geschmak für Luxus und Ueppigkeit; und bald war an die Stelle der behaglich lebenden, aber in geistiger und leiblicher Beschränktheit sich bescheidenden Priesterfamilien der Aesculapstempel ein Stand getreten, dessen Glieder Ruhm und Reichthum zum Ziel ihrer Laufbahn sich sezen durften, die aber auch als Mittel zu diesem Ziele sowohl, wie als Bedürfniss in der errungenen glänzenden socialen Stellung die feinste und umfassendste Bildung anzusehen sich gewöhnten.

Theoretische Tendenzen. Die schlichte Naturbeobachtung entsprach dieser veränderten Situation nicht mehr. Man bedurfte Philosophie, encyclopädische Kenntnisse, Dialectik, Rhetorik, Gewandtheit in Sprache und Umgang, um aus der Masse sich emporzuheben. Man musste Neues bringen, um sich in Ansehen zu sezen und darin zu erhalten, und hatte man keine neuen Thatsachen, so erreichte man noch besser den Zwek mit neuen Worten und Wendungen, mit blendenden Ideen und Hypothesen. Solche werden, so lange mit ihnen der Zeitgeschmak harmonirt, als geistreich bewundert; wenn der Geschmak sich verändert, findet man sie albern und ungeniessbar. Eine speculative Haltung und der Anschluss an eine der philosophischen Schulen, deren Discussionen und Partheiungen damals alles, was geistige Bedürfnisse empfand, in Bewegung sezte, liess erkennen, dass man auf der Höhe seiner Zeit stehe, und vermochte auch einer medicinischen Doctrin Relief zu geben.

So musste sich nach Hippocrates Tode der Sinn für einfache unbefangene Naturbeobachtung rasch verlieren. Zwar die Weisheit seiner Säze blieb noch geraume Zeit ein Gegenstand der Bewunderung und von dem Kreise seiner nächsten Angehörigen ward seine Art und Anschauung fortwährend als Muster geachtet. Aber wenn wir sehen, wie trozdem schon bei seinen Söhnen und nächsten Schülern theoretische Vorstellungen maasgebend wurden, so erscheint die Verehrung des Meisters und die principielle Festhaltung an seiner Methode mehr als ein Ausfluss der

Pietät, oder bei Einzelnen selbst als wenn auch nicht völlig bewusste und vielleicht nur instinctive Berechnung.

Bei den nächsten Nachfolgern des Hippocrates war die Theorie noch schüchtern. Man suchte nur der gerechtfertigt erscheinenden Forderung zu entsprechen, die Thatsachen zu erklären, benuzte dazu die bei Hippocrates selbst sich vorfindenden, aber von ihm nicht weiter accentuirten Vorstellungen, schmükte sie etwas aus und vervollständigte sie, wo sie nicht ausreichten, nach eigenem Gutdünken. Es ist jener primitiven Periode des medicinischen Nachdenkens um so weniger zu verargen, wenn sie an der Klippe scheiterte, welche durch alle Jahrhunderte hindurch zahlreiche Talente zugrunderichtete, wenn sie, statt einen factischen Besiz, nur als Ausgangspunkt für weitere factische Eroberungen zu benuzen, sich Speculationen über diesen Besiz hingab, wenn sie glaubte, die Thatsachen durch willkürliche Deutung sichern und die vermeintlich todte Empirie durch Hypothesen begeistigen zu können. Die Resignation, das Factische auch da anzuerkennen, wo es unermittelt und unbegriffen bleibt, wird überall erst nach theoretischen Enttäuschungen gewonnen, und die Bereitschaft von Gründen und Erklärungen für alles Geschehen ist stets das Merkmal des Dilettantismus und der ersten Denkversuche in den Wissenschaften gewesen.

Aber die Bahn der Hypothesen ist eine abschüssige. Sind die ersten harmlosen Schritte gethan, so fällt die Umkehr schwer und sie wird immer unmöglicher, je weiter man vorgerükt ist. Die leichten Erfolge, welche zu gewinnen sind, überraschen und entzüken zugleich; denn man vergisst, wie geringe Anforderungen man an sich gestellt hat. Sie verführen zur Selbstüberschäzung und zur Selbstbewunderung. Bald fängt man an, sich das Monopol des rationellen Verfahrens zu vindiciren und sich erhaben über Diejenigen zu dünken, welche darauf verzichten, die straffe Logik der Thatsachen mit „Gedanken" zu befirnissen. So haben auch jene Rationalisten ($\lambda o\gamma\iota\varkappa o\iota$) des Alterthums von der Werthlosigkeit ihrer Phantasien, die ihr Stolz waren, und von der Verderbniss, mit der sie die kaum gewonnenen Wahrheiten inficirten, lediglich keine Ahnung gehabt.

Der Sohn des Hippocrates, Thessalus, Leibarzt des Königs Archelaus, gehörte zu diesen philosophischen Schöngeistern. Sein Bruder, Draco, Leibarzt der Königin Roxane, scheint ein schlichterer Practiker gewesen zu sein. Der Schwiegersohn des Hippocrates, Polybus, welchem viele der unächten Schriften desselben zugeschrieben worden, wirkte ohne Zweifel vorzugsweise als Lehrer. Mehre Enkel des Hippocrates scheinen derselben Richtung gefolgt zu sein.

Plato und die Academie.

Die Philosophie des Tages, die platonische Academie, trug wesentlich dazu bei, die idealistische Richtung zu steigern und den Zusammenhang der immer sublimer werdenden Theorien mit dem Boden der Erfahrung zu lokern. Plato selbst hat (vornemlich in Timäus) physiologische und medicinische Objecte in einer mehr poetischen, als philosophischen Weise behandelt.

Es findet sich bei ihm die erste Idee einer Autonomie der Krankheit, d. h. derjenigen Anschauungsweise, welche die Krankheit nicht als eine Reihe von Erscheinungen und körperlicher Zustände, sondern als etwas für sich Existirendes, am Körper Haftendes auffasst.

Zugleich aber hat er in einer maaslosen Weise die Verhältnisse im Körper aprioristisch oder nach den dürftigsten Kenntnissen umständlich auseinandergesezt und den umfassendsten Anfang zu einer imaginären Naturlehre gemacht. Er gab eines der ersten Beispiele jenes dilettantenhaften Raisonirens über factische Gegenstände, welches so viele Philosophen in Betreff der realen Wissenschaften nicht zu unterdrüken vermögen.

Die dogmatische Schule.

Die Aerzte jener Zeit widerstanden dem Impulse, der von den grossen Philosophen ausging, nicht, sondern folgten mit Begierde der neuen glänzenden Bahn und überstürzten sich auf ihr. So bildete sich unter dem Einflusse der Academie eine Schule von Theoretikern, welche man die dogmatische genannt hat. Der Materie wurde allenthalben etwas von ihr verschiedenes und doch wieder ihr inneres Wesen und ihre Gestaltung bedingendes Geistiges ($\pi\nu\epsilon\tilde{\upsilon}\mu\alpha$) als Kern und Kraft untergelegt. Die Physiologie und Pathologie wird dabei wesentlich auf die theils wirklich vorhandenen, theils supponirten Säfte gegründet, welche Praxagoras bis auf 11 (süsse, homogene, glasige, saure, salpetrige, salzige, bittere, grüne, gelbe, krazende und verstokte) brachte. Nach allen Seiten überbot man sich in Spizfindigkeiten, in welchen vornemlich Prodicus excellirte. Man legte grosses Gewicht auf die pythagoreische Siebenzahllehre, welche auch auf die gesammte menschliche Entwiklung angewandt wurde (Diocles von Karystos) und versuchte sich selbst schon in nosologischer Classification (Mnesitheos).

Doch sind auch einige reelle Fortschritte aus dieser Periode zu bemerken. Diocles zergliederte Thierleichen und stellte Untersuchungen über das bebrütete Ei an; Praxagoras, welcher das Gehirn noch als einen werthlosen Anhang des Rükenmarks ansah, unterschied dagegen zum ersten Male Venen und Arterien, leztere als lufthaltige Gefässe, so wie die Nerven.

In Betreff der Krankheiten gehören besonders dem Diocles einige gute Bemerkungen an; er fasste die Idee der symptomatischen Natur des Fiebers, unterschied den Ascites von der Hautwassersucht (Hyposarca) und leitete jenen theils von der Leber, theils von der Milz ab; er erkannte die Gefährlichkeit des Fiebers bei Gelbsucht, die Widernatürlichkeit des Schweisses. Ueberhaupt hielt er sich noch von allen Dogmatikern am meisten an die Erfahrung und warnte vor der Sucht, alles zu erklären.

In der Therapie waren die Neuerungen unter den Hippocratischen Epigonen besonders beliebt und wurde gegen die alten Säze vielfach polemisirt. Diocles war auch hierin noch der Gemässigtste und hielt viel von einer sorgfältigen Diätetik. Praxagoras beschränkte den Gebrauch der Venäsection und verwarf sie bei Pneumonie nach dem 5. Tage ganz, legte aber grossen Werth auf Emetica. Chrysipp von Knidos bekämpft am meisten die hippocratische Therapie, verbannt Venäsection und Abführmittel gänzlich, lässt die Kranken hungern und klystiren, findet dagegen grossen Nuzen von dem Gebrauche des Kohls.

Die Aufzeichnungen der hippocratischen Epigonen sind, so weit sie nicht unter dem Namen des Meisters erschienen (wie die seiner Söhne und seines Schwiegersohns), verloren gegangen. Wir kennen ihre Ansichten und Lehren nur aus secundären Quellen, aus Plinius, Celsus, namentlich aber aus Galen, Caelius Aurelianus und Oribasius. Es ist jedoch alle Wahrscheinlichkeit dafür, dass der Verlust ihrer Schriften nicht hoch anzuschlagen ist.

Neben der dogmatischen Schule erhob sich in kurzer Zeit eine an Ansehen und an Verdiensten rasch wachsende Rivalin, brachte jene nicht nur um die Alleinherrschaft, sondern wusste selbst das Uebergewicht über sie zu erlangen.

Aristoteles, geboren 384, hatte 20 Jahre lang der Academie angehört, als er 343 als Lehrer Alexanders vom König Philipp nach Macedonien berufen wurde. Von da kehrte er 335 mit einer selbständigen Lehre nach Athen zurük, trug sie im Lykeion vor und wurde der Stifter der peripatetischen Schule, die er bis zu seinem Tode (322) leitete.

Die Aristotelische Philosophie hat nicht nur die nachfolgenden griechischen Medicinschulen geleitet, sondern ihre Grundsäze, wenn auch vielfach carrikirt, behielten die Herrschaft durch das ganze Alterthum und Mittelalter fast 2000 Jahre lang; denn erst mit Baco hat die entschiedene Zurükweisung der aristotelischen Lehre als Grundlage der Empirie begonnen.

Vor allem contrastirt Aristoteles gegen Plato durch die Nüchternheit seines Denkens und seiner Sprache. Nirgends findet sich bei ihm seines Lehrers und Vorgängers poetischer Schwung und dessen erhabener, aber ungezügelter Gedankenflug. Er selbst tritt polemisch der platonischen Idealistik entgegen und zeigt, dass Plato's Ideale nichts als potenzirte Naturdinge seien, daher eine überflüssige Tautologie, die falsche Vorstellungen hervorruft und für die Erklärung des Existirenden unfruchtbar sei.

Aristoteles richtet den Blik mit Vorliebe auf die Mannigfaltigkeit der Erscheinung und will durch allseitiges Beachten des Existirenden und Realen eine allgemeine, alles Wissen umfassende Wissenschaft gründen. Er ist Encyclopädist im weitesten Sinne und es hat niemals, so lange Wissenschaft getrieben wird, einen so vielseitigen Forscher, einen in allen Gebieten des Wissens so selbständigen Denker gegeben wie ihn.

Dessenungeachtet aber hat er den Verband der einzelnen Wissensgebiete nicht herzustellen vermocht. Diese fallen bei ihm gegen seine Absicht aus einander. Er hat überhaupt nichts näher ausgeführt, mehr nur Entwürfe gegeben; es fehlte ihm an Consequenz der Anschauung, an einem wirklich leitenden Principe. Seine Wissenschaft besteht mehr nur in einem Raisoniren über die verschiedensten Gegenstände, und die Zusammenhanglosigkeit erschwert oft die Einsicht, wie dasselbe gemeint sei. Daher waren allenthalben Missverständnisse nahe gelegt und beliebige Deutungen seiner Lehren ermöglicht.

Er geht zwar überall von dem Empirischen, Thatsächlichen aus und knüpft seine Speculation an dasselbe an. Es ist von grosser Wichtigkeit und bedeutendem Verdienst, dass er der logischen Operationen bei seinem Nachdenken sich bewusst zu werden sucht, dass seine Schlüsse häufig auf die Form eines zweifelnden Ueberlegens sich beschränken und dass er sich mit der Erreichung von Wahrscheinlichkeitserkenntnissen begnügt. Die Methode seines Nachdenkens ist principiell die Induction, d. h. die Ableitung allgemeiner Säze von gegebenen Thatsachen.

Aber seine Erfahrung ist eine dürftige, seine Logik eine formelle Sophistik, seine Wahrscheinlichkeitslehre eine Aufforderung zu fruchtlosen Wortgefechten und seine Induction eine Täuschung.

Wohl hat er zahlreiche Naturgegenstände betrachtet; wohl hat er viele vor ihm nicht beachtete Dinge bemerkt. Er hatte in der Botanik und Zoologie nicht unbedeutende Kenntnisse. Er hat Thiere in grosser Zahl zergliedert, dadurch manche Anschauungen in der Anatomie gewonnen, auch hat er einige Monstrositäten beschrieben. Allein seine

Erfahrung besteht nur in Aufzählung von Einzelheiten, er hat für das Wesentliche und Zufällige noch keinen Sinn. Er beschreibt ohne Einsicht das Gesehene, oder aber er abstrahirt aus einer oder wenigen Erfahrungen die allgemeinsten Geseze.

Seine Logik hat in formaler Hinsicht eine fast vollendete Ausbildung: so dass selbst Kant erklärte, die Logik habe seit Aristoteles keinen Schritt vorwärts und keinen rükwärts gethan. Die Denkoperationen sind auf's genaueste analysirt; aber der Inhalt sind leere, nicht weiter untersuchte Begriffe. Er führt diese auf 10 Categorien, d. h. Grundbegriffe des menschlichen Vertandes, zurük, an denen das Denken ende: Einzelsubstanz (οὐσία), Grösse (ποσὸν), Beschaffenheit (ποιὸν), Verhältniss (πρός τι), Ort (ποῦ), Zeit (πότε), Lage (κεῖσθαι), Haben (ἔχειν), Thun (ποιεῖν) und Leiden (πάσχειν). Er glaubt mit einer wörtlichen Definition das Wesen der Dinge zu erklären und täuscht, indem er mit leeren Formeln den Mangel an Inhalt dekt.

Er hat dadurch der Sophistik, der Logomachie, gegen die er fortwährend ankämpfte, nur neue Nahrung gegeben und hat selbst dazu beigetragen, dass das Spiel mit Worten, welches die Sachen vergessen lässt, auf die Spize getrieben wurde. So ordnend die strenge Form seiner Logik hätte wirken können und so verlokend die Klarheit und Bündigkeit derselben erscheinen musste, so konnte, wenn die Form ohne Inhalt blieb oder über diesen gesezt wurde, die Erstarrung in den todten Begriffen nicht ausbleiben.

An zwei gegensäzlichen Begriffen, die von Aristoteles stammen, zeigte sich am anschaulichsten die Gefahr des Begriffunwesens.

Der eine Gegensaz ist Stoff und Form (ὕλη und εἶδος), von ihm selbst schon zu spizfindigen Speculationen ausgebeutet, aber noch mehr für die ganze Folgezeit von tödtendem Einfluss.

Der andere Gegensaz ist δύναμις (Potenzialität) und ἐνέργεια (Actualität), jenes die Möglichkeit der Form, lezteres die Wirklichkeit derselben: das Samenkorn ist potentiell der Baum, actuell wird es erst der ausgewachsene Baum. Die spätere Folgezeit hat mit diesem an sich unverfänglich scheinenden Begriffen den sinnlosesten und unnüzesten Unfug getrieben.

Nicht wenig wird der Werth seiner Logik geschmälert durch das Vertrauen, welches er auf formell richtig scheinende Schlüsse sezt. So baut er Syllogismen auf Syllogismen, ohne die Gegenprobe ihrer Richtigkeit in der realen Beobachtung zu suchen und gelangt auf rein theoretischem Wege mit einem Schein von Recht zu jeder beliebigen Behauptung.

Dieselben Vorwürfe, welche er den Sophisten machte, treffen seine eigene Methode, und seine Logik dient weniger dazu, die Wahrheit zu suchen, als vielmehr zur Befestigung des Irrthumes: sie war nicht bloss nuzlos, sondern sie wirkte schädlich.

Seine Lehre von der Erkenntniss der Wahrscheinlichkeiten (Dialectik), die er bei allen wissenschaftlichen Untersuchungen mit einzigem Ausschluss der mathematischen Gegenstände, welche die apodictische Methode zulassen, angewandt wissen will, war ein wohlthätiger Gegensaz gegen die absprechende Kühnheit, wie sie in der Academie und den früheren philosophischen Schulen herrschte. Aber indem er in der Abwägung der Gründe und Gegengründe ihre Behandlung feststellte, wurde ein endloses und pedantisches Disputirsystem eingeführt, welches bei seinen Nachfolgern in das abgeschmakteste, spizfindigste Spiel mit Einwürfen und Syllogismen, mit Thesen und Antithesen, ausartete.

Aber auch seine Induction ist keine wahre, sondern eine Täuschung. Er schreitet nicht stufenweise von Beweis zu Beweis, sondern er überspringt die Mittelglieder und greift, ohne die Kette des ursächlichen Zusammenhangs untersucht zu haben, sofort nach der obersten und lezten Ursache. Metaphysische Vorstellungen leiten und beherrschen überall seine Naturerklärungen; vorgefasste, halbwahre Säze nöthigen ihn zu den unrichtigsten Deutungen des Empirischen und in seinen Schlussfolgerungen gelangt er selbst zu den grössten Ungereimtheiten. Da z. B. für ihn der Mensch und zwar der ausgewachsene männliche Mensch die vollendete Form ist, so sind alle übrigen Naturdinge nur missglükte Versuche, einen männlichen Menschen hervorzubringen. Jedes weibliche Wesen ist ihm gleich einer Missgeburt, daher stammend, dass der erzeugende Mann als das formende Princip nicht Kraft genug besass, ein männliches hervorzubringen; so sind alle Thiere und Pflanzen zwergartige, entartete und misslungene Creaturen der ohne rechtes Bewusstsein und ohne klare Einsicht arbeitenden Natur.

Ganz besonders wird seine Induction verdorben durch seine durchaus teleologischen Voraussezungen. Die Gefahr und der Schaden der Teleologie liegt nicht darin, dass man über das Ziel der Thätigkeiten der Naturkörper Untersuchungen anstellt und dass man das organische Ineinandergreifen dieser Ziele bewundert, sondern darin, dass man sich von irgend einer Seite her, nur nicht von der strengen und methodischen Erfahrung, das Vorhandensein eines bestimmten Zwekes bei einem natürlichen Geschehen aufnöthigen lässt, und von dem Gesichtspunkte dieser Annahme aus das Geschehene und seine Beziehungen betrachtet.

Obwohl von Aristoteles die eigentliche Pathologie nicht bearbeitet wurde, so finden sich doch manche Hinweisungen auf dieselbe. *Aristoteles' Einfluss auf die Medicin.*

Die Elementarqualitäten und das Pneuma verschwanden in der aristotelischen Anschauung und ein logischer Formalismus, nach welchem die Krankheit durch das einfache Verhältniss vom Plus und Minus, von Uebermaass und Mangel zustandekommt, griff Plaz. Das Blut und die Säfte, in der dogmatischen Schule identificirt mit den Krankheiten, erscheinen in der aristotelischen Lehre nur als Ursachen, Veranlassungen für Krankheiten.

Mehr noch als durch solche Einzelheiten hat A. durch seine realistische Richtung, durch seine Grundsäze über Skepsis, durch sein Hinweisen auf die Erfahrung als einzig sichere Grundlage für die Erkenntniss auf die Aerzte einen nüzlichen Einfluss geübt, während andererseits sein strenger Formalismus in der Dialectik zwar die Ausgelassenheit der Gedanken bändigte, aber dem Wortmachen und den leeren Streitigkeiten den grössten Vorschub gethan hat.

Seine Schüler waren grösstentheils tüchtige Männer, berühmte Praktiker und mit reellen Kenntnissen wohl ausgerüstet (Kallisthenes, Dekakarchos, Aristoxenos, Primigenes). Der bedeutendste unter ihnen war aber Theophrastus, einer der grössten Gelehrten des Alterthums, der nach Aristoteles das Haupt der peripatetischen Philosophenschule wurde und bis 288 lebte. Er war nicht nur als Mathematiker ausgezeichnet und begründete die descriptive Botanik; sondern seine medicinischen Untersuchungen über den Schweiss, die Gerüche und das Eindringen der Riechstoffe in den Körper, über Ohnmacht und Schwindel, über Lähmungen hatten eine hohe Geltung. Jedoch sind von ihnen nur verstümmelte Fragmente auf uns gekommen. Auch sein Schüler und Nachfolger in der Leitung der peripatetischen Schule, Strato, der Physiker, war der Verfasser von zahlreichen Arbeiten, von denen aber nur die Titel übergeblieben sind. *Aristotelische Schule.*

In Aegypten herrschte seit Alexander des Grossen Tod (323) Ptolemaeus I., welcher wie sein Sohn und Enkel den Wissenschaften den umfassendsten Schuz und die reichsten Mittel zukommen liess, und dadurch Gelehrte und Forscher aller Art nach seiner Hauptstadt Alexandria und an deren bald hochberühmte Universität (Museum) lokte. Hierdurch entstand eine zweite unter dem Namen der alexandrinischen Wissenschaft bekannte Blüthenperiode der hellenischen Cultur. *Alexandrinische Schule.*

Auch die Medicin nahm daran Theil. Hippocrates' Schriften wurden eifrigst gesammelt, aber auch unächte untergeschoben und die ächten verfälscht. Zwei am Schluss des vierten Jahrhunderts v. Chr. lebende Aerzte aber brachten die alexandrinische Schule durch ihre selbständigen Lehren zu hohem Ansehen.

Herophilus. Herophilus, Schüler des Praxagoras und dadurch der dogmatischen Schule, zeichnete sich durch anatomische Untersuchungen an menschlichen Leichen aus, förderte die Anatomie des Auges, des Gehirns, entdekte die Nebenhoden, die Lungenarterie, benannte den Zwölffingerdarm. Auch hat er noch in zwei Beziehungen eine hohe Bedeutung. Er ist nämlich der Gründer der Pulslehre ($περὶ τάξεως, ἀταξίας ὁμοιότητός τε καὶ ἀνωμαλίας$), während vor ihm der Arterienpuls gar nicht oder kaum beachtet worden war. Zweitens hat er der medicamentösen Therapie wesentlich Vorschub gethan. Er glaubte, alle Krankheiten werden durch bestimmte Arzneimittel geheilt und wo man eine Krankheit nicht heilen könne, sei nur das rechte Kraut nicht gefunden: es ist diess der Anfang der Lehre von der specifischen Wirkung der Medicamente.

Herophileer. Seine Schule kam erst nach seinem Tode zu Ansehen. Jedoch nur Eudemus (290) zeichnete sich als Anatom aus. Dann gab die Schule die anatomische Richtung ganz auf, war sehr doctrinenreich und wendete sich mit Vorliebe der Pharmacologie zu, welche durch sie zu einer grossen Entwiklung gelangte und wobei bereits zahlreiche und verwikelte Composita in Gebrauch kamen; ausserdem commentirte und critisirte man den Hippocrates. Später (gegen den Anfang unserer Zeitrechnung) siedelte die Schule nach Laodikea über und verlor sich in der Neronischen Zeit.

Erasistratus. Noch grössere Berühmtheit erlangte der andere Zeitgenosse: Erasistratus aus Chrysipp's und Aristoteles' Schule. Auch er machte zahlreiche Sectionen an menschlichen Leichnamen, denen selbst der König und Hof assistirt haben soll; auch Vivisectionen an Verbrechern sollen ihm gestattet worden sein. Dadurch förderte er nicht nur seine anatomischen Anschauungen überhaupt, verbesserte die Kenntnisse vom Gehirn, Herzen, entdekte die Milchgefässe des Gekröses, sondern er machte sogar schon einen Anfang von pathologischer Anatomie. Das Vorurtheil, dass die Arterien lufthaltig seien, war die Grundlage seiner Pathologie. Er wollte nichts von den Säften der Dogmatiker wissen, sondern die Krankheiten entstanden für ihn nur aus einem Missverhältniss von Blut und Pneuma oder von einer Verirrung derselben an unrechte Orte ($παρέμπτωσις$, error loci). Als die wichtigste Krankheitsursache bezeichnete er die Plethora ($τροφῆς πλῆθος$), durch welche die verschiedensten Krankheitszustände erregt werden. Beim Fieber dringt nach ihm das Blut in die Arterien; bei der Entzündung, der gemeinsten Krankheitsform, ist eine heftige Aufregung des Pneuma in den Arterienenden. Er hält auf eine strenge Diätetik und auf eine sorgsame Bereitung der Speisen; aber auch von der Wirkung der Arzneimittel hat er eine äusserst hohe Meinung, wandte gleichfalls höchst zusammengesezte Recepte an und wurde dadurch nebst Herophilus gewissermaassen Gründer der Apothekerkunst. Doch glaubte er auch an die Wirkung von Minimaldosen und schreibt einem Zusaz von drei Tropfen Wein zum Getränke einen grossen Nuzen in der Gallenruhr zu. Dagegen verwirft er jede Aderlässe und wendet statt derselben Hungern und Binden der Glieder an. Noch mehr polemisirten seine Schüler gegen die Venäsection, erklärten sie für einen Mord und brachten die seltsamsten Gründe (z. B. man könne aus Furcht davor schon vorher sterben) dagegen zu Tage, aber auch manche, die man in neuester Zeit wiederholt hat.

Erasistrateer. Die Schule des Erasistratus blieb seiner Lehre ziemlich blindlings getreu und erhielt sich als streng abgeschlossener Doctrinarismus über mehre Jahrhunderte, ohne dass nur ein Einziger unter den Erasistrateern durch eigene Entdekungen und Vervollkommnungen der Lehre oder auch nur durch selbständige Bearbeitung derselben sich bemerklich gemacht hätte. Noch zu Galen's Zeiten (Ende des zweiten Jahrhunderts n. Chr.) fanden sich strenge Erasistrateer.

Chirurgie der Alexandriner. Unter den Alexandrinischen Aerzten nahm auch die Chirurgie einen lebhaften Aufschwung und die Erfindungen in den Maschinen zur Einrichtung von Luxationen und Fracturen waren sehr zahlreich, complicirt, aber auch sehr grausam, der Verband mannigfaltig und gekünstelt, die Operationen wurden keker und dabei sorgfältiger formulirt. Auch die Lithotomie ging aus den Händen der gewerbmässigen Steinschneider in die der wissenschaftlich gebildeten Aerzte über.

Empiriker. Während die Aerzte des ganzen cultivirten Theiles der Erde sich in wenige Secten theilten, die bei aller Differenz in den einzelnen Annahmen die Neigung zum Theoretisiren gemein hatten und darin sich zu überbieten suchten, zweigte sich aus der Schule des Herophilus eine neue Richtung ab, welche die Rükkehr zur reinen Erfahrung und die Verwerfung aller Theorie als Princip aufstellt.

Philinus. Philinus von Kos, 280, gebildet durch das Studium von Hippocrates, erhob sich gegen die geläufigen Dogmen und machte sich zur Aufgabe, die gesammte praktische Medicin mit Ausschliessung aller Hypothesen auf das Thatsächliche zurükzuführen. Ausser dass er diese Tendenz verfolgt hat und dadurch Stifter einer eigenen Schule wurde, ist nichts von ihm auf uns gelangt.

Serapion. Mit mehr Lärm und mit mehr Success verfolgte Serapion aus Alexandrien (270) dasselbe Ziel und dehnte seine Polemik, mit der er gegen alle bestehenden Schulen eiferte, auch auf Hippocrates aus. Er gab gute Vorschriften für die Methodik der Erfahrung. Was er aber damit Positives gefunden, ist unbekannt. Nur weiss man, dass er mit Arzneimitteln grossen Luxus trieb, und dass er Dinge, wie das Hirn des Kameels, das Herz des Hasens, die Hoden des Boks und den Koth des Krokodills den Kranken verordnete.

Aber es gelang ihm wenigstens, Bahn zu brechen und neben den doctrinären Richtungen der voraussezungslosen Erfahrung wieder Ansehen zu verschaffen. Alle Autorität gering achtend wollten die Aerzte dieser Richtung auch nicht nach dem Stifter bezeichnet sein, sondern nannten sich **Empiriker.**

Freilich war diese Empirie eigenthümlicher Art. Man verlangte nicht nur die Ausschliessung jeder Philosophie, sondern erklärte auch die anatomischen Kenntnisse, die Physiologie, die Aetiologie für nuzlos und verderblich.

Anhänger der empirischen Schule. Nur die Semiotik einerseits und die Arzneimittellehre andererseits fanden Pflege in dieser Schule, als deren vornehmste Anhänger zu bezeichnen sind: Glaukias (ein gemässigter Empiriker, der Hippocrates gelten liess, 260); Heraklides von Tarent (240) schrieb über diätetische Mittel und zahlreiche medicinische und chirurgische Werke, die in hohem Ansehen standen, aber sämmtlich verloren gegangen sind; Nicander von Kolophon (138), der die Blutegel einführte und die Giftlehre bearbeitete, ein Zweig der Pharmacologie, mit welchem, wie auch mit anderen pharmacologischen Gegenständen, die Könige Attalus III. von Pergamus, Mithridates der Grosse von Pontus und die Königin Kleopatra sich eifrig und selbständig beschäftigten; ferner Kratevas (Botaniker und Pharmacolog, 80 v. Chr.), Zopyrus (70) und manche andere.

Verfall der Schule. Die empirische Schule erhielt sich bis in das zweite Jahrhundert n. Chr., verfiel aber immer mehr in Plattheit und Geistlosigkeit, bewegte sich in dürren Definitionen und suchte ihren Hauptruhm darin, gegen jede Krankheit eine grosse Menge von Mitteln zu wissen. So verlor sie sich in ein gedanken- und kritikloses Suchen nach Arzneimitteln, deren sie allerdings eine grosse Anzahl und darunter manche von bleibendem Werthe (Hyoscyamus, Colchicum, Aconit) in der Heilkunde einbürgerte.

Streit der Schulen wider einander. Diese verschiedenen Schulen bekämpften sich auf's lebhafteste. Die Empiriker warfen den Theoretikern ihre grundlosen Hypothesen vor und diese den ersteren die Gedankenlosigkeit ihres nach Symptomen sich richtenden Curirens. Die Zänkereien unter den Schulen können in ihrer Ausdehnung und Lebhaftigkeit begriffen werden, wenn man der unermüdlichen und angeborenen Mundfertigkeit der späteren Hellenen und der sophistischen Ausbildung ihrer Dialectik eingedenk ist.

Bedeutendere Köpfe traten erst wieder auf, nachdem die römische Herrschaft über Griechenland und den Orient sich ausgedehnt hatte.

Doch ist in der ganzen griechischen Periode troz aller Verirrungen ein gewisser uneigennüziger Sinn für die Wissenschaft, für die Erforschung der Wahrheit nicht zu verkennen.

ZWEITER ABSCHNITT.

Die Medicin unter der römischen Herrschaft.

Primitive Zustände der Medicin in Rom. Ueber die medicinischen Zustände in Roms früherer Periode ist wenig bekannt; man weiss nur, dass die Sybillinischen Bücher auch ärztliche Vorschriften enthielten und dass die Römer 467 v. Chr. dem Apollo medicus und bald darauf zahlreichen Sanitäts- und Krankheitsgöttern Tempel errichteten: der Febris, Mephitis, Cloacina, Salus, Lucina, Fluonia, Uterina etc., wodurch sie am sichersten hofften, deren Zorn abzuwenden und vor und in Krankheiten und Leibesnöthen beschäzt zu werden.

Archagathus. 219 v. Chr. kam ein griechischer Arzt, Archagathus nach Rom, der Anfangs mit Freude aufgenommen wurde, eine öffentliche Bude und das Bürgerrecht erhielt, sofort aber wegen seines gewaltsamen Verfahrens mit dem Schimpfnamen Carnifex belegt und schliesslich fortgejagt wurde.

Cato. Auch die Zeit nach ihm war den Trägern griechischer Bildung und Wissenschaft und daher auch den Aerzten wenig günstig. Selbst weitere Ausweisungen scheinen stattgefunden zu haben, vornemlich eiferte der alte Cato gegen sie, der schreibselig über alles, was er verstand und nicht verstand, seine Landsleute mit einem eigenen Elaborate beschenkte, das medicinische Dinge populär traktirte. Dessenungeachtet mehrten sich die griechischen Aerzte in Rom, von denen jedoch bis zum Anfange des lezten Jahrhunderts der vorchristlichen Zeitrechnung nicht Einer eine historische Bedeutung erlangte.

Asclepiades. Um's Jahr 90 v. Chr. trat in Rom Asclepiades auf. Seine frühere Lebensgeschichte ist unbekannt. Rasch erlangte er das uneingeschränkteste Ansehen, welches er durch sein kluges, sicheres, von wohlberechneter Charlatanerie nicht freies Benehmen zu gewinnen wusste; die Erwekung eines scheintodten Mädchens, die man im Begriffe war, auf den Scheiterhaufen zu legen, verschaffte ihm ein blindes Vertrauen bei der Masse. Seine philosophische und weltmännische Bildung erwarb ihm Hochachtung und Freundschaft bei der Aristokratie der Intelligenz und des Reichthums (Cicero, Crassus).

Asclepiades' Doctrin.

Asclepiades ging in seinen philosophischen Anschauungen von Demokrit und Epicur und ihrer Atomenlehre aus und bildete sich danach ein System von mechanischen Phantasien. Die Welt und alle Dinge in ihr dachte er sich aus groben und feinen Atomen zusammengesezt. Zwischen sich lassen die Atome freie Räume und Kanäle (Poren), in denen sich selbst wieder feine Atome bewegen. Die Gesundheit besteht in der ungehinderten und gleichmässigen Bewegung der leztern. Die Krankheiten sind entweder bedingt durch eine Erweiterung oder Verengerung der Poren, oder durch eine Stokung der Atome. Die Säfte traten in diesem Systeme ganz in den Hintergrund. Asclepiades ist entschiedener Feind der Humoralpathologie, auch die Crisen erkennt er nicht an.

In anatomischen Dingen war er völliger Ignorant.

Seine Praxis.

Troz der Abenteuerlichkeit seines Systems scheint er in einigen Krankheiten ungewöhnliche Erfahrungen gehabt zu haben (z. B. in den bösartigen Fiebern, in der Wassersucht, den Geschwüren). Noch mehr sind ihm Verdienste in der Therapie zuzuerkennen, indem er den üblichen Missbrauch der Medicamente bekämpfte, namentlich die Anwendung der Emetica einschränkte und die bunten Compositionen verwarf, dabei nicht nach dem Namen der Krankheit, sondern nach dem individuellen Zustande des Kranken die Indicationen stellte und mehr milde Mittel gebrauchte. In acuten Krankheiten verfuhr er fast nur exspectativ, in der Behandlung chronischer soll er sehr glüklich gewesen sein. Sein Grundsaz war: tuto, celeriter und jucunde zu heilen. Seine Hauptmittel waren Fasten, Frictionen des Körpers, Klystire, Bäder (auch Sturzbäder), passive und active Bewegung (Schaukeln). Venäsectionen wurden vielfältig angewandt und vom Wein machte er einen ausgedehnten Gebrauch.

Seine Schriften sind fast sämmtlich verloren gegangen; nur wenige Bruchstüke sind erhalten.

Themison und die methodische Schule.

Themison von Laodicea, Schüler des Asclepiades, 50 v. Chr., wurde der Stifter der sogenannten methodischen Schule. Die Lehre von den Poren wurde hier auf die Spize getrieben. Alle Krankheiten kommen zu Stande, je nachdem die Poren contrahirt oder erschlafft, die Secretionen also angehalten oder profus seien: Strictum oder Laxum, woneben aber auch noch ein dritter Zustand vorkommen könne, das Mixtum. Die Therapie war demnach eine ganz roh symptomatische und äusserst einfache.

Beim Laxum mussten zusammenziehende, beim Strictum erschlaffende und ausleerende Mittel gegeben werden.

Diese bequeme Lehre drang rasch in die allgemeine Praxis ein. Die Theorie hatte nichts Sublimes und war daher der schwächsten Intelligenz zugänglich; sie lokte aber auch nicht zu weiteren Speculationen und liess ein empirisches Verfahren neben sich Platz greifen. So erhielt sich die Lehre bis in die Zeit des Unterganges der Cultur.

Besserung der socialen Verhältnisse der Aerzte.

Immerhin aber war durch Asclepiades und Themison die wissenschaftliche Berechtigung der Medicin zur Anerkennung gekommen. Damit ging Hand in Hand eine wesentliche Aenderung der socialen Lage der Aerzte. Zuvor waren die Reichen allein mit Aerzten versehen gewesen, indem dieselben sich ihre Medicinsklaven hielten, die, wenn auch in etwas bevorzugter Stellung, doch immer dem Gesinde angehörten; die übrige Praxis wurde fast durchaus von Freigelassenen oder im besten Falle von nur geduldeten Fremden geübt.

Erst durch Julius Cäsar wurde den Aerzten eine bessere Stellung gewährt. Dieser vermittelte nicht nur eine gründlichere Bildung, indem er auf seinen Kriegszügen Bibliotheken und Kunstwerke nach Rom schleppte und dort concentrirte; sondern er begünstigte auch speciell die Aerzte, indem er ihnen das römische Bürgerrecht ertheilte und ihre Beschäftigung, die bis dahin eines freien Römers kaum würdig erachtet wurde, hiedurch adelte. Freilich drängten sich bei diesen bessern Aussichten auch in massenhafter Zahl rohe Empiriker und Abenteurer von mehr als zweifelhaftem Charakter heran; doch auch für Männer von anständiger Gesinnung und Gesittung, von guter Herkunft und Erziehung fing der ärztliche Stand an als eine würdigere Laufbahn zu erscheinen.

Celsus.

Wir sehen bereits zehn Jahre n. Chr. einen gebornen Römer, Aulus Cornelius Celsus, wenn auch nur literarisch, aber immerhin mit grossem Interesse sich der Medicin zuwenden, die er in einer überlegten, eklektischen, der Hauptsache nach freilich an Asclepiades und Themison sich anlehnenden Weise behandelte. Das Werk dieses wohlunterrichteten und vielseitig gebildeten Literaten: de medicina, ist ein werthvolles Denkmal der damaligen Heilkunst und überdem von klassischer Latinität. Auch

Plinius.

Plinius Secundus, 50 Jahre später, der encyklopädische Bearbeiter der Naturwissenschaften, schloss die Medicin in seine Studien ein, ohne sie jedoch praktisch auszuüben.

Musa.

Noch mehr wuchs das Ansehen der Aerzte, nachdem Antonius Musa, ein Freigelassener und Arzt aus der Schule der Methodiker, den Kaiser Augustus aus einer lebensgefährlichen Krankheit durch kalte Ueberschläge und Bäder gerettet hatte. Hiefür wurde ihm selbst die Ritterwürde verliehen, eine Bildsäule gesezt, zugleich aber sämmtlichen Aerzten Befreiung von Abgaben und Lasten für alle Zeiten gewährt. Zwar sank Musa's Kredit, als der Neffe August's, Marcellus, bei derselben Kaltwasserbehandlung zugrundeging; aber die Privilegien der Aerzte blieben erhalten und stiegen unter den folgenden Kaisern durch den Einfluss der Leibärzte, welche zum Theil eine sehr intime Stellung am Hofe einnahmen, noch mehr.

Die Situation der Aerzte wurde in Kurzem eine sehr glänzende. Der gewöhnliche Jahresgehalt des kaiserlichen Leibarztes belief sich auf 14,000 Thaler. Stertinius aber verlangte unter Kaiser Claudius 30,000, da ihm seine Privatpraxis nicht weniger eintrage. Die Aerzte nahmen an Zahl ungemein zu, und bereits zweigen sich die Augenärzte, Ohrenärzte und Zahnärzte als Specialitäten ab. Während die Aerzte früher die Medicamente selbst bereitet hatten, fingen sie jezt an, die fertigen Salben und sonstigen Präparate aus den Buden der Septasiarii zu entnehmen. Freilich wurden dabei häufig betrügerische Präparate verabreicht, und der Medicamentenverkäufer oder Medicamentarius kam so in Verruf, dass dieses Wort wegen der häufigen Fälschungen mit giftigen Substanzen gleichbedeutend mit Giftmischer geworden ist.

Glänzende Stellung der Aerzte im Kaiserreiche.

Nero ernannte seinen Leibarzt zum Archiater, wodurch er eine die übrigen Aerzte überragende Stellung erhielt. Ebenso erhielten die Städte Oberärzte, welche den Titel Archiater popularis führten, feste Besoldungen hatten und die übrigen Aerzte beaufsichtigten, arme Kranke unentgeltlich zu behandeln und überdem den Unterricht der Medicin Studirenden zu besorgen hatten. Dessgleichen wurde jeder Legion, selbst jeder Cohorte ein Arzt zugetheilt und in den Heeren den Kranken und Verwundeten grosse Sorgfalt zugewendet, ohne dass jedoch vor dem zweiten Jahrhundert wirkliche Hospitäler (Valetudinaria) eingerichtet worden wären.

Die persönlichen Vortheile, welche die Aerzte in der ersten Kaiserzeit allmälig errangen, waren nicht unbeträchtlich. Sie bestanden in dem unbedingten Bürgerrecht, in der Befreiung von Abgaben und Stadtämtern, von Kriegsdienst und Einquartirung, in exemter Gerichtsbarkeit, in dem Recht, nicht gefänglich eingezogen zu werden, und in der höhern Gravirung der ihnen zugefügten Beleidigungen. Einzelne ausgezeichnete oder begünstigte Aerzte wurden auch mit Titeln geehrt. So erhielten die Leibärzte und einzelne berühmte Privatärzte die Würde des Perfectissimats oder den Titel eines Comes zweiter oder selbst erster Ordnung, in welch' lezterem Falle sie den Rang kaiserlicher Vicarien hatten.

Athenäus und die Pneumatiker.

Die methodische Schule blieb jedoch nicht lange im Alleinbesiz der römischen Arzneikunde; vielmehr machte in der Mitte des ersten Jahrhunderts ein der Stoa ergebener, in Rom berühmter Praktiker Athenäus aus Cilicien Fronte gegen den oberflächlichen und gedankenarmen Schematismus der Methodiker. Als Grund alles Seins wurde von ihm das Pneuma angenommen. Dieses sei im Menschen als psychisches, physisches und thierisches Pneuma vorhanden und in Krankheiten eines davon verändert. Diese Lehre, welche man als die zweite dogmatische oder die pneumatische Schule bezeichnet, wurde von Agathinus, besonders aber von Archigenes aus Apamea, einem gelehrten und streitsüchtigen Doctrinär, der die Semiotik der Schmerzen und des Pulses mit vieler Spizfindigkeit ausbildete und die Säftelehre der griechischen Dogmatiker, wenn auch modificirt durch den Begriff der Fäulniss, in die Pathologie zurükführte, weiter entwikelte.

Eklektiker.

Die Lehren der Methodiker und Pneumatiker hielten sich nicht so getrennt, wie es die Schulen der griechischen Zeit gewesen waren. Der eklektische Charakter der römischen Bildung brachte auch eine Mischung der ärztlichen Doctrinen zuwege, so dass meist nur eine mehr oder weniger grosse Hinneigung nach der einen oder andern Seite bei namhaften Aerzten zu erkennen ist. Mancher zählt überdem sich zu einer bestimmten Schule, ohne irgend etwas mit ihr gemein zu haben; Andere nannten sich Empiriker und Eklektiker, um ihre Selbständigkeit in's Licht zu sezen, während sie oft sehr entschieden von den Vorurtheilen einer Schule befangen waren.

Charakter der römischen Aerzte im Allgemeinen.

Ein ächt wissenschaftlicher Sinn war überhaupt wenig zu bemerken. Das Interesse für theoretische Probleme zumal trat in den Hintergrund, und wenn auch noch genug gestritten wurde, so war es meist um einzelne werthlose Hypothesen und untergeordnete Behauptungen. Die Richtung der Zeit ging weit mehr auf's Praktische, aber in der rohesten Form. Anpreisung von Mitteln und von Kurverfahren, Verdammung und Schmähung der gegnerischen Therapie waren die Zielpunkte der Polemik. Die culinarische Raffinirtheit der Zeit spiegelte sich dabei auch in den Heilmitteln ab. Neue, möglichst complicirte und zugleich angenehme Receptcompositionen galten für die werthvollste Erfindung und machten schnell berühmt. Die Charlatanerie in der Ausposaunung unfehlbarer Mittel entwikelte sich rasch zu einem fabelhaften Umfang. Eine feile Claque hatte die Aufgabe, den Ruf von Mitteln und Aerzten zu verbreiten, und fand immer wieder ein gläubiges Publikum. Die Ruchlosigkeit ging so weit, dass man selbst durch öffentliches Anpreisen von sichern Recepten zum Giftmord sich zu empfehlen wagte.

Die Besseren suchten in den Schriften der alten Zeit nach Rath und Belehrung, wobei sie sich freilich meist vergriffen, indem sie mit Begierde von allen sich dort findenden Hypothesen und Theorien hingezogen wurden, die sie meditirten und commentirten; dagegen war für die reichen Vermächtnisse reicher Naturbeobachtung der Mehrzahl der Sinn und das Verständniss bereits abhanden gekommen.

Die wichtigeren Aerzte aus dieser Periode sind:

Einzelne Aerzte der vorgalenischen Zeit.

Menekrates, Leibarzt des Tiberius, verfasste eine geschäzte Darstellung der Arzneimittellehre.

Menekrates.

Philo, Verfasser eines Gedichts über Materia medica und des viel und lange beliebten narcotischen Compositums Philonium (weisser Pfeffer, Hyoscyamus, Petersilie, Fenchel, Daucus, Cassiaholz, Zimmt, Castoreum, Myrrhe, Crocus, Spica indica, Zedoaria, Pyrethrum, Opium, Honig, Wein; jede Drachme enthält gr. 1½ Opium).

Philo.

Servilius Damokrates, von Galen ἄριστος ἰατρὸς genannt, ist der Erfinder eines noch berühmtern Compositums, das bis ins 17. Jahrhundert als Universalmittel und Gegengift angesehen wurde, des Mithridat (derselbe enthält: Aristolochia, Calamus, Gentiana, Bärenfenchel, Zingiber, Dictamnus, Herba Polii montani, Herba Scordii cretici, Hypericum, rothe Rosen, Narden, Juniperus, Pfeffer, Crocus, Agaricus, Styrax, Myrrhe, Olibanum, Bdellium, Castoreum, Meereidechsen, Wein, Honig, Opium etc., ungefähr 50 verschiedene Ingredienzen).

Servilius Damokrates.

Andromachus von Kreta, kaiserlicher Leibarzt bei Nero, erwarb sich ebenfalls durch die Erfindung eines bis in die neuere Zeit ungemein viel gebrauchten narcotisch-aromatischen Compositums, des Theriak, mit 70 bis 80 Ingredienzen einen grossen Ruf.

Andromachus.

Wichtiger als diese ist Pedacius **Dioskorides**, wahrscheinlich ein Militärarzt, der um dieselbe Zeit lebte und der Hauptschriftsteller über Materia medica für die römische Zeit, so wie die erste Autorität in Botanik und Arzneimittellehre durch das ganze Mittelalter gewesen ist. Er beschreibt alle Arzneistoffe aus den drei Reichen einfach und klar und gewissermaassen in populärer Weise; doch erschwert die in der Folgezeit gänzlich veränderte und vielfach verwirrte Terminologie die Einsicht in seine Benennungen.

Dioskorides.

Vectius Valens, Leibarzt des Kaisers Claudius und mehr bekannt durch sein adulterisches Verhältniss mit der Kaiserin Messaline, als durch seine ärztlichen Leistungen, von denen nur eine Eintheilung der Halsentzündungen durch ein Citat des Cölius Aurelianus sich erhalten hat.

Vectius Valens.

Scribonius Largus. Scribonius Largus, aus gleicher Zeit, hinterliess absurde pharmaceutische Vorschriften, scheint aber der Erste gewesen zu sein, welcher mittels Auflegens eines Zitterrochens die Elektricität bei Kopfschmerzen verwendete.

Thessalus. Eine mindestens ephemere Berühmtheit erlangte Thessalus von Tralles (60 n. Chr.), ein roher, ungebildeter Mensch, der aber durch Brutalität gegen Collegen, durch Nachgiebigkeit gegen die Launen der Kranken und durch serviles Wesen gegen Grosse und Mächtige sich eine immense Praxis verschaffte. Er gab sich für einen grossen Reformator aus, nannte sich Jatronikes, coquettirte mit Verachtung aller früheren und gleichzeitigen Aerzte, verwarf alle Vorstudien und versprach, durch seinen Unterricht in einem halben Jahre jeden Ignoranten zum tüchtigen Arzt zu machen. Ein Haufe gemeiner Gesellen war seine Claque, welche überall seinen Ruf auszuposaunen hatte, und der Erfolg beim Publikum liess nichts zu wünschen übrig. Begreiflich fehlte es ihm nicht an praktischem Geschik und einzelne brauchbare Erfahrungen mag er gemacht haben; seine theoretischen Anschauungen aber waren wesentlich die der Methodiker, denen er nur einige unklare Redensarten zuzufügen wusste. Von ihm rührt die Idee her, dass in chronischen Krankheiten der Körper umgeändert werden müsse, was er Metasyncrisis (Recorporatio) nannte und durch Nahrungsentziehung und darauf folgende Bäder, Salben, Hautreize, Brechmittel und scharfe Substanzen zu erreichen suchte. Endlich wird ihm die Einrichtung einer Art ambulatorischer Klinik zugeschrieben.

Gewissenhaftere Männer waren:

Philumenos. der zur Eklektik sich hinneigende Methodiker Philumenos (80 n. Chr.), der als Beobachter gerühmt wird und sich vorzüglich mit Augenheilkunde und Geburtshilfe beschäftigte, welche leztere zuvor nur in den Händen der Hebammen gewesen war.

Soranus. Soranus der Aeltere von Ephesus (100 n. Chr.), einer der tüchtigsten Methodiker, ein sorgfältiger systematischer Compilator in anatomischem, medicinischem, wie chemischem und geburtshilflichem Gebiete, jedoch mit der Selbständigkeit eines erfahrenen Arztes.

Rufus. Rufus, sein Landsmann und Zeitgenosse, war anatomischer Compilator, aber zugleich auch selbständiger Forscher. Er verlegte in die Nerven sämmtliche Körperfunctionen; auch bearbeitete er die Arzneimittellehre.

Marinus und Quintus. Noch umfassender und selbständiger waren die Arbeiten des Marinus (ebenfalls 100 v. Chr.) und seines Schülers Quintus in der Anatomie.

Aretäus. In der Krankenbeschreibung lieferte ungefähr zur selben Zeit Aretäus von Kappadocien, der pneumatischen Schule angehörig, eine Darstellung von bis dahin nicht dagewesener und auch später lange Zeit nicht erreichter Vollständigkeit und Klarheit (de causis et signis acutorum et diuturnorum morborum libri IV.), und ein zweites, ebenfalls sehr werthvolles therapeutisches Lehrbuch (de curatione acutorum et diuturnorum morborum). Beide sind zum grossen Theil erhalten und gehören zu den schäzenswerthesten Denkmälern des medicinischen Alterthums.

Im Gegensaz zu Aretäus' schlichter und naturgetreuer Darstellung verlor sich Cassius (mit dem Beinamen der Iatrosophist) in meist sehr spizfindige theoretische Deductionen und Explicationen, ganz in jener so häufig für Rationalität ausgegebenen Art, welche für alle Fragen schlagfertig zu antworten weiss und für alle verborgenen Dinge Gründe aus der Analogie oder aus einem elastisch sich anpassenden Hypothesengewebe bereit hält. Seine Schrift naturales et medicinales quaestiones LXXXIV circa hominis naturam et morbos aliquot ist uns erhalten und zeugt von seinem Scharfsinn, nuzlose und müssige Fragen aufzuwerfen. *Cassius*

Ums Jahr 120 beobachtete der Pneumatiker Herodot eine anstekende variolartige Krankheit und Posidonius aus derselben Schule legte eine von Späteren viel ausgebrütete Grundlage zu einer Nervenpathologie. *Herodot und Posidonius.*

Magnus von Ephesus (165), Palastarzt beim Kaiser Marcus Aurelius, versuchte die Entdekungen in der Medicin seit Themison zu sammeln. *Magnus.*

Keiner von allen Aerzten der römischen Zeit aber erlangte eine so welthistorische Berühmtheit und eine so dauernde Autorität als der Pergamese **Claudius Galenus**. *Cl. Galenus.*

Geboren 131, erhielt er eine sorgfältige Erziehung, studirte Philosophie und Medicin in seiner Vaterstadt, in Smyrna, Corinth und Alexandrien und verwendete namentlich grossen Fleiss auf die Anatomie. Mit 28 Jahren wurde er in Pergamus als Gladiatorenarzt angestellt und blieb es bis 164. Nachdem er sodann nach Rom übergesiedelt hatte, scheint er die Praxis nur nebenher betrieben und mit seinen römischen Collegen nicht im besten Einvernehmen gestanden zu haben. Dagegen verkehrte er viel mit Philosophen und vornehmen Römern und hielt öffentliche physiologische Vorträge, die eine Zeit lang bei der Aristokratie sehr beliebt waren, später wegen Misshelligkeiten mit den Aerzten aufgegeben werden mussten. Er verliess daher wieder Rom, bereiste Italien und zog sich nach Pergamus zurük (169), wurde jedoch schon im folgenden Jahre zu den Kaisern Marcus Aurelius und Lucius Verus zurükberufen und blieb, als Lezterer an der herrschenden Pest (Antoninischer Pest) gestorben und Ersterer zum Heere nach Deutschland abgegangen war, als Leibarzt des Thronfolgers (Commodus) in Rom. Hier hielt er aufs Neue Vorlesungen, beschäftigte sich mit seinen ungemein umfassenden literarischen Arbeiten und starb um das Jahr 200.

Literarische Thätigkeit.

Galen war der schreibseligste unter allen Aerzten, welche je gelebt haben und er scheint schon als Knabe angefangen zu haben, literarisch thätig zu sein. Man berechnet die Zahl seiner Abhandlungen und Werke auf nahezu 400, zum Theil von grossem Umfang. Ueber 100 davon waren philosophischen, mathematischen, grammatischen und juridischen Inhalts: sie sind sämmtlich verloren gegangen. Ebenso wissen wir von vielen seiner verlorenen medicinischen Werke nur den Titel, andere sind noch ungedrukt und steken als Manuscripte in den Bibliotheken; manche sind nur Fragmente. Aber immer bleiben noch über 100 Schriften übrig, welche sich über alle Theile der Anatomie, Physiologie und der übrigen damals bekannten medicinischen Disciplinen verbreiten. Daneben existirt noch ein halbes Hundert in ihrer Autorschaft zweifelhafter oder entschieden irrthümlich ihm zugeschriebener Werke.

Allgemeiner Character.

Seine Darstellung ist weitschweifig, incorrect und überall erkennt man die Raschheit der Ausarbeitung und das Sichgehenlassen des Autors. Auch finden sich viele Widersprüche in seinen Schriften und eine nicht geringe Selbstgefälligkeit macht sich breit. Doch ist ein wesentlicher Unterschied zwischen den Elaboraten seiner frühern und seiner reiferen Periode.

Galen war ein Polyhistor von staunenerregender Gelehrsamkeit, ein unermüdlicher Compilator, kundig in allen Wissenschaften und in allen Schulen. Viele der Ansichten seiner Vorgänger kennen wir lediglich nur aus seinen Relationen. Allein er war zugleich ein Mann von grossem analytischem Scharfsinn und von gesunder Kritik. Er hatte viel selbst gesehen, selbst untersucht und vor allem hatte er ein ungewöhnliches Talent für Dialektik und für formale Systematisirung (Dreitheilung) und die unverkennbare Tendenz, den classischen Gräcismus mit Bereicherung aller seitherigen Entdekungen zu restituiren. In der That glükte es ihm, an die Stelle der medicinischen Anarchie eine Richtschnur zu sezen, die zu einer unerhörten und unumschränkten Herrschaft gelangte, an der man nach fast anderthalb Jahrtausenden erst einige Zweifel sich erlaubte und die auch heute noch ihren, wenn auch meist nicht anerkannten Einfluss ausübt.

Anatomie des Galen.

Die anatomischen Kenntnisse Galen's waren theils den Schriften des Herophilus und des Erasistratus entlehnt, theils durch eigene Dissectionen, welche er in grosser Anzahl an Affen vornahm, erworben. Sectionen menschlicher Leichen zu machen, war längst nicht mehr möglich und jenes Zeitalter, welches Tausende von Leben den Launen und einem brutalen Vergnügen opferte, wagte nicht, einen Todten für die Wissenschaft zu benuzen. Ein einziges Mal in Marc Aurel's deutschem Kriege secirten die Aerzte den Leichnam eines Menschen, kamen aber nicht über die Lage der Eingeweide hinaus. Galen weiss von den meisten Organen des Körpers (Nerven, Herz, Gefässe); doch sind seine Vorstellungen von denselben in hohem Grade unvollkommen und häufig ganz irrig. Nichtsdestoweniger blieben seine Schriften ein Jahrtausend lang die einzige Quelle für den Bau des menschlichen Körpers und nur mit Mühe und Widerstand wurde seine Autorität durch die directe Forschung überwunden.

Galen's Physiologie beschäftigt sich mit den Grundkräften und Elementen des Organismus und mit den Functionen der einzelnen Theile. In ersterer Beziehung ist alles Vorgebrachte reinste Hypothese oder vielmehr eine Sammlung der verschiedenen Schulansichten. Das Pneuma, als innerster Grund und als Vermittler der Einheit des Organismus, aber in dreitheiliger Spaltung ($\pi\nu\varepsilon\tilde{v}\mu\alpha$ $\psi v\chi\iota\varkappa\grave{o}\nu$ mit dem Siz im Gehirn, $\pi\nu\varepsilon\tilde{v}\mu\alpha$ $\zeta\omega\tau\iota\varkappa\grave{o}\nu$ mit dem Siz im Herzen, und $\pi\nu\varepsilon\tilde{v}\mu\alpha$ $\varphi v\sigma\iota\varkappa\grave{o}\nu$ mit dem Siz in der Leber, von welchen Nerven, Arterien und Venen ihre $\delta\acute{v}\nu\alpha\mu\iota\varsigma$ erhalten und neben welchen noch allen Vorgängen: Zeugung, Wachsthum, Ernährung, Absonderung, Retention und Expulsion besondere Kräfte zugedacht werden), die 4 Cardinalsäfte (Blut, Galle, schwarze Galle und Schleim) und die Elementarqualitäten (warm, kalt, feucht und troken) vertragen sich in diesem eclectischen System, von dem nur die atomistische Lehre der Methodiker ausgeschlossen bleibt. In der speciellen Physiologie der Functionen der einzelnen Organe dagegen finden sich viele factische Angaben, und Experimente an lebenden Thieren mit sorgsamer Meditation haben ihm umfassende Einsichten in den thierischen Haushalt verschafft; freilich sind auch viele teleologische Hypothesen mit untergelaufen.

Galen's Physiologie.

In der Pathologie herrschen bei Galen Definitionen und Eintheilungen vor. Die Gesundheit besteht nach ihm in der Harmonie und Sympathie der Theile, der Säfte und der Kräfte, die Krankheit in deren widernatürlichen Verhältnissen. Zwischen beiden finde sich keine strenge Grenze.

Galen's Pathologie.

Die Krankheiten zerfällt Galen sehr glüklich in drei Klassen:

in die der gleichartigen Theile, Gewebe, $\gamma\acute{\varepsilon}\nu o\varsigma$ $\delta\mu o\iota o\mu\varepsilon\varrho\grave{\varepsilon}\varsigma$, theils mechanische Störungen (Krankheiten mit Zusammenziehung und Erschlaffung), theils solche mit vorwaltender Wärme, Kälte, Feuchtigkeit und Trokenheit;

in die organischen Krankheiten, γένος ὀργανικὸν, welche sich auf Veränderung des Baues, der Zahl, der Grösse, der Lage, des Zusammenhangs beziehen (Localpathologie);

und in die Krankheiten des Ganzen oder der Elementartheile (Schleim, Blut, gelbe Galle, schwarze Galle): Constitutionspathologie, γένος ἁπάντων κοινόν.

Er unterscheidet dabei begrifflich zwischen διάθεσις, widernatürlichem Zustand (theils Krankheitsursache, theils Symptom, theils wirklicher Krankheit), πάθος (die Wirkung einer schädlichen Ursache) und νόσος (die Krankheit im Gegensaz zur Gesundheit). Neben diesen unterscheidet er noch die Symptome oder Epigenemata.

Das Fieber ist dem Galen wesentlich eine widernatürliche Temperatur. Die Verschiedenheit der Fieber hänge von dem Grade und dem Size der abnormen Wärme ab, indem diese im Herzen und den übrigen Festtheilen, oder in den Säften, oder im Luftgeist sizen könne. Im erstern Fall sei es Ephemera, in den übrigen Fäulniss; eine Ansicht, welche 15 Jahrhunderte lang die herrschende geblieben ist.

Der Puls liefert die Zeichen für den Zustand des Pneuma zotikon. Er ist eine Bewegung des Herzens und der Arterien, welche die Wärme unterhält. Die Bewegung zerfällt in die Diastole und Systole; beide hält Galen für activ. Neben beiden ist die Pause (die Ruhe). Die einzelnen Pulsarten werden mit grosser logischer Schärfe, aber auch mit grosser Spizfindigkeit unterschieden und die Procedur des Pulsfühlens wird genau beschrieben.

Ueberall spielen in Galen's Pathologie die Cardinalsäfte und die krankmachenden Stoffe die wesentlichste Rolle. Der Typus der Krankheiten, vornehmlich der fieberhaften, wird eindringlich hervorgerufen, die Krisenlehre und die Lehre von den kritischen Tagen bis ins Kleinste ausgedehnt. Die Symptome, welche ihm zugänglich waren, analysirt er in der eingehendsten und minutiösesten Weise.

Arzneimittel und Therapie. Die Arzneimittel sind bei Galen sehr mannigfaltig, und auch auf sie wurde die Neigung zu überfeinen Distinctionen angewandt.

Die Therapie ist im Allgemeinen eine eklektische und verwirft keine der frühern Hauptmethoden, doch ist ihr oberster Grundsaz das Contraria contrariis und die Austreibung der Materia peccans. Auch bestrebt sich Galen, strenge Indicationen zu finden.

Einfluss Galen's. Der Einfluss des Galenismus war immens. Nicht nur wurden seine positiven Angaben wie seine Hypothesen als unantastbare Wahrheiten von den spätern Aerzten angesehen, und kein nachfolgendes System war im Stande, ihn vollständig zu verdrängen; sondern seine Ansichten und seine Terminologie sind allmälig vollständig ins Volk übergegangen und haben sich grösstentheils in demselben erhalten. Diesen grossen Erfolg hat Galen zum Theil seinem wirklichen Scharfsinn, seinen umfassenden Kenntnissen, dem Reichthum von vorgebrachten Thatsachen und der Eindringlichkeit seines Vortrags zu danken; zum Theil aber auch liegt der Grund darin, dass die Galen'sche Lehre das lezte compacte wissenschaftliche System vor dem Verfall der Medicin gewesen ist.

Von den Aerzten der **nachgalen'schen Zeit** bis zum Untergang der antiken Cultur ist wenig Erfreuliches zu berichten. *Nachgalenische Zeit.*

Die Besten unter ihnen waren eklektische Empiriker und Reproductoren ihrer Vorgänger.

Es können genannt werden

aus dem 3. Jahrhundert Sextus Empiricus, weniger durch seine wissenschaftlichen Leistungen, als durch seine unbedingte Skepsis bekannt; Cölius Aurelianus, ein Compilator von mässigem Verdienst, der die Ansichten des ältern Soranus reproducirte; Soranus der Jüngere, Bearbeiter der Geburtshilfe; Moschion, Verfasser des ersten Hebammenbuchs; Antyllus, Erfinder der Staaroperation. *Aerzte des dritten Jahrhunderts.*

Im 4. Jahrhundert lebte Oribasius, Leibarzt des Kaisers Julian, ein Sammler der Schriften der Alten und von glüklichem practischen Instincte. Seine Συναγωγαὶ ἰατρικαὶ (Medicina collecta) sind als werthvolle Compilation anzusehen, aus welchen er für seinen Sohn Eustachius einen Auszug als Grundriss (σύνοψις) bearbeitete. *Oribasius.*

Im 5. Jahrhundert machte sich bemerklich Jacobus mit dem Beinamen Soter, den man den Phidias der Heilkunst nannte, von dem aber nichts bekannt ist, als dass er ein kühlendes Verfahren den damals beliebten Reizmitteln vorzog, daher er auch Psychrestus genannt wurde. *Jacobus Soter.*

In den Kämpfen des 6. Jahrhunderts ging im weströmischen Reiche die bereits aufs äusserste entartete Wissenschaft ihrer völligen Auflösung entgegen. Selbst aus der Praxis fingen die Aerzte an zu verschwinden und Mönche und Zauberer traten an ihre Stelle. Nur ein bedeutender und durch Selbständigkeit hervorragender Arzt ist aus dieser spätesten römischen Zeit zu nennen: Alexander von Tralles, welcher in seinen Βιβλία ἰατρικὰ δυοκαίδεκα die Pathologie topographisch vom Kopf bis zu den Zehen (mit dem Kopfschmerz beginnend und beim Podagra endend) und schliesslich noch die Lehre vom Fieber abhandelte, sich ziemlich frei von dem Aberglauben seiner Zeit hielt, manche treffliche Bemerkungen *Alexander von Tralles.*

vorzüglich über topische Störungen (z. B. des Darmkanals) machte. Er ist im Anfang der Erkrankungen für eine energische und abschneidende Therapie, verlangt aber, bei der Behandlung überall den Gesammtzustand des Kranken mehr als das einzelne Symptom zu beachten. Eine Helminthologie, welche ihm zugeschrieben wird, handelt ziemlich vollständig die Eingeweidewürmer ab.

Aëtius von Amida. Etwas mehr wissenschaftliche Thätigkeit erhielt sich in dem oströmischen Reiche. Aëtius von Amida, Comes obsequii in der Leibgarde zu Constantinopel (540), machte eine Sammlung von Excerpten aus medicinischen Werken, und obwohl durchdrungen vom Glauben an Wunder und von der Wirkung der Beschwörungen und dem unmittelbaren göttlichen Einfluss auf die Arzneimittel ($\tau o \tilde{v} \tau o \; \tau \grave{o} \; \varphi \acute{\alpha} \varrho \mu \alpha \varkappa o \nu \; \mu \acute{\epsilon} \gamma \alpha \; \acute{\epsilon} \sigma \tau \grave{\iota} \; \varkappa \nu \varrho \acute{\iota} o \nu \; \dot{\eta} \mu \tilde{\omega} \nu \; \mu \nu \sigma \tau \acute{\eta} \varrho \iota o \nu$) ist er immerhin ein verhältnissmässig guter Beobachter.

Auch in Alexandrien zeigten sich da und dort noch hervorragendere Männer, wie z. B. Palladius, welche jedoch grösstentheils in iatrosophistischer Weise medicinische Fragen behandelten, bis im 7. Jahrhundert durch die Saracenen, welche Egypten eroberten, die Universität Alexandrien vernichtet und dadurch dieser wichtige Herd, an dem die Kultur noch gepflegt worden war, zerstört wurde.

Theophilus. Im 7. Jahrhundert zeichnete sich Theophilus von Constantinopel, Protospatharius des Kaisers Heraclius, aus. Er war nicht nur Verehrer des Hippocrates und Galen, sondern auch selbständiger Forscher in anatomischem und physiologischem Gebiete. Er entdekte die Geruchsnerven, war jedoch einer phantastischen Teleologie ergeben und in der Semiotik der Krankheiten unklar und dürftig.

Paul von Aegina. Paul von Aegina, ungefähr zur selben Zeit, war ein geschikter Chirurg und Geburtshelfer und wurde in diesen Gebieten Autorität für das ganze Mittelalter. Er erfand das Speculum vaginae und war Herausgeber eines verhältnissmässig kurzen Compendiums über die gesammte Medicin ($\acute{\epsilon} \pi \iota \tau o \mu \tilde{\eta} \varsigma \; \beta \iota \beta \lambda \acute{\iota} \alpha \; \acute{\epsilon} \pi \tau \alpha$.).

Theophanes Nonnus und Michael Psellus. Theophanes Nonnus war ein Sammler und Excerpist aus dem 10. Jahrhundert; Michael Psellus ein gelehrter und denkender Encyklopäde des 11. Jahrhunderts, der aber bald durch seine eigenen ausgearteten Schüler und ihre Sophistik beseitigt wurde.

Character der nachgalenischen Praxis. Diese wenigen Namen verdienen unter der zahllosen Menge von Aerzten, welche ein halbes Jahrtausend hindurch in dem unermesslichen römischen Reiche wirkten, eine rühmende Erwähnung. Die unendliche Mehrzahl ging, ohne Spuren zu hinterlassen, dem Gewinn der handwerkmässig betriebenen Beschäftigung nach. Die ärztliche Thätigkeit bestand in einer völlig gedankenlosen Anwendung zahlreicher, als Heilmittel empfohlener Mittel. Als Erfahrung, Empirie, galt die blinde Annahme jeder Art von Aberglauben und Unsinn. Nicht nur aller denkbare Koth und Unrath wurde als Arzneimittel gebraucht, sondern die Beschwörungen der Krankheiten und die Heilungen durch Sprüche und magische Namen, die sympathetischen Curen, die Amulete und Zauberformeln wurden von den Aerzten theils selbst geübt, theils ihre Wirksamkeit wenigstens bedingungsweise anerkannt. Mit hebräischen und chaldäischen Namen wurden viele Heilungen bewirkt; besonders waren die Worte Sabaoth und Adonai wirksam. Arabische Sprüche waren gleichfalls sehr beliebt bei den Curen, und gewöhnliche Mittel erhielten durch geheimnissvolle Besprechung ihre Kraft. Oft waren die heilsamen Worte gar keiner bekannten Sprache entlehnt, aber sie dienten nichtsdestoweniger, fremde Körper aus dem Fleische zu ziehen und Sterbende zum Leben zurükzuführen. Je fremdartiger die Worte, um so wirksamer und erwünschter. Schon Galen beklagt sich, dass viele Aerzte nur Arzneimitteln mit egyptischen oder babylonischen Namen Vertrauen schenken. Besonders aber galt es, die Dämonen, die als Ursache aller Krankheiten angesehen wurden, zu beschwören, und nicht nur Amulete sollten vor ihnen schüzen, sondern zahllose Zauberformeln dienten zu ihrer Austreibung. Für jedes Symptom hatte man einen eigenen Exorcismus, und jeder neu auftretende Schwindler bedurfte auch neuer Formeln und Zeichen.

Und doch hätte es den Aerzten keineswegs an Material der Beobachtung und des Nachdenkens gefehlt. Mehrere pestartige Krankheiten wütheten in wiederholten Umzügen: die sogenannte Pest des Cyprian (255—265), die Seuchen von 312, 455 und 543 (Pest des Justinian), die Blattern; doch dieser Krankheiten geschieht bei den ärztlichen Schriftstellern fast nicht die leiseste Erwähnung. *Epidemische Krankheiten.*

Zu Erfahrungen in der Chirurgie war durch die ewigen Kriege die reichste Gelegenheit gegeben; aber die Aerzte zeigten keinen Eifer, sie zu benüzen. Kaiser Mauritius (am Ende des 6. Jahrhunderts) ordnete einen wohl organisirten Felddienst für die Blessirten an; der Aerzte wird dabei gar nicht gedacht. *Chirurgie.*

Die christliche Bruderliebe führte im 4. und 5. Jahrhundert Krankenhäuser ein, welche schon im 6. zahlreich wurden und eine sorgfältige Einrichtung und Ausstattung für die Pflege der Kranken und Gebrechlichen erhielten. Aber die Aerzte waren von ihnen ausgeschlossen und die Heilung wurde von Mönchen mittelst Gebet, Magie und rohester Erfahrung besorgt. *Krankenhäuser.*

Zwar zeigten viele unter den Aerzten noch ein geistiges Bedürfniss, *Iatrosophistik.*

aber es befriedigte sich entweder in sophistischen Spizfindigkeiten und dialectischen Wortklaubereien, was die Iatrosophisten Medicina rationalis nannten und wobei sie die Brutalität ihres scheinbaren Rationalismus vergeblich durch die Maasslosigkeit ihrer Subtilitätensucht verdekten; oder es erging sich in mystisch-dogmatischem Grübeln nach der Weise der neuen platonischen und neupythagoräischen Philosophenschulen.

Schon fing man an, selbst diese theoretischen Phantasien nicht mehr an die eigene Betrachtung der Natur anzuknüpfen, sondern die überkommenen Aufzeichnungen des Hippocrates und späterer Schriftsteller, namentlich Galen's, als Forschungsobjecte anzusehen, wobei man grösstentheils nur mit den dort niedergelegten Hypothesen commentirend sich beschäftigte. An medicinischer Literatur war Ueberfluss, Mund- und Schreibfertigkeit ohne Beispiel; aber niemals ist, so lange in der Welt geistige Arbeit geschieht, bei so viel Geschäftigkeit so wenig zu Stande gekommen.

Der Process des Verfalls der römischen Medicin und seine Ursachen.

Der Process eines so rapiden Verfalls, in den schon vor Galen die Heilwissenschaft eingetreten war und in dem sie unaufhaltsame Fortschritte machte, bis sie in gänzlicher Auflösung durch die Barbarei des Mittelalters endigte, ist interessant genug.

Er wikelte sich ab, lange ehe die Repräsentanten des Standes in der allgemeinen Verwirrung verschwanden, ja während sie durch Zahl und äussern Glanz wie in keiner frühern noch spätern Zeit begünstigt waren.

Lage der Civilisation und des Gemeinwesens.

Es liegt nahe, diese Degeneration der medicinischen Wissenschaft mit dem Verfall des römischen Staates selbst in Verbindung zu bringen, sie als ein Moment der Zersezung der gesammten antiken Civilisation zu betrachten. Indessen ist nicht zu verkennen, dass die Beziehungen zwischen dem Ganzen der Sitte und Cultur und zwischen der einzelnen Wissenschaft damals nicht so unmittelbar gewesen sind.

Die Entartung in der Medicin trat ein, lange ehe die vernichtenden Stürme über die civilisirte Welt hereinbrachen. Man könnte geneigt sein, jene als Vorboten dieser anzusehen und zu behaupten, dass ein Zeitalter, dem der Sinn für Naturforschung abhanden gekommen ist, für Untergang oder Umwälzung reif sei.

Auch die sittliche Verworfenheit, durch welche die römische Kaiserzeit verrufen ist, kann nicht als wesentlicher Grund der wissenschaftlichen Corruption gelten; denn wenn auch durch jene die höhern und höchsten Kreise verdorben waren, und mit ihnen ein Städtepöbel von seltener Rohheit und Niederträchtigkeit wetteiferte, so ist doch mit Bestimmtheit anzunehmen, dass die Moralität der mittleren Schichten eine ungleich bessere war, und die Beispiele von selbstvergessendem Heroismus und von Opferfreudigkeit für Ideen sind wohl niemals so zahlreich gewesen, als in den Zeiten der Christenverfolgung.

Ebensowenig kann der politische Druk als directe Ursache der Verkümmerung angesehen werden. Gerade die Heilwissenschaft erfreute sich ohne Ausnahme der officiellen Begünstigung und fand nicht nur unter den bessern Kaisern, sondern selbst unter den blutigsten Wütherichen eifrige Protectoren.

Ueberhaupt war wenigstens in den vier ersten Jahrhunderten unserer Zeitrechnung nichts weniger vorhanden, als eine Abneigung gegen Studien und wissenschaftliche Beschäftigungen. Hohe Schulen erstanden an allen Orten; sie und die Gelehrten wurden von den meisten unter den Kaisern begünstigt. Mehrmals sassen Philosophen von der strengsten Farbe auf dem Throne (Hadrian, die Antonine, Julian) und suchten ihren grössten Ruhm in wissenschaftlichen Erfolgen. Schon desshalb, aber überhaupt nach der ganzen Stimmung der Zeit war gelehrte Bildung für Jedermann von einigen socialen Ansprüchen unerlässlich. Die Wissenschaft war Mode geworden und blieb es Jahrhunderte hindurch. Wissenschaftliche Discussionen vermochten die Bevölkerung einer ganzen Stadt, einer ganzen Provinz zu alarmiren, und alle politische Noth wurde über literarischen Händeln vergessen.

Die Medicin aber war bereits in ihrem Verfall zu hohem Grade vorgeschritten, lange ehe die sonstigen geistigen Interessen sich verschwächten, ja während ein erneuertes Leben der Ideen in der jungen Kirche wie durch die lezten Anstrengungen des alten Glaubens und durch den Eifer in der Regeneration philosophischer Schulen sich bethätigte. Die Medicin war schon dem Abgrund nahe, als die bildende Kunst noch kaum ihre beste Zeit überschritten hatte, und als die Rechtswissenschaft ihre unübertroffenen Gesezbücher schuf. Die Medicin scheint in ihrem Sturze allen andern Culturseiten vorangeeilt zu sein; und doch haben wir allen Grund, anzunehmen, dass die Ursachen ihrer Zerrüttung nicht in ihr allein gelegen seien.

Allerdings sind die Ursachen zum Theil in der Beschaffenheit der ärztlichen Wissenschaft selbst zu suchen, wie solche von der Ungunst der Zeiten vorgefunden wurde.

<small>Ursachen des Verfalls in dem Zustande der Wissenschaft selbst gelegen.</small>

Was Baco von der antiken Wissenschaft überhaupt sagt, gilt ganz vorzugsweise von der Medicin der römischen Zeit: sie war wie ein Kind, fertig zum Schwazen, aber unreif zum Zeugen.

Ihre ganze Grundlage war eine glükliche Naivetät gewesen. Als diese eingebüsst war, kam alles Positive abhanden, und die Redensarten blieben im alleinigen Besiz. Die Naivetät an sich aber ist fortbildungsunfähig. Wo sie verloren gegangen ist, ohne etwas Anderes zu hinterlassen, wird jeder Restaurationsversuch zur Carricatur. Die Naturforschung des Alterthums hatte lediglich keine oder eine durchaus verkehrte Methode. Jeder Fortschritt, jeder Zuwachs zum Wissen war Sache des Zufalls, und für den Werth des Hinzukommenden fehlte jeder Maasstab. Die Methode der Forschung aber ist es allein, welche die Thatsachen sichert und ihren Werth bestimmt, und welche in schlechten Zeiten die Disciplin unter den Geistern zu erhalten vermag und die Umwendung aus Irrgängen erleichtert.

Einfluss der Zeit. Andererseits aber war die Zeit selbst einer gesunden Gestaltung der Naturforschung so feindlich wie möglich. Es gibt Zeiten, welche der Naturforschung und damit der Medicin vorzugsweise günstig, andere welche ihr in hohem Grade ungünstig sind. Weder die Einen noch die Andern fallen einfach und ohne weiteres zusammen mit der Rührigkeit auf andern Gebieten des Geistes, mit den Culminationsperioden anderer Wissenschaften, weder mit den Epochen der höchsten politischen oder kirchlichen Spannung der Gemüther, noch mit deren Erschlaffung und Ermüdung; und doch ist der Sinn für Naturforschung und die Fähigkeit zu derselben an gewisse zeitliche Stimmungen gebunden.

Bedingung jedes Erfolgs in der Erforschung der Natur ist Unbefangenheit des Geistes, mag diese nun instinktmässig oder durch Gewöhnung geläufig geworden oder durch Bildung erworben sein. Wo das Bedürfniss für rüksichtslose Ermittlung der Wahrheit mit richtiger Methode, sie zu finden, sich verbindet, da ist ein guter Boden für die Naturwissenschaften und für die Medicin. Aller Zwang, alle bildende Autorität, mag sie von oben oder von den Massen kommen, mag sie durch politische Macht oder durch die Sazungen der Kirche, durch Herrchaft einer Schule oder durch traditionelle Vorurtheile auferlegt sein, mag sie den Einzelnen treffen oder ganze Generationen beherrschen, fälscht die Forschung nicht nur für den Augenblick, sondern wirkt nachhaltig lähmend auf die weitere Entwiklung.

Die Macht der Autoritäten. Der Charakter der römischen Kaiserzeit aber war gerade der der blinden Unterwerfung unter Autoritäten jeglicher Art. Die Demüthigung unter die kaiserliche Schrekensherrschaft ist nicht der einzige, nicht einmal der schlagendste Beweis dafür. Die Macht der Kirche lastete nicht weniger fesselnd auf den Geistern, und das Bedürfniss, sich zu beugen, zeigte sich in der eifrigen Habilitirung der Güter aller Religionen durch die römischen Gewalthaber. Dasselbe Bedürfniss der Autorität sprach sich in der Unterwerfung unter jeden Aberglauben und Wunderglauben aus, und keiner war absurd genug, dem man nicht huldigen zu müssen meinte. Selbst den Gelehrtesten und Gebildetsten war der Wunderglaube eine selbstverständliche Sache. Das Beschwören von guten und bösen Geistern, der Verkehr mit Dämonen, das Citiren von Verstorbenen, das Auferweken der Todten, die Wunderheilung von Krankheiten und andere Mirakel, das Deuten aus den Sternen und die prophetische Ekstase waren ganz alltägliche Erfahrungen, an denen ein Zweifel fast unerhört war.

Nicht minder tyrannisch war die Macht der Zeitrichtung für die ganze Gemüthsstimmung, welche auf dem gemeinen Leben wie auf den wissenschaftlichen Arbeiten lastete. Ein frömmelnder Mysticismus, ein ungesundes, phantastisches und schwärmerisches Wesen, eine krankhafte Sehnsucht nach der guten alten Zeit, deren Bräuche und Formen man mit Gewalt zurükführen wollte, eine sentimentale Ueberschwänglichkeit, die freilich zum grossen Theil nichts weiter als Gefühlsheuchelei war, eine Hinneigung, aus dem öffentlichen Leben in eine beschauliche Einsamkeit sich zurükzuziehen oder in Geheimbünden und ihren Mysterien Ersaz für die Alltäglichkeit zu finden, kurz all das, was man mit dem Ausdruk der Romantik zusammenfassen kann, durchdrang die ganze Bevölkerung. Sinnlose, phantastische Moden hielten ihre epidemieartigen Umzüge und rissen unwiderstehlich die Massen mit sich fort. Die Schulen der Neuplatoniker und Neupythagoräer mit ihrem schwärmerischen und mysteriösen Pathos, die Ausartungen der christlichen Kirche, wie die gewaltsamen Restitutionsversuche des Heidenthums in sinnlich symbolischer Verkleidung haben sämmtlich dieser Stimmung des Zeitalters Rechnung gethan.

Romantische Stimmung.

Gegen die Engheit und Ungesundheit des geistigen Lebens vermochten auch einzelne Stimmen aufgeklärterer Köpfe (z. B. Lucian) wenig oder nichts. Ihr Hohn und ihre Skepsis wirkte als angenehmer Kizel für die durch die romantische Schwärmerei nur zugedekte Frivolität, und sie selbst vervollständigen nur mit ihren Sarkasmen das Bild eines durch und durch unwahren, verkünstelten und befangenen Zeitalters.

Antiquarische Studien ohne Sinn für historische Auffassung, ein Gerede ohne Inhalt in einer gezierten und weichlichen Form, künstliche Phrasen ohne Gedanken bildeten die Literatur, und die romantische Färbung verfälschte alle natürlichen Empfindungen und Einfälle. Der Geschmak war im äussersten Grade verdorben, und sehr allgemein wurden wissenschaftliche Werke in Versen geschrieben.

Charakter der Gelehrsamkeit.

Die empirischen Wissenschaften sah man für abgeschlossen an. Auch in diesem Gebiete war das Vorgefundene eine unantastbare Autorität, vor der man sich beugte. Mit pedantischer Gelehrsamkeit sammelte und commentirte man, und Streitigkeiten über verschiedene Lesearten und grammatische Fragen galten für die wichtigsten Forschungen in Gebieten, auf denen nur die Beobachtung das Wort haben sollte.

Einfluss der Juden. Nicht unwichtig war ferner der Einfluss des jüdischen Volkes, das, in allen Theilen des römischen Reiches zerstreut, überallhin seine Geschäftigkeit im Minutiösen, seine Schlauheit in der Ueberredung, seine Anhänglichkeit an die Tradition und seine Neigung zum Grübeln verbreitete. Die Verachtung, mit der man den Hebräer behandelte, hinderte nicht, dass der Talmud und noch mehr die jüdische Geheimlehre, die Kabbala, rasch als neue Autoritäten zu den alten hinzugefügt und mit ganz besonderer Scheu und Vorliebe gepflegt wurden. Die Juden selbst, troz der Verfolgungen, die sie erduldeten, wussten bald des Punktes sich zu bemächtigen, von welchem aus sie ihre Dränger beherrschen und ausbeuten konnten. Sie gelangten zu grossem Ansehen in der Schule und Literatur und trugen wesentlich dazu bei, derselben den Stempel des verbissenen Pedantismus und der finstern, hartnäkigen und streitsüchtigen Schulweisheit aufzudrüken.

Kirche und Staat. Was die neue Kirche anbelangt, so kann man von dem Einfluss des Christenthums eigentlich nicht sprechen; denn so lange dasselbe sich in unverfälschter Weise befand, hatte es keinen Einfluss auf die Wissenschaften, und als es diesen erlangte, war es entartet. Die Kirche der spätern römischen Zeit war mehr als hemmende Autorität.

Die officielle Begünstigung der gelehrten Welt, die ihr gemeinschaftlich mit Sterndeutern und Zauberern zu Theil wurde, und ihre Aufnahme in die vornehmen Kreise schüzte nicht vor allen diesen vergiftenden Einflüssen. Ja es wurden dadurch die Rüksichten vor der Autorität jeder Gattung nur noch eindringlicher zur Pflicht gemacht und damit die Corruption der Wissenschaft vervollständigt.

Untergang. Nachdem die Heilkunde durch ihre eigenen Vertreter bereits bis zur äussersten Herabwürdigung gesunken war, kam in der lezten Zeit der antiken Periode noch direkter Druk von aussen hinzu. Durch Magie und Zauberformeln wurden die Medicamente, und durch Gaukler die Aerzte aus der Mode verdrängt. Den Lezteren war die Gestaltung, welche allmälig die christliche Kirche annahm, besonders wenig geneigt, da Spuren ungläubiger Denkweise noch immer unter ihnen sich bemerkbar machten, und schon die Berufung auf die Heiden Hippocrates und Galen als eine

Versündigung erschien. Die christliche Geistlichkeit richtete daher ihre eigenen ärztlichen Schulen ein, zu denen man sich durch die Psalmen David's, das neue Testament und durch das Studium theologischer Streitschriften vorbereitete. Die Klosterschule von Edessa erhielt eine Zeit lang besondern Ruf. Nicht lange aber verblieb es bei der blossen Nebenbuhlerschaft; denn als die christliche Kirche zur Herrschaft über den Kaiserthron gelangte, da änderte die Verfolgung, die zuvor die neue Kirche misshandelt hatte, ihre Richtung und nahm vielfach die früher von den Gewalthabern beschüzten Philosophen und Aerzte zum Ziel.

Die hereinbrechende Barbarei des Mittelalters vernichtete schliesslich Alles, was von geistigem Leben übrig geblieben war, bis auf den Grund.

DRITTER ABSCHNITT.

Die Medicin im Mittelalter.

Die Araber. Die Wiedererwekung der ärztlichen Kunst und Wissenschaft ging von den **Arabern** aus. Doch scheint es, dass die ersten ärztlichen Kenntnisse von Juden und Christen zu ihnen gebracht wurden. Man nennt unter solchen den Priester Ahron (im 7. Jahrhundert), die Familie Baktischuah (im 8. und 9. Jahrhundert Leibärzte der Kalifen), Ben Isaak und Isa ben Ali. Hierdurch gelangte ohne Zweifel die Kenntniss Galen's unter die Araber, welche streng an diese Autorität sich anschlossen und an ihr festgehalten haben.

Mesue, Serapion und Rhazes. Sofort machten sich vom 9. Jahrhunderte an eine Anzahl Aerzte aus Bagdad, Persien und Syrien bemerklich, unter denen vornehmlich Mesue und Serapion zu nennen sind, Rhazes aber (Abu Bekr el Rafi) der berühmteste wurde; er handelte die gesammte Medicin in seinem Almansor, die Hauptsäze in Aphorismen und überdem monographisch die Poken und Masern ab.

Avicenna. Im folgenden Jahrhundert wirkten der Jude Isaak Ben Soliman und der Perser Ali ben Abbas, der als der Königliche bezeichnet wurde. Im 11. Jahrhundert folgte Ebu al Dschezzar und Mesue der jüngere, besonders aber der durch Gelehrsamkeit und Abenteuer am meisten hervorragende Avicenna (Ebn Sinah). Einer der lezten aus dem östlichen Reiche war Abul Kasem (Anfang des 12. Jahrhunderts).

Spanische Araber: Avenzoar, Averroës. Die arabische Medicin hatte aber ihre Fortsezung in Spanien und kam dort, vornemlich in Cordova, noch zu höherem Glanze. Auch hier war sie untermischt mit jüdischen Gelehrten unter arabischen Namen. Die berühmtesten der spanischen Schule waren Avenzoar (Ebn Zohar) 1070—1162; Averroës (Abul Ben Roschd) 1149—1198; Maimonides (Musa Ben Maimon, ein jüdischer Rabbiner) 1139—1209; Albeithar aus Malaga (Ebn Albeithar) im 13. Jahrhundert.

Die wissenschaftliche Bedeutung der Arabisten ist im Ganzen nicht gross. Von Anatomie und Physiologie wussten sie nur, was in Aristoteles und Galen sich vorfand. In der theoretischen Pathologie folgten sie gleichfalls blindlings dem Galen. Dagegen zeigten sie ihre praktische Begabung in zahlreichen guten Bemerkungen und Beobachtungen, vornehmlich in Bezug auf Semiotik und Prognostik. *Wissenschaftliche Bedeutung.*

Unter den Krankheitszeichen widmeten sie dem Urin die grösste Aufmerksamkeit. Für die Botanik und Pharmacologie zeigten sie überwiegende Vorliebe und die Zahl ihrer Mittel ist äusserst gross; doch hielten sie sich auch in diesem Gebiete an Galen und Dioscorides; einiges chemische Geschik scheint sie in ihren pharmacologischen Neigungen unterstüzt zu haben. Metalle, Narcotica, Reizmittel finden schon umfangreiche Anwendung bei ihnen. Besonders aber schäzten sie Cosmetica und Aphrodisiaca. Die Chirurgie und die Geburtshilfe wurden von den Arabern in hohem Grade vernachlässigt.

Die Araber haben der Hauptsache nach aus den Griechen geschöpft und sie haben dadurch mindestens das Ansehen, zum Theil auch die Lehren der Lezteren durch mehre Jahrhunderte conservirt. Allein freilich haben sie dabei ihre Originale vielfach entstellt, falsch verstanden, durch schlechte Uebersezungen verdorben und mit ihren eigenen, meist wenig glüklichen Zusäzen verunreinigt.

Nach der Zerstörung von Bagdad und der Eroberung von Cordova (Mitte des 13. Jahrhunderts) kamen selbständige Medicinautoren nur noch vereinzelt und ohne alle Bedeutung vor. Dagegen blieben die Schriften der arabischen Aerzte noch eine geraume Zeit im höchsten Ansehen, anfangs als Fundgrube für Geheimmedicin, später als vollste und öffentlich anerkannte Autorität. Wie sie selbst aber die Griechen in ihren Uebersezungen verunstaltet hatten, so wurden auch ihre Schriften in der mangelhaftesten und verstandlosesten Weise in die gemeinste Sprache der Zeit, in ein barbarisches Latein, übersezt. *Untergang des arabischen Reiches.*

Ein zweites Asyl fanden die Wissenschaften überhaupt und die Medicin insbesondere in den **Klöstern.** Vornehmlich waren es die Benedictiner, welche die Heilkunde pflegten, gleichzeitig aber auch Alchymie damit verbanden. Die Medicin scheint im sechsten Jahrhundert in den Klöstern Eingang gefunden zu haben, als der Arzt Cassiodor in den Orden der Benedictiner eintrat. Auch die Mönche, sofern sie überhaupt wirkliche Medicin trieben, und nicht durch Gebete und Exorcismen die Krankheit zu bannen suchten, hielten sich fast ausschliesslich an Galen. Erst später zeigten sich in einzelnen Klöstern selbständige Regungen und *Mönchsmedicin. Benedictiner.*

man fing an, solche Klöster als Medicinschulen einzurichten, so das Kloster am Monte Cassino, angeblich auf den Trümmern eines Aesculaptempels erbaut (seit 830); der Ruf dieser Schule wurde vornehmlich durch Constantinus Africanus (im 11. Jahrhundert), der ausser Hippocrates und Galen auch noch die arabischen Aerzte berüksichtigte, begründet. Auch einige englischen Klosterschulen zeichnete sich aus.

Schule von Salern.

Noch weit umfänglicher und dauernder aber wurde die Berühmtheit der Schule von Salern, in welcher Stadt schon frühzeitig eine gewisse Vorliebe für die Medicin geherrscht zu haben scheint. Die Hochschule von Salern, vermuthlich aus einer mönchischen Medicinschule, die schon im 8. oder 9. Jahrhundert bestanden haben mag, hervorgegangen, umfasste später sämmtliche Wissenschaften. Ihr Verhältniss zur Kirche ist nicht ganz klar. Nicht zu bezweifeln ist, dass auch Laien und selbst Frauen am Unterricht mitwirkten.

Die Hauptblüthe dieser Schule fällt in's 11. und 12. Jahrhundert, in welcher Zeit namentlich Gariopontus, Copho, Nicolaus Praepositus, Joannes und Mattheus Platearius daselbst Lehrer waren. Das berühmte Regimen sanitatis salernitanum, eine ausführliche Diätetik, mit zum Theil nicht unzwekmässigen, oft aber burlesken Vorschriften und einem pathologischen, pharmaceutischen und therapeutischen Anhange, alles in (meist leontinischen) Versen, ferner das neuerdings aufgefundene sogenannte Compendium salernitanum stammen aus jener Zeit.

Mit dem 13. Jahrhundert fing die Schule bereits an zu sinken und im 14. war sie schon um alles Ansehen gekommen.

Die Salernitanische Schule hat kaum mehr als die Bedeutung eines Curiosums. Eine Leistung in der Wissenschaft — abgesehen von der Conservirung einiger medicinischen Reminiscenzen — ist wohl kaum bei ihr aufzufinden. Dagegen bietet sie ein anziehendes Beispiel des schlichten und schlauen, plumpen und humoristischen Charakters jener Zeit.

Es scheint, dass in Salern auch die Verleihung academischer Würden nach der Absolvirung der Studien zuerst eingeführt worden sei.

Situation der Aerzte.

Troz der priesterlichen Sanction genossen die Aerzte eines sehr geringen Ansehens unter dem Volke. Männer germanischer Abkunft hielten es, wie einst die Römer, unter ihrer Würde, sich einer Beschäftigung hinzugeben, die in der allgemeinen Achtung den untersten Rang einnahm. Die fürstlichen Leibärzte waren gewöhnlich Juden. Bei der Behandlung gefährlicher Kranken wurde Caution verlangt, und starb ein Edelmann nach einem Aderlasse, so wurde der Arzt der Familie preisgegeben. Frauen durfte nur unter Aufsicht der Verwandten zur Ader gelassen werden. Nur diejenigen Aerzte, welche sich mit dem Nimbus der Zauberei zu umgeben wussten, wurden respectirt. Fahrende Harnschauer oder Gaukler, Mönche, Hirten und alte Weiber waren die ärztlichen Rathgeber der niederen Volksclassen; Wallfahrten und Märkte gaben die Gelegenheit zu der Consultation.

Selbst unter der Geistlichkeit blieben die medicinischen Studien immer anrüchig und verdächtig und die Päpste versuchten wiederholt, aber vergeblich, sie überhaupt oder doch wenigstens die medicinische Praxis den Mönchen zu verbieten. Nur so viel sezten sie durch, dass dieselbe auf die niedere Geistlichkeit beschränkt blieb, die höhere dagegen weiter nicht sich damit besudelte.

Mit dem 12. Jahrhundert fingen in einzelnen christlichen Ländern wieder an, auch ausserhalb der Klöster und der Salernitanischen Schule die ersten Spuren eines wissenschaftlichen Sinnes sich zu zeigen.

<small>Erste Spuren des wiedererwachenden wissenschaftlichen Sinns im Abendlande.</small>

Von grosser Bedeutung war es, dass um diese Zeit die Gesezgebung sich mit der Medicin zu beschäftigen begann und die ausübende Praxis unter Controle stellte. König Roger von Sicilien, 1140, gab das erste Medicinalgesez im Mittelalter und machte die Ausübung der Praxis von der obrigkeitlichen Erlaubniss abhängig. Noch genauer sind die Vorschriften Kaiser Friedrich's II. (1224), welcher selbst Freund der Natur und sogar naturwissenschaftlicher Schriftsteller war. Durch dieselben wird das ärztliche Studium geordnet (3 Jahre Logik und 5 Jahre Medicin und Chirurgie nach Hippocrates und Galen mit besonderer Anempfehlung der Anatomie), die Erlangung der Magisterwürde und eine Staatsprüfung verlangt, eine Medicinaltaxe festgesezt und den Aerzten das Halten von Apotheken verboten. Zugleich ging die Medicin mehr und mehr in profane Hände über und wurden die Aerzte sogar der Oberaufsicht der Geistlichkeit entzogen.

<small>Medicinalgeseze und Studienverordnungen.</small>

Die zahlreichen Universitäten, welche im 12. und 13. Jahrhundert errichtet wurden, und an denen, wenn auch nicht im Beginn, doch sehr frühzeitig Facultäten für die Medicin entstanden, förderten das Keimen der Wissenschaften mächtig. Obwohl sie unter geistlicher Leitung standen, dienten sie doch dazu, die Kenntnisse auch in andere Kreise zu verbreiten. Vornehmlich waren es die Hochschulen von Bologna (Gilbert), Paris (Albertus Magnus, Lanfranchi, Gilles von Corbeil, Leibarzt von Philipp August von Frankreich), auch Montpellier, an welchen mit Eifer Medicin getrieben wurde.

<small>Universitäten.</small>

Freilich war dieses Medicinstudium noch von sehr zweifelhafter Wissenschaftlichkeit und der Facultätsverband trug noch mehr dazu bei, die pedantische Gelehrsamkeit zu fixiren. Es bildeten sich an den Facultäten hochmüthige Theoretiker aus, die, wie Arnald von Villanova klagt, bei aller Gelehrsamkeit kein Klystir appliciren und keine Ephemera heilen können. Der beste Theil des Unterrichts war die Exegese von Hippocrates, Galen, den Arabisten, meist nach schlechten und verfälschten Handschriften. Hierzu kamen einige Bemerkungen über den Werth der Zeichen und über die Zubereitung der Arzneimittel. Das Verständniss von allem dem und die höhere Weihe der Erfahrungssäze musste die sogenannte Scholastik vermitteln.

Scholastik. Die Scholastik, zu der schon Michael Psellus im 11. Jahrhundert den Grund gelegt hatte, war ein Product der Combination des Christenthums und der Philosophie, ein Versuch, das Dogma zu rationalisiren. Man bediente sich zu dieser Aufgabe vornehmlich der vielfach verunstalteten und verfälschten Aristotelischen Dialektik und der Augustinischen Theosophie, welche mit Aufgebot der äussersten Spizfindigkeit die Gründe für die Wahrheit und Vernunftmässigkeit der von der Kirche aufgestellten Glaubenssätze liefern mussten.

Die Eigenthümlichkeit der Scholastiker fixirte sich in der Art der Behandlung des Gegenstands, in dem Festhalten des Buchstabens der Ueberlieferung und in der Kunst, durch Häufung von Autoritäten und durch verquälte Syllogismen die Beweise zu führen. Uebrigens theilten sich die Scholastiker in verschiedene Secten: Realisten und Nominalisten, welche sich aufs wüthendste bekämpften.

Die Scholastik war kein wissenschaftliches System, sie war eine Methode; ihr Wesen war, an einem Nichts den Scharfsinn zu üben.

Diese Methode fand in der Medicin vom 12. Jahrhundert an, besonders aber im 13., die ausgebreitetste Anwendung. In der Medicin waren die Säze des Galen, auch wohl des Hippocrates und vieler älterer Commentatoren die Dogmen, auf welche die scholastische Methode angewendet wurde. Nicht nur mussten diese, da ihre Wahrheit eine vorausgesetzte war, unter einander in Einklang gebracht werden, sondern überdem auch noch mit den Dogmen der Kirche und mit den angenommenen Anschauungen von der Natur. Nahrung zu Streitigkeiten und tiefsinnigen Forschungen über die wichtigsten Fragen war hier in Menge gegeben und die Auflösungen der Probleme gleichen vielfach ihrer Art nach der Explication des Amatus Lusitanus, welcher den 7. Tag desshalb für critisch hält, weil die Seele aus drei Kräften und der Körper aus vier Elementen bestehe und $3 + 4 = 7$ sei.

Die Scholastik beherrschte nicht nur grossentheils die ganze Mönchsmedicin, sondern auch die der Universitäten im 12. und 13. Jahrhundert. Auch im darauffolgenden Säculum, ja bis in's 16. war sie mächtig genug

Unter den Schriftstellern der medicinischen Scholastik sind besonders einflussreich gewesen:

Thaddäus von Florenz (1215—1300), medicorum magister, plusquam interpres oder zweiter Hippocrates genannt, ein Mann von ausserordentlichem Rufe, bei Papst Honorius IV. einige Zeit Leibarzt für 100 Goldstüke tägliches Honorar und 10,000 Goldstüke nach der Herstellung. Ihm und seinen Schülern wurden viele Privilegien ertheilt. Er führte zuerst den disputatorischen Character in der medicinischen Literatur ein, indem er Hippocrates, Galen und das salernische Regimen sanitatis nach Art der juristischen Autoren behandelte, mit Glossen versah, sodann die Quaestiones, Disputationes, Recollectiones und Quodlibetationes folgen liess, eine Methode, die von da an an die Stelle der Aphorismen oder des Knittelverses trat. Damit war die scholastische Form in der Medicin eingebürgert.

Peter von Abano (1250): sein Hauptwerk Conciliator differentiarum sollte die Dicta der ärztlichen Autoritäten mit jenen des Aristoteles in Einklang bringen; **Johann von St. Amand** (1277) Expositio supra antidotarium Nicolai; **Vincenz von Beauvais** (1292), Verfasser einer grossen Encyclopädie.

Arnaldus von Villanova (von der Mitte des 13. bis in's 14. Jahrhundert an), den die Inquisition als Häretiker verfolgte und der gegen die Verbindung der Dialektik mit der Medicin eiferte, war nichtsdestoweniger ganz in der scholastischen Weise befangen, ausserdem ein eifriger und berühmter Alchymist. Den Arzneimitteln schrieb er ausser der proprietas actualis noch ein complexio potentialis zu, die man nur durch Vernunft, aber auf keinem empirischen Wege ermitteln könne, die aber dessenungeachtet die wichtigste sei. Die Fieber theilt er ein in das kleine Fieber, aus faulendem Phlegma in den Gefässen und verderbter Galle ausser denselben entstehend und 18stündige Paroxysmen machend; das mittlere, aus faulender Galle in den Gefässen und verdorbenem Phlegma ausser ihnen entstehend, mit 26stündigen Paroxysmen; und das grosse Fieber, aus verdorbener Galle in den Gefässen und faulender schwarzer Galle ausser denselben, mit 40stündigen Paroxysmen. — Eine Reihe practischer Aphorismen von Arnald enthält seine Schrift: Meditationes parabolae secundum instinctum veritatis aeternae quae dicuntur regulae generales curationis morborum. — Auch lehrte er die graue Queksilbersalbe kennen und verbreitete die Destillation der ätherischen Oele und des Weingeists.

Torrigiano, genannt Plusquam commentator (1300), war einer der spizfindigsten Scholastiker, der grosses Ansehen genoss und dessen plusquam commentum in Galeni artem parvam eines der gewöhnlichen Compendien des 15. Jahrhunderts war. — Dinus Garbo (1320) stellte Untersuchungen darüber an, ob der Geist, der mit dem Samen des Vaters in den Uterus gelange, nur aus dem Herzen des Vaters oder auch aus dessen Gliedern komme, ob er ein Erkenntnissvermögen besize und dergl. mehr. — Der Britte Bernard von Gordon (um dieselbe Zeit) mittelte in seinem Lilium medicinae aus, dass die Galle um 3 Uhr, die schwarze Galle um 9 Uhr und der Schleim Abends sich bewege, dass die Poken und der Aussaz von der Conception während der Menses herrühren. — Sein gleichzeitiger Landsmann Joh. Gaddesden, ein roher Empiriker, aber mit scholastischem Anstrich, schrieb eine Rosa anglica, in der er viel von seinen geheimen Mitteln spricht, wendet den Branntwein als Universalmittel an, Schweinekoth als bestes Mittel für Blutflüsse und heilt die Läuse in den Augbrauen mit Purganzen. — Zahlreiche andere Scholastiker und Empiriker aus jener Zeit verdienen keine weitere Erwähnung.

Praxis in der scholastischen Zeit. Es lässt sich nicht anders erwarten, als dass bei solchen Lehren die Praxis der Aerzte eine jämmerliche sein musste. Der Glaube an den Einfluss der Gestirne und der bösen Geister war so allgemein, dass der Arzt zunächst mit der Astrologie und mit Beschwörungsformeln (ars magna) vertraut sein musste. Die Bestimmung der Constellation der Gestirne galt als die wesentlichste Untersuchung zur Deutung der Symptome, zur Prognose und zur Stellung der therapeutischen Indication. In jeder Stunde meinte man, könne die Wirksamkeit der therapeutischen Proceduren eine andere sein. Die Aderlässe wurden am liebsten vorgenommen, wenn der Mond im Zeichen des Krebses stand. Bei der Constellation desselben mit dem Saturn waren dagegen alle Wirkungen der Aderlässe und der Arzneimittel gehemmt und besonders Laxire schädlich. Das Bedürfniss, den Ruf eines Geisterbanners und Magikers (Illuminatissimus) zu haben, machte die Geheimthuerei geläufig. Man umgab sich mit seltsamen Emblemen, füllte die Stube mit chemischen Apparaten und imponirenden Instrumenten und trachtete, in der Masse Staunen und Scheu hervorzurufen. Selbst die Aussicht auf Gefängniss und Todesstrafe, welche dem Zauberer drohten, störte nicht in dem Bestreben, diesen verdächtigen Ruhm zu erringen und Raimund Lull endete sogar freiwillig auf dem Scheiterhaufen (um 1300). Die Tendenz zum Betrug erstrekte sich bis in die gewöhnlichsten Verhältnisse der Praxis.

In der Charlatanerie wurde förmlich Unterricht ertheilt. In einer dem Arnald fälschlich zugeschriebenen Schrift: de cautelis medicorum z. B. heisst es: Bei dem Urtheil aus dem Urin: Tu forte nihil scies. Dic quod habet obstructionem in hepate. Dicet: non Domine, imo dolet in capite. Tu debes dicere, quod hoc venit ab hepate. Et specialiter utere hoc nomine obstructio, quia non intelligunt quid significat et multum expedit, ut non intelligatus ab illis.

In der Semiotik wurde auf den Puls, besonders aber auf den Urin Rüksicht genommen und die Uroscopie gab vorzugsweise Gelegenheit, den Arzt als einen in die verborgensten Geheimnisse Eingeweihten erscheinen zu lassen. Besonders berühmt waren im 12. und 13. Jahrhundert die Regulae urinarum magistri mauri. Es werden darin 19 Farben des Urins unterschieden: albus (klarem Wasser gleich), lacteus, glaukus, karopos (von der Farbe der Kameelhaare), subpallidus, pallidus (dünn fleischbrühartig), subcitrinus, citrinus, subrufus, rufus (goldgelb), subrubens, rubens (blutroth), subrubicundus, rubicundus (braunroth, safrangelb), inopos (ähnlich dem trüben umgestandenen Weine), kianos (grau), viridis, lividus, niger. Daneben wurde die Menge und Consistenz beobachtet. Alle Zeichen wurden bezogen auf Wärme oder Kälte, Trokenheit oder Feuchtigkeit des Organismus.

Von der Art der vorkommenden Krankheiten wird aus den Scholastikern äusserst wenig erfahren. Poken, Masern scheinen vielfach geherrscht zu haben. Des heiligen Feuers und anderer Pesten wird Erwähnung gethan, ohne dass ihre nähere Natur erkannt werden konnte. Von Erkrankungen an den Genitalien, als deren Grund man schon vielfach den Beischlaf beschuldigte, wird da und dort gesprochen (z. B. von Bernard von Gordon, Gaddesden, Peter de la Cerlata u. A. m.). Chronische Hautkrankheiten (Aussaz) waren ungemein verbreitet und gaben zur Errichtung zahlreicher Leprosenhäuser Veranlassung. In Deutschland ist das von Bischoffsheim im Rheingau 1109 eines der ersten gewesen. In Leipzig wurde ein solches von dem Thomas Kloster 1213 gestiftet. Die Begeisterung errichtete nicht nur Hospitäler, sondern ging in dem Cultus der Kranken bis ins absurde Extrem. So wird von der heil. Elisabeth von Thüringen erzählt, dass sie nicht nur die Leprosen reinigte, ihnen die Füsse wusch, sondern auch die Knollen ihres Aussazes küsste. *Herrschende Krankheiten und Hospitäler.*

Bei der Therapie waren bestimmtes Einhalten gewisser Festtage, Wallfahrten an heilige Orte, Hersagen von Gebeten, Messe hören und Messe lesen lassen, dem Stande angemessene Opfer und Schenkungen an Kirchen und Klöster die wesentlichsten und unerlässlichsten Elemente, ohne welche selbst die nichtgeistlichen Aerzte nicht leicht die Kur einer schweren Krankheit einleiteten. *Therapie in der scholastischen Zeit.*

Daneben waren Beschwörungen, Zauberformeln, sympathetische Mittel in umfänglichster Weise in Anwendung gesezt, theils um die bösen

Geister zu bemeistern, theils aber auch in der Absicht, die Hilfe des Schwarzen selbst in Anspruch zu nehmen.

In der medicamentösen Therapie war das Hauptbestreben, eine sogenannte Universalmedicin zu finden, welche nicht nur die Heilung aller Krankheiten bewirken, sondern als Prophylacticum und als Lebenselixir, ja selbst zur gänzlichen Beseitigung des Todes dienen sollte. Von demselben Mittel erwartete man zugleich die Kraft, die Metalle umzuwandeln und sie in Gold metamorphosiren zu können. Viele Aerzte der damaligen Zeit wussten die Meinung zu verbreiten, dass sie im Besiz dieser köstlichen Medicin sich befinden.

In Ermanglung derselben begnügte man sich aber auch, alle möglichen Mittel, am liebsten die ekelhaftesten anzuwenden und vervielfältigte noch den Arzneiunrath der lezten griechischen Zeit und der Arabisten. Die zunehmende Beschäftigung mit chemischen Proceduren führte übrigens auch manches nüzliche Präparat ein.

Besonders häufig angewandt wurden der Bisam, das Ambra und verschiedene Edelsteine; sodann einige Compositionen aus der römischen und arabischen Zeit, in welchen zahllose Mittel gemischt waren und von denen für die wirksamsten der grosse und der kleine Theriak, der Mithridat und die Aurea Alexandrina gehalten wurden. Syrupe waren ungemein häufig, auch Conserven und Pillen waren sehr beliebt. Mit Salben, Oelen und Pflastern wurde sehr viel behandelt.

Regungen einer besseren Zeit.
Roger Baco.

Regungen einer freieren Anschauung finden sich jedoch schon ziemlich zeitig. Roger Baco (Mitte des 13. Jahrhunderts, ein Franziskaner) verlangte, dass man den ächten Aristoteles statt des scholastischen und dass man die Natur studiren solle, wofür er freilich ins Gefängniss geworfen wurde und dem Scheiterhaufen kaum entging.

Collegium Chirurgicum zu Paris.

Von sehr günstigem Einfluss war die Stiftung des Collegium chirurgicum zu Paris (zwischen 1260—78) durch Ludwig IX. und seinen Leibchirurg Pitard, als eigene, unabhängige, namentlich auch von der Geistlichkeit nicht beengte Schule, welche, in beständigem Kampfe mit der eifersüchtigen medicinischen Facultät, an reeller Tüchtigkeit ihrer Leistungen diese weit überflügelte und den wohlthätigen Einfluss der Chirurgie auf die Medicin, der von da an zu allen Zeiten in Frankreich sich geltend machte, vorbereitete.

Sectionen.

Mondini.

Ein erster wesentlicher Fortschritt in der thatsächlichen Wissenschaft war die Wiedereinführung der Sectionen menschlicher Leichen, welche zuerst Mondini de' Luzzi, Professor in Bologna, 1306 an einem weiblichen Individuum, sodann öffentlich 1315 an einem zweiten vornahm. Er hat hierauf sein Compendium (Anathomia) gegründet und gab selbst anatomische Abbildungen heraus, obwohl er dabei allenthalben von den Galenischen Vorurtheilen troz der eigenen Autopsie sich nicht loszusagen vermochte. Indessen war doch wenigstens ein Anfang zu eigenen Anschauungen gemacht, der auch so imponirte, dass noch über zwei Jahrhunderte lang die Mondinische Anatomie völlige Autorität behielt, jedes von seiner Beschreibung abweichende Verhalten eines Organs als abnorm angesehen wurde und in Padua noch am Ende des 16. Jahrhunderts sein Compendium obligat und allein zugelassen war.

Ein ungleich selbständigerer Geist war Guy de Chauliac in der Mitte des 14. Jahrhunderts. Auch er hatte Leichen untersucht und sich wenigstens von einzelnen Irrthümern Mondini's frei gehalten. Sein Hauptverdienst aber betrifft die Chirurgie, die Lehre von den Wunden, Blutungen, Fracturen, Geschwüren und Operationen. *Guy de Chauliac.*

Auch Franz Petrarcha († 1374), der das Studium der Medicin als Dilettant betrieb, hat die Verdorbenheit dieser Wissenschaft und ihrer Träger durchschaut und sich in den stärksten Ausdrüken hierüber geäussert (in der Schrift contra medicum quendam invectivae und in seinen Briefen an Boccaccio, de Dondi, Guilelmo von Ravenna, Franz v. Siena und Philipp von Cabassole). *Petrarcha.*

Dessen Freund, Franz von Siena († 1390), zeichnete sich durch practische Tüchtigkeit aus. *Franz von Siena.*

Um dieselbe Zeit (1347—52) wurde Europa von einer mörderischen Seuche heimgesucht, welche mit dem Namen des schwarzen Todes bezeichnet wurde. Sie kam aus China, durchzog Asien, wo man ihre Opfer auf 37 Millionen Todte schäzte, erschien 1344 auf der Krim, 47 in Italien, 48 in Frankreich, Spanien und England, 49 in Dänemark und Deutschland. Man gibt an, dass ein Viertel, selbst nach Anderen die Hälfte der Bewohner Europas dieser Seuche erlegen seien. Die grösste Sterblichkeit war in Italien und Frankreich, mehr als zwei Drittel der Menschen. In Deutschland sollen allein 200,000 Dörfer völlig ausgestorben sein. In Erfurt und Strasburg starben je 16,000, in Weimar 5000, in Basel 14,000, in Lübeck an einem einzigen Tage dritthalbtausend, im Ganzen daselbst 80—90,000. Von den Barfüssermönchen sollen in Deutschland allein 124,000 gestorben sein, im Hôtel Dieu in Paris hatte man täglich über 500 Todte. Grosse Familien, volkreiche Klöster starben ganz aus und in manchen Gegenden blieb nur der 10. Mann übrig. Island und Grönland, früher reich bevölkert, sollen ihre Verödung dem schwarzen Tod verdanken. Die grösste Sterblichkeit war von Ostern bis Michaeli *Der schwarze Tod.*

1350. Man konnte nur noch die Menschen in Masse in grossen Gruben begraben. Aber die Krankheit hielt drei Jahre lang an.

Die Art dieser Seuche, über die wir von dem Dichter Boccaccio eine sehr lebendige Beschreibung, überdem von Guy de Chauliac die beste ärztliche Darstellung besitzen, ist nicht ganz sicher zu stellen. Doch ist das Wahrscheinlichste, dass sie als Bubonenpest anzusehen sei und dass sie durch Contagion sich verbreitete.

Es sollen der Krankheit verschiedene eigenthümliche Naturerscheinungen vorangegangen sein (vulkanische Ausbrüche, Nebel, starker Wind, Gewitter, feurige Luftphänomene; man will viele Schimmelpflanzen, Insectenschwärme beobachtet haben). Auch Krankheiten der Wiederkäuer sollen vorangegangen sein. Doch lässt sich alles diess nicht wohl sicher feststellen.

Anfangs war ihre Verbreitung langsam; sie war schon 1344 bei der Belagerung von der den Genuesern gehörigen Caffa auf der Krim unter den Tartaren erschienen. Von dort aus wurde sie mit einem Schiffe, dessen Mannschaft von 1000 auf 10 sich verringert hatte, nach Italien gebracht und verbreitete sich unter den Angehörigen der Ankömmlinge und von da auf die übrige Bevölkerung. Einmal in grosser Verbreitung, war freilich die contagiöse Uebertragung nicht mehr zu verfolgen. Doch wurde sie nach Bergen in Norwegen durch ein verschlagenes Schiff gebracht.

Der Verlauf der Krankheit war nicht überall ein gleicher, nur die Sterblichkeit war die gleiche, denn es wurde höchst selten ein Befallener gerettet. Kantakuzenes, der die Krankheit in Constantinopel beobachtete, unterschied drei Formen:

1) Tod in der ersten Stunde oder doch am ersten Tage;

2) Stimm- und Gefühllosigkeit und Tod am 2—3. Tage;

3) heftige Brustsymptome, stinkender Athem, Trokenheit des Rachens, heftiges Fieber, zuweilen Bubonen.

De Mussis beschreibt die Krankheit als mit einem heftigen Frost beginnend, worauf heftige wie von Lanzenstichen herrührende Schmerzen plözlich am ganzen Körper empfunden werden. Darauf entstehen in der Achselhöhle, der Inguinalgegend oder an den Hüften harte Knoten, womit ein äusserst intensives und fauliges Fieber mit Kopfschmerz zusammenfiel, worauf unerträglicher Gestank, bei anderen blutiger Auswurf, bei anderen jauchige Blasen sich einstellten. Der Tod erfolgte am 1—3. Tage.

Guy de Chauliac beobachtete zu verschiedenen Zeiten der Epidemie einen verschiedenen Verlauf. Bei den Einen (im Anfang der Epidemie) waren continuirliche Fieber und Blutspeien die wesentlichsten Symptome und der Tod erfolgte innerhalb drei Tagen; in späterer Zeit der Epidemie vergesellschaftete sich das continuirliche Fieber mit Carbunkeln und Eiterbeulen in den Achselgruben und Inguinalgruben und der Tod erfolgte meist.

Als nüzliche Therapie wird die Venaesection, der Theriak und die Localbehandlung der Geschwülste gerühmt.

Die Aerzte hielten sich grösstentheils rühmlich in der allgemeinen Calamität; zwar hüllten sie sich mit Haaren und Kopf in einen langen Talar von glatt gepresster Leinwand, bedekten das Gesicht mit einer schnabelartigen wächsernen Maske, in welche Gläser zum Sehen eingefügt waren, während wohlriechende Kräuter und Oele den Schnabel ausfüllten, machten auch oft genug nur von der Ferne aus ihre Beobachtungen; aber sie blieben doch meist mitten in den inficirten Orten und viele von ihnen wurden das Opfer ihres Berufs. Ihr Verhalten während der Epidemie mag wesentlich dazu beigetragen haben, ihr Ansehen zu erhöhen, obwohl ihre Kunst nichts oder wenig gegen die Krankheit vermochte.

Fast noch schreklicher als die Seuche selbst war ihre entsittlichende Wirkung. Zwar wurde die allgemeine Angst bei Vielen die Ursache zu fanatischen Bussmaassregeln und Schaaren von Geisselbrüdern und Kreuzträgern jeden Geschlechts und Alters durchzogen nakt das Land; bald aber verfielen diese Schwärmermassen in Ausschweifungen aller Art, an denen das Volk sich mit Begierde betheiligte. Frühzeitig wurden die Juden verdächtigt, dass sie durch Zauberei oder durch Vergiftung der Brunnen die Krankheit herbeigeführt hätten und eine wilde Verfolgung wendete sich gegen sie, zahlreiche Juden fielen der Seuche zum Opfer. Folgen des schwarzen Tods.

Mit dem schwarzen Tode scheint die Sittenverderbniss des Mittelalters sich auf alle Schichten ausgebreitet zu haben, und die Rohheit des Zeitalters machte ihre Aeusserungen nur um so abstossender.

Es scheint, als ob die Seuchen mit dem schwarzen Tode einheimisch geworden seien. Zwischen 1361 und 82 werden vier Pesten aufgezählt und vom Jahr 1374 an geschieht der epidemischen Krankheit, welche man die Tanzwuth genannt hat, Erwähnung. Es sollen ihr Epidemien bei Thieren vorangegangen sein; auch soll in den Jahren 1354 und 1373 eine epidemische Tollheit in England geherrscht haben. Genauere ärztliche Beobachtungen der zuerst 1374 in Aachen beobachteten, sodann über das ganze Rheinthal und die Niederlande sich verbreitenden Tanzwuth liegen nicht vor. Die wesentlichsten Punkte sind: 1) der Reiz, in rasenden Sprüngen herumzutanzen bis zur tiefsten Erschöpfung; 2) darauf folgende Tympanitis, die durch Zusammendrüken des Unterleibs mit Tüchern sich besserte; 3) Delirien und in den heftigsten Fällen epileptische Anfälle vor dem tödtlichen Ende. Die Tanzwuthanfälle sezten sich bis in den Anfang des 15. Jahrhunderts fort. Andere Volkskrankheiten.

Gleichzeitig häufen sich um diese Zeit die Mittheilungen der Schriftsteller über ansteckende Krankheiten der Genitalien, und bereits werden auch secundäre Uebel dem unreinen Beischlaf zugeschrieben.

Einfluss der Epidemien auf die Heilkunde.

Verheerende Epidemien und neue Krankheiten gaben nicht selten der Heilkunde einen Impuls und eine Wendung. So haben denn auch die Calamitäten des 14. Jahrhunderts ihre günstige Wirkung gehabt. Nicht nur wurde dem Bedürfniss nach besserer Verpflegung der Kranken durch Pestilenzhäuser entsprochen und auf das Sanitätswesen überhaupt mehr Sorgfalt verwendet, sondern auch das Studium der Wissenschaft wurde mächtig angeregt. Die Aerzte fanden gegen die unerhörten Krankheitszufälle, welche sich ihnen in Masse darboten, in ihren Scholastikern, ihren Arabern und ihrem Galen keinen Rath und keine Hilfe. Diese neuen Formen passten auf keine Definitionen und fügten sich in keine Eintheilung. Es blieb nichts anderes übrig, als zur eigenen Erfahrung zu greifen und zu einem directen Studium der Natur sich wieder zu bequemen. So haben zur Wiederaufnahme einer selbständigen Cultur der Heilkunde sehr wesentlich die zahlreichen acuten und chronischen Krankheiten von neuer Gestaltung beigetragen, welche das 14. Jahrhundert erlebte.

Fünfzehntes Jahrhundert.

Es ist daher auch im 15. Jahrhundert ein bemerkenswerther Fortschritt zur selbständigen Forschung nicht zu verkennen.

Im Anfang waren die Resultate freilich noch gering. Zwar traten im 15. Jahrhundert zahlreiche Aerzte auf, welche wenigstens ihre Scholastik mit eigener Beobachtung ergänzten; aber die Köpfe lagen noch zu sehr in den alten Fesseln und man wagte noch nicht, die eigenen richtigeren Anschauungen der scholastischen Doctrin und der Autorität des Galen und der Arabisten entgegen zu sezen.

Jacob von Forli.
Valescus.

Jacob von Forli († 1415), berühmter Professor zu Padua, ist noch durchaus abhängig von der Scholastik. — Valescus de Taranta, Arzt in Montpellier, gab (1418) in seinem Werke Philonium bereits selbständige Beobachtungen, vornehmlich über Epidemien und syphilitische Krankheiten und verfasste auch einen Tractatus de epidemia et peste.

Montagnana.

Bartholomäus Montagnana, Professor zu Padua († 1460), obwohl noch unter dem Einflusse des Galenismus und der Araber, hat doch in seinem Leben 14 Leichen secirt, gab seine eigenen Erfahrungen als Consilia medica heraus und lieferte eine genaue Beschreibung des Aussazes.

Benedetti.

Auch der Paduaner Professor Benedetti strebte in seinem Fache, der Chirurgie, nach unbefangener und nüchterner Erfahrung.

Savonarola.

Michael Savonarola, Professor in Ferrara und Leibarzt des Fürsten Este (bis 1462), hat in seinen Werken (vornehmlich: Practica de aegritudine a capite usque ad pedes) eine für seine Zeit ungewöhnliche Selbständigkeit.

Saladin von Asculo (um 1448) verfasste eine lange sehr angesehene Sammlung der Droguen (Compendium aromatoriorum 1468).

Saladin.

Auch wurden mehrere Sammlungen von medicinischen Schriften angelegt (die sogenannte Articella, der Fasciculus medicinae von Ketham).

Jezt fing man auch an, die Aerzte und Wundärzte Prüfungen zu unterwerfen, ohne welche niemals ärztliche Thätigkeit gestattet war, ausser wenn sie der Landesherr ausnahmsweise zuliess. Die Juden wurden von der Heilkunde ausgeschlossen, was wesentlich zur Hebung des Standes in den Augen des Volkes beitrug.

Medicinalpolizei.

Auch fing man an, den Einrichtungen der Apotheken Aufmerksamkeit zu schenken. Apotheken waren schon im 14. Jahrhundert aufgekommen. Vielleicht die erste wurde in der Reichsstadt Esslingen (Schwaben) um das Jahr 1300 errichtet. London und die Reichsstadt Ulm (1364) und Nürnberg (1378) folgten nach. 1409 entstand die Löwenapotheke zu Leipzig. Im 15. Jahrhundert wurden an mehreren Orten Apothekenordnungen erlassen (in Paris 1484, in Stuttgart 1486, in Berlin 1488 und in Halle 1493).

Am Schlusse des 15. Jahrhunderts und zu Anfang des 16. begannen neue Epidemien das höchste Interesse in Anspruch zu nehmen und mit Staunen und Schrecken die Völker zu erfüllen: der englische Schweiss, der zuerst 1486 in England ausbrach, jedoch erst im folgenden Jahrhundert Deutschland und Frankreich überzog, die bösartigen Anginen und die Influenza. Auch scheint es, dass im Jahre 1477 zuerst der exanthematische Typhus in epidemischer Weise sich gezeigt habe; doch wurde er anfangs noch wenig beachtet und erst im Anfang des 16. Jahrhunderts erregte er grössere Aufmerksamkeit.

Epidemien am Schlusse des 15. Jahrhunderts.

Der Scorbut gewann mit dem Jahre 1486 eine epidemische Verbreitung. Gregorius Fabricius von Chemnitz erzählt in den Annalen der Stadt Meissen vom Jahre 1486: Grassatus est hoc anno novus et inauditus in his terris morbus, quem nautae Saxoniae vocant den Scharbock, qui est inflammatio in membris partium carnosarum, cui quo celerius adhibetur medicina eo citius malum restinguitur; sin mora accedit paullo tardior, sequitur membri affecti mortificatio quam siderationem nostri, Graeci sphacelum dicunt, ultimum gangraena malum. Nam caro ab ossibus defluit et continua quoque a luc corrumpuntur. Fuit idem morbus contagiosus, multorum mortalium gravi periculo.

Endlich hatte 1493 die plözlich eintretende epidemieartige Verbreitung der Lustseuche statt.

VIERTER ABSCHNITT.

Die Medicin im Zeitalter der Reformation.

Ursachen des Umschwungs. — Die ursächlichen und vorbereitenden Verhältnisse, welche im 16. Jahrhundert den grossartigen, alle Cultur- und Lebensverhältnisse durchdringenden und auch in der medicinischen Forschung mächtig sich äussernden Umschwung in den Geistern bewirkten, waren zahlreiche und mannigfache.

Blüthe der Städte. — Unter den politischen Verhältnissen war von besonderer Wichtigkeit in dieser Hinsicht das Aufkommen der Städte mit ihren relativ gebildeten und bildsamen Bewohnern im Gegensaz zu dem der Geistescultur wenig günstigen Wesen und Treiben der Ritter; ferner die Entwiklung unzähliger kleiner selbständiger Staatskörper, welche aus den theilweise zerfallenden grossen Reichen sich herstellten: denn die Kleinstaaterei ist in gewissen Grenzen der Wissenschaftspflege vortheilhaft.

Griechen im Abendland. — Ein Ereigniss von unberechenbarer Tragweite für die Wissenschaften überhaupt und für die Medicin insbesondere war aber die Eroberung Constantinopels durch die Türken 1453. In Folge davon siedelten sich zahlreiche Griechen an der südfranzösischen Küste an und drangen da und dort in das mittlere Europa ein. Diese Flüchtlinge zeichneten sich im Vergleich zu der abendländischen Rohheit durch feine Bildung aus und brachten nicht nur ihre Sitten und höhere Cultur, sondern zugleich ihre Sprache mit in die neue Heimath. Das Griechische war bis dahin auch dem Gelehrtesten unzugänglich gewesen und man hatte die griechischen Autoren nur aus den entstellten Uebersezungen der Scholastiker gekannt. Jezt fing man an griechisch zu lernen, und das Studium dieser Sprache wurde in der gelehrten Welt bald mit besonderer Vorliebe getrieben.

Nun aber musste man erkennen, dass der Galen, der Aristoteles, der Dioskorides und Hippocrates, wie sie bis dahin als unantastbare Gesezbücher gegolten hatten, himmelweit verschieden waren von den ursprünglichen Schriften jener Griechen. Die Autorität, welche man der gefälschten Uebersezung niemals streitig zu machen gewagt hatte, musste fallen, sobald man die Fälschung erkannte; aber eben damit war sie auch für die ächten Originale erschüttert. Man studirte sie zwar noch mit grossem Eifer, lernte viel aus ihnen, aber das blinde Zutrauen hatte ein Ende, und man fing an, die Beobachtung der Natur selbst zur Prüfung der griechischen Vorbilder zu verlangen und nur in jener die wahre und einzige Autorität zu erkennen.

Freilich führten die vertriebenen Griechen auch die neuplatonische Philosophie und Theosophie in frischer Auflage wieder ein, und sie haben dadurch manchen Keim zu neuen Verirrungen gegeben; doch lag in der Aufnahme des Naturstudiums ein kräftiges Gegenmittel gegen diese Mystik, deren Ansehen daher nur partiell und vorübergehend bleiben und schliesslich von der wachsenden Naturforschung überwunden werden musste.

Wurde durch die Beschäftigung mit der classischen Literatur überhaupt der Anstoss zu einer wissenschaftlicheren Cultur des Abendlandes gegeben, so hat am Ende des 15. Jahrhunderts die Erfindung der Buchdrukerkunst mächtig dazu beigetragen, die Bildung zu verbreiten und Allen zugänglich zu machen. Von da an sind es nicht mehr einzelne Bevorzugte, an deren Namen sich die Fortschritte der Wissenschaft knüpfen, sondern von jezt an wird auf allen Punkten der civilisirten Welt an der Cultur des Geistes gearbeitet. Die grösste Thätigkeit in Herausgabe von Drukschriften zeigte sich zuerst in Italien, vornehmlich in Venedig. Bis zum Jahre 1500 waren bereits 800 medicinische und naturwissenschaftliche Werke im Druk erschienen. *Buchdrukerkunst.*

Die zahlreiche Vermehrung der Universitäten und das Aufkommen von gelehrten Gesellschaften und Academien, besonders in den Städten Italiens, belebte ferner das geistige Bedürfniss und förderte den geistigen Verkehr. *Universitäten und gelehrte Gesellschaften.*

Ueberhaupt aber war es der Charakter der Zeit am Schlusse des 15. und im Laufe des 16. Jahrhunderts, dass ein frischer Geist des eigenen Prüfens, Muth und Lust zum Opponiren und Protestiren gegen überkommene Autoritäten durch die Welt ging. Der Druk der Kirche erfuhr am stärksten den Rükschlag, und wenn die Erfolge auf andern Gebieten, zumal in den Wissenschaften mit factischem Inhalt geringer waren, so ist nicht zu vergessen, dass hier die Erndten langsamer reifen, als da, wo der Gedanke allein die Herrschaft hat. Viele der eifrigsten Arbeiter in den Naturwissenschaften und der Medicin gehörten übrigens der neuen freiern kirchlichen Richtung an. *Stimmung der Zeit.*

Das Zeitalter der Reformation begnügte sich jedoch mit der Aufstellung einer zweiten Orthodoxie gegen die herrschende. Die Protestanten, welche gegen die Fesseln des Geistes sich auflehnten, nahmen die unbedingteste Unterwerfung für das in Anspruch, was sie selbst als Rechtgläubigkeit erkannt hatten. Dieser Charakter der Umwälzung war zwar für die profanen Wissenschaften nicht der erspriesslichste; doch war die Erschütterung der alten Autoritäten an sich schon für sie ein Gewinn und in der Medicin zumal lag nicht sofort ein fertiges System bereit, das an die Stelle der zusammenbrechenden Doctrinen gesezt werden konnte. Die medicinische Reformation hatte glüklicherweise keinen einzelnen Reformator. Ein Versuch der Aufdrängung einer neuen naturwissenschaftlichen Dogmatik wurde zwar gemacht, aber er fand nur bei wenigen unklaren und verdorbenen Köpfen Anklang.

Parteiungen. Die Aufregung der Gemüther in dem Kampfe gegen lang und allgemein Geglaubtes war eine unermessliche. Es war eine Zeit der heissesten Parteiungen und Parteikämpfe, und es lassen sich in dem Zeitalter der Reformation, wie in allen sturmbewegten Perioden, drei Richtungen unterscheiden, die, wie auf allen andern Gebieten, so auch in der Medicin sich bemerklich machten.

Die Richtung des gewissenhaften Fortschritts, die durch sorgfältige und möglichst unbefangene Forschung und Prüfung die Wahrheit zu ermitteln und über den Irrthum aufzuklären sucht, gelangt meist langsam und still zu Resultaten und nimmt nur ausnahmsweise durch besonders bevorzugte Köpfe einen beflügelten Gang.

Mehr in die Augen fallend sind die stürmischen Umwälzungsversuche, welche ohne klare Einsicht in die Lage und in die Bedürfnisse, wie ohne Aengstlichkeit in der Wahl der Mittel die Zertrümmerung des Bestehenden anstreben, aber meist nur einen neuen Gözen und einen neuen Wahn an die Stelle verfallender Autoritäten und Irrthümer sezen. Freilich haben sie, indem sie das Bestehende aufs schonungsloseste angriffen, nur zu oft der Finsterniss und dem Rükschritt schliesslich gedient.

Feindlich gegen beide, aber an Fanatismus nicht selten der Umsturzpartei nichts nachgebend, haben auch im Reformationszeitalter die hartnäkigen und blinden Bestrebungen der Viri obscuri, wie man sie nannte, der Dunkelmänner, gewirkt.

Neben diesen Richtungen von entschiedenem Charakter fehlte es auch nicht an dem wohlmeinenden, aber princip- und kritiklosen Haufen der äusserlichen Conciliatoren, die in jeder grossen Entwiklungsperiode den Schein der richtigen Mitte für sich in Anspruch nehmen, und die so häufig das Unglük haben, Verkehrtes von allen Parteien in sich zu vereinen.

Niemals ist übrigens zu erwarten, dass in solchen bewegten Zeiten Vernunftmässigkeit und Ehrlichkeit ausschliesslich auf der einen Seite stehe, und so müssen wir auch in der sturmvollen Periode der medicinischen Bewegung uns an den Auswüchsen nicht stossen, von denen auch die Besten sich selten völlig rein erhalten konnten.

Das 16. Jahrhundert brachte in die medicinischen Wissenschaften allenthalben einen äusserst regen und vielgestalteten Eifer. Erscheinen uns heutzutage die Resultate der angestrengtesten Thätigkeit und des lebhaftesten Kampfes jener Epoche noch nicht sehr ergiebig, so müssen wir uns vergegenwärtigen, in welcher Versunkenheit das Wissen im Mittelalter sich befand, und müssen anerkennen, dass wenigstens überall die Wege angebahnt und die Schuttmassen bei Seite geschafft wurden. *Die reellen Fortschritte in der Medicin im 16. Jahrhundert.*

Zunächst sind zu erwähnen die zahlreichen Bestrebungen, die Lehren des Hippocrates und der antiken Vorbilder in ihrer Reinheit wieder herzustellen. Sorgfältigere Ausgaben wurden veranstaltet und durch den Druk verbreitet; genaue Uebersezungen traten an die Stelle der durch die Araber und die Mönche gefälschten Documente des Alterthums, und man fing an, sich die Aufgabe zu stellen, die ächten Schriften von den unächten zu scheiden. Eine grosse Zahl gelehrter Aerzte hat an dieser verdienstlichen Arbeit Theil genommen. *Herstellung correcter Ausgaben und Uebersezungen der antiken Autoren.*

In Italien sind vornemlich zu nennen:

Nicolaus Leonicenus (1428—1524), Professor in Ferrara, einer der ersten, welcher auf das Studium der antiken Originale zurükging und durch die Uebersezungen der Aphorismen des Hippocrates und durch seine Kritik des Plinius den Anfang einer Wiederbelebung der Alten machte.

Johann Baptista Montanus (1498—1551), Professor in Padua, Herausgeber des Galen, auch der zweite Galen genannt.

Hieronymus Mercurialis (1530—1606), Professor in Padua, Bologna und Pisa, der die ächten und unächten Hippocratischen Schriften zu unterscheiden anfing.

Marsilius Cagnati († 1610), Professor in Rom, der den Text der antiken Schriftsteller nach genauen Handschriften säuberte.

Roderigo de Fonseca (aus Lissabon, Professor in Pisa und Padua, um 1600).

In Deutschland machten sich bemerklich:

Wilhelm Koch (Copus) aus Basel (1471—1532), welcher gute Uebersezungen einzelner Schriften von Hippocrates, Galen und Paul von Aegina aus dem Griechischen und Lateinischen lieferte.

Winther von Andernach (1487—1574), erst Professor der griechischen Sprache in Löwen und Strassburg, dann Professor der Anatomie in Paris, welcher mehrere griechische Schriftsteller (Galen, Oribasius, Alexander von Tralles) herausgab.

Johann Hagenbut (Cornarus) aus Zwikau (1500—1558), einer der ersten sorgfältigen Editoren und Uebersezer des Hippocrates.

Theodor Zwinger (1533—1588), Professor in Basel, Uebersezer von einzelnen Hippocratischen und Galenischen Schriften.

In Frankreich wirkten:

Jacob Houllier (Hollerius), Professor zu Paris (1498—1562), Herausgeber der Coaca praesagia des Hippocrates und Commentator der Aphorismen.

Ludwig Duretus, sein Schüler (1527—1586), ebenfalls Professor in Paris und Commentator der Hippocratischen Vorhersagungen.

Anutius Foësius (1528—1595), ein anderer Schüler Houllier's, Arzt in Metz, der erste gründliche Herausgeber und Uebersezer der sämmtlichen Hippocratischen Schriften.

In England endlich:

Thomas Linacer von Canterbury (1461—1524), nächst Leonicenus einer der ersten Restitutoren der antiken Medicin, Gründer des medicinischen Collegiums zu London und classischer medicinischer Lehrstellen zu Oxford und Cambridge.

Johann Cajus (Kaye) aus Norwich (1510—1563), kritischer Bearbeiter einiger Schriften von Galen, Celsus etc.

Die Bedeutung der freilich vorzugsweise philologischen Thätigkeit der genannten Aerzte ist nicht zu unterschäzen. Sie bereitete die Emancipation aus der Herrschaft der Scholastik und des Aberglaubens vor, und die Beschäftigung mit den bessern Schriften der Alten führte nicht nur zu einer freieren, sondern auch schliesslich zu einer selbständigeren Naturanschauung.

Polemik gegen die Araber. In engster Verbindung damit trat eine mehr oder weniger entschiedene Polemik gegen die Araber und ihre noch ungemein zahlreichen Anhänger hervor. Mit besonderem Eifer wurden diese bekämpft durch Leonhard Fuchs in Tübingen und Johannes Lange aus Löwenberg; auch Serveto schrieb gegen die Araber.

Am heftigsten aber wurde der Kampf, als Peter Brissot, Professor in Paris, als Gegner der arabischen Aderlässe, d. h. der Oeffnung einer von der kranken Stelle entfernten Vene auftrat und dafür die Hippocratische Venaesection in möglichster Nähe des afficirten Theiles empfahl. Dieser

Streit wurde zur Principienfrage und theilte die Aerzte in zwei Lager, die Arabisten und Contra-Arabisten. Er dauerte noch nach Brissot's Tode bis zum Ende des 16. Jahrhunderts fort. Es wurde die Brissot'sche Neuerung für eine so gefährliche Kezerei als die lutherische erklärt; doch entschied die zum Richter gewählte Fakultät zu Salamanca und selbst Karl V., an den man schliesslich appellirte, sich für die Hippocratische Venaesection.

Aber auch gegen die Galen'schen Lehren erhoben sich bereits Stimmen. Der bedeutendste Gegner Galen's war Fernel (1497—1558), Professor in Paris um die Mitte des Jahrhunderts, der sich mit Energie zugleich gegen das ganze scholastische Treiben erhob und verlangte, dass man sich nicht auf Autoritäten, sondern nur auf die Natur und die Beobachtung berufen müsse. *Polemik gegen Galen Fernel.*

Joh. Argenterius (1513—1572), obwohl ein schlechter Practiker, doch ein berühmter Lehrer, lebte theils in Lyon, theils in verschiedenen italienischen Städten, bekämpfte den Galen mit Philosophie und machte manche treffende Einwendung gegen ihn und die Zeitgenossen. Er leugnete vornemlich die zahlreichen Spiritus der Galenisten oder führt sie sämmtlich auf einen zurük: das Calidum innatum. Auch weist er die Elementarqualitäten als Ursachen der Krankheit zurük und nennt die Krankheit eine Ametria. Er gehörte zu den aufgeklärtesten Denkern jener Zeit. Seine wichtigsten Schriften sind: De erroribus veterum medicorum 1553; Commentarii tres in artem medicinalem Galeni 1553; de somno et vigilia, de spiritibus et calido innato libri II 1566. *Argenterio.*

Nicht geringere Bedeutung hatte sein Schüler Laurentius Joubert (1529—1583). Er war ein aufgeklärter Mann und da er Professor und später Kanzler in Montpellier wurde, so machte er seine Lehre daselbst heimisch und gab den Impuls zu der von da an sich ziemlich abschliessenden Schule von Montpellier. Obwohl er als Bekämpfer der Galenisten grosse Selbständigkeit zeigte, namentlich die Lehre von der Fäulniss und den faulenden Säften sehr entschieden angriff (an die Stelle der Fäulniss sezte er das Aufbrausen), ferner die Richtigkeit der Galen'schen Fieberlehre in Zweifel zog, das Naturnothwendige der Heilungen einsah, so fehlt es doch bei ihm nicht an zahlreichen verunglükten und willkürlichen Einfällen. Seine Hauptschriften sind: Paradoxa medica seu de febribus 1566 und Medicinae practicae libr. III.; ein populäres Buch: Erreurs populairs au fait de la médecine et régime de santé 1570 fand ausserordentlichen Beifall, so dass binnen eines halben Jahrs über 6000 Exemplare verkauft wurden. *Joubert.*

Die Medicin im Zeitalter der Reformation.

Crato von Craftheim und Dudith von Horekowitz.

Um dieselbe Zeit zeigten sich in Deutschland Crato von Craftheim (1519—1585) und Andr. Dudith von Horekowitz (1533—1589), beides helle Köpfe, welche an der kirchlichen Reformation theilnehmend auch in medicinischen Dingen aufgeklärtere Anschauungen hatten.

Anderntheils waren freilich die heftigsten Antigalenisten auf der Seite der blinden Stürmer, von denen später erst die Rede sein wird.

Positive Fortschritte in den Naturwissenschaften.

Neben dieser mehr principiellen Tendenzänderung fehlte es nicht an mannigfachen werthvollen Bereicherungen des factischen Details.

Ein regerer Sinn beurkundete sich schon in der Neigung zu naturwissenschaftlichen, zumal botanischen Forschungen. Auch hier fing man an, die Angaben von Aristoteles, Theophrast, Dioscorides und Plinius zu bezweifeln (Barbarus und Leonicenus). Eine Anzahl von Aerzten wendete sich mit Vorliebe der Untersuchung von Pflanzen zu und lieferte Abbildungen: namentlich Brunfels in Mainz, Fuchs in Tübingen, Bock (Tragus) und Tabernaemontanus in Saarbrük, Dodonäus, Lobelius und Clusius in Holland, mehrere Italiener, besonders aber Conrad Gessner aus Zürich. Dessgleichen fing man an, die Mineralogie und Zoologie gründlicher zu studiren.

Anatomie, erste Periode.

Die Umgestaltung der Ansichten über den Menschen selbst begann mit der Anatomie, in deren Gebiet freilich, sobald nur die Vorurtheile gegen Leichenöffnungen überwunden und einige technische Fertigkeiten erworben waren, die Entdekungen von selbst sich in die Hände lieferten und der Nachweis des früheren Irrthums greifbar war.

Hier wie auf so vielen Punkten beruht das Voraneilen der anatomischen Wissenschaft vor den eigentlich praktischen Doctrinen weniger auf der grössern Begabung oder dem ernsteren Streben ihrer Vertreter als vielmehr auf dem Vorzug, dass dieser Wissenschaftszweig auch dem schlichten Verstande und einer mässigen Ausdauer seine Geheimnisse bereitwillig ausliefert.

Die Fortschritte in der Anatomie waren ungemein ergiebig und man kann geradezu sagen, dass die Verhältnisse des gröberen Baus des menschlichen Körpers im 16. Jahrhundert entdekt und festgestellt worden sind. Es erscheinen diese Resultate um so immenser, wenn man bedenkt, dass zuvor nicht nur so ziemlich gar keine factische Grundlage vorhanden war, sondern dass auch noch die Galen'sche, nach Sectionen von Affen und andern Thieren abstrahirte oder auch überhaupt nur imaginäre Anatomie mit ihrer eingewurzelten Autorität erst beseitigt werden musste; wenn man ferner bedenkt, welche Hindernisse der anatomischen Forschung entgegenstanden und wie gross und nahe die Gefahr war, für kezerische Entdekungen und freiere Ansichten dem Kerker und Scharfrichter überantwortet zu werden.

In Italien, zumal in Bologna, war durch Mondini eine Vorliebe für die Anatomie einheimisch geworden und wurde durch die damaligen Fürsten Italiens (die Medici in Florenz, die Gonzaga in Mantua, die Visconti in Mailand, ja durch die Päpste selbst) aufs lebhafteste unterstüzt. Auch hatte die Blüthe der Kunst in Italien einen fördernden Einfluss auf die anatomischen Studien, und mehrere Künstler des ersten Ranges haben sich um die Anatomie verdient gemacht, so namentlich Leonardo da Vinci († 1518), welcher in Verbindung mit dem Arzt Marc Antonio della Torre die bildlichen Darstellungen der Anatomie begründete; Rafaelo Santi († 1520); Rosso de Rossi († 1541), und Michel Angelo Buonarotti († 1563), der mit dem Anatomen Columbo in Verbindung war.

So entwikelte sich in Italien auf verschiedenen Punkten eine rege Thätigkeit in anatomischen Untersuchungen, und wenn man will, die erste selbständige anatomische Schule.

Zuerst ist zu nennen: Achillini (1463—1525), Professor in Bologna, der das Labyrinth beschrieb und die Riechnerven und den Patheticus kennen lehrte.

Auch Zerbi in Padua (1463—1505) machte sich durch Beobachtungen über den Uterus und Embryo verdient.

Weit umfassender waren die Entdekungen Berengar's von Carpi, Professor in Bologna (von 1502 bis 1527), der selbst angibt, dass er mehrere Hunderte Leichen secirt habe. Man hat ihn beschuldigt, 2 lebende Spanier secirt zu haben. Er schrieb Jsagogae breves perlucidae et uberrimae in anatomiam humani corporis und Commentaria cum amplissimis additionibus supra anathomiam Mundini. Er war zugleich ein bedeutender Chirurg und glüklicher Praktiker, namentlich in der Behandlung der Syphilis, zog sich aber wegen Anfeindungen 1527 nach Ferrara zurük und starb 1550. Er verbesserte die Kenntnisse des innern Gehörorgans, untersuchte zuerst das Os basilare näher, beschrieb die Augenmuskeln, freilich noch ungenau, die Thränenpunkte, mehrere Muskeln und Knorpel des Kehlkopfs, die Klappen am Herzen und in den Venen und vermuthete ihre Function, zeigte, dass die Scheidewand des Herzens keine Oeffnung habe (wie die Galeniker angenommen hatten), sondern das Blut in der rechten Abtheilung abtrenne (die linke wurde als mit den spir. vitalis angefüllt angenommen). Er zeigte den Verlauf der Unterleibsvenen; beschrieb zuerst den Blinddarm und Wurmfortsaz genau, untersuchte ferner die Nieren und zeigte, dass sie nicht, wie man glaubte, ein Sieb seien. Zu dem Ende injicirte er die Renalvene mit einer Flüssigkeit. Ueber das Gehirn hatte er noch sehr dürftige Vorstellungen, doch kennt er 4 Hirnhöhlen, den Plexus choroideus, den Zusammenhang mit dem Rükenmarkkanal, lehrte zuerst, dass aus dem Kleinhirn keine Nerven entspringen, sondern alle aus dem Grosshirn und der Oblongata oder dem Rükenmark. Er beschreibt zuerst die 8 Cervicalnerven genauer und richtig, sowie er die Anatomie des Rükenmarks begründete.

Benedetti. Alessandro Benedetti, Professor in Padua im Jahr 1525, schrieb ein anatomisches Handbuch, in welchem jedoch die beigefügten praktischen Bemerkungen von grösserm Werth sind als die anatomischen Beschreibungen.

Massa. Nicolaus Massa lebte in Venedig und starb 1564 oder 1569; er schrieb ein Liber introductorius anatomiae und Epistolae medicinales. Er hat sehr viel zur Kenntniss des menschlichen Körpers beigetragen. Er stellte die Osteologie des Schädels fest, entdekte den Ursprung des Olfactorius, mehrere Antlizmuskeln, den Genioglossus und die muskulöse Beschaffenheit der Zunge; beschrieb den Plexus choroideus genauer, glaubte aber, dass darin die Seele size. Er kannte genau die Lage des Magens, entdekte die lymphatischen Gefässe der Nieren, die Samenbläschen und beschrieb die Accidenzorgane der weiblichen Genitalien.

Canano. Canano in Ferrara (1543) beschrieb genauer die Muskeln des Oberarms und gab davon sehr gute Abbildungen.

Vidus Vidius und Winther. Indessen hatte (um 1532) Vidus Vidius (Guido) aus Florenz den Sinn für Anatomie in die Pariser Schule verpflanzt. Winther von Andernach, ursprünglich in Löwen, wurde Professor der Anatomie in Paris, ohne erhebliches zu leisten.

Sylvius. Sylvius (Dubois) dagegen, ebenfalls in Paris, der erst mit 53 Jahren Baccalaureus der Medicin wurde, ein vielseitig gebildeter Mann und als Lehrer von europäischer Berühmtheit, zeichnete sich durch ungewöhnliche Geschiklichkeit im Seciren aus. Er hatte zuerst die Idee, die Gefässe mit farbigen Flüssigkeiten zu injiciren, gab dieselbe aber wieder auf. Obwohl noch in Galen'scher Autorität befangen, machte er manche Entdekungen, fand z. B. die Fossä und den Aquäduct im Gehirn, welche seinen Namen tragen, und die Klappe an der untern Cava. Er beschrieb den Panniculus adiposus. Besonders aber hat er nüzlich gewirkt, indem er die noch jezt gebräuchliche Terminologie der Gefässe und Muskeln einführte.

Etienne. Ein Schüler des Sylvius war Charles Etienne (geb. 1503, zugleich Buchdruker und vielfach wegen Kezerei verfolgt, starb 1564 im Gefängniss). Er gab nicht nur anatomische Abbildungen heraus, sondern hat vornemlich die Anatomie der Knochen, Knorpel und Ligamente der Hauptsache nach festgestellt, auch die Lehre von den Muskeln gefördert. Er unterschied die weisse und graue Gehirnsubstanz, beschrieb den Phrenicus, zeigte, dass mehrere der Venen mit dunklem Blut gefüllt sind, die Arterien aber ein helles und lufthaltiges Blut enthalten.

Serveto, ein anderer Schüler des Sylvius, gleichfalls wegen kirchlicher Kezerei verfolgt, wurde auf Calvin's Veranlassung in Genf eingekerkert und hingerichtet, ein trauriges Beispiel, wie wenig die Häupter der kirchlichen Reformation die Freiheit des Geistes, die sie für sich in Anspruch nahmen, andern zu gewähren geneigt waren. Er hat die Beschaffenheit des Septums der Ventrikel näher kennen gelehrt und mochte eine dunkle Ahnung von dem Mechanismus des Kreislaufs haben. Serveto.

Bis hieher zeigten die Anatomen immer noch eine grosse Schüchternheit im Abweichen von Galen; sie begnügten sich ihn zu commentiren und zu vervollständigen. Selbst ein kleiner Widerspruch wurde nur mit der grössten Vorsicht vorgetragen.

Ein selbständigerer Geist durchbrach diese Schranke. Es war ein anderer Schüler des Sylvius: Andreas Vesal (Wesele), geboren 1514 in Brüssel. Nachdem er in Löwen studirt hatte, begab er sich nach Paris, wo Vidius, Winther und Sylvius seine Lehrer waren und wo er mit grösstem Eifer Anatomie trieb. Menschliche Leichen waren noch so selten zur Section zu erhalten, dass sie nicht bis zu den Studenten gelangten; er secirte daher Thiere, so viel er finden konnte; an einem am Galgen gestohlenen Skelett lernte er Osteologie. Kaum 20 Jahre alt wurde er Militärchirurg und jezt erst machte er seine erste Section einer menschlichen Leiche. Mit 23 Jahren wurde er Professor in Padua, trug dreimal noch die Anatomie nach Galen vor, sagte sich dann aber, als der erste, der es wagte, mit Entschiedenheit von der Galen'schen Anatomie los. Er las abwechselnd in Padua, Bologna und Pisa, und befand sich dazwischen in Deutschland und Holland. 1542 gab er einen Grundriss der Anatomie mit Abbildungen, welche Stephan von Calcar, Tizian's Schüler, geliefert hatte, 1543 sein grosses Werk de humani corporis fabrica in 7 Büchern heraus, troz der Warnung seiner Freunde, welche ihm die grössten Verfolgungen voraussagten. Die heftigsten Gegner erhoben sich in der That gegen ihn, vor allen sein Lehrer Sylvius, der ihn für einen wahnsinnigen Kezer erklärte, dessen Gifthauch ganz Europa verpeste. Auch war der Lärm so gross, dass Kaiser Karl V. das Werk der Inquisitions-Censur vorlegen liess und dass die theologische Facultät von Salamanca darüber befragt wurde, ob es katholischen Christen zu gestatten sei, Leichen zu Vesal.

seciren, worüber die Antwort (1556) glüklicherweise bejahend ausfiel. Nicht wenige seiner Gegner überzeugte Vesal und zahlreiche Anhänger gewann er dadurch, dass er auf Reisen überall anatomische Demonstrationen an Leichen vornahm. Doch dauerten die Anfeindungen fort und Vesal verliess Italien, ging nach Brüssel, sodann als Professor nach Basel, wo er die zweite Auflage seines Werks besorgte, darauf nach Spanien als Leibarzt Philipps II. Dort verfiel er in Hypochondrie, vielleicht auch in Misshelligkeiten mit der Inquisition, unternahm in Folge davon eine Reise nach Jerusalem, litt Schiffbruch, zog sich dabei eine Krankheit zu und starb 1564.

Vesal's Arbeiten haben über die meisten Theile des menschlichen Körpers eine genauere Kenntniss gegeben. Die wichtigsten Punkte, auf welchen er die Anatomie förderte, sind: Im Gehirn entdekte er den fornix und das septum pellucidum, sowie die Respirationsbewegung des Gehirns; sodann wurde das dritte Gehirnnervenpaar und der Hypoglossus zuerst von ihm genau beschrieben. Es wurden die Dorsalnerven von ihm festgestellt, die Thränendrüse und die Thränenkarunkel beschrieben. Er vervollständigte die Kenntniss vom knöchernen Gehörorgan, stellte den Bau des Brustbeins und Os sacrum fest, widerlegte das Vorhandensein eines Herzknochens und eines Hautmuskels, wies die Beschaffenheit der Muskelsubstanz nach, zeigte den Verlauf der Art. subclavia und der Azygos, lehrte das Mediastinum kennen, beschrieb zuerst die Cardia und den Pylorus genau, sowie Nez, Leber und Prostata.

Columbus und Arantius.

Seine bedeutendsten Schüler waren Columbus (sein Prosektor), der die Kehlkopfstaschen, die Duplicaturen des Bauchfells beschrieb und die Nerven bis zu den Muskeln verfolgte, und Arantius, welcher das ovale Loch beschrieb und den fälschlich nach Botalli benannten Ductus arteriosus, sowie die nach ihm benannten Theile (Noduli Arantii, canalis venosus Arantii) entdekte, manche Gehirntheile genauer nachwies und die Anastomosen der Arterien verfolgte.

Eustachi und Ingrassias.

Gleichzeitig mit Vesal lehrte Eustachi in Rom und Ingrassias in Neapel. Eustachi beschrieb zuerst die Muskeln des Gehörorgans und mit grosser Genauigkeit die des Kopfes, Halses und Nakens, entdekte den nach ihm benannten Gang und den Ductus thoracicus, beförderte die Kenntniss von den Arterienanastomosen und von dem Bau der Nieren, entdekte die Nebennieren, den Ursprung der Sehnerven und des sechsten Paars und gab zuerst eine richtige Abbildung des Uterus. Von seinen eigenhändigen anatomischen Tafeln wurde nur ein Theil während seines Lebens ausgegeben (1552). — Ingrassias entdekte den Steigbügel und beschrieb zuerst das zusammengesezte Skelett genau, so dass später wenig mehr hinzugefügt werden konnte.

Der unbefangenste und genialste unter den italienischen Anatomen war aber Gabriel Faloppia (geboren 1523, gestorben 1563), Professor zu Ferrara, Pisa und Padua, der in einer kurzen Laufbahn ausserordentliches leistete, die Zahl seiner Sectionen jährlich bis auf 7 brachte, auch einmal einen Menschen mit Genehmigung des Fürsten durch Opium vergiftete, um ihn nachher zu seciren. Er bewies, dass die Nerven nicht aus der Dura entspringen, entdekte die Ganglien, beschrieb zuerst den Quintus, Acusticus und Glossopharyngeus richtig; er zeigte den innern Bau des Augs, entdekte das Trommelfell und die Sinus petrosi, wies die Nothwendigkeit der Muskeln für die Bewegung nach, beschrieb zuerst genau die Zungenmuskeln, Bauchmuskeln und einige Schenkelmuskeln, lehrte die lymphatischen Gefässe kennen. Die fälschlich nach Bauhin genannte Darmklappe wurde von ihm entdekt, ebenso das Röhrensystem in den Nieren, obwohl es zum Theil nach Bellini benannt wird. Er beschrieb den Sphincter vesicae und entdekte die Samenbläschen. Die runden Mutterbänder, die Trompeten, die Eierstöke, die Clitoris wurden zuerst von ihm genau dargestellt; ebenso das Hymen, das kein einziger der Anatomen des Zeitalters anerkennen wollte. Sein Hauptwerk sind die Observationes anatomicae 1561.

Faloppia.

Faloppia's bedeutendste Schüler waren: Volcher Koyter aus Groningen und Hieronymus Fabricius von Aquapendente, welche beide vorzugsweise die Anatomia comparata förderten, während Jener zugleich in der Lehre vom Gehörorgan, Lezterer in der von der Entwiklung wesentliche Fortschritte repräsentirte.

Koyter und Fabricius.

Ausserdem sind noch hervorzuheben: Varoli, Professor in Bologna, der die Commissuren, die Brüke und die Hirnschenkel genau beschrieb (1573); Cesalpino aus Florenz (1583), welcher den arteriellen Charakter der Lungenarterie nachwies, auch eine völlig richtige Vorstellung von dem Bau, aber nicht von den Functionen des Herzens hatte und allerdings den Blutlauf in den Venen für centrifugal hielt; Giulio Casserio (1561—1616), Schüler des Fabricius ab Aquapendente, Professor in Padua, untersuchte vornemlich die Stimme und das Gehörorgan und gab darüber Abbildungen.

Varoli, Cesalpino, Casserio.

Damit endete die glänzende Periode der italienischen Anatomie, wie auch ungefähr um dieselbe Zeit (Mitte des 16. Jahrhunderts) das politische Leben in Italien erlosch, und die gesammte Literatur wie die Kunst entarteten. Die krämerische Natur des Herzogs Cosmo von Toscana war wenig geneigt, seiner Vorfahren Beispiel in Unterstüzung der Wissenschaft nachzuahmen. Ferrara kam unter päpstliche Herrschaft; in Rom wechselten die Päpste in rascher Folge; in Neapel herrschten des spanischen Philipp's Vicekönige, und die Handelsherren, welche die venetianische Republik regierten, fingen an, die Sparsamkeit für nothwendig zu erachten, und beschränkten auf der Universität Padua die bisherige freigebige Unterstüzung.

Spanien u. Deutschland.

Nach Spanien wurde die Anatomie von Valverde de Hamusco, nach Deutschland durch die Baseler Professoren Felix Plater (1550—1614) und Caspar Bauhin (1550—1624), der namentlich die Terminologie verbesserte, gebracht. Alle drei, wie auch Alberti, Professor in Wittenberg und nachher Leibarzt in Dresden (1540—1600), lieferten Bilderwerke.

Pathologische Anatomie.

Auch in der pathologischen Anatomie wurden im 16. Jahrhundert einige Anfänge gemacht und die Wichtigkeit dieses Wissenschaftszweiges als Grundlage für die gesammte Pathologie wurde wenigstens von Einzelnen gewürdigt. Eustachi bedauerte noch in seinem Alter, die krankhafte Veränderung der Organe zu wenig verfolgt zu haben und gibt an, dass die Gicht ihn verhindert habe, die angefangenen Studien darüber zu vollenden; und Fernel (1497—1558) sagt „nunquam ullum plane cognitum penitusque perspectum esse morbum putaverim, nisi compertum habeatur et quasi oculis cernitur, quae in humano corpore sedes primario laboret et quis in ea sit affectus praeter naturam". Derselbe theilt, wie Galen, die Krankheiten ein in similares, organici und communes, und es finden sich bei ihm bereits zahlreiche pathologisch-anatomische Thatsachen.

Doch wurden die pathologischen Veränderungen in den Leichen mehr gelegentlich gefunden und nur ausnahmsweise machte man die Section, um über den Krankheitsfall selbst Klarheit zu gewinnen.

Darum wendete sich auch die Aufmerksamkeit weit überwiegend den groben, auffallenden und staunenerregenden Veränderungen zu.

Besonders waren es die Steine im Körper, welche viele Anatomen lebhaft interessirten.

Kenntmann in Dresden sammelte Fälle von steinigen Concretionen an verschiedenen Orten des menschlichen Körpers und theilte sie Gessner mit, der sie (in der Schrift de omni rerum fossilium genere, lapidibus etc. 1565) veröffentlichte.

Vesal soll ein pathologisch-anatomisches Werk verfasst haben; es ist verloren gegangen und wurde auf das Gerücht hin, dass es in Spanien irgendwo verborgen sei, 1812 durch den französischen Gesandten daselbst, den Grafen Laforest, vergeblich gesucht.

Columbus machte mehre pathologisch-anatomische Beobachtungen, z. B. die der Abwesenheit des Pericardiums.

Auch ein Sepulchretum von Peter Castelli in Messina (nach 100 Sectionen) und ein pathologisch-anatomisches Werk von Ulmo gingen verloren.

Von Koyter (Obs. variae novis, diversis ac artificiosissimis figuris illustratae 1573) sind manche gute Beobachtungen gemacht worden über die knöcherne Natur mancher Ankylosen, über das Vorkommen von Ausschwizungen im Gehirn und Rükenmark bei Delirien, Convulsionen und Paralysen.

Dodoneus in Holland machte Fälle von Pneumonie, von Magengeschwür, Bauchmuskelentzündung, von Aneurysmen der Coronariae des Magens und von steinigen Concretionen in den Lungen bekannt (Observ. medicinalium exempla rara 1581).

Donatus (de medica historia mirabili 1586) machte eine Anzahl merkwürdiger Beobachtungen und sammelte gleichfalls die Erfahrungen über Steinbildung im Körper.

Auch Ballonius in Paris gab eine Anzahl von pathologisch-anatomischen Bemerkungen (Paradigmata et historiae morborum).

Von besonderem Interesse ist der Versuch Schenk's von Grafenberg, Arztes in Freiburg im Breisgau, eine grosse Anzahl von eigenen und fremden pathologisch-anatomischen Beobachtungen in seinen Observationum medicarum rariorum novarum, admirabilium et monstrosarum libri 7 (1600) zu vereinigen. Er legte darin bereits einen reichen Schaz von wichtigen Erfahrungen über die krankhaften Veränderungen in allen Theilen des Körpers nieder.

Eine grosse Zahl anatomischer Beobachtungen hat auch Felix Plater aus Sitten, Professor in Basel (1536—1614) in seinen Observationum in hominis affectibus plerisque libr. 3 (1614) zusammengebracht: viele darunter sind werthvoll; eine noch grössere Menge dagegen ist kritiklos gesammelt.

Mit der Anatomie war ferner die Chirurgie im nächsten Connex. In derselben hat die italienische Schule des 16. Jahrhunderts nicht unerhebliche Leistungen gemacht, welche mit der Förderung der Anatomie im engen Zusammenhang stehen. Auch hier überragte die Bologneser Fakultät durch Angiolo Bolognini, Berengar und Maggi das ganze übrige Italien. Doch sind auch Vigo, der freilich die Meinung von der Giftigkeit der Schusswunden verbreitete, Ingrassias (de tumoribus praeter naturam) und Fabricius ab Aquapendente zu nennen.

Chirurgie. Italienische Chirurgie.

Die Medicin im Zeitalter der Reformation.

Deutsche Chirurgie.

In Deutschland lag die Chirurgie noch in tiefster Rohheit und nur Felix Würtz zu Basel, der auf eigene Beobachtung drang (Practica der Wundarznei 1563) machte eine rühmliche Ausnahme.

Es war die Chirurgie fast durchaus in den Händen der Bader und Bartscherer, ein Gewerbe, das immer noch wie das der Schinder unehrlich war, in dem Grade, dass kein Handwerker einen jungen Menschen in die Lehre nahm, der mit einem Bader oder Bartscherer verwandt war. Die Chirurgen zogen, begleitet von ihrem Hanswurst, auf den Märkten herum und priesen ihre Kunst unter Paukenschlag und Possenreissen dem versammelten Volke an. Kaiser Wenzel versuchte die Bader 1405 seiner Concubine zu lieb ehrlich zu machen; doch gelang es ihm nicht, die Vorurtheile des Volks auszurotten.

Französische Chirurgie.

In Frankreich waren die Chirurgen durch ihre Gleichstellung mit den Aerzten ganz besonders begünstigt Die Eifersucht der Fakultät, welche sogar die Bundesgenossenschaft der Baderinnung gegen das verhasste Collegium chirurgicorum nicht verschmähte, führte jedoch viele äusserliche Streitigkeiten und Kämpfe herbei und drängte die wissenschaftliche Arbeit zurük. Mit dem Jahr 1545 wurden durch den Leibchirurg Franz des Ersten, Vavasseur, die Standesverhältnisse fixirt, die Bader, welche durch den Einfluss der Fakultät mit dem Titel der Barbiers-chirurgiens geschmükt auf Anstiften derselben Fakultät Antheil an dem Collegium chirurgicum forderten, wurden völlig abgetrennt und die Privilegien der Wundärzte erweitert.

Paré.

Nichtsdestoweniger ist gerade aus der Zunft der Barbiers-chirurgiens einer der grössten Chirurgen hervorgegangen, welche Frankreich gehabt hat: **Ambroise Paré.**

Derselbe wurde 1517 geboren, kam zeitig zu einem pariser Barbier in die Lehre und erwarb sich chirurgische Kenntnisse durch einen dreijährigen Besuch des Hôtel Dieu. 19 Jahre alt machte er als Barbier-chirurgien des Marschall Mont Jean den Feldzug gegen Carl V. mit, entdekte dabei die nichtgiftige Natur der Schusswunden und fand, dass dieselben weit besser heilen, wenn sie einfach behandelt, als wenn sie wie gebräuchlich mit siedendem Oel ausgebrannt werden. Seine vortreffliche Schrift über Schusswunden erschien nach Beendigung der Feldzüge 1545, das erste in französischer Sprache geschriebene wissenschaftliche Werk. Nun trat Paré als Prosector von Sylvius ein und gab eine kurze Anatomie heraus, welche lange als das brauchbarste Handbuch für Chirurgen galt. Bereits hatte derselbe eine grosse chirurgische Berühmtheit erlangt, vornemlich durch seine schonende Behandlung der Verlezten, die er im Feldzuge von 1552 erprobte, und durch die von ihm zuerst statt der Cauterisation vorgeschlagene Ligatur der Arterien bei der Amputation. Er wurde in Folge davon unter die Leibchirurgen des Königs und 1554 in das Collegium von St. Côme aufgenommen, troz des Widerspruchs der Universität, welche es für unmöglich hielt, das Jemand, der kein Latein verstehe, einem gelehrten Körper angehören könne. Aber auch ohne Latein stieg Paré's Ruhm immer höher, er wurde 1563 premier chirurgien du roi und soll 1572 einer der wenigen Hugenotten gewesen sein, dessen Schonung in der Bartholomäusnacht der König befohlen habe. Dagegen dauerten die Anfeindungen der Collegen und besonders der Aerzte fort und erreichten den höchsten Grad, als Paré es wagte, die Wirksamkeit der bis dahin beliebtesten Arzneimittel, des Einhorns und der Mumie, in Zweifel zu ziehen. Paré starb 1590.

Ambr. Paré hat die Chirurgie von der Herrschaft der Scholastik befreit. Obwohl er Hippocrates sehr hochhält und in vielen Punkten die hippocratische Lehre herstellte, und Galen's Theorien gelten lässt, obwohl er ferner sich nicht scheute, ganze Abschnitte aus seinen Vorgängern zu entnehmen, so dringt er doch auf selbständige Forschung, denn mehr Dinge seien noch zu suchen, als schon gefunden. Er hat auf allen Punkten die Wundarzneikunst durch einsichtsvolle Beobachtung der Thatsachen und durch Verbesserung des therapeutischen Verfahrens gefördert. Der richtigen Beurtheilung der Behandlung der Schusswunden, der Einführung der Arterienligatur ist schon Erwähnung gethan. Das Glüheisen, das zuvor die hauptsächlichste Procedur in der Chirurgie gewesen war, wurde von ihm beschränkt, die Castration bei der Radicalheilung der Brüche beseitigt, das Bruchband eingeführt, die Trepanation wesentlich verbessert; er führte den Kronentrepan ein und hat die Verhärtung der Prostata als Ursache hartnäckiger Strangurie nachgewiesen. Ein nicht geringeres Verdienst erwarb er sich aber durch die richtige und besonnene Auffassung von den verschiedensten und alltäglichen chirurgischen Vorkommnissen und es kann ihm bei so vielfacher Bewährung eines vorurtheilsfreien Geistes sein Glaube an Hexen und Zauberer wohl nachgesehen werden. Sein Grundsaz: un remede experimenté vaut mieux qu'un nouveau inventé charakterisirt seine richtige und solide Denkungsweise. Er selbst fühlte den Werth seiner Leistungen, indem er ausruft: Mais arrière envieux: car éternellement on verra maugré vous ce mien ouvrage vivre.

Auch dass er sich der französischen Sprache statt der lateinischen bediente, ist von Bedeutung.

Paré hat der französischen Chirurgie noch weiter dadurch genüzt, dass er eine grosse Anzahl tüchtiger Schüler zog. Die Superiorität der französischen Chirurgie wurde hiedurch auch für die Folge begründet.

Andere französische Chirurgen.

Der bedeutendste Schüler Paré's war Jacques Guillemeau (1550 bis 1613), ein gelehrter Mann, der Paré's Werk in's Lateinische übersezte, viel zur Verbreitung seiner Lehren beitrug, über die Krankheiten des Augs, über die Aneurysmen und über die Trepanation nicht Unbedeutendes leistete. Severin Pineau, der als Lithotom bekannt, Habicot als Lehrer sehr geschäzt, ausserdem Pigray, Jaques de Marque u. A. Ausserhalb der Paré'schen Schule war Thierry de Hery als Syphilidotherapeut sehr gesucht. Auch Pierre Franco (über Hernien, den Steinschnitt) und der Spanier Franciscus Arcäus sind unter den Förderern der Chirurgie im 16. Jahrhundert zu nennen.

Geburtshilfe.

Auch in der Geburtshilfe fing es an sich zu regen. In den Anfang des Jahrhunderts fällt der Nufer'sche Kaiserschnitt; Eucharius Roslins der swangern Frawen und Hebammen Rosengarte (1512) war der erste freilich dürftige Versuch einer isolirten Bearbeitung dieser Wissenschaft, die bis dahin nur als Zweig der Chirurgie gegolten hatte. Einen zweiten Rosengarten gab Walter Reiff 1545 heraus, womit er jedoch noch weniger Ehre eingelegt hat. Der „Burger und Steinschnyder der loblichen Stadt Zürych" Iacob Rueff versuchte sich 1554 gleichfalls in der Schriftstellerei über dieses Fach.

Von grossem Einfluss waren die durch die italienische Anatomie bewirkten Aenderungen der Ansichten über die weiblichen Genitalien und Berengar, Massa, Vesal, Columbus, Faloppia, Eustachi haben die Geburtshilfe mehr gefördert, als die praktischen Geburtshelfer selbst.

In Frankreich hat Paré durch die Wiedereinführung der Wendung auf die Füsse einen epochemachenden Schritt gethan, zugleich aber auch in vielen sonstigen Punkten besonnene und angemessene Vorschriften gegeben. Ausser ihm haben Peter Franco und Jacques Guillemeau an der Erhebung der Geburtshilfe aus den Händen der Hebammen und Barbiere Antheil. Rousset (1581) brachte den Kaiserschnitt wieder zu Ehren und lehrte seine Anwendung bei Lebenden, der in diesem Jahrhundert bereits von Empirikern mehrfach ausgeübt worden. Caspar Wolf veranstaltete (1565) eine Sammlung von gynäcologischen Schriften (Gynäcia), der Waldkirch, Bauhin und Spach mit ähnlichen folgten.

Einflussreiche italienische Aerzte.

In der eigentlichen Medicin oder innern Heilkunde war gleichfalls ein wesentlicher positiver Fortschritt zu bemerken, doch liegt es in der Natur der Sache, dass derselbe nicht so in die Augen fallend sein konnte als in Anatomie und Chirurgie.

Die bedeutendsten Männer, welche auf die vortheilhafte Gestaltung der Medicin im Ganzen von Einfluss waren, sind unter den Italienern Antonio Beniveni, am Ende des 15. und Anfang des 16. Jahrhunderts (de abditis nonnullis et mirandis morborum et sanationum causis 1506). Er war der erste, welcher durch Aufzeichnung einzelner Krankheitsfälle eine richtige Grundlage der Erfahrung und die sogenannte pathologische Casuistik begründete.

Sodann der schon bei der Anatomie genannte Benedetti.

Manardo aus Ferrara, Leibarzt des Königs von Ungarn († 1536), hielt sich vornemlich von astrologischen Vorurtheilen frei. Giambattista de Monte (oder Montanus) war ein sorgfältiger Beobachter und schrieb eine Methodus docendi und Meth. medicinae universalis.

Massa, der als Anatom und als Darsteller epidemischer Krankheiten und der Syphilis sich Ruhm erworben hatte, hat in seinen Epistolae medicinales et physiologicae (1542) zahlreiche werthvolle Beobachtungen niedergelegt.

Mandella, Arzt in Brescia, suchte in seinen Epistolae medicinales (1538) dem Aberglauben entgegenzutreten und zum Hippocratismus zurükzuführen.

Valleriola (enarrationum medicinalium libri VI. responsorium lib. I. 1554; Locorum communium libr. III. 1553 und Observat. medicinalium libr. IV. 1573) konnte sich zwar von der Autorität Galen's und der Araber nicht trennen, war aber nichtsdestoweniger fleissiger Beobachter.

Benedictus Victorius und Helidäus waren berühmte Kliniker aus Bologna.

In Frankreich war Fernel (schon erwähnt) der bedeutendste. Er hat vorzugsweise auf die Veränderungen der Festtheile, Gewebe und Organe im Gegensaz zu den Säften Gewicht gelegt: Universa medicina 1554. Therapeutices universalis seu medendi rationis libr. 7. 1554. Febrium curandarum methodus generalis 1554. Consiliorum medicinalium libr. 1582.

Französische Aerzte.

Ballonius (Baillou) von 1538—1616, den man den französischen Hippocrates genannt hat, zeichnete sich durch Unbefangenheit von einseitigen Theorien aus, hinterliess zahlreiche gute Beobachtungen und verdienstliche Untersuchungen über epidemische Verhältnisse und Krankheiten. Auch zeigte er die Eigenthümlichkeit der rheumatischen und gichtischen Affectionen und hat die Epidemien von 1570—79 dargestellt.

Auch Guillaume Rondelet's in Montpellier Methodus curandorum omnium morborum corporis humani 1592 ist nicht ohne Werth.

Holländische Aerzte.

In Holland war Dodonaeus ein sorgsamer Beobachter und berücksichtigte dabei nach Möglichkeit die anatomischen Verhältnisse in Krankheiten.

Ganz besonders zahlreich und sorgfältig aber sind die Beobachtungen Peter Forest's (de incerto et fallaci urinarum judicio 1589; Observationum et curationum medicinalium libri 32. 1614).

Deutsche Aerzte.

In Deutschland hat Leonhard Fuchs in Tübingen († 1565) eine sehr practische und unbefangene Darstellung der Pathologie und Therapie gegeben: de curandi ratione libri octo. 1548.

Crato von Craftheim, geb. 1519, † 1585, theilte seine Erfahrungen mit in seinen Consiliorum et epistolarum libri VII. 1589.

Cornarus (consilior. medicinalium habitorum in consultationibus a clarissimis medicis tractatis lib. 1595) gab seltene Erfahrungen.

Felix Plater versuchte zuerst eine Classification der Krankheiten (Praxis medica 1602).

Einzelne Leistungen.

In Betreff der einzelnen Leistungen in der innern Heilkunde waren es zunächst die in der Zeit herrschenden Krankheiten, welche die Aerzte beschäftigten und zu Darstellungen veranlassten, die zum Theil von sorgfältiger Beobachtung zeugten.

Die meisten Nachrichten über epidemische Krankheiten beziehen sich auf die Pest, welche fast durch das ganze Jahrhundert in weitester Verbreitung herrschte und zeitweise grosse Verheerungen veranlasste. Anfangs waren die Aerzte noch in Galenischen Vorurtheilen über die Krankheit befangen und namentlich Mercurialis suchte jede Neuerung abzuwehren. Mystisch-astrologische und auch theologische Vorstellungen, welche die Pest als unmittelbare Strafe Gottes erklärten, hinderten eine sorgfältige Untersuchung. Doch griffen bald selbständige Forschungen Plaz und besonders Vochs (de pestilentia anni praesentis et ejus cura 1507), Landus (de origine et causa pestis Patavinae anni 1555), Victor de Bonagentibus (decem problemata de peste 1556), Forest und Paré haben zu einer genaueren Kenntniss der Krankheit beigetragen. Man fing auch an, die Contagiosität derselben und ihre Einschleppung anzuerkennen. Auch den Beobachtungen von Ingrassias (informazione del pestifero e contagioso morbo il quale afflige ed ha afflitto questa città di Palermo nell anno 1575) wird practische Bedeutung zugeschrieben. Vornehmlich wirkten Massaria de peste libri duo 1579 und Nicol. Massa auf sorgfältigere Präventivmaassregeln gegen die Krankheit, deren Auftreten überhaupt eine sehr grosse Anzahl Schriften hervorgerufen hat. In der Therapie der Pest aber blieb der Theriak das Hauptmittel.

Nächstdem war es der Petechialtyphus (febris petechialis), dessen noch vereinzelte Epidemie mehrfach beschrieben wurde, von Fracastoro (de contagione et morbis contagiosis 1546), Massa (1535), Trevisius (de causis, natura, moribus ac curatione pestilentium febrium dictarum cum signis sive petechiis 1588), Roboretus (de peticulari febre Indenti anno 1591 publice vagante 1592). *Petechialtyphus.*

In Spanien wurde die Krankheit Tabardillo genannt, in Frankreich zuweilen Trousse galante.

Zweifelhafter Natur ist dagegen eine seit der Mitte des Jahrhunderts von den untern Donaugegenden aus sich verbreitende, mit dem Namen der ungarischen Krankheit belegte Seuche, über welche nur ziemlich fabelhafte Berichte vorliegen; auch der beste darunter (von Jordanus de lue pannonica 1576) gibt uns keine genügende Einsicht. *Ungarische Krankheit.*

Eine andere weit verbreitete Seuche des Jahrhunderts war der englische Schweiss, dessen Verheerungen von England aus sich über den ganzen Continent verbreiteten. Unter den verschiedenen Schriftstellern der damaligen Zeit ist besonders Kaye (de ephemera brittannica 1556) hervorzuheben. *Englischer Schweiss.*

Auch der Grippe wird Erwähnung gethan. Sie hielt in den Jahren 1510, 1557 und 1580 ihre grossen Umzüge: Thomasius (tractatus de peste 1587, in Häser's historisch-pathologischen Untersuchungen II. 538 ausgezogen). *Grippe.*

Ueber Poken, Masern finden sich gleichfalls zahlreiche Beobachtungen von Massa. *Exantheme.*

Eine mehr local bleibende Epidemie wurde zuerst 1513—18 bei Rindvieh und Pferden, später aber auch, besonders von 1589—1613 bei Menschen beobachtet und charakterisirt sich durch eine bösartige Angina, daher der Name Garotillo. Die Krankheit zeigte sich in Holland, der Schweiz, Spanien. *Garotillo.*

Noch manche andere Epidemien zeigten sich um diese Zeit. Der Keuchhusten wurde 1510—1593 wiederholt beobachtet. Auch die Kriebelkrankheit fing gegen das Ende des Jahrhunderts an, sich zu zeigen. Ausserdem kamen Fälle einer epidemischen schweren Brusterkrankung vor; ja selbst Nervenzufälle in der Form der Chorea und der Hysterie zeigten epidemische Umzüge. Luther schalt die Aerzte, welche dieselben von natürlichen Ursachen ableiteten und nicht dem Teufel zuschreiben wollten. Der Scorbut wurde in grösserer Verbreitung beobachtet. *Weitere Epidemien.*

Der Aussaz scheint um diese Zeit eine Veränderung erlitten zu haben, die jedoch nicht genauer sich bezeichnen lässt. *Aussaz.*

Syphilis.   Endlich hat die am Schlusse des 15. Jahrhunderts und im ganzen folgenden Jahrhundert zu grosser Verbreitung sich ausdehnende Syphilis eine massenhafte Literatur hervorgerufen, so dass Girtanner bis zum Jahr 1600 bereits 263 einzelne Schriften über dieselbe aufzählt. Die Krankheit wurde damals ganz allgemein als eine neue bezeichnet, die im Jahr 1493—5 bei dem französisch-neapolitanischen Feldzug entstanden sei. Anfangs suchte man die Ursache in der Herrschaft des bösen Saturns über den guten Jupiter, dann in Ueberschwemmung, in grosser Hize; vom Jahr 1515 an wurde die Quelle nach Spanien und sodann nach Amerika verlegt. Die Anstekung durch den Beischlaf wurde als der gewöhnliche Weg für die Erkrankung angenommen, doch wurden auch andere Infectionsweisen zugegeben. Die secundären Ausschläge wurden schon in der ersten Zeit der Beobachtungen bemerkt und die Krankheit daher mit den Poken verglichen. Aber auch viele andere secundäre Zufälle waren bekannt. Der Verlauf scheint in der ersten Zeit ein rascherer gewesen zu sein, so dass secundäre Symptome und allgemeine Zerrüttung sehr frühzeitig sich einstellten. Vom Jahre 1550 an wird auch der Tripper häufiger erwähnt und scheint in dem Verlaufe der Syphilis selbst eine Ermässigung und Verlangsamung eingetreten zu sein. Dagegen wurde das latente Stadium jezt erkannt und die Idee äussert sich bereits vielfach, dass eine vollkommene Herstellung nicht, sondern nur ein zeitweises Verschwinden der Symptome zu erwarten sei. Die Aerzte flohen Anfangs die Kranken und fürchteten sich vor der Anstekung. Die Behandlung war in den Händen von Badern und Quaksalbern. Man nahm Zuflucht zu den Mitteln, welche bei der Kräze nüzlich gefunden worden waren, fand aber bald, dass das Queksilber das wirksamste sei. Es wurde in Einreibungen im stark geheizten Zimmer bis zu anhaltendem Speichelfluss angewandt (schon 1496). Bald kam das Gajakholz in die Mode, dem Ulrich von Hutten die bekannte Lobrede gehalten hat. Auch Chinawurzel, Sarsaparill und Sassafras wurden zeitig schon in Anwendung gesezt, jedoch kehrte man wieder zum Queksilber zurük und fing an, es ausser in Einreibungen auch in Fumigationen und innerlich zu administriren.

Semiotik.   In der Zeichenlehre richtete sich die Opposition vornehmlich gegen die zum äussersten Missbrauch und zur completesten Charlatanerie gewordene Uroscopie (Clementius Clementinus, Bruno Seidl, Joh. Lange, Botalli, Forest, Kölreuter). In der Pulslehre überbot sich zwar Struthius in spizfindigen Distinctionen (Ars sphymica 1540) und dieselben fanden vielfachen Beifall. Doch fingen Manche an, an der Nüzlichkeit solcher Feinheiten zu zweifeln. Als Ergebnisse einer strengen Naturbeobachtung können dagegen angesehen werden die noch jezt geschäzten Werke von Jodocus Lommius (Medicinal. observationum libri 3, quibus notae morborum omnium et praesagia judicio proponuntur 1560) und von Prosper Alpinus (de praesagienda vita et morte aegrotantium 1601). Auch erschienen bereits Werke, welche die Semiotik zum speciellen Gegenstande hatten, von Aubert, Campolongus und Fienus.

In der Therapie waren die alten Schriftsteller meist noch maassgebend. Die Aderlassfrage beschäftigte sehr die Gemüther, und vornehmlich hat sich Botalli durch sein grenzenloses Uebertreiben der Blutentziehung berüchtigt gemacht. Doch gewann er damit trozdem dass seine Lehre von der Pariser Facultät für kezerisch erklärt wurde, nicht wenige Anhänger, und zwar gerade die Meisten in Frankreich selbst.

Therapie.

Von den Arzneimitteln fanden Vegetabilien immer noch die fast ausschliessliche Anwendung, meist in sehr componirten Formen. Gegen den Gebrauch der Metalle war immer noch das Vorurtheil allgemein; dagegen wurden Mineralquellen sehr viel benüzt, und mehrere derselben, die auch jezt noch zu den ersten gehören, hatten in jener Zeit einen grossen Zulauf.

Bei allen bisher angeführten Schriftstellern ist die gemeinschaftliche Richtung bemerklich, durch sorgfältige und möglichst naturgemässe Beobachtungen im Einzelnen die Wissenschaft factisch zu fundiren und dadurch bald die Angaben der vormittelalterlichen Aerzte zu bestätigen, bald ihrer Autorität durch Thatsachen entgegen zu treten. Dieser Weg war ein durchaus angemessener; aber der Natur der Sache nach konnten nur allmälig gute Beobachtungen sich sammeln und konnten nur mühsam die allgemeinen Vorurtheile gebrochen werden. Es war selbstverständlich, dass bei allem guten Willen, unbefangen und genau zu beobachten, die eingewurzelten Lehren überall, selbst bei den entschiedensten Gegnern ihren Einfluss noch geraume Zeit sich bewahren mussten. Auch waren die Mittel, zu einer gründlichen Beobachtung zu gelangen, noch sehr dürftig und unvollkommen, und über die Methoden der wissenschaftlichen Forschung, über Fragestellung, über die Cautelen und Fehlerquellen der Empirie hatte man noch nicht angefangen nachzudenken. Es war allenthalben ein naiver Drang zum empirischen Wahrnehmen, der um so weniger an seiner Naivetät Anstoss nahm, als das Gebiet des noch Wahrzunehmenden so unendlich und die Ausbeute auch bei unmethodischem Suchen so ergiebig war. Für den Anfang der positiven Forschung erscheint diess aber nicht bloss als der richtige, sondern auch als der einzige Weg und erst aus den Missgriffen der Empirie konnte man die Logik derselben kennen lernen. Es darf wohl angenommen werden,

Charakter der Forschung im 16. Jahrhundert.

dass, wenn auf diesem Wege ruhig fortgefahren worden wäre, die Heilkunde in nicht zu langer Ferne in den Besiz eines gründlichen Materials und aufgeklärter Anschauungen gelangt wäre.

Die Schwärmer, Wühler und Gaukler der Reformationszeit.

Es fehlte jedoch viel, dass diese Bestrebungen erleuchteter Männer die Massen durchdrungen hätten.

In diesen war die Finsterniss und Rohheit noch gross, und selbst auf der Seite derer, welche sich der kirchlichen Reformation angeschlossen hatten, war der Aberglaube und die Gedankenlosigkeit nicht gebrochen und nahm nur neue Formen an. Die Geistlichkeit der neuen Richtung entstammte zum grossen Theil den niedersten und ungebildetsten Classen, und die Aufhellung der Geister wurde von ihr nicht nur nicht gefördert, sondern vielfach niedergehalten.

Selbst die bessern Aerzte waren von einem unbefangenen Verständniss noch weit entfernt. Es war von einer Generation, welche eben der Rohheit des Mittelalters zu entwachsen sich anschikte, eine kritische Prüfung und Einsicht in der That auch nicht zu verlangen. Das allgemeine Bedürfniss nach einer Aenderung drang zwar in alle Kreise, aber bei der Art der geistigen Verfassung wurde von den Meisten das Ziel in einer neuen Mystik gesucht. Der Aberglaube war so verwachsen mit der ganzen Natur der Menschen, dass nur durch einen neuen Aberglauben auf sie gewirkt werden konnte. So kam es, dass eine maasslose Schwärmerei sich Vieler bemächtigt hat.

Einen mächtigen Vorschub erhielt noch die Schwärmerei dadurch, dass mit dem Wankendwerden der Aristotelischen Autorität und mit dem Bekanntwerden der griechischen Literatur auch die neuplatonischen Ueberschwänglichkeiten wieder zu Kenntniss und Ansehen kamen. Die Kabbala und die andern Geheimlehren entsprachen dem Bedürfniss nach Wunderwerk und Gemüthserbauung mehr, als die schlichte und nüchterne Aufklärung, und sie wurden ein mächtiges Parteimittel in den Händen der Fanatiker.

So sehen wir daher neben der soliden und vorsichtigen Ausbildung der factischen Grundlagen bei der Reform der Naturwissenschaften frühzeitig die mystischen Bestrebungen in umfangreichster Weise betheiligt. Mag durch diese auch da und dort eine gewisse Anregung zuwegegebracht worden sein, so warfen sie doch im Allgemeinen die Heilkunde auf lange von den bereits errungenen Stufen zurük. Denn sobald der schwärmerische Wahn sich der Bewegung bemächtigt, so artet das Durchbrechen der gewohnten Schranken in ein sich überstürzendes Stürmen und Zerstören aus, und ebenso unausbleiblich mischen sich den Schwärmern

Solche bei, welche die Umwälzung und den Zug der Zeit zu ihrem persönlichen Vortheil auszubeuten suchen.

Namentlich in Deutschland war in der Masse des Volks jedes selbständige Denken so gelähmt und verdorben, dass nur eine Einwirkung auf das Gemüth und auf die Phantasie Erfolg hatte. Gegen die Naturwissenschaften verhielt man sich fremd, so lange sie nicht den Charakter der Heimlichkeit und Uebernatürlichkeit hatten; es waren daher fast allein die Astrologie und neben ihr die mysteriösen Proceduren in den Laboratorien der Alchymisten, wofür die Empfänglichkeit sich vorfand.

Auch in Krankheiten gab das Horoskop die wesentlichsten Indicationen, die Diagnose und die Prognose. Bei den Reichern wurde nichts unternommen, ohne die Gestirne zu befragen; für den gemeinen Mann, der den Astrologen nicht zu bezahlen vermochte, mussten die in diesem Jahrhundert aufkommenden astrologischen Kalender Ersaz geben und bestimmen, zu welcher Zeit venäseeirt und purgirt werden müsse.

Daher ist auch Deutschland im 16. Jahrhundert neben aller geistigen Erhebung der Tummelplaz der extravagantesten Tollheiten gewesen.

Nicht Alle jedoch, welche uns heut zu Tage als fast verrükte Fanatiker oder als trügerische Gaukler erscheinen, sind ohne weiteres zu verdammen und gering zu achten. Gerade in diesem Kampfe der Finsterniss mit dem vordringenden Lichte gab es eigenthümlich organisirte Köpfe, bei welchen die Verwirrung der Begriffe mit genialen Conceptionen verbunden und bei denen ein fanatischer Glaube an die Wahrheit und Göttlichkeit ihrer Inspirationen nicht nur mit der Hartnäkigkeit einer rüksichtslosen Energie gepaart war, sondern auch mit der schlauesten Ausbeutung der Volksdummheit sich vertrug. Es ist in hohem Grade schwierig oder geradezu unmöglich, diesen Stürmern allenthalben Gerechtigkeit widerfahren zu lassen und zu berechnen, wie viel bei ihnen dem Taumel der Begeisterung und der Unklarheit des Umwälzungsinstinkts angehört und wie viel der Schlauheit des gemeinen Eigennuzes zukommt.

Eine so unsaubere Mitwirkung ist jedoch bei jedem Umwälzungsprocesse unvermeidlich und für diesen selbst nicht ohne Förderung. Bei den Massen reichen Vernunft und Einsicht nicht aus, um verrottete Vorurtheile wegzufegen, und jene pflegen von einer eingelebten Thorheit nicht früher zu lassen, als bis sie einer neuen zufallen können. Je abstruser und je abstossender ein Unsinn ist, um so rascher pflegt die Masse von seiner höhern Berechtigung sich zu überzeugen. Wie in allen Zeiten, in welchen Revolutionen sich entladen, so haben auch in jener bewegten und aufgeregten Periode, in der das Mittelalter unter den neuen und verjüngenden Ideen zusammenbrach, die unverständlichsten Schreier am meisten den Zulauf der Menge gehabt. Aber auch ihr Blödsinn hat unwillkürlich an dem Werke der Zeit mitgearbeitet. Haben sie auch nicht bloss gegen das Antiquirte gestürmt, sondern das Neue und den Fortschritt selbst in keiner Weise zu schäzen gewusst und leidenschaftlich verfolgt, so haben sie doch dazu beigetragen, die Masse aufzurütteln und den definitiven Bruch mit den eingewohnten Vorurtheilen herbeizuführen. Freilich haben sie auch hemmend und widerwärtig gewirkt, und es fehlte wenig, so hätten die Schwärmer und Gaukler allen Gewinn der Epoche vereitelt. Sie schadeten weniger dadurch, dass da und dort ein guter Kopf in ihren Schwindel sich verwikelte, oder dass manche zu nüzlicherer Arbeit Fähige sich für gezwungen hielten, in der Abwehr des einbrechenden Unsinns ihre besten Kräfte zu vergeuden. Der unermessliche Nachtheil lag vielmehr darin, dass eine Saat von Wirrsinn, Unverstand und für Gemüthstiefe ausgegebene Schwärmerei ausgestreut wurde, welche eine Reihe nachfolgender Generationen inficirte und die unbefangene Arbeit hemmte und verdarb. Auf allen Punkten wurden Knoten der Verwirrung geschürzt, von deren Gegenwart die Meisten nicht eine Ahnung hatten und an deren Lösung mehr als zwei Jahrhunderte sich verzehrten.

Pico della Mirandola, Giorgio, Agrippa von Nettesheim.

Zu den Schwindlern dieser Epoche, bei welchen das Maass der Genialität, der Selbsttäuschung und des Betrugs nicht mehr zu finden ist, gehören: Pico della Mirandola, einer der Wiedereinführer der Kabbala; Franz Giorgio, der dieselbe auf die Physik anwandte; der weitberühmte Agrippa von Nettesheim, der das Geheimniss, Gold zu machen, zu besizen vorgab und behauptete, Menschen ohne Sperma künstlich zusammengesezt zu haben.

Cardanus.

Auch Hieronymus Cardanus (1501—1576), aus Pavia, neigte dieser Art zu. Er war ein leidenschaftlicher Mensch mit schwächlichem Körper, reizbar, zum Phantastischen geneigt und alle Schwärmereien und jeden Aberglauben der verschiedensten Lehren in sich vereinigend. Er lehrte den Zusammenhang der einzelnen Himmelskörper mit den Theilen des menschlichen Körpers, war dabei aber ein eifriger Bekämpfer des Galenismus.

Fioravanti, Bovius.

Entschiedene Betrüger, die ihr Talent nur verschwendeten, um den unwissenden Pöbel zu blenden und zu berauben, waren: der Cavaliere Leonardo Fioravanti, welcher Italien, und Thomas Bovius, welcher den Norden ausbeutete. Zahllose andere Abenteurer dieser Zeit sind vergessen, oder verdienen wenigstens nicht genannt zu werden.

Von allen diesen wurden die überkommenen medicinischen Doctrinen aufs äusserste angefeindet, die Fortschritte des Jahrhunderts aber theils gänzlich ignorirt, theils als unfruchtbar verdächtigt. Ihre speciellen Ansichten und Behauptungen haben jedoch kein historisches Interesse.

In vielen Beziehungen reiht sich dieser verdächtigen und unsaubern Genossenschaft ein Mann an von ungleich höherer Begabung und ohne Zweifel von lauterer Gesinnung, aber gleich ihnen ein schonungsloser Stürmer der Reformationsperiode und in den Mitteln seiner Polemik, wie in der schwärmerischen Extravaganz und der mystischen Färbung seiner Inspirationen von den Fanatikern des Zeitalters sich nicht wesentlich unterscheidend: **Paracelsus**, oder wie er oft genannt wird: Aureolus Philippus Theophrastus Paracelsus Bombastus ab Hohenheim, der heiligen Schrift Professor, der freien Künste und beider Arznei Doctor, Medicus et Germaniae Philosophus, Monarcha medicorum et Mysteriarcha, chemicorum princeps, Helvetius Eremita.

Sein Herkommen ist zweifelhaft. Er soll von dem schwäbischen adeligen Geschlechte der Bombaste von Hohenheim abgestammt haben, während andere glauben, dass er sich nur deren Namen zugelegt und eigentlich Höchner geheissen habe. Sein Vater soll Arzt, seine Mutter Aufseherin im Krankenhause des Klosters Einsiedeln in der Schweiz gewesen sein. 1493 wurde Paracelsus daselbst oder wie andere wollen, in einem Haus an der Teufelsbrüke des Sihlthales geboren. Im dritten Jahre sollen ihm, als er Gänse hütete, von einem Schweine die Hoden abgebissen worden sein und man erklärt daraus seine consequente Abneigung gegen das weibliche Geschlecht. Den ersten Unterricht auch in medicinischen Dingen soll er von seinem Vater erhalten haben, der im Jahre 1502 nach Villach zog. Im Jahre 1509 fing er an, in Basel zu studiren, verliess es aber bald wieder und besuchte eine Zeit lang die Laboratorien einiger Alchymisten. Darauf machte er umfangreiche Reisen durch ganz Europa und verkehrte viel mit Schäfern, Scharfrichtern, Zigeunern, Badern, alten Weibern, um ihre Heilgeheimnisse zu erforschen. Schon im Jahre 1525 war sein ärztlicher Ruf weit verbreitet und bedienten sich Fürsten seines Rathes. 1527 erhielt er eine Vocation nach Basel als Professor der Physik und Chirurgie, wurde Stadtarzt daselbst und Apothekeninspektor. In seinen Vorlesungen wich er in zwei Beziehungen zum grossen Scandal vieler seiner Zeitgenossen von dem alten Gebrauche ab. Er legte nemlich nicht den Galen und andere Autoritäten zu Grunde und bediente sich bei seinen Vorträgen der deutschen Sprache. Weiter aber benützte er manche Aufsehen erregende Mittel, schimpfte nicht nur auf alle andern Aerzte, sondern verbrannte öffentlich die Werke des Avicenna: „ich hab die Summa der Bücher in St. Johannis Feuer geworfen, auf dass alles

Unglük mit dem Rauch in die Luft gang." Der Zulauf von Schülern und Neugierigen soll ein ausserordentlicher gewesen sein. Auch seine praktische Thätigkeit scheint bedeutend gewesen zu sein und hieduxch, sowie durch Strenge in der Ueberwachung der Apotheken und durch eine vereinfachte Receptirung zog er sich viele Feindschaft zu. Die Baseler Facultät war überhaupt mit seiner Ernennung nicht einverstanden gewesen und sein wachsender Ruf erregte noch mehr die Eifersucht. Man fing an, Zweifel zu äussern, ob er auch wirklich Doctor sei und ihn als gemeinen Landstreicher zu verunglimpfen. Ein Streit mit einem Geistlichen über ein ärztliches Honorar, wobei der Magistrat gegen ihn entschied, führte den Bruch herbei; er schimpfte öffentlich auf den Rath, gab Pamphlete gegen ihn aus (liess „böse Zettel" fliegen) und musste in Folge davon aus Basel flüchten (1528). Von da an zog er unstät herum, gefolgt von einem wechselnden Schwarme von Schülern, aber auch mit Zigennern und Schäfern. Diess Wanderleben hielt er für nüzlich. „Der Arzt soll ein Landfahrer sein; denn Ursach: die Krankheiten wandern hin und her, so weit die Welt ist und bleiben nicht an einem Ort. Will einer viel Krankheiten erkennen, so wandere er auch. Wandert er weit, so erfährt er viel und lernet viel erkennen. Die englischen Humores sind nit ungarisch, noch die neapolitanischen preussisch — darum musst du dahin ziehen, wo sie sind. Gibt Wandern nicht mehr Verstand, denn hinterm Ofen sizen? Wer die Natur durchforschen will, der muss mit·den Füssen ihre Bücher treten." Es mag ihm dabei vielfach schlecht gegangen sein. Wenig Näheres und noch weniger Wichtiges ist von diesen Reisen bekannt. 1541 kam er nach Salzburg, erkrankte und starb kurz darauf. Man behauptete, vielleicht um den Tod troz seines angeblichen Besizes eines Lebensverlängerungsmittels zu erklären, er sei bei einem Gelage von seinen Feinden, die ihn die Treppe hinunterwarfen, tödtlich verwundet worden. An dem Schädel, den man in Salzburg als den seinigen zeigt, ist eine grosse Fractur zu bemerken; aber es ist sehr wahrscheinlich, dass der Schädel unächt ist.

Schriften. Unter den zahlreichen Schriften, welche unter Paracelsus Namen auf uns gekommen sind, befinden sich nicht wenige unächte; und selbst die ächten mögen viele Verunstaltungen erlitten haben, da er sie grösstentheils dictirte. Als entschieden ächt kann man (nach Marx) annehmen: die kleine Chirurgie — die grosse Wundarznei, — sieben Reihen von allen offenen Schäden, so aus der Natur geboren werden — von den Imposturen der Aerzte — die Verantwortung über etliche Verunglimpfung — Irrgang und Labyrinth der Aerzte — vom Ursprung des Sands und Steins — von des Bad Pfeffers Tugenden, Kräften und Wirkungen, Ursprung und Herkommen, Regiment und Ordnung. Andere sind nach seinen Dictaten gearbeitet.

Er schrieb seine Bücher grösstentheils in deutscher Sprache und war sehr überzeugt von deren dauernder Gültigkeit: „ich will's euch dermassen erläutern und vorhalten, dass bis an den lezten Tag der Welt meine Schriften müssen bleiben und wahrhaftig mehr will ich richten nach meinem Tode wider euch, denn davor."

Die Art seiner Darstellung ist eine höchst ungeordnete. Er ergeht sich mit Vorliebe in allgemeinen Phrasen und Behauptungen und hat keine Spur einer Logik, keine Idee einer Beweisführung. Wo er einen Grund für eine Behauptung anführt, ist es stets eine neue Behauptung, die oft genug, selbst wenn sie richtig wäre, die erstere nicht einmal stüzt. Die Auseinandersezung eines Sachverhaltes, eine Beschreibung, eine Erzählung von Thatsachen ist ihm unmöglich. Wo er einen Anlauf dazu nimmt, springt er alsbald wieder ab und verfällt in die Gemeinpläze eines plebejischen Pathos. Seine allgemeinen Redensarten sind oft allerdings kernig und treffend, aber sie wiederholen und häufen sich zu sehr und werden bald unerträglich. Es ist in der That schwer begreiflich, wie Jemand von gutem Geschmak eine einzige seiner Abhandlungen ohne Ekel und Widerwillen zu Ende lesen kann.

Frühzeitig fand er sich unbefriedigt durch die herrschende Schulgelehrsamkeit, die nur die Säze von Galen und den Arabern interpretirte und wobei die praktischen Studien im Lesen eines alten Schriftstellers bestanden. Auch ich bin in dem Garten erzogen (klagt er), wo man die Bäume verstümmelt. Seine eigene Lehrthätigkeit begann er damit, dass er des Galen und Avicenna Werke öffentlich verbrannte: das seien Klapperleute und seine Schuhriemen wissen mehr als sie, die Haare in seinem Genik seien gelehrter als alle hohe Schulen und alle Scribenten. „Ihr müsst mir nach und ich nicht euch. Mir nach Avicenna, Galenus, Rhazes, Mesue und ich nicht euch: ich werde Monarcha und mein ist die Monarchey." — *Die Verwerfung der Autoritäten.*

Der Weg, zu irgend einer Kenntniss in der Natur zu gelangen, ist für Paracelsus die Philosophie. „Der Arzt, der nicht durch die Philosophie in die Arznei eingeht, geht nicht in die rechte Thür, sondern oben zum Dache herein, und werden aus ihnen Diebe und Mörder." Unter Philosophie versteht er das vollendete Wissen und Erkennen eines Dings d. h. der Welt und zu dieser Gewissheit gelange man nur durch Offenbarung, durch den heiligen Geist. „Sapientia heisst das erste Buch der Arznei und diess Buch ist Gott selbst. Ohne Gott ist nichts. Der Geist geistet was er will, ist niemands eigen; ohne ihn ist der Arzt nichts als ein *Die Grundlagen der Erkenntniss.*

Pseudomedicus, ein Errant." — Doch ist diese göttliche Wissenschaft nicht durch den Glauben der Kirche allein zu erlangen: „wer glaubt, ohne Philosoph zu sein, der ist kein weiser Mann: ein Thor, welcher ohne Weiteres glaubt, ist todt in seinem Glauben: wer da glauben will, der muss auch wissen; denn aus und nach seinem Wissen glaubt er." An einem solchen blinden Glauben habe Gott selbst keine Freude. Noch viel weniger nüze als der kirchliche Glaube sei aber das Glauben an profane Autoritäten. Die Kenntniss der Natur allein sei das rechte Wissen. „Man lästert und schreit von mir, ich sei nicht zur rechten Thür eingegangen: aber welches ist die rechte: Galenus, Avicenna, Mesue oder die offene Natur? ich glaube die lezte! Diese Thür ging ich ein: das Licht der Natur und kein Apothekerlämpchen leuchtet mir auf meinem Wege." „Das Speculiren (heisst es an einer andern Stelle) macht noch keinen Arzt; was der Mensch schreiben und lehren will, das soll er aus der Erfahrung thun. Der Grund ist nicht aus unseren Köpfen, noch aus Hörensagen, sondern aus Erfahrenheit, aus der Naturzerlegung und ihrer Eigenschaftergründung."

Das Alles lautet sehr schön: aber freilich stehen als Grundlagen der Medicin bei ihm neben Sapientia und Experientia auch das Firmament, die Alchymie und die Magie.

Yliaster. Alle Dinge stammen aus einem Anfange, aus Einer Materia. Diese sei das Mysterium magnum, der Yliaster und könne nicht begriffen werden, habe keine Form, noch Farb, noch elementische Natur. In diesem grossen Mysterium seien alle Dinge zwar nicht actualiter, aber potentialiter enthalten, wie das Bild in dem rohen Holze, aus dem man es schnizeln will. Die Bildung der einzelnen Naturgegenstände gehe nicht materiell, sondern dynamisch vor sich und das Dynamische sei auch das Erhaltende und heisse Leben. „Es ist das Leben nichts als ein spiritualisch Wesen, ein unsichtbares und unbegreiflich Ding." Aber nicht nur was sich bewege, habe Leben, sondern auch alle anderen Dinge. „Gott hat im Anfang kein einzig Ding ohne einen Spiritum gelassen, den es verborgen in sich führt, denn was wäre ein Corpus ohne Spiritum? Nichts! Der Spiritus hat die Kraft und Tugend." Beim Tode verlasse der Geist den Körper und gehe an den Ort, von dannen er gekommen, in die Luft und das Chaos.

Salz, Schwefel und Queksilber. Alle Dinge habe Gott aus Nichts gemacht; aber dieses Nichts sei zur Substanz geworden und diese sei in drei Modificationen getheilt: Salz, Schwefel, Queksilber. In allen Dingen seien diese drei Stoffe vorhanden und das Salz gebe die Farbe, den Balsam, die Asche; der Schwefel das Brennbare; das Queksilber das Flüssige, Sublimirbare, Rauchende und zugleich die Virtutes und die Arcana. Während die Mutter aller Materie der Yliaster sei, bewirke der Archäus die Scheidung der Materie; aber eine dritte Kraft existire noch: die materielle und productive, der Vulcanus, der kein Geist noch Person ist, sondern ein Werkmann und Fabrikator. *Archäus. Vulcanus.*

Jedes bestehende Ding enthalte einen Ausfluss der Gottheit, jedes Ding sei allen andern verwandt. Aber der Mensch enthalte sie alle zusammen. „Nichts ist im Himmel und auf Erden, was nicht ist im Menschen, und der Gott, der im Himmel ist, der ist im Menschen." Der Mensch ist demnach ein vollständiger Microcosmus. Im Menschen sind drei Harmonien, die unabhängig von einander sind: die Seele, die dem Queksilber entspricht, der Geist, der dem Schwefel entspricht und der Leib, der dem Salze entspricht. Jedes der einzelnen Organe entspricht einzelnen Gestirnen: das Herz der Sonne, das Gehirn dem Mond etc. Im Magen size der Archäus, der daselbst die Rolle eines Chemikers hat. Jedes Glied ziehe aus dem Magen das ihm Zuständige und verdaue es für sich. Die Erzeugung neuer Individuen geht vom männlichen Samen aus. Das Weib wirkt nur, indem es durch seine Gegenwart den Mann erhizt, damit sich der Samen vom liquor vitae absondere. Unumgänglich nöthig sei das Weib nicht; denn auch durch chemische Proceduren könne aus dem Samen ein neues Individuum werden, wie Paracelsus aus eigener Erfahrung zu wissen versichert. *Der Mensch ein Microcosmus.*

In der Welt besteht ein Kampf Aller gegen Alle und aus diesem Streite der äusseren Dinge gegen den Menschen resultire die Krankheit. *Krankheit.*

„Die Ursprünge, aus welchen ein Jeglicher alle Krankheit gewärtig ist zu gebären, so viel Krankheiten je gewesen sind und noch sind und sein werden, sind fünferlei: fünf Entia bedeuten fünf Ursprung. Ein jegliches Ens hat alle Krankheiten unter ihm und mit ihrer Gewalt über unsern Leib. Es sind fünferlei Wassersucht, fünferlei Gelbsucht, fünferlei Fieber, fünferlei Krebs, dergleichen von den anderen. Das erste Ens, dem wir unterworfen sind, ist Ens astrorum, die Kraft des Gestirns. Die andere Gewalt, die uns in Krankheit bringet, ist Ens veneni. Das dritte, das unsern Leib schwächet, heisst Ens naturale, d. i. so uns unser eigener Leib krank macht durch seine Verirrung und durch sein selbst Zerbrechen. Das vierte Ens sagt von den gewaltigen Geistern, die unsern Leib kränken: Ens spirituale. Das fünfte Ens ist Ens Dei." *Die Entia.*

Weiter liegen die Ursprünge aller Krankheiten in den „drei Dingen: Sulphur, Sal und Mercurius, wo sie sich zertrennen, zertheilen und sondern, das eine fault, das andere brennt, das dritte zeucht einen anderen Weg: das sind die Anfänge der Krankheiten. Alle Krankheiten haben ein sulphurisch Corpus, einen mercurialischen Liquorem und ihre Con- *Entstehung der Krankheiten aus den Elementen.*

gelationem von Salz." — „In was Weg nun der Mercurius sich anzündet, deren sind drei: in einen feuchten (Distillatio), trokenen (Sublimatio) oder niedergeschlagenen (Praecipitatio). Distillatio mercurii macht jähen Tod, Praecipitatio macht podagram, chirargram, arthreticam, Sublimatio macht maniam, phrenesin. — Das Salz verändert sich in vier Weg: Resolution, Calcination, Reverberation und Alkalisation. So es sich resolvirt, macht es fluxus intestinorum, ventris, so es zu fest coagulirt, durities, oppilationes, so es zu subtil wird, macht es ulcera, scabiem, pruritum, und so es heftig ist, wird ignis persicus daraus und inflammationes. — Der Sulphur hat unter ihm, was febrilische Krankheiten sind, Apostemata und Icteritien. So sich das Salz vom Sulphur wegsepariert, purificirt sich der Sulphur und macht Krankheiten, in praecordiis pleuresin, in stomacho febres, in hepate febres, in splene febres, in capite hemicraniam, dolores oculorum, dentium, aurium, gravedinem et cephalaeam."

Krankheit als Microcosmus.

An einer anderen Stelle erscheint die Krankheit noch in anderem Sinne: „Eine jede Krankheit hat einen unsichtbaren Leib und ist ein Glied des Macrocosmus und Microcosmus und ein ganzer Mensch. Die Krankheiten werden geschmiedet und gemacht, wie der Mensch und darum so ist jegliche Krankheit ein ganzer Mensch. Also ist der Mensch selbander in solcher Krankheit und hat zwei Leiber zu gleicher Zeit in einander verschlossen und ist Ein Mensch" (Anfang der Parasitenlehre).

Krankheitsverlauf.

Den Krankheitsverlauf nennt Paracelsus die Crisis: spatium principio morbi usque in finem morbi est crisis. Doch heisst Crisis auch der Zeitpunkt jeder Krankheitsänderung. Der lezte Tag heisst Dies cretica. Von vielen Krankheiten wissen wir nicht, wie lange sie dauern werden. Um es zu wissen, muss bekannt sein: qua salia peccent, et quamdiu maneant, qua minera ibi sint et quamdiu operationem suam exerceant. Es wird nun sehr willkürlich hiernach die Dauer einzelner Formen bestimmt, z. B. die Sulphurcrisis auf sechs Wochen, in acuten auf drei, in schlimmen auf zwei Wochen; die Dies cretica Salium est in anno decimo vel undecimo; Crisis mercurialis est in quarta die, subtilioris in tertia, acuti in secunda. Die Synocha, wie alle febres acutae entscheidet sich in sieben Tagen. Was über die Dies cretica hinaus währt, ist nicht mehr morbus, sondern imbellicitas quae relinquit oder eine neue Krankheit. „Wenn ich kein passend Heilmittel habe und noch fünf Wochen bis zum kritischen Tage sind, so gebe ich etwas pro forma, bis derselbe kommt und die Krankheit löst."

Puls.

Die einzelnen krankhaften Erscheinungen werden von ihm wenig benuzt, unter ihnen namentlich der Puls, der nichts anders ist, denn allein die Mensur der Temperatur im Leibe. Er unterscheidet sieben Pulse nach den Gestirnen, zwei an den Füssen, Saturni und Jovis, zwei am Halse, Veneris et Martis, zwei an den Schläfen, Lunae und Mercurii und den pulsus solis am Herzen. Der Radialpuls ist dabei nicht aufgeführt. An einer anderen Stelle heisst es: Ordo debilitationis pulsus cum tendit ad mortem: temporum fortissimus, colli fortior, laterum fortis, tamen debilis, manuum debilior, pedum debilissimus. So dient der Puls mehr zur Prognose als zur diagnostischen Erkenntniss. Dasselbe gilt in noch höherem Grade vom Urin, dessen drei Zeichen: Urina spissa, lucida, diaphana je nach dem befallenen Theile eine besondere prognostische Bedeutung haben.

Die Diagnose und Namen der Krankheiten will er nach den gegen sie heilkräftigen Mitteln gewählt wissen. „Saget ihr, das ist morbus sanguinis, das morbus hepatis, wer macht euch so luchsische Augen, dass ihr so eben wisset, dass Blut oder Leber schuld sei? Ein natürlicher, wahrhaftiger Arzt spricht, das ist morbus helleborinus, das ist morbus terpentinius, das morbus Sileris montani und nicht, das ist phlegma, das ist rheuma, das corrhyza, das catarrhus." „Nicht siebenzigerlei Febres, sondern so vielerlei Species wider die Febres, so vielerlei Febres." Diagnose und Nomenclatur der Krankheiten.

In den meisten Erkrankungen spielt der Tartarus eine wichtige Rolle. Der Tartarus ist das Impurum, das Excrementum, ein schleimiges erdiges Wesen voll erdiger Salze, das in jedem Theile sich anhäufen kann und alsdann stürmische Operationen nöthig macht, um sie wieder auszutreiben, womit oft ein höllischer Schmerz (daher tartarus) verbunden ist. Schon der Zahnstein ist ein Tartarus, aber ein sehr milder. Anderemale aber ist der Tartarus sehr bösartig, selbst tödtlich; der in der Leber, Niere und Blase ist der schlimmste. „Der Tartarus hat Gemeinschaft mit dem Gestirn, darum es ihn auch commoviret in paroxismum, aus Ursach, dass das Sidus das Feuer ist, das da kocht alle Frucht und Wesen der Erden." Tartarus.

Die Krankheiten heilen durch Vermittelung der Naturheilkraft: „die Natur ist der Arzt, du nicht!" Diese Naturheilkraft erscheint ihm als innerer Arzt, Archäus, dem er an einer Stelle sogar einen inneren Apotheker an die Seite stellt. Besonders seien es die gesunden Theile, die gegen die Krankheit kämpfen: „So eine Krankheit im Leibe ist, so müssen alle gesunden Glieder gegen sie fechten, nicht eins allein, sondern Alle". Seine Hauptindication ist, den Archäus zu unterstüzen. Sein oberster Grundsaz in der Wahl der Mittel ist: Similia similibus, d. h. durch ähnliche Qualitäten die Krankheit zu vernichten. Die Masse des Arzneikörpers hält er nur für die äussere Hülle. Ein Inneres sei noch vorhanden, das Geistige, Astralische, das Arcanum, die Quinta essentia. Von diesem hängt auch die Farbe ab, daher er es auch die Tinctur nennt (v. tingo). Naturheilung.

Specifica. Er glaubt, Gott habe für jede Krankheit ein eigenes Arcanum, mit anderem Worte Specificum geschaffen. Wie soll man aber die Specifica erkennen? „Wie man die Frau aus ihrer Form erkennt, so auch die Arzneimittel." Wer diess leugnen wolle, der mache Gott zum Lügner, dessen Weisheit durch solche äussere Merkmale der menschlichen Schwachheit zur Erkenntniss helfen wolle. Die Wissenschaft, die Wirkungen der Mittel aus ihren äusseren Merkmalen zu erkennen, nennt er die Signatur **Signatur.** und legt auf sie das höchste Gewicht. Der Arzt muss verstehen die Signatur, welches ist eine Scientia, durch welche alle verborgenen Dinge gefunden werden und ohne die Kunst geschieht nichts Gründliches. So schliesst er aus der hodenförmigen Gestalt der Orchiswurzel auf ihre Wirksamkeit gegen Krankheiten der Genitalien, aus der gelben Farbe des Chelidonsafts auf die Heilsamkeit gegen Gelbsucht. In Herzkrankheiten gibt er Gold, weil das Herz und das Gold in der cabbalistischen Scala harmonirten. Die Gesammtheit der Eigenschaften der Medicamente nennt er ihre Anatomey.

Einfachheit der Receptur. Er dringt dabei auf Einfachheit der Receptformeln. „Welches sind die besten Hosen? die ganzen; die geflikten sind die ärgsten. Welcher weise Mann ist so einfältig, dass er meinte, die Natur hätt' eine Kraft getheilt, in das Kraut so viel, in das so viel und danach Euch Doctoren befohlen zusammen zu sezen. Ach des armen Componirens! Es ist doch nicht anders, denn dass sie vergessen, dass ein Drek den andern verderbt und ungeschlacht macht. Denn die Frau bedarf doch nicht mehr denn eines Mannes zu einem Vater, aber vielerlei Samen verderben das Kind. Aber schaue du zu und versuche das, vermische vielerlei Samen unter einander, zerknitsche und zerstampfe sie auf apothekerisch und vergrab sie in die Erden: da wird ja keine Frucht aufgehen."

Einzelne Specifica. Einige Hauptmittel, so weit man sie ungefähr zu deuten vermag, sind: für das Gehirn: Liquor salis, Liquor vitrioli, Liquor lunariae, Essentia de antheris, Manna, Essentia argenti, Sucus de amethysta, de granatis und Composita de gemmis; für das Herz: Essentia melissa, Quinta essentia auri, Materia Laudani, Perlarum, Saphyrorum; für die Nieren: Correctio Zibethae, Essentia satyrionis, Materia stincor., Mat. sem. lactucae, Essentia vitrioli; für die Leber: Liquor Brasatellae, Mannae, Aloes, Liquor Sennae, Cichoreum, Quinta essentia sanguinis, Mysterium Mercurii, Myst. Antimonii, Essentia plumbi; für die Milz: Helleborus, Valeriana, Verbena, weisse Corallen, Magist. de asphalto, schwarzer Talk und Myster. Mercurii coagulati; für die Lunge: Pulmonaria, Materia roris, sulphuris, ologani, Extr. Stanni; für die Galle: Quinta ess. chelidonei, Compos. agrestae, topas und ferrugo.

Von einigen besonders häufig gebrauchten Medicamenten sagt er: Von Antimon: in ihm ist Essentia, die nichts Unreines bei den Reinen lässt. Und so nichts Guts in dem Subject gefunden wird, so transmutirt es den „unreinen Leib in den reinen". Es wurde von demselben ein sehr ausgedehnter Gebrauch gemacht. — Argentum: ejus virtutes sunt in doloribus cerebri, splenis, hepatis et retentione profluvii. — Arsenici virtutes in ulceribus, vulneribus, aliis aperitionibus. Alle Krebs, Wolf, cancrosisch umfressende Löcher werden von Arsenico geheilt. Doch warnt er vor unweislichem Gebrauche. — Auri virtutes in (ulceribus, vulneribus, aliis aperitionibus) parlysi, synthena, febribus, tremore cordis, doloribus matricis, ethica, peripneumonia et in acutis. „Ein Baum, der zwanzig Jahre keine Früchte mehr getragen hat, so primum ens auri ihn begreift oder seine Wurzel, hebt wieder an zu grünen und zu blühen wie im ersten Anfang. — Cupri virtutes in ulceribus, vulneribus, vermibus. — Ferri viritus styptica constrictiva exsiccativa. — Mercurii virtus est incarnativa et laxativa. „Er ist der Patron zu heilen alle Krankheiten, so sich in offene Schäden ziehn und ihren Ursprung nehmen aus der Unkeuschheit. Kautel: er macht geifern." — Plumbi virtutes sunt pro incarnatione. — Stanni virtutes in ictericia, ascite, vermibus. — Sulphur ist das Hauptstük aller Balsame, proservirt den Leib so gewaltig, dass keine Influenz mag imprimirt werden. Doch soll er roh nicht gebraucht werden. — Gemmae restauriren den Leib und nehmen hin tartarische Krankheit: Rubin gegen Dysenterie, Granit gegen Augenkrankheiten, Smaragd gegen Haemoptysis, Saphir gegen Herzklopfen, Hyacinth gegen Faulfieber. — Salz ist ein „Mittel gegen Fäulniss und bewahrt seine Operation in allen Schäbigkeiten, Raude, Kräze, Juken." — Die Tugenden der aquae naturales sind so viel und mancherlei, so viel und mancherlei Species der Krankheiten sind. — Mumien und Präparate von Ertrunkenen und Erhängten wurden sehr gerühmt. — Die hauptsächlichsten vegetabilischen Mittel waren Arnica (gegen Fieber), Helleborus niger (gegen Epilepsie, Podagra, Schlag und Wassersucht), Hypericum perforatum (gegen Wunden und Geistesstörungen), Polygonum persicaria (als blutbildendes Mittel und Narcoticum), Opiate, Pulmonaria (gegen die Lunge), Chelidonium (gegen Gelbsucht) etc.

Einige Hauptmittel mit ihren Wirkungen.

„Ein jeglicher Wundarzt soll wissen, dass er nicht ist, der da heilet, sondern der Balsam im Leibe ist, der da heilet. So sollst du das wissen, dass die Natur des Fleisches, des Leibs, des Geaders, des Beins in ihr hat ein angeboren Balsam, derselbig heilet Wunden, Stich und was dergleichen ist. Die Kunst ist also, dass du der Natur an dem verletzten Schaden Schirm und Schüzung tragest vor widerwärtigen Feinden. Darum

Chirurgie.

der wohl beschirmen mag und hüten kann, derselbig ist ein guter Wundarzt." Dem Balsam gebricht aber auch Nahrung: „eine wird ihm geben durch Speis und Trank", daraus folgt denn die Ordnung in der Diät, „die andere wird ihm geben durch die Arznei". „Und merke da einen Unterschied mit dem Eiter in den Wunden, dass ihrer zweierlei sind, der eine aus der Fäulung der Wunden, der andere aus der Nahrung der Arznei. Also ist das eine Eiter Sanies, das andere (pus) ist Excrement, d. i. der Balsam zeucht aus der Arznei seine Nahrung und das ihm überbleibt, das sind Stercora, wie sie denn eine jegliche Speis von ihr giebt". „Der Schäden sind 3 Geschlecht: alle die da hizig, brennig sind, mit rothen verfasset, mit aderischen Zugange, sie stehen im Leib, wo sie wollen, so ist es einerlei Arznei. Zu dem Geschlecht nimm Saniculam. Welche brennen und trefflich weh thun und nicht aderische Zugäng haben und mit rothem verfasst sind, dieselben gehören auch zusammen, zu denen nimm Centauream. Welche mit Geschwulst, Flüssen und Rinnen verfasst sind, dieselben gehen zum dritten Geschlecht, zu dem nimm Pyrolam silvanam." Operationen scheint Paracelsus allenthalben vermieden zu haben.

Anhänger des Paracelsus unter seinen Zeitgenossen. Paracelsus Stellung in der Geschichte der Medicin ist mindestens eine zweideutige. Er gehört zu den Männern, welche die möglichst weit aus einander gehenden Beurtheilungen gefunden haben.

So gross und verbreitet sein Ansehen zu seinen Lebzeiten gewesen sein mag, so war es jedenfalls schon damals reichlich mit Anfeindung gemischt. Der Zulauf zu ihm und die Adhäsion seiner Schüler waren grossentheils nur vorübergehend, und es ist in hohem Grade wahrscheinlich, dass er sie weniger durch seinen wirklichen Werth, als durch die Meinung an sich zog, er sei im Besiz geheimer Universalmittel, des Lebenselixirs und des Steins der Weisen. Der ihm folgende Haufe suchte diese Geheimnisse ihm abzulauschen und schlug sich, so bald er enttäuscht war, auf die Seite seiner Gegner. Nur wenige hielten an seiner Lehre und die Art dieser Wenigen, welche mehr das Mysteriöse und Unverständliche seiner Lehre sich aneigneten, hat seinen Namen bei Zeitgenossen und bei der nachfolgenden Generation noch weiter in Misskredit gebracht.

Er selbst klagt über seine Schüler: „dieselben haben mir die Federn vom Rok gelesen, Urin aufgewärmt, gedient und gelächelt, wie ein Hündlein herumgestrichen und angehangen. Diess konnten nur Erzschelme sein." „Was ich von Aerzten geboren habe: aus den Hundert von Pannonia sind zween wohlgerathen, aus der Confyn Poloniae drei; aus den Regionen der Saxen zween, aus den Slavonien einer, aus Bohemien einer, aus dem Niederland einer, aus Schwaben keiner. Ein jeglicher hat meine Lehre nach seinem Kopfe gesattelt: einer fahrt mirs in einen Missbrauch zu seinem Sekel, ein anderer zeuchts ihm in sein Hoffart, aber ein anderer glossirts und emendirts und im Fürlegen für mich warens erstunkene Lügen."

Zu diesen Anhängern von wenig rühmlichem Charakter gehörte Thurneyssen zum Thurn (1530—1595), erst Goldschmied, dann Soldat, sofort Bergmann, zulezt ärztlicher Charlatan, schrieb Quinta essentia, das ist die höchste Subtilität, Kraft und Wirkung der Medicina und Alchemia (1570) und mehreres andere, gab sich den ungereimtesten Phantasien hin, vergötterte Paracelsus, erschwindelte sich die Gunst des Churfürsten Johann Georg in Brandenburg und seines Hofes und damit ein grosses Vermögen, verlor aber, nachdem Caspar Hoffmann, Professor in Frankfurt an der Oder seinen Unsinn entschleiert hatte (de barbarie imminente), alles Ansehen und zulezt auch nach manchen Abenteuern und Wechselfällen seinen Reichthum und starb in Armuth zu Köln.

<small>Thurneyssen.</small>

Adam von Bodenstein (Onomastica duo 1572) und Gerhard Dornaus (Clavis totius philosophiae chemisticae 1567, Fasciculus Paracelsiae medicinae 1581 und Dictionarium Theophrasticum 1583) waren nicht weniger sinnlos und fanatisch.

<small>Andere Paracelsisten.</small>

An Berühmtheit, vielleicht auch an überspannter Mystik überragte sie noch Peter Severinus, dänischer Leibarzt, welcher mit den mystischen Analogien des Macro- und Microcosmus sein Spiel trieb und die Einfälle des Paracelsus bis in ihre phantastischen Consequenzen verfolgte.

Ein paracelsischer Charlatan war ferner der Leibarzt der Kaiser Maximilian II. und Ferdinand: Barthol. Carrichter. Er schrieb „Practica aus den fürnehmsten Secretis," ein völlig unverständlicher Galimathias, und beschäftigte sich mit Vorliebe mit zauberischen Krankheiten; ausserdem verfasste er ein populäres Buch: Speisekammer der Teutschen.

Auch in Frankreich fand unter den Freunden der Arkanen die Paracelsische Lehre Anklang, doch in etwas gemilderter Form: Leo Suavius, Rochus Riverius, Dariot, besonders aber Quercetanus (Duchesne), der Leibarzt Heinrichs IV.

Sofort verfielen auch einige Theologen, z. B. die Pastoren Bapst von Rochlitz und Johann Gramann und andere Nichtärzte, z. B. der Jurist Amwald, darauf, aus der paracelsischen Geheimlehre Vortheil zu ziehen und übertrafen bald die Mediciner an Tollheit und Dreistigkeit.

Eine mystische Theosophie vermengte sich mit der paracelsischen Lehre und eine schwärmerische Secte, die der Rosenkreuzer, ging im folgenden Jahrhundert daraus hervor und Hand in Hand mit der paracelsischen, oder, wie sie sofort genannt wurde, mit der spagirischen Medicin.

Gegner des Paracelsus.

Sehr frühzeitig finden sich erbitterte Gegner des Paracelsischen Auftretens. Gewiss sind manche davon selbst von der zweifelhaftesten Achtbarkeit: so zunächst Johannes Oporinus, drei Jahre lang sein Schüler und Sekretär, der aber mit ihm sich entzweite und mit der grössten Härte über ihn urtheilte und erst nach seinem Tode wieder Verehrung ihm bezeigte; sodann Thomas Erastus in Basel, Scholastiker und wüthender Gegner des Paracelsus, welcher Disputationes de medicina nova Philippi Paracelsi schrieb. Würdigere Gegner waren Smetius, Professor in Heidelberg (Miscellanea medica), und Libavius aus Halle, Professor in Jena und später Arzt in Coburg (besonders dessen Neoparacelsica).

Man kann wohl sagen, dass im ganzen 16. Jahrhundert kein einziger wirklich gebildeter, unterrichteter und dabei wohldenkender und ernsthafter Arzt auf Seiten des Paracelsus stand; auch in beiden folgenden Jahrhunderten war die allgemeine Stimme gegen ihn und Zimmermann, im 18. Jahrhundert, drükt nur die geläufige Ansicht aus, wenn er sagt: „er lebte wie ein Schwein, sah aus wie ein Fuhrmann, fand sein grösstes Vergnügen in dem Umgang mit dem liederlichsten und niedrigsten Pöbel, war die meiste Zeit seines ruhmvollen Lebens hindurch besoffen; auch scheinen alle seine Schriften im Rausche geschrieben."

Spätere und neueste Lobpreiser des Paracelsus.

Gegenüber so vollständiger Verwerfung erscheinen die Versuche, Paracelsus zu einem Geiste erster Grösse und zum Schöpfer und Begründer der neuen Medicin zu machen, um so paradoxer. Der Beiname, der ihm von gegnerischer Seite als Spott oder Vorwurf gegeben wurde: Lutherus medicorum, ist später von seinen Bewunderern allen Ernstes genommen und Paracelsus als der Reformator der Heilkunst proclamirt worden.

Schon van Helmont (im 17. Jahrhundert) eröffnete die Reihe der Lobpreiser des Paracelsus; doch blieb seine Apologie von geringem Einfluss. Erst dem 19. Jahrhundert war es vorbehalten, hinter den Nebeln der Paracelsischen Mystik die Sonne zu suchen, von welcher die Wiederbelebung der Naturwissenschaften bewirkt worden sein soll. Man hat ihn den Propheten der neuen Zeit genannt und seine Aussprüche als tiefsinnige Vorgefühle angesehen, welche in den folgenden Generationen mehr und mehr ihre Bestätigung erhalten haben sollen. Man hat selbst eine Rükkehr zur paracelsischen Geheimlehre in unsern Tagen als die wahre und einzige Erfahrungsheilkunst verkündet.

Die neuerliche Apotheose des Paracelsus ging von der sogenannten naturhistorischen Schule Deutschlands aus. Jahn (in Heckers Annalen 1823) hat ihn nicht nur als einen der erhabensten Menschen aller Zeiten und Völker bezeichnet und zugleich dem deutschen Geiste das zweideutige Compliment gemacht, dass dieser Mystiker nur von Deutschen, niemals von Ausländern zu verstehen sei. Eben so unbeschränkte Bewunderung haben ihm Lessing (Paracelsus, sein Leben und Denken 1839) und Schulz v. Schulzenstein gezollt. Häser jedoch (dessen Archiv I. 26.) hat mit vollem Rechte, wenn auch mit einer gewissen Schüchternheit, seine reformatorische Bedeutung abgelehnt; auch Marx (zur Würdigung des Theophrastus von Hohenheim 1842) ist kritisch genug, um das paracelsische Prophetenthum zu bezweifeln. Hans Locher dagegen (Th. Paracelsus Bomb. von Hohenheim, der Luther der Medicin und unser grösster Schweizerarzt 1851) und Alb. Moll (Württ. Correspondenzblatt XXI. 32. 33. 34.) fallen wieder in die panegyrische Auffassung zurük und streiten wechselsweise dafür, ob die Schweiz oder Schwaben die Ehre haben solle, Paracelsus den ihrigen nennen zu dürfen.

Eine nicht zu übersehende Erscheinung ist es ferner, dass die ausserhalb der Wissenschaft stehenden ärztlichen Bestrebungen der neueren Zeit vielfach den Paracelsus als ihre Wurzel und Vorahnung ansehen; so äussern sich manche Anhänger der Hahnemann'schen Lehre, ebenso Rademacher und seine Nachfolger, nicht weniger einzelne Stimmen aus den dunkelsten Gebieten der angeblichen Naturmedicin unserer Tage.

Beurtheilung des Paracelsus.

Es ist nicht zu bezweifeln, dass ein Mann, welcher es wagte, nach eigenem spontanem Nachdenken mit einer geistigen Gewalt von anderthalbtausendjährigem Bestande und nach sehr allgemeiner Herrschaft entschieden und unumwunden zu brechen, ein Kopf von grosser Selbständigkeit und Energie sein musste; es ist eben so gewiss, dass Paracelsus Scharfsinn genug besass, die Verdorbenheit der geläufigen Praxis und Theorie zu durchschauen und dass seine Polemik gegen dieselbe eben so von seltener Kraft, wie von unbestreitbarem Talente Zeugniss gibt.

Aber es ist auch nicht zu läugnen, dass er in seiner destructorischen Arbeit von dem Geiste der damaligen Zeit wesentlich getragen und unterstüzt wurde, und dass zahlreiche Andere neben und selbst vor ihm die gleiche Einsicht in die Nothwendigkeit einer Wendung der Wissenschaft hatten und die Forderung derselben, wenn auch nicht mit der Heftigkeit des Paracelsus, stellten.

Die falsche Auffassung der Paracelsus'schen Bedeutung in der Medicin rührt zunächst wesentlich davon her, dass man sich vorstellt, er sei der Erste oder gar der Einzige gewesen, welcher die mittelalterliche arabistische und galenistische Medicin angegriffen, verworfen und das Studium der Natur herzustellen gesucht habe. Man vergisst dabei die grosse Zahl Anderer vor und neben ihm, welche mit ganz anderer Gewissenhaftigkeit die Kritik des Bestehenden und die selbständige Forschung unternahmen und nicht eine neue Mystik, sondern einen, wenn auch sparsamen, doch positiven Thatsachengewinn zum Erfolg hatten. Man vergisst ganz, dass Paracelsus' Stürmen gegen eine schon zusammenbrechende Macht gerichtet ist und dass er keine Ahnung davon hatte, wie viel schon vor und neben ihm umgeschaffen worden war. Er scheint nur die Carricatur der Wissenschaft zu kennen, welche unter dem Haufen allerdings noch die herrschende war. Von den gereinigten antiken Vorbildern, wie von den soliden Forschungen seiner unmittelbaren Vorgänger und Zeitgenossen verräth er auch nicht eine Spur von Kenntniss.

Allerdings ist wohl anzunehmen, dass Paracelsus die Pflichten der redlichen Ueberzeugung nicht geflissentlich verletzt hat; er war offenbar durchdrungen von dem, was er lehrte, und wo er sich in Verwirrungen und Sinnlosigkeiten überstürzte, ist zuzugeben, dass vorzugsweise nur sein unklares Denken und eine missglückte Ausdrucksweise seine Ideen verunstaltete. Man hat nirgends das Recht, ihm grobe absichtliche Mystification Schuld zu geben. Aber es fehlte ihm durchaus an jedem soliden positiven Wissen, selbst an solchem, das zu seiner Zeit zugänglich war. Von Anatomie finden sich bei ihm nur die rohesten Andeutungen. Mit dem manchen Brauchbaren, was man den von ihm befeindeten Aerzten des Alterthums verdankt, hat er gar nicht die Mühe sich genommen, bekannt zu werden. Die Forderung einer logischen Argumentation ist ihm gänzlich unbekannt. Niemand hat in willkürlicherer, schrankenloserer Ausdehnung Behauptungen und verwegene Hypothesen in der Form von Thatsachen vorgetragen. Die Personification unklarer Abstractionen wird von ihm zum Aeussersten getrieben und die imaginären Realitäten (Archäus, Yliaster, Mysterium magnum, Quinta Essentia, Signatur) werden die Basis seiner ganzen Anschauung. Abergläubische Vorurtheile beherrschen ihn völlig, verblenden und verfälschen seine Wahrnehmungen und mischen sich allen Punkten derselben bei. Kann er auch nicht der wissentlichen Lüge und des bewussten Betrugs beschuldigt werden, so bezeugen die unmöglichen Erfahrungen, welche er gemacht haben will, dass er den gröbsten Selbsttäuschungen unterworfen war, und es ist nicht unwahrscheinlich, dass er verhezt durch Anfeindungen seiner Gegner und in dem Taumel der Selbstüberschätzung selbst nicht mehr die Grenzen der Wahrheit bemerkte und manches aussagte, was er nicht zu verantworten vermochte. Das Vorbringen schwer glaublicher und unbeweisbarer Dinge pflegt zu immer kekeren Behauptungen hinzureissen und der Schwindel, welcher im besten Glauben ausgebrütet ward, vernichtet die Fähigkeit, sich aus ihm loszuwinden und wird schliesslich als Werk einer höheren Inspiration und Offenbarung gehegt, wird zu einem fanatischen Cultus. Es ist diess ein Schiksal, welches Paracelsus mit Vielen theilt, die nicht nur von ihrer besonderen Erleuchtung, sondern selbst von ihrer Ehrlichkeit und Redlichkeit die festeste Ueberzeugung haben; freilich hat aber bei ihm dieses Geschik einen ungewöhnlich bedenklichen Grad erreicht und seine Glaubwürdigkeit auf allen Punkten aufgehoben.

Dabei war jedoch die Redlichkeit des Paracelsus immerhin mit einer natürlichen Schlauheit vereinigt, die den der Zeit und dem Publikum entsprechenden Ton wohl zu treffen vermochte, rohen und ungebildeten Schülern die Nuzlosigkeit der Studien vorwies, den Kranken mit der Verkehrtheit seiner Aerzte schrekte, den Unzufriedenen mit einer neuen Weisheit lokte, dem Pöbel mit Astronomie und Mysterien imponirte, durch die Hinweisung auf Gott seine Frömmigkeit documentirte und doch dem strengen Kirchenglauben, wie es die Zeit wollte, entgegentrat, vor allem aber das mächtigste Mittel der Ueberredung, die Wiederholung derselben Declamationen, im unbegrenztesten Maasse handhabte und dabei eine der Rohheit des Jahrhunderts entsprechende Beredtsamkeit übte, die zumal gegen die Collegen in die gemeinsten Schimpfreden sich verlor.

Es ist zuzugeben, dass manche seiner Conceptionen von grossartiger Auffassung und seiner Zeit vorausgeeilt sind. Weniger dürfte damit gemeint sein die ziemlich unfruchtbare Parallelisirung des Macrocosmus und Microcosmus, als vielmehr eine gewisse Ahnung des inneren Zusammenhanges im Organismus, sowie des nothwendigen Zusammenhangs in der Krankheitsentwiklung, deren genetische Natur vor ihm kaum beachtet wurde, die Anerkennung der Spontaneität der Heilung, die Vereinfachung der Arzneiverordnungen und die Einführung mancher kräftiger vegetabilischer und besonders metallischer Medicamente.

Allein ein Reformator ist Paracelsus darum noch nicht. Es ist eine gänzliche Verkennung der Leistungen seiner Zeitgenossen, wie seiner eigenen Bedeutung, ihm einen reformatorischen Charakter beizumessen. Der Pabst, von dem Locher spricht, dessen Herrschaft Paracelsus gestürzt haben soll, Galen, war durch weit eingreifendere und einsichtsvollere Angriffe um seine Unfehlbarkeit gebracht worden und es ist sehr zweifelhaft, ob Paracelsus' stürmisches Gebahren der galenischen Lehre auch nur einen Verständigen entzogen hat.

Zum Reformator fehlten dem Paracelsus ebensowohl die kritischen wie die positiven Leistungen. Sein Angriff auf die Arabisten und Galen war eine fortwährende Declamation, nirgends aber eine Widerlegung. Kein einziger Saz der herrschenden Medicin ward von ihm als falsch erwiesen; alle standen nach ihm noch eben so berechtigt wie zuvor, wenn auch zuzugeben ist, dass schon die Thatsache, dass ein so heftiger Anlauf gegen sie gewagt wurde, sie erschüttern konnte. Es ist nicht zu bezweifeln, dass auf die Masse der Lärm mehr Einfluss hat, als der argumentirende Verstand. Aber bei Paracelsus blieb sogar jener ohne sonderliche Wirkung, da er selbst für jene Zeiten übertrieben und ungeniessbar war. Höchstens kann man zugeben, dass seit Paracelsus in den untersten Schichten der ärztlichen Handwerker und Pfuscher eine neue Sorte von unverstandenem Wahn- und Schwindelwesen Plaz griff und mit den alten und angeerbten Vorurtheilen sich vermengte. Aber selbst wenn Paracelsus etwas dazu beigetragen haben sollte, die Herrschaft des Galen und Avicenna zu untergraben, so bleibt er nur ein Revolutionär und kein Reformator; denn er stürmte wohl, aber er untersuchte nicht und schuf nichts. Es fehlt zwar bei ihm nicht an treffenden Redensarten, die aber nur Forderungen enthalten, dass es anders werden müsse. Wie man die Wissenschaft zu construiren habe, darüber gibt er lediglich keine Anleitung und das Positive, was er bietet, ist so verworren und macht die wenigen guten Ideen, die darunter verborgen sind, so unkenntlich, dass die Fortschrittsmänner seiner Zeit nur mit Abscheu oder Gleichgiltigkeit seine Neuerungsversuche betrachten konnten.

Die Vergleichung mit Luther und der kirchlichen Reformation ist ohnediess eine ganz unglükliche. Nirgends findet sich bei Paracelsus die fleissige solide Forschung Luther's, dessen gewissenhafte Untersuchung und Prüfung und die demüthige Unterordnung der eigenen Person. Ausser dass gewisse Richtungen und Vorstellungen der Zeit bei beiden zur lauten Aeusserung kommen, hat Paracelsus nur das mit ihm gemein, was allen gemein ist, welche Umwälzungen machen oder sie versuchen. Auch Paracelsus hatte alle Eigenschaften eines kühnen Demagogen und den Fanatismus, der den falschen wie den wahren Propheten eigen ist. Aber dieses Kraftgenie hatte nirgends eine solide Grundlage und seine Inspiration zündete nur um zu zerstören, nirgends aber um zu beleben.

So ist denn auch der nächste Erfolg seines Lehrens weit entfernt von dem geblieben, was man eine Reformation zu nennen pflegt. Will man einmal die Reformation in der Kirche zur Vergleichung nehmen, so ist mindestens in den Früchten auch nicht ein Moment der Uebereinstimmung. Luther's, Zwingli's und Calvin's Ideen breiteten sich im raschen Gange über die ganze civilisirte Welt aus und fast die Hälfte derselben entschied sich offen für sie, während in der anderen Hälfte an stiller Zustimmung kein Mangel war; das ganze Gebiet der kirchlichen Ordnung und der religiösen Anschauung gestaltete sich in Folge ihres Auftretens um und selbst auf die profane Cultur hatte die Wendung den mächtigsten Einfluss.

Paracelsus aber hat nur einen Haufen von Gauklern und Wirrköpfen erzogen, nur Adepten und Goldmacher bemächtigten sich seiner Lehre; seine Ideen gingen im Uebrigen spurlos vorüber, wurden von allen Verständigen für Unsinn erklärt und erst nach 300 Jahren fängt man an, diess als ungerechte Misskennung anzusehen, durch die Unverständlichkeit seiner Sprache zu erklären und unter der Masse des Unsinns da und dort einen tiefen Sinn zu entdeken.

Wessen Lehre ein solches Schiksal — verdient oder unverdient — hat, der ist kein Reformator! Will man ihn mit einem der Männer der kirchlichen Reformation analogisiren, so dürfte es eher Thomas Münzer als Luther sein.

Eine Reformation der Medicin hat stattgefunden im 16. Jahrhundert; aber sie wurde nicht durch Paracelsus bewirkt; dieser ist kaum an ihr betheiligt.

Paracelsus hat auf die nächsten Fortschritte der Medicin lediglich gar keinen Einfluss; er hat aber durch seine barbarische Methode, welche von Betrügern ausgebeutet und von verwirrten Köpfen schwärmerisch erfasst wurde, wesentlich dazu beigetragen, den vor und neben ihm begonnenen ruhigen Fortschritt zu hemmen und zu beschränken und die Verwilderung der Medicin in der folgenden Generation anzubahnen.

Im Gegensaz nicht nur zu diesen Wühlern, sondern im Gegensaz zu Allen, welche an der gewaltigen Bewegung Antheil nahmen, gab es eine grosse und mächtige conservative Partei, deren lautere Vertreter und Stimmführer zum Theil an lärmender und tobender Streitsucht, wie an Obscurantismus hinter Niemand zurükstanden. Sie traf vornehmlich Paracelsus' Zorn; über sie schüttet er seinen reichen Vorrath an Schimpfwörtern aus; das sind für ihn die heillosen Lotterbuben, Geldpfaffen, Lausjäger, schelmige Juden, Säue, Schanddekel, unwissende Tölpel, lausige Sophisten, Polsterdoctoren, Oelgözen, Kälberärzte, Gimpel, Sudelköpfe (= Apotheker), Folterhanse (= Operateurs) und ihre Medicin ist ihm die Diebs- und Beschissgrube. *Die Obscuranten.*

Die Obscuranten fanden ihren Halt und ihre Unterstüzung nicht nur an der grossen conservativen Partei, welcher die ganze reformatorische Bewegung ein Greuel war, sondern in der troz allen erwachenden Fortschritts noch lange nicht getilgten und mit den Gemüthern aufs engste verwachsenen Befangenheit.

Wie gross und allgemein die Herrschaft der Finsterniss in den Gemüthern war, erkennt man vorzüglich an den am Ende des 15. Jahrhunderts aufgekommenen und im 16. und 17. wahrhaft epidemisch verbreiteten Hexenprocessen und Hexenverbrennungen, an denen auch der junge *Hexenprocesse.*

Protestantismus einen eifrigen Antheil nahm. Der Malleus maleficarum, welcher nähere Nachricht über die Zauberei überhaupt und Anleitung zum gerichtlichen Verfahren gegen Hexen und Zauberer gibt, erschien schon 1489. Allein erst im 16. Jahrhundert, bis zu dessen Ende er neun Auflagen erlebte, wurde seine Wirksamkeit eine verheerende. Zwar hat sich ein tüchtiger Arzt, Wierus (de praestigiis daemonum et incantationibus ac veneficiis 1563), mit Entschiedenheit gegen dieses mörderische Unwesen erklärt, aber er selbst zählt eine ganze Reihe von Teufel auf und leugnet nur die Bündnisse mit Menschen und die daraus angeblich hervorgehenden Zauberkünste.

Einzelne Conservative. Es liegt in der Natur der Sache, dass von den als Hemmschuh dem Fortschritt sich Entgegenstellenden nicht viel mehr als die Namen zu erwähnen sind.

Alexander von Neustain machte sich vornemlich als Argenterio's Widersacher bekannt.

Ebenso stritt Remigius Megliorati für die alte Lehre von der Fäulniss. Giorgio Bertini vertheidigte den Galen. Auch Mercurialis war dem Fortschritt wenig geneigt. Besonders aber stemmte sich die Pariser Facultät, Riolan an der Spize, gegen jede Neuerung und verurtheilte namentlich den Gebrauch der Antimonialien. Zahlreiche andere verdienen nicht einmal genannt zu werden.

Conciliatoren. Doch selbst die strengsten Gegner des Fortschritts mussten dem Sturm der Zeit auf vielen Punkten nachgeben und manche nachgiebige Naturen fanden es am geeignetsten, die Neuerungen neben dem Alten gelten zu lassen, wobei sie nur meist von Diesem und Jenem das Absurdeste vermischten. Zu diesen sogenannten Conciliatoren oder Syncretisten, welche namentlich Paracelsische Lehren aufnahmen, gehörte der schon erwähnte Winter von Andernach, ferner Andreas Ellinger, Professor in Jena, Phaedro von Rodach, Benedictus Aretius und die beiden Professoren Zwinger in Basel.

Situation des ärztlichen Standes. Die Situation der Aerzte in der Reformationsperiode war keine ungünstige; sie waren geachtet und galten als die Weisen und als Kenner der verborgenen Geheimnisse der Natur. Obwohl die Taxen für ärztliche Berathung nieder gestellt waren, so wurden sie doch meist nicht eingehalten und die Einnahmen waren im Allgemeinen beträchtlich. Zahlreiche Adeliche, besonders aus heruntergekommenen Familien, drängten sich in den ärztlichen Stand, von welchem die Juden ausgeschlossen waren. Das Practiciren war an einen Gradus oder ein Facultätszeugniss gebunden; nur für einzelne Gebrechen war die Behandlung Empirikern überlassen.

Die Studien wurden von den Bessern sehr gründlich genommen und viele Deutsche und Franzosen begaben sich an die blühenden Universitäten Italiens zum Studiren. Bologna's Doctorwürde galt für die erste in ganz Europa. Ueberhaupt finden wir eine grosse Beweglichkeit unter den Aerzten jener Zeit. Wenigstens die Berühmteren befinden sich bald in Deutschland, bald in Frankreich, bald in Holland, Ungarn oder Italien und practiciren und lehren daselbst. Der allgemeine Gebrauch der lateinischen Sprache als Verkehrsmittel erleichterte diess. Im Uebrigen sind die Aerzte theils Professoren an den Universitäten, theils Leibärzte der zahlreichen Dynasten, theils Physici der Städte. Das gemeine Volk hielt sich noch grossentheils an vagirende oder sesshafte Empiriker.

Bei dem wechselseitigen Verkehr der Aerzte aller Länder war der nationale Charakter in der Entwiklung und Behandlung der Wissenschaften nur theilweise scharf ausgeprägt. Doch lassen sich einige wesentliche Differenzen nicht verkennen.

Das Verhältniss der Nationalitäten.

Die bedeutendsten Leistungen nach allen Seiten, vorzüglich aber in der Anatomie fielen Italien zu.

In Frankreich war die Chirurgie überwiegend. Die Pariser Fakultät war von geringer Bedeutung, die von Montpellier hervorragender.

Deutschland schliesst sich zum Theil an Italien an, holt dort seine Bildung; anderntheils steht es unter dem Einfluss finstern nordischen Aberglaubens, eingewurzelter Vorurtheile und eines Zugs zu nebelhafter Schwärmerei. Es wird durch die Thätigkeit der Reformatoren und durch die wilden Kämpfe der Parteien am heftigsten durchwühlt.

In Spanien erhielt sich die scholastische Medicin noch am längsten die Herrschaft. Doch findet man eine Anzahl tüchtiger Aerzte daselbst: **Amatus Lusitanus** (Scholastiker), **Christobal de Vega** (Uebersezer des Hippocrates), **Francisco Valles** (selbständiger Beobachter), **Luis Mercado** (der bedeutendste und originellste Beobachter Spaniens aus jener Zeit, der vornemlich mit der Garotillo, dem Petechialtyphus, der Pest und mit Gynaecologie sich beschäftigte), **Juan Huarte** (ein einsichtsvoller Theoretiker), **Roderigo de Fonseca** (eigentlich der italienischen Schule angehörig).

In England zeigte sich wenig Selbständigkeit, grösstentheils Anschluss an Italien, Frankreich, auch an Deutschland.

FÜNFTER ABSCHNITT.

Die Medicin im siebenzehnten Jahrhundert.

Der Mangel an Methode der Forschung.

So bedentend die Fortschritte des 16. Jahrhunderts auch waren, so sind sie doch lediglich einem völlig unmethodischen Suchen zu verdanken. Die Ausbeute des planlosesten Arbeitens war zu reichlich, als dass man das Bedürfniss einer überdachten Forschung sofort gefühlt hätte; aber die Folge war, dass neben allen Bereicherungen im Factischen auch die Besten über die Grenzen des Wissens und die Bedingungen der Beweisführung in gänzlicher Unklarheit sich befanden und daher bei eifrigstem Streben nach Wahrheit auf allen Punkten dem Aberglauben verfielen.

Es fehlte an jeder Methode der Untersuchung; die Wege und die Criterien der wissenschaftlichen Forschung waren dem Instinct überlassen. Falsche Instincte konnten bei solcher Sachlage den ganzen Gewinn der bisherigen Arbeit wieder in Frage bringen.

Glüklicherweise hat am Ende des 16. und am Anfange des 17. Jahrhunderts ein Denker von seltener Unbefangenheit und Schärfe des Geistes es unternommen, die Methode der Naturforschung mit dem vollendetsten Erfolge festzustellen.

Baco.

Franz Baco, geboren 1560, studirte die Rechtswissenschaft und gelangte frühzeitig als Schriftsteller, Rechtsgelehrter und Redner zu grossem Ansehen. Von elastischer Natur und den Verführungen des grossen Lebens widerstandslos sich hingebend, für Prunk, Verschwendung, Macht und Hofgunst höchst empfänglich, hat er durch grosse Verfehlungen sein moralisches Leben verunreinigt. Zur Partei des Grafen Essex gehörig und von diesem hochgeschäzt und mit Wohlthaten überhäuft, trat er bei dessen Sturz zu seinen Gegnern über, suchte zwar nach Mitteln, ihn, ohne sich selbst zu compromittiren, zu retten; als er aber die Unmöglichkeit erkannte, unterstüzte er die Anklage gegen seinen Freund, und vertheidigte auf Befehl der Königin nach dessen Hinrichtung diesen Act öffentlich. Nach der Thronbesteigung Jakob's I., mit welchem Essex's Partei wieder zur Herrschaft gelangte, wusste er rasch dieser wieder gefällig zu werden, half dem Herzog von Bukingham, Günstling des Königs, den Staat und die Privaten plündern, für Geld Patente verleihen und Monopole verkaufen und liess sich selbst seine richterlichen Entscheidungen abkaufen. Man behauptet, dass er damit 100,000 Pfund gewonnen habe, welche er aber eben so schnell wieder vergeudete. 1604 wurde er Rechtsgelehrter des Königs, 1607 Generalprocurator, 1612 Attorneygeneral, 1616 Staatsrath, 1617 Grosssiegelbewahrer und Stellvertreter des Königs während einer Abwesenheit desselben, 1618 Lordkanzler von England, 1620 Peer von England, Baron von Verulam und Viscount von St. Alban.

Aber ein neues Parlament trat zusammen, welches die Klagen über Monopol- und Patentverkäufe und richterliche Bestechungen untersuchte, den Grosskanzler als den Mittelpunkt derselben entdekte und 23 einzelne grosse Bestechungsfälle nachwies. Als ihm die Anklagepunkte vorgelegt wurden, erklärte er sich tief zerknirscht für schuldig und verzichtete auf alle Vertheidigung (1621). Er wurde zu lebenslänglichem Gefängniss, bürgerlichem Tode und 40,000 Pfund Geldstrafe verurtheilt, obwohl dabei die Richter seiner geistigen Grösse ihre volle Bewunderung zollten. Doch wurde er schon nach zwei Tagen von dem Könige amnestirt, erschien jedoch nicht mehr öffentlich, sondern lebte bis zu seinem Tode (1626) in stiller Zurükgezogenheit.

Die Schatten, welche Baco's schwere Verfehlungen auf seinen moralischen Charakter werfen, haben Einzelne mit besonderer Begierde aufgegriffen und dazu benüzt, auch seine wissenschaftliche Bedeutung herabzuziehen und zu verdächtigen. Es ist nicht möglich, jene zu tilgen oder zu beschönigen; aber ebenso wenig ist es erlaubt, aus ihnen Motive für die Beurtheilung von Baco's Leistungen als Denker zu entnehmen. Die Indignation, mit der man diese Vergehen bei dem Manne der Wissenschaft hervorzuheben pflegt, ist übrigens ein gutes Zeugniss für die allgemeine Ehrenhaftigkeit der Gelehrtenwelt; denn man ist nicht gewohnt, auf ähnliche Züge aus dem Leben der Helden und Grossen des politischen Schauplazes einen gleichen Nachdruk gelegt zu sehen.

Die Hauptwerke Baco's waren: de dignitate et augmento scientiarum (zuerst 1605) und Novum organum scientiarum (1620), sodann die Silva silvarum.

Schriften.

Baco hatte die scholastische Philosophie studirt, aber auf die Frage, was er darin gefunden, antwortete er: Worte, Worte, Worte! An der

Allgemeine Aufgabe und Tendenz.

Stelle dieser todten Gelehrsamkeit unternahm er es, eine frische und fruchtbare Wissenschaft zu sezen. „Kann ich aus dem Reiche der Wissenschaft zweierlei Räuber vertreiben, die einen, welche durch Wortgezänk, die anderen, welche durch blinde Erfahrung, Tradition und Betrügerei Schaden anrichten, so hoffe ich an ihre Stellen fleissige Beobachtungen, wohlbegründete Schlüsse, nüzliche Erfindungen und Entdekungen zu sezen."

Der Charakter seines Denkens ist die Nüchternheit; das Ziel der praktische Nuzen, die Erfindung und Entdekung; das Mittel zur Erfindung die Erfahrung, und die Methode der Erfahrung die Induction.

Er will eben desshalb nicht ein abgeschlossenes System bilden, er weiss, dass seine Aufgabe nicht im Lauf eines Menschenalters sich vollenden lässt; er übergibt darum sein Werk der Zukunft. Er sucht nicht die Wissenschaft in den engen Fachwerken eines menschlichen Geistes, sondern in dem weiten Reiche der Welt. „Es gehört nothwendig zu meiner Denkweise, dass sie den Abschluss nicht sucht und nicht will. Genug, dass ich die nothwendigen Ziele bezeichne, den richtigen Weg angebe, selbst einen Theil dieses Wegs zurüklege, Schwierigkeiten forträume und Hilfsmittel ersinne. Das Uebrige überlasse ich den kommenden Generationen und Jahrhunderten. Auf dieser Bahn gewährt jeder Punkt einen Sieg, bildet jeder Punkt ein Ziel und nach dem lezten Ziele als dem Abschluss aller Arbeit können nur die suchen und fragen, die in dem grossen Wettlauf menschlicher Kräfte nicht mitstreben."

Die Aufgabe, welche sich Baco stellt, ist, den menschlichen Geist zum planmässigen Erfinden geschikt zu machen, an die Stelle des zufälligen Findens ein kunstmässiges und geregeltes Erfinden zu sezen. Er sezte zu dem Ende sein Novum organon dem Aristotelischen entgegen, als das logische Instrument für das Erfinden, als ratio inveniendi. Das Ziel des Erfindens aber ist nichts anderes als die Herrschaft des Menschen über die Dinge, in welcher der höchste Zwek aller Wissenschaft liegt. „Der gemeine und schlechte Ehrgeiz ist, die eigene Macht im Vaterland zu vermehren; ein grosser würdiger aber eigennüziger ist, die Macht und Herrschaft des Vaterlandes auszubreiten; der erhabenste und gesundeste Ehrgeiz aber ist, die Herrschaft und Gewalt der Menschheit über das Universum der Dinge herzustellen" (Nov. Org. lib. 1. Aph. 129). Eine solche Herrschaft ist nicht möglich, wenn man die Dinge nicht kennt: im Wissen liegt die Macht! Kenntniss ist aber nicht anders als durch fortwährenden Verkehr mit den Dingen zu erlangen. „Man muss die Menschen mitten in das Detail der Dinge führen, damit sie sich vorläufig aller Begriffe entschlagen und anfangen mit den Dingen selbst zu verkehren". Das richtige Verständniss der Natur ist daher die Grundlage alles Wissens: die Naturwissenschaft muss für die Mutter aller Wissenschaften gelten. Alle Künste und Wissenschaften, sobald sie von dieser Wurzel losgerissen werden, können sich wohl formell ausbilden, aber nicht sich weiter entwikeln. „Niemand möge erwarten, dass die Wissenschaften Fortschritte machen, bevor die Naturlehre in sie eingedrungen ist und sie selbst auf Naturlehre zurükgeführt sind. Darum haben Astronomie, Optik, Musik, sogar die Medicin und die Moral, Politik und Logik so wenig Tiefe und leiden so sehr an Oberflächlichkeit und Wechsel, weil sie zu isolirten und particulären Wissenschaften geschaffen wurden und nicht mehr von der Naturlehre ernährt werden" (Nov. Org. I. Aph. 80).

Bei der Erfahrung genügt aber nach Baco nicht die einfache Aufzählung wahrgenommener Dinge. Die Descriptio naturae muss zur Interpretatio naturae, die Naturgeschichte zur Naturwissenschaft werden. Der menschliche Verstand darf dabei nichts hinzufügen, nichts vergessen oder übersehen; er soll sich nicht selbständig ein Bild der Natur entwerfen, denn diess ist eine Anticipatio naturae und liefert ein wesenloses Hirngespinnst, ein Idol. Die Interpretatio naturae dagegen besteht in der Vernunft, die in der Weise der Nothwendigkeit aus den Dingen selbst hervorgeht (Nov. Org. lib. I. Aph. 26—33). Vorgefasste Begriffe und zu geringe Erfahrung sind der Grundmangel alles dessen gewesen, was bis dahin für Wissenschaft ausgegeben wurde. Die Idole und falschen Begriffe nehmen den menschlichen Geist so gefangen, dass sie ihm nicht nur den Eingang zur Wahrheit erschweren, sondern ihn in seinem Streben zur Wahrheit immer aufs neue hemmen. Ihnen entgegen muss die Wissenschaft mit dem Zweifel beginnen; aber der Zweifel darf nur ihr Ausgangspunkt, nicht ihr Ziel sein. Das Ziel ist nicht der Zweifel (acatalepsia), sondern die richtige Erkenntniss (eucatalepsia). Von dem ersten Ausgangspunkte an darf der Verstand niemals sich selbst überlassen bleiben, sondern muss überall geleitet werden. Vornemlich aber müssen ferne gehalten werden alle aus der individuellen Eigenthümlichkeit, aus socialen Verhältnissen und aus aufgedrungener Autorität entsprossenen Vorurtheile und Idole.

Die wahre Erfahrung.

Die Naturwissenschaft wurde angestekt und verdorben in der Aristotelischen Schule durch Dialektik, in der Platonischen durch Naturtheologie, in der neuplatonischen durch Mathematik (Nov. Org. I. Aph. 96).

Das grösste Hinderniss einer reinen Erfahrung (mera experientia) ist, wenn der Verstand über die Grenze der Erkennungsmöglichkeit hinaus will, wenn er die Natur nach Zweken, nach ihren Finalursachen untersuchen will. Mit diesen hat die Physik nichts zu schaffen; sie hat nichts durch Zweke, sondern durch wirkende Ursachen zu erklären. Die Untersuchung der Zweke ist unfruchtbar wie eine gottgeweihte Jungfrau. (De augment. scient. lib. III. cap. 4 und 5.)

Das Schlimmste aber ist die Apotheose des Irrthums und es ist für eine Pest der Intelligenz zu halten, wenn zum Wahn die Verehrung sich gesellt. So hat man in dem ersten Capitel der Genesis, im Buch Hiob und in andern heiligen Schriften die Grundlage der Naturwissenschaft finden wollen und um so mehr ist solche Verkehrtheit zu zügeln, weil aus der unverständigen Vermischung des Göttlichen und Menschlichen nicht nur eine phantastische Philosophie, sondern eine kezerische Religion entsteht. Daher ist es durchaus zuträglich, mit nüchternem Sinn dem Glauben nur zu geben, was des Glaubens ist (Nov. Org. I. Aph. 65).

Statt dessen aber darf man sich nur durch Selbstuntersuchung, durch Autopsie leiten lassen. Diese aber muss eine methodische sein. Die Erfahrung ist, wenn sie zu uns kommt, Zufall, wenn sie gesucht wird, Experiment. Jene Erfahrung ist liederlich und nur ein Tappen, wie wenn Menschen bei Nacht Alles betasten, ob sie zufällig auf dem rechten Wege sind. Viel richtiger und überlegter wäre es, zuerst Licht anzuzünden und damit den Weg zu betreten. Diess thut die wahre Erfahrung (Nov. Org. lib. I. 82). Denn man muss sich vor dem Irrthum hüten, die Dinge zu kennen, ohne sie kennen gelernt, erforscht zu haben. Jener Irrthum stammt aus dem Besize von Worten und Namen für die Dinge, die wir eher erfahren als die Natur der Dinge, die uns von Kindheit geläufig sind und deren Gebrauch uns in die Einbildung versezt, als kennen wir die Dinge selbst (Nov. Org. lib. I. Aph. 59. 60).

Wir müssen uns ferner hüten, die sinnliche Wahrnehmung der Dinge ohne weiteres für eine wahre zu nehmen. Es ist falsch, den menschlichen Sinn für das Maass der Dinge zu nehmen. Alle unsere Wahrnehmungen sind nur ex analogia hominis und nicht ex analogia universi. Der menschliche Verstand verhält sich zu den Strahlen der Dinge wie ein unebener Spiegel, der seine Natur der der Dinge einmischt und so diese verdreht und verdirbt (Nov. Org. lib. I. Aph. 41). Der Verstand ist überdem auch durch den Willen und durch die Affecte verdunkelt und er hält für wahr, wovon er wünscht, dass es wahr sei (Aph. 49).

Man muss daher Sinne und Verstand bearbeiten, corrigiren und unterstüzen mit den Instrumenten. „Weder die blosse Hand, noch der sich selbst überlassene Verstand vermögen viel auszurichten. Sie bedürfen beider der Instrumente und Hilfsmittel. Alle richtige Interpretation der Natur geschieht durch correcte Experimente, wobei der Sinn nur über das Experiment, dieses aber über das Object selbst urtheilt."

Als Grundlage aller Erfahrung verlangt Baco die Analyse, die Dissectio naturae, die Anatomia corporum (Nov. Org. I. Aph. 124). „Es ist besser die Natur zu seciren, als zu abstrahiren" (Nov. Org. I. 51). Aber man soll nicht, wie in der atomistischen Schule, die Dinge auf Atome zurükführen, die einen leeren Raum und eine beharrliche Materie fälschlich voraussezen, sondern ad particulas veras, quales inveniuntur (Nov. Org. I. 51 und 57; II. 8).

Es ist sodann nicht zu gestatten, dass der Verstand von dem Particulären zu den entferntesten und gleichsam allgemeinen Axiomen springe oder fliege und dann mit der so aufgefundenen Wahrheit die mittlern Axiome entwikle. „Von den Wissenschaften ist erst dann etwas zu hoffen, wenn auf einer wahren Leiter von Schritt zu Schritt, ohne Zwischenraum oder Lüken emporgestiegen wird, von dem Particulären zu den untersten Axiomen, dann zu den mittleren, sofort zu den hohen und zulezt zu den allgemeinsten. Wir müssen dem menschlichen Verstande nicht Fittige, sondern Blei und Gewichte anfügen, um seinen Sprung und Flug zu hemmen" (Nov. Org. I. Aph. 104.). Die Empiriker sind wie die Ameisen, die vieles zusammentragen und nie gebrauchen, die Rationalisten wie die Spinnen, die aus sich ein Gewebe bereiten, die Vernunft aber gleicht der Biene, die ihr Material von überall her zusammenträgt und es mit eigener Kraft verarbeitet und ordnet" (Nov. Org. lib. I. Aph. 95).

Die Erfahrung lehrt die Thatsachen kennen, zur Wissenschaft wird sie erst, wenn die Ursachen der Thatsachen erkannt werden: vere scire est per causas scire (Nov. Org. lib. II. Aph. 2). Die einzig richtige, exacte Methode ist die Induction, d. h. die unmittelbare und ohne Sprünge fortschreitende Ableitung der allgemeinen Thatsachen von den concreten, der Geseze von dem einzelnen Geschehen. *Die Induction.*

Hiezu dient zunächst die Vergleichung vieler ähnlichen Einzelfälle: hiedurch kann das Wesentliche von dem Zufälligen geschieden werden. Einerseits ist eine Vielheit von Fällen zu vergleichen, in denen dieselbe Erscheinung unter verschiedenen Bedingungen sich zeigt (positive Instanzen); andererseits sind die Fälle, wo unter ähnlichen Bedingungen dieselbe Erscheinung nicht stattfindet (negative Instanzen), und leztere sind sodann wiederum mit den ersteren zu vergleichen. So werden die unwesentlichen Bedingungen erkannt und durch ihre Rejection die wesentlichen festgesezt. Schliesslich werden aus diesen die allgemein wirkenden Geseze der Natur, die Axiome gewonnen. Der Unterschied von den Schlüssen der gewöhnlichen Erfahrung liegt bei diesem Gang vornemlich in der von Baco besonders nachdrüklich geforderten Prüfung durch die negativen Instanzen. Erst dann ist nach ihm ein Schluss vollendet, wenn kein widersprechendes Zeugniss, keine negative Instanz mehr gegen ihn aufgeführt werden kann. (Cogitata et Visa p. 597.) Homini tantum conceditur, procedere primo per negativas et postremo loco desinere in affirmativas post omnimodam exclusionem (Nov. Org. II. 15). Wie der Zweifel der Ausgangspunkt jeder Forschung ist, so hat er diese auch auf jedem Schritt zu begleiten; dadurch macht er die Erfahrung critisch und schüzt sie vor Leichtgläubigkeit und Aberglauben. Der Zweifel hat auf jedem Punkte nach den negativen Instanzen zu suchen und dadurch die Gefangennehmung des Verstandes durch die affirmativen Einzelfälle zu verhindern.

Da jedoch bei der Methode der Induction eine wesentliche Schwierigkeit darin liegt, dass man sehr vieler Einzelfälle bedarf, so versucht Baco, die Forschung dadurch zu erleichtern, dass er gestattet, aus der Erfahrung solche Fälle auszusuchen, welche entscheidender sind als die andern, indem ein einziger, möglichst reiner, prägnanter Fall den Werth von einer ganzen Reihe gemischter haben und übersteigen kann. Er nennt diese Fälle prärogative Instanzen; sie dienen dazu, die Vergleichung abzukürzen und dadurch zu erleichtern und somit die Induction zu beschleunigen (vergl. über die verschiedenen (27) prärogativen Instanzen Nov. Org. II. 22—51). Darunter benüzt er auch die Aehnlichkeit der Dinge unter einander, die Analogien (die conformen Instanzen), nicht zur Feststellung der Geseze, wohl aber als Wegweiser, welche die Forschung aufmerksam machen. In allen solchen Analogien ist aber eine ernste und strenge Vorsicht (cautela gravis et severa) anzuwenden. Es sind nur solche giltig, welche physische Aehnlichkeiten, reelle und substantielle im Wesen der Natur liegende, nicht zufällige oder gar abergläubische und eingebildete, bezeichnen (Nov. Org. II. 27).

Erfindung.

Zur Erfindung, dem lezten Ziel der Baconischen Forschung, führt die gewonnene Kenntniss einfach durch Anwendung der gefundenen Geseze. Die Erfindung ist ein neues Experiment, abgeleitet von den Axiomen (Baco's Deduction).

Baco's Desiderien für die Medicin.

Die Medicin hat nach Baco drei Aufgaben: das Leben zu verlängern, die Gesundheit zu erhalten und die Krankheiten zu heilen. Er bedauert, dass die beiden ersten Aufgaben von den Aerzten so wenig beachtet werden. Auch in Bezug auf die Pathologie und Therapie im engern Sinn bringt er eine Reihe von beachtenswerthen Desiderien vor.

1) Genaue Krankengeschichten concreter Fälle (Casuistik);

2) Vergleichung des Zustandes der Organe nach Consistenz, Form, Lage und Beschaffenheit bei verschiedenen Krankheiten (pathologische Anatomie);

3) Zuhilfenahme der Vivisectionen von Thieren;

4) Beseitigung der Voraussezung der Unheilbarkeit von Krankheiten;

5) grössere Rüksichtnahme auf Linderung der Schmerzen und Beschwerden der Kranken (plane censeo ad officium medici pertinere non tantum ut sanitatem restituant, verum etiam ut dolores et cruciatus morborum mitigent), wobei er auch die Euthanasie als eine nicht geringfügige Aufgabe der Therapie hervorhebt;

6) genauere Erforschung der für specielle Krankheiten erforderlichen therapeutischen Maassregeln;

7) Versuch, die natürlichen Mineralwasser und Thermen durch chemische Zusammensezung künstlich zu ersezen;

8) genauere Formulirung des Curverfahrens nach Zusammensezung, Aufeinanderfolge etc.

Sonach hat Baco durch sein Nachdenken die gesammte Naturforschung mit einer Methode der logischen Operationen beschenkt, zu welcher die folgenden Zeiten bis heute kaum etwas hinzuzufügen wussten. Auch ist ihm von Seiten der Naturwissenschaften dafür die umfassendste Anerkennung zu Theil geworden und seine Bedeutung, schon von seinen Zeitgenossen geahnt und gewürdigt, hat sich in den Kreisen der objectiven Wissenschaften ungeschmälert erhalten oder ist noch gewachsen. In der That beginnt mit ihm die entschiedene Klärung des beobachtenden Geistes und die Einsicht in dessen Aufgabe und Vermögen. Er hat zuerst mit vollem Bewusstsein den Schritt gewagt, den Autoritätsglauben abzuwerfen und die Voraussezungslosigkeit als Princip zu proclamiren. Doch hat es auch nicht an entgegengesezten Stimmen gefehlt. Zumal in der speculativen Schule wurde Baco's Verdienst vielfach in verdächtige Zweifel gezogen; ja es kam selbst bis zur völligen Verwerfung, wenn nicht gar zur Schmähung seines Gedächtnisses. Indessen hat in neuester Zeit auch die speculative Wissenschaft angefangen, das an Baco begangene Unrecht einzusehen und seine hohe Bedeutung in der Entwiklungsgeschichte des menschlichen Geistes anzuerkennen (Schaller, noch mehr Feuerbach und Cuno Fischer).

Wie sehr jedoch eine Meditation wie die Baco's im Zuge der Zeit lag, geht daraus hervor, dass gleichzeitig mit ihm in Portugal der Arzt Francisco Sanchez (geb. 1562) einen ähnlichen Versuch machte, die Regeln der Naturerkentniss festzustellen, welche er in die Beobachtung, in das Experiment und in die rationelle Verwerthung des Gefundenen sezt. (Opera medica. His juncti tractatus quidam philosophici 1636). Das gleiche Bestreben, die Grundsäze der Forschung festzustellen und der verderblichen Teleologie entgegenzutreten, hatte in Deutschland Joachim

Sanchez und Joachim Jung.

Jung (geb. 1587, von 1624 an Professor der Mathematik in Rostock, 1625 Professor der Medicin in Helmstädt, dann Arzt in Braunschweig, von 1629—1657 Rector des Gymnasiums in Hamburg). Er gründete 1622 die ereunetische oder zetetische Societät in Rostock, die erste gelehrte Gesellschaft in Deutschland, welche sich folgende Aufgabe stellte: Scopus Collegii nostri unicus esto veritatem e ratione et experientia tum inquirere tum inventam commonstrare; sive artes et scientias omnes ratione et experientia subnixas a sophistica vindicare, ad demonstrativam certitudinem reducere, dextra institutione propagare denique felici inventione augere.

An Baco schloss sich eine Reihe von Denkern an, welche die Consequenzen seiner Methode zu ziehen versuchten.

Hobbes.   Hobbes (1588—1679) ist der entschiedenste Mathematiker unter den Philosophen. Alles Denken ist ihm eine mathematische Operation, eine formale Verarbeitung eines von aussen her gegebenen Inhalts. Alle nicht empirischen Objecte des Denkens, also z. B. alle religiösen Angelegenheiten sind ihm nichts als blinder Autoritätsglaube. Er zweifelt nicht nur an der Richtigkeit der Offenbarung, sondern selbst überhaupt an der psychologischen Möglichkeit, an sie zu glauben. Seine Naturphilosophie beschäftigt sich vorzugsweise mit Raum, Grösse und Bewegung, also mit rein physikalischen Verhältnissen. Die Qualitäten der Körper sind nichts anderes, als verschiedene Bewegungen derselben, wodurch das Object auf die Sinnesorgane verschieden einwirkt.

Descartes.   Eine idealere, jedoch gleichfalls mechanische Naturanschauung finden wir bei einem andern Gegner der Scholastik, Descartes (1596—1650). Sein Princip ist der Zweifel an Allem. Nur an dem Ich ist nicht zu zweifeln; denn wenn es über sich selbst denkt, so muss es auch existiren. Ego cogito, ergo sum. Von hier aus gelangt er sofort dialectisch durch Schlüsse zu der Erkenntniss der Aussenwelt. Das Wesentliche eines Körpers besteht nach Descartes nicht in seiner Farbe, Schwere oder andern Qualitäten, sondern darin, dass er einen Raum einnimmt, dass er Ausdehnung hat. Alle Eigenschaften der Körper reduciren sich darauf, dass sie in's Unendliche theilbar und ihre Theile noch beweglich sind. In der Bewegung bestehen die Processe der Bildung, alle Thätigkeiten, alle Beziehungen der Körper zu einander, alles Leben. Sofort versucht er die Ursachen oder Geseze der Bewegung festzustellen.

Gassendi.   Gassendi (1592—1655) erklärte die Physik als den wichtigsten Theil der Philosophie. Seine Reflexionen haben nur empirische Gegenstände. Er sieht die Materie nur bis zu einem gewissen Punkt als theilbar an. Zuletzt stösst man auf die nicht weiter theilbaren Atome. Die Atome sind durch das Leere auseinandergehalten. Neben diesen Epicuräischen Grundprincipien sucht aber Gassendi alle bedeutenden Beobachtungen in der Physik zu benüzen und lässt gewissermaassen die Philosophie von der Physik absorbiren.

John Locke (1632 — 1704) ist am klarsten und präcisesten in den Folgerungen des Sazes, dass alle unsere Erkenntniss aus der Erfahrung komme. Doch beginnt sein Einfluss erst am Schluss unserer Periode und in den Entwiklungen des 18. Jahrhunderts.

Locke.

In allen diesen philosophischen Bestrebungen erkennen wir eine ausserordentliche Umwälzung in den Tendenzen. Die Philosophie tritt heraus aus der Teleologie und in die Phänomenologie ein; sie fragt nicht mehr, zu welchem Zwek und zu welcher Bestimmung Etwas ist, sondern was geschieht und wie es geschieht. Die empirische Methode kommt dadurch zur Geltung und Entwiklung. Sie nimmt ihre erste Richtung auf die mechanischen Verhältnisse der Körper und auf ihre mathematische Seite.

Ganz dieselbe Bestrebung zeigt sich in der eigentlichen Physik. Auch hier drang die mathematische Tendenz gegen die frühere supranaturalistische, die phänomenologische gegen die frühere teleologische ein. Galilei (1564—1642) war es, welcher der Physik diese Richtung gab. Statt warum und zu was Ende ein Körper falle? fragte er, welches sind die Umstände, unter denen er fällt, die Erscheinungen beim Fallen, mit andern Worten die Geseze des Falls. Es war diess der Anfang einer völlig neuen Physik. Erst auf diesem Wege konnten verwikelte Erscheinungen analysirt und auf wenige Grundgeseze zurükgeführt werden.

Physik.

Johann Keppler (1571—1630) aus Schwaben, obwohl selbst Arzt, hat zwar auf die Medicin keinen directen Einfluss geübt; um so grösser aber war die mittelbare Wirkung seiner Begründung der Bewegungsgeseze der Himmelskörper. Auch die Physik des Auges verdankt ihm wesentliche Fortschritte.

In der Chemie bereitete sich im 17. Jahrhundert eine ganz wesentliche Umwandlung vor.

Chemie.

Es hatte zwar das Mittelalter und die Reformationsperiode bereits zahlreiche chemische Erfahrungen gemacht. Viele Stoffe und Verbindungen waren entdekt. Auch einzelne chemische Manipulationen wurden sorgfältiger festgestellt. In dieser Hinsicht sind die Verdienste der Alchemisten nicht ganz gering zu achten. Auch Paracelsus hatte einzelne gute Wahrnehmungen gemacht. Noch mehr hat sein Zeitgenosse Georg

Agricola von Chemnitz durch Verbesserung der chemischen Proceduren besonders die Kenntniss von den Metallen gefördert.

Im 17. Jahrhundert wurde die Thätigkeit in chemischen Dingen noch lebhafter und umfassender. Libavius und Sala, Gegner der paracelsischen Lehre, haben einzelne wichtige Entdekungen gemacht. Weit mehr verdankt die Chemie van Helmont, der den Gasen die Namen gab, sie von den Dämpfen unterscheiden und einige derselben künstlich darstellen lehrte, der ferner die Abnahme der Luft, in der ein Körper verbrennt, kannte, auch den Grundsaz aufstellte, dass die Stoffe in verschiedener Verbindung ihre eigenthümliche Natur beibehalten und anderes Mehreres. Nicht weniger that sich Glauber, sein Zeitgenosse, hervor, der besonders die Darstellung der Mineralsäuren, der Salze und Chlorverbindungen vervollkommnete und dadurch reinere Präparate zu liefern verstand.

Aber die Chemie war immer noch ein blosses Mittel für technische Aufgaben, Goldbereitung und pharmaceutische und medicinische Zweke. An eine wissenschaftliche Beschäftigung mit ihr in der Art, dass man die Feststellung der chemischen Thatsachen als Selbstzwek angestrebt hätte, war noch nicht gedacht worden. Der praktische Nuzen eines Wissensgebiets bleibt aber immer gering, solange es nur um des praktischen Nuzens willen gepflegt wird. Erst die reine wissenschaftliche Bearbeitung, d. h. die Erforschung der Wahrheit um der Wahrheit willen, bringt auch den praktischen Bedürfnissen den reichsten Gewinn.

Je mehr sich die chemischen Erfahrungen ausdehnten, um so näher rükte man der Erhebung der Chemie zur selbständigen Wissenschaft. Allein der entscheidende Schritt zu dieser geschah erst in der Mitte des 17. Jahrhunderts, um welche Zeit der Anfang gemacht wurde, die chemischen Forschungen als rüksichtslosen Selbstzwek zur Ermittlung der Wahrheit zu verfolgen und damit die Emancipation der Chemie aus der Goldbereitung und Medicin vorzubereiten.

Boyle.   Robert Boyle, Graf von Cork, geb. 1627, † 1691, hat unter baconischem Einfluss, in seinem Sinne und nach seiner Methode in der Chemie gearbeitet, das Experiment als die Grundlage aller Erfahrung und als die Probe jeder Anschauung festgehalten. Er zeigte, dass weder die Elemente der Griechen (Feuer, Wasser, Luft und Erde), noch die paracelsischen (Salz, Schwefel und Queksilber) chemisch sich als solche ausweisen. Er stellte zahlreiche und erfolgreiche Untersuchungen an über Luft, Wasser, Verbrennung, bestimmte den Begriff der Säuren und Alkalien nach der Reaction auf Pflanzenfarben, entdekte viele wichtige Verbindungen und ist der Gründer der analytischen Chemie, indem er zuerst die Prüfung auf nassem Wege und die Reagentien überhaupt einführte.

Auch Johann Kunkel (1630—1702), den ein ungünstiges Geschik in vieler Herren Ländern herumtrieb, der in Dresden Verleumdungen weichen musste und auch aus Berlin, wohin er als des Kurfürsten geheimer Kammerdiener berufen worden war, verdrängt wurde, bis er in Schweden eine Heimath fand und als Baron von Löwenstern nobilisirt wurde, hat viel zur Vervollkommnung der Chemie beigetragen. Obwohl noch in alchemistischen Vorurtheilen befangen, zeigte er die Unrichtigkeit der Annahme eines allgemeinen Lösemittels (des Alkahest's), dekte den Betrug der Goldtinktur auf und bewies, dass weder in den organischen Substanzen Queksilber, noch in den reinen Metallen Schwefel enthalten sei. Den Phosphor und zahlreiche andere Substanzen lehrte er darstellen.

Kunkel.

Ferner ist Johann Joachim Becher aus Speyer (1635.—82) zu erwähnen, der ebenfalls einige gute Beobachtungen machte, zuerst aber in den entzündbaren Körpern einen eigenen Stoff, eine brennbare Erde annahm, in deren Vertreibung die Verbrennung bestehen soll.

Becher.

Wilhelm Homberg, aus einer sächsischen Familie geb. 1652, seit 1688 in Paris lebend, und Nicolaus Lemery (geb. 1645) haben vorzugsweise den Sinn für chemische Forschungen in Frankreich verbreitet.

Homberg und Lemery.

Unter den der Medicin selbst näher liegenden Doctrinen kam der nächste Einfluss der geänderten Forschungsmethode der Anatomie zu Gute.

Anatomie.

Die italienische Schule im Anfang des 17. Jahrhunderts zehrte noch an ihrem alten Ruhme und vornemlich Fabricius ab Aquapendente in Padua, woselbst er ein Prachtgebäude für die Anatomie hergestellt hatte, erhielt sich, obwohl von bereits vorgeschrittenem Alter, noch einen weltberühmten Ruf, bis er 1619 im 82. Lebensjahre starb. Schon 1604 hatte er die Professur mit seinem Famulus Guilio Casserio getheilt, der aber noch vor ihm starb. Darauf folgte ein Ausländer auf dem in dieser Zeit als ersten Italiens und der Welt angesehenen Lehrstuhl der Anatomie zu Padua: Adrianus van den Spieghel aus Brüssel und 1632 ein anderer Ausländer, Johann Vesling aus Minden. So war die italienische Anatomie an ihrem damaligen Hauptsize in fremde Hände übergegangen. Der einzige, Asselli in Pavia, der die Chylusgefässe entdekte, blieb noch von der alten Schule Italiens übrig. Erst in der zweiten Hälfte des Jahrhunderts traten die Italiener aufs Neue in rühmlicher Weise hervor.

Italienische Schule.

Indessen wurde von anderer Seite her die grösste und einflussreichste anatomisch-physiologische Entdekung gemacht.

England.

In England waren bisher anatomische Studien kaum betrieben worden. Daher begab sich William Harvey, aus edler Familie stammend (geb.

Harvey.

1578), nachdem er seine ersten Studien in Cambridge gemacht hatte, nach Padua zum alten Fabricio und blieb dort bis 1604. Nach London zurükgekehrt, wurde er Arzt am Bartholomäusspital, 1615 Professor der Anatomie und Chirurgie und später Leibarzt der Könige Jacob I. und Carl I. In Folge der englischen Revolution zog er sich zurük und lebte abwechselnd bei seinen Brüdern. 1652 zum Präsidenten des Collegiums der Aerzte ernannt, lehnte er die Wahl ab. Er starb 1658. Allgemein wurde die Rechtlichkeit seines Charakters und die liebenswürdige Bescheidenheit seines Wesens gerühmt.

Schon 1619 trug Harvey seine Lehre vom Kreislauf vor; aber erst 1628 erschien seine Schrift: Exercitatio medica de motu cordis et sanguinis in animalibus, ein Schriftchen von nur 72 Seiten.

Dieses Buch hat nicht nur in der Hinsicht historisches Interesse, dass damit eine wichtige Entdekung kundgemacht wurde, welche alle folgenden Arbeiten in der thierischen Oeconomie vorbereitete und erst möglich machte — ein Verdienst, das an sich schon Harvey den bedeutendsten Förderern der Naturwissenschaften anreihen musste; — sondern diese Schrift ist nach andern Seiten epochemachend, ja sogar die grösste Leistung, die in der Kenntniss des Menschen jemals einem Einzelnen gelungen ist.

Diese Entdekung eröffnete nämlich eine neue Wissenschaft; sie erhob die descriptive Anatomie und die Lehre vom Nuzen der Organe zur Physiologie, zur Physik des lebenden Individuums. Sie war die erste, die einen Hergang im Körper nachwies, in allen seinen Bedingungen und in der Succession des einzelnen Geschehens verfolgte; sie stellte den Anfang dar von der Wissenschaft dessen, was im Menschen geschieht, wie und aus welchen nächsten Gründen es geschieht: den Anfang der explicativen Physiologie.

Zweitens aber wagte es Harvey mit Erfolg, eine Mechanik in den thierischen Functionen aufzuzeigen, an diesen ohne Rüksicht auf vorausgesezte Zweke die aus dem Bau resultirende physicalische Nothwendigkeit zu erweisen.

Drittens endlich ist seine Auseinandersezung ein Muster der vollendetsten Methode. Aufs sorgfältigste, ohne Declamation, durch schlichte und positive Gründe widerlegt er zuerst Punkt für Punkt alle Ansichten, welche bis dahin in Bezug auf das Herz, die Gefässe und die Respiration geläufig oder vorgebracht waren. Darauf stellte er durch zahlreiche Untersuchungen an Thieren verschiedener Classen die einzelnen Acte und Momente: den systolischen Stoss, die gleichzeitige Zusammenziehung der Ventrikel, das Hartwerden des Herzens bei der Systole, das gleichzeitige Ausgestossenwerden des Bluts aus den Arterienmündungen, sodann die

Bewegungen der Arterienhäute und die Congruenz ihrer Dilatation mit der Systole des Herzens und die das Blut in die Ventrikel treibenden Bewegungen fest. Erst aus diesen Thatsachen und aus dem Bau des Herzens, der Klappen und der Gefässe beweist er in vollkommen logischem Gang die nothwendige Richtung des Blutstromes, den Kreislauf des Blutes, und endlich hält er mit der gewonnenen Theorie die Erfahrungen über krankhafte Phänomene, über die Unmacht, über Blutungen, Resorption zusammen und prüft die Richtigkeit jener an ihrer Fähigkeit, die einzelnen Erscheinungen ungezwungen und gewissermaassen von selbst zu erklären. In seiner Schrift de generatione animalium hat er manche Punkte weiter erörtert und überdem an einem pathologischen Fall (einem in Folge von Caries des Brustbeins blossgelegten Herzen) die Richtigkeit der hauptsächlichsten Thatsachen in Betreff der Herzbewegung auch am Menschen nachgewiesen.

Die grosse Entdekung rief einen Sturm von polemischen Schriften hervor. Jacob Primerose in Hull eröffnete die Reihe der Gegenschriften mit zahlreichen Subtilitäten; Aemilius Parisanus in Rom gab durch seine Entgegnung seine Unwissenheit und sein völliges Missverstehen kund; Caspar Hofmann in Altdorf hob die ungenügende Berüksichtigung des Blutdurchgangs durch die Capillarien hervor; Vesling wandte die Verschiedenheit des arteriösen und venösen Bluts ein; Folli in Venedig und Gassendi das Vorkommen eines offenen Foramen ovale bei Erwachsenen ohne Störung des Kreislaufs. Besonders aber griff der jüngere Riolan, Professor in Paris, die Lehre mit allem Aufwand spizfindiger Gelehrsamkeit an. Selbst die ärztliche Stellung Harvey's wurde ungünstig durch diese Feindseligkeiten berührt und seine Praxis soll sich nach dem Erscheinen der Schrift über den Kreislauf wesentlich vermindert haben. *Gegner.*

Aber endlich siegte die Wahrheit. Zuerst trat der Professor Rolfink in Jena auf Harvey's Seite; besonders aber waren es zahlreiche holländische Aerzte, Sylvius der Chemiatriker, Drake und de Wale in Leyden, Regius in Utrecht, de Bak in Rotterdam, welche die Richtigkeit der Thatsachen und Folgerungen erkannten. Auch Descartes und Pecquet in Frankreich schlossen sich an und noch vor Harvey's Tod war seine Lehre von der Mehrzahl der Intelligenten acceptirt. *Vertheidiger.*

Gegen das Ende seines Lebens (1657) gab Harvey die schon 1633 vollendete, aber aus Verdruss über die Aufnahme seines Kreislaufbuchs zurükgehaltene Schrift: Exercitationes de generatione animalium, quibus accedunt quaedam de partu, de membranis ac humoribus heraus. Auch diese Untersuchungen waren mit grosser Sorgfalt angestellt; es wurde die Entwiklung des Hühnchens im Ei verfolgt und der Beweis geliefert, dass *Harvey über Entwiklung.*

der Ausgangspunkt aller Entwiklung von Organismen im Ei der Mutter liege: omne vivum ex ovo.

Weitere Arbeiter in der Kreislauflehre.

Die Harvey'sche Entdekung des Kreislaufs hatte einen belebenden Einfluss auf das Studium der Anatomie und Physiologie. Die Untersuchungen über die Lymphgefässe von Pecquet und Olaus Rudbeck und die Auffindung der Strömung der Lymphe schlossen sich zunächst an die Kreislauflehre an.

Unter den Landsleuten Harvey's selbst traten mehrere ausgezeichnete und ideenreiche Forscher auf.

Glisson.

Franz Glisson, geb. 1597, studirte erst im 30. Jahre Medicin und war Harvey's Schüler. 1634 wurde er Professor der Medicin und Anatomie in Cambridge. Später liess er sich als Arzt in London nieder und starb daselbst 1677. Er schrieb mehrere anatomische und physiologische Werke, unter denen die wichtigsten sind: tractatus de natura substantiae energetica seu de vita naturae (1672) und de ventriculo et intestinis (1677). Jede Substanz hat nach Glisson eine energetische Natur, d. h. eine Natur, welche die innerste Ursache ihrer Thätigkeit ist. Die Ursache aller Thätigkeit liegt also in der Substanz, in der Materie und ihren Verschiedenheiten selbst. Es ist nicht eine äusserlich dazutretende supernaturale Kraft, ein Archäus, ein Nervenäther oder eine Seele, welche die Materie handhabt und regiert, sondern jedes Theilchen der Materie hat sein Leben, den Grund seines Verhaltens in ihm selbst. Es war dieser Gedanke ein grosser Schritt und die erste Ahnung eines richtigen Vitalismus. Das ganze Leben erkennt Glisson als eine Reihe von verbundenen Phänomenen, als einen beständigen Wechsel in der Wirksamkeit der verschiedenen Energien, namentlich als einen Wechsel zwischen Reizung (Irritatio), Perceptio, Begehren (appetitus) und Action.

Das oberste ordnende Princip im thierischen Haushalt (publica regiminis animalis ministra) ist die Phantasie. Jede Faser des belebten Körpers ist mit der Fähigkeit begabt, bewegt zu werden (Irritabilitas), eine Eigenschaft, die mit keiner andern bisher bekannten Kraft zu vergleichen ist. Aber die Faser bewegt sich nicht, als wenn sie gereizt wird. Der Reiz, welcher auf sie wirkt, bleibt entweder in ihr, oder er geht auf die Nerven über, welche der Siz des Sensus sind; hiedurch wird die perceptio bedingt, welche entweder unbewusst bleibt: perceptio naturalis, oder zum Bewusstsein gelangt: perceptio sensitiva. Auf jede Empfindung folgt ein entsprechendes Begehren (appetitus) und auf jedes Begehren eine entsprechende Bewegung (motus naturalis). Andererseits sind die Reize aber auch innere und gehen von der Phantasie aus oder entstehen dadurch, dass der Sensus externus von aussen angeregt einen innern Reiz hervorbringt (motus sensitivus internus und externus). Diese gehaltreichen Ansichten fanden zunächst nur eine geringe Beachtung: sie sind aber die Wurzel der so einflussreich gewordenen Haller'schen Irritabilitätslehre.

Einzelne Punkte der Anatomie und Physiologie wurden gefördert durch Thomas Wharton, Nathanael Highmore, Richard Lower, John Mayow und William Cowper.

Bedeutender als sie war Willis (1622—1675), welcher jedoch bei manchen werthvollen anatomischen Forschungen der Hypothese grossen Spielraum gab. Er unterschied bei der Bewegung den Impuls, die Erregung der Lebensgeister und endlich die Fähigkeit des Muskelgewebes, sich zusammenzuziehen (copula elastica).

Auch in Italien regten sich wieder tüchtige Kräfte; Giovanni Borelli (1608—1670) wandte die Geseze der Mechanik auf die thierischen Bewegungen an; Marcello Malpighi (1628—1694) machte die ersten Versuche microscopischer Beobachtung, entdekte die Blutkörperchen und zeigte den capillaren Blutlauf an der Lunge der Frösche; Dominico de Marchettis (1626—1688) verfolgte die Gefässe in injicirten Präparaten; Francesco Redi (1626—1697) untersuchte die Fortpflanzung niederer Thiere und leugnete zuerst die generatio aequivoca; Bellini stellte den Bau der Nieren fest.

Nächst den Engländern und Italienern waren es vornemlich die Holländer, welche an den raschen Fortschritten der Anatomie und Physiologie theilnahmen. Anton van Leuwenhoeck, Arzt in Delft (1632—1723) hat bereits die microscopischen Untersuchungen zu einem hohen Grad von Schärfe gebracht und zahlreiche Entdekungen gemacht (vgl. Halbertsma, de Leuwenhoeckii meritis in quasdam partes anatomiae microscopicae 1843). Dieselbe Methode der Forschung verfolgte Joh. Swammerdam (1637—1680) an Thieren. Ruysch (1638—1731) vervollkommnete die Gefässinjection. Bidloo (1649—1713) gab eine schäzenswerthe illustrirte Anatomie heraus und Nuck in Leyden ein umfangreiches Werk über die Drüsen. Regner de Graaf in Delft (1641—1673) lieferte eine sorgfältige Untersuchung über Hoden und Samenbläschen, über Ovarien und faloppische Röhren und stellte deren Functionen fest. Nicol. Hoboken in Utrecht folgte 1669 mit Untersuchung über Uterus und Eihäute, und Ludwig v. Hammen, Leuwenhoeck's Schüler, entdekte 1677 die Samenthierchen.

Auch Deutschland besass einige tüchtige Anatomen, wiewohl die Wirren des dreissigjährigen Kriegs und seine Folgen wissenschaftliche

Arbeiten selten machten. **Schneider**, Professor in Wittenberg (1614—1680), lehrte den Bau und die Functionen der Schleimhäute kennen, **Wepfer** in Schaffhausen (1620—1695) gab Untersuchungen über den Bau des Gehirns, und **Peyer** in Schaffhausen (1653—1712), **Brunner** in Heidelberg (1653—1727) und **Rivinus** in Leipzig (1652—1723) untersuchten die Drüsen des Darms und der Mundhöhle.

Vieussens.

In Frankreich zeichnete sich nur **Vieussens** in Montpellier (1641—1716) durch seine Untersuchungen über die Anatomie des Herzens und des Nervensystems aus.

Die Societäten.

Das gesteigerte Interesse an der Naturforschung war die Veranlassung zu erneuerter Stiftung von gelehrten Gesellschaften, welche in grösserem Maasstabe als die mehr localen Vereinigungen des 16. Jahrhunderts der Herd gemeinschaftlicher Arbeiten werden sollten. 1605 wurde in Rom der Anfang gemacht durch die Stiftung der Academia de' Lincei. Derselben folgten nach die Academia del cimento und die Rostocker Societät, sodann die Academia naturae curiosorum in Deutschland 1657 (zuerst in Schweinfurt), die königl. Societät in London 1662, die Academie der Wissenschaften in Paris 1666. Da die Zahl der Mitglieder eine beschränkte war und die Aufnahme in die Gesellschaft Ehre und Titel gab, so führten diese Academien ein gewisses exclusives und aristokratisches Element in die Naturwissenschaften ein, das gegen das Ende des 17. und im Laufe des 18. Jahrhunderts, der Zeit der eigentlichen Blüthe der Academien, sich noch weiter steigerte. Die Präponderanz dieser Gesellschaften war zwar vielfach eine anregende und belebende, aber auch zum Theil eine drükende und ausschliessende.

Charlatanerie in der Praxis. Adepten.

Während dieser erfolgreichen Thätigkeiten in den wissenschaftlichen Sphären ging es in den tieferen Regionen des ärztlichen Treibens und Practicirens sehr bunt und wild her. Die Charlatanerie hat sich noch niemals von den grossartigsten Erfolgen der Wissenschaft zurükschreken lassen, das ihr offenstehende Gebiet nach Möglichkeit auszubeuten. Im 17. Jahrhundert war dieses Gebiet ganz ungemein umfangreich. Die kirchlichen Zänkereien, wie die fortwährenden Kriege stumpften die erwachende Aufklärung der Völker wieder ab; an den Höfen der Dynasten aber war durch die Kriegsnoth, wie durch die Ansprüche des gesteigerten Luxus ein dringendes Bedürfniss nach Gold eingetreten, dessen Befriedigung von den Naturwissenschaften gefordert und von den Schwindlern bereitwillig zugesagt wurde. Sogenannte Goldmacher oder Adepten wucherten in der Mitte des Jahrhunderts allenthalben auf. Sie benützten einige chemische Kunstgriffe, um das blinde Zutrauen bethörter Fürsten zu gewinnen und diese, indem sie dieselben mit Hoffnungen auf unermessliche Schäze hinhielten, zu plündern.

Die geheimnissvolle Substanz, von welcher man die Transmutation der Metalle erwartete, sollte auch als Universalmedicin vor Krankheiten schüzen und solche heilen, und als Lebenselixir die Dauer des menschlichen Lebens auf mehre Jahrhunderte ausdehnen.

Zwar ereilte die Adepten meist ein klägliches Schiksal. Je mehr sie von den Fürsten gepflegt und gehätschelt worden waren, um so mehr wurde ihnen die Nichterfüllung ihrer Versprechungen mit erbitterter Grausamkeit vergolten. Nichtsdestoweniger fanden sich immer neue Individuen, welche den kurzen Ruhm geheimnissvoller Wissenschaft um den Preis der Folter und des Henkertodes erstrebten.

Diese Adepten waren grösstentheils zugleich Aerzte und es lässt sich erwarten, dass die Charlatanerie, welche nach einer Seite mit aller Schlauheit und Beharrlichkeit verfolgt wurde, auch nach der andern Seite thätig war und die Medicin konnte in dieser Gemeinschaft nur düstere Wege gehen.

Die galenischen Doctrinen waren im grossen Haufen noch in ansehnlicher Macht. Von der Anatomie war nur wenig in denselben eingedrungen. Noch in der Mitte des 17. Jahrhunderts stritten sich zwei Heidelberger Professoren mit dem Leibarzte des Markgrafen von Baden, ob das Herz in der Mitte des Thorax oder links vom Sternum liege und schlachteten ein Schwein, um zu erfahren, auf welche Stelle sie dem Fürsten die Herzumschläge zu machen hatten. *Fortdauer des Galenismus.*

Die reineren hippocratischen Tendenzen waren der Menge verschlossen und die scholastische Methode blieb in dem ganzen 17. Jahrhundert noch in voller Herrschaft. Ein Haufen von Citaten und gespreizte, hohle Phrasen waren die Waffen der gelehrten Discussionen und es hat die Lächerlichkeit und Sinnlosigkeit jener ärztlichen Pedanten die Geisel geistreicher Laien in vollem Maasse verdient, aber auch gefunden (Molière). *Fortdauer der scholastischen Manier.*

Dem alten Autoritätsglauben aber hatte sich meist der alchymistische Wahn mit ziemlich paracelsischer Färbung beigemischt. Man bezeichnete die mehr oder weniger das alchymistische Laboratorium benüzende Richtung gewöhnlich als spagirische Medicin und die Aerzte selbst, welche dieser Richtung anhingen, nannten sich gerne Chymiatri. *Beimischung einer paracelsischen Färbung.*

Zwar gab es immer noch genug solche, welchen die Einmischung der Alchymie ein Greuel war, und welche mit allen Waffen der Scholastik sie verfolgten. Diese Gegner, welche wohl auch die Misochymici genannt wurden, waren jedoch selbst von so geringer Bildung und Einsicht, dass ihr Haupteinwurf gegen die Chymiatriker immer nur darin bestand, dass von diesen den Kranken Gifte gereicht werden.

In der Vermehrung des Arzneimittelschazes und in der Handhabung kräftiger Substanzen lag überdem ein Lokmittel der Chymiatriker und dadurch zogen sie auch viele solche an, welche für die mystischen Schwärmereien gleichgiltig waren und solche, welche in keiner Weise selbst an den chemischen Arbeiten sich betheiligten.

Dabei theilte sich die chemiatrische Richtung in zwei jedoch nicht scharf geschiedene Strömungen.

Die eine war ein roher Empirismus, welcher zunächst aus Paracelsus, den Arabern und aus abergläubischen Volksvorurtheilen eine Anzahl von Mitteln zusammenraffte, die zum Theil von entschiedener Wirksamkeit waren, denen aber noch mit mehr oder weniger Grundlosigkeit die fabelhaftesten Wirkungen beigeschrieben wurden. Auf jede theoretische Anschauung wurde dabei verzichtet und nur Dämonen und Wunderkräfte spielten in die Vorstellungen herein.

Paracelsisch-theosophische Schwärmer.

Die andere Strömung verband sich mit einer schwärmerischen Theosophie, nahm alles Ueberschwängliche und Unverständliche aus Paracelsus und den anderen Schwindlern der Zeit auf, vermengte es mit den durch die kirchliche Reformation gewekten transcendentalen Phantasien, verband es mit dunklen und nach Willkür ausgelegten Stellen der Bibel und brachte durch all diesen Mischmasch einer Ausartung des menschlichen Verstandes zuwege, welche selbst die in den trübsten Zeiten des späteren römischen Kaiserreichs und des Mittelalters an Ausschweifung und Verworrenheit hinter sich liess.

Vornemlich war wiederum Deutschland, dessen geistige und materielle Kräfte durch die kirchlichen Streitigkeiten, später durch den dreissigjährigen Krieg und die Kämpfe mit Schweden und Frankreich aufs tiefste zerrüttet waren, der günstige Boden für diese an Albernheit alles hinter sich lassenden Verirrungen.

Der unsichtbare Mittelpunkt dieser Verrüktheiten war die im Dunkel sich haltende, aber, wie es scheint, weit verbreitete Gesellschaft der Rosenkreuzer.

Rosenkreuzer.

Der Geheimbund der Rosenkreuzer leitete seinen Ursprung aus dem Anfang des 14. Jahrhunderts ab, wo ein Christian Rosenkreuzer, der in Aegypten und Fez die orientalische Weisheit erlernt habe, den Orden gestiftet haben soll. Dagegen ist es wahrscheinlicher, dass der Name einer Satyre entsprungen ist. Ein Pastor Valentin Andreä aus Schwaben, ein aufgeklärter Mann, glaubte die Verrüktheit seines Zeitalters am besten dadurch heilen zu können, dass er (1603) eine Schrift voll beissenden

Hohns: „die chymische Hochzeit Christians Rosenkreuz" schrieb. Er selbst, der ein Kreuz und vier Rosen im Wappen führte, nannte sich Ritter vom Rosenkreuze. Allein es ging anders als er dachte. Die Schwärmer der Zeit nahmen seine Satyre für baare Münze und traten zu einem Geheimbund zusammen, der die absichtlichen Tollheiten des Buches als höchste Weisheit erklärte. Eine Kapelle des heiligen Geistes war ihr Versammlungsort. Sie legten sich die Pflicht auf, keine andere Profession als die medicinische öffentlich zu treiben, die Chiffer R † C zum Kennzeichen zu nehmen, Proselyten zu machen, aber 100 Jahre lang den Bund geheim zu halten.

Die Rosenkreuzer vereinigten paracelsische Lehren mit den ausschweifendsten Ideen über Besserung des Menschengeschlechts, die Bereitung des Steins der Weisen mit frömmelnder Schwärmerei. Dabei ist es charakteristisch, dass sie allen Unterricht für überflüssig erklärten und alles Wissen und Können von dem unmittelbaren Einfluss Gottes auf den Bevorzugten ableiteten.

Die Rosenkreuzer behaupteten im Besize einer Wundersalbe zu sein, mit welcher sie Wunden und äussere Schäden, wie überhaupt alle Krankheiten augenbliklich zu heilen vermöchten. Viele höchst mühsame Erklärungsversuche der Wirkungen dieses geheimnissvollen Präparats von zweifelhafter Existenz wurden von den Rationalisten jener Zeit unternommen, während die kirchliche Orthodoxie einfach die Wirkung dem Teufel zuschrieb und die Rosenkreuzer für Zauberer und Hexenmeister erklärte, eine Anerkennung, welche sie zwar nicht geringen Gefahren aussezte, beim gemeinen Volke ihnen aber um so mehr Vorschub leistete.

Die Schriften der Rosenkreuzer sind völlig unverständlich. Oswald Croll in Anhalt, Valentin Weigel in Chemniz, Heinrich Schennemann in Bamberg, Johann Gramman und Heinrich Kunrath in Leipzig waren die Bekanntesten unter ihnen. Beim gemeinen Volk standen sie in grossem Ansehen, und selbst von Fürsten wurden sie herbeigezogen, bald als Leibärzte, bald als Goldmacher. Viele Adepten des 17. Jahrhunderts gingen aus ihnen hervor. Irgend eine wissenschaftliche Bedeutung haben die Rosenkreuzer als Gemeinschaft lediglich nicht; sie sind nichts als eine der vielen Degenerationen in der ärztlichen Geschichte, wie alle Zeiten sie aufzuweisen haben, wie sie aber in der Verwilderung des 17. Jahrhunderts besonders florirten.

Eine den Rosenkreuzern ähnliche Geheimsecte bildete sich in Frankreich, von dem Stifter Rose das Collegium Rosianum genannt. Ihre Lehre wurde gleichfalls möglichst geheim gehalten und nur drei Oberadepten der Gesellschaft waren in dem Besize der drei Hauptmysterien:

Collegium Rosianum.

des Perpetuum mobile, der Universalmedicin und des Mittels, die Metalle zu verwandeln.

Robert Fludd und andere Schwindler.

Ein theosophisch-medicinischer Schwärmer von mehr privater Art war der Engländer Robert Fludd (1574—1637), welcher die Krankheit einzig als Folge der Sünde und als Werke zahlreicher Dämonen ansieht, die er in romantischer Weise sich ausmalt; das Gebet erklärt er für das allein wirkende Mittel zur Heilung und gibt verschiedene Gebetformeln für die einzelnen Krankheiten an.

Die Engländer Digby, königlicher Kammerherr, der durch ein sympathetisches Mittel heilte, Greatrake, der mit Auflegen seiner Hände Schmerzen vertrieb, und William Maxwell, ein Magnetiseur, der die Krankheiten in Pflanzen und Thiere überzauberte, folgten auf dieser finsteren Bahn.

Zu den Phantasten dieser Periode gehörten auch Thomas Campanella, ein Märtyrer der Schwärmerei (1568—1639), der um seiner Heterodoxie willen siebenmal auf der Folter gemartert wurde und während 30 Jahre im Gefängniss lebte. So haben stets die unklaren Enthusiasten mindestens so viel für ihre Einbildungen geduldet, als die unbefangenen Denker. Von den Urstoffen Kälte und Wärme ausgehend construirt er die Pathologie und sieht die Krankheiten als Aeusserungen des beleidigten Lebensgeistes an.

Die medicinischen Systeme des 17. Jahrhunderts.

Es ist vollkommen erklärlich, dass dieser Wirrwarr des ärztlichen Treibens, die Principlosigkeit der Praxis einzelner denkender und selbständiger Männer zu dem Versuche treiben musste, durch Feststellung schärferer Grundsäze und durch strenge Ausführung ihrer Consequenzen Ordnung in die Zerfahrenheit zu bringen.

Aber freilich wurde, was man sich als Heilmittel gegen die Verderbniss der Medicin dachte, nur ein neues und mächtiges Hemmniss für ihre Entwiklung.

Mitten aus der Verwilderung der Medicin erhoben sich nemlich die scharf formulirten Doctrinen und aprioristischen Schulsysteme, welche von da an die Centren der weiteren Geschichte der Heilkunst werden, und es bis zu den lezten Systemen, den sogenannten naturhistorischen einerseits und dem Wiener Crasensysteme andererseits geblieben sind.

Dieser Unsegen des Doctrinarismus brach in die Wissenschaft im 17. Jahrhundert herein.

Den Anfang damit aber machte van Helmont.

Van Helmont.

Johann Baptist van Helmont aus adelichem Geschlechte, Herr von Merode, Royenborch etc., geboren 1578, war ein eigenthümlich gemischter

Charakter: fromm und abergläubisch, der Magie eifrig ergeben, aber doch auf allen anderen Punkten geneigt zum Zweifeln; eitel und von selbstgefälliger Demuth, aber gewissenhaft, weder von sich noch von Anderen befriedigt; sanguinisch und mit Begeisterung alle Wissenschaften ergreifend, aber ohne Ausdauer und von Zufälligkeiten bestimmbar; ein unklarer Denker, aber von den besten Intentionen, ein wohlwollender ehrlicher Schwärmer mit dem Triebe nach Gründlichkeit, aber diese dilettantenhaft in möglichst umfassendem Verschlingen suchend; schwankend in seinen Stimmungen, aber consequent in den Verirrungen seiner Phantasie, die er für volle Existenzen hielt.

Er beschäftigte sich schon frühzeitig mit Mathematik und Astrologie, aber durch Copernicus' Reform an ihr irre geworden warf er sie weg. Mit Eifer studirte er nun bei den Jesuiten Philosophie und Geographie, aber als er sah, dass er „dabei statt Getreide zu ernten, nur leeres Stroh erhielt," wandte er sich mit Widerwillen ab. Als die Universität ihm die Magisterwürde der freien Künste anbot, verliess er die hohe Schule, weil er es nicht zu ertragen vermochte, dass man ihn, der doch kaum ein Schüler sei, für einen Meister erklären wolle. Als ihm für den Fall, dass er Theologie studiren wolle, ein reiches Canonicat angetragen wurde, schrekte ihn der Ausspruch des heiligen Bernhard ab, dass er von den Sünden des Volks leben würde. Nun warf er sich auf die Moral, enthusiasmirte sich für die stoische Schule und wollte Capuciner werden, weil er diese für die christlichen Stoiker hielt. Da hatte er einen Traum, in welchem er sich selbst als grosse leere Blase erschien, über der ein Sarg schwebte und die in einen Abgrund von Finsterniss reichte. In Folge davon sagte er sich von der stoischen Philosophie los und wandte sich der Jurisprudenz zu; allein er fand, dass das Recht nur in Menschensazungen bestehe; und ebenso verliess er das Studium der Regierungswissenschaft, weil es ihm schwer genug werde, sich selbst zu regieren.

Da wandte er sich der Botanik zu und studirte den Dioscorides; aber er wurde auch hier nicht befriedigt und die Kräuterbücher, in denen er so viel Unrichtiges fand, zogen seine Verachtung auf sich.

Nun dachte er, die Medicin sei doch eine Gabe Gottes und müsse ihre festen Regeln haben, auch sei es Gottes Wille, dass der Mensch sich schüze und erhalte. Er studirte Fernel und L. Fuchs, fing aber bald an, zu fühlen, dass dort der Schlüssel für die Räthsel der Natur nicht zu finden sei. Er las nun Galen und Hippocrates, den Avicenna und allmälig gegen 600 Autoren und machte Auszüge daraus. Als er diese Collecta wieder durchging, fand er, dass er durch die jahrelange Arbeit um nichts gefördert war und schloss, dass auch der Inhalt dieser Bücher werthlos sei.

Sofort gesellte er sich zu einem praktischen Arzte und begleitete ihn zu den Kranken, aber die Unsicherheit der Praxis enttäuschte ihn abermals und er wollte gefunden haben, dass alle Krankheiten, die nicht von selbst aufhören, für unheilbar erklärt zu werden pflegen.

Trozdem fing er selbst an, medicinische Vorlesungen zu halten; aber er wurde dadurch noch mehr irre an dieser Wissenschaft und hörte daher bald wieder auf, sich selbst vorwerfend, dass er ohne Erfahrung und nur nach Bücherstudium Dinge lehren wolle, die man nur nach langer Uebung erlernen könne.

Ueberhaupt kamen ihm Gedanken, dass der ärztliche Stand sich nicht für ihn schike, und er machte sich Vorwürfe, dass er aus anderer Menschen Unglük Geld sich erwerben solle, dass eine Kunst, die von Gott verliehen sei, um des Gewinnes wegen betrieben werde, und dass er selbst gegen den Willen seiner Mutter sich auf ein Geschäft geworfen habe, welchem sich noch Niemand aus seinem alten adeligen Geschlechte gewidmet habe. Er kam sich wie ein ungerathener, ungehorsamer Sohn vor, entschloss sich, die Medicin zu verlassen, verschenkte seine Bücher, überliess sein Vermögen seiner Schwester und unternahm eine Wanderung in fremde Länder, mit dem Plan, niemals wieder zurükzukehren, aber mit der Zuversicht, dass Gott der Herr seinen Lauf gnädig leiten werde.

Aber auf dieser Wanderschaft gesellte sich ihm bald ein roher Empiriker bei, der ihn chemische Handgriffe lehrte. Mit Begeisterung warf er sich nun auf die Alchemie, voll Hoffnung, einstens durch die Gnade Gottes diese Wissenschaft zu erreichen, konnte dabei aber nicht unterlassen, wo sich Gelegenheit bot, zu mediciniren, und scheint da und dort mit Curen Aufsehen erregt zu haben. Nun fing er auch an den Paracelsus zu lesen, wurde bald von Bewunderung hingerissen, um später abermals mit Zweifeln gegen denselben erfüllt zu werden. Doch behielt er von dem Phantastischen seiner Lehre Vieles fest.

Zehn Jahre lang zog er herum, kam dann ungefähr in seinem 36. Lebensjahre wieder nach Holland, promovirte in Löwen, heirathete und zog sich nach Vilvorden bei Brüssel zurük, lebte bei grösstem Fleisse und in gänzlicher Abgeschiedenheit den Studien, grübelte über seine und Anderer Irrthümer, suchte sich durch Beten aufs neue zu stärken und nachdem er seinen Geist umsonst gequält und gefunden hatte, dass die Wissenschaft aller Dinge, wie schon Salomo sage, eitel und vergeblich sei, wurde er im Traum durch den Erzengel Raphael selbst belehrt, dass alles, was der Mensch sieht, nichts ist, und dass nur der, den der Herr Jesus zur Weisheit rufe, dazu komme. Von da an scheint er sich allmälig für einen solchen Auserkorenen gehalten zu haben und hat nicht nur vielfach ärztlichen Rath ertheilt, sondern ein umfassendes System der Natur und der Medicin nebst einer ausführlichen Autobiographie hinterlassen. Seine Werke wurden von seinem Sohne, nachdem er selbst 1644 gestorben war, herausgegeben: Ortus medicinae id est initia physicae inaudita. Progressus medicinae novus in morborum ultionem ad vitam longam 1648.

Die Chemie verdankt zwar, wie schon oben angeführt, dem van Helmont nicht unbedeutende Bereicherungen. Die schwierigeren Verhältnisse des gesunden und kranken menschlichen Körpers auseinander zu wikeln und richtig anzuschauen, dazu reichte seine geistige Kraft nicht aus. Hierin kam er nicht über unklare Anschauungen hinaus, deren Zusammenhanglosigkeit er vergebens mit phantastischen Gebilden zu verdeken suchte.

Das van Helmont'sche System ist das Product eines dilettantenhaften Nachsinnens, dem es ebensowohl an der soliden Grundlage sorgfältiger Eigenbeobachtung, als an einer gesunden Logik fehlt.

Es kann nicht fehlen, dass auf fast 2000 enggedrukten Columnen, die das Werk des vieljährigen angestrengten Fleisses eines strebsamen Mannes sind, da und dort gute Bemerkungen sich vorfinden. Aber sie sind spärlich genug und überdem ungeniessbar durch ein Gewirre von phantastischen Conceptionen, in welche sie verflochten sind.

Dieses System stellt das extremste Beispiel der Verkörperung unklarer Begriffe und unverstandener Vorgänge und Erscheinungen dar.

Die erste Begriffsverkörperung ist sein Archäus, der bei ihm noch viel sinnlicher und handlicher ist als bei Paracelsus. Es ist die anima bruta, zwar beherrscht von dem von Gott stammenden Archäus influus, aber seit dem Sündenfall der Eva sterblich geworden und mit dem Tode endend, oder vielmehr in die Gesammtnatur zurükkehrend. Der Archäus sizt im Magen, hat Leidenschaften wie ein Mensch, ärgert sich, erzürnt sich, ist oft ungerecht, mürrisch, zerstreut und unbesonnen und hat auch Langeweile. Er hat sich den ganzen Körper aufgebaut, aus einer chaotischen Materie mittelst eines von Anfang an vorhandenen Ferments, einer zweiten träumerischen und unverständlichen Verkörperung. Der Archäus erhält den Körper und bedient sich zu seinen Zweken einer Menge von Unterlebensgeistern, die er vom Magen aus nach rechts und links, nach oben und unten mit seinen Befehlen aussendet. Bei den Krankheiten ist alles der Archäus. In der Brustentzündung sendet der toll gewordene Archäus den sauren Magensaft in die Lunge; die Wassersucht erregt er aus Aerger über die Trägheit der Nieren; die Epilepsie und Manie sind nichts, als saure Fermente, von dem zerstreuten Archäus in falsche Theile gesandt. Beim Fieber haben die Ursachen den Archäus beleidigt, dieser ist darüber erschroken, kleinmüthig und verzagt, und diess ist der Fieberfrost. Nun aber rafft er sich zusammen, bricht in Wuth aus und begeht die tollsten und ausschweifendsten Handlungen: diess die Fieberhize.

Eine andere Verkörperung ist das Blas, ein selbstgeschaffenes Wort van Helmont's, womit er den unklaren Begriff des Movens in der Natur bezeichnen will. Stellae passunt temporum mutationes, tempestates atque vicissitudines. Quorsum opus habent duplici motu, locali scilicet et alterativo. Utrumque autem novo nomine Blas significo. Diess ist das Blas der Sterne. Im Menschen gibt es zunächst ein doppeltes Blas (Blas humanum), ein naturale und ein voluntarium und ausserdem noch ein Blas in jedem Organ und selbst im Archäus. Auf diese Entdekung der Blase ist van Helmont sehr stolz; aber einen genauen Begriff für diese Abstraction weiss er nirgends zu geben; an einigen Stellen werden auch die Flatus Blase genannt.

Aehnliche zweifelhafte Begriffe und Begriffsverkörperungen sind das Magnum oportet, der Custos errans, das Duumvirat (d. h. Magen und Milz), die Deliramenta, der Latex oder Alkahest und viele andere.

Die Krankheit, der ignotus hospes morbus ist ein ens reale subsistens in corpore. Die Ursache der Krankheit ist die Idea morbosa. Die einzelnen Krankheiten sind theils solche des obersten Archäus: morbi archeales, welche spontan entstehen, theils Störungen der untergeordneten Archei insiti, welche durch schädliche Einflüsse hervorgerufen wurden, die er in zwei Klassen theilt: die Recepta, die entweder sind: recepta a Sagis (Verzauberungen) oder concepta, deren lezter Grund die Sündhaftigkeit des Menschen ist, oder inspirata, d. h. in die Athmungsorgane aufgenommen, oder suscepta, d. h. mechanische Schädlichkeiten. Die zweite Klasse sind die Retenta und zwar assumta, unvollständig assimilirte Stoffe oder innata, im Körper selbst entstanden.

In Betreff der Therapie ist der Grund jeder Arzneiwirkung das gnädige Erbarmen Gottes. Das Wesen der Arzneikräfte, welche der Mensch durch Pyrotechnik und Spagirik aufsuchen muss, nennt er die Sapores. Die Arzneien wirken theils durch ihren Stoff d. h. die Salia, theils durch geheimnissvolle und unergründliche Kräfte: Arcana, Specifica, welche der Idea morbosa direct entgegentreten. Er verwirft sowohl das Contraria contrariis des Galen als das Similia similibus des Paracelsus; denn die Arzneien wirken bloss propter merum bonitatis donum, restaurans, naturam adjuvando, quae alioqui sui ipsius medicatrix. Die Veröffentlichung seiner Arcana aber unterlässt van Helmont, um nicht die Perlen vor die Säue zu werfen: „ne margaritas ante sues sererem."

Als Medicamente scheint er vorzugsweise Stimulantia angewandt zu haben.

Van Helmont war für die nüchternen Naturen in seinem Zeitalter zu mystisch und überschwänglich, für die Mystiker zu sublim, zu fein und zu ehrlich; und sein unmittelbarer Einfluss blieb daher sehr gering. *Van Helmont's Einfluss und Bedeutung.*

Es ist in der That vollkommen begreiflich, dass ein solches System selbst die Zeitgenossen abschrecken musste. Die totale Unverständlichkeit war die einzige werthvolle Eigenschaft, die es hatte und sie war so gross, dass selbst ein Missbrauch der Lehre dadurch verhindert wurde. Der alleinige günstige Effect, den van Helmont's System hätte hervorbringen können und sollen, wäre der gewesen, abzuschreken von der Construction phantastischer Lehrgebäude. Aber selbst dieser Erfolg blieb aus und es ging dieses System so gut wie spurlos vorüber. Erst in späterer Zeit fing man an einigen Sinn in demselben zu entdeken, einzelne Aussprüche oder die ganze Haltung als tiefgedacht zu bewundern; doch erst der neuesten Zeit war es vorbehalten, in van Helmont den eigentlichen Reformator der Medicin zu entdeken und seine Phantasien in erhabene Weisheit umzustempeln (Spiess, van Helmont's System der Medicin 1840).

Ein anderer Systematiker und Landsmann van Helmont's traf glücklicher den Geschmak seiner Zeitgenossen. *Sylvius.*

Franz Deleboe **Sylvius**, geboren 1614 aus einer adelichen niederländischen Familie, practicirte, nachdem er 1637 zu Basel doctorirt hatte, in Hanau, Leyden und Amsterdam. 1660 wurde er Professor in Leyden und hatte dort einen ausserordentlichen Zulauf. Er starb 1672.

Obwohl er Vieles von seinen Vorgängern, selbst von van Helmont entlehnte, erwähnt er doch ihres Namens niemals; er beruft sich allein auf die directe und eigene Erfahrung. Nihil in medicina vel naturalium cognitione admittendum pro vero, nisi quod verum ostenderit aut confirmarit per sensus externos experientia. Damit erlangte er für sich den Schein der Originalität, zugleich aber nüzte er dadurch, dass er dazu beitrug, die Berufung auf Autoritäten aus der Mode zu bringen. Auch hat er das Krankenbett, also die klinische Unterweisung, zuerst mit Nachdruk in seinem Werthe als Unterrichtsmittel hervorgehoben.

Sylvius war nicht ohne anatomische und physiologische Kenntnisse. Er will sogar, dass die Medicin auf Anatomie und Physiologie gegründet werde und bedauert nur die Lükenhaftigkeit dieser Fundamentalwissenschaften. *Anatomische Kenntnisse.*

Er ist namentlich der erste Arzt, der die Kenntniss vom Kreisslauf für die Pathologie verwendet; auch über die Anatomie und Physiologie der

Lunge, die Verdauung und ihre Organe, die Aufnahme des Chylus und seine Zuführung zum Blute hat er grösstentheils richtige Vorstellungen. Das Gehirn gilt ihm als die Bildungsstätte des Spiritus animalis, die Lymphdrüsen sieht er als Orte an, an welchen ein Spiritus acidus abgesondert werde.

Chemiatrische Theorie.

Die Lüken seiner Physiologie füllt er aber mit einem hypothetischen chemischen Processe aus, der bei ihm die Hauptrolle in der menschlichen Oeconomie spielt. Es ist die Gährung, welche nach ihm dem Leben und allen Functionen zu Grunde liegt. Bei der Gährung entsteht ein Aufbrausen (Effervescenz), was die Bewegung veranlasst und wobei ein Dunst, Halitus, sich absondert, der die Lebensgeister darstellt. Die zwei Hauptqualitäten, die in diesem chemischen Process erscheinen, sind Säure und Alkali. Ueberwiegt die eine oder das andere, so entsteht die saure oder die alkalische Schärfe (acrimonia acida et lixiviosa), welche in jeder thierischen Flüssigkeit sich bilden kann und die Ursache der Krankheit ausmacht. Da aber alle thierischen Flüssigkeiten im Blute enthalten sind, so ist das Blut der beständige Träger jeglicher krankhaften Säure oder Alkalinität (Anfang der entschiedenen Humoralpathologie). Die meisten Krankheiten beruhen auf saurer Entartung vornehmlich der Galle, des Pancreassaftes und der Lymphe; nur wenige, besonders die bösartigen Fieber auf Vorwiegen der Alkalinität.

Die Abweichungen der Qualitäten sind übrigens sehr zahlreich und sie dienen ihm zur Eintheilung der Krankheitsformen. Er theilt die Abweichungen in solche, welche nur durch einen einzelnen Sinn erkannt werden können, Qualitates sensiles propriae (Farbe, Licht, Geschmak, Geruch, Glanz, Härte etc.), und solche, welche durch mehrere Sinne wahrgenommen werden, Qualitates sensiles communes (Zahl, Grösse, Gestalt, Getrenntsein, Bewegung, Ort etc.).

Die dadurch gewonnenen Anomaliecategorien geht er nun an dem Blute, der Galle, dem pancreatischen Saft, den Chylus, der Lymphe, den Lebensgeistern und endlich den partes continentes (Festtheile) durch, natürlich überall gezwungen zu den grössten Willkürlichkeiten, wenn er überhaupt darüber etwas sagen wollte.

Die Diagnose des Fiebers knüpfte Sylvius, statt wie die meisten bisherigen Pathologen an die erhöhte Wärme, vielmehr an den beschleunigten Puls.

Therapie.

In der Therapie wurde die Aderlässe verdächtigt. Seine Indicationen sind: virium conservatio, morbi sublatio, causae correctio, symptomatum mitigatio. Seine Mittel sind solche, welche den Verlust ersezen, ausleerende (darunter besonders auch schweisstreibende) und Alterantia.

Vornemlich wurden Antimonpräparate, Calomel, Ammoniak, aber auch eine Anzahl stark wirkende Vegetabilien in Gebrauch gezogen; auch das Opium fand vielfältige Anwendung.

Die Sylvius'sche Lehre, welche man das chemiatrische System zu nennen pflegt, fand durch die bequeme Zurükführung aller Verhältnisse auf den einfachen Gegensaz von Sauer und Laugig sehr grossen Beifall. Seine Ansichten waren bald in aller Munde. In Deutschland wurden sie fast ohne allen Widerstand angenommen. Wolfg. Waldschmidt, Prof. in Marburg (1644—89), Doläus, hessischer Leibarzt (1638—1707), besonders aber die Professoren Georg Wolfg. Wedel in Jena, Michael Ettmüller in Leipzig und Günther Schellhammer in Jena, Helmstädt und Kiel (sämmtlich zwischen 1644 und 1721) waren die bedeutendsten Vertheidiger. Nur Conring, Prof. in Helmstädt, der die Lehre für heillos erklärte und Bohn, Prof. in Leipzig, welcher durch directe Versuche die Nichtigkeit der Grundlage der Sylvius'schen Lehre nachwies, wagten ihr entgegenzutreten. *Ausbreitung der Chemiatrie in Deutschland.*

Otto Tachenius, ein nicht unbedeutender Chemiker aus Deutschland, jedoch meist in Venedig lebend, hat nicht nur mit grossem Eifer sich auf Seite des Sylvius geschlagen, sondern auch versucht, dessen chemiatrisches System in Galen und Hippocrates wiederzufinden, indem er den Ausdruk Feuer bei denselben als identisch mit Säure, und den Ausdruk Wasser als identisch mit Alkali annahm.

In Holland war die Anerkennung der Chemiatrie ebenso allgemein, und wurde sogar den mercantilen Interessen förderlich. Der Thee, um jene Zeit von Holländern eingeführt, fand in der chemiatrischen Schule grosse Lobredner, weil er die Säfte verdünne und, wie man sich ausdrükte, den Morast aus dem Pancreas wegflöze. Bontekoe und Overkamp liessen im Fieber die Tassen Thee nach Duzenden trinken. *In Holland.*

In Frankreich fand die Chemiatrie an den Decanen der Pariser Fakultät Riolan und Guy Patin grossen Widerstand. Aber die Masse der Aerzte war für sie. Auf Parlamentsbefehl traten sämmtliche Aerzte von Paris zusammen, erklärten sich mit grosser Majorität für die Chemiatrie und für die Einführung des Antimons, von dem Guy Patin behauptete, dass er mehr Menschen getödtet habe, als der dreissigjährige Krieg. Diese Niederlage der Fakultät war ihr lezter Stoss. Sie versank danach und mit ihr die ganze innere Heilkunde in Frankreich in eine ununterbrochene Unbedentendheit, aus der sie erst seit wenig mehr als einem halben Jahrhundert sich wieder aufgeschwungen hat. — Italien nahm an der Chemiatrie so gut wie keinen Antheil. *In Frankreich und Italien.*

In England. In England dagegen trat der bedeutendste und selbständigste unter allen Anhängern der Sylvius'schen Lehre auf: Thomas Willis (geb. 1622, von 1666 an practischer Arzt in London, gest. 1676). Ein ausgezeichneter Anatom und Physiolog und ein gewandter Darsteller hat Willis den chemiatrischen Hypothesen, während er sie modificirte und beschränkte, wesentlichen Vorschub gethan. Er nahm als Elemente den Spiritus, das Salz, den Schwefel, das Wasser und die Erde an und fasste die Gährung als Bezeichnung für jede innere Bewegung der Körper auf. Die Säuren und Alkalien traten bei ihm mehr zurük. Auch erkannte er die Wichtigkeit des Nervensystems in Krankheiten, verlegte in dasselbe die Hysterie und die Hypochondrie, sowie die bösartigen Fieber, denen er zuerst den Namen Nervenfieber gab. Die Hize und vermehrte Blutbewegung im Fieber leitete er einerseits von der Beschaffenheit des Blutes ab, welches einem gährenden Weine gleich turgescire, andererseits von dem im Herzen gelegenen Fermente. Durch die turgentia spumosa wird das Blut rarefacirt, die Gefässe werden ausgedehnt, der Puls wird schneller und brennende Hize nach allen Seiten ergossen.

Die beiden betrachteten Systeme hatten eine völlig unhaltbare Grundlage. Das Eine suchte die lediglich unfruchtbaren spiritualistischen Idole auszubeuten; das Andere unternahm es die dürftigen noch ganz rohen chemischen Erfahrungen der Zeit zu verwerthen. Ein Gewinn konnte daher weder bei dem Einen noch bei dem Andern für die Fortbildung der Wissenschaft erwachsen und nur das nachtheilige Beispiel geschlossener Doctrinen, das sie gegeben, sichert ihnen eine historische Bedeutung.

Iatromechaniker. Ein besseres Fundament wählte eine um die Mitte des Jahrhunderts in Italien sich erhebende Schule, welche sich auf die Fortschritte der Physik und Mechanik, sowie auf Mathematik stützte und daher den Namen der Iatromechaniker, Iatromathematiker oder Iatrophysiker erhielt.

Santoro. Ihr Vorläufer war Santorio Santoro (geb. 1561, gest. 1636), Prof. zu Padua und Venedig, der in seiner Medicina statica (1614) zuerst durch mathematische Berechnung Fragen der Medicin zu lösen suchte. Er fand durch Wägungen, dass in 24 Stunden das Körpergewicht sich nicht verändert, ungeachtet bei 5 Pfund Getränke und Speise nur $2^{1}/_{2}$ Pfund Excremente und Harn abgesondert werde und schloss daraus, dass die fehlenden $2^{1}/_{2}$ Pfund durch die Haut als perspiratio insensibilis abgehen. Diese sieht er dann als höchst wichtig in Krankheiten an, eine Vorstellung, die bei seinen Nachfolgern für die Empfehlung der schweisstreibenden Methode benützt wurde. Von den Krankheiten selbst hat er durchaus humoralpathologische Vorstellungen und bestimmte die Zahl der möglichen Arten krankhafter Säftemischung auf 80,000.

Von ungleich grösserer Bedeutung und der eigentliche Stifter der iatromechanischen Schule war Borelli (1608—1679). Er lehrte anfangs Mathematik und wurde 1656 als Professor für einen mathematischen Lehrstuhl nach Pisa berufen. Ein Jahr nach seiner Ankunft daselbst wurde eine Academie von Anhängern und Schülern Galilei's gegründet, welche sich zur Aufgabe machte, dessen Grundsäze und die Experimentalphysik weiter zu cultiviren und auf die gesammten Naturwissenschaften angewandt. Borelli war einer der eifrigsten Theilnehmer und machte bei diesen Arbeiten seine ersten Versuche, den Mechanismus im Körper aufzudeken. Sein Hauptwerk de motu animalium erschien jedoch erst 1670, nachdem jene Academie längst wieder sich zerstreut hatte.

Borelli.

Borelli suchte vor allem die Muskelbewegung auf mechanische Gesaze zurükzuführen. Er erkennt die Knochen als Hebel, die Muskeln sind an ihnen befestigt und wirken als Stüke, die, wenn der eine Punkt ihrer Anheftung fixirt ist, den Knochenhebel, an dem der andere Anheftungspunkt sich befindet, bewegen. Die wirkende Kraft ist die Anschwellung des Muskels und ihre Ursache verlegt B. bereits in die Nerven, weil nach ihrer Durchschneidung die Muskeln gelähmt werden. Diesen Mechanismus verfolgte Borelli bis ins einzelnste Detail, untersuchte, wie viel jeder Muskel Kraft braucht, um seinen Knochen zu bewegen, zeigte, wie viel Kraft verloren gehe in Folge ungünstiger mechanischer Verhältnisse der Muskeln (des nahen Ansazpunkts an dem Ruhepunkt des Hebels, der schiefen Anheftung und des schiefen Verlaufs der Fasern). Von hohem Interesse und bis zu den Weber'schen Untersuchungen unübertroffen ist die durchgeführte Erklärung des Mechanismus zusammengesezter Bewegungen, wie des Gehens, Laufens, Schwimmens, des Sprungs und Flugs. Auch die Mechanik des Athmens hat er trefflich auseinandergesezt und die Passivität der Lunge dabei bewiesen.

Dagegen musste die Anwendung der mechanischen Erklärung auf den Verdauungsprocess, den er als Zermalmung der Speisen ansieht, misslingen. Ebenso sind seine Untersuchungen über die Absonderung ganz ungenügend.

Die Wirkung der Nerven auf die Festtheile erklärt er durch das Eindringen des Nervensafts, hält diess jedoch nur für eine Hypothese, eine causa probabilis.

Das Fieber vergleicht er dem heftigen Orgasmus beim Zorne und hält es für unstatthaft und directen Untersuchungen conträr, eine Blutveränderung dabei zu statuiren. Freilich meint er sofort, dass die scharf gewordenen Spiritus oder Nervensäfte, indem sie Nerven und Herz reizen, die nächste und unmittelbare Ursache des Fiebers werden.

Die Ursache des Scharfwerdens des Nervensafts sucht er in einer Verstopfung der Nervenmündungen in den Drüsen und der Haut durch Gluten. Die stokenden Säfte verfallen in Gährung und werden scharf. Die Haupttherapie besteht daher in schweisstreibenden Mitteln und in Stärkung der Festtheile durch Chinarinde.

Malpighi. Marcell Malpighi, Borelli's Freund und Prof. in Pisa (geb. 1628, gest. 1694), unterstüzte Borelli durch zahlreiche anatomische Untersuchungen und physiologische Experimente. Er zeigte zuerst den wahren Bau der Lunge, die man früher für ein drüsenartiges Organ gehalten, und trug so zur wirklichen Erklärung der Athmungsprocesse die anatomischen Momente bei; durch seine Entdekung der Blutkörperchen und des capillären Blutlaufs vervollständigte er nicht nur die Harvey'sche Lehre, sondern machte auch die Theorie von den Blutstokungen möglich, welche von da an die Iatromechanik festhielt.

Bellini. Lorenzo Bellini, geb. 1643, ein Schüler Borelli's, schrieb im 19. Jahre sein Werk über die Structur der Niere und war im 20. öffentlicher Lehrer der theoretischen Medicin zu Pisa; er starb 1704. Obgleich Iatromathematiker behielt er doch manche chemiatrische Hypothesen bei und erfand neue. Namentlich bediente er sich der Fermente zur Erklärung der Absonderung und nahm in jedem Secretionsorgan ein eigenthümliches Ferment an, das sich dem strömenden Blute beimische und die Trennung der Secretionsstoffe bewirke. In Stokung des Bluts in den kleinsten vielfach verflochtenen Gefässen suchte er den Grund der Fieber und der Entzündungen.

Von da an wird die Stokung des Bluts, die Verstopfung der Blutgefässe und der Drüsen und die gehemmte Ausleerung der Mittelpunkt der gesammten iatromechanischen Lehre. Die Entdekung der Blutkörperchen kam derselben sehr zu statten, man leitete von ihrem Anstossen an einander und an die Wandungen der Gefässe die gehemmten Bewegungen ab und glaubte die Hindernisse berechnen und in Zahlen ausdrüken zu können. Solche Berechnungen und scharfsinnige mathematische Conjecturen wurden die Lieblingsbeschäftigung der Iatromechaniker; allein derartige Beschäftigung wollte sich mit einer bewegten Praxis nicht vertragen und daher traten in dieser Schule zuerst die Theorie und Praxis in scharfen Gegensaz zu einander.

Die Idee dieser vielfach in ihren Consequenzen unglüklichen Trennung stammt von Georg Baglivi her, geb. 1669, einem Schüler Malpighi's, Professor der theoretischen Medicin, Anatomie und Chirurgie zu Rom, gest. 1707. Er ist in der Theorie exclusiver Iatromechaniker. Die Circulation des Bluts vergleicht er mit einer hydraulischen Maschine, die Respiration mit einem Blasebalg, die Eingeweide mit Sieben, und selbst die chemischen Processe erklärt er aus der Figur der kleinsten Theile und ihrer Wirkungen als Keile und Hebel. Die Absonderung erklärt er aus den verschiedenen Durchmessern der absondernden Gefässe; die lezte Ursache aller Bewegung sucht er in den Nerven und der Dura mater, in welcher lezteren das eingeborene, nicht aber erklärbare Bewegungsprincip seinen Siz habe; alle Krankheitsphänomene bestehen nach ihm in der Vermehrung oder Verminderung des Tonus der festen Theile. *Baglivi.*

So sehr aber Baglivi in seinen einseitigen mechanischen Hypothesen sich festrannte, so verlangt er ausdrüklich, dass die Praxis sich um die Theorie nicht bekümmern solle, dringt auf genaue und umsichtige Beobachtungen und will, dass die Behandlung nirgends nach der Theorie sich richte, sondern rein empirisch verfahre.

Dieselbe Idee der Trennung von Theorie und Praxis sprach Donzellini, Arzt in Venedig, aus: de usu mathematum in arte medica. Ein jeder Arzt hat nach ihm vor allem mathematische und physikalische Kenntnisse zu besizen und auf die Physiologie anzuwenden; aber er soll sich nicht beifallen lassen, diese Anwendung im praktischen Theile der Medicin zu machen; denn hier sei keine mathematische Gewissheit, sondern man müsse sich mit Wahrscheinlichkeit begnügen. *Donzellini und andere Iatromechaniker.*

Weiter beschäftigten sich mit mechanischen Hypothesen und mathematischen Berechnungen Guglielmini, der aus der imaginirten Form der Aether- und Salztheile therapeutische und pathologische Processe erklären will; Buzzicaluve und Jacob de Sandri, die sich mit endlosen Berechnungen beschäftigten; Mazzini, der sich in fantastischen Hypothesen über die Moleküle und die Arzneimittel verlor.

Dabei hat die Schule aber immerhin sehr wesentliche positive Untersuchungen gemacht und zumal die Schüler Malpighi's wandten sich der pathologischen Anatomie zu. Namentlich hat Fantoni (1652—1692) den Zusammenhang der Herzvergrösserung, der Klappenfehler und des Aortaaneurysmas mit den Symptomen im Leben gezeigt.

Die Iatromechanik fand ihre Fortsezung und vielfache Umgestaltung im 18. Jahrhundert zumal in England und Holland.

Die Medicin im siebenzehnten Jahrhundert.

Naturbeobachtung und pathologische Anatomie.

Neben diesen mehr oder weniger abgeschlossenen Schulen bewahrten nur wenige bedeutendere Aerzte des 17. Jahrhunderts ihre Selbständigkeit und suchten durch die unbefangene Naturbeobachtung die Thatsachen festzustellen. Mehrere von ihnen haben zugleich die Wichtigkeit pathologisch-anatomischer Untersuchungen begriffen und einen ansehnlichen Zuwachs von factischem Material verdankt man ihren Bemühungen.

Hervorzuheben sind namentlich einige Holländer, Nicol. Tulpius in Amsterdam (observ. clinicarum lib. IV. 1641), Stalpaart van der Wyl im Haag (observationes rariones medicae, anatomicae et chirurgicae 1687) und Isbrand van Diemerbroek (gest. 1674) in Utrecht, welcher durch Beschreibung der Pest, Morbillen und Poken sich auszeichnete und zuerst gegen die Anwendung der kostbaren Steine, welche damals allgemein für die wirksamsten Medicamente gehalten wurden, sich auszusprechen wagte.

Bartholin.

Pathologisch-anatomische Untersuchungen von unvergänglichem Werthe verdankt man ferner dem Dänen Thomas Bartholin, dessen Historiarum anatomicarum Centuriae VI (1654—1665), Cista medica Hafniensis (1662) und Epistolarum medicinalium Centuriae IV (1663 bis 1667) noch für unsere Zeit eine zum Theil wichtige Casuistik enthalten.

Timäus.

Auch die Casus medicinales des preussischen Leibarztes Timaeus von Güldenklee (1662) sind nicht ohne Verdienst.

Bonnet.

Vor allem aber war des Schweizer Theophil Bonnet Sepulchretum anatomicum (1679) ein Schaz der wichtigsten Beobachtungen und ein erster und glänzender Anfang, die Pathologie anatomisch zu begründen.

Ramazzini.

In Italien war der der Chemiatrie etwas sich zuneigende Bernardin Ramazzini in Padua ein trefflicher Beobachter, beschrieb die epidemischen Verhältnisse der Jahre 1690—1694 und war der Erste, der den Krankheitsverhältnissen der verschiedenen Gewerbe Aufmerksamkeit schenkte.

Vieussens.

In Frankreich hat vorzüglich Vieussens gute Beobachtungen über einige Krankheiten des Herzens gemacht.

Sydenham.

Die grösste und nachhaltigste Berühmtheit aber erlangte der Engländer Thomas **Sydenham** (1624—1689). Von seinen Lebensverhältnissen ist wenig bekannt, als dass er, aus begüterter Familie stammend, ziemlich spät anfing, der Medicin sich zuzuwenden, ausser Oxford auch in Montpellier studirte, in London grosses Vertrauen genoss, und nachdem er vom 30. Jahre an an der Gicht gelitten hatte, im 65. daran starb.

Sydenham, schon während seines Lebens in weiten Kreisen hochangesehen, wurde im folgenden Jahrhundert vornehmlich durch Boerhaave und van Swieten als ein Geist von ungewöhnlicher Grösse gepriesen, der englische Hippocrates genannt, von manchen selbst geradezu als der grösste jemals existirende Arzt bezeichnet. Auch bis in die neueste Zeit wurde er vielfach bald als Muster eines vorurtheilsfreien und feinen Beobachters, bald als Vorgänger der sogenannten naturhistorischen Schule (Jahn), bald als Restaurator der altclassischen Medicin, bald als Vorläufer des Rademacher (Kissel), bald als Begründer der modernen Heilkunst überhaupt bezeichnet.

Man darf bei Sydenham keine geschlossene Lehre, kein System der Medicin erwarten. Er ist durchaus ein beobachtender Practiker und es ist nur der Geist seiner Grundsäze, die Berechtigung seiner Methode und der Inhalt seiner Erfahrungen und Schlüsse, was man zu prüfen hat. Allgemeiner Charakter.

Man darf bei dieser Prüfung nicht die Zeit vergessen, in welcher Sydenham lebte. Die Bacon'schen Grundsäze, für welche Sydenham im vollsten Maasse Anerkennung ausspricht, hatten auf die practische Medicin noch nirgends Anwendung gefunden, und eine theils geistlose und platte, theils phantastische und überschwängliche Behandlung des an sich so schwierigen Objects war alles, was Sydenham vorfand, wenn er über die ordinärste Erfahrung hinausgehen wollte.

Es ist ferner zu beachten, dass Sydenham in der Zeit lebte, in welcher unter den Aerzten eine sehr lebhafte Parteinahme für und gegen die Chemiatrie statt hatte. Obwohl er den Streitigkeiten der Schulen fremd blieb und das Theoretisiren denen überlässt, welche, wie er sagt, mehr Zeit dazu finden und mehr Gefallen daran haben als er, so entgeht er doch dem Einfluss der geläufigen Theorien nicht, die man sich gewöhnt hatte, als ausgemachte Wahrheiten hinzunehmen. Die Humores, ihr Aufbrausen, ihre Kochung und Gährung, die Fäulniss waren auch für Sydenham Thatsachen, die sich von selbst verstanden.

Nichtsdestoweniger ist es offenbar, dass er auch unter der Herrschaft solcher Vorurtheile eine bemerkenswerthe Nüchternheit und Unbefangenheit sich bewahrte.

In den Schriften Sydenham's finden sich zahlreiche Hinweisungen zerstreut, welche zeigen, dass er die reine und sorgfältige Erfahrung für die einzige Grundlage der Medicin nimmt, dass er sich aber mit blosser Empirie nicht begnügen, sondern die allgemeinen Geseze aus den Thatsachen gewinnen will. Er verwirft die Schlussfolgerungen aus vereinzelten Beobachtungen; er verlangt, dass zur Erlangung umfassender Thatsachen die Aerzte sich specielle Untersuchungsobjecte zum Vorwurf machen sollen; er fordert langjährige Ausdauer. Er verwirft die blosse Büchergelehrsamkeit und weist jede Autorität zurük, von wem sie auch stammen mag. Als man ihn fragte, welche Bücher einem jungen Arzte zur Vorbereitung für die Praxis zu empfehlen seien, so nannte er allein den Don Quijote. Vor Hippocrates nur bezeugt er stets die grösste Achtung und nennt ihn den göttlichen Greis.

Er verwirft alle aprioristischen Speculationen und will, dass man nur solche Hypothesen zulasse, welche aus den Thatsachen selbst entnommen seien und der Praxis ihren Ursprung verdanken. Er weist darauf hin, wie gefährlich die Hypothesen sind, weil, wenn zufällig bei einer Krankheit sich etwas ereigne, was mit ihnen übereinstimme, solches über Gebühr hervorgehoben werde, während dagegen die mit der Hypothese im Widerspruch stehenden Thatsachen mit Stillschweigen übergangen zu werden pflegen.

Freilich greift er selbst ohne Zaudern und gewissermaassen unbewusst zu manchen willkührlichen Erklärungen und hat keine volle Einsicht in die Bedürfnisse und Postulate des wissenschaftlichen Beweises, über den doch Baco bereits so treffliche Grundsäze festgestellt hatte.

So legt er namentlich kein Gewicht darauf, zum Belege seiner Angaben Einzelnbeobachtungen aufzuführen: Frustra enim et cum taedio lectoris repeterentur ista singulatim, quae in summa contraxi.

Ebenso ist seine Logik meist eine sehr lokere. Er begnügt sich oft genug, zur Bürgschaft seiner Säze eine allgemeine Behauptung hinzustellen, die selbst in keiner Weise gerechtfertigt ist.

Als wesentlichste Aufgaben der Medicin bezeichnet er die practischen Forderungen: genaue Krankheitsbeschreibung und Aufstellung einer sicheren Therapie. Sentio nostrae artis incrementum in his consistere ut habeatur 1) historia sive morborum omnium descriptio, quo fieri potest graphica et naturalis; 2) praxis seu methodus circa eosdem stabilis et consummata. (Praefatio pag. 6.)

Bei der Beobachtung der Krankheiten verlangt er nicht nur die grösste Genauigkeit und die Entferntheltung aller Phantasie und aller vorgefassten Meinungen, sodern eine strenge Prüfung, welche Erscheinungen den einzelnen Krankheiten wesentlich und beständig zukommen, und welche durch Zufälligkeiten bedingt sind. Er will, dass man nicht auf Raritäten, sondern auf die gewöhnlichen Vorkommnisse die Pathologie aufbauen solle und dass man suchen müsse, aus unregelmässigen Erscheinungen die Regel herauszufinden.

Diese grössere Sorgfalt und die Symptomatik der Krankheiten war ein wesentlicher Fortschritt; freilich erscheinen uns heutzutage die Beschreibungen Sydenham's selbst dürftig und oberflächlich; allein es ist auch hierbei nicht zu übersehen, um wie viel ärmlicher noch die Descriptionen seiner Vorgänger gewesen sind: die relativ besten unter seinen Darstellungen sind die des Rheumatismus, Rothlaufs, der Pleuritis, der Peripneumonia notha, der Bräune, der Hysterie, Gicht, Wassersucht, des Ileus, der Syphilis, des Veitstanzes, der englischen Krankheit und des Scorbuts.

Allerdings hat er hierbei der künstlichen Abgrenzung der Krankheiten in zu unbedingter Weise das Wort gesprochen und er ist der eigentliche Urheber der künstlichen Krankheitsspecies, die zu eben so vielen Ontologien wurden. Primo expedit, ut morbi omnes ad definitas ac certas species revocentur, eadem prorsus diligentia ac $\dot{\alpha}\varkappa\varrho\iota\beta\varepsilon\dot{\iota}\alpha$, qua id factum videmus a botanicis scriptoribus in suis phytologiis (Praefatio). Es ist nicht zu verbergen, dass durch einen solchen Grundsaz die im Stillen eingedrungene Personification der Processe und Ereignisse, mit anderen Worten die Ontologie, zum Princip gemacht wurde.

Es war jedoch immerhin ein Verdienst, dass er dadurch Ordnung in der Krankheitsbeschreibung herzustellen strebte; es ist ihm auch bei der damaligen Verwirrung aller Kunstausdrüke nicht zu verdenken, dass er einen hohen Werth auf die Nomenclatur legte. Allein er übersah die Eigenthümlichkeit des Objectes der Medicin, wenn er die Methode der Botanik mit ihrem ganz anderen Inhalt auf die descriptive Pathologie übertragen wissen wollte.

Sydenham hat ferner das Gesezmässige und Typische in dem Krankheitsverlauf vollständig erkannt, wiewohl freilich übertrieben. Et quidem existimo, nos, ob eam potissimum caussam, adcuratiori morborum historia ad hunc usque diem destitui, quia scilicet plerique eos pro, confusis inconditisque naturae male se tuentis et de statu suo dejectae effectis tantum habuere. Et profecto haud minus se natura methodo adstringit in morbis tum producendis tum maturandis quam in plantis sive etiam animalibus.

Auch weist er darauf hin, dass manche Symptome nicht sowohl der Krankheit, als vielmehr den ärztlichen Eingriffen zuzuschreiben seien und ihre Aufnahme in der Beschreibung daher ein falsches Bild gebe.

Dessgleichen hebt er hervor, dass die Grundprocesse, das Wesen der verschiedenen Fälle identisch sein können, trozdem dass die Manifestationen, die Symptome, mit andern Worten die äussere Form differiren, und dass ebenso die Uebereinstimmung der Erscheinungen eine Verschiedenheit der innern Natur nicht ausschliesse: eine an sich glükliche, aber viel zu ausgedehnt angewandte Idee. So zeigt er die Möglichkeit, dass Pokenfälle ohne Eruption vorkommen können. Reperiuntur morbi qui sub eodem genere ac nomenclatura redacti ac quoad nonnulla symptomata sibi invicem consimiles tamen et natura inter se discreti diversum etiam medicandi modum postulant (Praefatio). Aber er hat hiebei eben vielfach in willkürlicher Weise hypothetische Grundstörungen vorausgesezt und namentlich die Entzündung des Blutes war es, welche er bei zahlreichen Erkrankungen als das Wesentliche annahm.

Er leitet die Krankheiten überall von den humores ab: Observandum est, quod si humores vel diutius quam par est in corpore fuerint retenti, vel ab hac aut illa aëris constitutione labem morbificam contraxerint; vel denique contagio aliquo venenato infecti in ejusdem castra transierint; his inquam modis et his similibus dicti humores in formam substantialem seu speciem exaltantur, quae his aliisve adfectibus cum propria essentia convenientibus se prodit.

Die Ursachen der Krankheiten sucht er theils in den Einflüssen der Atmosphäre und von gewissen verborgenen Verhältnissen der lezteren, theils werden die Krankheiten von verschiedenen Gährungen und Fäulnissarten der Säfte bedingt.

Auf die Beobachtung der Einflüsse der Jahreszeiten legt er ein grosses Gewicht. Er stellt nicht in Abrede, dass einige Krankheiten zu jeder Zeit entstehen können, die sporadischen oder intercurrenten Krankheiten, welche von dieser oder jener particulären Anomalie des einzelnen Körpers bedingt sind. Alii tamen nec pauciores, occulto quodam naturae instinctu annorum tempora non secus quam quaedam aves aut plantae sequuntur (Praefatio).

Epidemielehre. Er hat zuerst dem Gange der Epidemien grosse Aufmerksamkeit zugewendet und das Gemeinschaftliche des Charakters vieler Krankheiten in gleicher Zeit und ihre Differenz in verschiedenen Zeiten erkannt. Nihil quicquam, opinor, animum universae qua patet medicinae pomoeria perlustrantem tanta admiratione percellet, quam discolor illa et sui plane dissimilis morborum epidemiorum facies (de morbis epidemiis cap. 2).

Die Eigenthümlichkeiten und Differenzen der epidemischen Krankheiten hängen aber durchaus nicht zusammen mit manifesten Verhältnissen der Luftbeschaffenheit, welche völlig gleich sein kann bei verschiedenen epidemischen Constitutionen und umgekehrt. Variae sunt nempe annorum constitutiones quae neque calori, neque frigori, non sicco humidove ortum suum debent, sed ab occulta potius et inexplicabili quadam alteratione in ipsis terrae visceribus pendent, unde aër contaminatur. So lange diese geheime Luftverderbniss oder Luftconstitution anhält, dauern auch die epidemischen Krankheiten unter den Menschen fort, kommen aber ohne jene Bedingung niemals vor.

Die unbekannten Einflüsse der Atmosphäre bringen eine bestimmte Krankheitsconstitution zustande, welche auf alle übrigen zufälligen Krankheiten influirt und welche sich unterscheidet durch die Natur des krankhaften Stoffs, der bald durch dieses, bald durch jenes Ausscheidungsorgan entfernt war.

Jede eigenthümliche allgemeine oder epidemische Constitution bedingt eine besondere Species von Fieber, welche ausserdem nirgends erscheint und desshalb von Sydenham als stationaria bezeichnet wird.

Manche epidemische Krankheiten wiederholen sich mit grosser Regelmässigkeit. Nach dieser ist der Typus festzustellen; andere dagegen zeigen einen so abnormen Verlauf, dass sie unter keinen Typus untergebracht werden können, sind bösartiger Natur und stammen daher, quod quaelibet constitutio morbos parit a morbis ejusdem generis qui alio tempore grassabantur, multum abducentes.

Ausserdem zeigen die Krankheiten sich in derselben Jahresconstitution verschieden, je nachdem man sie im Anfang derselben, in ihrer Mitte oder gegen ihr Ende beobachtet.

Ferner hebt Sydenham hervor, dass die epidemischen Krankheiten überall in zwei Klassen zu trennen sind, nämlich die Frühlingskrankheiten und die Herbstkrankheiten, welche übrigens bald früher, bald später in der Jahreszeit beginnen und enden können.

Endlich bemerkt noch Sydenham, dass so oft eine Constitution verschiedene Species epidemischer Krankheiten hervorbringt, diese ihrem Genus nach von jenen sich unterscheiden, die, obwohl sie denselben Namen tragen, von einer andern Constitution erzeugt worden sind. So viele Krankheitsspecies andererseits ein und dieselbe Constitution auch hervorruft, so haben sie doch stets etwas gemeinschaftliches und differiren von denen anderer Constitutionen.

Sydenham geht im Speciellen 5 von ihm beobachtete Constitutionen durch.

Die erste dauerte von 1661—1664 und war characterisirt durch Wechselfieber und ein demselben verwandtes anhaltendes Fieber und Poken.

Die zweite von 1665—6 war die Constitutio loimodes, beginnend mit Pneumonien, Pleuriten, Anginen, auf welche ein pestilentiales Fieber und endlich die Pest selbst folgte.

Die dritte betraf die Jahre 1667—9 und wird als Constitutio variolosa bezeichnet. Neben den wirklichen Blattern kam ein blatternartiges Fieber ohne Ausschlag vor und diesem glich wieder eine Diarrhoe, wodurch der Uebergang zur folgenden Constitution gebildet wurde.

Schon im August 1669 begann die vierte Constitution: die dysenterische, indem zunächst die Cholera höchst verbreitet vorkam, dann Coliken eintraten und auf einmal Dysenterien ausbrachen. Neben diesen kam ein dysenterisches Fieber mit allen Characteren der Dysenterie nur ohne Ausleerung, Masern, Blattern, sodann Wechselfieber mit erneuerten Fällen von Dysenterie und dysenterischen Fiebern vor. Die Constitution hielt bis 1672 an.

Die fünfte Constitution von 1673—5 nennt Sydenham die anomale. Es erschien im Sommer 1673 ein eigenthümliches Fieber, darauf Dysenterien, Blattern und Masern; durch das ganze Jahr 1674 und bis zum Juli 1675 herrschte das besondere Fieber, das er als febris comatosa bezeichnet. Alle Krankheiten dieser Periode waren anomal und irregulär.

Später beschreibt er, jedoch unvollkommen, die Krankheiten von 1675—1680.

Es ist nicht zu verkennen, dass alle diese Anschauungen einen sehr weiten Gesichtspunkt bekunden, dass aber die Mittel völlig fehlten, von demselben aus die Objecte gründlich und scharf zu beherrschen und dass das Hinüberschreiten über die möglichen Beobachtungsgrenzen Ungenauigkeit und Fehlerhaftigkeit der Methode nothwendig zur Folge hatte.

Naturheilung. Sydenham hat ferner auf die Spontanheilungen der Krankheiten einen grossen Werth gelegt; aber indem er dieselben nicht in ihren Processen zu verfolgen verstand, legte er zu den unklaren Vorstellungen über die vis medicatrix vorzugsweise den Grund. Ja die ganze Krankheit war für ihn wesentlich ein Bestreben der Natur, zum Vortheil des Kranken das krankmachende Princip auszustossen. Je nachdem die Kochung der Materia peccans rasch oder langsam gelingt, ist die Krankheit eine acute oder chronische. Ipsa pestis quid, obsecro, aliud est, quam symptomatum complicatio, quibus utitur natura, ad inspiratas una cum aëre particulas miasmodes per emunctoria, apostematum specie vel aliarum eruptionum opera, excutiendas? Quid arthritis nisi naturae providentia ad depurandum senum sanguinem atque expurgandum corporis profundum? Das Fieber gilt ihm vorzugsweise als das Mittel der Natur, durch welches diese die verdorbenen Theile (particulas inquinatas) von dem Blute trennt. Haec omnia peragit natura paucissimis simplicissimisque adjuta remediorum formulis, alicubi etiam prorsus nullis.

Therapie. In Betreff der Therapie verlangt Sydenham, dass man nach einer certa et confirmata medendi methodus jeder einzelnen Krankheitsspecies suche, ein Postulat, welches von einem Missverständniss der krankhaften Verhältnisse ausgehend bei den Nachfolgenden viele nuzlose Bestrebungen und viele factische Irrthümer producirt hat.

Dabei stellt er die Berüksichtigung der Naturheilkraft voran: diess hindert ihn jedoch nicht, zum Theil starke Eingriffe zu machen.

Zwar hält er es für wichtiger, die therapeutische Indication zu stellen, als Mittel anzugeben. Nichtsdestoweniger strebt er eifrigst nach Auffindung von Specificis, lässt jedoch nur die Chinarinde als ein solches gelten. Si quis objecerit satis magnum remediorum specificorum numerum jamdius nobis innotescere, hunc ipsum, si examen paulo diligentius instituerit, in oppositas partes facile transiturum confido, cum unicus cortex peruvianus a suis militet. Doch hofft er, dass durch die Güte des höchsten Schöpfers in jedem Lande specifische Heilmittel noch gefunden würden für jene Krankheiten, die den Menschen am meisten quälen.

In der Art seiner Behandlung verwarf er die geläufige reizende und schweisstreibende Methode und hat ein kühleres Verhalten und Diät vornemlich bei den acuten Affectionen zum grossen Vortheil der Kranken eingeführt.

Dagegen macht er von der Venaesection einen höchst umfassenden Gebrauch und wandte vielfach Abführmittel an. Ausserdem hielt er die Chinarinde hoch und hat viel zu ihrer allgemeinen Einführung beigetragen. Auch Eisen und Opium wandte er mit Vorliebe an.

Er zieht unter den Arzneimitteln überhaupt die vegetabilischen vor, weil ihre Theile mit dem menschlichen Körper mehr übereinstimmen, obwohl er zugibt, dass die Mineralien den Indicationen kräftiger entsprechen.

Seine Ordinationen sind zum Theil noch ungemein complicirt.

Von Leibesübungen empfiehlt er besonders das Reiten und zwar namentlich den Schwindsüchtigen.

Es ist vollkommen anzuerkennen, dass Sydenham ein nüchterner und verhältnissmässig vorurtheilsfreier Beobachter war, dass er den besten Willen und sittlichen Ernst mit zur Arbeit brachte, dass seine Ahnungen über den Gesichtskreis seiner Zeitgenossen weit hinausgingen, ja zum Theil noch heute Vielen als etwas völlig Fremdartiges erscheinen mögen.

Aber Sydenham war kein scharfer Denker. Zur Durchführung der Baconischen Grundsäze auf seinem Gebiete fehlte es ihm an aller Correctheit des Geistes und seine wissenschaftlichen Resultate sind daher dürftig, schief und zum Theil unwahr geblieben. Er hat es auch nicht zu einem einzigen wohlbewiesenen Saze gebracht und nicht eine allgemeine Thatsache ist von ihm bleibend festgestellt worden. Vielmehr hat sein unklares Denken ihn verführt, Bedürfnisse aufzustellen, welche der Wissenschaft fremd sind, und Ideen anzuregen, von welchen die Nachkommen in falsche Bahnen gelenkt wurden. Es gehören hieher die Postulate der scharfen Nomenclatur und Specification der Krankheitsformen, welche

Schlussurtheil.

dem Personificiren der Processe wesentlich Vorschub thaten, ferner die Einführung von neuen Ontologien, wie die der Jahresconstitutionen, wodurch das Wahre und Wesentliche dieser Verhältnisse von Anfang an in einen falschen Gesichtspunkt kam, die abermals persönliche Auffassung der Naturheilkraft und die Vorstellung, dass die Krankheiten nichts anderes seien, als Heilbestrebungen, wodurch eine halbe Wahrheit in einen ganzen Irrthum umgewandelt wurde, die Forderung, den Curplan nach dem Namen der Krankheit, statt nach der Individualität zu formuliren und für jede Krankheitsspecies eine strenge Curmethode aufzusuchen, die Illusion des Vorhandenseins specifischer Mittel für alle oder die meisten Krankheiten und die Stellung und Aufgabe, jene nach allen Kräften zu suchen und so noch manche andere Ideen von untergeordnetem Einfluss.

Morton.   Von nicht geringerer practischer Begabung und Unbefangenheit war ein anderer Engländer, Richard Morton, ein sehr renommirter Arzt in London ums Jahr 1670—80, in therapeutischer Hinsicht Sydenham's Gegner. Er beschrieb dieselben Epidemien wie Sydenham, kommt aber dabei zum Theil auf andere Resultate und befolgt entgegengesetzte Curverfahren. Er war in der Praxis so glüklich wie Sydenham, fand aber keinen Boerhaave und van Swieten, die ihn hochpriesen. Er verwarf die antiphlogistische Methode, wie sie Sydenham liebte und empfahl, sobald das Fieber bösartig wurde, die reizende Methode. Er lehrte zuerst die verlarvten Wechselfieber kennen und behandeln. Ueber die Phthisis schrieb er das beste Werk, das im 17. und 18. Jahrhundert existirte. Seine Krankengeschichten sind ausführlicher und genauer als die Sydenham's.

Situation der Medicin in verschiedenen Ländern.   So hat sich troz aller Verwilderung in der ersten Hälfte des Jahrhunderts der Geist der erwachenden Wissenschaft selbst in der practischen Medicin Eingang erzwungen und wenn auch am Schlusse des Jahrhunderts noch dike Finsterniss über den Massen lag, so war doch auf einigen wichtigen Punkten der Tag angebrochen. Italien, Holland und England waren den übrigen Völkern dabei weit voraus und zumal in Holland war es, wo von allen Seiten her die Wissbegierigen Kenntnisse suchten.

In diesen Ländern nahmen auch gesellschaftlich die Aerzte einen ehrenwertheren Rang ein, während sie in Frankreich als abgeschmakte Pedanten sich dem allgemeinen Gelächter preisgaben, in Deutschland aber durch Rohheit der Sitten, pöbelhafte Zänkereien sich überboten und daher auch im Allgemeinen von Niemand geachtet waren.

Herrschende Krankheiten.   Die verbreitetsten Krankheiten des siebenzehnten Jahrhunderts waren zunächst die Pest, welche zu wiederholten Malen schwere Epidemien in allen Theilen Europa's bedingte, besonders in den Jahren 1624—40, 1654—7, 1663—8 und 1675—84. Nächst ihr waren Variolepidemien häufig und mörderisch. Auch der Typhus, als Lagerfieber, Petechialfieber, bösartiges Fieber etc. bezeichnet, machte vornemlich im Verlaufe des dreissigjährigen Kriegs, sodann zwischen 1670—80 grosse Verheerungen. Daneben und zwischen durch kamen Dysenterien, Masern, epidemische Pneumonien, bösartige Anginen in beschränkten Seuchen vor. An vielen Orten endlich herrschten mit mehr oder weniger Ausdehnung, Gefährlichkeit oder Hartnäkigkeit die eigentlichen Malariakrankheiten (Wechselfieber und ihre verschiedenen Formen).

Die Praxis wurde überdem in dem 17. Jahrhundert durch einige wichtige aus den neu erforschten Ländern eingeführte Medicamente bereichert und dadurch sehr gehoben. Unter andern weniger wichtigen sind hervorzuheben: der Kirschlorbeer, das Gummiguttae, die Aristolochia, die Radix Columbo, das isländische Moos, die Rad. Ipecacuanae, vor allen aber die peruvianische Rinde, welche auf die Therapie und ihre Sicherheit einen ungemeinen Einfluss übte und wesentlich dazu beitrug, eine grosse Zahl der früher gebrauchten nuzlosen Substanzen zu antiquiren. Die Chinarinde ist wahrscheinlich 1639 zuerst durch die Vicekönigin von Peru, Gräfin Chinchon, nach Europa gekommen, wesshalb sie Anfangs als Pulvis comitissae bezeichnet wurde. Besonders haben die Jesuiten sie vielfach benüzt, daher auch Pulvis patrum, Pulvis jesuiticus. In Frankreich wurde sie von einem Engländer Talbor als Geheimmittel eingeführt und durch Louis XIV. demselben abgekauft. In Italien haben Borelli, Ramazzini und Sebastian Bado, in England Sydenham und Morton ihren Werth am vollkommensten erkannt.

Einführung von neuen Arzneimitteln.

Man muss sich die Leiden der Kranken durch Monate lang sich wiederholende Wechselfieberanfälle und durch die Entartungen der Milz vergegenwärtigen, Leiden, welche grösstentheils der Kunst gänzlich unzugänglich waren, wenn man den Segen dieser grossen Entdekung vollkommen würdigen will.

Chirurgie und Geburtshilfe haben im 17. Jahrhundert auffallend geringe Fortschritte gemacht.

Chirurgie und Geburtshilfe.

In Italien waren Magati in Ferrara († 1647), Severino in Neapel († 1656), Pietro de Marchettis († 1673) Chirurgen von Ruf, und Santorio Santoro erfand ein lithontriptisches Instrument.

Italien.

In Frankreich war Pierre Dionis am Ende des Jahrhunderts als Chirurg und Geburtshelfer rühmlich bekannt und 1697 trat der Stein-

Frankreich.

schneider **Frère Jacques** (auch Baulot oder Beaulieu genannt) in Paris auf. Geburtshelfer von bedeutender Berühmtheit und nicht ohne Verdienst waren François **Mauriceau** († 1709) und Paul **Portal** († 1703). Ein tüchtiger Augenarzt war Antoine **Maitre Jean** (gegen das Ende des Jahrhunderts).

Die französische Chirurgie befand sich aber im Allgemeinen in einer sehr gedrükten Lage. Es war der stets mit dem Collegium der Chirurgen im Hader liegenden medicinischen Facultät gelungen, das Uebergewicht wieder zu erlangen. Das Collegium wurde von 1656 an bis 1699 wieder der Facultät subordinirt und es wurden die Chirurgen den Badern beigerechnet und gleichgestellt.

England. Unter den **Engländern** ist vornemlich William **Cowper**, zugleich guter Anatom, als Chirurg zu nennen.

Holland. In **Holland** hat Cornelis van **Solingen** in der Chirurgie sich hervorgethan und ein Deutscher, Joh. Jac. **Rau** aus Baden, Professor in Leyden, die Methode der Steinoperation von Frère Jacques verbessert. Der bedeutendste Geburtshelfer Hollands war Hendrik van **Deventer**, dessen Hauptwerk erst im Anfang des 18. Jahrhunderts erschien.

Deutschland. In **Deutschland** und der **Schweiz** lebten zwar da und dort einige tüchtige Chirurgen, Fabricius **Hildanus**, Professor in Bern († 1634), Johann **Scultetus**, Arzt in Ulm († 1645), Mathias **Purmann**, Wundarzt in Halberstadt und Breslau (um 1674—1685), Werner **Rolfink** in Jena, welcher den Siz des Staares in der Linse nachwies. Der gemeine Haufe der Chirurgen aber war von der äussersten Rohheit und zog marktschreierisch in den Städten umher. Im Jahre 1685 verordnete der Kurfürst von Preussen, dass die Operatores, Oculisten, Stein- und Bruchschneider, Zahnbrecher u. s. w. nicht ohne vorhergegangene Examination des Collegii medici und nicht über 4 Tage lang auf den Jahrmärkten Zeit haben sollen.

In der Geburtshilfe sind aus Deutschland in diesem Jahrhundert nur einige Hebammen nennenswerth: die Margarethe **Schieffelbein**, Leibhebamme der Herzogin von Liegnitz und Brieg, die Justine **Siegmund** (Churbrandenburgische Hofwehemutter) und die Braunschweigische Anna Elisabeth **Horenburg**.

Schweden. Auch in **Schweden** machte sich ein tüchtiger Geburtshelfer, van **Hoorn** aus Belgien bekannt.

SECHSTER ABSCHNITT.

Die Medicin im Zeitalter der Aufklärung.

Mit dem Beginn des 18. Jahrhunderts tritt eine merkliche Aenderung der Verhältnisse in der naturwissenschaftlichen Forschung, in der Medicin, wie in der allgemeinen Cultur ein. Die im vorhergehenden Jahrhundert noch sparsamen und isolirten Anfänge der Aufklärung gewinnen rasch an Boden und bringen in Kurzem einen Aufschwung in der geistigen Thätigkeit zuwege, welcher mit einer völligen Wendung in allen Anschauungen um die Mitte des Jahrhunderts den Culminationspunkt erreichte, von da an aber immer neue Gebiete erfassend und neue Formen annehmend in ungeschwächter Lebendigkeit bis in die neueste Zeit sich fortspinnt.

Bewegungen in der allgemeinen Cultur mit Beginn des 18. Jahrhunderts.

Es ist zur richtigen Anschauung und Beurtheilung der Weiterentwiklung der Medicin unerlässlich, die Situation der Cultur am Anfang des 18. Jahrhunderts sich zu vergegenwärtigen, theils um die mächtigen, wie die stillen Impulse derselben zu erkennen, theils um zu würdigen, wie weit die Medicin der Bewegung des Zeitgeistes gefolgt, wo sie hinter ihm zurükgeblieben ist und wo sie ihn überflügelt hat.

In Italien hatte das geistige Leben längst seinen Gipfelpunkt überschritten. Schon mit dem Untergang der Selbständigkeit der einzelnen Staaten hatte die Blüthe der Cultur rasch ein Ende erreicht. Der Druk der Kirche und ihrer Inquisition, wie andererseits die Ausdehnung der formell vollendeten, aber innerlich unwahren Bildung der Jesuiten hatte die freie Geistesentwiklung unwiderstehlich gebannt und der Nation nur ein Zerrbild der früheren Grösse in abgeschmakten, süsslichen und affectirten Typen hinterlassen.

Italien.

In England drängten die unruhigen Zeiten während der Regierung der Könige Carl II. und Jacob II. und die politischen Kämpfe um den Wechsel der Dynastie jedes Allgemeinerwerden einer geistigen Entwiklung zurük, der ohnediess die mächtige Partei der Puritaner wenig günstig war.

England.

König Carl II. selbst, obwohl er freieren Lebensanschauungen zugänglich war und französische Sitten und Grundsäze von Frankreich mitgebracht hatte, war zu einflusslos; Jakob II. aber mit seinem finstern Charakter und seinem katholischen Eifer war geradezu der Wissenschaft feindlich.

Diese wurde daher gewissermaassen nur im Stillen und von Solchen gepflegt, welche müde von den politischen Aufregungen sich in die Einsamkeit zurükzogen. Die Wissenschaft war so zu sagen eine Privatunterhaltung vornehmer Leute während freiwilliger oder gezwungener Ferien und hatte dadurch einen durchaus aristokratisch reservirten Charakter angenommen.

Es war vornemlich Locke, dessen skeptische Ideen maassgebend waren und in der Verarbeitung durch vornehme Dilettanten eine mehr oder weniger frivole Färbung erhielten. Der Graf Shaftesbury und der Viscount von Bolingbroke waren die hervorragenden Typen der hochadelichen englischen Philosophen, von welchen die Vernichtung aller Autoritäten der Kirche und Schule mehr mit Wiz und Satyre, als mit wissenschaftlichen Gründen angestrebt wurde. Und wenn auch einige Gelehrte vom Fach und später mehre hochbegabte Dichter sich ihnen anschlossen, so war doch ihr Einfluss in England ein geringer und hat niemals die Massen durchdrungen; auch auf die Gestaltung der Naturwissenschaften und der Medicin in England sind jene Tendenzen ohne wesentliche Einwirkung geblieben.

Frankreich. Dagegen hatte zunächst Frankreich, das einigste von allen damaligen Reichen, das Monopol des Culturvorbildes in Anspruch genommen.

Aber die dortige Civilisation, die von despotischen Händen geleitet und dictirt wurde, zuerst von Richelieu, später von Louis XIV., konnte keine gesunde sein. Das Gekenhafte und innerlich Verdorbene der italienischen Bildung fand vielmehr dort einen fruchtbaren Boden. Zwar ist die damalige Verfeinerung, die von dem französischen Hof aus nach allen Seiten hin wirkte und eifrige Nachahmer auch ausserhalb Frankreichs fand, bei allem Verderben, das sie im Gefolge hatte, nicht ohne wohlthätigen Einfluss geblieben; zwar hatten ferner höchst bedeutende Köpfe die französische Literatur des 17. Jahrhunderts zu einer hervorragenden Macht erhoben; aber nichtsdestoweniger blieb die Unnatur, das Gezierte und die Beengung jeder freien Bewegung Charakter jener Epoche, verunstaltete auch ihre genialsten Producte und schränkte die Cultur auf die exclusiven Kreise der höchsten Gesellschaft und ihre Appertinenzen ein. Einige philosophische Autoren am Ende des 17. und Anfang des 18. Jahrhunderts, Pierre Bayle († 1706) u. Nicol Malbranche († 1715), der Erstere mehr Skeptiker, der Leztere mehr Idealist, waren eher Producte als Motive der Zeitrichtung.

Die Ausartung stieg noch, als Louis XIV. zu altern anfing, und der früher bezaubernde Schwung seines Wesens mehr und mehr in der Eitelkeit und Selbstgefälligkeit unterging und zulezt in Frömmelei und Hypocrisie endete.

Es war vielleicht ein Glük für die Cultur, dass es so kam; denn die hervorragenden Geister, die bis dahin in den hemmenden Banden des Hofes gestanden und höfische Rüksichten zu nehmen hatten, wurden jezt diesem Einfluss entzogen. Eine selbständige, fast den oppositionellen Charakter annehmende geistige Bewegung bildete sich in der Hauptstadt. Die Unbefangenheit gegenüber den kirchlichen Sazungen war durch die frühere Periode zu sehr Gewohnheit geworden, als dass die Frömmigkeit der Maintenon sie hätte wieder vernichten können, und der Widerwille gegen die religiösen Reactionsbestrebungen der Leztern haben vielleicht noch das Ihrige dazu beigetragen, die allgemeine Stimmung der Gebildeten dem Hofe und der Kirche nachhaltig zu entfremden und kräftigere, unabhängigere Naturen der Bewegung zu gewinnen.

Auf den Inhalt der Ansichten der französischen Denker hatten die Ideen des Engländers Locke und seiner adeligen Anhänger den entschiedensten Einfluss. Die Gestaltung aber war eine durch und durch französische und bekundete die ganze Eleganz, Leichtigkeit und Fasslichkeit, zu welcher dieses Volk ein so eigenthümliches Geschik hat; andererseits aber auch die Dilettantenhaftigkeit des Denkens, welche den Ursprung der neuen Philosophie aus der sogenannten guten und feinen Gesellschaft verrieth.

So entwikelte sich aus den eleganten Kreisen der französischen Hauptstadt jene Richtung, welche, getragen und gehoben durch Talente des ersten Ranges, Rousseau, Voltaire, Montesquieu, in der sogenannten französischen Aufklärungsperiode den Ton angegeben hat, jedoch erst in der Mitte des 18. Jahrhunderts ihren Höhepunkt erreichte und nach und nach durch Diderot, d'Alembert, Condorcet, Helvetius, Condillac, la Mettrie und Andere in die einzelnen Wissenschaften eingedrungen ist. Die Encyclopädie, das umfangreiche und grossartige Werk dieser Richtung, dessen erster Band 1751 erschien, ist das Resultat des Zusammenwirkens grösstentheils gleichgesinnter Männer und konnte die innere Uebereinstimmung nur durch den gemeinschaftlichen Zug des ganzen Zeitgeistes erlangen. Leztere literarische Manifestation der französischen Aufklärungsrichtung fällt zwar in eine spätere Zeit und konnte daher auf die Gestaltung der naturwissenschaftlichen Doctrinen im Anfang des Jahrhunderts keinen Einfluss mehr haben; dagegen ist die Encyclopädie als die beredte Aeusserung einer Geistesrichtung der Epoche anzuerkennen, die auch mannigfachen Bewegungen auf dem medicinischen Gebiete den Boden geliefert hat.

Holland. In Holland, dem es nicht an den tüchtigsten geistigen Kräften in jener Zeit fehlte, hatten die überwiegenden mercantilen Neigungen mit ihren Sonderinteressen eine schwunghaftere Erhebung zurükgehalten. Eine gewisse Toleranz, oder vielmehr ein gleichgiltiges Gewährenlassen hat den vereinzelten Arbeiten die Möglichkeit verschafft, aber nicht den Stachel der Emulation gegeben. Der Einfluss der überragendsten Köpfe (Spinoza, Geulinx) war gerade auf die holländische Cultur am wenigsten bemerklich. Die Holländer hatten den Vortheil einer gesunden Schulbildung und ruhmvoller wissenschaftlicher Reminiscenzen und die Forschungen der Einzelnen suchte deren würdig zu bleiben; aber eine angewöhnte Indolenz verhinderte eine lebhaftere allgemeine Betheiligung.

Deutschland. Deutschland dagegen hatte fast zu gleicher Zeit mit Frankreich seine Aufklärungsepoche. Aber wenn bei derselben auch die Fäden, welche sie an die französische Cultur knüpften, nicht zu verkennen sind, so ging sie doch aus grossentheils andern Elementen hervor.

Alle civilisirten Nationen hatten im Anfang des 18. Jahrhunderts einen Vortheil vor den Deutschen voraus, aber einen Vortheil von der unberechenbarsten Wirkung. Jene hatten eine cultivirte Sprache und eine gebildete Literatur; die Deutschen dagegen besassen nichts als eine rohe, ungelenke Volkssprache, die zu keiner wissenschaftlichen Verständigung geeignet schien. Sie waren daher angewiesen auf fremde Sprachen, zumal auf das todte Latein. Mit dem todten und fortbildungsunfähigen Verständigungsmittel der Gedanken haben auch die Gedanken selbst etwas Lebensunfähiges, Geschraubtes, Pedantisches erhalten, und der deutsche Geist kam zu keiner rechten Entwiklung, als bis das hemmende Latein abgeworfen war.

Die Abschüttelung des Latinismus und zugleich die freiere Bewegung des Gedankens begann mit Leibnitz und Wolf, welche beide nur theilweise der lateinischen Sprache sich bedienten, während zum andern Theile der Erstere französisch, der Zweite deutsch schrieb.

Leibnitz aus Leipzig (1646—1716) war der erste grosse und selbständige Philosoph, welchen Deutschland hervorgebracht hat, und der erste Deutsche, welcher neben der Gelehrsamkeit weltmännische Gewandtheit und gute Manieren besass. Er verband eine wahrhaft aristotelische Vielseitigkeit der Kenntnisse mit der Schärfe des mathematischen

Denkers. Seine Weltanschauung knüpft sich an die Substanz und die unendliche Vielheit der Einzelwesen, von ihm Monaden genannt. Dabei hat er die Geseze der Erkenntniss weiter, als seine Vorgänger verfolgt; er hat zumal das Angeborensein gewisser Ideen vertheidigt, unter welchen das Princip des Widerspruchs (principium contradictionis) und das Princip des zureichenden Grundes (principium rationis sufficientis) den ersten Rang einnehmen. Leibnitz hat den deutschen Geist aus seiner Rohheit aufgerüttelt und ihm den Impuls zum selbständigen Denken gegeben.

Noch eindringlicher, weil populärer hat Christian Wolff (geboren 1679, Professor in Halle, von den Orthodoxen verfolgt und verjagt, von Friedrich dem Grossen aber wieder eingesezt und sogar baronisirt, gest. 1754) auf den deutschen Geist gewirkt. In der Hauptsache mit Leibnitz übereinstimmend, hat er die Gedanken in ein geordnetes System gefasst und dadurch nicht nur die Gedanken selbst, sondern auch die systematisch philosophische Methode den Massen empfohlen. Die Dilettantik, welche vielfach aus dieser Popularisirung der Wissenschaft entsprang, war gegenüber der vorangegangenen Brutalität des Aberglaubens und der Gedankenlosigkeit immer noch ein unermesslicher Gewinn.

Noch wurde aber von einer andern Seite an dem Aufwachen des deutschen Geistes gearbeitet. Die Abgeschmaktheit, Rohheit und Plattheit, in welche der Protestantismus versunken war, brachte endlich doch eine Reaction zuwege. Sie gng zuerst aus dem Bedürfniss einer wirklichen Herzensfrömmigkeit gegenüber der herrschenden absurden Buchstabendogmatik hervor, und es waren die Pietisten Spener in Dresden, Franke in Halle und Arnold in Thüringen, welche nicht nur Gemüth, sondern auch Geschmak in die Religionsübungen einführten. Auch sie waren Kämpfer für die persönliche Geistesfreiheit und es ist auf manche medicinische Richtungen der Zeit ihr Einfluss unverkennbar. Freilich verfielen sie selbst bald in Unklarheit und Intoleranz und haben daher nur einen rasch vorübergehenden Antheil an der Aufklärung gehabt.

Aus ihrer Gemeinschaft ging auch Christian Thomasius hervor (geboren 1655), zwar ein juristscher Professor, aber in dem Kampfe der Intelligenz gegen die alten Vorurtheile einen hervorragenden Rang einnehmend. Gegen die deutsche Rohheit, gegen den Pedantismus und die Barbarei der Schule war er unermüdlich, und obwohl er Franzosen und Engländer als Muster seiner Nation vorhielt, schrieb er doch deutsch und wagte es sogar, eine deutsche Vorlesung anzukündigen, was in Leipzig damals (1688) geradezu als ein wissnschaftliches Majestätsverbrechen angesehen wurde. Auch hatte es unangenehme Folgen für ihn, welche mit ein Grund waren, dass er Leipzig verliess und nach der Gründung der Universität zu Halle seinen Aufenthalt nahm. Er war Anfangs den Pietisten zugethan, sagte sich aber später von ihnen los und ging zu der freieren Anschauungsweise Locke's über. Er war es überdiess, dessen mächtige Polemik die Hexenprocesse gebrochen hat.

So war die Lage der allgemeinen Cultur. Das Bevegungscentrum derselben lag entschieden in Paris und zwar in den von dem Hofe und der Kirche abgewendeten Kreisen. Aber auch in Deutschland begannen sich Herde zu bilden, welche für die streng Conservativen in hohem Grade bedenklich erscheinen mussten. Ein solcher Herd war vor allem Halle mit seiner 1694 neu gegründeten Universität, an welcher Wolff, Franke, Thomasius wirkten, aber auch zwei Aerzte als Lehrer thätig waren, von welchen ein kräftiger Impuls für die Umgestaltung der Naturwissenschaft und Medicin ausging: Friedr. Hoffmann und Georg Ernst Stahl.

Naturwissenschaften. Chemie.

Unter den Naturwissenschaften ist zunächst eine die Chemie betreffende einflussreiche Umwandlung zu erwähnen, welche im 17. Jahrhundert sich vorbereitend in der ersten Zeit des 18. zu Stande kam.

Stahl's phlogistische Theorie.

Einen höchst bedeutenden Schritt hat nämlich am Wendepunkt des 17. Jahrhunderts Georg Ernst Stahl gethan (Zynotechnia fundamentalis 1697), woran sich sofort eine Reihe weiterer Veröffentlichungen bis zum Jahre 1732 anschloss. Er folgte zunächst der Becher'schen Ansichten „Becheriana sunt quae profero". Allein er vervollkommnete und bildete sie so aus, dass die Lehre bei ihm einen völlig selbständigen Character annimmt.

Der Hauptpunkt seiner Lehre bezieht sich auf die Verbrennung. Jeder brennbare Körper ist eine Zusammensezung des Grundstoffs mit einer hypothetischen Substanz: dem Phlogiston. Die Verbrennung, bei den Metallen die Verkalkung ist eine Abscheidung des Phlogistons: Schwefel ist also Schwefelsäure und Phlogiston; die Metalle sind Metalloxyde mit Phlogiston. Das Phlogiston und sein Gehalt bedingt die Farbe und viele chemische Eigenschaften des Körpers. Diese falsche Hypothese hat die ganze nachfolgende Chemie bis Lavoisier beherrscht und hat den Namen der phlogistischen Theorie erhalten.

Troz dieser falschen Anschauung hat die Chemie der phlogistischen Theorie, welche allgemein adoptirt wurde, zahlreiche Entdekungen von grosser Tragweite zu verdanken. Stahl selbst hat über die Affinität der Stoffe schon viele Thatsachen beigebracht. Er zeigte ferner, dass mit Metallen nur wiederum Metalle und keine Metallsalze oder Oxyde sich verbinden. Er stellte aus schwefelsaurem Salze durch Glühen mit Kohle (in der Absicht, dem Salz Phlogiston zuzuführen) Schwefel dar und vieles andere. Indem er zugleich die Unmöglichkeit zeigte, die damalige Chemie für die Medicin zu verwerthen, hat er die Selbständigkeit der ersteren für alle Zeiten festgestellt.

Fr. Hoffmann und Boerhaave, zwei andere grosse Aerzte, haben gleichfalls die Chemie wesentlich gefördert, obwohl sie noch auf vielen Punkten mit Stahl im Widerspruch waren. Von da an aber nahm die Chemie ihren eigenen Gang und fing erst, nachdem sie wesentlich erstarkt war, an, auf die Medicin wieder rükzuwirken.

Einen unbedingteren Fortschritt, als die Chemie hat gleichfalls am Wendepunkt des Jahrhunderts die Physik gemacht, indem neben mehreren andern vornemlich Newton (1642—1727) derselben eine streng mathematische Grundlage verlieh und auf diesem Wege die Geseze der Bewegung feststellte, auch durch die hypothetische Annahme einer den Raum ausfüllenden feinsten Materie (des Aethers) den Anstoss zu zahlreichen neuen Vorstellungen gab.

Physik.

Newton's Lehre war auf die englische Medicin von beträchtlichem Einflusse, der ohne Zweifel wesentlich dazu beitrug, die mechanische Auffassung in England einzubürgern und länger als anderwärts zu erhalten.

Auf dem Continente dagegen wurde Newton nur von Einzelnen beachtet, häufig aber missverstanden und angefeindet. Erst van Muschenbrock aus Utrecht (1700—1761), der Encyclopädist d'Alembert (1717—1783) und der Deutsche Euler (1707—1787) haben der wissenschaftlichen Physik allgemeinen Eingang verschafft.

Die descriptive Anatomie hatte es im 17. Jahrhundert bereits bis zu einem gewissen Grade von Vollkommenheit gebracht und es trat daher auf diesem Gebiete für längere Zeit ein Stillstand ein. Nur Valsalva in Bologna (1666—1723), Santorini in Venedig (1681—1737), Winslow in Frankreich (1669—1760), sodann Albin in Holland (1697—1770), dessen Abbildungen des Skeletts und dessen anatomische Beschreibung derselben von vollendeter Vollkommenheit waren, Peter Camper in Leyden (1722—1789), endlich Lieberkühn in Berlin (1711—1765), ein Meister im Injiciren und Präpariren, waren es, welche die descriptive Anatomie im 18. Jahrhundert noch gefördert haben.

Anatomie und Physiologie.

Auch in den microscopischen Forschungen wurde um diese Zeit wenig geleistet und selbst die Arbeiten des 17. Jahrhunderts fanden nicht mehr die volle Würdigung.

Dessgleichen war im Anfang des 18. Jahrhunderts die physiologische Forschung in den Hintergrund getreten und erst in der Mitte des Jahrhunderts mit Haller nahm sie einen neuen Aufschwung.

Um so mehr wendet sich das Interesse den pathologischen Veränderungen der Theile zu und die pathologische Anatomie wurde, wie noch später zu besprechen ist, mit grossem Eifer betrieben und mit wichtigen Erfahrungen bereichert.

Das Schicksal der früheren Systeme. Iatrochemie. Was nun die medicinische Wissenschaft selbst betrifft, so hatte von den herrschenden Lehren des 17. Jahrhunderts die Sylvius'sche Iatrochemie am Anfang des 18. sich bereits überlebt und wucherte nur noch in den Schichten des Volks und in der ordinären Praxis fort. Freilich einzelne Anklänge an die Anschauungen des Sylvius, wie z. B. die Lehre von den Schärfen, blieben auch in den Systemen der nachfolgenden Zeit noch mehr oder weniger erhalten.

Iatromechanik. Die italienische Iatromechanik fand im 18. Jahrhundert in Deutschland zwar nirgends unbedingte Aufnahme, behielt aber in dem System Hoffmann's und bei Boerhave's Nachfolgern wenigstens theilweise Verwendung. Auch in Frankreich fand die iatromechanische Schule wenig Anklang, obgleich der Professor Chirac eine eigene Lehranstalt für iatromechanische Medicin zu Montpellier zu gründen suchte und dotirte. Claude Perrault Architect und Anatom, und Denis Dodart waren die Einzigen, welche in iatromechanischer Weise arbeiteten und namentlich den Mechanismus der Stimme theilweise kennen lehrten.

Um so eifrigere Anhänger fand die Iatromechanik in England. Ausser Cole, Sydenham's Freund, welcher die Lehre zum Theil nach Newton's Entdekungen modificirte (1694) sind vornemlich zu nennen:

James Keill (1673—1719), der die höhere Analysis für das medicinische System benützte, zur Erklärung der Absonderung aber eine Anziehung der Drüsenkanäle zu den Secretionsstoffen annimmt, eine Idee, welche ihre äussere Anregung in Newton's Attractionsgesez hatte.

Alexander Thomson fing an, an der Möglichkeit einer bloss mechanischen Erklärung der Bedingungen des Blutlaufs zu verzweifeln und obwohl eifriger Iatromechaniker, liess er sich zur Annahme einer Anziehung des Blutes durch Capillarreizungen, also zu einer vom Herzen unabhängigen Bewegung verleiten, eine Vorstellung, die mehr und mehr in den verschiedenen theoretischen Anschauungen Eingang gewann.

Archibald Pitcairn, ein Schotte, eine Zeit lang Professor in Leyden (1652—1713) und Boerhave's Lehrer, lehrte zuerst das richtige Verhältniss der Gefässe zum Herzen kennen und zeigte, dass die Summe der Durchmesser der kleinen Gefässe die der grössern weit überrage, dass das Gefässsystem einem Conus gleiche, dessen Spize im Herzen sei und dass mithin das Blut, je entfernter vom Herzen, um so langsamer fliessen müsse. Er leugnete zugleich das Vorhandensein eines Ferments in den absondernden Drüsen.

Georges Cheyne, ein Schotte (1671—1743), Schüler des Vorigen, vereinigte jatromathematische Ansichten mit chemiatrischen. Die Krankheiten entstehen nach ihm aus geschwächtem oder abnormen Tonus der Fasern und der Grund davon liegt entweder in dem verminderten Attractionsvermögen und der Zähigkeit der Säfte, oder in der Schärfe eines heterogenen Salzes, welches die Kraft der Fasern zu abnormen Attractionen reizt. Die entfernte Ursache der meisten Krankheiten ist nach ihm Unmässigkeit und das Mittel dagegen eine vegetabilische Diät. Cheyne selbst, der bis in das 30. Jahr ein üppiges und lokeres Leben geführt hatte, curirte sich durch eine solche Diät von einem enormen Fettreichthum.

Nicolaus Robinson (1725) liess sich durch Newton'sche Ansichten zur Annahme einer Attractionskraft und Repulsionskraft der festen Theile, des Blutes und der übrigen Säfte verleiten, läugnete übrigens die allgemein gewordene Lehre vom Nervensaft, sieht vielmehr die Nerven als feste Stränge an, deren Eindrüke durch Oscillation ins Centrum sich verbreiten, und sezt Newtons Aether an die Stelle der Lebensgeister.

John Tabor (1724) näherte sich bereits der Stahl'schen Schule, ohne dabei die Jatromechanik ganz aufzugeben. Er nahm die Seele als bewegende Kraft in den mechanischen Organismus auf.

Richard Mead (1673—1754) ist der lezte bedeutende Jatromechaniker Englands, und folgte vorzugsweise Newton'schen Grundsäzen.

Selbständige Theorien.

Das rege Leben, das mit dem Anfang des 18. Jahrhunderts sich überall entwikelte, konnte jedoch nicht seine Befriedigung in der blosen Verpflanzung und weitern Ausführung überkommener Lehren finden. Auch die einfache ruhige Fortarbeit genügte zunächst nur Wenigen, vielmehr zeigte das erste Symptom des erwachten wissenschaftlichen Eifers sich in dem Bestreben, mit originellen Lehrsystemen hervorzutreten. Das 18. Jahrhundert, besonders in seinen ersten zwei Dritteln, ist das Zeitalter der Systeme gewesen. Von allen Seiten drängen sich diese an die Oeffentlichkeit. Manche hatten nur ein ephemeres Dasein und gewannen weder Beachtung noch historische Bedeutung; anderen, die vielleicht nicht einmal durch die Präcision der Ideen hervorragten, aber durch die Stellung und die Gewandtheit ihrer Urheber oder durch Zufälligkeiten begünstigt waren, gelang es, einen Kreis von Anhängern zu sammeln, welche in dem neuen System das lezte Wort der Wissen-

Die theoretische Richtung des 18ten Jahrhunderts.

schaft erblikten, oder auch welche, selbst sie modificirend, wenigstens Fragmente davon nach allen Seiten trugen. Nicht selten geschah es, dass Ideen, die in dem Munde des Urhebers wenig beachtet wurden, erst unter andern Händen und oft in ganz anderer Gestalt einen mehr oder weniger umfassenden Einfluss gewannen.

Obwohl die Systeme es nicht sind, auf welchen der Schwerpunkt des Fortschrittes liegt, so sind sie doch in dem Gang der Wissenschaft von grösstem Einfluss gewesen und sind mindestens desshalb genau zu verfolgen, weil sie vorzugsweise von sich reden machten. Allenthalben und heute noch, begreiflich aber in einer unklaren Zeit noch in höherem Grade, sieht man die schwerfällig denkende Masse um die Systematiker und Doctrinäre sich sammeln, von denen man im Stillen hofft, dass sie das unbequeme Geschäft des Denkens übernehmen oder doch erleichtern, und jederzeit, auch heute noch ist die Meinung gewöhnlich, dass zur Ueberwindung eines Irrthums und eines ausgelebten Princips nicht Einsicht und Kritik allein ausreiche, sondern die Aufstellung eines neuen Princips von noch so prekärer Wahrheit nothwendig sei.

In der ersten Hälfte des 18. Jahrhunderts stand die Theorie entschieden überall im Vordergrund, und die wenigen vorurtheilsfreien unsystematischen Beobachter in der Medicin wurden kaum beachtet und scheinen selbst zu schüchtern gewesen zu sein, ihre Stimme laut werden zu lassen. Statt zu untersuchen, was in Wirklichkeit existirt und geschieht, beschäftigten sich die Meisten mit der Sammlung von Ansichten; statt mit den Thatsachen genau sich vertraut zu machen, fragte man, was dieser und jener Autor angenommen habe. Zumal in Deutschland wurde auf die möglichst erschöpfende Kenntniss aller Conjecturen der grösste Werth gelegt und eine Citatengelehrsamkeit von der peinlichsten Pedanterie dadurch eingeführt.

Die Theorien stiessen und verdrängten sich, schoben sich in einander und führten zu lebhaften Discussionen, und fast könnte man über dieser Ueberschwemmung mit Doctrinen den reellen Fortschritt der Periode übersehen.

Indessen war schon ein Gewinn, dass Leben und Interesse in die Wissenschaft gekommen war, und da man beim Zusammenstellen der Hypothesen doch auch ihre Berechtigung verglich, so war damit Veranlassung gegeben, die wirklichen Thatsachen aufzusuchen und jene damit zu prüfen. Die Aufstellung der Theorien hat den wissenschaftlichen Scharfsinn geübt, die Bekämpfung und Verdrängung derselben hat noch überdem die Thatsachen ans Licht gebracht.

Zunächst war Halle die Ursprungsstätte der zwei ersten selbständigen theoretisch-medicinischen Systeme des Jahrhunderts.

Friedrich Hoffmann, geb. 1660 zu Halle, studirte Mathematik, dann unter Wedel, dem Iatromechaniker, Medicin. Im 21. Jahre begann er in Jena Vorlesungen zu halten, die so beliebt waren, dass sie ihm die Eifersucht der dortigen Professoren zuzogen. Er verlebte darauf einige Jahre als Practiker in Minden und Halberstadt, bis er nach Gründung der Hallenser Universität vom Kurfürst von Brandenburg als erster Lehrer der Medicin 1694 dahin berufen wurde, und nicht nur Vorlesungen von grosser Beliebtheit hielt, an denen Grafen und Herren, sowie die Professoren anderer Facultäten und die Aerzte der Stadt Theil nahmen, sondern auch durch freundliches und würdevolles Benehmen des höchsten Ansehens genoss und von weit und breit um ärztlichen Rath angegangen wurde. Drei Jahre lang war er Leibarzt des König Friedrich I., musste aber wegen Verläumdungen sich zurükziehen, wurde jedoch später von Friedrich Wilhelm I. entschädigt. Er starb 1742.

Seine Vorträge wie seine zahlreichen Schriften zeichneten sich durch Klarheit und fast populäre Verständlichkeit, durch eine systematische Consequenz und durch eine nüchterne und schlichte Form aus.

Seine Methode war die iatromathematische, d. h. er pflegte Lehrsäze vorauszuschiken und zog aus ihnen Consequenzen. Indessen waren die Lehrsäze, von denen er ausging, nicht immer bewiesen oder unanfechtbare Wahrheiten. Dagegen wirkte seine klare Verständlichkeit auf viele der damaligen verworrenen Begriffe wohlthätig ordnend ein.

Die phaenomenologische Anschauungsweise der Iatromechaniker erscheint bei ihm nicht mehr in der Schärfe wie bei Galiläi's Schülern; doch ist sie noch die vorherrschende, wenn auch nicht mit Bewusstsein durchgeführte.

Hoffmann sezte die rationelle Erfahrung zum Prinzip der Medicin: Experientia und Ratio. Die Erfahrung allein könne keine Basis der Medicin abgeben, sie liefere nur den Stoff und dieser sei mit Vernunftgründen und mit Anwendung der Mathematik zu verarbeiten. Alle Beweise in der Medicin müssen entweder anatomisch oder physikalisch sein. Nur so werde die Medicin zur Wissenschaft.

Allgemeine Naturauschauung und Physiologie.

Die ganze Natur beruht nach Hoffmann auf den mechanischen Principien Materie und Bewegung. Aber schon bei der Materie nimmt er neben den sinnlich erkennbaren Stoffen: Luft, Erde und Wasser noch einen hypothetischen, den Aether, an. Er ist der feinste, flüssigste und beweglichste von allen Stoffen, in der ganzen Natur verbreitet, also auch im menschlichen Körper: er ist der beweglichste Theil in dem Blut und der Lymphe. Die Bewegung der Materie hat niemals eine innere Ursache, sie folgt stets nur einem äussern Impulse.

Der menschliche Körper ist eine Maschine und seine Structur ist vorzugsweise hydraulisch, da fast das ganze Gefüge aus Gefässen besteht.

Der Grund des Lebens liegt nach Fr. Hoffmann in der Herzbewegung: Vita nihil aliud est quam motus sanguinis et humorum in circulum abiens a systole ac diastole cordis et arteriarum omnisque generis canalium ac fibrarum, sanguinis et fluidi nervei influxu sustentata proficiscens, qui secretionibus et excretionibus corpus ab omni vindicat corruptione et omnes ejus functiones gubernat. Der Kreislauf ist die Ursache der Wärme, der Ernährung, des Wachsthums. Alle Actionen, auch die Mischung der Säfte hängt vom Kreislauf ab. Die Aussendinge wirken weniger auf die Säfte, als vielmehr auf die Festtheile und ihren Nervenäther. Doch bleibt er bei dieser Ansicht nicht consequent, sondern macht der Humoralpathologie viele Concessionen.

Der wichtigste Stoff ist auch im menschlichen Körper der Aether. Ausser mit dem Blute gelangt er auf eigenen Bahnen, den Nerven, in alle Theile des Körpers. Er wird aus seiner Bereitungsstätte im Gehirn mittelst der Diastole und Systole der Hirnhäute und Rükenmarkshäute in die Körpertheile getrieben. Das Centrum dieses Nervenfluidums wird auch die Anima genannt. Sie regiert die Bewegungen des Aethers gleichfalls nach mechanischen Gesezen; aber nach Gesezen einer höhern Mechanik, die noch aufzufinden sind. Im Uebrigen verwirft er alle jene Ausdrüke Natur, Spiritus, Dämon, Archäus, Principium vitale, weil mit diesen dunkeln Namen nichts erklärlicher werde.

Pathologie. Die Krankheit im Allgemeinen besteht nach Hoffmann in einer entweder entarteten oder verminderten Ausübung der Actionen. Alle Krankheiten lassen sich zurükführen auf Krampf und Atonie, ersterer ist entweder allgemein oder örtlich. Zu dem allgemeinen Krampf gehört namentlich das Fieber; es besteht in einer krampfhaften Bewegung des Herzens mit zu grosser Resistenz in den Capilargefässen. Jene tumultuarischen Bewegungen des Herzens hängen in lezter Instanz von den Nerven, namentlich vom Rükenmarke ab. Assero, formalem febris rationem, sive ut ita loquar, fundamentalem causam consistere in spasmodica universi generis nervosi et fibrosi affectione, quae maxime ex spinali medulla procedit et successive ab exterioribus ad interiores partes vergit (de veru motuum febrilium indole ac sede §. 4.). Zum erstenmal kommt hiedurch bei Fr. Hoffmann die Frage zum Vorwurf, in welchem

Organe das Motiv für die Fiebererscheinungen liege, die Frage über den wesentlichen Siz des Fiebers.

Doch erkennt er dabei ausdrüklich den Charakter des Fiebers als Allgemeinkrankheit an: Sie ullus morbus recte meretur appellari universalis certe est ipsa febris (§. 1.).

Weiter untersucht er aber auch, von welchen Theilen das Fieber vorzugsweise angeregt werde (Localisation des Fiebers in dem später pathologisch-anatomischen Sinne). Er beantwortet diess dahin, dass zwar verschiedene Organe Fieber hervorrufen können, besonders aber der Magen und Darmkanal. Quum vero nulla in universo corpore pars praeter ventriculum et intestinorum canalem tanta gaudeat sympathia et consensione cum cerebro, spinali medulla eorumque membranis, immo cum toto nervosarum partium genere non sane mirandum est, a graviter laesa et afflicta ventriculi et intestinorum substantia totam oeconomiam motuum et functionum naturalium subverti (§. 17.).

Bei der Entzündung hemmt ein Krampf die Circulation in dem befallenen Theile und treibt das Blut in andere Gefässe. Als eine der häufigsten Entzündungen bezeichnet er diejenige des Magens, die nur oft, weil sie maskirt sei, verkannt werde.

Dabei legt Hoffmann auf die anatomische Untersuchung der Leiche grosses Gewicht und erkennt sie für unentbehrlich, indem man dadurch erfahre, wie oft im Leben bei dem Patienten ganz andere Krankheiten verstekt seien, als man nach den Symptomen vermuthen möchte.

Mit den Krankheitsursachen beschäftigte sich Hoffmann viel und die abnorme Mischung der Atmosphäre war für ihn eine der wichtigsten Quellen der Krankheiten, daher er auf meteorologische Beobachtung grossen Werth legte.

Andererseits glaubte er in der Plethora eine der gewöhnlichsten inneren Ursachen der Erkrankung zu finden.

Hoffmann's therapeutische Indicationen sind Hebung des Krampfes und Beseitigung der Atonie.

Bei der Therapie acuter Krankheiten verfuhr Hoffmann kühlend und exspectiv; in chronischen Fällen bediente er sich besonders gern des Weins und anderer reizender Mittel, wie Aether, Campher, China, Eisen. Er beschränkt übrigens den Kreis seiner Mittel sehr und behauptete, dass man für alle Krankheiten mit 10—12 Medicamenten ausreiche. Der Liquor anodynus, das Balsamum vitae und das Elixir viscerale sind von ihm. Natürliche Mineralwasser hielt er hoch und brachte sie in Deutschland wieder in Aufnahme. Auf Diät legte er ein grosses Gewicht.

Hoffmann's Schüler.

Friedrich Hoffmann hatte zahlreiche Schüler, jedoch waren nur Wenige von Belang unter ihnen. Die Masse der Aerzte theilte sich zwischen ihm und Boerhaave und Viele vermischten diese Beiden ohnediess schon eclectischen Systeme und nahmen auch noch fremde Elemente darin auf. Am consequentesten blieb die Hallenser Facultät und zwar bis ans Ende des 18. Jahrhunderts der Hoffmann'schen Lehre getreu (Schulze, Nicolai, Büchner, Nietzky, Eberhardt).

Rega.

Der talentvollste Anhänger der Schule aber war Rega, Professor in Löwen, gest. 1754. Er bildete die Lehre von den Sympathien aus, unterschied zwischen physiologischen und pathologischen Sympathien und machte verdienstliche Untersuchungen über die Sympathien des Magens, von denen er die Hirnaffectionen ableitete. Er ist entschiedener Solidarpathologe und durchaus gegen die Annahme einer Säure im Blute. Auch die Fieber sind nach ihm nur Krankheiten der festen Theile und nur secundär könne das Blut dabei fehlerhaft werden. Als die gewöhnliche Ursache der sogenannten essentiellen Fieber nimmt er die Entzündung der Magenschleimhaut an. Diese sei der Siz der anhaltenden und fast aller intermittirenden Fieber.

Hoffmann's Einfluss auf seine Zeit.

Ausserdem war Hoffmann's Einfluss gross genug, um partiell auf die Anschauungen vieler Anderer einzuwirken und auch selbständige Theoretiker haben manches von ihm aufgenommen.

Noch mehr aber hat seine Methode Eingang gefunden: eine bis zu einem gewissen Grad nüchterne und schlichte Auffassung, in der aber doch überall theoretische Voraussezungen sich geltend machen, eine zwar principielle, aber mit der Oberfläche sich begnügende Untersuchung des thatsächlichen Verhalts, dabei aber mit dem steten Trieb zum Erklären der Facta, eine grosse Bereitschaft zum Theil trivialer und durch Hypothesen ad hoc herbeigeschaffter Deutungen des Einzelnen und eine stillschweigende Formulirung der Thatsachen im Interesse dieser Erklärungen, endlich die Zurükführung der Therapie auf die theoretische Anschauung von den Krankheiten, mit einem Worte: die rationalistische Richtung nahm in Deutschland mit Fr. Hoffmann ihren Anfang.

Stahl.

Georg Ernst **Stahl** (geb. 1660) studirte in Jena unter Wedel, docirte ebendaselbst von 1685 an, bis er 1687 Leibmedicus in Weimar wurde. In dieser Zeit hing er iatromechanischen Ansichten an. Auf den Antrag Friedrich Hoffmann's wurde er als zweiter Professor der Medicin 1694 nach Halle berufen. Eine Zeit lang waren diese beiden die einzigen Lehrer der Medicin an der Hochschule. Hoffmann las Anatomie, Physik, Chemie, Chirurgie und praktische Medicin; Stahl Botanik, Physiologie,

Pathologie, Diätetik, Arzneimittellehre und medicinische Institutionen. 22 Jahre lang waren sie Collegen, anfangs in freundschaftlichen Beziehungen, später in gespannten Verhältnissen. Stahl erfreute sich jedoch nicht des gleichen Beifalls wie Hoffmann, er folgte daher 1716 einem Rufe als Leibarzt nach Berlin und starb daselbst 1734.

Stahl gehörte der pietistischen Richtung an; er war von Natur in sich gekehrt und in gewissen Voraussezungen befangen, ein homo acris et metaphysicus, wie ihn Haller nennt, stolz auf seine eigenen Ueberzeugungen, die er mühsam sich errungen hatte und die er, nachdem sie in seinem Innern gesiegt, der Offenbarung gleichhielt: ich weiss von Gottes Gnaden, sagte er, was ich schreibe. Darum verbitterte es ihn, wenn er auf Widersprüche stiess. Die Erfolge seiner Gegner machten ihn finster und versezten ihn in eine melancholische Laune. Er zeigte die Intoleranz der Sectirer, er verachtete und hasste Andere um ihrer Ansichten willen. Er hielt die Welt für verloren, die nicht an seine Inspirationen glauben wollte, und vielfach beklagt er sich in seinen Schriften über die Ungerechtigkeit Anderer gegen ihn.

<small>Allgemeiner Charakter.</small>

Er hatte nicht die eindringliche Eloquenz seines Collegen Hoffmann. Er war ein tiefer in sich gekehrter Geist. Während Boerhave und Hoffmann ihre ziemlich flachen Raisonnements und Einfälle ohne Mühe hinwarfen, ringt Stahl allenthalben mit dem Ausdruk. Seine Gedanken sind nicht augenbliklichen Eingebungen, es ist sein ganzes tiefes Gemüth, seine innerste Ueberzeugung, sein ganzes geistiges Leben und Wesen, was er der Welt bietet; darum wird es ihm schwer es in Worte aufzuschliessen. Seine Ausdrucksweise ist schwerfällig, weitschweifig, in endlosen Säzen sich ergehend und macht auf manchen Punkten das Verständniss geradezu unmöglich. Aber nicht nur die Form, sondern auch der Inhalt ist oft dunkel, verworren und für Jeden unverständlich, dessen Ideen nicht zuvor schon mit ihm harmoniren. Er hatte das Schiksal vieler tiefsinnigen und zugleich grossartigen Individualitäten. Von der Mehrzahl nicht verstanden, ward er von der Menge für ungeniessbar und abgeschmakt erklärt, von Andern mit Sinn fürs Ueberschwängliche enthusiastisch als Prophet verehrt und Gegegenstand ihres blinden Glaubens. Von den Eklektikern ist Einzelnes aus seiner Lehre aufgenommen worden, mochte es erwiesen sein oder nicht. Der wahrhaft werthvolle Inhalt seiner Meditationen aber, obwohl von seinen Zeitgenossen nicht gewürdigt oder nicht verstanden, hat sich dessenungeachtet unmerklich der wissenschaftlichen Anschauungen bemächtigt.

Stahl war vielleicht der selbständigste und tiefste Kopf unter den ärztlichen Theoretikern des Jahrhunderts. Niemand hat so zahlreiche wekende Ideen gehabt, wie er; Niemand mit solcher Consequenz von den obersten Principien bis zum Einzelnen ein System durchgeführt.

Seine Lehre ist in seiner Schrift Theoria medica vera und in zahlreichen Dissertationen niedergelegt.

Werthschäzung der Facta.

Er erzählt, wie oft er gefunden, dass Aerzte, die für gute Theoretiker galten, schlechte Praktiker waren; aber er leitet daraus nicht einen Unwerth der Theoretik überhaupt, sondern nur die Schiefheit und Grundlosigkeit der geläufigen Theorien ab.

Er verlangt, dass überall die theoretischen Ansichten auf Thatsachen sich stüzen sollen, und sagt, es sei besser, statt überflüssiger Citate das Thatsächliche selbst anzuführen und für sich sprechen zu lassen, da es ausser demselben keine Autorität gebe. Aber er will nicht, dass die ungewöhnlichen Facta die Grundlage der Doctrinen werden sollen, sondern verlangt, dass diese sich auf das alltäglich Vorkommende stüzen. „Fürwahr," sagte er, „es ist eine seltsame Weise, nicht aus dem Bekannten, Beständigen und Wahren, sondern aus dem Vereinzelten und Seltenen, welches noch obenein falsch aufgefasst sein kann, den Genius der Krankheiten abzuleiten, und daraus ein System zu formen."

Er bekämpft mit der grössten Schärfe die in leeren Schematismus und in eine imaginäre Mechanik ausgeartete iatromathematische Richtung. Nicht weniger ist ihm die eben so hohl fundirte Iatrochemie zuwider. Obwohl selbst ein ausgezeichneter Chemiker und der Begründer der chemischen Ansichten des Jahrhunderts, wies er die Chemie von aller Mitwirkung aus der Pathologie weg. Adhuc alienior est ab ulla spe boni atque solidi usus ad medicam theoriam chymia. Ebenso sind ihm aber auch Anatomie und Physiologie nur ein unnüzer Ballast.

Organismus und Seele.

Stahl ist der Erste, der das allgemeinste Wesen des Organismus sich zu erschliessen suchte, indem er ihn einen Körper nennt, dessen Theile alle zu einem gemeinschaftlichen Zwecke construirt seien. Es kommt ihm vor Allem darauf an, zu wissen, inwiefern der Körper als ein lebendiger bezeichnet werden müsse, und was das Leben in ihm sei. Er erkennt mehr als irgend Jemand vor und neben ihm die wunderbare Harmonie des Organismus und sucht seinen Unterschied von dem Mechanismus festzustellen. Aber er übersieht die reelle Bedeutung der Materie; er ist blind für alle Thatsachen, die auf sie weisen.

Die Einheit des Organismus sucht er in der Seele; für diese dient der Körper nur als Organ, um ihre Wirksamkeit unter den irdischen Verhältnissen zu ermöglichen. Der Grund aller Thätigkeit des Organismus liegt daher nicht im Körper, sondern in der Seele, deren Werkzeug er nur ist. Sie hat sich den Körper aufgebaut, sie herrscht über ihn, sie thut und besorgt Alles, alle unwillkürlichen Bewegungen, alle Processe im Körper; sie führt sie zwar nicht mit Ueberlegung und Bewusstsein, aber doch mit Vernunft (nicht ratiocinio, aber ratione) aus; sie schüzt ihn gegen die Zerstörung, in die er alsbald verfällt, sobald die Seele im Tode ihn verlassen hat.

Die Seele ist zwar nach ihm als Einheit anzusehen und Stahl bekämpft die Versuche der Frühern, mehrere verschiedene seelenartige Kräfte anzunehmen, oder neben ihr Geister und dergleichen, welche ihre Befehle ausführen, zu erdichten. Aber die Seele stellt sich in dreifacher Beziehung dar, soweit sich ihre Handlungen auf materielle Gegenstände beurtheilen lassen. Sie ist erstens im allgemeinsten Sinn ein thätiges Wesen in eben dem Maasse, als die Materie passiv ist; sie ist zweitens der allgemeinen Bedeutung nach ein bewegendes Wesen, da alle ihre Handlungen, sowohl an und für sich, als in Beziehung auf den Körper in Bewegungen bestehen, in einem Fortschreiten von einem Gegenstand zum andern; drittens aber ist sie und im engsten Sinn ein intelligentes Wesen und bedarf der Zeit nicht nur wegen der Mannigfaltigkeit ihrer Verrichtungen, sondern auch wegen der Menge der Körper, welche Gegenstände ihres Erkennens sind, da eine Vergleichung nur unter mehreren Dingen und eine vervielfältigte Vergleichung nur unter sehr vielen stattfinden kann.

Durch die Einheit der Seele wird die Einheit des Organismus bedingt. Die Seele steht selbst ihren Angelegenheiten vor (suis rebus ipsa consulit). Sie bedient sich dazu der Bewegungen, theils der gröbern, theils des Tonus der Weichtheile (motus tonicovitalis). Mittelst der Bewegungen schafft sie namentlich das überflüssige Blut weg und bringt in eigenthümlichen Organen Molimina haemorrhagica zustande.

Die Temperamente bestehen darin, dass in dem Verhältniss der Bewegungen des Organismus ein Vorbild für das Verhältniss der Gemüthsbewegungen abgegeben ist, das heisst dass die Seele den Typus und das Verhältniss der Bewegungen, an welche sie gebunden ist, hinterdrein auf die Ordnung und das Maass ihrer moralischen Kräfte überträgt.

Die Herrschaft der Seele über den Körper gibt sich aufs Deutlichste zu erkennen, wenn man die Mischungsverhältnisse des lezteren betrachtet. Die Mischung des Körpers ist nämlich eine solche, dass er die grösste Neigung hat, in Fäulniss überzugehen, und doch erliegt er ihr in unglaublich seltenen Fällen. Troz der zahlreichen Ursachen, welche Krankheiten hervorbringen können, werden daher die Menschen nur selten und von einer geringen Anzahl von Krankheiten befallen. Die Mischung des Körpers ist darum überhaupt nur von einer untergeordneten Bedeutung und wird durch die Seele wieder überwunden. Die Abweichung der Bewegungen von ihrer natürlichen Ordnung ist dagegen ungleich wichtiger, als eine verhältnissmässige Verderbniss der Materie.

Pathologie. Die Krankheiten sind nach Stahl Reactionen, d. h. Bewegungen, welche die Seele zur Bekämpfung der Krankheitsursachen ausübt, sie will die Ursache damit austreiben.

Die allgemeine Anlage zu Krankheiten sucht Stahl in der Neigung der Körper zur fauligen Zersetzung, die nächste Ursache der Krankheiten darin, dass ein Hinderniss entgegentritt gegen die Thätigkeiten der Seele. Ueberfluss des Blutes (Plethora) und Verdikung desselben sollen die allgemeinsten Verhältnisse sein, welche zur Krankheit führen. Die Bewegungen, welche die Seele zur Entfernung der Ursache mache, seien aber nicht immer zwekmässig, oft seien sie unverhältnissmässig stark, oft schwankend und unordentlich, aber oft auch zu schwach.

Da Plethora der Hauptfeind der Gesundheit ist, so ist für Stahl auch nichts zwekmässiger, als wenn durch Blutergüsse die Plethora gehoben wird. Am deutlichsten sei diess bei der Menstruation; aber auch beim männlichen Geschlecht finde ein ähnliches Verhältniss statt: die Hämorrhoiden. Im Kindesalter gehe die Plethora mehr zum Kopf, beim Jüngling zu der Brust, im männlichen Alter aber zum Unterleib und dieses sei das günstigste, vorausgesezt, dass der Hämorrhoidalabfluss zustandekomme. Dieser sei daher den meisten Constitutionen heilsam und ihn herbeizuführen und zu erhalten, gilt für Stahl als die Aufgabe des Arztes. Die Plethora abdominalis sieht er übrigens als die Quelle der meisten chronischen Krankheiten an.

Die Hypochondrie namentlich ist durch diese Plethora bedingt, und schon die zu geringe Flüssigkeit des Blutes vermag die hypochondrischen Zufälle auf rein materielle Weise hervorzurufen. Soll der Körper nicht gestört, sondern erhalten werden, so steht das sicherste und anwendbarste Heilmittel allein der Natur zu Gebot: durch angemessene Vermehrung der Bewegungen das ungünstige Verhältniss des zu bewegenden Stoffes nicht nur zu compensiren, sondern auch zu verbessern.

Das Fieber ist für Stahl nichts anderes, als eine Bewegung, ein motorischer, secretorischer und excretorischer Act, von der Seele gegen die vorhandene Schädlichkeit vorgenommen. Alle Erscheinungen, welche man einmüthig für bloss krankhafte gehalten habe, seien nur als unmittelbare und positive Wirkungen der Natur zu einem heilbringenden Zweke zu erklären, deren Bestimmung sich auf die Austreibung der schädlichen Materie beziehe, welcher sie in einem angemessenen mechanisch organischen Verhältniss entsprechen. Schon beim Froste sehe man diese Tendenz. Die Vermehrung der Ab- und Aussonderungen im Fieber können nur durch eine Beschleunigung des Blutumlaufs und durch die Richtung desselben nach den eigenthümlich entsprechenden Organen der Secretion und Excretion bewerkstelligt werden. Das Fieber sei also heilsam, so namentlich auch das Wechselfieber, und dürfe darum nicht unterdrükt werden, wie man durch China in schädlicher Weise versuche. Stahl hält die Seele für so nothwendig beim Fieber, dass er behauptet, lezteres komme bei den Thieren gar nicht vor, weil ihnen die Seele fehle, die energia aestimatoria tam rerum, quam actionum. Die Hauptaufgabe der ärztlichen Ueberlegung ist nach ihm im concreten Falle, quid in motibus febrilibus activum insit, quid vero passivum.

Das Zurükdrängen des Blutes von der Körperoberfläche zu den innern Organen, das in den gelindesten Graden als Gänsehaut, in den höheren als Schüttelfrost erscheint, bewirkt auch die Convulsionen; da sie gewöhnlich am Ende gefährlicher Krankheiten eintreten, so seien sie als die lezte Anstrengung anzusehen ne quid usquam inausum et intentatum relinquatur.

Die Stokung des Blutes erkennt Stahl als blosse verlangsamte Bewegung, er will von ihr die Congestion unterschieden wissen, weil diese activer Art sei und von einem durch die tonischen Lebensbewegungen bewirkten verstärkten Antriebe der Säfte gegen den Theil herrühre. Die Entzündung sieht er als die Folge von Congestion und Stokung an und unterscheidet Rothlauf, Phlegmone und Apostema als Formen der Entzündung.

Die wahrhaft methodische Therapie muss nach ihm Anweisung geben, auf welche Art der Lebensthätigkeit und ihrer Richtung, dem stets bereiten Mitwirken der Natur hülfreiche Hand geboten werden kann und soll. Ueber die Mischung des Körpers und über alle Bedingungen derselben habe die Kunst fast keine Macht, und das ganze Geschäft des Arztes müsse vielmehr darauf gerichtet sein, das Leben selbst in ungestörter Thätigkeit zu erhalten. Die Aufgabe sei, die natürlichen und günstigen Bestrebungen der Seele, welches die Symptome sind, zu leiten und zu verstärken, namentlich die Ausleerungen gehörig zu unterstüzen. Beim Fieber namentlich sind die Ausleerungen non solum tolerandae sed etiam observandae, gubernandae et quoque modo juvandae atque promovendae.

Therapie.

Stahl war ein Feind vieler kräftiger Arzneimittel, der China, des Opiums, des Eisens und der Reizmittel. Seine Hauptmedicamente waren Laxantien: Aloë, Rhabarber, Jalappe, die er namentlich in chronischen Krankheiten gab; in acuten Krankheiten gab er kühlende Salze, und allgemeine wie örtliche Blutentziehungen wurden von ihm sehr gerühmt: namentlich sah er die Aderlässe als Mittel zur Herbeiführung von Krisen an.

Uebrigens trieb er auch einen lucrativen Handel mit sogenannten eröffnend balsamischen Pillen, welche aus Antimon, Aloë und Helleborus bestanden haben sollen.

Stahl's Schüler und Einfluss. Stahl's Schüler waren wenig zahlreich und meist keine grossen Geister, fast durchaus frömmelnde, mystische Schwäzer ohne alle neuen Ideen und voll von selbstgefälligen Phrasen.

Johann Samuel Karl 1645—1737, dänischer Leibarzt, den Stahl selbst als seinen ächten würdigsten Schüler bezeichnete, ist ohne alle Originalität, aber unbedingter Verehrer von Stahl.

Georg Coschwitz, 1679—1729, Professor in Halle, schrieb Organismus et Mechanismus in homine vivo 1728.

Georg Nenter, um 1714 Professor in Strassburg.

Johann Junker, von 1729 Professor in Halle, der zuerst in Halle klinische Uebungen anstellte (mit Hilfe des Waisenhauses).

Michael Alberti, 1682—1757, der bekannteste unter den Anhängern Stahls, war vollendeter und unverträglicher Pietist, wie überhaupt der Pietismus eine wesentliche Stüze des stahlischen Systems war und ihm Anhänger verschaffte, aber nicht einen einzigen, auf den er stolz sein durfte.

Im Allgemeinen wurde Stahl in Deutschland wenig berüksichtigt und erst in neuerer Zeit hat er Vertheidiger gefunden, welche aber bei der Würdigung seiner Verdienste allerdings dieselben vielfach übertrieben.

In England wurde die Stahlische Lehre von Einzelnen mit der Iatromechanik vermischt.

Am meisten aber drang die Lehre in der Schule von Montpellier ein und kam dort zu einer eigenthümlichen weiteren Ausbildung.

H. Boerhaave. Hermann **Boerhaave**, Sohn eines Kaufmanns in Voorhout, geboren 1668, war anfangs zur Theologie bestimmt. Er erkrankte im elften Jahre an einem Geschwür am Schenkel, woran er sieben Jahre lang vergebens behandelt wurde. Hiedurch wurde schon damals sein Nachdenken auf die Medicin gelenkt, und es gelang ihm endlich, durch Waschungen mit Urin und Salzen die Vernarbung herbeizuführen. Indessen sezte er theologische und philosophische Studien fort und beschäftigte sich namentlich mit Mathematik, welche damals als Schlüssel für alle Wissenschaften galt. Nachdem er 1690 Doctor der Philosophie geworden war, gab er eine Zeit lang Unterricht in der Mathematik. Bei der Anfertigung eines Catalogs für die Bibliothek von Leyden erwarb er sich van de Berg's Gunst, der ihm rieth, zum Studium der Medicin überzugehen. Er trieb nun Botanik, Anatomie, Chemie und hörte theoretische Medicin bei dem Iatrochemiker

Drelincourt, sowie bei dem Iatromathematiker Pitcairn. Daneben las er aufs eifrigste Spinoza's Schriften, und der Verdacht über seine Rechtgläubigkeit, den er sich dadurch zuzog, veranlasste ihn, die Theologie vollends aufzugeben und sich ganz der Medicin zu widmen. Bei seiner Promotion disputirte er über die Nothwendigkeit, die Excremente der Kranken zu untersuchen. Anfangs war sein Erfolg gering, bis nach Drelincourts Tode die Curatoren der Universität Leyden auf ihn aufmerksam wurden und er 1701 auf den Lehrstuhl der theoretischen Medicin berufen wurde. Bei seiner Antrittsrede hob er die Nothwendigkeit des Studiums von Hippocrates so dringend hervor, dass er schon dadurch eine gewisse Berühmtheit erlangte und bald darauf einen Ruf nach Gröningen erhielt; doch lehnte er diesen ab, blieb in Leyden, und der Erfolg seiner Vorträge war so gross, dass in wenigen Jahren von allen Gegenden Europa's Schüler ihm zuströmten. 1709 erhielt er auch die Professur der Botanik und eröffnete sie mit einer Rede über die Einfachheit der gereinigten Medicin, in der er namentlich die Lehrsäze der Chemiatriker und Cartesianer zurükwies und die Verfolgung der einfachen Geseze der Natur verlangte. Er erkannte zwar die Wichtigkeit der mathematischen Methode an; allein er erklärte sie nur für einen unvollkommenen Versuch und bezeichnete als Hauptaufgabe des Arztes die einfache Beobachtung der Natur in Krankheiten. Seinem neuen Fach wendete er sich daneben mit grossem Eifer zu. 1714 jedoch erhielt er die Direction des Krankenhauses und war der Erste, der einen geordneten klinischen Unterricht gründete. 1718 erhielt er überdiess die Professur der Chemie. In allen diesen Aemtern zeigte er eine bewundernswürdige Thätigkeit. Sein Lehrtalent muss ein immenses gewesen sein. Ausser der Chemie trug er, was damals eine Seltenheit war, alle seine Vorlesungen vollkommen frei vor. Aber er war auch der berühmteste Lehrer seiner Zeit. Kein Hörsaal der Universität reichte aus, seine Zuhörer zu fassen, und in allen Ländern galt es als Empfehlung, Boerhaave's Schüler gewesen zu sein. Magnus Boerhaavius ist sein stehender Titel. Mit seinem Ruhm verband sich der der Universität Leyden. Seine Landsleute vergötterten ihn und illuminirten die Stadt zu seinem Genesungsfeste. Consultationen aus allen Theilen der Welt kamen ihm zu, und selbst bis China soll sich sein Ruf erstrekt haben. Dabei behielt er bis zu seinem Ende eine liebenswürdige Bescheidenheit. Als Rector der Universität hielt er 1730 eine Rede de honore medici servitute, und nach Berlin zur Consultation in Friedrich Wilhelm I Krankheit berufen, lehnte er es ab mit der Bemerkung, der König habe an Fr. Hoffmann einen so grossen Arzt im Lande, dass er, Boerhaave, überflüssig sei. Auf die Herausgabe fremder Werke verwendete er grosse Summen, so auf

Swammerdam's Bybel der naturen, auf Vesal's, Bellini's, Piso's und anderer Werke und liess sie auf seine Kosten zum Theil mit theuren Kupferstichen druken. Haller sagt von ihm: seine Gelehrsamkeit werden wohl Einige, wenn auch Wenige erreichen, seinen göttlichen, Alles liebenden Geist, der seinen Neidern und Feinden wohlwollte, und auch den nicht, der ihm täglich widersprach, verkleinerte, Keiner!

Er starb 1738, nachdem er, wie einer seiner Biographen sagt, dreissig Jahre lang das medicinische Orakel der europäischen Höfe, der Abgott seiner Zuhörer und der Gegenstand der Verehrung der ganzen literarischen Welt gewesen war und hinterliess seiner einzigen Tochter mehr als zwei Millionen Gulden.

Charakter seiner Lehre. Boerhaave's Lehre zeichnet sich weniger durch Scharfsinn, als durch eine formelle Klarheit des Vortrags und durch die unmittelbare klinische Anwendung aus. Er schrieb nicht ein System; nur in Aphorismen und Institutionen legte er seine Grundsäze nieder. Er war dabei nichts weniger als consequent und vereinigte als entschiedener Eklektiker ziemlich heterogene Ansichten in sich bis zu einem Grade, dass die Theorie bei ihm wie eine Nebensache erscheint. Die Titelvignette von van Swieten's Commentarien zu Boerhaave trägt das charakteristische Motto: Varietas delectat. So mischte er mechanische Grundsäze manchen chemiatrischen bei; immer aber weist er auf die Naturbeobachtung hin und als Muster für sie auf Hippocrates und Sydenham. Dadurch erhielt seine Lehre die praktische Brauchbarkeit, und gerade seine geringere Originalität hat vermittelnd gewirkt, indem die geläufigen Ansichten der damaligen Zeit sich bei ihm vereinigt und in einer ungezwungenen Weise mit der Naturbeobachtung verbunden fanden.

Das Leben ist nach Boerhaave ein Zustand, der zur Wechselwirkung von Seele und Leib nothwendig ist. Gesundheit besteht, wenn jener Zustand so beschaffen ist, dass die Functionen mit Leichtigkeit und Beständigkeit ausgeübt werden. Krankheit ist jeder körperliche Zustand, welcher die natürlichen Actionen beeinträchtigt. An einer andern Stelle nennt er die Krankheit einen Mangel an Leben und Gesundheit und noch an einer andern gibt er an, sie inhärire dem Körper.

Die Bewegung ist das Princip alles Geschehens; aber als Grund der Bewegung bezeichnet er eine übersinnliche Ursache, ein unbekanntes Wesen, das zwischen Geist und Materie stehe, das Enormon.

Pathologie. Die Krankheiten betreffen entweder die festen Theile oder die Säfte. Die Krankheiten der ersteren entstehen aus dem Zustand der Fasern, der Gefässe oder der Eingeweide, die entweder straff (rigid), oder schlaff (lax) und schwach sein können. Die Säftefehler sind entweder spontan und bestehen in Säure oder in Alkalität oder in Zähigkeit der Säfte; oder die Säftekrankheit ist begründet in einer ungeordneten Bewegung der Säfte entweder in einer beschleunigten, was man an dem frequenten Puls erkennt (Fieber), oder in einer verlangsamten, wohin besonders die Plethora gehört.

Die einfachste Krankheit unter den zusammengesezten ist die Obstruction, die Verstopfung der Kanäle, welche Flüssigkeiten führen. Sie kommt äusserst häufig vor, begleitet die meisten Krankheiten und entspringt aus zahlreichen verschiedenen Ursachen. In den Blutkanälen kann Verstopfung eintreten ausser anderem auch durch die Form und Grösse der Blutkügelchen, die bald zu gross, bald zu klein, bald ekig, spizig oder scharf sein können.

Die Entzündung ist die Reibung des rothen in den kleinsten Arterien stokenden Blutes, welche unterhalten wird durch den Andrang des nachfolgenden Blutes: Inflammatio est sanguinis rubri arteriosi in minimis canalibus stagnantis attritus a motu reliqui sanguinis moti. Eine solche Stagnation des Blutes wird hervorgebracht:

1) durch mechanische Verlezungen;
2) durch Verstopfung der Gefässe, von innen oder aussen;
3) durch eine zu starke Bewegung;
4) durch Coagulantia.

Auch in den weissen Gefässen, wo nur Lymphe ist, kann derselbe Process stattfinden und gibt dann Zustände, welche man die weisse Entzündung nennt.

Das Wesen des Fiebers besteht in einer schnellen Herzcontraction mit vermehrter Resistenz der Capillargefässe. Von hier an hört die Temperaturerhöhung als Begriffsbestimmung des Fiebers auf (obwohl Boerhaave selbst Temperaturmessungen vorgenommen hat), und vermehrte Pulsfrequenz tritt an ihre Stelle. Zugleich aber bezeichnet Boerhaave auch in teleologischer Weise das Fieber als den Kampf der Natur, um den Tod abzuhalten. Die aus acutem Fieber hervorgehenden Symptome sind nach Boerhaave frigus, tremor, auxietas, sitis, nausea, ructus, vomitus, debilitas, calor, aestus, siccitas, delirium, coma, pervigilium, convulsio, sudor, diarrhoea, pustulae inflammatoriae.

Die chronischen Krankheiten entstehen entweder aus Säftefehlern: Dyscrasien, oder aus Residuen ungeheilter acuten Krankheiten.

Die chronischen Dyscrasien rühren ausser von den schon angeführten spontanen Säftefehlern namentlich von Einführung schlechter Nahrungsmittel her. Er stellt sieben Arten von Dyscrasien auf.

1) Die saure Schärfe. Aus ihr entstehen Magenkrankheiten, saures Aufstossen, saure Faeces, saurer Schweiss und Speichel, saure Milch,

träge Galle, blasse Gesichtsfarbe, Stuhlverstopfung, Beissen auf der Haut, Pusteln und Geschwüre, Reizungen des Gehirns und der Nerven, daher Convulsionen und Tod. Die Behandlung besteht in vegetabilischer Nahrung, Bewegung, Kräftigung, absorbirenden, diluirenden und abstumpfenden Medicamenten.

2) Die herbe Schwäche von herben Früchten und ähnlichen Dingen: dadurch coaguliren die Säfte, die Gefässe ziehen sich zusammen, es entstehen harte Obstructionen. Die Mittel sind diluirende, fixe Alkalien und Seife.

3) Die aromatische Fettschärfe entsteht von reizenden gewürzhaften Speisen und Getränken. Es entwikeln sich daraus Hize, Schmerzen, Verdünnung der Säfte, Fäulniss, Extravasate. Die Behandlung besteht in Wassertrinken, Mehlspeisen, schleimigen und sauren Mitteln.

4) Die träge, fettige oder ölige Schärfe von Fettnahrung, Fischnahrung, Oelen; daraus entsteht Obstruction, ranzige Galle, Entzündungen und die schlimmste Fäulniss. Die Behandlung besteht in Diluentien, Seife und sauren Mitteln.

5) Die salzige Schärfe von gesalzenen Nahrungsmitteln, zerstört die Gefässe, löst die Flüssigkeiten auf und macht sie scharf; daraus entstehen Atrophie, Extravasate, langsame Fäulniss, Petechien und Scorbut. Die Behandlung erfordert Wasser, Säuren und Laugen.

6) Alkalinische Beschaffenheit hängt ab von thierischen Nahrungsmitteln, namentlich von nicht frischen Substanzen, und es entsteht daraus Durst, Appetitlosigkeit, übelriechendes Aufstossen, hässliche Belege an Zunge und Mund, Widerwille gegen Alles, Diarrhoe, Bauchschmerzen, unleidliche Hize, sofort hiziges Fieber, Entzündungen, Gangrän. Die Therapie verlangt Säuren, Salze, Wasser, abstumpfende Mittel, Ruhe und Schlaf.

7) Die glutinose Beschaffenheit hängt ab von rohen Mehlspeisen, schlechter Nahrung, unvollkommener Bewegung und erregt Verstopfung, Wassersucht, träge Galle, Viscidität und langsame Bewegung des Blutes, Obstructionen, Concretionen, gehemmte Secretionen, Suffocation und Tod. Die Behandlung besteht in gut gegohrenen Nahrungsmitteln mit Salz und Gewürz, kräftigen Suppen, Stärkung, Bewegung, Kälte und Wärme, in diluirenden, resolvirenden, stimulirenden, seifenartigen Mitteln.

So roh diese Crasenlehre war, so wurde sie mit Begierde aufgenommen und ein maassloser Schlendrian in der Praxis dadurch eingeführt.

Keine unter allen chronischen Krankheiten hat Boerhaave mit mehr Vorliebe behandelt als den Scorbut, welcher nach ihm in einem complicirten Säftefehler besteht: Tenuitas zugleich mit Crassities und mit saurer, alkalinischer oder salziger Beschaffenheit. Fast allen chronischen Krankheiten waren damals nach Boerhaave's Schule etwas scorbutisches beigemischt und namentlich wurde jeder trübe Urin, jeder üble Geruch der Ausleerungen als Beweis dieser Complication angesehen.

Ueberall stösst man bei Boerhaave auf Eintheilungen der Ursachen, der Affectionen und ebenso der Indicationen, aber meist erscheinen sie nur als äussere Anordnung ohne logische Schärfe. Eine gewisse oberflächliche Klarheit und Verständigkeit tritt allenthalben hervor, und es hat sich diese Weise lange Zeit in der allgemeinen Pathologie und in der allgemeinen Materia medica erhalten. Auch stammen die Collectivbenennungen für gewisse Reihen von Arzneimitteln von ihm her.

Die Receptur Boerhaave's, wenngleich sie noch vielfach sehr complicirt ist, hat doch auch schon einfache Formeln und zeigt denselben eklektischen Charakter wie seine pathologischen Ansichten. Van Swieten hat seinen Commentarien den Libellus de materiae medica et remediorum formulis Boerhaave's beigefügt.

Boerhaave hatte das Glük, ausgezeichnete Schüler zu finden, und er hat mit einem wahren Zauber sie dauernd an sich zu fesseln gewusst. Mehrere waren unter denselben, die ihn weit überragten und die dennoch die höchste Pietät gegen ihn zeigten, die eine Ehre darein sezten, seine Werke zu ediren, zu commentiren und durch Zusäze brauchbarer zu machen, die seinen Ruhm verbreiteten, während sie oft seiner Lehre nur theilweise treu blieben. *Boerhaave's Schüler.*

Boerhaave's Lehre war eine zu wenig fundirte und consequente, als dass sie sich hätte rein erhalten können; aber sie enthielt Keime, welche sich weiter zu entwikeln vermochten. Dabei wurden von seinen Schülern bald mehr seine dynamistischen Anschauungen, bald mehr die humoralpathologischen ausgeführt. Die erstere Richtung repräsentirte zugleich die mehr theoretische Behandlung der Pathologie; es gehörten ihr an: Abraham Kaauw Boerhaave, Gorter, Haller und Gaub. Die humoralpathologische Richtung dagegen wurde von van Swieten, de Haen und der übrigen Wiener Schule verfolgt und hatte überwiegend practische Tendenzen.

Abraham Kaauw Boerhaave, Hermann's Neffe (1715—1758), hatte nur untergeordnete Bedeutung. Er schrieb über das Impetum faciens des Hippocrates und seine Identität mit dem Nervenfluidum. *Abr. Boerhaave.*

Johann von Gorter, Professor zu Haderwyk, wo er von 1725 an in sich allein die ganze medicinische Facultät vereinigte, indem er Anatomie, Physiologie, Chemie, Botanik, allgemeine Pathologie, practische Medicin, *Gorter.*

Klinik und Chirurgie vortrug. Er machte jene Universität in Kurzem berühmt; allein der Ruhm verschwand wieder, als er 1754 nach Petersburg als Leibarzt abging. Er starb 1762. Gorter schrieb einen der besten Commentarien über die Aphorismen des Hippocrates, ein Medicinae Compendium in usum exercitationis domesticae, vier Exercitationes medicae nebst vielem Anderem. Anfangs folgte er genau der Lehre Boerhaave's; später verwarf er vieles davon, erklärte die Mechanik für unzureichend zur Erklärung der physiologischen Vorgänge, und nahm nun in allen Theilen des Körpers ein von dem Nervenfluidum verschiedenes Princip an, welches er vitale Bewegung nannte und welches auch den Pflanzen zukommen solle. Die vitale Bewegung sei unabhängig von den Nerven, aber auch von der todten Elasticität zu unterscheiden. Die äusseren Dinge können als Reize auf die vitalen Bewegungen wirken. In der Entzündung sieht er keine Stokungen, sondern eine von der Einwirkung des Reizes veranlasste vitale Bewegung der Gefässe.

Somit hat er die mechanische Auffassung zu Gunsten der vitalistischen noch weiter als Fr. Hoffmann beschränkt und zu dem Nervendynanismus noch eine vitale Eigenschaft der lebenden Materie selbst hinzugefügt, die bei dem zunächst folgenden Physiologen die umfangsreichste Berüksichtigung fand.

Uebrigens hält Gorter alle Theile der medicinischen Theorie für so ausgebildet, ut vix aliquid videatur restare und nur die Praxis ist nach ihm noch zu sehr zurükgeblieben.

Gorter war ein systematischer Kopf, wie aus seiner Eintheilung der Störungen hervorgeht (siehe Belege).

Haller. Albert von Haller, geboren 1708 zu Bern, zeigte von frühester Jugend auf einen systematischen Geist und eine scientife Tendenz. Sobald er schreiben konnte, legte er sich ein Wörterbuch an, in das er alle Worte eintrug mit der Bedeutung, die er erfuhr. Als er fremde Sprachen lernte, machte er auch von diesen Wörterbücher und als er mit Geschichte sich beschäftigte, schrieb er historische Wörterbücher. Er versichert, noch oft später in diesen Arbeiten seines kindlichen Geistes sich Raths erholt zu haben. Dabei war er nichts weniger als pedantisch, vielmehr von sehr munterem Temperament. Im 10. Jahre schon verfertigte er lateinische und deutsche Spottgedichte auf seine Lehrer und sein poetisches Talent hatte besonders in seiner Jugend durchaus die Tendenz zur Satyre, welcher er jedoch später gänzlich entsagte. 1723, also im fünfzehnten Jahre bezog er die Universität Tübingen, um unter Duvernoi und Camerarius Medicin zu studiren. Schon im folgenden Jahre schrieb er einen polemischen

Artikel gegen eine anatomische Behauptung des Professor Coschwitz in Halle. Indessen blieb er nicht lange in Tübingen; er soll dort relegirt worden sein, weil er mit andern Studenten einen Hirten mit Branntwein so besoffen machte, dass dieser dabei ums Leben kam. 1725 zog er nach Leyden zu Boerhaave. Sowohl dieser, als der dortige Professor der Anatomie, der damals noch sehr junge Albinus leiteten seine Studien und Beide schenkten ihm ihre Freundschaft. Im achtzehnten Jahre wurde er Doctor, reiste dann in England und Frankreich; aus Paris musste er fliehen, weil er in seiner Wohnung Leichen secirt hatte. Von da ging er nach Basel, studirte Mathematik bei Bernoulli und begab sich 1729 nach seiner Vaterstadt Bern zurük, um zu practiciren, woneben er mit Vorliebe Botanik trieb. 1734 erhielt er die Direction des dortigen Hospitales und im selben Jahre liess er ein anatomisches Amphitheater bauen und wurde als Lehrer der Anatomie angestellt. Von dieser Zeit stammen die meisten seiner Gedichte und mehrere kleinere Aufsäze nicht medicinischen Inhalts, wie vom Nuzen der Demuth und vom Nachtheile des Wizes. 1735 wurde ihm die Aufsicht über die Berner Stadtbibliothek anvertraut und er benuzte sie im reichsten Maasse zu historischen und bibliographischen Arbeiten. 1736 wurde er als Professor der Anatomie, Chemie und Botanik nach Göttingen berufen und erklärte dort die Institutionen Boerhaave's, die er mit einem Commentar 1739 herausgab. Dabei sezte er seine botanischen Studien fort; mehrere grosse klassische botanische Werke und eine bedeutende Anzahl anatomischer Schriften, nebst seinem anatomischen Atlas stammen aus dieser Zeit.

Sein erstes physiologisches Auftreten war eine polemische Arbeit über die Respiration (1727). Er zeigte die Nichtigkeit der Annahme von Luft zwischen Pleura und Lunge gegen Professor Hamberger. Ein lebhafter Streit erhob sich von da an zwischen Beiden, in welchem Haller zulezt Sieger blieb. 1747 gab er seine primae lineae physiologiae heraus und zehn Jahre später sein grosses physiologisches Werk elementa physiologiae corporis humani, mit welchem eine neue Epoche der positiven Physiologie begann. Mehrere polemische Schriften, worin er seine Ansicht über die Irritabilität vertheidigte, folgten. Haller's Ruhm und damit der Ruf der Universität Göttingen wuchs mit jedem Jahre; er wurde der Gründer der Göttinger Gesellschaft der Wissenschaft und der noch jezt bestehenden gelehrten Anzeigen. Nach siebzehnjährigem Aufenthalt daselbst nöthigte seine Gesundheit ihn, es zu verlassen; er kehrte 1753 nach Bern zurük und widmete sich dem Gouvernement und der Herausgabe grosser kritischer Literargeschichten über Botanik, Anatomie, Chirurgie und practische Medicin, Werke, die ihresgleichen nicht haben. In den lezten Jahren lebte Haller fast einzig seiner Bibliothek, er schlief dort und brachte Monate lang in ihr zu. Seine Gattin, seine Kinder, seine Schüler, seine Freunde, Alle mussten mithelfen bei seiner ausgebreiteten literarischen Thätigkeit und nur so wurde es möglich, wie er in wenig Jahren nicht nur eine Masse kleiner Abhandlungen, z. B. allein über 12,000 Recensionen, sondern auch eine Reihe von grossen werthvollen Werken zu Tage fördern konnte, zu deren manchem man ein Menschenleben kaum für genügend lang schäzen möchte. Er starb am 12. Dezember 1777.

Irritabilitätslehre. Schon längst, nemlich seit der iatromechanischen Schule hatte man die Bewegungen als das wesentlichste Lebensphänomen erkannt. Haller analysirte dieses Phänomen und bestimmte den Antheil der Muskeln daran. Damit hat er die schon von Glisson, aber ohne Erfolg vorgetragene Lehre von der Reizbarkeit in die Medicin eingeführt. Bereits 1739 hatte Haller in den Commentarien zu Boerhaave auf die thierische Reizbarkeit hingedeutet.

In seiner Physiologie 1747 unterschied er dreierlei Kräfte in den Muskeln, die todte, das ist die Elasticität, sodann die eingepflanzte, d. h. die der organischen Substanz eingeborene und von ihr, so lange die Substanz lebend ist, unzertrennliche, welche er die Irritabilität nennt, und endlich die Nervenkraft. Die eingepflanzte Kraft, oder die Irritabilität dauert auch nach dem Tode einige Zeit fort und äussert sich durch abwechselnde Zusammenziehung und Erschlaffung. Die Nervenkraft kommt den Muskeln nur von aussen her zu und erhält die eingepflanzte Kraft, welche leztere, ohne mit ihr einerlei zu sein, doch erlischt, sobald jene einige Zeit lang aufgehört hat zu wirken.

Im Jahre 1752 theilte er der Göttinger Academie gegen 200 Experimente über diesen Gegenstand mit, in welchem er eine Anzahl Gewebe und Organe auf ihre Empfindlichkeit untersucht hatte, d. h. einerseits auf die Fähigkeit, äussere Eindrüke, Schmerzen zum Bewusstsein zu bringen, andererseits auf Reizbarkeit oder Irritabilität, d. h. auf die Fähigkeit, nach äusseren Eindrüken, sich zu bewegen und sich zu contrahiren. Er zeigte, dass die Empfindlichkeit vorzüglich in den Nerven stattfinde; ganz unempfindlich seien die Pleura, das Peritoneum, die Bronchien, die Eingeweide, die Hirnhäute, ferner fehle die Empfindlichkeit durchaus jedem vom Leben abgetrennten Theile. Reizbar dagegen seien nur diejenigen Theile, die Muskelfasern enthalten und der Uterus; das Zellengewebe sei nicht irritabel, sondern nur contractil (durch Kälte u. dergl.), was keine lebendige Bewegung sei. Die Nerven selbst seien nicht reizbar, denn sie bewegen sich nicht; die Reizbarkeit könne daher auch nicht identisch sein mit der Nervenkraft und von den Nerven den Muskeln nicht mitgetheilt

werden; denn jene können nicht austheilen, was ihnen selbst abgeht.
Die Reizbarkeit erhalte sich auch im abgetrennten Muskel eine Zeitlang
und diejenigen Muskeln erklärt Haller für die reizbarsten, welche diese
Eigenschaft am längsten nach dem Tode behalten, daher unter allen das
Herz, dann die Därme, sofort das Zwerchfell, zulezt die willkürlichen
Muskeln; bei der lezteren könne nur der starke Reiz des Willens, der
durch die Nerven auf sie wirke, Contractionen veranlassen, während im
Herzen solche schon durch die Anwesenheit des Blutes erfolgen.

Haller untersuchte nun weiter die Differenzen der Reizbarkeit und die
Nervenkraft. Jene wirken fortwährend, Leztere nur durch den Willen;
das Resultat beider sei freilich das gleiche, nemlich Contraction der
Muskelfasern.

Die Entdekung der Irritabilität hat Bahn gebrochen in der vitalen
und organischen Physiologie, indem durch sie das Vorhandensein gewisser
nicht physicalischer oder chemischer und doch auch nicht von den Nerven
direct abhängiger, aber an eine bestimmte Organisation gebundener Vorgänge aufgedekt wurde. Früher hatte man entweder nur Analoga der
chemischen Processe und mechanischen Verhältnisse im Körper geduldet,
oder supernaturalistische Kräfte, Ausflüsse eines Archäus, einer Seele
auf imaginären Bahnen durch den Körper ziehen und in den einzelnen
Organen die Functionen vernichten lassen; oder endlich man hatte die
Bewegung als unexplicable Function des Körpers gelten lassen. Haller
zerlegte die thierische Bewegung und fand dabei ein Elementarphänomen,
das von einer bestimmten Organisation, von der Muskelfaser abhängt,
das in jedem Augenblike durch das einfachste Experiment hervorgebracht
werden kann und das nirgends ein Analogon in der unorganischen
Natur hat.

Haller hielt seine Entdekung im Ganzen in den gehörigen Grenzen,
d. h. er sah die Irritabilität als Eigenschaft, als inwohnende Kraft der
Muskelfaser an. In seiner Theorie der Temperamente thut er freilich den
Missgriff, diese Eigenschaft auf die Gesammtverhältnisse des Körpers
auszudehnen; das phlegmatische Temperament, sagte er, beruhe auf geringerer Reizbarkeit mit Schwäche der Faser, das sanguinische auf grosser
Reizbarkeit mit Schwäche der Faser, das cholerische auf grosser Reizbarkeit mit Stärke der Faser. An einer anderen Stelle spricht er von
einer specifischen Irritabilität, von Reizempfänglichkeit gewisser Organe
gegen bestimmte Reize und sucht daraus manche Medicamentenwirkungen
zu erklären. Diese ungebührliche und dem Begriff selbst widersprechende
Ausdehnung der Reizbarkeit stellt bereits den ersten Anfang einer höchst

verwirrten Handhabung dieses Begriffes dar, welche bei den Späteren jedes Maass überschritten hat.

Begründung der speciellen Physiologie.

Haller's Verdienste beschränkten sich jedoch nicht auf jene einzige Entdekung. Er war der erste, der den Versuch und mit glänzendem Erfolge machte, eine organische Physiologie aufzustellen. Was die Iatromechaniker für die Bewegungen gethan hatten, das versuchte Haller für die gesammte Physiologie; Organ um Organ geht er durch, schliesst aus dem anatomischen Verhalten, aus Experimenten und anderen Thatsachen auf die Functionen und erklärt die Aeusserungen und Symptome dieser Functionen. Er hat dadurch das gesammte Leben zerlegt in eine Menge einzelner Erscheinungen. Dieser Weg der Untersuchung war für die damalige Zeit ein unendlicher Fortschritt; denn man forschte bis dahin nicht, was thut die Leber, der Darm, die Harnblase; sondern man fragte, was thut die Seele oder der Nervengeist, was geschieht, wenn das Blut aufbraust, wenn es sich in falsche Wege verläuft, spizig oder scharf wird?

Haller hat zuerst die ganze Physiologie als empirische Wissenschaft dargestellt mit aller Bestimmtheit, welche Beobachtungen, Experimente und ein vorsichtiges Raisonnement verleihen können. Er hat dieser Wissenschaft den Geist der Exactheit eingepflanzt, dessen sie nur vorübergehend später sich wieder entäussert hat.

Haller ging an allen Orten kritisch zuwerke. Seine Physiologie enthält daher alle wichtigen Ansichten vor ihm; er prüft sie und bringt die Gründe gegen sie an. Diese Discussionen erscheinen uns freilich jezt der vielen Mühe oft nicht werth; allein man muss sich erinnern, dass entgegengesezte Ansichten zu Haller's Zeit eine unbeschränkte Autorität genossen. Eine Menge einzelner Entdekungen knüpfen sich an diese Erörterungen, so z. B. dass die dura mater sich nicht bewege, die Nerven nicht oscilliren, die Sehnen sich passiv verhalten, dass der Muskel bei der Contraction nicht bleich werde und sofort.

Gegner der Haller'schen Irritabilitätslehre.

Haller's Irritabilitätslehre fand rasch zahlreiche Gegner und Bewunderer; die Sache der Irritabilität verdrängte in Kurzem alle andern physiologischen und pathologischen Fragen. Schon 1763 nahm die Berliner Academie Veranlassung, Untersuchungen über das Princip der Muskelaction zum Gegenstand einer Preisaufgabe zu machen. Alle Beantwortungen fielen gegen Haller aus, und namentlich Lecat, der den Preis erhielt, suchte zu beweisen, dass die Muskelaction wirklich von dem Nervenfluidum abhängig sei. Noch entschiedenere Gegner Haller's waren Delius, Whytt und de Haën. Delius und Whytt suchten die Zulässigkeit von Untersuchungen an Thieren zu bekämpfen, Whytt namentlich behauptet, an gemarterten Thieren lasse sich Nichts erweisen, alle Theile seien empfindlich, ob sie Nerven enthalten oder nicht und die angebliche Irritabilität sei nichts als eine Aeusserung der überall im Körper verbreiteten Seelenthätigkeit. Krause in Leipzig fürchtete eine Zurükführung der verborgenen Qualitäten durch die Irritabilitätslehre. Die Practiker beriefen sich auf die Reizbarkeit der Schleimhäute und fibrösen Häute im Zustand der Entzündung.

Der Streit drehte sich überhaupt theils um das Princip, nämlich ob die Irritabilität der organischen Faser, in specie der Muskelfaser inwohne oder nur von den Nerven her zugeleitet werde, also identisch mit Nervenkraft sei, theils aber um einzelne Thatsachen, ob dieser oder jener Theil empfindlich sei oder nicht (wie die Sehne, die harte Hirnhaut), oder reizbar (wie z. B. die Gefässe).

Auf Haller's Seite standen Zimmermann, Leibarzt in Hannover, der übrigens die Thätigkeit der Irritabilität weiter als auf die Muskelfaser ausdehnte, Zinn, Heuermann, Tissot, Battie. *Haller's Anhänger.*

Von ganz besonderem Gewicht waren für Haller's Lehre die classischen Untersuchungen von Fontana (1730—1805), welcher theils mit denselben Organen auf Empfindlichkeit und Irritabiltät experimentirte, wie Haller, und dessen Resultate meist bestätigte, theils aber die Geseze der Reizbarkeit untersuchte und ihren Unterschied von todter Elasticität einerseits und der Vis nervosa andererseits auseinandersezte. Er kam auf das Resultat, dass das Nervenagens die erregende Ursache in Beziehung auf die Irritabilität sei und gerade wie der äussere Reiz wirke, der auch in dem ausgeschnittenen Muskel noch Contractionen veranlasse. *Fontana.*

Ziemlich zu gleicher Zeit mit Haller (1746) trat Winter, Professor in Franecker in der holländischen Provinz Friesland auf und machte auf die Glisson'sche Irritabilität wieder aufmerksam, die er auf jede Faser des thierischen Körpers ausdehnte, also nicht als eine Eigenschaft einer bestimmten Organisation, der Muskelfaser, sondern als Eigenschaft belebter Theile überhaupt ansah. Den Nerven schrieb er nur die Fähigkeit zu, diese vitale Moleculareigenschaft anzuregen und in Thätigkeit zu sezen. Es war offenbar kein Vortheil, dass gleichzeitig dasselbe Wort mit verschiedenen und doch ähnlichen Bedeutungen in die Terminologie eintrat, um so mehr in einer Zeit, der es noch so sehr an Schärfe der Beobachtung und des Urtheils gebrach. *Winter.*

Winter's Ansichten wurden von mehreren seiner Schüler weiter behandelt. Lups schrieb sogar 1748 den Pflanzen Irritabilität zu, van der Bosch trat polemisch gegen Haller auf, behauptet die allgemeine Ver- *Weitere Schiksale der Irritabilitätslehre.*

breitung der Reizbarkeit und hält sie bereits identisch mit jeder organischen vitalen Thätigkeit, die nicht von der Nervenkraft selbst abhängt.

Guillaume de Magni (1752) ist bereits geneigt, alle Krankheiten aus der Irritabilität abzuleiten und erörtert die Quaestio medica: an a vasorum aucta aut imminuta irritabilitate omnis morbus?

Nicht lange währte es, so drang in vielfacher Entstellung die Irritabilitätslehre überall in die pathologischen Anschauungen ein und hat hier eine alles Maass überschreitende Verwirrung hervorgebracht, die in der zweiten Hälfte des 18. Jahrhunderts aufs verderblichste wirkte und noch bis ins 19. sich fortsezte.

Während aber so die Irritabilitätslehre zum Kern zahlreicher Theorien gemacht wurde, so zeigte sich andererseits die Tendenz, die von Haller gespaltenen Lebensthätigkeiten wieder zu vereinigen und ein gemeinschaftliches Princip zu finden, dem man sie unterordnen könne. Es schlossen sich hieran die Theorien von der Lebenskraft, vom Cullen'schen Nervenprincip, vom principe de la vie der Montpellienser Schule u. s. w.

Gaub. Unter den dynamistischen Schülern Boerhaave's zeichnete sich noch weiter Gaubius aus. Er hat grossen Einfluss auf die Masse der Aerzte geübt und noch vor Kurzem galt er für Viele als ein Muster in der allgemeinen Pathologie.

Hieronymus David Gaub, 1705 geboren, wurde zuerst bei den Jesuiten, später bei dem berühmten Pietisten Franke in Halle erzogen; doch blieb beides ohne nachtheiligen Einfluss auf seine Geistesbildung. Er genoss später Boerhaave's Umgang und Unterricht in Leyden, und dieser nannte ihn seinen liebsten Schüler. Als Boerhaave sich einiger seiner vielen lästigen Professuren entledigen wollte, verschaffte er dem jungen Gaub 1731 die Lehrkanzel der Chemie. 1734 ward er auch Professor der Medicin und blieb es bis in das 70. Jahr. Er sah zulezt sämmtliche Lehrstellen Leydens mit seinen Schülern besezt und genoss bis an sein Lebensende der höchsten Achtung. Er starb 1780.

Er selbst hatte in seinen Vorlesungen während 20 Jahren nur Boerhaave's Institutionen commentirt und erst dann hielt er es für geeignet, an ihre Stelle ein eignes den Bedürfnissen und Fortschritten der Zeit mehr entsprechendes Werk zu sezen. So entstanden seine berühmten Institutiones pathologiae medicinalis, welche bis zum Umschwunge der Pathologie in der neuesten Zeit die Grundlage der meisten deutschen Pathologien gebildet haben. Dieses Werk ist mit einer gewissen äussern Ordnung und mit jener classischen Klarheit geschrieben, die nahe an Breite und Oberflächlichkeit grenzt. Es huldigt dem vollendeten Eclecticismus und nimmt auch bereits Haller's Lehre in sich auf.

Die Institutiones pathologiae medicinalis haben folgenden leitenden Inhalt.

Sie beginnen ganz rationell. Gaub tadelt es, die Krankheit als einen widernatürlichen Zustand anzusehen; sie sei ebenso natürlich, als Gesundheit und Tod.

Der Körper habe vermöge seines Baues und seiner Mischung gewisse Eigenschaften, wie Trägheit, Beweglichkeit, Veränderlichkeit, Incitation, Consens. Diese Eigenschaften seien unabhängig von der Seele.

Allein schon bei der positiven Begriffsbestimmung der Krankheit verirrt sich Gaub. Die Krankheit ist nach ihm ein Zustand, vermöge dessen die Functionen nicht nach den Regeln der Gesundheit vor sich gehen können. Neben der Krankheit sei noch ein Anderes im Körper vorhanden, nämlich das Leben, und die Krankheit sei zugleich der Kampf der Natur zu ihrem eigenen Heile. Es sei noch unentschieden, ob die Heilkraft dem Körper oder der Seele zukomme. Nichtsdestoweniger sagt er an einer andern Stelle, die Seele sei nichts Anderes, als ein anderes Wort für Natur, und alle Streitigkeiten über den Einfluss der Seele seien desshalb unnöthig.

Der Körper besteht aus einem flüssigen Theile, dem Wasser, und aus dem Trokenen, welches aus brennbaren, salinischen und erdigen Substanzen zusammengesezt ist. Im gesunden Zustand sind diese alle aufs innigste gemischt, so dass kein Theil ganz troken oder flüssig ist.

Während er zuerst die Festtheile als die Materie angesehen wissen will, an der sich die Lebenserscheinungen äussern, so nimmt er doch die Lebenserscheinungen selbst wieder als einen Ausdruk einer eigenen imponderablen Kraft, der Vis vitalis, an und lässt die festen Theile nur den Schauplaz der Thätigkeit dieser Kraft sein.

Dabei kommt Gaub nicht aus einem Kreise in den Begriffsbestimmungen heraus. Die Lebenskraft nennt er das, wodurch die lebendige Materie bei Einwirkung eines Reizes zur Zusammenziehung veranlasst werde, lebendige Materie eine solche, welche bei Reizeinwirkung sich contrahire und empfinde, und Reiz das, was durch Contact die Lebenskraft zum Wirken veranlasse.

Das lebendige Solidum hat nach ihm zwei Eigenschaften, Empfindung und Bewegung. Es gibt drei Zustände desselben: 1) die Reizung; 2) die Perception des Reizes und 3) die Reaction darauf, die Zusammenziehung und Bewegung.

Die einfachsten Fehler der Festtheile sind nach ihm Rigidität und Schwäche. Boerhaave hatte noch neben der Schwäche (Debilitas) den mechanischen Begriff der Laxitas. Gaub dagegen lässt die mechanische Anschauung fallen und hält die dynamische fest.

Aber nicht nur die Faser, die Materie kann diesen krankhaften Dualismus zeigen, sondern auch die Lebenskraft für sich. Sie kann erhöht und vermindert sein. Ersteres nennt Gaub Irritabilität und legt dadurch diesem Worte auf einmal einen ganz andern Sinn bei. Die Verminderung der Lebenskraft nennt er Torpor.

Gaub führt jedoch nicht alle Krankheiten auf diesen Dualismus von Plus und Minus zurük; vielmehr berüksichtigt er auch die krankhafte Qualität, besonders in den Säften. Wiederum geht er hier anfangs von einem ganz richtigen Grundsaz aus und sagt, es wäre passender, die Säftefehler nur als Ursache und Folge der Krankheiten der Festtheile zu betrachten; aber er wird demselben bald wieder ungetreu und spricht den Säften selbst Lebenskraft zu, die ihnen verborgen inwohnen soll.

So verhält sich Gaub wie alle Eklektiker äusserlich methodisch, innerlich inconsequent und voll Widersprüche. Gaub ist der Apostel des Eklekticismus geworden und galt lange Zeit für ein Muster der Besonnenheit und Umsicht.

Wiener Schule.

Der andere Theil von Boerhaave's Schülern fasste die humoral-pathologische Seite seiner Lehre auf.

Van Swieten.

Gerhard van Swieten (geboren 1700) war der intimste Schüler Boerhaave's. Von Anfang seiner Studien an zeichnete ihn ein unermüdlicher Fleiss aus, in einem Grade, dass sein Körper darunter litt und er in Schwermuth verfiel. Doch erholte er sich unter Boerhaave's eigener Pflege wieder und verliess seinen Freund und Lehrer bis zu dessen Tode nicht. Ungeachtet er als Katholik in Holland keinen öffentlichen Wirkungskreis erhalten konnte und ihm glänzende Anerbietungen von London gemacht worden waren, zog er es vor, bis zum 38. Jahre Boerhaave's erster Schüler zu heissen. Daneben hielt er unter Boerhaave's Leitung Privatvorlesungen, welche er aber nach des Lehrers Tode aufgeben musste und damit jeder academischen Function verlustig ging. Er beschäftigte sich nun damit, über Boerhaave's Aphorismen einen Commentar herauszugeben. 1745 jedoch wurde er von Maria Theresia nach Wien berufen. Die Facultät war damals in einem höchst gesunkenen Zustande und van Swieten's Ankunft machte daselbst Epoche. Maria Theresia hatte richtig in ihm den Mann erkannt, das dortige Unwesen umzugestalten; sie ernannte ihn in Kurzem zum perpetuellen Präses der Wiener Facultät, zum ersten Protomedicus und Chef des gesammten Medicinalwesens und liess ihn den ganzen medicinischen, naturwissenschaftlichen und mathematischen Unterricht organisiren. Damit geschah die Uebersiedlung der Boerhaav'schen Schule nach Wien und es entstand als Tochter des Boerhaav'schen Humoralmechanismus die Wiener Schule. Swieten starb 1772.

Van Swieten's wichtigstes Werk sind die Commentarien zu den Aphorismen seines Lehrers Boerhaave, von dem er sagt, er sei sein Orakel gewesen. Er erklärte darin fast jedes Wort theils nach Boerhaave's Vorlesungen, theils nach Studien älterer Schriftsteller, theils auch nach eigenen Erfahrungen. Im Anfange des Werkes ist seine Pietät gegen den Lehrer fast kleinlich und erlaubt ihm auch nicht die geringsten abweichenden Ansichten. Erst in den späteren Bänden (sie umfassen 30 Jahre seines Lebens) wurde er selbständiger, hielt sich weniger an den Lehrer und arbeitete die einzelnen Abschnitte unabhängig und monographisch aus. Aber auch hiebei waren es nicht grosse oder folgenreiche Ideen oder neue organisirende Gesichtspunkte, sondern einfache empirische Beschreibungen und Wahrnehmungen, was der bescheidene, mehr fleissige und beharrliche, als geistvolle Mann lieferte.

Die Commentarien sind ein sehr werthvolles Resumé der damaligen Kenntnisse, voll umfassender aber höchst anspruchsloser Gelehrsamkeit, mit einem gewissen Instinct für Naturbeobachtung und mit gesundem Sinne, aber ohne Schärfe des Gedankens und selbst ohne critische Einsicht ausgearbeitet. Besonders sorgfältig sind abgehandelt: die Symptome des Fiebers, die Angine, die Apoplexie, die Variolen, der Stein, die Syphilis, die Rhachitis und der Rheumatismus. Bei der Behandlung der Syphilis hat van Swieten zuerst in ausgedehnter Weise den Sublimat angewandt und zwar in gelöster Form und so, dass kein oder nur geringer Speichelfluss erfolgt. In der übrigen Therapie hielt er sich grossentheils an Boerhaave.

Seine übrigen Schriften sind von geringer Bedeutung.

Dagegen hat er das grosse Verdienst, in Wien und den gesammten österreichischen Staaten den practischen medicinisch-klinischen Unterricht angeordnet zu haben (1754).

Ein Mann von ganz entgegengeseztem Character war van Swieten's Mitschüler und College, Anton de Haën, 1704 geboren. Auch er war Boerhaave's Schüler und hing ihm mit aller Leidenschaftlichkeit seines Gemüths an. Während van Swieten die bescheidene Anspruchslosigkeit und Demuth und den unermüdlichen Fleiss zum Studium mitbrachte, ergriff de Haën seine Wissenschaft mit Enthusiasmus und mit dem Feuer des Ehrgeizes. Van Swieten verschaffte ihm 1754 die neu gegründete Professur der medicinischen Klinik in Wien und bald wusste de Haën seinen Collegen und Protector zu verdunkeln. Er hatte eine hinreissende, siegende, fast fanatische Beredtsamkeit. Aber nicht nur in den Vorlesungen glänzte er dadurch. Seine zahlreichen Gegner waren es, die sie

De Haën.

am meisten fühlen mussten. In hohem Grade reizbar, suchte er zu vernichten, was ihm entgegentrat und wenn ihn auch selten dabei Scharfsinn und Sophistik verliessen, verliess ihn oftmals die Besonnenheit. Er hat sich namentlich durch seinen Streit mit Haller, dem er dennoch zuletzt Recht gab, durch seine Polemik gegen die Pokenimpfung, sowie durch seine Vertheidigung von Zauberei und Beschwörung fast berüchtigt gemacht. Jedes Lob eines Anderen verlezte ihn, jeder fremde Ruhm war ihm anstössig. Selbst van Swieten, den er weit überragte, war ihm ein Aerger. Nur einen Mann verehrte er bis zum Tode, seinen Lehrer Boerhaave.

Dabei hatte er eine seltene Kraft und Ausdauer; keine Arbeit wurde ihm zu viel. Zahlreiche Aemter besorgte er zumal; seine klinische Thätigkeit, seine ausgebreitete Praxis verhinderten ihn nicht, ein umfangreiches Werk, Ratio medendi in 15 Theilen und 3 Supplementen und zahlreiche Dissertationen und polemische Artikel zu schreiben. Nach van Swieten's Tode übernahm er auch dessen Aemter, starb aber schon 1776.

De Haën war vorzugsweise empirischer Beobachter. Er weist neben Boerhaave stets auf Hippocrates und Sydenham hin. Für die Theorie im Allgemeinen hat er nichts gethan, er hat sich ihr vielmehr entgegengesetzt, hat nicht nur selbst nirgends ein eigentliches System befolgt, sondern allen seinen Scharfsinn und das Feuer seiner Beredtsamkeit darauf verwendet, neu aufkeimende theoretische Ansichten durch empirische Gründe wie durch alte Autoritäten zu schlagen. De Haën ist dadurch vielfach der Vertheidiger der Stabilität geworden und es kann nicht verschwiegen werden, dass er im Missmuth über Neuerungen nicht selten überlebte Vorurtheile festzuhalten suchte und den Geist des Fortschritts und der Entwiklung zu hemmen wusste.

Nichtsdestoweniger war er selbst ein eifriger und glüklicher Forscher. Zahlreiche wichtige Beobachtungen sind von ihm vorhanden, obwohl er deren Tragweite nicht immer vollständig zu würdigen verstand. Voll Umsicht und Scharfsinn, practische Fragen nach verschiedenen Richtungen zu verfolgen, kommt er doch gewöhnlich zu keinem correcten Schlussresultate. Mit Ueberraschung findet man daher bei ihm wichtige Bemerkungen und Thatsachen, welche fast ein Jahrhundert lang nach ihm völlig ignorirt wurden. Sie hätten bei seinem Einfluss auf die Aerzte seiner Zeit nicht vergessen werden können, wenn er über ihren Werth sich völlig klar gewesen wäre. Seine einzelnen Beobachtungen sind sorgfältig und werden gewissenhaft und nach allen Seiten von ihm überlegt. Auf Sectionen legt er grossen Werth, erzählt sie genau, und gesteht, wenn sie nicht in Uebereinstimmung mit seinen Erwartungen ausfallen.

Die wichtigsten pathologischen Abschnitte in seiner Ratio medendi sind: über das Blut, Tom. I. Cap. 6, III. 3, IV. 6, mit sehr mannigfaltigen und werthvollen Untersuchungen zumal über Gerinnung und Crusta phlogistica; über die Eigenwärme in Krankheiten, welche er mittelst des Thermometers mit vieler Ausdauer verfolgte und über die er zahlreiche wichtige und interessante Beobachtungen beibringt, Tom. II. 10, III. 3, IV. 6 und an vielen Stellen seiner Einzelnbeobachtungen; über critische Tage und Krisen, I. 4; über den Puls, XII. 1—4; über die Bildung des Eiters, II. 2; über die Dauer der Entzündung, XIV. 5; de morbis malignis III. 1; de febribus malignis IV. 1; über Poken und Variolimpfung II. 3, IX. 7, XII. 8; über Petechien und Miliarien V. 1, VIII. 3, X. 5; über Pest XIV.; über Intermittens XI. 1; über Melancholie III. 2, X. 1; über Scorbut VIII. 4; über Epilepsie V. 4; über Tetanus X. 3; über Aneurysma V. 6, VII. 1 und 2; über Pleuritis und Pneumonie XI. 2; über Hydrops pectoris V. 3, VI. 3; über Ileus IX. 5, XI. 3; über Perforation der Dünndärme VII. 4; über Ascites XI. 4; über den breiten Eingeweidewurm XII. 5; über Wurmfieber XIV. 5; über verschiedene Sectionen IX. 1; über medicinische Unglüksfälle II. 6.

In der Therapie machte er ausgedehnte Anwendung von Blutentziehung und der kühlenden Methode, machte aber auch von der Electricität einen häufigen Gebrauch.

Verschiedene Aerzte der Wiener Schule.

Die übrigen bedeutenderen Aerzte Wiens in der damaligen Zeit gehörten, obwohl sie fast alle des unverträglichen de Haën persönliche Feinde waren, doch seiner practischen Richtung an.

Hervorzuheben sind: Johann Georg Hasenöhrl (1720—1796), welcher Beobachtungen über das entzündliche und catarrhalische Fieber veröffentlichte; Eyerell, der de Haën's Nachlass herausgab; Lautter, der ein epidemisches Wechselfieber beschrieb; A. Plenciz, der gute Beobachtungen über Scharlachfieber mittheilte; Ferro, der die Pest und andere Seuchen abhandelte; Chenot, einer der besten Beobachter der Pest; Plenck über Hautkrankheiten und Behandlung der Syphilis; Sagar, der sich in der systematischen Classification versuchte (1776); Collin, der über Camphor und Arnica Beobachtungen machte; Wernischek, welcher einige theoretische Bestrebungen bei mässiger Begabung zeigte; Krzowitz, welcher nicht ohne compilatorisches Talent war.

Fast sämmtlich zeigten diese Aerzte einen achtungswerthen Sinn für Beobachtung, am meisten jedoch mit der Richtung auf die epidemischen Modificationen der Krankheiten, auch wohl auf die Medicamente.

Störck.

Nicht an wissenschaftlicher Bedeutung, wohl aber an Einfluss auf das ganze österreichische Medicinalwesen überragte sie der Leibarzt Anton

Störck (1749—1803). Seine Veröffentlichungen sind nicht sparsam und besonders seine pharmocologischen Untersuchungen (über Cicuta vornemlich, sodann über Strammonium, Hyoscyamus, Aconit, Colchicum, Pulsatilla) sind nicht werthlos.

Er verwarf die Aderlässe und zog das Brechmittel vor. Auch er war gegen die Theorie eingenommen und hielt sich an einige Hippocratisch-Boerhaave'sche humorale Säze. Wichtiger aber als durch seine directen Leistungen ist er dadurch geworden, dass er als Chef des medicinischen Unterrichtswesens (1775) dieses auf den österreichischen Universitäten für längere Zeit ordnete. Die Hauptprincipien dieser Ordnung waren Studienzwang für die Studirenden und Lehrzwang, d. h. strenges Halten an von oben vorgeschriebene Vorlesebücher für den Lehrer. Nur ausnahmsweise durfte der Leztere von seinen Vorlesebüchern sich entfernen und etwas sagen, was nicht darin stand, und selbst hiebei mussten seine Worte einer höhern Censur vorgelegt werden. Nur der klinische Lehrer durfte sich mit etwas mehr Freiheit bewegen. Unter solchen Gesezen war das Schiksal der Wiener Schule unvermeidlich. Kaum zur Blüthe gekommen ging sie dem Verderben wieder entgegen. Geist und Selbständigkeit wurden methodisch unterdrükt und troz der beispiellosen Gelegenheit zur Beobachtung erhoben sich nur Wenige über die Mittelmässigkeit; die Masse versank in dem Sumpfe eines angelernten und gedankenlosen practischen Schlendrians.

Stoll. **Stoll** war die lezte Grösse der Schule.

Er war 1742 in Württemberg geboren, lernte in der Jesuitenschule zu Rottweil und trat in den dortigen Orden ein. 1767 trat er wieder aus, ging nach Wien und wurde da Haën's Schüler und anfangs dessen unbedingter Anhänger. Hierauf practicirte er in Ungarn und wurde bei den dort herrschenden epidemischen Krankheiten zuerst gewahr, dass die ausnahmslose Empfehlung der Aderlässe, wie er sie bei Haën gelernt hatte, auf seine Kranken sehr nachtheilig wirkte. Um diese Zeit las er Tissot's Schrift über die Gallenfieber und lernte daraus, sich mit Glük der Emetica zu bedienen. 1774 begab er sich nach Wien und erhielt dort durch Heirath die Stelle des Klinikers. In kurzer Zeit waren seine klinischen Vorträge durch die ganze Welt berühmt, von allen Seiten strömten alte und junge Schüler herbei. Dies dauerte bis 1784. Da wurden Veränderungen in den Hospitalräumlichkeiten vorgenommen, ein neues grosses Krankenhaus gebaut, aber zu dessen Vorsteher nicht Stoll, sondern sein persönlicher Feind Quarin ernannt. Er selbst bekam ein elendes Lokal mit zwölf Betten. Dessenungeachtet sezte er den Unterricht mit Erfolg fort und ermüdete auch da nicht, als er gezwungen wurde, seinen medicinischen Unterricht für Wundärzte zu berechnen. Er starb schon 1787. Seine Werke sind die Ratio medendi, 7 partes 1779 bis 1790, Aphorismi de cognoscendis et curandis febribus 1786 und Praelectiones in diversos morbos chronicos 1788.

Stoll sagt ausdrüklich, er wolle nichts Neues geben, sondern nur längst Beobachtetes revidiren und verbessern. Ein eigentliches System ist daher bei ihm nicht zu erwarten. Boerhaave'sche humoralmechanische Vorstellungen beherrschten ihn. Dabei hielt er eine sorgfältige Beobachtung hoch und war einer von denen, welche am eifrigsten durch Nekroskopie die Beobachtung zu ergänzen suchten. Grossen Werth legte er auf die temporär eintretenden Aenderungen in dem Character der Krankheiten und hat in dieser Beziehung sich vornemlich Sydenham zum Muster genommen. Die wichtigste und einflussreichste seiner Ansichten aber war, dass die häufigste Ursache der Schärfe die nicht entfernte Galle sei, dass ferner durch diese Galle, indem sie dem Blute sich beimische und an verschiedenen Stellen des Kreislaufs hängen bleibe, Fieber, Apoplexie, Ophthalmie, Angine, Cholera, Pneumonie, Arthritis, Petechien, Tuberkeln, Asthma und alle möglichen localen Krankheiten entstehen können. Besonders aber legte er auf die gallige Pleuresie ein grosses Gewicht. In allen acuten Krankheiten suchte er daher durch Emetica, und zwar durch den Brechweinstein, vor allem die Galle zu entfernen. In chronischen waren es die auflösenden Mittel, welche er zu demselben Zweke reichte. Diese Lehre verbreiteten Stoll's Schüler in allen Theilen der Welt, vornemlich Deutschlands, und das Vomiren, Purgiren und Resolviren galt eine Zeit lang als allgemeine Indication. Wenn sofort Stoll bei der Section der verstorbenen Kranken gemeiniglich Entzündung der Brust, der Därme und dergleichen fand, was er in der aufrichtigsten Weise bekannte, so pflegte er diese Affectionen als Inflammationes occultae zu bezeichnen.

Durch sein therapeutisches Regulativ erlangte Stoll den grossen Einfluss auf die Aerzte seiner Zeit, während dagegen die von ihm so hoch gehaltene pathologische Anatomie nur geringe Nachahmung fand.

In den spätern Jahren verliess übrigens Stoll selbst seine Lehre wieder. Da er von seiner Therapie nicht mehr den günstigen Erfolg erblikte, so schrieb er diess der Umgestaltung des Genius epidemicus zu, der von 1780 an phlogistisch geworden sei, so dass alle Krankheiten etwas Pleuritisches oder Subpleuritisches beigemischt gehabt haben.

Die Wiener Schule verblieb von da an vorzugsweise praktisch thätig, gegen Ideen gleichgültig, gegen Neuerungen und Entdekungen abgeneigt sich verschliessend, selbst wenn sie aus ihrem eigenen Schoose hervorgingen.

Schule von Montpellier. Ziemlich gleichzeitig mit der Wiener Schule kam im Süden von Frankreich eine ziemlich abgeschlossene Facultät, die **Schule von Montpellier**, zu einem nicht geringen Rufe.

Keine Schule hatte sich so lange frei von fremden Elementen erhalten, als diese Facultät. Schon vom Mittelalter her hielt sie an hippocratischen Maximen fest und erst spät mischten sich iatromechanische Ideen bei ihr ein.

Um die Mitte des 18. Jahrhunderts aber nahm die Montpellienser Facultät einen eigenthümlichen Character an, wobei allerdings sowohl Stahl als Haller einigen Einfluss geübt hatten; aber sie entwikelte ihre Doctrinen in einer selbständigen und gewissermaassen isolirten Weise.

Sauvages. Der eigentliche Gründer der neueren Schule von Montpellier war **Franz Sauvages**, geb. 1706. Er wurde 1734 Professor in Montpellier und sezte sich zur Aufgabe, die dort herrschende schlendrianmässig betriebene Iatromechanik zu stürzen. Anfangs trat er ziemlich gemässigt auf; aber allmälig wurde seine Polemik gegen seine Collegen heftiger und entschiedener und es gelang ihm zulezt, ihren Widerstand zu besiegen und an die Stelle der Iatromechanik vitalistische und animistische Anschauungen in Montpellier einzubürgern.

Der Mensch besteht nach Sauvages aus Körper und Seele. Die Bewegung, sowohl die locomotorische als respiratorische kann nicht von dem Körper herkommen, denn der Körper ist Materie und die Eigenschaft dieser ist Trägheit, Widerstand gegen die Bewegung. Eine todte, eine bloss materielle Bewegung müsste beständig abnehmen, müsste sich aufreiben. Der Ausdruk Kraft bezeichne die hinreichende Ursache für eine Action. Die Kraft könne sowohl in der Seele als im Körper liegen.

Die einzelnen Krankheiten jedoch, meint Sauvages, können nicht aus solchen Principien begriffen werden. Es gäbe eine descriptive Nosologie und eine philosophische. Jene zeige die einzelnen Krankheiten; die zweite gebe nur allgemeine Gesichtspunkte.

Bordeu. Viel bedeutender noch als Sauvages war Theophile Bordeu, geb. 1722. Er studirte in Montpellier, wandte sich 1752 nach Paris und beschäftigte sich aufs Emsigste mit Krankheitsbeobachtungen. Bald fand sein Talent dort Neider und Feinde, die ihn auf jede Weise verleumdeten, ihn unter andern eines Diebstahls bezüchtigten und es dahin brachten, dass sein Name aus der Liste der Fakultät gestrichen wurde. Indess vermochte dies nicht seinen Ruhm zu verdunkeln, er züchtigte seine Feinde durch eine caustische Polemik und übergab sie der allgemeinen Verachtung. Er starb 1776.

Bordeu war der bei weitem bedeutendste unter den französischen Aerzten in der Mitte des 18. Jahrhunderts. Seine Schriften sind voll der trefflichsten Beobachtungen und enthalten nicht nur glükliche Ideen über einzelne Fälle, sondern auch ordnende Gesichtspunkte.

Er verlangte vor Allem, man dürfe nicht mit Voraussezungen aus der Physik und Chemie die Vorgänge im thierischen Leben betrachten; er zeigte, dass in dem Organismus wesentlich die Ordnung und die Harmonie als Character herrsche und dass dies nicht von einem zufälligen Zusammenwirken mechanischer und chemischer Verhältnisse abgeleitet werden dürfe.

Er wies ferner klarer und bündiger als irgend Jemand vor ihm nach, dass der Organismus einen gewissen Grad von Widerstandsfähigkeit gegen die Aussenwelt besizt, wodurch er schädliche Einflüsse abwenden oder unschädlich machen kann. Freilich liess sich Bordeu durch diese Betrachtungen hinreissen, ein unbekanntes oberstes Princip dem Leben vorzusezen, das er Natur nennt und das ihm ziemlich dasselbe ist mit der Seele Stahl's. Indess machte Bordeu diesen Fehler einigermaassen wieder gut, indem er nicht blos in allgemeine Betrachtungen über dieses abstracte Princip Natur sich verlor, wie Helmont, Stahl und Andere; sondern er versuchte die Funktionen und Phänomene des Organismus zu analysiren. Dabei kam er auf zwei Elementarphänomene: die Sensation und die freiwillige Bewegung. Aus ihnen glaubte er alle Vorgänge im Körper zusammengesezt. Diese Elementarphänomene seien der unorganischen Natur völlig fremd, sie bilden den Hauptunterschied zwischen ihr und der organischen. Sensation und Bewegung hängen ab von den beiden Grundeigenschaften, die der thierischen Materie inhäriren, Sensibilität und Motilität. Wenn die Functionen aller Theile nicht die gleichen seien, so komme dies daher, dass die Sensibilität und Motilität ungleich in ihnen vertheilt sei, wofür die anatomische Analyse den Beweis liefere. Selbst die Absonderung erklärte er aus jenen Grundeigenschaften; sie rühre von dem Eindruk her, den das Blut auf die Sensibilität der Drüsen mache und wonach die Drüsengänge sich bald erweitern, bald sich verschliessen. Die Secretion sei überhaupt keine einfache Trennung durch Filtration, sondern eine wahre Elaboration und hänge von der Nervenaction ab (sur les glandes 1752).

Die Fähigkeit zu empfinden und sich zu bewegen ist das Band zwischen Seele und Leib, das Nervensystem ist das wesentlichste im Menschen und seine Undulationen geben das Leben.

Auch findet sich eine Ahnung der histologischen Uebereinstimmung topisch getrennter Theile bei ihm.

Krankheit entstehe aus einer Störung in der Ordnung der Bewegungen; das wesentliche Mittel sie zu heilen sei, dass man aus complicirten Krankheiten einfache, aus chronischen acute mache.

Die Veränderungen des Blutes, die Cachexien, sieht er nicht als chemische, sondern als vitale an. Er bezieht sie auf die Secretionen, ihr Vorherrschen, die Resorption eines Secretionsstoffs oder die gehinderte Ausscheidung desselben.

Bordeu's Ansichten waren von wesentlichem Impuls für spätere Untersuchungen, namentlich in Frankreich. Mit ihm beginnt in der französischen Medicin, welcher bis dahin alle Originalität abging, eine lebendigere Forschung. Zwar erscheinen Bordeu's Ansichten einer geläuterten Physiologie fast durchaus irrthümlich, allein sie enthalten den Kern zu vielen Wahrheiten, deren Enthüllung wir eben der französischen Pathologie verdanken.

Zugleich hatte Bordeu mehr als die deutsche und italienische Medicin die Richtung auf das Practische; Analyse der einzelnen Fälle zeigt sich zum erstenmale bei ihm und so hat er auch in dieser Hinsicht die Bahn zu der exacten positiven Richtung, zur objectiven Beobachtung gebrochen, eine Richtung, welche gerade die französische Pathologie so vortheilhaft characterisirte und auszeichnete. Freilich hat er auch hier im Einzelnen viele Missgriffe gethan; in der Pulslehre ist er in grosse Subtilitäten verfallen und zu dem Irrthum gelangt, dass der Affection jedes einzelnen Organs und Theils des Körpers eine besondere Pulsart entspreche. Die speciellen Cachexien bezieht er auf die einzelnen Secreta und deren nicht genügende Absonderung und erhält so eine Gallen-, Milch-, Harn-, Samencachexie etc.

Bordeu's Werke erschienen in einer Gesammtausgabe von Richerand (Oeuvres complètes 1818).

Lacaze. Sein nächster Freund de Lacaze, geb. 1703, gest. 1765, führte besonders den spirituellen Theil der Bordeu'schen Lehre in einer mystischen Weise aus.

Fouquet. Fouquet, geb. 1727, fixirte sich nach Sauvage's Tode in Montpellier, wurde jedoch vielfach zurückgesetzt. Erst im 60. Jahre erhielt er eine Professur und starb 1806. Er beschäftigte sich vorzugsweise damit, den Antheil der Sensibilität an den Erscheinungen des Lebens aufzufinden und dehnte ihn viel weiter aus als Bordeu, so sehr, dass er am Ende sämmtliche Phänomene auf sie zurükführen durfte.

Barthez. Der berühmteste unter den Montpellienser Professoren war Barthez, geb. 1734. Von frühester Jugend auf zeichnete ihn eine ungewöhnliche

Begabung und ein begeisterter Trieb zu ernsten Studien aus. Aus der Schule musste er entfernt werden, weil er schon im 10. Jahre seine Lehrer überragte. Anfangs Theolog trat er 1750 zur Heilkunde über und machte seine Studien in Montpellier. Bibliotheken waren sein Lieblingsaufenthalt, Bücher verschlingen seine einzige Freude. 1754 begab er sich nach Paris, wo er anfing, sich mit Eifer an das Studium der Natur und der Kranken selbst zu wenden. Ein kurzer Feldzug gab ihm Gelegenheit zu vielen Beobachtungen; aber bald kehrte er zu den Büchern zurük und wurde Redacteur des Journal des savants. 1761 erhielt er eine Professur in Montpellier und bald entzükte er seine Schüler und erhob die Facultät von Montpellier zu einer der berühmtesten der damaligen Zeit. Jezt erschienen von ihm: Quaestiones medicae duodecim 1761; oratio de principio vitali 1773; nova doctrina de functionibus corporis humani 1774, und sein Hauptwerk nouveaux éléments de la science de l'homme 1778. Bald genügte ihm jedoch die medicinische Wissenschaft nicht mehr und er begann Jurisprudenz zu studiren, wurde 1778 Licentiat der Rechte und 1780 Rath im Gerichtshofe. Aber schon 1781 war er auch hievon nicht völlig befriedigt; er begab sich nach Paris und pflegte dort philosophischer Studien mit d'Alembert und Andern. 1785 kehrte er als Kanzler der Universität nach Montpellier zurük. Beim Ausbruch der Revolution schlug er sich zur aristokratischen Partei und trat als Schriftsteller für die Prärogative des Adels auf. Als daher von der republikanischen Regierung die Universitäten aufgehoben wurden und medicinische Schulen an ihre Stelle traten, blieb Barthez anfangs ohne Anstellung. Erst später (1796), nachdem er 6 Jahre lang als Privatpractikus in Narbonne und Toulouse sich aufgehalten hatte, wurde er der medicinischen Schule wieder einverleibt. Er schrieb jezt: nouvelle mécanique des mouvemens de l'homme et des animaux 1798; Discours sur le génie d'Hippocrate 1801; Traité des maladies goutteuses 1802. 1802 wurde er von Napoleon als erstem Consul nebst Corvisart zum Arzt des Gouvernements, der höchsten medicinischen Civilstelle der Republik ernannt. 1805 verliess Barthez Montpellier für immer und begab sich nach Paris, wo er seine Éléments in einer erneuerten Gestalt und mit zahlreichen Noten vermehrt edirte.

Dieses war seine lezte Arbeit. Er starb 1806, weil er sich an einem Blasensteine nicht operiren lassen wollte.

Barthez war ein leidenschaftlicher, reizbarer Character. Wie er mit Enthusiasmus dem Studium sich hingab und alle Fächer des Wissens eines um das andere ergriff, so sind auch seine Schriften voll von begeistertem Feuer, oft muss die Ruhe der Untersuchung einer hinreissenden, inspirirten Beredtsamkeit weichen. Von seinen Collegen und anderen Schriftstellern, denen er geistig weit überlegen war, duldete er keinen Widerspruch und wies ihre Angriffe mit der ganzen Heftigkeit seines Characters und der Energie seines Geistes zurük. Als er an Jahren zunahm, artete diese Entschiedenheit in Unduldsamkeit und seine Kraft in Eigensinn aus. Er schmähte nicht nur Solche, die es verdienten, sondern wurde auch ungerecht gegen Männer, denen er nichts als ihren Ruhm und ihr Talent vorwerfen konnte, z. B. gegen Bichat. Körperliche Leiden und Unzufriedenheit mit seinen häuslichen Verhältnissen steigerten seine Grämlichkeit und Unzufriedenheit.

Barthez suchte Consequenz und Zusammenhang in die Thatsachen zu bringen. Sein Hauptwerk: die éléments de la science de l'homme kann man in formeller Beziehung als ein Muster einer allgemeinen Physiologie und Pathologie bezeichnen. Es enthält eine Menge der trefflichsten Ideen. Während dieses Werk jedoch gesezgebend in der Schule von Montpellier wirkte, so fand es anderwärts nur wenig Anerkennung. Die Pariser Schule, noch mehr die deutsche Physiologie ignorirten es fast vollständig. Nichtsdestoweniger gelangten manche von seinen Anschauungen auf Umwegen in die Wissenschaft. Barthez selbst freilich wurde dabei vergessen und so rächte sich die Ungerechtigkeit, die er gegen andere Verdienste übte, an ihm selbst.

Sein grösstes Verdienst liegt in dem geordneten, logischen Geiste, mit welchem er die Thatsachen zu durchdringen wusste. Neue Beobachtungen und neue Thatsachen finden sich wenige bei ihm; aber er weiss aus bekannten neue Gesichtspunkte zu eröffnen. Die nakten dogmatischen Aussprüche der früheren Physiologen haben bei Barthez aufgehört und überall suchte er seine Ansichten nach allen Seiten zu beleuchten und die Gründe für seine Annahmen beizubringen. Er sucht aus der Masse der Thatsachen die Naturgeseze abzuleiten, die ihnen zugrundeliegen.

Seine wesentlichste Idee ist die Aufstellung eines Lebensprincips neben der denkenden Seele. Die Bewegungen, sagte er, müssen auf zwei Ursachen zurükgeführt werden, die von unbekannter Natur, jedenfalls aber nicht von mechanischer Wirksamkeit sind: diese beiden Ursachen sind die Seele und das principe de la vie. Er widersezt sich ausdrüklich jedem Versuche, das leztere zu personificiren, es als eine selbständige Existenz zu betrachten und sagt, es sei nur ein abstracter Begriff, der Ausdruk für eine vitale Fähigkeit, deren Wesen unbekannt sei. Doch bemerkt er an einer anderen Stelle, das Lebensprincip könne zerstört werden ohne bemerkbare Veränderung in dem Körper, daher sei es wahrscheinlich, dass es eine vom Körper distincte Existenz habe, es sei daher vielleicht etwas von ihm Getrenntes, wahrscheinlich etwas schon zuvor Vorhandenes. Alle thierischen Kräfte hängen von diesem einen Lebensprincipe ab, die Einheit zeige sich in der Correspondenz aller Theile, in dem eigenthümlichen Charakter, den die jeweilige Individualität allen Theilen aufdrüke.

Die Verhältnisse der Bewegung hat Barthez seit Borelli am vollständigsten auseinandergesezt, jedoch auch hier mehrere unbegründete Annahmen beigemischt. So nimmt er z. B. eine active Dilatationskraft der Muskeln an; da nicht nur die Bewegung, sondern auch die Ruhe activer Art sei, so lässt er sich zur Annahme einer force de situation fixe verleiten.

Ausser den motorischen Kräften nimmt er ferner noch tonische Kräfte an, durch welche unmerkliche Bewegungen in den Weichtheilen des Körpers bewerkstelligt werden z. B. in den Gefässen, dem Zellgewebe der Haut, in den Drüsenkanälen. Sie sind unmerklich, weil sie zu langsam erfolgen.

Der bewegenden Kraft gegenüber steht die Sensibilität. Sie sei nichts Passives, nicht das bloss Geschehen eines Eindruks auf die Nerven, sondern eine thätige Kraft des Lebensprincips; sie sei nicht den Nerven ausschliesslich eigen, ja sie stehe nicht einmal in Proportion zur Menge derselben.

Auch das Blut enthält nach Barthez Lebensprincip und namentlich Sensibilität.

Ausführlich behandelt Barthez die Sympathien und bringt eine Menge von Bemerkungen bei, die von grossem practischen Interesse sind.

Besonders anerkennend hervorzuheben ist aber, dass Barthez bei der Aufstellung des Lebensprincipes die Unbekanntschaft mit der Natur desselben eingesteht, dass er es gewissermaassen als offene Frage behandelt und er ist der Erste, der diess thut.

Grimaud, Barthez' Schüler, 1750—1799, zeigt dieselbe Tendenz, die Geseze der vitalen Phänomene aufzufinden, neigt sich jedoch wieder mehr zu Stahl hin, indem er eine unbewusste Seelenthätigkeit annimmt und durch sie die inneren Bewegungen, die thierischen Triebe vermitteln lässt, welche Barthez von der Seele abgetrennt und dem Lebensprincip zugetheilt hatte.

Dumas 1765, von 1791 an Professor in Montpellier, später Präsident der Schule daselbst, gestorben 1813, arbeitete in Barthez' Sinne, verliess jedoch die abstracte physiologische Methode desselben, liess die Einheit des Lebensprincips fallen und studirte mehr und mit Erfolg das Detail der Lebenserscheinungen. Er nimmt vier Kräfte im Organismus an: die

Sensibilität, die motorische, die assimilirende Kraft und die Kraft des vitalen Widerstands. Die Krankheiten sucht er in ihre Elemente zu zerlegen und hat in der allgemeinen Anatomie Bichat vorgearbeitet. Seine Hauptwerke sind die sehr geschäzten Principes de physiologie in 4 Bänden und die Doctrine générale des maladies chroniques.

Die Physiologie der Encyclopädisten.

Im übrigen Frankreich geschah in der Aufhellung der Fundamentalursachen und Erscheinungen wenig. Lamettrie, der physiologische Theoretiker aus der Schule der Encyclopädisten und Freund Haller's, hat in seinem l'homme machine, einer phrasenreichen Diatribe ohne Logik und positive Grundlage, den Versuch gemacht, die psychischen Functionen auf einen Mechanismus, der im Gehirn realisirt sei, zurükzuführen.

Um nichts gründlicher hat der Verfasser des Système de la nature verfahren, in welchem übrigens der physiologische Theil nur einen untergeordneten Abschnitt darstellt.

Der ästhetisirende Ton, in welchen das französische Philosophiren sich verirrte, und das geniesüchtige Absprechen über unbekannte Verhältnisse, womit man zu glänzen strebte, war ernsten und sorgfältigen Studien über die Natur des Menschen nicht günstig.

England.

In England war man bis zur Mitte des 18. Jahrhunderts fast ausschliesslich den iatromechanischen, zum Theil mit Stahl'schen und Hoffmann'schen Ideen gemischten, oder auch Boerhaave'schen Anschauungen zugethan gewesen, bis es einem Manne von ungewöhnlichem Scharfsinn und strenger Consequenz gelang, die Mehrzahl der englischen Aerzte zu einer geschlossenen Schule zu vereinigen.

Cullen.

Wilhelm **Cullen**, geboren 1712, aus einer armen Familie, trat als Lehrling bei einem Barbier, später bei einem Apotheker ein, erhielt darauf die Stelle eines Schiffschirurgen auf einem kleinen Schiff, das er bald wieder verliess, um sich als Wundarzt in einem kleinen Dorfe niederzulassen. Später sezte er sich in Hamilton, wo er mit Wilhelm Hunter bekannt wurde. Beide waren junge Leute, arm und voll Wissbegierde. Sie konnten es nicht ertragen, auf halbem Wege stehen geblieben zu sein, und entschlossen sich, Alles daran zu sezen, um ihre Studien weiter ausdehnen zu können. So verabredeten sie, wechselsweise auf gemeinschaftliche Rechnung zu practiciren; Einer durfte auf der Universität während eines halben Jahres den Studien leben, während der Andere in Hamilton blieb und die Kosten bestritt.

So gelangte endlich Cullen zum Doctoriren (1740) und wurde 1746

Professor der Chemie in Glasgow, 1751 lehrte er ebendaselbst Medicin. 1756 wurde er nach Edinburgh versezt, anfangs für Chemie, dann für Materia medica, zulezt für theoretische und practische Medicin. Er wurde der beliebteste Lehrer der Hochschule, die durch ihn und seine Collegen Gregory und Monro bald zu grosser Berühmtheit gelangte. Erst gegen das Ende seines Lebens wankte seine früher unbestrittene Autorität, indem gerade der unter seinen Schülern, der ihm der liebste war und den er zum Erben und Vertheidiger seiner Ideen auserlesen hatte, als leidenschaftlicher Gegner gegen ihn auftrat. Dieser Schüler war John Brown. Cullen starb 1790.

Als Cullen in Edinburgh auftrat, herrschte dort fast unbeschränkt die Boerhaave'sche Lehre, der sich jedoch einige Friedr. Hoffmann'sche Ideen über den Nervenäther beigemischt hatten. Cullen selbst war unter Boerhaave'schen Lehrsäzen aufgewachsen; er sah aber bald den Mangel an Zusammenhang, die Inconsequenz und die Unrichtigkeit der Boerhaave'schen Hypothesen ein. Seine eigene Lehre ist am vollständigsten in seinen 1777 erschienenen „Anfangsgründen der medicinischen Praxis" (first lines of practice of physic) auseinandergesezt.

Sein oberster Grundsaz ist: Das Nervensystem ist die Quelle des Lebens; von ihm gehen alle Krankheiten aus, alle Heilmittel wirken durch dasselbe. Mit geringen Ausnahmen verwarf er alle mechanischen und humoralen Ursachen. Er adoptirte Friedr. Hoffmann's Eintheilung der krankhaften Zustände in Spasmus und Atonie; aber der Spasmus ist ihm nicht bloss Uebermaass von Kraft und Tonus, sondern nur das Phänomen einer irritativen Zusammenziehung, deren Ursache häufig ein Zustand von Schwäche ist, besonders von Schwäche im Gehirn. Hierdurch kam er dem wahren Verhältniss bereits viel näher. *Die Nerven die Grundlage des Lebens und aller Krankheiten.*

Im Fieber glaubt Cullen annehmen zu dürfen, dass, da der Frost stets der Vorläufer sei, er auch die Ursache des Fiebers enthalte. Die wesentlichste Erscheinung des Fieberfrostes sei aber Schwäche des Gehirns, während nur die äussersten Enden der Gefässe in krampfhafter Contraction sich befinden; der Krampf der Gefässendigungen reize sofort Arterien und Herz, und so entstehe die Pulsfrequenz, die so lange anhalte, bis der Reiz aufhöre, bis die Gefässendigungen wieder erschlafft seien und das Gehirn seine volle Energie wieder erhalten habe. Cullen will hier offenbar sich eine Vorstellung machen von dem, was beim Fieber vorgeht, im Gegensaz zu den meisten seiner Vorgänger, die nur untersuchen, was es soll und will. Doch musste auch Cullen's Versuch misslingen, da die physiologischen Prämissen noch völlig unzureichend waren. *(Fieberlehre.*

Bei der Diagnose und Therapie der Fieber habe man vornemlich

Wunderlich, Geschichte d. Medicin. 13

1) auf die Schwäche selbst, und 2) auf die Reaction des Körpers zu sehen und je nach dem Ueberwiegen des einen oder des andern Verhältnisses zu verfahren. Wo die Reaction vorherrscht, nennt er das Fieber eine Synocha; wo die Schwäche, einen Typhus; doch nimmt er noch eine dritte Classe an, den Synochus, der aus Synocha und Typhus zusammengesezt sei, anfangs inflammatorisch verlaufe, später typhös werde, aber unmöglich genau vom Typhus unterschieden werden könne.

Bei der Behandlung des Fiebers sind nach Cullen folgende drei Indicationen zu beobachten: 1) Mässigung der heftigen Reaction, 2) Hebung der Ursache der Schwäche, und 3) Verbesserung der Säfte.

Entzündung. Bei der Entzündung ist nach Cullen die wesentlichste Erscheinung vermehrter Blutandrang in die Gefässe des entzündeten Theiles. Blosse Stokung nach Boerhaave's Theorie erkläre die Phänomene nicht, vielmehr bewirken gewisse Ursachen ein Anströmen des Blutes nach einzelnen Gefässpartien. Das Blut mache dort einen Reiz und bewirke einen Krampf in den kleinsten Arterien.

Ist Congestion und Krampf nur mässig stark, so kann die vermehrte Bewegung des Blutes den Krampf wieder überwältigen, und die Entzündung heilt durch Zertheilung.

Dasselbe geschieht, wenn künstlich eine Blutentleerung in benachbarten Theilen eingeleitet wird oder spontan eine Hämorrhagie eintritt.

Eiterung dagegen tritt dadurch ein, dass die vermehrte Blutbewegung die vasa exhalantia in dem entzündeten Theile erweitere, es ergiesse sich Serum, welches stoke und sich in Eiter verwandle.

Die Indicationen bei der Entzündung sind: Entfernung der Ursache, Tilgung der diathesis phlogistica und Hebung des Krampfes.

Neurosen, Cachexien und topische Uebel. Ausser Pyrexien (Fieber) und Entzündungen nimmt Cullen weiter an die Neurosen im engern Sinne, d. h. comatöse Krankheiten, Adynamien, Krämpfe und Geisteskrankheiten, ferner die Cachexien und die topischen Uebel.

Nur bei Scropheln und Scorbut lässt er eine Säfteveränderung zu; bei jenen sei Schärfe der Lymphe, beim Scorbut eine Neigung zum Faulwerden, aber keine wirkliche Fäulniss, denn solche komme im lebenden Körper nicht vor.

Charakter der Cullen'schen Anschauungen. Cullen ist somit ein ganz entschiedener Nervenpatholog, aber er ergeht sich nicht in allgemeinen Säzen über abstracte Begriffe, sondern er strebte aus seiner Lehre practische Consequenzen zu ziehen, sie aufs Concrete anzuwenden. Er hat noch das weitere Verdienst, dass er sich bemühte, sich eine plastische Vorstellung von den krankhaften Processen zu machen, die innern organischen Vorgänge zu begreifen. Er fehlte dabei oft, aber auch diese Fehler waren von Nuzen, indem sie anregten, den Gegenstand immer weiter von neuem zu betrachten.

Die Darstellung der Krankheiten ist bei Cullen systematisch und bündig.

Cullen's Therapie ist um ein Gutes einfacher, als die seiner Vorgänger. Sie bezieht sich auf durchdachte Indicationen und auf die Erfahrung, und bedient sich eines kleinen, gewählten Arzneivorrathes. *Cullen's Therapie.*

Damit stellt er den in seiner Allgemeinheit allerdings unrichtigen Grundsaz auf, dass die Medicamente auf die Nerven, namentlich die des Magens wirken, und zwar sei diese Wirkung entweder eine schwächende oder eine stärkende. Grossen Werth legte er auf diätetische Maassregeln und in chronischen Krankheiten besonders auf körperliche Uebung und Vermeidung der Fleischspeisen.

Eine grosse Anzahl der englischen Pathologen schlossen sich Cullen an. Die Selbständigsten darunter sind Musgrave und Gregory. *Seine Schüler.*

Samuel Musgrave schrieb 1776 Speculationen und Conjecturen über die Qualitäten der Nerven. Er nimmt die Suprematie des Nervensystems noch in grösserem Umfange an, als Cullen. Auch er lässt alle Krankheiten vermittelst des Nervensystems entstehen und alle Medicamente auf dieses wirken. *Musgrave.*

Jacob Gregory, geboren 1758, Sohn des John Gregory, des Collegen von Cullen, war Beider Schüler und erhielt schon sehr früh, noch nicht 18 Jahre alt, die Professur der theoretischen Medicin in Edinburgh. Nach Cullen's Tode wurde er dessen Nachfolger in der Professur der practischen Medicin. Er starb 1822, gehört jedoch vollständig der Cullen'schen Zeit an, indem sein Hauptwerk „Conspectus medicae theoreticae", das sechs Auflagen erlebte, schon 1776 erschien. Auch hat er eine Ausgabe von Cullen's Werk mit Noten versehen besorgt. *Gregory.*

Gregory begreift Muskeln und Nerven unter einem Gesichtspunkte als Genus nervosum. Die Irritabilität ist zwar eine den Muskeln eigene, von den Nerven unabhängige Kraft; sie ist jedoch von der Nervenkraft nur durch den Siz, durch das materielle Substrat unterschieden. Er weist die Schwingungen in den Nerven, die Bewegungen des Nervenfluidums zurük, weil diess unerwiesene Hypothesen seien. Ausser der lebendigen Irritabilität nimmt er in den Muskeln noch eine todte elastische Kraft an und eine tonische Kraft. Diese leztere soll der Ausdehnung des Muskels widerstehen.

Der Nuzen des Blutes sei, dass es das genus nervosum errege, die thierische Wärme erzeuge und eine Vorrathsmasse für die Absonderung sei. Die pathologischen Veränderungen des Blutes seien milchartige

Beschaffenheit des Serum, phlogistische Beschaffenheit, Plethora, Anämie und Serosität. Die Spissitudo erkennt er nicht an; dagegen glaubt er an eine Fäulniss in Scorbut, Typhus, kalten Brand und in der Pest. Die Fäulniss rühre von Ammoniak her, das im Uebermaass gebildet werde. Er nennt diess Hyperanimalisation.

Gregory erklärt sich gegen saure und alkalinische Schärfe im Blut. Zwar gibt er das Entstehen verschiedener Schärfen im Blut (durch Gewürze und starke Getränke) zu, aber es sei nichts Näheres von denselben bekannt.

Im Allgemeinen hat Gregory nichts wesentlich Neues geliefert, allein die Nüchternheit seiner Kritik war etwas Neues. Es war ein hohes Verdienst, dass er die Gehaltlosigkeit der herrschenden Hypothesen ins Licht sezte. Er gesteht überall gern die Lüken des Wissens ein.

Gregory war vom grössten Einfluss auf die englische Medicin und hat ihr den Sinn für die Nüchternheit, eine gewisse Scheu vor Theorien eingepflanzt. In Deutschland und Frankreich wurde Gregory wenig beachtet.

Cullen's Anhänger auf dem Continente. Ausserhalb England schlossen sich an Cullen mehr oder weniger an: de la Roche in Genf und Paris, 1743—1813, entschiedener Nervenpatholog, Vacca Berlinghieri, Professor in Pisa, der jedoch einzelne Punkte der Cullen'schen Lehre bekämpfte. Sodann aber fand seine fast ausschliessliche Berüksichtigung der Festtheile in Krankheiten vornemlich in Deutschland Eingang.

Die Pathologie in Deutschland.

Deutsche Solidarpathologen. Aus der Irritabilitätslehre Haller's und Winter's, aus dem Nervenfluidum Hoffmann's und zum Theil unter Mitwirkung der Cullen'schen Lehre bildete sich, zumal in Deutschland, eine theoretische Anschauungsweise heraus, die bald unter allen Verhältnissen im Organismus nur die der Festtheile berüksichtigte, und bei diesen selbst weniger auf Bau, Structur und functionelle Bedeutung Rüksicht nahm, als auf die zwei supponirten Grundkräfte, die in ihnen wirken sollten, nemlich die Irritabilität und Sensibilität. Haller's Irritabilitätslehre war fast durchaus irrig aufgefasst worden. Man vermochte sich in jener Zeit noch nicht auf den phänomenologischen Standpunkt zu stellen, von welchem aus das Phänomen, sich auf Reize zu contrahiren, d. h. Haller's Irritabilität, als eine bestimmte Eigenschaft einer bestimmten Organisation, nemlich der Muskelfaser, als deren immanentes Phänomen erschien.

Die Meisten sahen vielmehr die Irritabilität als eine virtuelle Existenz, als ein gesondertes, selbständiges Princip an, welches die Muskeln bewege; Andere blieben an dem Worte Irritabilität, Reizbarkeit hängen, sagten: Alles was reizbar ist, was auf eine äussere Einwirkung selbstthätige

Aeusserungen zeigt, ist irritabel, und dehnten so den Begriff auf den ganzen Organismus aus; noch Andere verwechselten die Irritabilität mit der Energie, zu reagiren, mit der Kraft, äussere Eingriffe zurükzuweisen, und nahmen sofort im Gegensaz dazu die Sensibilität als jene Constitutionseigenthümlichkeit, bei welcher die äusseren Einwirkungen wohl beträchtliche subjective Symptome (Schmerz, Unruhe) hervorrufen, ohne aber mit Energie zurükgewiesen zu werden.

So führten diese Ausdrüke ein Chaos sich confundirender Vorstellungen ein; von jedem Autor wurden die Begriffe verschieden und immer schwankender aufgefasst, in jedem Augenblik wurden sie verwechselt. So kam es, dass man die Entzündung, das Fieber eine Krankheit oder eine Erhöhung der Irritabilität nannte, den Typhus, das Nervenfieber dadurch erklärte, dass die Sensibilität mitleide, im Faulfieber die Irritabilität als gesunken und verloren gegangen ansah. Man sprach von vermehrter Irritabilität, von specifischen Irritabilitäten und von Einwirkungen gewisser Arzneimittel auf die Irritabilität.

Damit vermischten sich noch mehr oder weniger dunkle Ideen von einem allgemeinen Lebensprincip, einer Lebenskraft. Irritabilität und Sensibilität sollten nur die dualistischen Gegensäze sein, die Pole, in welche die eine Lebenskraft auseinander gehe. Die Lebenskraft selbst wurde bald als identisch mit Nervenkraft, bald als etwas Höheres, über ihr Stehendes gedacht.

Die wenigen bedeutenden Schriftsteller aus dieser autorenreichen, aber leistungsarmen Richtung sind:

Johann August Unzer, der bedeutendste, orginellste und klarste unter ihnen († 1799). 1771 schrieb er sein berühmtes Werk: Erste Gründe einer Physiologie der eigentlichen thierischen Natur thierischer Körper. Ausserdem übte er einen ungemeinen Einfluss durch die Herausgabe eines populär-medicinischen Journals: „der Arzt", und ihm ist hauptsächlich der entschiedene Sieg der dynamistischen Nervenpathologie in Deutschland zuzuschreiben.

Die thierische Maschine wird, sagt er, nach andern Gesezen bewegt, als die unorganisch mechanische. Die eigentliche thierische Maschine seien die Nerven und das Gehirn, welches der Siz der Seele sei. Ihre Structur mache sie zu den organischen Wirkungen fähig, bringe diese aber nicht hervor; die übrigen Theile des Körpers seien nur eine physikalischen Gesezen folgende Maschine.

Unzer sezt bereits ganz bestimmt den Unterschied der centripetalen Leitung in einzelnen Nervenfäden von der Peripherie zum Gehirn und der centrifugalen in andern Nervenfäden von dem Gehirn zu den Theilen, in welchen sich, wie er sagt, die Seelenwirkungen äussern. Die äussern Eindrüke sind durch die Empfindungen die Triebfeder für die Vorstellung; aber auch wenn sie Bewegung veranlassen, wirken durch sie die sensitiven Nerven auf das Gehirn, und erst durch Vermittlung von diesem wieder auf die centrifugalen Nerven und die zu bewegenden Theile.

Alle thierischen Wirkungen stehen unter der Subordination der äussern Eindrüke. Durch diese werden die thierischen Lebenskräfte unterhalten, und von leztern hänge es ab, dass die Wirkungen hervorgebracht werden.

Ausserdem seien aber auch die Wirkungen noch der Seelenthätigkeit subordinirt, denn der Wille wirke gleichsam als Reiz auf die Bewegungen; allein die äussern Nerveneindrüke können auch auf die Bewegungen reflectirt werden ohne das Mittelglied der Seele; daher sei die Nervenkraft von der Seele verschieden.

Ueberreizung trete ein, wenn durch öftern und längern Gebrauch die Lebensgeister verzehrt werden.

Unzer war wirklich ein hervorragender Mann und ein guter Denker. Er hat am klarsten die Lüke, welche die Iatromechanik gelassen hat, angegeben und das Verhältniss der Mechanik im Körper und der Nervenwirkung am schärfsten geschieden. Er kann als einer der ersten Begründer der Nervenphysik angesehen werden. Er hat zwar keine erheblichen neuen Thatsachen aufgefunden, aber er hat alles Vorhandene resumirt. Sein Verdienst ist namentlich das Streben, eine ähnliche Gesezmässigkeit für das organische Leben aufzufinden, wie sie für die mechanischen Vorgänge bereits gefunden war. Indessen waren seine Begriffe allerdings vielfach unklar, und indem er den reinen Mechanismus im Leben ganz vernachlässigte, wurde er der einseitige Nervosist. Die sogenannten vegetativen Thätigkeiten finden bei ihm keine Berüksichtigung, nicht einmal Erwähnung.

Medicus.   Medicus, „über die Lebenskraft" 1774, hatte ähnliche Ideen. Der Körper sei eine Maschine, deren Bau die Lebenserscheinungen nicht erklären könne. Die Seele erkläre sie aber auch nicht; es müsse also ein Drittes geben. Dieses sei die Lebenskraft, sie wohne im Gehirn und in den Nerven. Von den Ganglien röhre die Unwillkührlichkeit und Unbewusstheit vieler Lebensbewegungen her.

Schäfer.   Gottlieb Schäfer ist in seinen „Versuchen aus der theoretischen Arzneiwissenschaft" (1782—1784) der Ansicht, dass alle Krankheiten nur von dem abnorm gereizten Nervensystem herkommen. Wenn Theile angegriffen werden, welche mehr Empfindlichkeit als andere haben, so entstehe Fieber. Was man Rohheit des Fiebers nannte, bezeichnet

Schäfer als Periode der Reizung, das Stadium der Kochung dagegen als Periode der Erschlaffung. Die Krisen entscheiden nach ihm nicht die fieberhafte Krankheit, sondern sie sind oft nur die Folgen und die Zeichen, dass sie entschieden ist. Die Irritabilität ist nach Schäfer abhängig von der Sensibilität. Die Sensibilität ist ihm dagegen ziemlich gleichbedeutend mit Lebensprincip überhaupt. Es gibt zwei krankhafte Verhältnisse der Sensibilität: die erhöhte und die angehäufte. Erstere entsteht durch ungewöhnliche Reize und hat Erschöpfung zur Folge, die angehäufte entsteht aus Mangel an Reizen. Auch von Schäfer wird demnach die Sensibilität durchaus als etwas Selbständiges, Existentielles behandelt und von der materiellen Basis gänzlich abstrahirt.

Blumenbach, der berühmte Physiolog von Göttingen, gab seine „Institutiones physiologicae" 1786 heraus. Er hat das Verdienst, die Lebenskraft vielseitiger betrachtet und nicht auf die Nerven eingeschränkt zu haben. Jedem Organe vindicirt er sein eigenes Leben, während er dagegen dem Blut Vitalität abspricht (de vi vitali sanguini neganda). Neben Irritabilität und Sensibilität nimmt er noch eine dritte, plastische, bildende Kraft an, die Bildungskraft oder Reproductionskraft. Damit waren die materiellen Phänomene der Ernährung und Umsetzung, nachdem sie in der gesammten Periode fast ausgeschlossen aus den Anschauungen waren, wieder eingeführt, und es war dies ein' grosses Verdienst Blumenbach's. Freilich war die Aufstellung einer besondern Kraft zu ihrer Erklärung nicht der richtige Weg, sie selbst kennen zu lernen und zu verstehen. Blumenbach.

Ein Compendium der nervosistischen Solidarpathologie verfasste 1795—1797 Kurt Sprengel. Ohne neue Ideen zu bringen, resumirte er die Ansichten seiner Schule, allerdings mit einer gewissen Klarheit, zugleich aber in dürrer und trokener Weise. Doch ist sein „Handbuch der Pathologie" in drei Theilen für das Studium dieser Richtung, welche darin ohne Discussion rein dogmatisch dargelegt wird, nicht ohne Werth. Sprengel.

Neben diesen hervorragenden Verfechtern der nervosistischen Theorie tauchten eine grosse Anzahl untergeordneter Köpfe in der Literatur auf. Bei ihnen wird die Verwiklung in abstracte Begriffe, das Hin- und Herwerfen und Spielen mit Worten geradezu unerträglich. Sie entfernten sich von dem Felde der Beobachtung, und mit einer unglüklichen Sucht zur Dialektik stritten sie sich wie die Iatrosophisten des Alterthums über substanzlose Begriffe und inhaltsleere Worte. Jede noch so absurde Idee rief eine Masse von Streitschriften hervor, und es ist in dieser Periode ebensowohl die Abundanz als die Unfruchtbarkeit der Literatur fast ohne Gleichen. Unfruchtbarkeit der theoretischen Discussionen.

Das Schlimmste aber war, dass durch diese oft geistreichen, oft geistlosen, aber immer substanzlosen Streitereien bei den deutschen Aerzten der Sinn für exacte, objective Beobachtung auf lange zerrüttet und vernichtet wurde, dass eine Masse von bildlichen Ausdrüken und erfahrungswidrigen Ansichten in die ganze Denkweise und in den Sprachgebrauch der deutschen Medicin eingeführt worden ist. Und es hat mehr als zwei Generationen gedauert, bis die deutsche Medicin, nachdem sie beim Auslande in die Lehre gegangen, von dieser Verwirrung sich zu erholen anfing.

Humoralpathologie. Bei den Theoretikern war die Solidarpathologie geradezu fast alleinherrschend. Je weniger streng und speculativ die Haltung war, um so mehr mischten sich humoralpathologische Reminiscenzen ein und für die gewöhnliche Praxis blieben die Säfte und Schärfen fortwährend das unvermeidliche und unentbehrliche Verkehrsmittel.

Chr. L. Hofmann. Selbst ein Versuch, theoretisch die Humoralpathologie zu rehabilitiren, wurde gemacht von Christoph Ludwig Hofmann (1721—1807). Zwar erkennt er Sensibilität und Irritabilität der Festtheile als die Ursache der Lebensbewegungen; aber die pathologischen Zustände leitet er von der Entartung der Säfte, ihrer Säure und Fäulniss ab. Besonders dem leztern Begriff verschaffte er aufs neue Anerkennung. Ohne gerade entschiedene Schüler zu haben, ja selbst ohne von den Gelehrten beachtet zu werden, hatte er doch ziemlichen Einfluss auf die Massen.

Kämpf. Noch weit beträchtlicher aber hat Kämpf nicht nur auf die Vorstellungen der Aerzte, sondern namentlich auch auf die der Laien bestimmend eingewirkt.

Er hat die Lehre von den Infarcten, d. h. von der Verstopfung der Eingeweide und der Gefässe des Unterleibs ausgebildet und sieht sie als die wesentlichsten Grundstörungen zahlreicher Unterleibskrankheiten und vieler sonstiger Beschwerden an. Gegen diese Infarcte, sowie gegen die Schärfe der Säfte wandte er seine weltberühmten Klystire an. Seine Ansichten und seine Methode sind dargestellt in der Schrift seines Sohnes: Für Aerzte und Kranke bestimmte Abhandlung von einer neuen Methode, die hartnäckigsten Krankheiten, die ihren Siz im Unterleibe haben, besonders die Hypochondrie, sicher und gründlich zu heilen. 1784. Derselbe schrieb ausserdem ein beliebtes Enchiridium medicum 1778.

Krankheitsclassificationen. Die Zeit der bewegten Theorien hat noch ein anderes beachtenswerthes Product hervorgebracht, welches von Manchen als die Spize der wissenschaftlichen Medicin angesehen wurde: die Classification der Krankheiten.

Der Gebrauch, die Krankheiten unter Ordnungen und Classen zu rubriciren, stammt aus der Mitte des 18. Jahrhunderts. Zuvor hatte man einzelne Krankheiten oder Krankheitserscheinungen, von denen man etwas zu sagen wusste, monographisch beschrieben oder ungezwungen aneinandergereiht, höchstens einzelne Hauptformen, acute und chronische Krankheiten, Fieber, Entzündungen etc. abgetheilt oder die Affectionen nach ihrem Siz in verschiedenen Organen geordnet.

Indessen machten die Versuche der Botaniker, ihre Pflanzen zu systematisiren, auch bei einzelnen Aerzten den Wunsch rege, eine ähnliche Ordnung zu haben; und schon Sydenham hatte dieses Ziel als ein sehr werthvolles bezeichnet.

Zuerst ergriff Sauvages diese Idee. Während eines 15monatlichen Aufenthalts in Paris an einem Augenübel leidend (1730), fasste er den Gedanken, die Krankheiten, genau geschieden nach Species und Genera, in Classen zu ordnen, wie die Botaniker die Pflanzen. Er theilte seinen Plan Boerhaave mit, der ihn lobte, aber die Schwierigkeiten nicht verschwieg. Troz dessen verfolgte Sauvages seine Idee mit dem grössten Eifer, studirte alle Bücher, deren er habhaft werden konnte, consultirte die erfahrensten Aerzte, sammelte von allen Seiten Materialien und liess nach angestrengter Arbeit schon 1731 sein Traité des classes des maladies erscheinen. Nachdem er hierauf über 30 Jahre lang in anderen Richtungen in Montpellier thätig gewesen war, verbesserte er seinen ersten Versuch und gab 1763 seine ausführliche Nosologia methodica sistens morborum classes, genera et species juxta Sydenhami mentem et botanicorum ordinem heraus. So war das erste Classifikationssystem die Frucht sehr ernster Studien und Meditationen.

Sauvages stellt als Begriff der Species fest, es gebe so viele Species, als individuelle Aehnlichkeiten der Krankheiten; doch sagt er ausdrüklich, Genera und Species seien nur abstracte Begriffe.

Neben der symptomatischen Specification lässt er ausdrüklich auch eine ätiologische und anatomisch-organische zu und macht selbst in beiden einen kurzen Versuch. Er zieht aber die symptomatische vor, weil die beiden andern nicht durchzuführen seien.

In diesem symptomatisch angeordneten Systeme stellt er 295 Genera morborum auf mit etwa 2400 Species und theilt sie in 10 Classen, jede mit mehreren Ordnungen.

Indessen hatte Linné durch sein schärferes System der Pflanzen das grösste Aufsehen erregt und stimmte dadurch die ganze Naturforschung und namentlich die Aerzte günstig für die Classification.

Er selbst versuchte sich auch, wiewohl ohne Glük, im Classificiren der Krankheiten und liess 1763 die Genera morborum erscheinen, deren er 325 aufstellt. Er sagt bereits, die exanthemathischen Krankheiten seien Wucherungen auf dem Körper, parasitische Gebilde. Sein System erhielt nirgends Beifall.

Weitere Classificationsversuche. Nun folgten von allen Seiten neue Systeme: von Vogel, Sagar, Cullen, Mac Bride, Daniel, Plouquet.

In Kurzem war die ganze Krankheitslehre botanisch eingetheilt. Erst kamen die Classen-Charactere, dann die Ordnungs-Charactere, sofort die Zeichen des Genus. Jede Krankheit musste neben dem Genus-Namen noch einen Species-Namen führen. Schon fing man an, bei jeder Species auch sämmtliche Synonyma mit beigefügten Autoren nachzuschleppen. Die Beschreibung der Krankheit selbst wurde ganz im botanischen Styl gehalten, und man fing an, sich dem Wahne hinzugeben, dass man damit den lezten Grad der Wissenschaftlichkeit erreicht habe.

Beurtheilung der classificatorischen Bestrebungen. Es ist zuzugeben, dass diese Einführung der Classification in die descriptive Pathologie in der damaligen Zeit nicht ohne Nuzen war. Bei der grossen Sprachverwirrung, welche eingerissen war und bei der Willkür, mit der man mit den elastischen Worten und Begriffen verfuhr, war die Herstellung einer noch so künstlichen Ordnung und namentlich die Fixirung der Terminologie und der Nachweis der synonymen Bedeutung verschiedener Ausdrüke ein nicht unbedeutendes Verdienst. Es war die Classensystematik der erste Versuch, eine wissenschaftliche Form dem factischen Material zu geben und dadurch hat sie wirklich einem Bedürfniss entsprochen.

Die Krankheitsspecification hat ferner dazu beigetragen, manche Vorgänge, die man früher viel zu allgemein und obenhin betrachtet hatte, näher in ihrem Detail zu verfolgen, und indem sie die Lüken des Systems und damit des Wissens aufdekte, trieb sie dazu, sie auszufüllen.

Hierin liegt die gewichtige historische Bedeutung des classificatorischen Nosologismus.

Aber die Nachtheile des Verfahrens waren noch überwiegend:

1) Zunächst bedarf die Classificirung als Grundlage vor allem die Specification. Diese hat allerdings auch ihren Nuzen: sie dient zur Orientirung, sie gibt dem Geist einen Ruhepunkt und macht es ihm möglich, Abstractionen in concreten Ausdrüken darzustellen. Aber gerade dadurch täuscht sie und führt irre, dass sie etwas Abstractes für ein

Concretes gibt, dass sie den psychologischen Process vergessen lässt, durch welchen ihre Species aus den einzelnen concreten Fällen abstrahirt wurden und dass sie der Natur Grenzen anlegt, die ihr fremd sind, sie in Felder theilt, in deren künstlich regulärem Ebenmaass ihr Character, die Mannigfaltigkeit, verloren geht.

2) Ebenso ist die Aufstellung der abstrahirten Genera verderblich und leitet irre. Ihre Charactere müssen entweder dürftig oder ungenau und unwahr sein; und da sie im ersten Fall sich selbst aufheben, so ist es nahe liegend, in den zweiten Fehler zu verfallen. Man überträgt nun die imaginären Genuscharactere auf die einzelnen Species und eine mehr oder weniger unwahre Vorstellung von Lezteren fixirt sich dadurch. Dasselbe gilt von den Ordnungs- und Classen-Characten.

3) Spricht der Classificant von Dingen, von denen er nichts weiss, von Krankheiten, die er nicht kennt. Da kein Classificant unvollständig sein und eine Species übergehen will, die sein Vorgänger bemerkt hatte, so erben sich von System zu System eingebildete Krankheiten, die zulezt so viel Credit erlangen, als die wirklich existirenden.

4) Sehr häufig geschieht es, dass eine und dieselbe Krankheit in zwei verschiedenen Systemen etwas different beschrieben wird; das dritte System hält sie nun für zweierlei Krankheiten und stellt sie neben einander.

5) Oft geschieht es, dass die Erfahrung Lüken in dem System lässt, die unangenehm empfunden werden. Man ergänzt sie nun, wie man sie ungefähr sich möglich denkt; man macht aprioristische imaginäre Krankheiten, wie sie etwa sein könnten, oder man hält sich im besten Falle an irgend einen zweifelhaften Fall. So haben sich viele Species in den älteren Systemen auf eine einzige Beobachtung, überdem oft von wenig zuverlässigen Gewährsmännern, gestüzt.

6) Man schliesst aus dem systematischen Namen der Krankheiten, aus ihrer Stellung im Systeme auf ihre Symptome, auf ihr Wesen, ihre Bedeutung. So hat man aus dem Namen der Krankheiten aprioristisch die Zeichen nicht selten festgesezt. Erst die spätere Untersuchung hat häufig gezeigt, dass solche Erscheinungen, z. B. Schmerz bei einzelnen Eutzündungen, durchaus nicht wesentlich sind.

7) Man pflegt nur gewisse sogenannte normale Vorgänge in Krankheiten zu beschreiben und übersieht dabei die Zwischenglieder. Man findet dann, dass die Beobachtung am Krankenbett dem vorausgesezten Bilde nirgends entspricht.

8) Es fixirt sich die verkehrte Aufgabe, für die Diagnose den Krankheitsnamen zu finden, aus gewissen leitenden Symptomen das Systembild

zu erkennen, mit dem der vorliegende Fall die meiste Aehnlichkeit hat, und doch ist die richtige Aufgabe der Diagnose, den Zustand des Kranken in seiner Gesammtheit zu erkennen, eine Aufgabe, die von den Classificanten systematisch hintangesezt wird.

9) Die schlimmste Wirkung aber ist, dass schon durch die Specification und noch mehr durch die Classification das Missverständniss, die Krankheiten für Dinge und selbständige Existenzen zu halten, genährt und befestigt wird. Die populären Ontologien werden dadurch wissenschaftlich sanctionirt; man stellt die Krankheiten den Pflanzen und Thierspecies gleich und es ist damit nur ein kleiner Schritt, sie geradezu für schmarozende Organismen am Organismus zu halten.

10) Ein grenzenloser Schlendrian endlich wird in der Therapie durch die Systematik eingeführt. An den Krankheitsnamen knüpfen sich nicht nur Indicationen, sondern einzelne Medicamente. So wird methodisch die Gedankenlosigkeit im Beobachten und im therapeutischen Verfahren durch die Systeme gepflegt.

Es war die Classensystematik die erste Unternehmung, eine wissenschaftliche Ordnung in die Pathologie einzuführen. Auf einer rohen Stufe des Wissens war die Classification als Mittel, das Material äusserlich übersichtlich zu machen, zulässig. Bei vorgeschrittener Einsicht jedoch muss auf diesen Nothbehelf als einen unnatürlichen verzichtet werden. Es ist dann aber auch möglich, das provisorische Gerüste wieder zusammenzuschlagen, ohne die indess gewonnene innere Ordnung zu stören.

Resumé der theoretischen Bestrebungen der Zeit und ihres Werthes.

Diess ist die Geschichte der theoretischen Medicin in den ersten vier Fünfteln des 18. Jahrhunderts, einer Periode, ausgezeichnet wie keine andere durch die Betheiligung zahlreicher hervorragender Talente an den Begründungsversuchen einer medicinischen Theorie. Es ist von Interesse, den allgemeinen Character und die Enderfolge dieser lebhaften Bestrebungen und vielgestalteten, oft sich widersprechenden, aber auch vielfach verflochtenen Vorstellungen sich zu vergegenwärtigen.

Es wäre ebenso ungerecht als irrig, diese offenbar wohlgemeinten Anstrengungen, die Geheimnisse der Natur durch Nachdenken zu ergründen, für schlechtweg unberechtigte Spielereien einer in Conjecturen sich gefallenden Phantasie, ohne Weiteres also für Producte einer Wahnmedicin zu erklären.

Es dürfte vielmehr unbedingt gestattet sein, in diesen zum Theil verquälten Bemühungen eine unvermeidliche Durchgangsperiode der Entwiklung zu erkennen, welche nicht nur unerlässlich war, um aus der früheren Rohheit, Befangenheit und Schwerfälligkeit des Denkens zu freieren, umsichtigeren, aber auch schärferen Anschauungen sich zu erheben, sondern welche überhaupt durchgemacht werden musste, damit die Aufgaben, die Methode und die Grenzen der Meditation sich feststellen konnten. Es waren diese theoretischen Uebungen eine geistige Gymnastik, bei der viele an sich werthlos scheinende Kraftanstrengungen aufgewendet wurden, die aber doch sämmtlich dazu beitrugen, nach allen Seiten die Fertigkeit des Nachdenkens auszubilden und auf zahlreichen Punkten die Zulänglichkeit der Speculation auf die Probe zu stellen.

Die Theoretiker des 18. Jahrhunderts haben sich an die höchsten Fragen gewagt, aber allerdings dabei dem Baconischen Grundsaz des Aufsteigens auf einer Leiter, an der keine Sprosse fehlen darf, nicht entsprochen. Nichtsdestoweniger sind ihre Meditationen in dieser Hinsicht nicht ganz fruchtlos gewesen, und wenn auch die Theorie am Schlusse der Periode in eine allgemeine Confusion der Worte und Begriffe sich verwikelt hat, so blieb doch für immer der Gewinn, dass einige Hauptprobleme der Wissenschaft aufgeworfen, andere selbst nicht unbedeutend gefördert worden sind.

Vor allem hatte man die Besonderheit und innere Einheit des Organismus erkannt. Man begriff sehr gut, dass die Vorstellungen, die man sich von dem Organismus überhaupt machte, die Anschauungen und Ideen über einzelne Vorgänge an demselben beherrschen.

Die einfache Uebertragung mechanischer und chemischer Verhältnisse auf das Geschehen im Organismus wurde ziemlich allgemein als unzulänglich erkannt und zurükgewiesen; doch kamen nur Einzelne schon auf das Extrem, den mechanischen und chemischen Gesezen im lebenden Körper überhaupt alle Giltigkeit abzusprechen. Die Meisten erkannten noch an, dass Vorgänge jener Art auch im Organismus realisirt seien und nur über den Umfang derselben war man vielfach verschiedener Meinung.

Dabei ist das allgemeine Streben nicht zu verkennen, auch für die nicht als mechanisch oder chemisch angesehenen Vorgänge im lebenden Körper in ähnlicher Weise, wie die Physik die Geseze der Mechanik festgestellt hatte, die leitenden Geseze aufzufinden.

Man analogisirte diese Vorgänge mit ziemlichem Rechte den Bewegungen und hoffte und trachtete, das Geheimniss dieser organischen Bewegung ebenso zu enthüllen, wie es der Physik in jener Zeit mit den Bewegungen der todten Natur gelungen war.

Anstatt aber zunächst die einzelnen Vorgänge selbst zu untersuchen, wendete man sich mit ungestümer Begierde der Frage nach dem lezten Motive dieser organischen Bewegungen zu. Die Zurükführung sowohl der Einheit im Organismus als der Quelle aller Vorgänge in ihm auf ein

Princip beschäftigte aufs Lebhafteste alle Theoretiker der Zeit. In dieser Hinsicht kann die ganze Periode als ein Kampf zwischen der Stahl'schen Annahme einer selbständigen Seele als Princip des Organismus und der Hoffmann'schen Zurükführung der Lebensthätigkeiten auf ein den ausserorganischen Substanzen mehr analoges Nervenfluidum (Aether) angesehen werden. Im Laufe der Discussion verloren jedoch beide Systeme ihre obersten Säze. Die animistische Spize des Stahl'schen Systems musste ebenso fallen, als die hypothetische fluide Natur des Nervenprincips, wie sie Hoffmann angenommen hatte. Vom ersteren Systeme blieb dagegen das Postulat eines einheitlichen, den ganzen lebenden Körper beherrschenden Princips, vom andern Systeme die Verlegung seiner Wirkungen in die Nerven, als die beherrschenden Organe.

Hatte man die Abhängigkeit der Functionen und des Verhaltens des Körpers von dem unmittelbaren seelischen Eingreifen auch nicht anerkannt, so hielt man doch im Allgemeinen an einem Einflusse der psychischen Individualität auf leibliche Vorgänge fest. Man hatte das Bedürfniss eines Mittelglieds zwischen Körper und Geist; aber man fühlte auch, dass man hier vor Geheimnissen angekommen sei, die keine Ergründung zulassen.

Immerhin dachte man sich, dass dieses Mittelglied zwischen der seelischen und körperlichen Natur die Thätigkeiten der lezteren beherrsche und da das Nervenfluidum Hoffmann's als nicht nachweisbar zurükgewiesen war, so versuchte man die Quelle der Lebenserscheinungen in ähnlicher Weise sich begreiflich zu machen, wie die Mechanik die Ursache der Bewegungen von einer supponirten Kraft, der Schwerkraft ableitet. Man dachte sich als den lezten Grund des organischen Geschehens eine ähnliche, dem Organismus inhärente und ihn characterisirende, von der Seele geschiedene Kraft und nannte sie schlechthin die Lebenskraft.

Aber bereits machten sich von zwei Seiten her Einwendungen gegen den Werth und die Giltigkeit dieser zur Erklärung der Lebenserscheinungen supponirten Kraft bemerklich. Barthez wies darauf hin, dass der lezte Grund des Lebens überhaupt etwas Unerforschliches sei und mehrere Andere sprachen aus, dass die Annahme einer einzigen Kraft zur Deutung der Phänomene nicht ausreiche.

Der Versuch, durch Theilung der Lebenskraft in mehrere einzelne Kräfte die Verhältnisse einsichtlicher zu machen, wurde wiederholt unternommen. Aber wenn schon die Lebenskraft ein jeder klaren Vorstellung entrüktes Abstractum war, so musste man die abstracte Natur solcher Detailkräfte nur um so schroffer empfinden, je mehr an sie mit dem Hereingezogenwerden in specielle Lebensactionen auch der Anspruch einer **exacten Bestimmung** wuchs und unabweisbar wurde.

Die Verwirrung, in welcher man sich mit den Ausdrüken Sensibilität und Irritabilität verlor, schien jede Aussicht auf eine Verständigung der Verhältnisse immer ferner zu rüken.

Man sah vollkommen ein, dass die Lebensthätigkeiten in einem anderen Modus von statten gehen, als die gemeine Bewegung und dass auch die Aussenwelt sie durch andere Mittel in Gang bringt, und man suchte nach einer Formel, durch welche diess anschaulich gemacht werden konnte. Doch gelang es noch nicht, eine solche zu finden. Es fehlte an einem die Losung gebenden Gedanken oder auch nur Worte!

Die Rolle der einzelnen Theile bei den Lebenserscheinungen festzustellen, wurden mehrfache wichtige Anfänge gemacht. Vornemlich hat Haller nicht nur die Functionen der verschiedenen Organe sorgfältig auszumitteln versucht, sondern er hat durch die Auffindung einer besondern an die Structur der Muskeln gebundenen Eigenschaft einen grossen Schritt zur Aufklärung über die Eigenthümlichkeit der Leistungen specieller Gewebe gethan. Ebenso wurde mit grösserer Genauigkeit die Fähigkeit der Nerven, Empfindung zu vermitteln, nachgewiesen und selbst die Thatsache einer Leitung in verschiedener Richtung nach dem Laufe der Nerven aufgefunden.

Dass ausser den groben Verhältnissen der Theile auch noch eine Verschiedenheit in ihrem feineren Bau bestehe und dass die Charactere desselben in verschiedenen Organen des Körpers sich wiederholen können, mit andern Worten die histologischen Eigenthümlichkeiten und Differenzen hat zuerst Bordeu anerkannt.

Die Anomalien der Festtheile, auf welche überall in Krankheiten das Hauptgewicht gelegt wurde, finden sich meist in der Weise aufgefasst, das bei ihnen einfache Steigerung oder Verminderung stattfinde; doch trifft man bereits Ideen, dass in solchen qualitativen Abweichungen die Krankheit allein nicht bestehen könne.

Die Vorstellungen über die Säfte des Körpers läuterten sich, wenn auch nicht vollständig, doch grösstentheils. Die Cardinalsäfte der früheren Perioden verloren mehr und mehr ihren Character als Grundlagen der Crasis im gesunden und kranken Zustande. Namentlich wurden die schwarze Galle und der Schleim grösstentheils mit Stillschweigen übergangen. Die Anomalien der Galle wurden eher gewürdigt, doch nur in derselben Weise, wie Störungen der Ausscheidung des Schweisses, des Harnes und selbst anderer Secrete. Das Blut allein und allenfalls die Lymphe galten als Flüssigkeiten, welche der Siz einflussreicherer Störungen werden können und man trachtete bereits in objectiver Weise, soweit es die dürftigen Hilfsmittel zuliessen, die Veränderungen des Bluts in Krankheiten festzustellen. Die Schärfen wurden in der Theorie nur noch als eine Art Concession geduldet und gelegentlich angeführt; die Plethora dagegen fand allgemeinere Anerkennung. Ueberall wurden aber die Anomalien der flüssigen Theile des Körpers mehr als Ursache der krankhaften Erscheinungen, oder als Folgen der Störungen, denn als wirkliche Krankheiten angesehen und höchstens nur bei einzelnen Constitutionsaffectionen ausdrüklich der Hauptaccent auf die Beschaffenheit des Blutes gelegt.

Ueber die Hergänge in den Krankheiten fing man an sich Vorstellungen zu machen, die zwar an einzelne Thatsachen anknüpften, aber doch vielfach nur aus Phantasien bestanden. Indessen begann man doch, dem Gesezmässigen in dem krankhaften Verhalten ernstlich nachzuforschen. Die Processe, welche in dieser Hinsicht mit besonderer Vorliebe verfolgt wurden, waren die Entzündung und das Fieber. Bei beiden fing man wenigstens an, einzelne Theile des Processes für sich der Meditation zu unterwerfen.

Das Bedürfniss einer Ordnung des bereits sehr angeschwollenen Materials trat allgemein hervor, und wenn es bei Vielen durch die Aufstellung strenger Systeme sich äusserte, so ist dabei der Richtung der Zeit und der Naturwissenschaften Rechnung zu tragen.

Noch ist hervorzuheben, dass im 18. Jahrhundert, wenigstens in dessen erster Hälfte die theoretische Discussion eine gewisse maasshaltende Würde zeigte, dass die Einzelnen eine früher oder später häufig zu vermissende Bescheidenheit und Anständigkeit an den Tag legten, dass es ihnen offenbar um die Sache und nicht um egoistische Vortheile zu thun war und dass somit diese Zeit bei allen Missgriffen einen wohlthuenden Eindruk macht. Unter den Missgriffen war vielleicht der schlimmste, dass die Berechtigung der schlichten Kritik nicht verstanden wurde, dass es vielmehr allgemeines Vorurtheil war, es müsse Jeder, der die Ansichten eines Andern verwerfe oder als ungegründet nachweise, seinerseits eine Theorie an die Stelle der bekämpften sezen. Dieser durchgreifende Irrthum hat wohl wesentlich dazu beigetragen, dass die tüchtigsten Kräfte im Ersinnen von Hypothesen vergeudet wurden.

Reelle Forschungen. Die Versuche und Erfolge der **reellen Forschung** und die **ärztliche Praxis** im Zeitalter der Aufklärung.

Das 18. Jahrhundert war nicht nur hervorragend durch seine theoretischen Bemühungen. Ebenso, selbst noch in höherem Grade ausgezeichnet ist der Eifer und der Erfolg, mit welchem man die sachlichen Verhältnisse in Krankheiten durchforscht und die Masse des positiven Wissens vermehrt hat. Es gibt keine Periode in der Medicin, in welcher in solcher Zahl begabte Männer der angestrengtesten Forschung sich zuwandten, keine aber auch, welche an bedeutenden Erfolgen und Entdekungen dem 18. Jahrhundert gleichkäme.

Auf allen Punkten des Stoffs wurden Untersuchungen angeknüpft und zum Theil bis zu höchst werthvollen Resultaten fortgeführt. Im Anfang des Jahrhunderts sind diese Forschungen noch vereinzelt. Die thatsächlichen Untersuchungen wagen noch kaum, unter den Theorien sich zu erheben; aber schon in der Mitte des Jahrhunderts ist der Werth der positiven Forschung allgemein anerkannt, ist man fast auf allen Punkten Europa's mit derselben eifrigst beschäftigt, und mit dem Ende des zweiten Drittels des Jahrhunderts ist geradezu der positive Inhalt der Wissenschaft nach allen Richtungen regenerirt.

Man erhielt sich hiebei eine bemerkenswerthe Unbefangenheit und Unabhängigkeit von den herrschenden Theorien. Die Stimmen aus dem vorhergehenden Jahrhundert, welche die Unvereinbarkeit und Unverträglichkeit von Theorie und Praxis ausgesprochen hatten, scheinen zur Wirkung gekommen zu sein. Bei aller Achtung, die man den theoretischen Bestrebungen zollte, liess man sie bei den reellen Untersuchungen völlig bei Seite liegen und der unwillkürliche Einfluss, dem man sich begreiflich ganz nicht entziehen konnte, blieb doch ein sehr geringer.

Dabei wurden die Aerzte jener Zeit von einem bewunderswürdigen Tacte geleitet, der sie nicht nur überall auf die zunächst werthvollen Punkte hinführte, sondern ihre Anschauungen troz der mangelnden Klarheit der Principien grösstentheils in einer richtigen Bahn erhielt.

Eine Anzahl von Männern wandte sich mit grossem Eifer der sorgsamen Detailforschung zu und monographische Arbeiten von überraschender Vollständigkeit waren die Resultate ihrer Bemühungen; andere hatten mehr umfassende Tendenzen und wussten den verschiedensten Gebieten wichtige Entdekungen abzugewinnen; noch andere suchten, frei von Theorien, eine geläuterte Erfahrung am Krankenbett oft mit Hinweisung auf Hippocrates und Sydenham zu cultiviren.

Mehrere von denjenigen, welche in der Theorie der Wissenschaften sich einen Namen machten, erscheinen auch auf dem practischen Gebiete in emsiger Arbeit. Hier sind sie nüchterne, sorgfältige Beobachter, und die Gewandtheit des Geistes, welche sie bei ihren Speculationen bewiesen hatten, kommt ihnen auch bei der Behandlung des empirischen Materials zu gute. Fr. Hoffmann steht hier oben an. Ausserdem zeichneten sich auch einige Anhänger Boerhaave's und der Wiener Schule durch die Förderung des reellen Inhalts der Wissenschaft aus.

Es liegt in der Natur der Sache, dass die Detailleistungen, wo sie so massenhaft auftreten, wie im 18. Jahrhundert, sich nur andeuten lassen. Eine genaue Darlegung der einzelnen Fortschritte und Bereicherung könnte nur durch ein monographisches Eingehen in das Detail selbst erreicht werden. Doch ist wenigstens eine übersichtliche Darlegung der reellen Forschungen für das Verständniss der Zeit unumgänglich.

Pathologische Anatomie.

Vor allem war es die Vorliebe für die Feststellung der Veränderungen der Organe, für die **pathologische Anatomie**, welche das Jahrhundert auszeichnete. Doch ging man allenthalben dabei mehr auf Einzelfälle, verglich die Störungen der Organe, welche die Leiche aufwies, mit den Symptomen während des Lebens im einzelnen Fall. Generelle Resultate daraus zu ziehen, wagte man noch nicht. Daher blieben auch die pathologisch-anatomischen Kenntnisse noch von geringem Einfluss auf die Krankheitsbeschreibung, die durch jene nicht geleitet, sondern nur erläutert wurde.

Eine reiche pathologisch anatomische Casuistik findet sich in den Veröffentlichungen der zahlreichen Academien, in dem um die Mitte des Jahrhunderts sich entwikelnden wissenschaftlichen Journalismus, und zerstreut in den Mittheilungen der ärztlichen Practiker und der Chirurgen.

Einige hervorragende Männer, theils Anatomen, theils Aerzte, theils Chirurgen haben jedoch die pathologische Anatomie zum Hauptgegenstand ihrer Forschungen gemacht.

Lancisi.

Lancisi, im Anfange des Jahrhunderts, hat zuerst durch sorgsame anatomische Untersuchungen eine einzelne Frage, die Ursache des plözlichen Todes zu beantworten gesucht: de subitaneis mortibus libri duo 1707, und dabei eine grosse Menge von Thatsachen über Veränderungen des Gehirns und anderer Theile beigebracht. Er zeigte, dass Gefäss- und Herzzerreissungen, sowie Krankheiten der Nervencentra die häufigsten Ursachen des schnell eintretenden Todes seien.

Albinus.

Albinus (de anatome errores detegente in medicina 1723) und Vater (de anatomes utilitate in eruendis causis occultis morborum vel mortis subitaneae 1723) haben der pathologisch anatomischen Forschung einen weiteren Impuls gegeben. Vater gab ausserdem 1750 ein pathologisch anatomisches Museum heraus.

Senac.

Von noch grösserer Bedeutung war Senac's Fasciculus observationum medicochirurgicarum, in welchem er auf die Wichtigkeit der Kenntniss auch unheilbarer Krankheiten hinweisst und zeigt, wie dieselbe für den Arzt und für das Wohl seiner Kranken ebenso unerlässlich sei als die Kenntniss der heilbaren.

Alle Andern überragte aber Joh. Bapt. Morgagni, geboren 1682. Er studirte unter Albertini und Valsalva und wurde von 1701 an des Lezteren Assistent und Stellvertreter. In dieser Zeit erschienen seine Adversaria anatomica, welche noch die Normalanatomie zum Gegenstand haben, aber auch 1712 eine nova institutionum medicarum idea. 1715 wurde er Professor der Anatomie zu Padua, wo er zahlreiche anatomische, pathologisch anatomische, legalmedicinische, practische Schriften, aber auch Abhandlungen über Gegenstände anderer Wissensgebiete (z. B. Archäologie) herausgab. In seinem 79. Lebensjahr erschien sein berühmtestes Werk: de sedibus et causis morborum per anatomen indagatis 1761. Es ist das Hauptwerk über pathologische Anatomie aus dieser ganzen Periode. Morgagni starb 1772.

Er hat in genannten Werken eine sehr grosse Anzahl interessanter Thatsachen der anatomischen Pathologie niedergelegt und mit grossem Scharfsinn und feinem Urtheil besprochen. Manche der Fälle sind freilich nicht von ihm selbst, die Krankheitsgeschichten überdem meist ihm von den Aerzten mitgetheilt und diess mindert allerdings den thatsächlichen Werth des Materials und macht erklärlich, dass manche ohne Zweifel unrichtige Angaben mit unterlaufen.

Die Fälle selbst sind mit grosser Sorgfalt erläutert; seine umfassende Gelehrsamkeit gestattete Morgagni, die gesammte vor ihm vorhandene Casuistik mit seinen Beobachtungen zu vergleichen. Ueberall will er ausdrüklich nur auf die Facta Gewicht gelegt wissen. Die Theorien freilich drängten da und dort unmerklich auch bei ihm sich ein.

Ein erstes grosses Verdienst von Morgagni ist, dass er überall sucht, die Differenzen zwischen normalen und abnormen Zuständen der Organe festzustellen, ein Unternehmen, was für die damalige Zeit, in welcher noch allenthalben Zweifel über die Grenzen des pathologischen Verhaltens bestehen mussten, von grösstem Werth war. Schon darum allein ist Morgagni als derjenige anzusehen, der die Basis der pathologischen Anatomie gelegt hat.

Weiter aber stellt er zuerst in entschiedener Weise sich die Aufgabe, auf anatomischem Wege nach Ursachen und Siz der Krankheiten zu suchen. Er erkennt dabei recht wohl die natürliche Grenze dieser Untersuchungsweise und ist in hohem Grade vorsichtig in seinem Vorgehen.

Er hat die anatomischen Veränderungen vieler Organe in einer sorgfältigen und alle seine Zeitgenossen wesentlich an Schärfe überragenden Weise dargestellt und dabei nicht bloss wie die meisten vor ihm auf Seltenheiten seine Aufmerksamkeit gerichtet, sondern gerade auch die gewöhnlichen Vorkommnisse mit Genauigkeit beschrieben.

Sodann suchte er aber auch die Symptome der Krankheiten mit den organischen Veränderungen in Einklang zu bringen, indem er an die gewöhnlich vorkommenden symptomatischen Verhältnisse die anatomischen Befunde anknüpft, um jene aus diesen zu erklären. Selbst therapeutische Excurse finden sich vielfach bei ihm.

Kurz Morgagni's Werk enthält mit Ausnahme der Verfolgung der Processe alle Aufgaben der pathologischen Anatomie und entspricht ihnen in einer für den ersten Versuch bewundernswerthen Weise.

Die Zugänglichkeit seiner gehaltvollen Erfahrungen ist nur durch die unglükliche, wenig handliche Form der Briefe bedeutend erschwert. Diese Form sezt eine grosse Vertrautheit mit dem Werke voraus, wenn es zur raschen und augenbliklichen Belehrung benüzt werden soll, und lässt auch in dem Studium desselben leicht ermüden; denn obgleich viele der in den Briefen umständlich erörterten Punkte für eine vorgeschrittene Periode der Wissenschaft wenig Interesse mehr haben, zum Theil nur eine Polemik gegen längst gefallene Ansichten geben, so nöthigt doch die Form der Darstellung, dieselben nicht zu übergehen.

Ohne Zweifel hat diese Form des wichtigsten pathologisch-anatomischen Werkes des vorigen Jahrhunderts dessen Einfluss auf die Entwiklung der Wissenschaft selbst beträchtlich gemindert.

Es lässt sich kaum denken, dass wenn die lichtvollen Auseinandersezungen Morgagni's überall leicht zugänglich gewesen wären, sie über ein halbes Jahrhundert lang hätten fast in Vergessenheit begraben bleiben können.

In den ersten vierzehn Briefen geht Morgagni die Krankheiten des Kopfes durch, beginnend mit Störungen, welche am sichersten auf den Kopf zu beziehen seien, also mit den Kopfschmerzen; sodann folgen die Apoplexien, die soporösen Zustände, die Phrenesie und das Delirium, die Manie, Melancholie und Hypochondrie; weiter die Epilepsie, eines der interessantesten Capitel, die Convulsionen, die Paralysen, Hydrocephalus und Hydrorrhachis, wobei er überall für die Krankheitserscheinungen die anatomischen Veränderungen aufsucht. Die Krankheiten der Augen, Ohren und Nase beschliessen das Buch von den Kopfaffectionen.

Vom 15.—27. Brief bespricht er die Krankheiten der Brust und untersucht zuerst die Ursachen gestörter Respiration; er findet sie bald im Thorax, bald ausserhalb desselben, in lezterem Fall bald im Kopf, bald im Hals, bald im Unterleib und geht diese verschiedenen Verhältnisse an der Hand von Fällen durch. Einen besondern Brief widmet er der Dyspnoe durch Wassersucht des Thorax und des Herzbeutels, einen andern (den 17.) derjenigen, welche durch Aneurysmen des Herzens und der Aorta bedingt werde und bringt dabei zahlreiche interessante Thatsachen über

Arterienkrankheiten bei. Weiter untersucht er die Ursachen der Suffocation und des Hustens. Auch beim Husten scheidet er die Fälle, wo derselbe durch die Lungen oder von andern Stellen her erregt werde. Die Schmerzen der Brust und des Rükens geben sofort Veranlassung zu sehr ausführlichen Untersuchungen, wobei verschiedene anatomische Störungen der Respirationsorgane zur Sprache kommen. Er zeigt das Vorkommen isolirter Entzündungen sowohl der Pleura als der Lunge. Der Bluthusten, der eitrige Auswurf, das Empyem und die Phthisis sind Gegenstand des 22. Briefes. Die Herzkrankheiten handelt er im 23.—27. Briefe ab, ausgehend von den Symptomen der Palpitation, von den abnormen Pulsationen und dem Ereigniss des plözlichen Todes.

Die Krankheiten des Unterleibs beginnt er mit Untersuchung über den anatomischen Grund des widernatürlichen Hungers Ep. 28. Sofort bespricht er die anatomische Ursache des Singultus, der Rumination und der Magenschmerzen; sodann die des Erbrechens und der blutigen und nicht blutigen Dejectionen (Ep. 29—31) und bringt dabei viele wichtige Beobachtungen bei. Von der Verstopfung und den Hämorrhoiden handelt Ep. 32, von dem Prolapsus des Mastdarms Ep. 33. Die Ursachen der Bauchschmerzen, des Ileus und Volvulus werden im 34. und 35. Brief erforscht; und im 36. die der Geschwülste und Schmerzen in der hypochondrischen Gegend, wobei die Anschwellungen der Milz und Leber besprochen werden. Weiter finden sich (Ep. 37) Untersuchungen über den Icterus und die Gallensteine, und im 38. Brief wird der Ascites, die Tympanitis, der Hydrops saccatus und einzelnes anderes zum Theil vortrefflich abgehandelt. Die übrigen Bauchgeschwülste werden im 39. Brief durchgegangen.

In dem 40. Brief werden die Lumbarschmerzen besprochen und wird besonders auf die Häufigkeit der Nierenkrankheiten als Ursache derselben, ferner auf Abdominalaortaaneurysma Caries der Wirbel und Lumbarabscesse aufmerksam gemacht.

In den Briefen 41—48 handelt Morgagni von den Hernien, Nieren- und Genitalienkrankheiten.

Epistola 49. ist den Fiebern gewidmet, wobei er hervorhebt, dass bei jedem tödtlich werdenden Fieber irgend ein einzelnes Organ schwer afficirt sei und dass man suchen müsse, die Organstörungen kennen zu lernen. Er betrachtet sofort die gutartigen Fieber als häufig abhängig von den Localaffectionen. Die malignen Fieber dagegen, bei welchen ebenfalls Localstörungen eintreten, sind Folge einer Infection und die Localaffection ist nur secundär. Doch hat er die Sectionen bei solchen der Contagion wegen vermieden. Auch bespricht er noch die brennenden Fieber und die febris lenta.

Epistel 50 ist den Geschwülsten, die Briefe 51—57 sind chirurgischen Zufällen gewidmet. Im 58. Briefe wird die Lues venerea besprochen, im 59. werden Vergiftungen abgehandelt u. Ep. 60—70 enthalten Nachträge.

Man ersieht aus dem Dargestellten, dass Morgagni's pathologische Anatomie nicht eine auf die anatomischen Störungen gegründete Pathologie, nicht eine anatomische Pathologie war, sondern eine symptomatische Pathologie blieb, die nur durch Anatomie illustrirt wurde.

Lieutaud. Auch Lieutaud hat die pathologische Anatomie zum Gegenstand eines Werkes gemacht. Seine Historia anatomico-medica 1764 ist jedoch fast nur ein Excerpt aus Bonnet und zum Theil aus Morgagni, mit wenigen und belanglosen eigenen Erfahrungen vermehrt.

de Haën, Stoll. Dessgleichen hat die Wiener Schule, de Haën, besonders aber Stoll viel für pathologische Anatomie gethan, ohne sich jedoch über die descriptiven Relationen zu erheben.

Hunter. Nicht weniger bedeutend und vielleicht noch einflussreicher als Morgagni war John Hunter, geboren 1728, Bruder des William, Sohn armer Eltern und ursprünglich zum Zimmermann bestimmt. Im 20. Jahre konnte er kaum lesen und schreiben; da nahm ihn sein Bruder William zum Handlanger bei anatomischen und chirurgischen Arbeiten. Er studirte nun fleissig und wurde 1756 Chirurg am St. Georghospital und 1760 im englischen Heere, mit welchem er am siebenjährigen Kriege Theil nahm. Nach seiner Rükkehr gab er sich aufs eifrigste anatomischen Untersuchungen hin und besorgte zugleich mit äusserster Anstrengung seine umfängliche Praxis, sowie seine Vorlesungen, indem er den Tag seiner öffentlichen Thätigkeit widmete, Abends aber auf ein Landhaus sich zurükzog und den grössten Theil der Nacht mit Studien und Experimenten zubrachte. 1768 wurde er erster dirigirender Wundarzt am Georghospital, 1770 consultirender Chirurg des Königs und Generalchirurg der Armeen. Einer der ersten Practiker Londons hatte er ein sehr beträchtliches Einkommen, das er zum grossen Theil auf Herstellung eines Museums von zootomischen, anatomischen und pathologischen Präparaten verwandte, welches nach seinem Tode (1793) von der Regierung angekauft wurde.

Bei Hunter nimmt die pathologische Anatomie die unmittelbar practische Richtung, allerdings vorzugsweise auf die den Wundarzt interessirenden Gebiete. Man erkennt an ihm den wohlthätigen Einfluss des anatomischen Denkens auf jeden Schritt in der Praxis. Bekannte Thatsachen wusste er von dem pathologisch anatomischen Gesichtspunkte aus anschaulich und begreiflich zu machen. Und ohne gerade grosse neue Entdekungen in pathologischer Anatomie gemacht zu haben, erscheinen alle Beobachtungen bei ihm präciser und naturgetreuer. Höchst werthvolle Beiträge zur pathologischen Anatomie sind seine Untersuchungen über die Entzündung und das Blut. Sein Einfluss auf die englischen Aerzte war gross und von der glüklichsten Wirkung.

Der dritte grosse pathologische Anatom der Zeit ist der Holländer Eduard Sandifort (geboren 1740, gestorben 1819), der Nachfolger Albin's in der anatomischen Professur zu Leyden. Er gab sehr werthvolle Observationes anatomico-pathologicae 1779—1781, besonders aber sein classisches Museum anatomicum Academiae Lugdunae 1793 mit vortrefflichen Abbildungen heraus. *Sandifort.*

Nennenswerth ist auch noch Antoine Portal, geboren 1742, gestorben 1832, dessen einzelne anatomisch pathologische und practische Arbeiten aus dem vorigen Jahrhundert gesammelt als Mémoires sur la nature et le traitement de plusieurs maladies (1800—1824) erschienen. *Portal.*

Auch dem Blute wurde zuerst im 18. Jahrhundert eine pathologisch anatomische Betrachtung zu Theil. Nachdem Stephan Hales in England 1733 über die Statik der Blutbewegung die ersten scharfen Beobachtungen gemacht hat, wurde dem krankhaft veränderten Blute durch de Haën und Hunter (wie schon angeführt), besonders aber durch Hewson (1772), der zugleich das Experiment in ausgedehntester Weise benüzte, eine sorgfältige und objective Beachtung zu Theil. *Blutuntersuchungen. Hales, de Haën, Hunter, Hewson.*

In der nächsten Beziehung zur pathologischen Anatomie war die Chirurgie des 18. Jahrhunderts. *Chirurgie.*

Die Reihe ganz ausgezeichneter Leistungen auf diesem Gebiete beginnt und schliesst mit den beiden hervorragendsten Chirurgen des Jahrhunderts, Jean Louis Petit und Desault, mit und zwischen welchen eine grosse Anzahl höchst tüchtiger Männer nicht nur die Chirurgie selbst zu grosser Vollkommenheit brachten, sondern zugleich die pathologische Anatomie wesentlich förderten und selbst der inneren Medicin einen energischen Impuls gaben.

Jean Louis Petit, geboren 1674 zu Paris, wurde schon als Knabe unter der Leitung des Anatomen Littre in anatomische Arbeiten eingeführt und machte bereits in seinem zwölften Jahre die Präparate zu den Vorlesungen des Leztern, repetirte auch zuweilen diese mit den Zuhörern. Nachdem er seine Studien schon im achtzehnten Jahre vollendet hatte, wurde er 1692 Feldwundarzt und machte den flandrischen Feldzug mit. *J. L. Petit.*

1697 wurde er Chirurg im Militärhospital zu Tournay. 1700 aber fixirte er sich in Paris, hielt Vorlesungen und erlangte rasch einen grossen Ruf. 1715 wurde er Mitglied der Académie des sciences, damals für einen Chirurgen eine grosse Ehre, sodann Chef der École de chirurgie und bei Errichtung der Académie de chirurgie 1731 deren Director. Er starb 1750. Er hatte einen ausserordentlichen Einfluss auf Hebung und Gestaltung der französischen Chirurgie. Sein Hauptwerk waren die Knochenkrankheiten 1705, in verbesserter Auflage 1723. Mehrere wichtige Abhandlungen von ihm finden sich in den Mém. de l'académie des sciences und in den Mém. de l'académie de chirurgie. Seine Ideen waren überall kek und genial und seine Beobachtungen scharf und anatomisch.

Besonders sind hervorzuheben: die Trepanation des Brustbeins, die Behandlung der Thränenfistel, der Zahnfistel und Speichelfistel, die Trepanation des processus mastoideus, die Erfindung des Pharyngotoms, die Mitexstirpation benachbarter scirrhöser Lymphdrüsen bei Brustkrebs, die Thoracentese, Modificationen in der Behandlung eingeklemmter Brüche, die Operativbehandlung des Anus imperforatus, die Darmnath, Verbesserungen der Castration, die Einführung des Schraubentourniquets, richtiger und ausgedehnter Indicationen und werthvoller Modificationen der Amputation, die Differentialdiagnose der wahren und falschen Pulsadergeschwülste und endlich die vollständige Durcharbeitung der Knochenkrankheiten.

Im engsten Zusammenhang mit J. L. Petit steht die Academie der Chirurgie.

Academie der Chirurgie.

Im Anfang des 18. Jahrhunderts hatte die gedrükte Stellung der französischen Chirurgie noch grösstentheils fortgedauert, bis es dem Hofchirurgen François la Peyronie, der schon 1724 die Anstellung von fünf Demonstratoren der Anatomie und Chirurgie herbeigeführt und auf eigene Kosten noch einen sechsten für die Geburtshilfe hinzugefügt hatte, gelang, eine eigene Academie der Chirurgie herzustellen (1731), zu welcher im Jahre 1750 noch die École pratique de chirurgie hinzukam. Die Arbeiten der Mitglieder der Academie, welche in den Memoiren der Academie niedergelegt sind, und die Preisantworten, welche durch die chirurgische Anatomie veranlasst wurden, gehören zu dem Gediegensten, was je über Chirurgie geschrieben wurde. Selbst für die innere Medicin trifft man in ihnen eine klare Auffassung und rationelle Ansichten: wie sie kaum in der übrigen medicinischen Literatur der Zeit im gleichen Maasse sich vorfinden. Die Leistungen der französischen Chirurgen überragten in kurzer Zeit so sehr die aller andern Länder, dass die Academie der Chirurgie die anerkannte Autorität in allen chirurgischen Angelegenheiten wurde, und dass Friedrich der Grosse, Joseph von Oestreich und andere Potentaten ihre Chirurgen von der Academie ernennen liessen.

Die bedeutendsten Männer, welche in dieser Zeit in der französischen Chirurgie sich hervorthaten, fast sämmtlich Mitglieder der Academie, waren, ausser dem Gründer der Leztern, la Peyronie (geb. 1678, gest. 1747), der vornemlich über Hernien und einige operative Fragen sich vernehmen liess, ausser Jean L. Petit, dem schon erwähnten Präsidenten der Academie:

De la Motte, gest. 1740, Herausgeber eines Traité complet de chirurgie, welches viele werthvolle Beobachtungen über alle Theile der Chirurgie bietet.

Franz Quesnay, geb. 1694, wurde bei der Errichtung der Academie Secrétaire perpetuel, später Leibarzt des Königs, starb 1774. Er schrieb Monographien über die Suppuration 1749, die Gangrän 1749, über die Fieber 1753; ausserdem in den Memoiren der Academie sur le vice des humeurs, über Wunden des Gehirns, Exfoliation der Schädelknochen und anderes Mehreres.

Réné de Garengeot, geb. 1688, eines der ersten Mitglieder der Academie, Militärarzt, starb 1759. Seine zahlreichen Veröffentlichungen sind nicht ohne Talent, aber etwas flüchtig gearbeitet. Seine Operativchirurgie hielt sich nicht lange.

Bellocq veröffentlichte eine Description d'une machine pour arrêter le sang de l'artère intercostale und eine Abhandlung sur quelques hémorrhagies particulières et sur les moyens d'y remédier.

Le Dran, ein sehr geschikter Chirurg, schrieb: sur le cancer, über Bauch- und Darmwunden und verbesserte viele Operationsmethoden.

George de la Faye († 1781) hochangesehener Operateur, schrieb: sur le bec-de-lièvre und sur la méthode d'opérer la cataracte, sowie über die Exarticulation des Oberarms.

Peter Foubert hat vornemlich geschrieben: nouv. meth. de tirer la pierre de la vessie, obs. sur un abcès au poumon, sur les différentes espèces d'anevrisme faux, sur les grands abcès du fondement.

Franz Salvator Morand, geb. 1697, gest. 1773, war eines der ausgezeichnetsten Mitglieder der Academie und eine Zeitlang ihr Secrétaire perpétuel. Wichtige Arbeiten von ihm sind über Leberabscesse, über Tumoren der Gallenblase, über fremde Körper, über Hydrops ovarii und zahlreiche Verbesserungen der Operativmethode. Seine hauptsächlichsten Erfahrungen finden sich in den Memoiren der Academie und in den Opuscules de chirurgie 1768—72.

Prudent Hevin (1715—1789), Professor der Chirurgie, Therapie und Inspecteur der Militärhospitäler, schrieb sur la nephrotomie, sur les corps étrangers arrêtés dans l'oesophage, sur le volvulus und einen Cours de pathologie et de therapeutique chirurgicale 1780.

Antoine Louis, geb. 1723, ward in Folge einer Preislösung 1746 Mitglied der Academie der Chirurgie. Er war der erste Chirurg, der wieder eine lateinische Disputation hielt. 1764 wurde er nach Morand's Abgang Secrétaire perpétuel der Academie. Er starb 1792. Zahlreiche wichtige Abhandlungen von ihm finden sich in den Memoiren der Academie: Ueber Speichel- und Thränenfistel, Bronchotomie, Fungus durae matris, Zunge, Harnsteine, Hernien, Uterussteine, Verlezungen und Amputationen etc.

Antoine Petit, 1718—1794, von grossem Ansehen, Mitglied der Académie des sciences (1760), Inspecteur général der französischen Militärhospitäler (1768), Professor der Anatomie und Chirurgie (1769). Seine nicht unwichtigen Schriften haben jedoch weniger allgemeines Interesse.

Sabatier, der Vater, und der noch berühmtere Sabatier, der Sohn. Lezterer, geb. 1732, wurde 1757 Professor der Anatomie am königlich chirurgischen Collegium, später Professor der operativen Chirurgie an der École de santé. Napoleon ernannte ihn zu seinem consultirenden Wundarzt. Er starb 1811. Er hat einige nicht unwichtige anatomische und physiologische Beobachtungen (über Herz, Lunge, Gehirn etc.) gemacht, bei Tetanus das Opium in grosser Dosis empfohlen, überdem besonders die Operativchirurgie gefördert. Sein traité complet d'anatomie 1764 war sehr geschäzt und berüksichtigte zugleich die Physiologie. Sein Werk de la médecine opératoire (3 Bände) verdrängte alle anderen Operationslehren.

Franz Chopart, gegen das Ende des Jahrhunderts Professor in Paris, gab 1779 ein traité des maladies chirurgicales et des opérations qui leur conviennent heraus und ist am meisten bekannt durch seine Methode der Fussamputation.

Desault. Indessen wurden alle überstrahlt von Desault (1744—1795), Ant. Petit's Schüler, Lehrer an der École pratique, bei dem eine wohlüberdachte Methode hervortritt und der die chirurgischen Krankheiten der Organe aus ihrem Bau und den Gesezen ihrer Functionen, also aus Anatomie und Physiologie zu begreifen suchte, zugleich aus diesen Grundwissenschaften die leitenden Ideen für die chirurgischen Indicationen entlehnte. Er gründete eine neue Wissenschaft, die chirurgische Anatomie, und mit ihrer Hilfe bewirkte er zahllose Reformen in der

Therapie aller Theile der Chirurgie. Er förderte die pathologische Anatomie und somit selbst die innere Medicin, die er übrigens verachtete, weil er sie als ein dunkles Labyrinth ansah, in dem man nur vom Zufall geleitet herumirre. Mit Desault begann eine neue Zeit für die Chirurgie, die Periode der durch Anatomie geleiteten Wissenschaft.

Die Geschichte der damaligen Chirurgie ist in der Geschichte der französischen Schule enthalten, und die andern Nationen haben verhältnissmässig Weniges zur gleichen Zeit geleistet. In Holland und Deutschland waren die Chirurgen zwar zum Theil gelehrter als die französischen, sie stritten sich mehr um die Fragen des Tages, waren aber arm an Ideen, machten keine oder unbedeutende Entdekungen und klebten an den Vorurtheilen der Schule.

Chirurgie in Deutschland.

Doch sind davon einige ehrenvolle Ausnahmen zu nennen:

Heister (1683—1758), ein Schüler Boerhaave's, dann holländischer Militärarzt, später Professor in Helmstedt. Mit ihm beginnt erst die deutsche Chirurgie einigermaassen zu Ehren zu kommen.

Platner in Leipzig (1694—1747) war ein Apostel der französischen Chirurgie.

Mauchart (1696—1751), Professor in Tübingen, vornemlich um die Augenheilkunde verdient.

Friedrich der Grosse sah recht wohl den traurigen Zustand der deutschen Chirurgie ein und die Nothwendigkeit, gebildete Wundärzte statt der Feldscheerer bei seinen Armeen zu haben. Er errichtete daher die Charité in Berlin für Bildung von Militärchirurgen, und bald hatte auch die preussische Armee ihre ausgezeichneten Chirurgen, namentlich Schaarschmidt, Henkel, Bilguer, Schmuker, Theden und Mursinna. Doch hat Friedrich der Grosse für weitere Hebung der Chirurgie nicht soviel gethan, als man hätte erwarten können.

Preussen.

Nächst Preussen that vornemlich Joseph von Oestreich etwas für Verbesserung der chirurgischen Ausbildung durch Gründung seines Josephinums für Militärärzte. Die bedeutendsten dortigen Chirurgen, die jedoch weit unter den französischen standen, waren Mohrenheim, Brambilla, Hunczovsky und Plenk. Jedoch fing Wien an, wenigstens auf einem Gebiete sich hervorzuthun und eine eigene Schule zu bilden, auf dem der Ophthalmiatrik. Joseph Barth, Professor der Anatomie und Augenheilkunde, gab dazu die Veranlassung. Viel berühmter aber noch waren seine Schüler Adam Schmidt, Prochaska und Beer.

Oesterreich.

Ein selbständiger Geist auf chirurgischem Gebiete war ferner August Gottlob Richter, Professor in Göttingen, der seine chirurgische Bildung

Richter.

in England erhalten hatte und auch als Arzt berühmt war (1742—1812). Erst im Alter beschäftigte er sich jedoch mit innerer Medicin. Richter hat, ohne grosse specielle Entdekungen zu machen, vornemlich dazu beigetragen, die Chirurgie in Deutschland der Medicin ebenbürtig zu machen. Ueberdem hat er durch seine „Chirurgische Bibliothek" (15 Bände, 1771—1797) die Bekanntschaft der Deutschen mit der chirurgischen Literatur des Auslandes vermittelt und in seinen „Anfangsgründen der Wundarzneikunst" (1782—1804) das erste umfassende Handbuch der Chirurgie geliefert.

Chirurgie in England.

In England hing die Chirurgie noch im ganzen 18. Jahrhundert mit der Barbierstube zusammen. Dessenungeachtet haben einige tüchtige Männer schon frühzeitig sich hervorgethan, besonders Cheselden († 1788), Alex. Monro († 1767), Pott († 1788), Bromfield († 1792), Benjamin Bell († 1804), vor allen aber die beiden Hunter, William, der 1718 bis 1783 lebte, und John, der bereits bei der pathologischen Anatomie angeführt wurde.

Die ärztlichen Practiker.

In der innern Medicin hat sich eine Reihe tüchtiger Aerzte den Ruhm der practischen Unbefangenheit und der umsichtigen und allseitigen Beobachtung erworben. Sie waren fast sämmtlich Practiker von weitverbreitetem Rufe, Einzelne zugleich Universitätslehrer. Ihre Schriften betreffen grossentheils Aufzeichnungen über verschiedene Punkte der alltäglichen Erfahrung. Den herrschenden Schulen hielten sie sich mehr oder weniger fern und werden häufig im Gegensaz zu denselben als die **Practiker des 18. Jahrhunderts** bezeichnet.

In England.

Vornemlich war England reich an tüchtigen unbefangenen Beobachtern. Unter ihnen sind zu nennen:

Richard Mead, † 1754, königlicher Leibarzt, auf dessen Antrieb von dem Buchhändler Guy das Guys-Hospital errichtet wurde. Seine Opera erschienen zuerst 1744.

John Huxham, † 1768, Arzt in Plymouth, der vornemlich über epidemische Krankheiten geschrieben hat (observationes de aëre et morbis epidemicis 1744 und essay on fevers 1750).

John Fothergill, † 1780, Arzt in London, beschrieb die epidemischen Verhältnisse von London in den Jahren 1751—54 und verfasste mehrere Monographien. Seine sämmtlichen Werke erschienen 1783.

John Pringle, † 1782, Oberarzt des brittischen Heeres, später königl. Leibarzt, vornemlich berühmt durch seine Observations on diseases of an army 1752.

William Heberden, † 1801, ein Practiker von feinster Beobachtung, Arzt in London. Seine schäzenswerthen Commentarii de morborum historia et curatione erschienen nach seinem Tode (1802).
Ferner Alex. Monro der Jüngere, Franz Home, Cleghorn etc.
Ihnen schliesst sich der Amerikaner Benj. Rush an, geb. 1745, gest. 1813. Er schrieb Medical inquiries and observations 1789, ferner über Gelbfieber und Seelenkrankheiten.

In Italien war Giov. Batt. Borsieri de Kanilfeld (1725—1785), Professor in Pavia, der bedeutendste Practiker. Seine Institutiones medicinae practicae stellen die erste genaue specielle Pathologie dar.

In Italien.

Sarcone, Arzt in Neapel und Darsteller der daselbst herrschenden Krankheiten, 1761, zählt gleichfalls zu den hervorragenden practischen Schriftstellern.

In der Schweiz zeichnete sich der tüchtige Practiker Tissot, Arzt in Lausanne, vorübergehend Professor in Pavia (geb. 1728, gest. 1797) aus, theils durch einige monographische Arbeiten, theils durch mehrere halb und ganz populäre Schriften.

In der Schweiz.

In Frankreich sucht man vergeblich nach hervorragenden practischen Schriftstellern der innern Medicin. Alle Talente hatten sich entweder der Schule von Montpellier oder der Chirurgie angeschlossen.

In Frankreich.

In Deutschland war die Zahl der tüchtigen Practiker im 18. Jahrhundert ganz besonders gross. Ausser Fr. Hoffmann und der Wiener Schule, welche gleichfalls die practische Seite glänzend vertreten hat, sind als von der Schule mehr oder weniger unabhängige Männer hervorzuheben:

In Deutschland.

Paul Gottl. Werlhof (1699—1767), Leibarzt in Hannover, der erste unter der Reihe ausgezeichneter Practiker, welche die Hannover'schen Leibärzte bilden. Seine Opera medica erschienen 1757.

Rudolph Augustin Vogel (1724—1774), Professor der Medicin in Göttingen, später gleichfalls Hannover'scher Leibarzt, schrieb ausser chemischen und mineralogischen Schriften, besonders de cognoscendis praecipuis corporis humani affectibus 1772, Observ. med. chirurgicae 1773 und Opuscula medica 1786.

Joh. Georg Zimmermann (1728—1795), Arzt in der Schweiz, später Hannover'scher Leibarzt, berühmt durch seine Schriften über die Erfahrung.

Jos. von Quarin (1734—1814), kais. österreichischer Leibarzt, 1797 in den Grafenstand erhoben, schrieb über die Behandlung der Fieber und Entzündungen und Animadversiones in diversos morbos.

Joh. Ernst Wichmann (1739—1802), Leibarzt in Hannover, berühmt vornemlich durch seine Ideen zur Diagnostik.

Benjamin Lentin (1736—1804), erst Arzt in Clausthal, sodann Hannover'scher Leibarzt, verfasste mehrfache Beiträge und Beobachtungen.

Joh. Peter Frank (1745—1825), dessen hauptsächliche Thätigkeit und Wirkung jedoch erst in die folgende Periode fällt.

Christian Gottlieb Selle, geb. 1748, Leibarzt in Berlin und Director des Collegium medico-chirurgicum daselbst, starb 1800, schrieb Rudimenta pyretologiae methodicae, eine Medicina clinica, neue Beiträge zur Natur- und Arzneiwissenschaft und vieles Andere (auch philosophische Schriften).

Samuel Gottl. Vogel, geb. 1750, zuerst Arzt in Göttingen, später meklenburg'scher Leibarzt, gest. 1837, schrieb ausser zahlreichen kleinen Schriften ein schäzbares Handbuch der practischen Arzneiwissenschaft (1781 begonnen).

An die Deutschen reiht sich noch Friedr. Ludw. Bang in Kopenhagen (1747—1820) an, ein gleichfalls umsichtiger und trefflicher Practiker. Er schrieb neben anderem Praxis medica 1789 und Selecta diarii nosocomii frideric. 1789.

Diese Practiker haben einen eigenthümlich glüklichen Ton in der Praxis eingeführt. Wenn auch mannigfach befangen in Vorurtheilen und durchaus nicht klar über Forderungen und Schwierigkeiten der Erkenntniss krankhafter Verhältnisse haben sie in vielen Punkten instinctmässig das Richtige getroffen. Die Krankheitsbeschreibungen waren einfach und ungekünstelt. Obwohl die Eintheilung in Arten nicht mehr aufgegeben wurde, so nahmen die practischen Schriftsteller doch so wenig zahlreiche Species an, dass immerhin dadurch der Schaden ausgeglichen wurde und innerhalb der einzelnen Species noch Raum genug für reichliche individuelle Eigenthümlichkeiten blieb. Die Diagnose knüpfte sich nicht an einzelne Punkte, sondern an die Gesammtheit des Falls; durch Vergleichung verschiedener Krankheitsformen suchte man sich die Differenzen um so anschaulicher zu machen. In der Therapie endlich wurde mit einem glüklichen Instincte jedes Extrem vermieden und überall unbewusst dahin getrachtet, auf den ganzen Menschen und nicht blos auf einzelne Seiten und Organe desselben einzuwirken.

Monographische Arbeiten.

Zahlreiche monographische Untersuchungen fast aller Theile des Körpers haben noch weiter dazu beigetragen, den Inhalt der positiven Wissenschaft zu vervollständigen.

Gehirn.

In der Gehirnpathologie wurde ein werthvoller Grund gelegt,

hauptsächlich aber in Betreff der anatomischen Veränderungen. Ausser den Arbeiten von Lancisi und Morgagni sind vorzüglich zu erwähnen das Sammelwerk von Wepfer: Observationes medico-practicae de affectibus capitis internis et externis, 1727, und Büchner: De morbis cerebri ex structura ejus anatomica deducendis, 1741.

Unter den symptomatischen Erkrankungen haben zunächst unter Cullen's Einfluss die Geisteskrankheiten in England Berüksichtigung gefunden. Sein Schüler Arnold lieferte 1782 die erste ausführliche Darstellung derselben (Observations on the nature, kinds, causes and prevention of insanity, lunacy or madness). Eine Anzahl von englischen Practikern schloss sich an, so Perfect (1787), Harper (1789), Parketer (1792), Ferriar (1792) und Haslam.

In Betreff der Epilepsie hat zuerst van Swieten in den Commentaren von Boerhaave sie für eine Gehirnkrankheit erklärt, und er sowohl als besonders Tissot (Traité de l'épilepsie, 1702) haben die werthvollsten Beiträge zur Kenntniss der Krankheit geliefert und ihre Thatsachen wurden später lange Zeit einfach copirt.

Die Eclampsie wurde von Sauvages als eine besondere Form von Krämpfen von der Epilepsie abgetrennt; auch die Eclampsia parturientium von demselben zuerst unterschieden, sodann aber von mehreren andern Aerzten, namentlich Denman (Essay on puerperal convulsions, 1768), Gehler (De eclampsia parturientium, 1776), und Blaud (1781), von Petri (De convulsionibus gravidarum, parturientium etc., 1790) sorgfältig untersucht.

Auch der Veitstanz, schon von früher her bekannt, wurde von Sauvages und Cullen genau von andern Störungen abgetrennt. Es wurden zahlreiche Abhandlungen über ihn veröffentlicht, unter denen namentlich die von Spangenberg: De chorea Sti. Viti, 1764 hervorzuheben ist.

Die Katalepsie ist Gegenstand zahlreicher Untersuchungen geworden, zumal hat Dionis (Traité sur la mort subite et sur la catalepsie, 1710) dieselbe ausführlich beschrieben.

In Betreff der Hysterie hat Friedrich Hoffmann eine vollendete Darstellung gegeben; ausserdem haben Astruc (Traité des maladies des femmes, 1761), Tissot (Traité des maladies nerveuses), Wilson (Medical researches on the nature and origine of hysteries, 1776) und Leidenfrost (De differentia passionis hysterici a morbis convulsivis reliquis, 1780) werthvolle Beiträge geliefert.

Die Neuralgien wurden 1756 zuerst von Amtrin entdekt. Der wichtigste Beobachter über dieselben war aber Fothergill, der 16 Fälle beobachtete. Cotugno (1764) untersuchte den Sectionserfund bei der Ischiadik.

Die Apoplexie des Gehirns wurde von Friedrich Hoffmann zuerst von der Hämorrhagie aus zerrissenen Gehirngefässen abgeleitet, und Wepfer (Historia apoplecticorum, 1734) hat eine Anzahl derartiger Beobachtungen veröffentlicht. Ebenso hat Morgagni in seinem zweiten und dritten Briefe die anatomischen Verhältnisse aufs schärfste festgestellt. Auch mehrere andere Schriftsteller, Schröder, Fothergill, haben zur Aufklärung der Apoplexie beigetragen.

Die Entzündungen des Gehirns wurden dagegen wenig beachtet, obwohl Hinweisungen auf ihr Vorkommen sich vielfach finden. Meist wurden sie unter dem Namen der Phrenitis mit andern schweren Hirnkrankheiten, die von Delirien begleitet sind, zusammengeworfen. Morgagni jedoch trennte zuerst die Meningitis von den übrigen acuten Gehirnkrankheiten; allein auch nach ihm verstand man unter dem Ausdruk häufig noch die Entzündung der dura mater.

Den Hydrocephalus internus beschrieb Fothergill monographisch (1757).

Rükenmark. Von den Krankheiten des Rükenmarks hatte man noch wenig Vorstellungen; doch hat Ludwig (Tractatio de doloribus ad spinam dorsi, 1770) einen Anfang zur Erkenntniss dieser Krankheiten gemacht.

Herz. Ueber die Krankheiten des Herzens finden sich bei Lower und Lancisi einzelne wichtige Beobachtungen. Der Erste aber, der eine ausführliche Monographie der Krankheiten dieses Organs unternahm, indem er das Zerstreute kritisch bearbeitete und dem allgemeinen Gebrauch zugänglich machte, war Senac (Traité de la structure du coeur, de son action et de ses maladies, 1749), ein Werk, ganz im Geiste wahrer Naturforschung geschrieben und mit der Tendenz, die Pathologie des Herzens auf die normale Anatomie und Physiologie zu stüzen. Ueberall sind bei der Darstellung der einzelnen Krankheiten die pathologisch-anatomischen Thatsachen leitend; die meisten Formen der Herzkrankheiten finden sich schon beschrieben, am genauesten die Pericarditis und die Herzerweiterung. Dieses Werk wurde von Morgagni, Albin und Haller, aber auch von den Practikern, van Swieten, de Haën und Pringle mit unbedingtem Beifall aufgenommen, später aber, wie so viele andere grosse und werthvolle Arbeiten des Jahrhunderts, fast völlig vergessen.

Arterien. Den Krankheiten der Arterien hat zuerst Morgagni genauere Aufmerksamkeit geschenkt und einen Reichthum wichtiger Beobachtungen in seinem Werke niedergelegt, welche der ganzen folgenden Zeit zum Muster dienen können. Seine wichtigsten Erfahrungen beziehen sich auf das Aneurysma, das allerdings schon früher bekannt war, aber durch ihn, wie durch Foubert (Mémoires de l'Académie de chirurgie) vorzüglich gefördert wurde.

Die Krankheiten der **Lungen** und der dazu gehörigen Organe wurden im 18. Jahrhundert von zahlreichen Aerzten auf das eifrigste verfolgt; namentlich van Swieten, de Haën, Morgagni, Lietaud haben in dieser Beziehung Bedeutendes geleistet, und ein Versuch, die Percussion auf die Lungenkrankheiten anzuwenden, wurde, freilich von Niemand weiter berüksichtigt, von Auenbrugger gemacht (Inventum novum, 1761).

Respirationsorgane.

Unter den einzelnen Affectionen der Respirationsorgane hat besonders das Asthma die Aufmerksamkeit der Aerzte auf sich gezogen. Sauvages stellt 18 Species desselben auf. Ridley (Observationes quaedam de asthmate et hydrophobia, 1763) und Floyer (Abhandlung über die Engbrüstigkeit, aus dem Englischen von Scherf, 1782) haben einzelne, freilich vieldeutige Beobachtungen darüber gemacht.

Die gefährlichen Formen von Suffocation im Kindesalter sind seit der Mitte des 18. Jahrhunderts beachtet worden, ohne Zweifel unter dem Einfluss der Cullen'schen Doctrin. Simpson (1761), Millar (1769), Bush (1770) und Chalmers (1776) beschrieben die Form der acuten Glottisverengerung oder des Pseudocroups, die man später häufig nach Millar benannte.

Ueber den Croup erschienen die ersten genaueren Untersuchungen von Franz Home in Edinburgh 1765 (an inquiry into the nature, causes and cure of the croup). Eine grosse Zahl von Arbeiten folgte, von denen besonders die Dissertation von Michaëlis (1778, De angina polyposa seu membranacea) von Werth ist.

Das Glottisödem wurde als Entzündung der weissen Muskeln der Glottis zuerst von Boerhaave beschrieben; dagegen ist seine Angina aquosa ohne Zweifel ein anderer Zustand. Auch bei Morgagni und andern Beobachtern des 18. Jahrhunderts finden sich einzelne Andeutungen über die submucöse Infiltration der Glottis.

Die anatomischen Veränderungen bei chronischer Laryngitis wurden zuerst von Morgagni genauer beschrieben und einzelne Erscheinungen auf sie bezogen, sodann aber von Borsieri als eine besondere Krankheitsform, die Laryngeal- und Trachealphthisis aufgestellt.

Die Bronchitis und der Lungencatarrh wurden im 18. Jahrhundert noch nicht genau von andern Affectionen unterschieden; dagegen haben über den Keuchhusten Friedrich Hoffmann, Alberti, Forbes, de Haën, Stoll und Rosen von Rosenstein werthvolles Material zusammengebracht und in descriptiver Beziehung wenig übrig gelassen.

Die Lungenentzündung, meist als Peripneumonie bezeichnet, wurde namentlich durch Huxham, Stoll, Samuel Gottlieb Vogel, Borsieri in Beziehung auf die Symptome gefördert. Die anatomische Betrachtungsweise der Pneumonie wird zuerst bei Morgagni durchschlagend, welcher das getrennte Vorkommen der Pneumonie und der Pleuritis nachwies.

Ueber die Pleuritis hatte man noch vielfach ungenaue Vorstellungen und ihre Diagnose wurde meist an das Vorhandensein des Schmerzes geknüpft. Vornemlich haben Boerhaave und de Haën auf diesen den Hauptwerth gelegt; während dagegen eine Anzahl anderer Autoren sich überhaupt gegen die Zulässigkeit einer Abtrennung der Pleuritis von der Lungenentzündung erklärte: Haller, Tissot, Cullen, Stoll.

Die Lungentuberculose, gewöhnlich als Phthisis pulmonum, knotige oder ulcerative Schwindsucht bezeichnet, wurde von Boerhaave und van Swieten und manchen Andern mit vieler Sorgfalt abgehandelt; aber die Classificationssucht, die z. B. Sauvages zur Annahme von 20 Phthisisspecies führte, hinderte das Aufkommen von richtigen Anschauungen über die Krankheit.

Der Hydrothorax spielte noch eine sehr grosse Rolle in den Vorstellungen der Aerzte, und es ist wahrscheinlich, dass manche Fälle von Emphysem unter diesem Namen verstanden worden sind. Doch finden sich bei Morgagni bereits einige Sectionsresultate, welche die Kenntniss des Lungenemphysems erweisen. Einen Fall von Lungenmelanose hat Haller beschrieben, und steinige Concretionen in der Lunge haben fortwährend die Aufmerksamkeit der Beobachter auf sich gezogen.

Oesophagus. Die Krankheiten des Oesophagus sind zuerst von Friedrich Hoffmann (De morbis oesophagi, 1722), sodann von Nahuys (De morbis oesophagi, in den Verhandlungen der Harlemer Academie) und von Bleuland (Observationes anatomico-medicae de sana et morbosa oesophagi structura, 1785) beschrieben. Aber auch bei Morgagni finden sich einzelne wichtige Beobachtungen über dieselben.

Magen und Darmkanal. Ueber die Krankheiten des Magens und Darmes hatte man im 18. Jahrhundert nur sehr unvollkommene Vorstellungen, da die Besichtigung der Schleimhautseite noch nicht gebräuchlich war. Die ganze Pathologie hatte noch den rohesten symptomatischen Character, und es waren mehr nur die Schmerzen: Cardialgie (Friedrich Hoffmann), Kolik (de Haën, Huxham), sowie die Verstopfungen, Infarcte und die Diarrhöen, auf welche die Aerzte Rüksicht nahmen.

Mit besonderer Vorliebe wurden die Hämorrhoiden behandelt, und die

Schriften von Stahl (De utilitate haemorrhoidum, 1698) und de Haën (Theses pathologicae de haemorrhoidibus) waren maassgebend.

Die Ideen von Pfortaderstokung (Stahl), der die vena portarum porta malorum nennt, und vom Infarct (Kaempf) wurden zu rasch und ohne Kritik acceptirt und waren der genaueren Erforschung chronischer Darmaffectionen hinderlich.

Unter den acuten Krankheiten des Darmes wurde vornemlich der Ruhr sorgfältige Aufmerksamkeit geschenkt. Zimmermann (Von der Ruhr unter dem Volke, 1767) beschrieb die Krankheit nach Beobachtungen aus der Schweiz und in Südwestdeutschland. Stoll sucht sie theils als rheumatische, theils als biliöse Affection zu characterisiren. Die wichtigste Arbeit aber ist von Pringle (Observations on the diseases of the army, 1772), welcher die Identität aller Formen der Dysenterie nachwies und ihre Anstekung zeigte. Auch Al. Monro (1766), Akenside (1776) und Mursinna (1780) haben zur Kenntniss der Krankheit beigetragen.

Die Darm- und Mesenterialdrüsentuberculose, häufig als Atrophia infantum, Phthisis meseraica bezeichnet, wurde mehrfach sorgfältig beschrieben, und eine ausführliche Monographie darüber erschien von Baumes (Recherches sur la maladie propre aux enfants, 1788). Auch Morgagni hat einige dahin bezügliche Beobachtungen gemacht.

Einen Versuch, die **Pancreaskrankheiten** monographisch darzustellen, machte Friedrich Hoffmann (De pancreatis morbis, 1713), ohne jedoch viel Positives beibringen zu können. *Pancreas und Leber.*

Auch war Friedrich Hoffmann einer der Ersten, welcher das Bedürfniss einer anatomischen Erforschung der **Leberkrankheiten** fühlte (Dissertatio de morbis hepatis ex anatome detegendis, 1726); aber auch auf diesem Gebiete waren seine und der Nachfolgenden Leistungen gering.

Ueber **peritonitische** Affectionen haben Morgagni und Lieutaud einige Erfahrungen gemacht. Cullen nimmt zwar die Peritonitis in sein System auf, aber mit dem Bemerken, dass er sie nicht abhandeln wolle, weil er ihre Zufälle nicht angeben könne. Walther (De morbis peritonaei et apoplexia, 1789) war der Erste, welcher die Pathologie des Bauchfells zu verfolgen unternahm. *Peritoneum.*

Ueber die **Nieren** hat zwar Morgagni in seinem 36., 40. und 42. Briefe einige anatomische Erfahrungen mitgetheilt; auch Olivier (Traité des maladies des reins et de la vessie, 1731) und Troja (Ueber die Krankheiten der Nieren, aus dem Italienischen, 1788) haben versucht, die Kenntnisse über Nierenkrankheiten zu sammeln, die aber noch in hohem Grade dürftig erscheinen. *Nieren.*

Haut. Die Hautkrankheiten wurden im 18. Jahrhundert mit Vorliebe abgehandelt. Malpighi's Entdekung der Hautdrüsen wurde vorzüglich von Morgagni und Boerhaave für die Pathologie der Hautkrankheiten verwerthet. Turner (De morbis cutaneis, 1714) lieferte zuerst genaue Beschreibungen. Noch sorgfältiger stellte Astruc (Traité des tumeurs et des ulcères, 1759) einzelne Hantaffectionen dar. Die erste Classification der Hautkrankheiten rührt von Plenk her (Doctrina de morbis cutaneis, 1776). Aber unendlich wichtiger in praktischer Beziehung und voll schöner Beobachtungen ist das Werk von Lorry (Tractatus de morbis cutaneis, 1777, deutsch von Held, 1779). Auch hat Cotugno (De sedibus variolarum, 1769) den Anfang einer anatomischen Untersuchung kranker Hautstellen gemacht. Die parasitische Milbe bei der Kräze hat Wichmann (Aetiologie der Krätze, 1786) genau beschrieben, die Methode sie aufzusuchen sorgfältig angegeben und das Thier abgebildet, auch zugleich entsprechende richtige Anschauungen über die Bedeutung der Kräze selbst geäussert.

Knochen. Die Knochenkrankheiten wurden zuerst von Jean Louis Petit (Traité des maladies des os, 1705) im Zusammenhange und mit grosser Sorgfalt dargestellt. Von Wichtigkeit ist auch das Werk von Heyne (De praecipuis ossium morbis, 1731). Louis hat vornehmlich die Necrose kennen gelehrt. Duverney (Traité des maladies des os, 1751) und Böttcher (Abhandlungen von den Krankheiten der Knochen, Knorpel und Zähne, 1781 bis 1792) haben die Kenntnisse über Knochenkrankheiten resumirt. Ueberdem finden sich in dem Museum anatomicum von Sandifort zahlreiche werthvolle Beobachtungen.

Bordenave hat sich besonders die Erforschung der Krankheiten der Gesichtsknochen zur Aufgabe genommen (Sur les maladies du sinus maxillaire, und: Sur quelques exostoses de la machoire inférieure).

Constitutionskrankheiten. Die genauere Kenntniss der Chlorose beginnt mit Fr. Hoffmann's Abhandlung (als Emmerich's Dissertation gedrukt): De genuina chlorosis indole, origine et curatione, 1731.

Ueber die Scropheln wurde durch eine Preisaufgabe der Academie der Chirurgie eine Reihe von werthvollen Abhandlungen von Bordeu, Faure, Charmetton hervorgerufen. Später veranlasste eine abermalige Preisaufgabe der Academie der Medicin über die Aetiologie der Scropheln die Arbeiten von Pujol, Baumes und Kortum.

Ueber den Scorbut enthalten die Schriften von Boerhaave und van Swieten, ferner von Fr. Hoffmann wichtige Mittheilungen; eine Monographie vom gediegensten Inhalt aber erschien von dem Engländer Lind (a treatise on the scurvy, 1752).

Die Wassersucht wurde vielfach Gegenstand specieller Untersuchung. Aufklärend war das Experiment von Hales, dass durch Einsprizung von Wasser in die Gefässe Hydrops entsteht. Auch Donald Monro's Monographie (on the dropsy and its different species, 1755) ist nicht ohne Werth.

Der Diabetes beschäftigte die Praktiker vielfach; doch erst im Jahr 1775 wurde der wirkliche Zukergehalt des Harns von Pool und Dobson nachgewiesen.

Ueber die Gicht machten vornemlich englische Aerzte: Musgrave (1703 und 1707), Cardogan (1771), Falconner (1773), Grant (1781) Untersuchungen.

Die Bleikrankheit zog im 18. Jahrhundert in hohem Grade die Aufmerksamkeit auf sich und vornemlich die Kolik, jedoch auch die übrigen Symptome wurden beachtet. Schon im vorhergehenden Jahrhundert hatte Stockhausen die toxische Ursache nachgewiesen (De lithargyri fumo noxio, 1686), vornemlich aber de Haën in mehreren Abhandlungen, Astruc (An morbo colica pictonum dicto etc., 1751), Ilsemann (De colica saturnina, 1755), Tronchin (De colica pictonum, 1756) und Combalusier (Observations et reflexions sur la colique de Poitou et des peintres, 1761) haben die Kenntnisse über diese Krankheit beträchtlich gefördert und zumal die Symptome sehr genau festgestellt. *Vergiftungen.*

Auch die Folgen des Alcoholmissbrauchs wurden da und dort beachtet. (Jänisch, de spiritus vini usu et abusu, 1793).

Besonders aber machte im 18. Jahrhundert die Vergiftung durch Mutterkorn grosses Aufsehen und wurde als Rhaphanie bezeichnet. Schon 1695 war sie von Brunner dem verunreinigten Korn zugeschrieben worden. Von Linné wurde noch der Rhaphanus rhaphanistrum als die wahre Schädlichkeit angesehen. Andere hielten das Lolium temulentum für die giftige Substanz. Zahlreiche Beobachtungen, zum Theil in grössern Epidemien, wurden an den verschiedensten Orten gemacht und in Betreff der Symptome namentlich discutirt, ob die convulsivische Erkrankung und die gangränöse in Betreff der Ursachen identisch seien. Rosen von Rosenstein beschrieb die spasmodische Form (1742), Mulcaille die gangränöse (1748). Ausserdem haben Zimmermann, Tissot, Read, Wichmann, Saillant, Tessier, Taube und viele Andere sich um diese Krankheit, deren lezte grosse Epidemie in die Jahre 1770 und 1771 fiel, verdient gemacht.

In Betreff der Syphilis wurde ausser van Swieten's Arbeit, sowie dem Werke von Astruc (De morbis veneriis libri VI, 1736) wenig Bedeutendes geleistet, ausgenommen dass 1767 Balfour zuerst den Versuch *Syphilis.*

machte, den Tripper von der Syphilis auszuschliessen. Erst 1786 erschien das epochemachende Werk von John Hunter, welches die ganze Syphilislehre der neueren Zeit beherrscht hat.

Variolen. Ueber die Poken erschien eine Anzahl sehr wichtiger Beobachtungen von Mead (1747), von Huxham, Werlhoff, van Swieten, Cotugno, ferner von Sarcone, Borsieri. In die Mitte des 18. Jahrhunderts fielen überdem die Discussionen über die Zulässigkeit und Zwekmässigkeit der im Anfang des Jahrhunderts eingeführten prophylactischen Variolinoculation.

Auf die Varicellen fing man ebenfalls zuerst in der Mitte des Jahrhunderts an zu achten, pflegte aber zu ihnen gewöhnlich leichtere Variolformen mitzurechnen (Heberden, 1767).

Masern. Zur Feststellung der Eigenthümlichkeit der Masernkrankheit haben besonders Friedrich Hoffmann und Borsieri beigetragen. Zur Zeit Rosen von Rosenstein's (1762), welcher eine gute Darstellung der Krankheit gibt, wurden die Masern bereits unzweifelhaft als besondere und specifische Krankheit betrachtet.

Scharlach. Der Scharlach wurde erst im 18. Jahrhundert mit Sicherheit beobachtet. Fothergill legt noch auf die Angine das Hauptgewicht. Huxham trennt den Scharlach noch nicht von den Masern, und Andere sprechen nur gelegentlich von Scharlach. Vornemlich war es Borsieri, welcher die erste genaue und umfassende Beschreibung der Krankheit lieferte. Doch hatte Plenkwitz bereits das Anasarca nach der Eruption beobachtet.

Schweisssucht. Die Schweisssucht machte im 18. Jahrhundert in Verbindung mit Frieseleruptionen epidemische Umzüge, und aus Deutschland, Frankreich und Italien liegen zahlreiche Beobachtungen über dieselbe vor. Meist wurde die Affection als Friesel, Miliaria bezeichnet.

Pest. Die Pest drang im 18. Jahrhundert nur noch selten und in beschränkter Ausdehnung im christlichen Europa vor. 1709 und 1710 herrschte sie in Schweden, Dänemark und an der Nordküste von Deutschland, 1713 kam sie von Süden her nach Oesterreich und Bayern; 1720 brach sie in Marseille aus, wobei ihre Contagiosität sich vornemlich klar herausstellte, indem ein Schiff aus Saida, auf dem einige irrthümlich nicht für Pest gehaltene Fälle an Bord vorgekommen und tödtlich verlaufen waren, nach der Landung die Krankheit sichtlich auf die zunächst damit verkehrenden Personen ausbreitete, worauf sodann die Seuche von Haus zu Haus sich weiter ausdehnte, in einem Grade, dass 60,000 Menschen daran gestorben sein sollen. 1738 war die Pest in der Ukraine; 1743 raffte sie 43,000

Menschen in Messina hin; 1755 brachte sie ein Armenier nach Siebenbürgen; 1771 endlich herrschte eine schwere Pestepidemie in Moskau.

Die hauptsächlichsten Beobachter der Krankheit waren Mead (1720), Bertrand über die Pest zu Marseille (1723), Chenot, Orräus über die zu Moskau (1784), Samoilowitz über dieselbe (1787).

Fieber, welche ohne Zweifel dem exanthematischen **Typhus** entsprechen, sind mehrfach im 18. Jahrhundert beobachtet worden; so namentlich von Huxham (Essay on the fevers, 1739), Pringle (1752), Sarcone (Geschichte der Krankheiten, die im Jahre 1764 in Neapel geherrscht hatten), Campbell (Observations on the typhus, 1786).

Ausserdem wurde von Röderer und Wagler eine Krankheit beobachtet, welche sie Morbus mucosus nennen und deren anatomische Störungen, aufs Genaueste von ihnen beschrieben, mit denen des enterischen Typhus übereinstimmen: die erste sichere Beobachtung über die jezt so gemeine Krankheit (de morbo mucoso, 1762). Ohne Zweifel ist die von Huxham als Febris nervosa lenta bezeichnete und symptomatisch sorgfältig beschriebene Krankheit gleichfalls der enterische Typhus gewesen.

Typhus.

Ueber die **intermittirenden Fieber** hat das 18. Jahrhundert zahlreiche wichtige Werke geliefert und die wesentlichsten Punkte aufgeklärt. Ausser den Werken von de Haën, Borsieri, van Swieten, Fr. Hoffmann, Huxham sind besonders hervorzuheben: Torti, Therapeutice specialis ad febres quasdam perniciosas, 1712, eine bis jezt nicht übertroffene Darstellung der einzelnen, vornemlich perniciösen Fieberformen; Lancisi (De noxiis paludum effluviis eorumque remediis, 1716); Werlhoff (Observationes de febribus, praecipue intermittentibus, 1732), sodann eine anonyme Sennac zugeschriebene Schrift: De recondita febrium intermittentium tum remittentium natura, 1759; Trnka de Krzowiz (Historia febrium intermittentium omnis aevi etc., 1775), und Strack (Observationes medicinales de febribus intermittentibus, 1785).

Malariakrankheiten.

Endlich ist noch der **Geburtshilfe** Erwähnung zu thun. Sie ist im eigentlichsten Sinne eine Schöpfung des 18. Jahrhunderts.

Den grossen Aufschwung, den sie nahm, verdankte sie zunächst der Erfindung eines einfachen Instrumentes, der Zange.

Schon am Ende des 17. Jahrhunderts hatte die Familie Chamberlen in England ein zangenartiges Werkzeug zur Extraction des Kopfes besessen; dasselbe wurde aber als Familiengeheimniss behandelt und nur für einen hohen Kaufpreis feilgeboten. Van Roonhuysen in Holland soll das Geheimniss gekauft haben, behielt es aber gleichfalls zunächst für

Geburtshilfe.

sich, und erst durch weitere Käufe und Erbschaften kamen auch andere holländische Aerzte in den Besiz des Instruments. Aber bereits war es zweifelhaft, ob die auf diese Weise in Privathänden sich befindenden Werkzeuge wirklich mit dem ursprünglichen Chamberlen'schen Instrumente übereinstimmten. Nichtsdestoweniger wurde im Jahre 1746 von dem Collegium medico-pharmaceuticum zu Amsterdam das Gesez gegeben, dass kein Geburtshelfer seine Kunst ausüben dürfe, der nicht erweise, dass er im Besiz des Geheimnisses sei, welches das Collegium selbst für 2 bis 2 $^1/_2$ Tausend Gulden verkaufte. Als endlich 1753 dasselbe veröffentlicht wurde, erwies es sich als nichts Anderes denn ein Hebel.

Auch in England kam das Geheimniss von Hand zu Hand, ohne dass schliesslich irgend eine Sicherheit war, ob die theuer erkauften Instrumente die ursprünglich Chamberlen'schen waren. Der erste Engländer, welcher ein wirklich zangenartiges Instrument beschrieben hat, war Chapman, 1733, der dasselbe in seiner zweiten Auflage, 1735, auch abbildete.

Theils vielleicht geleitet durch dunkle Gerüchte, theils in Folge eigenen Nachdenkens wurde darauf die Zange von Palfyn, Professor in Gent, erfunden, die Erfindung der Pariser Academie vorgelegt (1723), aber gleichfalls nicht weiter veröffentlicht. Heister in Helmstädt hatte zwar wahrscheinlich das Instrument gesehen, doch ebenfalls zunächst nichts Näheres davon mitgetheilt. Erst durch Levret (1747) wurde die Palfyn'sche Zange oder tire-tête beschrieben. Doch hat man noch längere Zeit Zweifel in den Werth des geheimnissvollen Instruments gesezt, bis endlich die Stimme der aufgeklärteren Geburtshelfer der Zeit, welche sich für dasselbe entschieden, durchdrang.

Das 18. Jahrhundert war reich an bedeutenden Geburtshelfern. Auch auf diesem Gebiete ging Frankreich voran. De la Motte, die beiden Grégoire, Nicolas Puzos, sodann besonders Andreas Levret (1703 bis 1780), auch Ant. Petit, François Ange Deleyrie (geb. 1737), Solayrés de Renhac und Jean Louis Baudelocque (1746—1810) waren die hervorragendsten. — In England zeichneten sich Manningham, vornemlich aber William Smellie (1680—1763), aber auch William Hunter und Thomas Denman aus, denen sich noch eine Reihe Anderer anschloss. — In Deutschland wurde im Anfang des Jahrhunderts noch fürchterlich unter Gebärenden und Kindern gewüthet. Die Neugeborenen waren regelmässig verloren, wo ein Geburtshelfer seine Hände anlegte, und in Betreff der Entbundenen rühmt sich ein Accoucheur Mittelhäuser in Weissenfels, dass ihm unter zehn nur zwei starben. Zahllose Hebammenbücher wurden übrigens geschrieben.

Erst bei Heister gewinnt die Geburtshilfe, die für ihn ein Theil der Chirurgie ist, ein etwas besseres Aussehen. Der erste sorgfältige Geburtshelfer Deutschlands war Röderer aus Strassburg, Professor in Göttingen. Am meisten trug in Deutschland zur Verbreitung der Zange, zu einer richtigen Einsicht in den Geburtsact und zur Einführung zwekmässigerer Operativverfahren Georg Wilhelm Stein (1737—1803) bei.

Durch die wetteifernde Thätigkeit so zahlreicher Kräfte wurde die Geburtshilfe rasch gehoben und namentlich durch Renhac und Baudelocque wurde das Studium der naturgemässen Vorgänge und die Ansicht, dass diese zu leiten seien, vorbereitet.

Auch fing man jezt allenthalben an, eigene Unterrichtsanstalten für die Geburtshilfe zu gründen: vornemlich zu Paris (1720), zu Strassburg (1728), zu Göttingen (auf Haller's Veranlassung 1751), zu Kopenhagen (1760), in Kassel (1763), zu Wien (unter dem Einfluss van Swieten's (1764), in London (1765), in Dresden (1774).

So hat sich nach dem bisher Ausgeführten im 18. Jahrhundert eine Masse von positiven Thatsachen angesammelt; reiche Kenntnisse und treffliches Urtheil findet man in den Schriften der damaligen hervorragende Aerzte. Aber neben diesen Männern von höchstem Verdienst und Verständniss ging ein grosser Haufe der gedankenlosesten, kenntnisslosesten und abergläubigsten Praktiker einher. Nie war die Kluft so gross, welche den wissenschaftlichen Arzt von der rohen Masse der ärztlichen Handwerker trennt. Die Wissenschaft war ein Monopol verhältnissmässig Weniger. Die Bildung der grossen Menge war noch auf der Stufe der nachreformatorischen Zeit. *Allgemeiner Charakter der ärztlichen Verhältnisse.*

Indessen mehrte sich doch die Zahl derer, welche aus den Abgründen des Aberglaubens zu wissenschaftlichen Bestrebungen sich erhoben, im Laufe des Jahrhunderts immer beträchtlicher, und wenn auch viele nur die Formen der Wissenschaft sich aneigneten, ohne für den bereits vorhandenen Inhalt den rechten Sinn zu haben, so war diess immerhin schon ein Fortschritt.

Gleichzeitig besserte sich die sociale Stellung der Aerzte wesentlich und rasch. Am bemerklichsten war diess in Deutschland, wo noch am Schluss des 17. Jahrhunderts die Aerzte eine höchst zweifelhafte Stufe in der öffentlichen Achtung eingenommen hatten. Schon gegen die Mitte des 18. waren sie dagegen zu hohem Ansehen daselbst gelangt, und in der zweiten Hälfte des Jahrhunders hatten sie eine Stellung in der Gesellschaft sich verschafft, wie sie nie zuvor dem Stande zu Theil geworden war, und wie er sie grossentheils längst wieder eingebüsst hat.

Diese ungewöhnlich günstige Situation beruhte mindestens nicht allein auf den reichen Einnahmen; denn obwohl bei der noch beschränkten Zahl der Aerzte der pecuniäre Gewinn der Kunst ein völlig ausreichender und anständiger war, so blieben doch die wirklich glänzenden Einkünfte um so mehr auf einzelne Bevorzugte beschränkt, als die Einfachheit der Zeiten und Sitten, welche wenigstens in den bürgerlichen Verhältnissen herrschte, auch in dieser Hinsicht sich geltend machte.

Die vortheilhafte Stellung der Aerzte lag vielmehr darin, dass sie eine Macht geworden waren, die sich bis ins innerste Leben der Familie erstrekte, und der man sich ebenso unbedingt fügte, als mit Vertrauen hingab. Im 18. Jahrhundert nemlich bildete sich das Verhältniss der Hausärzte aus und gestaltete sich in kurzer Zeit zu einem ebenso naturgemässen und fest begründeten, als für beide Theile wohlthätigen Institute.

Dem Bedürfnisse eines einsichtsvollen, mit allen Beziehungen vertrauten, theilnehmenden und zuverlässigen Familienberathers hatte früher allgemein der geistliche Beichtvater entsprochen. Allein just in der Zeit, als durch die steigende Cultur die geistigen Ansprüche wuchsen, hielt vielfach zumal in der protestantischen Kirche die Befähigung der Geistlichkeit, diesen Ansprüchen zu genügen, nicht gleichen Schritt, und die eingerissene religiöse Indifferenz trug noch mehr dazu bei, die vertraulichen Beziehungen zum geistlichen Beichtvater zu lokern und abzustumpfen.

Diese der Geistlichkeit verloren gehende Stellung fingen an die Aerzte einzunehmen und sie befestigten sich um so schneller in der Intimität, als sie, vertraut mit den körperlichen Schwächen und Geheimnissen der Familienglieder und eingeweiht in die auch den Gebildetsten der Zeit noch völlig verschlossenen Mysterien der Natur, die unbeneidete und unangefochtene geistige Ueberlegenheit geltend zu machen vermochten. So wurde der Arzt der Rathgeber in allen Sorgen und Kümmernissen, der Freund der Familie, vor dem man kein körperliches noch moralisches Geheimniss verbarg, und dessen Wort in allen Nöthen des Leibes und der Seele maassgebend wurde. Und doch artete das Verhältniss nicht in eine gegenseitige zu grosse Vertraulichkeit aus. Der Arzt mit seinen immer noch angestaunten Kenntnissen und Fertigkeiten behielt eine so unnahbare Superiorität, dass seinen Aussprüchen in allen menschlichen und natürlichen Angelegenheiten die unbedingteste Autorität und meist ein blinder Gehorsam zu Theil wurde. Manche Aerzte wussten durch ein absichtliches, der Charlatanerie nicht fremdes Benehmen, bald durch eine stolze Würde, bald durch eine zur Schau getragene Verachtung aller Sitte, oder durch Sonderlingsmanieren, bald durch Grobheit und Rüksichtslosigkeit, bald, wie der berühmte Beireis in Helmstedt, durch ein Halbdunkel von Heimlichkeiten und verborgenen Künsten den Respect bis zu einem gewissen Grauen zu steigern. Jedoch haben gerade diese, indem sie für ihre persönlichen und augenbliklichen Interessen wirkten, dazu beigetragen, die Achtung der Verständigen vor dem Stande wieder zu untergraben und zu erschüttern.

Auch in öffentlichen Angelegenheiten fing die Stimme des Arztes an geachtet zu werden. Die Medicina forensis und die medicinische Polizei nehmen in diesem Jahrhundert ihren ernstlichen Anfang. Der Arzt galt hier gleich dem Kenner der Natur überhaupt. Er war der Physicus, dem über alle natürlichen Dinge und Fragen das lezte und entscheidende Wort zukam.

So ist in Hinsicht auf die Leistungen wie auf die Werthschäzung des Standes das 18. Jahrhundert das goldene Zeitalter der Medicin gewesen.

SIEBENTER ABSCHNITT.

Die Vorbereitung der neuen Zeit.

John Brown. Die Confusion, in welcher sich gegen das Ende des 18. Jahrhunderts die Theorien verfangen hatten, fand einen Abschluss durch den Engländer **John Brown**. Mit einem Schlag schien derselbe durch die Auffindung einer Formel für die vitalen Beziehungen alle Schwierigkeiten gelöst zu haben. Die ihm vorausgegangenen lebhaften und verwirrten Discussionen verstummten mit seinem Erscheinen fast plözlich und eine Zeitlang theilten sich die theoretischen Aerzte in die Partheinahme für und gegen ihn. Er hat aber mit seinem obersten Gesez für den vitalen Mechanismus nicht nur ein Princip geliefert, das eine Zeitlang die Theorie beherrschte, sondern durch die extravaganten Consequenzen, die er daraus zog, hat er neuen Stoff zu gewagten Conjecturen und zum Theil seltsame Verwirrungen in die Medicin geworfen.

John Brown, geboren 1735 in Schottland, zeigte von frühester Jugend hervorstechende Talente. Im 7. Jahre las er schon alle lateinischen Classiker. Allein seine Eltern bestimmten ihn, Weber zu werden, und er trat bei einem solchen im 10. Lebensjahre in die Lehre. Nur kurze Zeit that er bei ihm gut. Im 13. Jahre ward er Unterlehrer und blieb es bis zum 18., wo er Hofmeister in Edinburgh ward und daneben Theologie studirte. Sein Glaube an die Lehre der Kirche fing bald an, wankend zu werden. Eine Dissertation, die er einem Candidaten der Medicin übersezte, bestimmte ihn, sich dieser Wissenschaft zuzuwenden. Allein seine Mittel waren gering. Er verschaffte sich solche durch Uebersezen und Verfertigen von Dissertationen. Er soll übrigens in dieser Zeit sehr ausschweifend gelebt haben. Im 30. Jahre, obgleich in den dürftigsten Umständen, heirathete er und suchte seine Tage durch Kosttische, die er den Studenten gab, zu fristen. Schon nach drei Jahren machte er Bankerott und überliess sich aufs Neue dem zügellosesten Leben; da nahm sich Cullen seiner an, verschaffte ihm bei Studenten Privatissima, in denen er

Cullen's Vorlesungen zu repetiren hatte. Einige Zeit lang war er Cullen's enthusiastischer Lobredner. Aber das Verhältniss änderte sich später. Er fand grösseren Beifall als sein Meister; eine zwar kleine Anzahl von Schülern, aber gerade die besten Köpfe, freilich auch die liederlichsten hingen ihm an; bald fing er an, Cullen und die anderen Lehrer lächerlich zu machen und zu verhöhnen, und die Folge davon war die bitterste Feindschaft zwischen ihm und seinem Wohlthäter. 1779 erschienen seine Elementa medicinae. Von jezt an war der Krieg ein offener. Nicht nur Brown wurde auf jede Weise gedrükt und verfolgt, und vergalt seinerseits seinem Gegner mit dem reichlichsten Maasse von Schmähungen, sondern das ganze medicinische junge Edinburgh war in zwei Lager getheilt, und häufig scheinen die wissenschaftlichen Fehden mit den Fäusten ausgekämpft worden zu sein. Wenigstens hatte die Edinburgher medicinische Gesellschaft um diese Zeit in ihren Statuten einen Paragraphen, nach welchem jeder, der wegen einer wissenschaftlichen Discussion einen Andern prügle excludirt werden solle. — Durch seine fortdauernde Verschwendung gelangte Brown ins Schuldgefängniss, aus welchem er nur durch das Geld seiner Schüler befreit wurde. 1786 verliess er endlich Edinburgh und begab sich nach London, um auf einem grösseren Markte von seinem System auch lucrativeren Gewinn zu ziehen. Er trat mit grossen Worten in London auf, aber der Erfolg war gering. Einzelne Verehrer hingen ihm mit Leidenschaft an; aber in dem öffentlichen Credit wusste er sich nicht festzusezen. Oft sprach er mit dem Vertrauen des Genies von dem künftigen Triumph seines Systems; aber er that nichts, diesen Triumph zu beschleunigen. Nachdem er, seiner Gewohnheit nach, eine starke Dose Laudanum genossen hatte, starb er im Schlafe apoplectisch 1788. Seine Wittwe und seine Kinder mussten durch die Mildthätigkeit seiner Schüler erhalten werden.

Es ist nicht zu verkennen, dass in dem ganzen Benehmen und Leben Brown's einige Aehnlichkeit mit Paracelsus hervortritt. Manche seiner Anhänger wollten das Extravagante und Unziemliche in Brown's Leben wegleugnen und ihm den Ruf eines geordneten, ehrbaren Mannes erhalten. Aber es ist vergeblich, über Notorisches zu schweigen oder es zu bemänteln, und man kann Brown's Geist und seine Lehre immerhin achten, wenn man auch bekennt, dass sein Leben nicht überall innerhalb der von der Polizei und der guten Sitte gezogenen Grenzen sich bewegt hat.

Von grossem Interesse ist, was Brown selbst über seinen geistigen Entwiklungsgang sagt.

Er beginnt seine Elementa medicinae mit folgender Vorrede:

Der Verfasser vollbrachte mehr als 20 Jahre mit Erlernen, Lehren und fleissigem Untersuchen aller Theile der Medicin. Die ersten 5 Jahre hörte er Andere, studirte über das Gehörte, glaubte blind und bemächtigte sich des Besizes, als eines sehr reichen und kostbaren Erbguts. Die folgenden 5 Jahre beschäftigte er sich damit, alles Einzelne klarer zu erläutern, genauer auszuarbeiten und streng auszubessern. Die weiteren 5 Jahre hindurch ging nichts zu seiner Befriedigung von statten: er wurde Zweifler und begann die Heilkunst als eine völlig ungewisse und unbegreifliche Kunst zu beklagen. Erst zwischen dem 15. und 20. Jahre ging ihm ein matter Lichtstrahl gleich dem ersten Grauen des Tages auf.

Ein Gichtanfall, erzählt er weiter, habe ihm die bessere Einsicht eröffnet. Die Meinung der damaligen Aerzte war, diese Krankheit solle von Blutüberfluss und übermässiger Kräftigkeit abhängen und durch Enthaltsamkeit und Pflanzennahrung geheilt werden. Nun seien aber bei ihm selbst zwei Anfälle dann eingetreten, als er zufällig lange Zeit diät gelebt habe, während bei seinem früheren üppigen Leben und während der Zeit der vollen Manneskraft nichts davon sich gezeigt hatte. Dessenungeachtet habe er sich an den üblichen Curplan gehalten, in Folge dessen er denn auch ein ganzes Jahr lang mit Hinken und peinigenden Schmerzen geplagt gewesen sei. Diese Thatsachen habe er sich zusammengehalten, habe daraus geschlossen, dass der Zustand bei der Gicht in Schwäche bestehe und habe sich durch stärkende Mittel, Wein, Fleisch und Gewürze geholfen. Sofort habe er gefunden, dass auch die bösartigen Anginen und der chronische Rheumatismus auf Schwäche beruhen. Bald habe sich ihm diese Ansicht der Dinge auch auf weitere Krankheiten ausgedehnt.

Brown's Doctrin.

Die wesentlichen Punkte des Brown'schen Systems sind folgende:

Im Zustand des Lebens unterscheidet sich das Individuum von der leblosen Materie nur allein dadurch, dass es durch äussere Thätigkeiten so bestimmt werden kann, dass eigenthümliche Phänomene, die dem lebenden Zustande eigenthümlich sind, hervorgebracht werden können (§. 10). Jene äusseren Thätigkeiten können fremde Substanzen und Potenzen sein, oder aber auch die Verrichtungen der Systeme selbst. Leztere können das Gesammtsystem ganz auf dieselbe Weise bestimmen, wie die absolut äussern Dinge. Die Eigenschaft, durch äussere Thätigkeiten zu bestimmten eigenen Thätigkeiten angeregt werden zu können, ist das für die lebende Substanz Specifische. Brown nennt sie Erregbarkeit. Nicht ganz mit eben so glüklich gewähltem Ausdruk nennt er das Anregende einen Reiz (denn bei diesem Wort wird unwillkürlich etwas Actives, Einwirkendes gedacht). Die Wirkung des Reizes auf die Erregbarkeit (Brown macht hier schon einen Fehler, indem er §. 16 „auf die Erregbarkeit" statt auf die erregbare Substanz sezt), nennt er Erregung.

Schon im §. 18 kommen weitere Verirrungen. Ganz richtig sagt Brown: „wir erkennen nicht, was Erregbarkeit sei," aber daneben nennt er sie etwas den lebenden Wesen „Zugetheiltes" und lässt sogar die Möglichkeit offen, dass sie selbst Substanz sei. Zu gleicher Zeit jedoch verwahrt er sich dagegen, dass er, wenn er von Ueberflüssigkeit, Anhäufung, Abnahme, Erschöpfung und Aufzehrung der Erregbarkeit spreche, diess materiell gemeint habe. Nur die Armuth der Sprache sei Schuld, dass man sich solcher bildlichen Ausdrüke bedienen müsse. Aber diese Verwahrung hat wenig genüzt. Er selbst und noch mehr seine schwächeren Nachfolger haben diese Bilder bald in allem Ernste genommen, man hat sogar die Quantität der Erregbarkeit und ihre Verluste berechnet und in Zahlen ausgedrükt.

Das Leben, sagt Brown weiter, kann nur bestehen beim Vorhandensein von Reizen und von Erregbarkeit, das Leben ist also eine Kette von Erregungen. Schwäche ist nicht ein Zeichen von mangelnder Erregung, sondern nur von einem geringen Grade derselben.

Zu heftige Reize bringen Krankheiten hervor, wie zu schwache. Der Zustand der mässigen Erregung bezeichnet das Wohlsein, diess hat aber nach zwei Seiten eine Grenze, auf der einen beginnen die sthenischen Krankheiten von zu grossem Reize, auf der anderen die von Schwäche, die asthenischen. Gesundheit und Krankheit sind also keine verschiedenartigen Zustände, sondern sie bestehen in Erregungen, nur von verschiedenem Grade. Zwischen der Gesundheit und ausgesprochener Krankheit liegt die Anlage zur Krankheit. Die Wiederherstellung der Gesundheit beruht bei den sthenischen Krankheiten auf Verminderung der Erregung, bei den asthenischen auf Vermehrung der Erregung.

Erregbarkeit, fährt er §. 24 fort, verhält sich so, dass je schwächer und geringer die Reize auf sie einwirken, um desto mehr erhöht sie sich, je mächtiger der Reiz ist, um so eher wird die Erregbarkeit erschöpft. Ein mässiger Reiz, der eine mässige Erregbarkeit bestimmt, erzeugt die höchste Erregung. Hoher Grad der Erregbarkeit lässt nur geringe Reize zu, von heftigen wird sie erschöpft; daher stellt sie eine gewisse Art der Schwäche dar, jene Art, wie sie beim Kinde vorkommt. Geringer Grad der Erregung bedarf dagegen sehr heftiger Reize, wenn Erregung resultiren soll, und stellt daher wiederum Schwäche dar: die Schwäche des hohen Alters.

Es gibt zwei Weisen, wie die Erregung aufhören kann, 1) durch jeden relativ zu heftigen Reiz wird die Erregbarkeit erschöpft, so dass in der Folge keine Erregungen mehr stattfinden können, und diess bald vorübergehend, bald unersezlich. Der Reiz kann entweder durch seine Vehemenz oder seine Dauer wirken; eines ist wie das andere; nur entsteht die Erschöpfung im ersten Fall plözlich, im zweiten allmälig. Bei wem durch Einen Reiz die Erregbarkeit erschöpft scheint, bei dem kann doch oft durch eine andere flüchtigere noch Erregung erfolgen (Mahlzeit, Wein, Opium). Je öfter solche Abnüzung und Wiedererregung auf einander folgt, um so schwieriger wird zulezt der Wiederersaz der Erregbarkeit. Die Schwäche, welche durch solches Uebermaass von Reizen eintritt, nennt Brown indirecte Schwäche zum Unterschied von jener, welche von Mangel an Reiz herrührt.

Die zweite Art, wie die Erregung aufhört, ist durch Verminderung der Reize. Die Erregung nimmt dabei ab, die Erregbarkeit aber zu (diess findet z. B. statt bei Hungerleiden, Wassertrinken, Faulheit, Melancholie). Es entsteht Schwäche, die er directe nennt, weil sie vom Mangel an Reizen herrührt. Es ist daher immer nothwendig, dass durch fortdauernde Einwirkung von Reizen die Erregbarkeit verhindert werde, sich anzuhäufen, und hier kann oft für den Mangel eines Reizes ein anderer eintreten. Wenn ein grosses Uebermaass von Erregbarkeit vorhanden ist, so droht der Tod; in solchen Fällen kann man nur dadurch das Wohlsein wieder zurükführen, dass man, mit den kleinsten Reizen beginnend, allmälig zu grösseren aufsteigt (z. B. bei Verhungerten). In Krankheiten, welche von diesen Verhältnissen abhängen (z. B. bei Fiebern) muss zur Cur eine grosse Summe von Reizen angewandt werden, jedoch um so weniger davon auf einmal, je grösser gerade das Uebermaass der Erregbarkeit ist. Nie aber darf in solchen Krankheiten geschwächt werden (durch Kälte, Blutentziehungen, Hungern), denn dadurch steigert sich nur das Uebermaass der Erregbarkeit.

Das Leben ist also kein natürlicher, sondern ein erzwungener Zustand; die lebenden Wesen schreiten jeden Augenblik ihrer Auflösung entgegen und werden davon nur durch äussere Thätigkeiten zurükgehalten mit Schwierigkeit. §. 72.

Der Siz der Erregbarkeit ist das Nervenmark und die Muskelmaterie. Auf jeden Theil des Nervensystems wirken besondere specifische Reize; kein Reiz wirkt zunächst auf das Ganze, dennoch bestimmt jeder Reiz sogleich die gesammte Erregbarkeit. Der Theil, auf welchen aber der Reiz direct wirkt, ist immer der am stärksten afficirte. Da aber die Erregung immer eine gesammte ist, so kann sie nie in einem Theile vermehrt und im anderen vermindert sein, oder umgekehrt. Sie kann nur in dem specifisch ergriffenen Theile etwas stärker vermehrt oder etwas bedeutender vermindert sein, als in den übrigen. Wofern man also in Einem Organ Zeichen vermehrter Erregung wahrnimmt, darf man sicher sein, dass solche über den ganzen Körper stattfindet, und ebenso bei verminderter Erregung (allgemeine Krankheiten).

Keine allgemeine Affection hat folglich in Einem Theile ihren alleinigen Siz; jede ist über den ganzen Körper verbreitet, indem die gesammte Erregbarkeit bestimmt ist (§. 54). Jede örtliche Affection in einer allgemeinen Krankheit (Pneumonie z. B.) ist daher nur als Theil des Uebels anzusehen und die Behandlung immer auf das ganze zu richten.

Die örtlichen Krankheiten unterscheiden sich namentlich dadurch, dass ihnen keine Anlage vorangeht. Die erste und wichtigste Diagnose ist daher immer die Unterscheidung der allgemeinen und örtlichen Krankheiten.

Die allgemeine Wirkung sthenischer Schädlichkeiten beruht darauf, dass sie die Verrichtungen anfangs vermehren, nachher zum Theil sie beschränken, jedoch keineswegs mittelst eines schwächenden Wirkens. — Die Wirkung der asthenischen Schädlichkeiten besteht in Verminderung der Verrichtungen, jedoch so, dass es manchmal den trügerischen Anschein hat, als seien sie vermehrt. Die Curanzeige bei sthenischer Beschaffenheit ist, die Erregung zu vermindern, bei asthenischer sie zu vermehren, und zwar beides bis zu dem Grade, in welchem die Erregung wieder zur Mittelstufe zwischen den beiden Extremen, auf welchen Wohlsein stattfindet, zurükgebracht ist. **Diess ist die einzige Indication bei allgemeinen Krankheiten.** (§. 88.) Auf die krankheiterzeugende Materie hat man nur insofern beim Curplan Rüksicht zu nehmen, dass man ihr Zeit lasse, aus dem Körper zu wandern. Bei der Behandlung der indirecten Schwäche (von Erschöpfung der Erregbarkeit, Alter, Schwelgen) muss von dem Reize, welcher als das vorzüglichste Heilmittel dienen soll, anfangs beinahe dieselbe Quantität angewendet werden, durch welche die Krankheit hervorgerufen wurde, dann allmälig weniger und weniger bis zur Entfernung der Krankheit (103). Die Cur der directen Schwäche dagegen ist mit dem geringsten Reize anzufangen, dann allmälig damit zu steigen, bis nach allmäliger Verminderung der zu hohen Erregbarkeit endlich das Wohlsein wiederkehrt (107). Ist die Krankheit aus dem Mangel Eines Reizes entstanden, so wird auch nur die Anwendung eines und desselben Reizes sie heben; mangeln mehrere, so muss auch die Therapie sich complicirter Reize bedienen.

Brown's Hauptverdienst ist die Auffindung einer Formel für die vitalen Vorgänge. Er fand das oberste Gesez der Erscheinungen. Sein System ist überdiess ziemlich rein phänomenologisch. Wir finden keine teleologischen und weniger ontologische Begriffe darin, wie in den anderen. Dagegen bewegt es sich in einem ungemein engen Raume, nemlich in den

Nuzen und Nachtheil der Brown'schen Doctrin.

quantitativen Verhältnissen der Erregbarkeit und der Reize. In Folge davon betrachtet er eine Menge verschiedener Krankheiten als fast identisch: als sthenisch oder als asthenisch. Andererseits spinnt er die Verhältnisse der Erregbarkeit und Erregung auf eine subtile und alle Erfahrung verhöhnende Weise aus. Die Therapie, welche dieses System einführte, war die überwiegend reizende, und manche behaupten, dieses System habe dadurch mehr Menschen getödtet, als die Kriege der französischen Revolution und des Kaiserreichs.

Aber auch troz dieser Missgriffe ist doch nicht zu verkennen, dass mit Brown ein entschiedener Wendepunkt eingetreten war. Die bis dahin vergeblichen Abmühungen, das Räthsel des vitalen Mechanismus zu lösen, welche die ganze Speculation des 18. Jahrhunderts geleitet und charakterisirt haben, waren endlich mit Brown zu einem Resultate gelangt, und die Lösung befriedigte um so vollständiger, als sie an die bisherigen Vorstellungen sich durchaus anlehnte, diese nur klärte, und auf Säze von der bündigsten Kürze zurükführte.

Die Formel Brown's, welche im Wesentlichen dahin lautet, dass zum Zustandekommen einer vitalen Thätigkeit zwei Bedingungen nothwendig sind: eine äussere Einwirkung (Reiz, Potenz) und eine Empfänglichkeit der organischen Substanz (Erregbarkeit), und dass das Resultat des Conflicts beider eben die Action (die Erregung) ist, diese so höchst einfache Formel erhält nur dadurch ihre Bedeutung, dass man die vorausgegangenen peinlichen Abmühungen sich ins Gedächtniss zurükruft. Sie entschied zugleich in strengster Form über die Naturnothwendigkeit der Vorgänge im Organismus.

Aber freilich erlangt ein formulirtes Gesez nur dadurch seinen vollen Gehalt, dass es an den Thatsachen seinen Werth und seine Richtigkeit erprobt. Die nakte Formel bleibt steril, so lange sie nicht die Erforschung des Details der Erscheinungen wekt und diese aufklärt; sie führt zu nuzlosen Speculationen, wenn man fortfährt, in Allgemeinheiten sich zu bewegen. Lezteres hat Brown selbst und ein grosser Theil seiner Nachfolger zumal in Deutschland gethan. So kam es, dass durch die Brown'sche Lehre ein Zeitalter der hohlsten Theoretik eingeleitet wurde, und sie hätte zu einem abermaligen Verfall des Wissens führen können, wenn nicht glüklicherweise von anderer Seite her ein kräftiger Impuls für die Detailforschung Erfolge zuwegegebracht hätte, von denen schliesslich die theoretisirende Richtung völlig überwunden wurde. So bereitete sich eine Umgestaltung der Anschauungen vor, welche schliesslich zu einer Uebereinstimmung aller denkenden Aerzte in Betreff der Aufgabe und Methode der Wissenschaft führte und diese daneben mit einem wohl begründeten factischen Inhalte von ungemeinem Umfange bereicherte.

In England herrschte in dieser Zeit die nüchterne Arbeit fast unbeschränkt. Brown's System blieb daher fast ohne Einfluss. Nur wenige Anhänger machten sich bemerklich. Der unbedingteste Partisane war Robert Jones (an inquiry into the state of medicine on the principles of inductive philosophy 1782). Ausserdem machten sich bemerklich Stewart, Lynch und in sehr bedingter Weise Beddoes. Die meisten Engländer behielten als Grundlage Cullen's und Gregory's Ideen und nahmen vom Auslande ohne viel Critik auf, was ihnen praktisch werthvoll schien. *Die englische Medicin während und unmittelbar nach Brown.*

Doch machte Darwin einen Versuch, die Physiologie im Zusammenhang darzustellen (Zoonomia 1794—97), die Thatsachen des thierischen Lebens zu ordnen und daraus die Krankheitstheorie zu entwikeln. Er hält die Eintheilung der Natur in Geist und Materie fest. In manchen Punkten stimmt er mit Brown überein, in andern mit Barthez. Er bringt ein ungemein reiches Material zusammen und sucht es mit philosophischem Sinne zu bewältigen. Aber seine Deutungen und Anschauungen haben etwas Gekünsteltes und sein Einfluss war gering. *Darwin.*

Um so grösser war der John Hunter's auf die ganze praktische Richtung. Pathologische Anatomen von bedeutendem Verdienste gingen aus seiner Schule hervor, namentlich Everard Home, dessen wichtigste Schrift über den Eiter handelte, und Baillie, der die Präparate des Hunter'schen Museums beschrieb. Ihnen schloss sich eine Reihe von Chirurgen an, unter denen Abernethy Physiologie und Chirurgie verband; sein Hauptwerk handelt von den Aftergebilden. Crawford schrieb über den Krebs. Cline und Georg Bell waren gleichfalls tüchtige und geschäzte Chirurgen. Ueber alle andern ragte aber Astley Cooper hervor. Unter den englischen Aerzten aus dieser Zeit sind vornemlich hervorzuheben: Fordyce, Fowler, Ferrior; die Begründer der genauen Kenntniss der Hautkrankheiten: Willan und Bateman; der Monograph des Diabetes Rollo, und Jenner, welcher sich durch Einführung der Vaccination 1796 das grösste Verdienst um die Menschheit erwarb. *John Hunter und andere Engländer.*

In Frankreich war für eine rasche Ausbildung der positiven Wissenschaft die Lage günstig. Ein solides Fundament war durch die Chirurgie des 18. Jahrhunderts gelegt. Die innere Medicin war so in den Hintergrund getreten, dass sie der von der Chirurgie angezeigten Richtung sich ohne Widerspruch unterwarf. Zu theoretischen Ausschweifungen war wenig Neigung vorhanden: die Ideale waren in den Stürmen der Revolution *Frankreich.*

untergegangen und der neue Machthaber begünstigte ebensosehr den reellen Fortschritt, als er den Ideologen feindlich war. So wurde die französische Medicin von rein theoretischen Fragen kaum berührt und auch von der Brown'schen Lehre wurde nur das unmittelbar praktisch Verwendbare aufgenommen.

In der That ist die ganze Richtung der neueren französischen Medicin der chirurgischen Schule entsprungen. Am meisten hat ohne allen Zweifel Desault gewirkt als Muster von exacter Beobachtung und von Zurükführung der Chirurgie auf ihre anatomische Grundlage.

Drei Männer waren es vor Allem, welche denselben Geist der gründlichen Untersuchung in die innere Medicin zu verpflanzen sich bestrebten: Bichat, Pinel und Corvisart.

Bichat.   **Bichat**, der jüngste von ihnen, aber der einflussreichste Genius der neueren französischen Medicin und die Quelle der ganzen neuen Richtung der medicinischen Wissenschaft, war Desault's Schüler, genauer Freund und Mitarbeiter.

Marie Franz Xaver Bichat, geboren 1771, trat, nachdem er in Lyon studirt hatte, 1793 in die Desault'sche Schule in Paris ein. Ein Zufall machte ihn dem Lehrer näher bekannt, der ihn sofort in sein Haus aufnahm, als Privatsecretär und Gehilfe an seinen literarischen Arbeiten benützte und ihn wie einen Sohn behandelte. Von nun an war er in der ausgebreitetsten und unermüdlichsten Beschäftigung. Er war der Assistent bei Desault's Operationen, sein Gehilfe und Stellvertreter in dessen über ganz Frankreich sich ausdehnender Praxis; er half Desault seine Vorlesungen ausarbeiten und sein Journal schreiben. Daneben studirte er aufs eifrigste die Anatomie am Cadaver. Als Desault 1795 starb, beendigte der erst 24jährige Bichat dessen Journal der Chirurgie und gab Desault's Werke heraus.

Bald darauf aber verliess er die chirurgische Carrière und widmete sich von 1797 dem öffentlichen Unterricht in der Anatomie. Diese Vorlesungen machten Epoche in Paris. Anstatt der trokenen anatomischen Beschreibungen, mit denen man sonst in dem Amphitheater gelangweilt wurde, belebte Bichat die Anatomie durch die Physiologie und verband mit seinen Demonstrationen Experimente an Thieren. Später verflocht er damit auch Excurse über die Krankheiten einzelner Organe und las selbst über pathologische Anatomie.

Um diese Zeit gründete er die Société médicale d'émulation, deren periodische Blätter mehrere seiner Aufsäze enthielten und die bald alle Männer des Fortschritts und der lebendigen Wissenschaft in sich vereinigte.

1800 liess er sein „Traité des membranes" erscheinen, in welchem bereits die wichtigste Idee der Gewebsanatomie enthalten ist. Bald darauf erschienen seine „Physiologischen Untersuchungen über Leben und Tod," und sein Hauptwerk, „Die allgemeine Anatomie," sowie die zwei ersten Bände seiner „descriptiven Anatomie".

Aber Bichat's Geist strebte immer weiter. Nachdem er durch seine allgemeine Anatomie Licht über die Verhältnisse der gesunden und kranken Phänomene verbreitet hatte, fühlte er wohl, dass der schwächste Theil der ganzen Medicin die Materia medica sei. Dieser wollte er sich zunächst zuwenden, wozu ihm seine 1801 erhaltene Anstellung als ordinirender Arzt im Hôtel-Dieu die beste Gelegenheit gab. Aber längst hatte seine Gesundheit angefangen zu wanken. Mehrmalige Anfälle von Bluthusten hatte er nicht beachtet. Da begann im Sommer 1802 sein Brustübel mit grosser Vehemenz, und er unterlag ihm nach 14 Tagen am 22. Juli 1802 im 31. Lebensjahre.

Bichat gilt unbestritten in der ganzen französischen Medicin als ihr grösster Geist, und seine Ideen und Studien haben, wenn sie auch heutzutage nicht mehr dem Worte nach gültig sind, auf die ganze neuere Richtung der Medicin den glüklichsten bestimmenden Einfluss geübt.

<small>Wesentliche Punkte der Bichat'schen Anschauungen.</small>

Bichat hat nach zwei Seiten hin reformirend gewirkt. Erstens indem er die Untersuchung auf das Detail leitete, die Organe nicht als untheilbares Ganzes betrachtete, sondern in ihre einzelnen Theile die verschiedenen Gewebe analysirte. „In jedem Organe," sagt er, „das aus mehrern Geweben zusammengesezt ist, kann das eine krank sein, während die übrigen gesund bleiben;" und an einer andern Stelle: „Ein krankes Gewebe kann wohl auf die benachbarten influenciren, aber die Krankheit geht immer nur von einem Gewebe aus." Dadurch war ein ungeheurer Schritt zur exactern Beobachtung gegeben, um so mehr, da er die Bestimmung des Sizes der Krankheit als die erste Aufgabe stellte. „Was ist Beobachtung," ruft er aus, „wenn man nicht weiss, wo das Uebel sizt?" So zerfiel jezt z. B. die frühere Peripneumonie in Bronchitis, Pneumonie und Pleuritis, die Darmentzündung in Katarrh, Follicularentzündung, Entzündung der Serosa u. s. w. Dadurch erst wurde die Medicin auf die anatomische Basis geführt.

Weiter aber führte Bichat eine neue und sehr naturgemässe Weise des Generalisirens der Erscheinungen ein, indem er zeigte, dass Gewebe von gleichem oder ähnlichem Bau auch in gleicher oder ähnlicher Weise erkranken, dass es also für die anatomische Form der Erkrankung weniger entscheidend sei, ob das Organ im Bauch oder im Kopf oder in der Brust liege, als vielmehr, ob es eine seröse Haut, eine mucöse oder fibröse Membran und dergleichen sei, in welcher die Störung ihren Siz habe. Bichat ist der Erste, der die Gewebseigenthümlichkeiten auch in Krankheiten nachgewiesen hat; er ist es, der nicht nur die sogenannte allgemeine Anatomie geschaffen, sondern sie auch zuerst auf die allgemeine Pathologie angewandt hat.

Auf allen Punkten ging Bichat's ganzes Bestreben dahin, die Medicin durch Anatomie und Physiologie zu begründen.

So findet sich bei ihm zuerst die Idee durchgeführt, dass die Phänomenologie des Organismus in ähnlicher Weise auf Principien und Geseze zurükgeführt werden müsse, wie die Phänomenologie der todten Körper, die Physik. „Die physikalischen Wissenschaften," sagt er, „wie die physiologischen sind aus zwei Bestandtheilen zusammengesezt, aus der Kenntniss der Erscheinungen und aus der Untersuchung der Verhältnisse derselben unter einander und den physischen und vitalen Eigenschaften, welche jene bedingen."

Durchdrungen von dieser phänomenologischen Anschauungsweise sagt er in der „Allgemeinen Anatomie" (Vorrede): „Wenn mein Buch ein ähnliches Axiom für die physiologischen Wissenschaften festsezt, wie es in den physikalischen schon anerkannt ist, so wird es seinen Zwek erfüllt haben."

„Das Geheimniss der Schöpfung," sagt Bichat sehr schön, „ist Einfachheit der Ursachen und Mannigfaltigkeit der Effecte."

Getreu der phänomenologischen Anschauungsweise sezt er nicht Kräfte und Geister, wie die früheren Doctrinen, sondern vitale Eigenschaften, welche den organischen Theilen inhäriren. „Jedes pathologische Phänomen," bemerkt er, „hängt ab von der Vermehrung oder Verminderung, oder Abweichung (Alteration) der vitalen Eigenschaften."

Er war es, der die pathologische Anatomie zur Führerin in der Pathologie erhob. „Entfernt einige Fieber und nervöse Affectionen, und alles Uebrige in der Medicin gehört in das Bereich der pathologischen Anatomie."

Von dem Verhältniss der Flüssigkeiten des Körpers in Krankheiten hatte er die ganz richtige Ansicht: „Die krankhaften Phänomene kommen von den Festtheilen; aber man glaube nicht, dass die Flüssigkeiten für nichts in den Krankheiten seien. Sehr oft tragen sie den Keim zur Krankheit und sind das Vehikel der krankmachenden Potenz."

Während Bichat so den Hauptimpuls zu einer wissenschaftlichern, exactern und positiven Gestaltung der Medicin gab, gingen von ihm auch viele andere historisch wichtige Ansichten aus, die weniger zu rechtfertigen sind, die zum Theil wirkliche Irrthümer enthalten, zum Theil auch nur grosse Worte und Phrasen sind, zu welchen ihn seine reiche Phantasie hinriss. Daher kommt es, dass Bichat's Werk zwei ganz verschiedene Parteien von Lesern entzükte, ebensowohl die Männer der soliden Wissenschaft, als auch diejenigen, denen glänzende Einfälle über Thatsachen gehen. Was Leztere an Bichat bewundern, das wird von den Erstern demselben eher verziehen, als gedankt; was Erstere schäzen, davon haben die Leztern kaum eine Idee.

Es war besonders ein zu vitalistischer Ideenkreis, in welchem Bichat befangen war. Nachdem er kaum die vitalen Eigenschaften ächt phänomenologisch betrachtet hatte, sieht er sie auf einmal als etwas Aeusserliches, Trennbares, Hinzugekommenes an. „Das Chaos," sagt er, „war nur die Materie ohne die Eigenschaften. Um das Universum zu schaffen, verlieh Gott ihm Schwerkraft, Elasticität, Affinität, und theilte überdem einer Portion der Materie noch Sensibilität und Contractilität aus." Bichat hat hier offenbar die Ideen der Montpellienser Schule aufgenommen.

So theilte Bichat, wie viele andere Vitalisten, das Leben in zwei Abtheilungen: das animalische und organische, und die Eigenschaften lebender Körper in vitale und in Gewebseigenschaften. Die leztern sind Extensibilität und Gewebscontractilität. Die vitalen Eigenschaften dagegen sind nach ihm Sensibilität und vitale Contractilität, jede von diesen in der animalen und organischen Sphäre. Die vitale organische Contractilität theilt er in sensible und insensible, welche jedoch nur dem Grade nach verschieden seien. Er führt nun allerdings eine höchst interessante und geistreiche Parallele zwischen dem animalen und organischen Leben durch; aber diess alles will sich freilich nicht mit Bichat's Grundsaz vereinen: „Die Hypothese ist immer die Grenze, wo ich Halt mache."

Ein grosser Mangel ist es endlich, dass Bichat die physikalischen Erscheinungen im thierischen Mechanismus fast ganz übersah.

Ein genaues Studium der Bichat'schen Werke ist auch heutzutage noch in hohem Grade förderlich. Sie bieten in vielen einzelnen Stüken eine umsichtige physiologische Untersuchung sowohl der gesunden als der krankhaften Verhältnisse.

Philipp Pinel, geboren 1745, studirte in Toulouse und Montpellier. 1792 wurde er Arzt von Bicêtre. Hier war es, wo er Befreiung von den Fesseln und menschlichere Behandlung für die Geisteskranken von der republikanischen Regierung forderte und erlangte und damit in der Psychiatrie nicht etwa bloss Epoche machte, sondern sie ermöglichte und schuf. Später wurde er Professor in der Pariser Fakultät; 1822 wurde er entlassen und starb 1826.

Sein Hauptwerk ist die Nosographie philosophique, oder: La méthode de l'analyse appliquée à la médecine (1798). In diesem Werke steht Pinel mit dem einen Fusse in dem vorigen Jahrhundert, mit dem andern dagegen in der neuen Zeit.

Pinel's wichtigster und einflussreichster Grundsaz ist der der **klinischen Analyse**. „Kann man," ruft er aus, „einen klaren, bestimmten Begriff von zusammengesezten Gegenständen, wie es die Krankheiten sind, erlangen, wenn man ihre Bestandtheile nicht getrennt betrachtet?" An allen Stellen dringt Pinel auf die klinische Analyse, auf die Zerfällung des Krankheitsbildes in seine Elemente.

Indessen gelingt die Aufgabe Pinel selbst nur sehr unvollkommen.

Er localisirt zwar und hat überall das Bestreben dazu, aber er localisirt noch nicht speciell genug, er localisirt in ganze histologische Systeme und sucht seine Localisation mehr durch die Symptomenanalyse, als durch die anatomische Forschung zu beweisen.

In der Abtheilung der Fieber verfällt er wieder ganz in den Fehler der ältern Medicin, Musterspecies aufzustellen, und anstatt die Phänomene hier in ihre Elemente zu zerlegen, will er sie nur bis auf seine Musterspecies analysirt wissen. Er nimmt hier noch ganz zusammengesezte Verhältnisse bereits für einfache. So stellt er die Fieberclassen auf: entzündliche Fieber, Magendarmhautfieber, Schleimhautfieber, Fieber mit Atonie der Muskelfaser, atactische Fieber und Drüsennervenfieber.

Ist schon hierin den Geweben ein grosser Einfluss an der Eintheilung eingeräumt, so tritt diess noch mehr bei den Entzündungen hervor, welche er in Entzündungen der Schleimhäute, der durchsichtigen (serösen) Häute, des Zellgewebes und Parenchyms, der Muskel und der Haut eintheilt. Hier ist ganz die Bichat'sche Idee, die Krankheiten zu betrachten und histologisch zu generalisiren, und es ist nicht zu ermitteln, wer von Beiden dem Andern mehr verdankt; denn Pinel's Werk erschien ungefähr gleichzeitig mit Bichat's erstem Aufsaz über die Membranen in den Memoiren der Société d'émulation. Jedenfalls hat Bichat die Idee ungleich bewusster durchgeführt.

Uebrigens verfährt Pinel überall noch ganz systematisch, beschreibt einfach die vorkommenden und beobachteten Erscheinungen, ohne sich darum zu kümmern, sie auf ihre Gründe zurükzuführen.

Corvisart. Jean Nicolas Corvisart de Marest, geboren 1755, zeichnete sich früh durch anatomische Studien aus. Anfangs wurde ihm die Uebernahme eines Hospitals versagt, weil er keine Perüke tragen wollte. Mit der Revolutionszeit fiel dieses Hinderniss weg, und Corvisart stieg rasch zu allen medicinischen Ehren und Würden. Seine Hospitalvisite war unter allen die besuchteste, und 1795 wurde er Professor der klinischen Medicin, die eben erst in Frankreich errichtet worden war. Am ersten Tage des Consulats wurde er nebst Barthez Arzt des Gouvernements und später erster Leibarzt des Kaisers und Baron des Kaiserreichs. Nach Napoleon's Sturz zog er sich freiwillig zurük und wollte mit der neuen Regierung troz aller glänzenden Anträge nichts zu thun haben. Er starb nach mehreren apoplectischen Anfällen 1821.

Ohne gerade neue Ideen eingeführt zu haben, ist Corvisart von Bedeutung, indem er durch seine steten Bemühungen für eine genau detaillirte und objective Diagnose viel zu der gegenwärtigen Richtung in der Medicin beigetragen hat. Besonders waren seine Studien auf die Krankheiten der Brusthöhle und des Herzens gerichtet, und durch eine Uebersezung des Auenbrugger'schen Werkes führte er die Percussion in Frankreich ein, übte sie regelmässig aus und vervollkommnete sie wesentlich. Sein Hauptwerk ist das „Essai sur les maladies et les lésions organiques du coeur et des gros vaisseaux (1806). In seiner Schule bildeten sich Lännec, Bayle und Dupuytren.

Zu gleicher Zeit wurden auch einige Versuche in Frankreich gemacht, die physiologischen Thatsachen in geordneter Weise darzustellen, so von Richerand in seinen geschäzten nouveaux élémens de physiologie 1801, und von Cabanis, welcher in seinen Rapports du physique et du moral de l'homme, 1802 in lichtvollster Darstellung eine Zurükführung der moralischen Thätigkeiten auf die organische Sensibilität versuchte, die Gehirnactionen von den äusseren Eindrüken ableitete und die geistigen Phänomene als Modificationen der Organisation betrachtete. Auch seine Abhandlung: du degré de certitude de la médecine enthält viele treffliche Bemerkungen. Nichtsdestoweniger ist der directe Einfluss dieser beiden Autoren auf die Medicin ein untergeordneter geblieben.

Dagegen erregte die Wirksamkeit der drei oben genannten grossen Forscher am Wendepunkt des Jahrzehnts viele Nacheiferung. Jedoch blieb bis in die Mitte des zweiten Jahrzehents die französische Medicin im Gange stiller Thätigkeit und ohne entschiedene Färbung. Manche tüchtige Leistungen, die sich namentlich in dem Journal von Corvisart und Boyer und in dem grossen Dictionnaire des Sciences médicales, den beiden Hauptorganen dieser Zeit finden, geben Zeugniss von der sorgsamen und ernsten Forschung der damaligen französischen Aerzte. Besonders ging die Richtung auf die Untersuchung der Leiche, um das Wesentliche der Krankheiten aus ihr nachzuweisen.

In dieser Hinsicht sind besonders hervorzuheben:

Prost. Prost, médecine éclairée par l'ouverture des corps 1804, welcher namentlich eine Zurükführung der Pinel'schen Fieberspecies auf krankhafte Zustände des Darmkanals versuchte.

Bayle. Bayle, geb. 1774, seit 1805 Arzt der Charité, gest. 1816, der wesentlich mit zur Begründung der pathologisch-anatomischen Richtung der französischen Medicin beitrug und mehrere treffliche Untersuchungen über Cancer, Tuberkel (die er zuerst genau unterschied) sowie über Oedema glottidis veröffentlichte.

Petit und Serres. Petit und Serres, deren traité de la fièvre enteromésentérique 1813 die erste symptomatische und anatomische Beschreibung des enterischen Typhus seit Röderer und Wagler war.

Boyer. Neben diesen wirkten noch im selben Sinne einige tüchtige Chirurgen, namentlich Boyer, geb. 1760 (gleichfalls Assistent Desault's, später Chirurg an der Charité und Professor der chirurgischen Klinik), gest. 1833. Seine wichtigsten Werke sind das Traité d'anatomie 1797—99 und das grosse neunbändige Traité des maladies chirurgicales 1814—1825.

Larrey. Larrey, geb. 1766, seit 1798 Napoleon's Oberwundarzt und Begleiter nach Aegypten und auf den meisten spätern Feldzügen, nach der Schlacht von Wagram 1809 baronisirt, starb 1842. Er schrieb sur les amputations des membres à la suite des coups de feu 1797, eine Relation über den ägyptischen Feldzug 1803 und Mémoires de chirurgie militaire 1812—17, ausserdem noch später neben mehreren minder wichtigen Arbeiten eine Clinique chirurgicale 1830.

Richerand. Richerand, geb. 1779, ein anderer Schüler Desault's, Professor der chirurgischen Pathologie, Baron 1815, starb 1840. Von einiger Wichtigkeit ist seine Nosographie chirurgicale 1803 (eilfte Auflage).

Dupuytren. Der Genialste unter den französischen Chirurgen aber war Dupuytren, geb. 1777, dessen wissenschaftliche Stellung sich jedoch erst später bestimmter ausprägte. Hervorzuheben ist jedoch hier schon, dass auch er zeitig ganz besonders auf Förderung der pathologisch-anatomischen Studien hinwirkte und dass unter seinem directesten Einfluss und ohne Zweifel nach seinen Vorträgen 1807 von einem seiner Schüler, Marandel, eine interessante kleine Schrift, essai sur les irritations erschien, welche nicht nur höchst anregend die mannigfaltigsten Punkte der Pathologie kurz bespricht, sondern auch in vielen Beziehungen Vorläufer der Broussais'schen Lehre wurde.

Delpech. Endlich ist noch der Rivale Dupuytrens, Delpech (ermordet von einem Kranken 1832) zu erwähnen, der durch Originalität und grosse Operationsfertigkeit sich auszeichnete.

Nach Italien hatte im Jahre 1790 Locatelli die Brown'schen Elemente aus England mitgebracht. 1792 erschien die erste italienische Ausgabe der Elemente. Rasch gewannen sie Bewunderer, zumal in den nördlichen Provinzen. Von Moscati, Monteggia, Frank, Rasori wurde die Brown'sche Lehre eifrig verfochten, doch fand sie bereits auch mehrere Gegner: Carminati, Del Monte, Berlinghieri.

Doch in Kurzem entwikelte sich aus ihr eine Doctrin von eigenthümlicher Art.

Giovanni Rasori, geb. 1763, hatte schon in England die Brown'sche Lehre kennen gelernt, nahm sie mit Enthusiasmus auf und lehrte sie als Professor zu Pavia aufs Eifrigste. Da brach eine Typhusepidemie in den Jahren 1799 und 1800 in Genua aus, und Rasori wurde dahin geschikt, um die dortigen Hospitäler zu leiten. Anfangs nach Brown'schen Grundsäzen dabei verfahrend, hatte er die übelsten Erfolge und wurde so veranlasst, eine neue Therapie und für sie auch eine neue Theorie zu ersinnen. In seinen ersten Schriften über die Epidemie zu Genua und in den Zusäzen zu Darwin's Zoonomie zeigte er sich noch ziemlich zurükhaltend und unschlüssig. Erst als er die medicinische Klinik in Mailand erhielt, ging er daran, sein System vollständiger abzurunden. Aber auch jezt schrieb er nur einige Journalaufsäze (in den Annali de scienze e lettere), als Proben seines Systems über die Pneumonie und ihre Behandlung mit Tartarus emeticus, über die Wirkung der Digitalis, über den Gebrauch des Gummigutts bei Intestinalfluxus und des Salpeters im Diabetes. Ungleich mehr wirkte er durch mündlichen Vortrag, und seine zahlreichen in den zwanziger Jahren über ganz Italien verbreiteten und fast alle Kliniken innehabenden Schüler sind es, aus deren Schriften wir seine Lehre kennen. Namentlich zeichneten sich unter ihnen aus Tommasini, Borda, Fonzago, Rubini, Brera, Acerbi, Lanza, Bondioli. Das Hauptwerk, in welchem die Lehre dargestellt ist, ist von Tommasini: Della nuova dottrina medica italiana (1817). Rasori erlebte den vollständigsten Sturz seiner Lehre. Er starb, nur von Wenigen mehr anerkannt, 1837.

Wie Brown alle Lebenszustände in Sthenie und Asthenie eintheilte, so auch Rasori, nur mit Verwerfung der Brown'schen Ausdrüke. Es ist nach Rasori die Lebensthätigkeit entweder erhöht und die organische Faser in einem Zustande von Spannung oder Contraction: der Zustand des Reizes, Diathesis di stimulo; oder die Lebensthätigkeit ist vermindert und die organische Faser befindet sich im Zustande der Erschlaffung: Zustand des Gegenreizes, Diathesis di contrastimulo. Bei der Diathesis di stimulo ist die Muskelkraft erhöht, Neigung zu Krämpfen, starker

Pulsschlag, Delirien, Herzklopfen sind vorhanden; bei der Diathesis di contrastimulo ist die Festigkeit und die Geneigtheit zu Contractionen geringer, soporöse Zustände und stille Delirien, Stumpfheit der Geistesfunctionen, Ohnmachten und Ohrensausen, kleiner und schwacher Puls charakterisiren sie.

Uebrigens protestirt Rasori dagegen, dass man die Diathese aus einzelnen Symptomen erkennen könne. Erwägung aller Erscheinungen und namentlich der Ursache führe eher zu einer sichern Diagnose. Das Hauptmittel für die Diagnose aber ist nach ihm die Anwendung der Medicamente. Die Medicamente nämlich sind, wie alle äussern Dinge, in zwei Hauptclassen getheilt: in solche, welche die Diathesis di stimulo hervorrufen, Reize — hieher gehören das Ammoniak, der Moschus, Opium, Campher, Kohlensäure, Alcohol, Aether, ätherische Oele, viele Gewürze, China, Wärme, Blut, Schmerz, Leidenschaften, animalische Nahrung u. s. w., und in solche, welche die Diathesis di contrastimulo hervorrufen, Gegenreize, wohin Lymphe, Chylus, Galle, Magensaft, Urin, Brechweinstein und die andern Antimonpräparate, ferner Mercur, die Emetica, Drastica, Purgantia, Arsen, die bittern Mittel, Säuren, Sauerstoff, namentlich Blausäure, Digitalis, Salpeter, Weinstein, phosphorsaurer Kalk, viele Narcotica wie Hyosciamus, Belladonna, Aconit, Cicuta, sodann die Arnica, Gratiola, Phellandrium aquaticum, Valeriana, Serpentaria, Safran, Kaffee, Senf, Pfeffer, Chamillen, Canthariden etc. gehören. Wenn nun ein Mittel aus der ersten Reihe günstig und heilend wirkt, so darf man sicher sein, dass man es nicht mit einem Reizzustande zu thun hatte, der durch weitere Reize nur erhöht würde, sondern mit der Diathesis di contrastimulo, und umgekehrt.

Um aus dem Cirkel, der durch diese Art und Beweisführung entsteht, herauszukommen, sagt Rasori, müsse man sich an die Wirkungsweise besonders entschiedener Mittel halten, die man als bekannt vorausseze. Ein solches Medicament sei vor Allem die Venäsection, die in allen sthenischen Krankheiten nüzlich sei. Alle übrigen Arzneimittel werden nur danach beurtheilt, ob sie der Aderlässe analog oder entgegengesezt wirken. Jene sind Gegenreize, diese Stimuli, und danach wird berechnet, ob der krankhafte Zustand die Diathesis di contrastimulo oder di stimulo sei. In zweifelhaften Fällen wird eine kleine Probe-Aderlässe gemacht und nach ihrem Erfolg die Diagnose gestellt.

Die Diathesis des Reizes ist weit häufiger vorhanden als die des Gegenreizes. Hier erklärt sich Rasori gegen Brown, der im Gegentheil die asthenische Diathesis überwiegen liess. Rasori sagt ferner, die indirecte Asthenie von Brown sei ganz unhaltbar und müsse unter die

Reiz-Diathesis gebracht werden. Alle Krankheiten, behauptet er ferner, welchen die Reiz-Diathesis zu Grunde liege, gehen in der Regel von selbst in die Genesung über, während die Krankheiten der andern Diathese sich selbst überlassen meist mit dem Tode enden.

Die chronischen Krankheiten beruhen meist auf Reiz-Diathese, ebenso die Entzündungen; die hizigen Fieber dagegen auf der Diathesis di contrastimulo. Die anstekenden Exantheme, die Syphilis sind sthenisch. Bei den örtlichen Uebeln ist keine oder nur geringe allgemeine Diathese; indessen gesellt sich später dazu häufig eine Reiz-Diathese.

Die erste Aufgabe der Behandlung ist Entfernung der Ursachen. Die Behandlung der Reiz-Diathese geschieht entweder durch Verminderung der vorhandenen Reize, namentlich des Blutes, oder noch sicherer durch Vermehrung der Gegenreize mittelst sehr energischer Anwendung derselben. Namentlich müssen sie fast immer in grossen Gaben gereicht werden: der Brechweinstein zu $^1/_2$ Scrupel bis zu $^1/_2$ Drachme, Nitrum zu mehreren Unzen, Digitalis zu 1—2 Scrupel, Jalappe zu 1—4 Scrupel, Flores Zinci zu 1—4 Scrupel.

Niemals sollten aber gleichzeitig mehrere Mittel in Anwendung kommen, sondern immer nur Eines allein.

Aber nicht für jede Diathesis di stimulo ist jeder Gegenreiz am Plaze; vielmehr ist besonders die specifische Beziehung der Mittel zu den einzelnen Organen zu berüksichtigen.

Die Diathesis di contrastimulo kann immer nur durch Anwendung der Reize behandelt werden.

Eine der wichtigsten Bereicherungen durch diese Schule ist die Erfahrung, dass die Arzneisymptome vorzugsweise bei falschen Anwendungen eintreten.

Die gewöhnliche Behandlung bei Entzündungen waren sehr reichliche Venäsectionen, bis zu zehn in wenigen Tagen. Daneben bei Pneumonie $1^1/_2$—2 Drachmen Tartarus emeticus in mittlerer Dose für den Tag; bei Hydrothorax täglich 6 Drachmen Tartarus emeticus, während 6 Tagen fortgesezt; gegen Dysenterie Gummigutt zu 1 Scrupel; gegen Diarrhoe, wenn die Diathesis des Reizes vorhanden ist, 2—3 Unzen Nitrum täglich; gegen Phthisis anfangs Phellandrium aquaticum, später Aconitextract; gegen Wechselfieber und Manie sehr grosse Gaben von Gratiola; gegen Magenentzündung grosse Dosen von Oleum Crotonis; gegen Scropheln Cicuta.

Die Mortalitätsverhältnisse sollen nach Tommasini sehr günstig gewesen sein, und die Schule hat in der That nicht unbedeutende pharmakologische Verdienste. Ihre Theorie freilich ist fast durchaus schief und verfehlt, und ihr therapeutisches Vorgehen oft überaus gewagt und gefährlich. Auch traten daher bald bedeutende Gegner in Italien selbst auf, Ozanam, Amoretti, Bianchi, Spallanzani, Bufalini etc., und schon gegen die Mitte der zwanziger Jahre war die Rasori'sche Lehre sehr in Misscredit gekommen.

Berlinghieri und Scarpa.

Unabhängig von dieser Schule wie von dem Brownianismus haben Vacca Berlinghieri († 1826) und Scarpa († 1832) die Chirurgie und die pathologische Anatomie gefördert.

Gallini.

Stefan Gallini (Elem. der Physiologie 1817) machte einen Versuch, die Kräfte der thierischen Organismen auf die allgemeinen Naturkräfte zurükzuführen und die Iatromechanik zu restituiren.

Deutschland.

Nirgends war die vorbereitende Periode der Neuzeit reicher an Bewegungen, aber auch reicher an Extravaganzen und Verirrungen, nirgends waren die Contraste so schroff, die Parteien so feindlich entgegengesezt und doch auch nirgends die Principien so verflochten und vermischt als in Deutschland.

Es war diess eine wirre Epoche der deutschen Medicin, wie keine andere Nation eine ähnliche aufzuweisen hat. Während in den Nachbarländern grösstentheils in ruhiger Weise die Grundanschauungen sich entwikelten und zur Geltung kamen, von denen aus die Neugestaltung der Wissenschaft ausgehen konnte, war in Deutschland schon der heftigste Kampf ausgebrochen, aber ein Kampf ohne Boden, in der Luft und um Phantome, ein Kampf daher auch, der auf jeder Seite nur zur Niederlage führen musste und nach welchem die Parteien ermattet und erschöpft, ohne reellen Gewinn, wie ohne Versöhnung zurükblieben.

Allgemeine Situation.

Diese fruchtlosen Kämpfe auf dem Gebiete der Medicin fielen in eine Zeit, in welcher Deutschland überhaupt seine bittersten Erfahrungen machte, wie andererseits seine glänzendsten Erfolge erlebte, in eine Zeit der tiefsten Erniedrigung und Demüthigung, aber auch des grossartigsten geistigen Aufschwungs, wie er jemals in irgend einer Nation stattgefunden hat.

Es ist nicht anders möglich, als dass solche Schiksale der Nation auch auf die Entwiklung einer ganz partiellen Culturseite von Einfluss sein mussten, und es ist lehrreich, in welcher Weise die extremsten Gegensäze und Sprünge in dem Denken und Leben, in der Sitte und der politischen Lage der Nation auf die Naturforschung influencirt haben.

Im Anfange der Periode, d. h. unmittelbar vor und während der französischen Revolution, finden wir Deutschland in politischer Zerrüttung und Zerfahrenheit. Sieht man ab von den sporadisch gebliebenen gesunden Elementen aus der Hinterlassenschaft der zwei erleuchtetsten Fürsten des Jahrhunderts, so begegnet man in jener Zeit fast allenthalben nur despotischem Druk oder Frivolität, pedantischer Kleinlichkeit oder maassloser Vergeudung der Nationalkräfte, blinder Sorglosigkeit oder der nichtswürdigsten Feigheit.

Mitten aus dieser nationalen Verkommenheit erhoben sich die besten Köpfe, die jemals Deutschland hervorgebracht hat, und entwikelte sich jene classische Literatur, welche nicht nur nach allen Seiten anregend und aufrüttelnd die deutsche Cultur in kürzester Zeit jeder andern ebenbürtig machte, sondern welche als der Gipfel der ästhetischen und philosophischen Entwiklung des deutschen Geistes bis jezt gelten muss.

Der Naturforschung gelang es nicht, diesen ruhmvollen Aufschwung der Literatur zu begleiten. Zwar wurde auch sie von dem gewaltigen Stürmen und Drängen in den Köpfen mit fortgerissen und es fehlte nicht an grossen Anläufen und idealen Projecten und es fehlte ebensowenig an hartem Aufeinanderstossen der Parteiungen; aber es fehlte allenthalb der Sinn für das Einfache, für das schlichte Factum. Daher wurde kaum irgendwo ein ächter Weiterschritt zustandegebracht, fast überall wurde nur die Anschauung in unabsehbare Irrgänge geleitet.

Auf die politische Verdorbenheit folgte die Zeit der tiefsten Demüthigung durch fremde Uebermacht. Vernichtete diese aber auch alle Selbständigkeit des nationalen Hervortretens, so hat sie das nationale Bewusstsein in einem grossen Theile der Bevölkerung nicht zu zerstören vermocht; ja es wurde dieses geradezu dadurch gewekt, verbreitet und gekräftigt, und die geistige Cultur, in der das nationale Gefühl seine einzige Befriedigung zu finden vermochte und zu welcher es die Zuflucht nahm, gewann in der Zeit der Unterwerfung unter die Fremdherrschaft an innerlicher Consolidirung wie an Umfang.

In dieser Zeit der ruhigeren geistigen Beschäftigung fanden zwar da und dort Anfänge einer erfolgreichen Thätigkeit in der Erforschung der Natur statt; aber sie waren zu unmächtig, die überkommenen idealen Extravaganzen zu überwinden.

Die Erhebung gegen die fremde Gewalt geschah mit aller Leidenschaft des feurigsten Patriotismus, und vor dem kriegerischen Enthusiasmus mussten die zärteren Manifestationen der Cultur verstummen. Die Aufregung brachte eine Menge neuer Elemente auf die Oberfläche, deren Ueberschwänglichkeit eine Zeitlang die innere Rohheit und Hohlheit verdekte und die allgemeine Begeisterung schloss auch die absurde Phrase, wenn sie nur patriotisch klang, in die Arme.

Die Beschäftigung mit der Natur wurde hier von dem gewaltigen andersartigen Interesse zurükgedrängt und es hat die Zeit des politischen Sturmes so gut wie nichts in der Medicin zu Tage gefördert, die Anfänge einer gründlicheren Betrachtung sogar wieder vernichtet.

Als aber nach dem Siege die Ruhe wiederkehrte und die extremen Hoffnungen, für welche die mächtigsten Anstrengungen aufgeboten worden waren, sich nirgends erfüllten, da trat mit der Enttäuschung Missmuth und Erschlaffung ein. Von den Ueberschwänglichkeiten, welche in der Periode der Aufregung erträglich gewesen waren, blieb jezt bei der allgemeinen Versumpfung nur noch die Albernheit zurük. Die Romantik, nachdem sie ihren Schwung eingebüsst hatte, wurde fade und platt, und es trat jene grenzenlose geistige Flachheit, Abgeschmaktheit, Erlahmung des Restaurationszeitalters ein, an der auch Naturforschung und Medicin, so wenig sie geleistet hatten, den vollsten Theil nahmen.

So hat diese ganze denkwürdige Periode der deutschen Geschichte, von den 80ger Jahren des vorigen Seculums bis gegen die 30ger des jezigen, mit allen ihren extremen Gegensäzen, mit ihrer gewaltigen Aufrüttlung in der allgemeinen Cultur wie in der Politik und andererseits mit der nachfolgenden Ermattung, für die Naturforschung in Deutschland ungemein wenig zuwegegebracht und unter all den Wechselfällen hat nur die Sterilität in den realen Wissenschaften sich gleich erhalten. Freilich ist diess nicht zu verwundern, noch war es anders möglich; denn für die ruhige besonnene Forschung, die allein die Kenntniss der Natur zu fördern vermag, sind alle Extreme stets nur von übelstem Einfluss.

Einfluss der Philosophie. Um speciell zu der Lage der Medicin am Ende des 18. Jahrhunderts überzugehen, so ist zuvörderst daran zu erinnern, dass sie vorzugsweise theoretische Neigungen geerbt hatte. Diese wurden noch genährt durch die glänzenden Erfolge der deutschen Philosophie in derselben Zeit. Dem Impulse für das kritische Denken, der von einem so scharfen Geist, wie Immanuel Kant, ausging, konnte sich kein offener Kopf entziehen und die Masse folgte dem Zuge nach philosophischer Vertiefung.

Man hat sogar Kant, welcher so unermesslich im Reiche der Gedanken gewirkt hat, als den intellectuellen Urheber der ganzen neuen Gestaltung der Naturwissenschaft zu bezeichnen versucht und sich auf jene schöne Stelle in der Vorrede zu den „Metaphysischen Anfangsgründen der Naturwissenschaft" berufen, in welcher er sagt: „Ich behaupte, dass in jeder neuern Naturlehre nur so viel eigentliche Wissenschaft angetroffen werden könne, als darin Mathematik anzutreffen ist. Denn eigentliche Wissenschaft vornemlich der Natur erfordert einen reinen Theil, der dem empirischen zugrundeliegt und der auf Erkenntniss der Naturdinge a priori beruht. Nun heisst es etwas a priori erkennen, es aus seiner blossen Möglichkeit erkennen; die Möglichkeit bestimmter Naturdinge kann aber nicht aus ihren blossen Begriffen erkannt werden; denn aus diesen kann zwar die Möglichkeit des Gedankens, aber nicht des Objects als Naturding anerkannt werden, welches ausser dem Gedanken gegeben werden kann. Also wird, um die Möglichkeit bestimmter Naturdinge, mithin um diese a priori zu erkennen, noch gefordert, dass die dem Begriffe correspondirende Anschauung a priori gegeben werde, d. h. dass der Begriff construirt werde. Nun ist die Vernunfterkenntniss durch Construction der Begriffe mathematisch. Also mag zwar eine reine Philosophie der Natur überhaupt, d. i. diejenige, die nur das, was den Begriff der Natur im Allgemeinen ausmacht, untersucht, auch ohne Mathematik möglich sein; aber eine reine Naturlehre über bestimmte Naturdinge ist nur mittelst der Mathematik möglich, und da in jeder Naturlehre nur so viel eigentliche Wissenschaft angetroffen wird, als sich darin Erkenntniss a priori befindet, so wird Naturlehre nur so viel eigentliche Wissenschaft enthalten, als Mathematik in ihr angewendet werden kann."

Aber schon in dieser Stelle ist in einer bedenklichen Weise auf die apriorische Erkenntniss als die einzig wahre hingewiesen und es war diess bei so theoretischer, vom Detail abgewandter Richtung, in welcher die deutsche Medicin sich bereits verfangen hatte, doppelt gefährlich. Neben der Erfahrung hat Kant dem idealistischen Bedürfnisse, mehr als es für die Medicin damaliger Zeit erspriesslich war, Rechnung getragen und damit noch mehr seine ärztlichen Zeitgenossen electrisirt und fortgerissen, als mit der nüchternen Analyse und der Zertrümmerung der Autoritäten. So musste bei der Lükenhaftigkeit der Kenntniss der Objecte, die unter dem Gewichte Kant'schen Geistes gegebene Einladung, statt „unsere Erkenntniss nach den Gegenständen sich richten zu lassen, einmal zu versuchen, ob man nicht besser fortkomme, wenn man annehme, die Gegenstände müssen sich nach unserer Erkenntniss richten," nur zu verführerisch wirken, und die daran geknüpfte Erinnerung an den Erfolg, den Copernicus mit seiner Hypothese hatte, war zu lokend, als dass nicht die Strebsamsten und Eifrigsten mit Vorliebe der aprioristischen Meditation sich zugeneigt hätten. So ist die Kant'sche strenge Gedankengymnastik den Naturwissenschaften ohne directen Vortheil geblieben, hat selbst Abwege geöffnet, die vielleicht ohne die philosophische Stimmung der Zeit nicht betreten worden wären.

Noch hatte Kant der empirischen Realität ihr volles Recht gelassen, das Subjective unserer Anschauung genau bezeichnet; aber schon zeigt sich bei ihm die Vermuthung, dass das „Ding an sich" und das „Ich" identisch sei.

Uebrigens waren alle Denker jener Zeit mehr oder weniger Schüler der Kant'schen Logik und überall begegnet man der Neigung, Kant'sche Verstandescategorien mit empirischem Inhalt zu füllen und lezteren dadurch ein wissenschaftliches Gewand zu geben.

Ist die Kant'sche Philosophie nicht der Ursprung der gegenwärtigen Gestalt in der Naturforschung, so ist sie es dagegen um so gewisser, auf welche sich die rationalistischen Richtungen mit Vorliebe berufen. Die idealistischen Keime aber, die in ihr lagen, erlangten bei dem Ueberwiegendwerden romantischer Neigungen in der Culturstimmung bald die Oberhand und haben ihre einseitige und möglichst extravagante Entwiklung genommen.

Benüzung der Physik u. Chemie. Die vorhandenen Thatsachen reichten nicht aus, den phantastischen Bedürfnissen zu genügen, welche voll Ungeduld von einigen allgemeinen Säzen aus die ganze Wissenschaft zu construiren unternahmen. Mit hastiger Ueberstürzung wurden daher die Entdekungen aus verwandten Wissenschaften herangezogen.

Die Electricität namentlich und die Pole der voltaischen Säule wurden mit Begierde aufgegriffen, um die mangelhaften Facta des eigenen Gebietes zu ergänzen. Niemals hat man mit geringerer Berechtigung eine grosse physikalische Entdekung für die Zweke der medicinischen Theorie missbraucht, als diess am Wendepunkt des Jahrhunderts mit dem negativen und positiven Pole der Säule geschah und je dunkler die Thatsache selbst war, um so ungenirter liess sie sich auf allen widerstrebenden Punkten der medicinischen Theorie verwenden. Bald wurde die Electricität mit der Lebenskraft identificirt, diese selbst als galvanischer Process angesehen; bald wurde sie nur damit analogisirt und der positive Pol der Irritabilität, der negative Lebenspol der Sensibilität gleichgesezt; es wurden zwischen den Geschlechtern, den Altersstufen, den einzelnen Organen und Processen willkürlich die gleichen Gegensäze vertheilt, fast immer mit dem unverkennbaren Missverständniss, dass man in dem positiven Pol wirklich etwas Positives und Actives, in dem negativen etwas Passives, Recipirendes sich dachte.

Nicht weniger roh und gewaltthätig wurde die Reform der Chemie durch Lavoisier und seine Entdekung der Bedeutung des Sauerstoffs für die medicinische Theorie ausgebeutet.

Mit Vorsicht hatte zuerst Fourcroy die neuen Entdekungen in seiner „Médecine éclairée par les sciences physiques" benüzt (1792); aber schon der Franzose **Baumès** machte eine Carricatur daraus. Sofort trat der Deutsche **Girtanner** auf und erklärte den Sauerstoff für den Siz der Irritabilität, für das Princip der Lebenskraft. So weit war es bereits mit diesen Begriffen gekommen. Weiter entwikelte sich daraus die sogenannte antiphlogistische Schule, welche die meisten Krankheiten als Uebermaass von Sauerstoff, einige wenige, wie den Scorbut, als Mangel desselben bezeichnete. Vornemlich bemächtigte sich die naturphilosophische Schule dieser Idee. Sauerstoff, Wasserstoff, Kohlenstoff wurde die Trinität, die an die Stelle der Irritabilität, Sensibilität und Reproduction trat. Dieselben verfehlten Speculationen kehrten somit mit neuen Namen zurük, und dike Bände hindurch wurde über das Oxygen und Hydrogen geträumt.

Die alte Irritabilitäts- und Sensibilitätslehre mit allen ihren Missstaltungen und Auswüchsen verfehlte nicht, dabei ihre Wirksamkeit im Stillen fortzusezen und zumal alles Unklare, Nebelhafte aus ihr wurde mit seltener Anhänglichkeit bewahrt.

Vornemlich aber kam die **Brown**'sche Erregbarkeit zu weitverbreiteter Geltung und ausser den Kreisen ihrer nächsten Anhänger mischte sie in alle Köpfe ihren Einfluss.

Eigentlich reelle Untersuchungen waren ungemein sparsam und dürftig. Je mehr die Aerzte sich von der positiven Forschung entfernten, um so gieriger strebten sie nun nach dem Ruhme geistreicher Einfälle und federfertiger Gewandtheit; je inhaltsloser die Discussionen wurden, um so grimmiger und leidenschaftlicher wurden die Streiter.

Die Aerzte der Zeit spalteten sich in unzählige Fractionen; die Schulen erhielten sich nur theilweise und das Streben nach individueller Eigenthümlichkeit brachte die mannigfachsten Mischungen der Anschauungen hervor. Nur unvollkommen lassen sich daher die hervorragenden ärztlichen Schriftsteller der Zeit rubriciren. Doch machten sich vornemlich einzelne Gruppen bemerklich.

Die **Einführung der Brown'schen Lehre** auf dem Continente hatte mit einem Scandale begonnen. 1790 hatte **Girtanner** im Journal de physique die Brown'schen Grundsäze als seine eigenen bekannt gemacht. 1795 begann der Streit in Deutschland. **Weikard** dekte Girtanner's Betrug auf und übersezte die Elementa ins Deutsche, ihm folgte Pfaff. A. **Röschlaub** erklärte sich gleichfalls für Brown in seiner Diss. de febre.

Frühe machten sich jedoch auch Gegner geltend. **Hufeland** trat zuerst unter ihnen auf, indem er im vierten Band seines Journals eine ausführliche Critik des Brown'schen Systems gab. Manches macht er dabei mit Recht geltend. Der Körper bestehe auch aus Materie und deren physische und chemische Verhältnisse seien nicht weniger zu berüksichtigen. Das Leben sei nicht bloss Erregung, sondern eine beständige Metamorphose. Die äusseren Einwirkungen wirken nicht nur als Nervenreize, sondern auch chemisch, durch Verwandlung des Bluts. Ueberhaupt seien die Vitalität des Bluts, die Dyscrasien, die Crisen in Brown's System unberüksichtigt geblieben. Ferner habe Brown die innere schaffende Kraft im Organismus, die Autocratie der Natur übersehen.

Hartmann. Ein anderer noch glüklicherer Gegner war **Hartmann** (Analyse der neuern Heilkunde 1802). Er wirft der Brown'schen Physiologie namentlich die Vernachlässigung der Vegetation vor. Erregbarkeit sei nicht das einzige Lebensprincip, das zweite sei die organische Wahlanziehung; die Thätigkeit des Organismus hänge von seiner Organisation ab. Es könne keine blossen Krankheiten der Erregbarkeit geben. Jede Krankheit sei eine Krankheit der Organisation. Die Erregbarkeit könne nie verändert sein, ohne dass es die Materie sei.

Pfaff. Auch der Uebersezer Brown's, **Pfaff**, lieferte eine Critik der Lehre (Revision der Grundsäze von Brown, 1804). Die Brown'sche Erregbarkeit sei nur Receptivität; davon müsse das Wirkungsvermögen unterschieden werden. In der Schwäche sei die Receptivität erhöht, das Wirkungsvermögen vermindert. Es sei ferner ein Fehler von Brown, dass er die Modificationen der Erregbarkeit nach den verschiedenen Hauptsystemen nicht nachgewiesen habe. Ferner habe Brown mit Unrecht den Säften die Vitalität abgesprochen und den Stoffwechsel versäumt zu berüksichtigen. Wenn Brown von einem Ersaz der Erregbarkeit spreche, so wisse man nicht, woher diese kommen solle. Es könne diese von nichts anderem, als einem Ersaz der Masse, des Körperlichen selbst, abhängen.

Ausbreitung des Brownianismus. Troz dieser Widersprüche befestigte sich das Ansehen des Brown'schen Systems immer mehr in Deutschland. Man fing nun an, mit grösserer Umsicht die Lehre darzustellen, und manches davon zu modificiren; so entstand die sogenannte Erregungstheorie. Vornemlich aber fanden die Consequenzen der Brown'schen Lehre Eingang bei den Practikern. Nichts war leichter, als bei diesem Systeme Diagnosen zu machen, nichts leichter, als die Indicationen zu finden. Die Brown'sche Reiztheorie wurde fast allgemein acceptirt.

Röschlaub. Der leidenschaftlichste Verfechter des Brownianismus und der Gründer der Schule der Erregungstheoretiker war der Professor Andr. **Röschlaub**. 1798 schrieb er über den Einfluss der Brown'schen Theorie auf die Praxis, 1799 begann er eine Zeitschrift als Organ der Erregungslehre zu ediren: das berühmte Magazin für Vervollkommnung der Heilkunde, das anfangs mit ausserordentlichem Beifall aufgenommen wurde, allmälig aber gewaltig ausartete und in den Ton des niedrigsten Schimpfens verfiel (so in dem Artikel über den Lieblingsdichter der Gemeinheit, in den fürchterlichen Philippiken gegen Autenrieth, Burdach, Loder, Hufeland; alle anders Denkenden werden als Janhagel bezeichnet, Kozebue's Poesien nennt er dessen Fäces etc.) So kam die Zeitschrift in Misscredit, Niemand wollte sich mehr Röschlaub anschliessen und schon im sechsten Band erklärt der Redacteur, er werde sie in Zukunft allein schreiben, denn nur so werde sie gut. Sein Hauptwerk aber sind die Untersuchungen über Pathogenie in drei Bänden, in welchen er mit vielem Scharfsinn die vorzüglichsten der damaligen Ansichten prüft. Er sucht zuerst nachzuweisen, dass zwei Verhältnisse zum Bestehen des Lebens nothwendig seien, 1) ein äusseres, die Organisation, auf welche Brown viel zu wenig Rüksicht genommen habe, 2) aber auch ein inneres Lebensprincip, welches nach Röschlaub mit Brown's Incitabilität identisch sei. Diese Incitabilität ist die erste nothwendige Ursache der Lebenserscheinungen. Dieses Lebensprincip sei aber nicht als eine Kraft vorzustellen, denn eine Kraft sei selbständig, sei der Grund einer Handlung aus sich, während das Lebensprincip nur durch äussere Anregung wirke, also bloss ein Vermögen des Organismus sei. Die Incitabilität selbst aber sei zusammengesezt aus zwei Begriffen, aus der Fähigkeit, von äusseren Eindrüken afficirt zu werden: Receptivität (auch Irritabilität genannt), und aus dem Vermögen, bestimmte Handlungen hervorzubringen: Wirkungsvermögen (auch Contractionsvermögen). Die Scheidung beider sei aber nur subjectiv. Sofort stellt Röschlaub dreissig Geseze der Erregbarkeit auf, die sehr instructiv sind, um den Geist der ganzen Schule in Kurzem kennen zu lernen (S. Excurse.).

Der Hauptgrundsaz Röschlaub's für die Pathologie ist folgender: Nur bei einer bestimmten i. e. mittelmässigen Gewalt des Incitaments und einem bestimmten i. e. mittelmässigen Grade der Erregbarkeit, bei welchem die Stärke des Wirkungsvermögens der Gewalt des Incitaments proportional ist, existirt gehörig starke d. h. normale Erregung, mit anderen Worten absolute Gesundheit. Diese gehörige Stärke, also die absolute Gesundheit, wird gestört, sobald das Incitament oder das Wirkungsvermögen nicht mehr mittelmässig, nicht mehr proportional sind. Krankheit entsteht also aus Disproportion beider. Diesen Saz nennt Röschlaub die Fundamentaltheorie der Medicin. Alle krankhaften Verhältnisse beruhen daher auf Hypersthenie der Erregung (bei zu gewaltigem Incitament) oder auf Asthenie der Erregung (bei relativ überwiegender Erregbarkeit). Ist in lezterem Verhältniss die Disproportion durch absolut vermindertes Incitament eingetreten, so ist es directe Asthenie. Indirecte Asthenie entsteht (hier merkliche Abweichung von Brown), wenn das Incitament nur wegen relativer Verminderung zu geringe Gewalt hat. Diese indirecte Asthenie sei es namentlich, welche auf jede gesteigerte Hypersthenie folge. Directe und indirecte Asthenie können aber auch gemischt sein.

Röschlaub war ein sehr scharfer und logischer Kopf, aber er war nicht frei von dialectischen Sophistereien. Seine Polemik überschritt alles Maass, und nachdem er eine Zeitlang grossen Einfluss genossen, endete er damit, sich mit aller Welt zu verfeinden.

Weitere Erregungstheoretiker. Die übrigen Erregungstheoretiker waren theils unbedeutend, theils fehlte ihnen die Consequenz nnd manche fielen später von der Lehre ab. Viele haben zugleich andere Elemente in ihre Anschauungen aufgenommen.

Einer der Gediegensten unter den Erregungstheoretikern war Niemeyer (Materialien zur Erregungstheorie 1800), der schon im 25. Jahre starb.

Jos. Frank gehörte zu den feurigsten Vorkämpfern, vornemlich so lange er sich in Italien aufhielt. Später verlor sich die Hize; er kam mit Röschlaub in Streit und warf sich aufs Compendienschreiben.

J. H. Müller hat in einem 4bändigen Werke (System der gesammten Heilkunde nach der Erregungstheorie 1803 — 10) in ziemlich langweiliger Weise die Lehre auseinandergebreitet.

Auch K. Sprengel hat in der dritten Auflage seiner allgemeinen Pathologie sich mit der Erregungstheorie befreundet.

v. Hoven hat eine Anzahl Schriften in erregungstheoretischem Sinn geschrieben, doch meist sich ziemlich practisch gehalten.

Weikard blieb ohne grossen Einfluss. E. Horn, einer der tüchtigsten und aufgewecktesten Köpfe, wandte sich bald mehr der Empirie zu. Henke war ein gemässigter Anhänger. Auch A. F. Hecker war nicht unbedeutend influencirt.

Cappel verband humoralpathologische Ansichten mit der Erregungstheorie.

Nicht wenige haben die Erregungstheorie mit naturphilosophischen Tendenzen verflochten.

Adalbert Friedrich Marcus in Bamberg endlich (geboren 1755, gestorben 1816), war anfangs entschiedener Erregungstheoretiker (Prüfung des Brown'schen Systems an Krankenbetten 1797—1799), später wurde er Naturphilosoph. Zuletzt verfiel er in die extreme Idee, dass fast alle Krankheiten Entzündungen seien, während er sie zehn Jahre vorher alle für asthenisch erklärt hatte und selbst die Pleuritis mit Reizmitteln behandelte (S. über ihn später).

Gegner. Es konnte nicht fehlen, dass die so anspruchsvolle und übermüthige neue

Lehre auf zahlreichen Widerstand stiess. Zum grossen Theil waren freilich die Gegner der Erregungstheorie dem kampffertigen Röschlaub und den übrigen Vertheidigern der Brown'schen Doctrin an Gewandtheit der Dialectik nicht gewachsen. Aber wenn auch der Einzelne in dem harten Streite gegen die Theorie des Tages meist den Kürzern zog, so vermochten diese sporadischen Niederlagen doch den unvermeidlichen Sieg unbefangenerer Anschauungen nicht zu verhindern. Vieles von dem damals gegen die Theorie Vorgebrachten, womit fast alle Zeitschriften jener Zeit gefüllt sind, erscheint uns jezt bedeutungslos und trivial; aber nichtsdestoweniger haben auch die schwächeren Hände etwas dazu beigetragen, den stolzen aber hohlen Bau zum Sturze zu bringen. Die gewichtigsten Gegner des Systems waren die Practiker und Eklektiker, namentlich Chr. G. Gruner, Wedekind, Stieglitz, Kreyssig, Hartmann, Pfaff und Hufeland. Andere Practiker haben mit Umgehung eigentlicher Polemik den theoretischen Streitigkeiten einfach den Rüken gewendet und ruhig ihren eigenen Weg verfolgt.

Auch nachdem die Erregungstheorie dem allgemeinen Misscredit verfallen war, dauerte jedoch in gutem und schlimmem Sinne ihre Wirksamkeit noch fort. Es blieben namentlich die Begriffe der Erregbarkeit und Reizung als wirklich brauchbare in der Medicin eingebürgert, daneben aber auch die mehr oder weniger ungerechtfertigten der Sthenie und Hypersthenie, der directen und indirecten Schwäche. Was leztere anbetrifft, so erschien über die Schwäche 1807 einer der gediegensten und aufgeklärtesten Versuche von dem württembergischen Hofmedicus Jäger (über die Natur und Behandlung der krankhaften Schwäche des menschlichen Organismus).

Fortdauernder Einfluss der Erregungstheorie.

Ferner blieb von der Erregungstheorie die irrige Anschauungsweise, dass sich gewisse Eigenschaften der organischen Materie im Körper anhäufen können, so die Erregbarkeit, die Irritabilität und Sensibilität. Es blieb ferner die Neigung, welche in der ganzen deutschen Medicin vorherrschend blieb, über dem Ganzen des Organismus seine Theile zu vergessen und zu übersehen, dass ein Ganzes nur aus seinen Theilen, der Zustand eines Organismus nur aus dem Zustande seiner Organe erkannt werden kann.

Ziemlich zur gleichen Zeit (1799) mit der Erregungstheorie trat Schelling in Jena (geb. 1775 im Württembergischen; gest. 1854) mit dem Entwurf eines Systemes der **Naturphilosophie** auf, und gab dadurch den Impuls zur sogenannten naturphilosophischen Schule. Obwohl er in vielen Hauptpunkten die Brown'sche Schule und die Erregungstheoretiker

Naturphilosophie. Schelling.

entschieden angriff, so machten leztere doch im Anfang gemeinschaftliche Sache mit ihm, ehrten und becomplimentirten die neue Naturphilosophie auf jede Weise, und erst als Marcus und mit ihm einer der Erregungstheoretiker um den anderen zu der naturphilosophischen Schule abfiel, so fing Röschlaub an, auch gegen sie seine Lanze zu richten. Im weiteren Verlaufe der Sache blieb dieser denn zulezt ganz isolirt, der eine Theil der Erregungstheoretiker vereinigte sich vollständig mit der Naturphilosophie, der andere aber wendete sich dem Eklekticismus zu.

Schelling erklärte sich gegen die Brown'sche Aufstellung der Erregbarkeit als essentielles Merkmal des Lebens und bezeichnete die Natur der organischen Wesen dahin, dass diese durch äussere Einwirkungen erregt dennoch in der Form ihres Seins bestehe, die unorganischen aber verwandelt werde und ihr unabhängiges Sein verliere.

Indessen will ich versuchen, eine kurze Skizze der Schelling'schen Ansichten aus jener Zeit zu geben, insofern sie sich auf Natur und Medicin beziehen.

Es gibt keine höhere Offenbarung in der Wissenschaft, Kunst und Religion, als die der Göttlichkeit des All. Mit dieser Offenbarung fangen jene erst an. Nur wo man die Dinge aus dem All, aus der Einheit erkannte, hat man sie erkannt; wo man versucht, sie in ihrer Trennung zu erkennen, da sieht man die Wissenschaft in weiten Räumen veröden, Sandkörner sammeln, um ein Universum zu bauen. Aller Widerstreit in der Wissenschaft rührt nun daher, dass man von der Idee der Einheit absieht. — Gott ist nicht das Höchste, sondern er ist das schlechthin Eine; er ist nicht anzuschauen als Gipfel, sondern als Alles in Allem. Es gibt wahrhaft und an sich kein Subject und kein Ich und kein Object und kein Nichtich, sondern nur Eines: Gott oder das All und ausserdem Nichts. Auch das Denken ist nicht mein Denken, das Sein nicht mein Sein, sondern alles ist nur Gottes oder des Alls. Das Erkennen des Alls geschieht durch die Vernunft und durch den Verstand. Die Vernunft ist kein Vermögen, kein Werkzeug, das man brauchen kann, es gibt überhaupt nicht eine Vernunft, die wir hätten, sondern nur eine Vernunft, die uns hat. Es ist das schlechthin Allgemeine, das sich selber weiss. Die Vernunft hat nicht die Idee Gottes, sondern sie ist die Idee Gottes.

Kaum ist aber aus der Fülle der Vernunft die Idee Gottes geboren, so tritt auch der Verstand hinzu, um Theil zu haben an diesem Gut. Er möchte das, was in jener Idee als ewig und absolut Eins gesezt ist, getrennt betrachten. Alle diese Abstractionen des Verstandes geben ihre Nichtigkeit unmittelbar durch den Widerspruch kund, den sie mit sich führen. —

Nach diesen grossen Säzen über das absolut Eine und Unendliche war es eine höchste Schwierigkeit, endlich auch an das Einzelne und Endliche heranzukommen.

Das Absolute ist ein Offenbaren, Bejahen und Wollen seiner selbst auf unbegrenzte Weise, in allen Formen, Graden und Potenzen der Realität. Diese Formen nun, in welchen das ewige Wollen sich selbst will, sind für sich betrachtet ein Vieles und jedes einzelne Sein ist eine bestimmte Form des nur in der Totalität verwirklichten Seins des Absoluten.

Die Materie als solche für reell erachten, ist die niedrigste Stufe der Erkenntniss; in der Materie dasjenige erbliken, was sie mit dem Unendlichen gemein hat, ist die zweite; und endlich erkennen, dass die Materie überhaupt nicht ist, sondern dass nur die absolute Einheit ist, ist die höchste Stufe oder die ächt speculative Erkenntniss.

Der Raum ist die blosse Form der Dinge ohne das Band. Das Band (die Copula) oder die Macht, welche die Dinge in der Allheit zur Einheit verknüpft, ist in der Natur die Schwere. Die Schwere ist das Ewige in der Natur als Einheit in der Allheit. Aber das Ewige muss auch in der entgegengesezten Richtung als Allheit in der Einheit die Dinge eben so allgemein umfassen. Dieses zweite Wesen besteht in dem allgegenwärtigen Lichtwesen. Weder Schwere noch Lichtwesen wirken für sich allein in der Natur. Das eigentliche Wesen der Dinge ist immer das Identische der Beiden, die Copula. Durch diess Verhältniss des Lichtwesens und der Schwere wird die Materie erzeugt, welche der vollständige Abdruk des ganzen Wesens ist. Sie macht ein dreifach ausgebreitetes und doch zur Einheit untrennbar verkettetes Ganzes aus, in welchem die Formen insgesammt verwirklicht werden, die zu Folge des Wesens des Absoluten möglich sind.

Sowohl die grossen Abtheilungen der Materie als jeder einzelne Theil der Materie ist wieder ein Abbild des dreigestalteten Ganzen und stellt sich in drei „Dimensionen" dar. In dem Reiche der Schwere erscheint als Abdruk der Schwere selbst das Feste, als Abdruk des Lichtwesens die Luft, als Abdruk des Bandes zwischen beiden (der Copula) das Wasser, von welchem alle Productivität ausgeht. In ähnlicher Weise kommt Schelling auf die Trinität des Magnetismus, der Electricität und des Chemismus.

Auch im Organismus finden sich die drei Dimensionen wieder, der ersten Dimension entspricht die Reproduction, der zweiten die Irritabilität und der dritten die Sensibilität.

Die Schelling'sche Lehre von der Natur ist vornehmlich niedergelegt in seinen und Marcus' Jahrbüchern der Medicin als Wissenschaft (1806).

Die Schelling'sche Philosophie wurde von Oken (1779—1851), Prof. in Jena, später in München und Zürich, auf die Naturwissenschaften angewandt, von dem Professor der Theologie Carl Christ. Erhard Schmid in Jena auf die Physiologie, in etwas gemässigter Weise von Döllinger, Prof. in Würzburg und München, sodann von Phil. Franz Walther, Prof. in Landshut, Bonn und München gleichfalls auf die Physiologie applicirt.

Naturphilosophische Schule.

Die philosophische Verarbeitung der eigentlichen Medicin übernahmen:

Troxler.

Troxler, der bedeutendste unter diesen Phantasten, definirt die Krankheit als Missverhältniss der organischen Thätigkeit zu ihrem organischen Gebilde (das Inadäquatsein der organischen Thätigkeit zu ihrem Exponenten).

Marcus.

Marcus, der sich besonders durch seine Unwissenheit auszeichnete, verfuhr noch plümper. Seine specielle Therapie fängt mit folgender Definition der Entzündung an: „Entzündung ist das Ergriffensein des electrischen Moments in den Dimensionen." Weiterhin heisst es §. 6.: Die Irritabilität ist der Kampf des Magnetismus mit der Electricität; §. 8.: die Arterie ist die positive, die Vene die negative Seite der Irritabilität!

Kieser.

Kieser (System der Medicin 1814) hält das Leben für eine Oscillation, eine Spannung. Gesundheit ist relative Indifferenz beider Principien, Krankheit Abweichen vom Normal durch Vorwiegen des positiven oder negativen Pols.

Ferner gehörten zu der Schule Eschenmeyer, Kilian, sodann Malfatti und Schmidt in Wien, Himly in Göttingen und in etwas gemässigten Formen Nasse in Bonn.

Bald galt es wenigstens unter den jüngeren Aerzten als geistreich, in dem Schelling'schen Jargon zu raisonniren. Schelling's Schüler griffen namentlich einzelne seiner Säze, oft missverstandene heraus. Besonders verarbeitete man den höchst unerquiklichen Dualismus der Polaritäten, wie ihn Schelling gewiss nicht in Absicht gehabt hatte: Expansion und Contraction, Sauerstoff und Wasserstoff, Kohle und Stikstoff, Säure und Alkali, negative und positive Lebensseite, Receptivität und Actuosität, Subjectivität und Objectivität, Erregbarkeit und Materie, Factoren und Exponenten, Actu und Potentia, Idee und Substanz, Kreis und Linie; diese Gegensäze und noch viele andere findet man auf jeder Seite der naturphilosophischen Elaborate.

Dieses Hereinbrechen der Naturphilosophie hat für die Medicin nicht das geringste Nüzliche geleistet. Nicht einmal die Opposition gegen sie hat etwas zuwegegebracht. Vielmehr trug sie nur dazu bei, einerseits die Talente noch mehr von der detaillirten Forschung abzuziehen, andererseits den Werth philosophischer Bildung für den Naturforscher und Arzt bei dem grossen Haufen in Misscredit zu bringen.

Nur der eine Fortschritt in formeller Beziehung muss anerkannt werden. Die Naturphilosophen, wie auch schon die Erregungstheoretiker bedienten sich fast ohne Ausnahme der **deutschen Sprache**, die allein ihren seltsamen Wendungen sich fügte; und mit dieser Zeit beginnt der definitive Sieg der Muttersprache in den Discussionen der medicinischen Wissenschaft.

Die Naturphilosophie drang in die Anschauungen der meisten andern Richtungen der Zeit. Keine der übrigen theoretischen Fractionen in Deutschland hielt sich ganz frei davon. Selbst die entschiedensten Gegner nahmen da und dort einzelne ihrer Ideen auf. Am meisten aber verband sie sich mit der spätern sogenannten naturhistorischen Schule und mit der Parasitentheorie. Schon Schönlein war nicht wenig durch ihren Einfluss gehemmt. Noch mehr trat diese bei den untergeordneteren Ausbildern der Parasitenlehre hervor: bei Stark in Jena, Jahn in Meiningen. Auch Naumann in Bonn (zumal in den Elementa der physiologischen Pathologie 1834) zeigte die naturphilosophische Färbung.

Ueberhaupt hat die Naturphilosophie im Ganzen den Effect gehabt, dass sie, wenn auch nicht gerade zuerst, aber am consequentesten, als Hauptmittel zur Erforschung der Natur die Phantasie einführte.

Sie hat vornemlich die Idee in Curs gesezt, dass die Krankheit eigentlich ein Heraustreten einer Sphäre des Lebens, bei den Nüchternen eines Organs aus dem Fluss der normalen Erscheinungen sei. Wenn diess ganz allgemein betrachtet auch eine nicht ganz unrichtige Ansicht ist, so will sie doch nicht viel sagen. Auch Hegel's Idee von der Krankheit ist die gleiche, wenn er sich ausdrükt: „Das Individuum befindet sich im Zustande der Krankheit, insofern eines seiner Systeme oder Organe im Conflict mit der unorganischen Potenz erregt, sich für sich festsezt und in seiner besonderen Thätigkeit gegen die Thätigkeit des Ganzen beharrt, dessen Flüssigkeit und durch alle Momente hindurch gehender Process hiermit gehemmt ist." Das Heraustreten ist am Ende nur ein sehr untergeordnetes Nebenmoment und ein solches Heraustreten einzelner Organe findet sich auch in nicht krankhaftem Zustande (z. B. Uterus in der Schwangerschaft), und zwar in viel höherem Grade als in vielen Krankheiten (Fieber). Der Schaden, der dadurch angerichtet wurde, war aber besonders der, dass man mit der willkürlichen Annahme eines Heraustretens einer Sphäre, eines Organs für concrete Fälle sich begnügte und alles weitere ununtersucht liess.

Ferner hat die Naturphilosophie die Idee der Polarität ziemlich fest in den deutschen Vorstellungen sich einnisten lassen.

Sogar Hartmann, Medicin und Krankheit, 1825, huldigt dieser Ansicht, §. 97. Das Leben wird nicht durch Eine Kraft, wie man ehemals glaubte, sondern durch Wechselwirkung zweier einander entgegengesezter Kräfte hervorgerufen.

Damit hängt ein weiterer Nachtheil zusammen, den die Naturphilosophie uns hinterlassen hat, nemlich das schrankenlose Analogisiren. Am weitesten hat es darin Oken gebracht. Aber auch manche andere glaubten darin ihren Geist leuchten lassen zu müssen.

Bis auf die Darstellung hat uns die naturphilosophische Richtung die Wissenschaft verdorben. Während der englische und französische Arzt naiv und einfach den Thatbestand angibt, ist in Deutschland vorzüglich durch die naturphilosophischen Ueberschwänglichkeiten eine verkünstelte und inhaltslose Terminologie geläufig geworden.

Sie hat den Worten einen Sinn gegeben, den sie nicht haben, und einzelnen Körpertheilen eine allgemeine Bedeutung untergelegt, der ihnen empirisch nicht zukommt, so die Arteriellität und die Venosität (Marcus, Puchelt), die sensitive Sphäre und die sensitive Entzündung.

So hiess es: bei diesen Kranken ist ein Ueberwiegen der sensitiven Sphäre, oder die Sensibilität hat auf Kosten der Reproduction sich entwikelt, oder die Arteriellität ist vorherrschend etc. Ein durch und durch verdorbener Ideengang und Wortgebrauch wurde dadurch geläufig. Manche sahen dann in den kranken Organen überdiess noch ein gesteigertes Leben (z. B. in der Entzündung). Andere meinten sogar ein Zurüksinken auf schwächere Lebensformen annehmen zu müssen, ein Stehenbleiben der Entwiklung; andere gingen sogar so weit, ein wirkliches Uebertreten in das Leben niederer Thiere, Molusken, Fische, Vögel, anzunehmen, z. B. Steinheim, Hofmann, Ritter und Rösch.

Der Naturphilosophie war es nicht um Einfluss auf die Praxis zu thun; ja sie zog sich vornehm von dieser zurük. Die Arbeit der philosophischen Aerzte war am Schreibtisch. Diess war noch gewissermaassen ein Glük. Allein die Wirkung auf die Praxis blieb doch nicht aus. Zunächst hatten die medicinischen Unterrichtsanstalten mehr oder weniger einen naturphilosophischen Anstrich und von manchen Lehrern wurden nur die sublimsten Probleme und Speculationen behandelt; von eigentlicher Medicin erfuhr man in den Schulen nichts. Der Hauptherd der Hyperphilosophie war Jena, es inficirte nicht nur die ganze Umgegend, sondern es konnte sich selbst bis in die neueste Zeit seiner speculativen Färbung nicht ganz entledigen. Später wurde durch Schelling die Naturphilosophie nach Würzburg und durch denselben, Walther und Nasse nach Bonn und München verpflanzt; am drolligsten aber nahm sie sich in einigen Versuchen in Wien aus, wo lediglich für sie kein Boden und keine Stimmung vorhanden war.

Aber nicht nur die Schulen, sondern die ganze Literatur nahm einen naturphilosophischen Beigeschmak an. Wenn man auch nicht gerade speculative Gedanken hatte, so meinte man doch durch Wendungen und philosophische Stichwörter den Forderungen des Tages gerecht werden zu müssen. Und so sind eine Zeitlang fast alle medicinischen Publicationen mehr oder weniger ungeniessbar und gehen auf naturphilosophischen Stelzen.

Endlich aber hat die völlige Verflüchtigung aller factischen Grundlage, wie sie in der naturphilosophischen Schule statthatte, sicher drei Schwindelrichtungen wesentlich Vorschub gethan, welche ganz im Gegensaz zu der naturphilosophischen Zurükhaltung vor jeder Profanation sich mit Begierde des Publikums zu bemächtigen suchten, und denen diess auch bei der Unbildung des lezteren in allen naturwissenschaftlichen Dingen in nicht geringem Maasse gelang.

Schon in der Mitte des 18. Jahrhunderts waren da und dort Individuen aufgetreten, welche im Besize wunderbarer natürlicher Kräfte zu sein behaupteten. Ein System brachte in diese Geheimnisse Friedrich Anton Mesmer, geboren 1734, der 1764 mit einer Dissertation de influxu planetarum in corpus humanum in Wien doctorirte, sofort in Wien practicirte, anfangs vielfach den mineralischen Magnet anwandte, später aber in seinen eigenen Händen eine weit wirksamere Kraft entdekt zu haben glaubte, die er thierischen Magnetismus nannte. Er machte seine Erfahrungen zuerst 1774 in einer Schrift: Schreiben an einen auswärtigen Arzt über die Magnetcur bekannt, der er 1775 ein Schreiben an das Publikum folgen liess. Nun errichtete er in seinem Hause ein kleines Privathospital und lernte dabei die eigenthümliche Erscheinung des Somnambulismus kennen. 1778 wandte er sich nach Paris, schrieb dort sein Mémoire sur la découverte du Magnétisme animal 1776 und ein Précis historique des faits relatifs au Magnétisme animal 1781, und legte seine angeblichen Erfahrungen der Academie der Wissenschaften und der medicinischen Fakultät vor. So wenig er bei diesen gelehrten Körperschaften Anerkennung fand, um so grösseres Glük machte er bei den Laien und der Enthusiasmus für die neue Entdekung verbreitete sich über ganz Frankreich. Die Revolution machte dem ein Ende und Mesmer selbst entging mit Noth der Guillotine. Er flüchtete in die Schweiz, lebte dort ziemlich zurükgezogen und starb 1815.

Die Mesmer'sche Behauptung fand nun bei Schelling selbst (Jahrbücher 2. Band, pag. 3.) und bei einem Theil der naturphilosophischen Richtung die wärmste Aufnahme, bei den Eklektikern wie Hufeland, der sie mit zu der von ihm ganz tolerant behandelten Medicina magica rechnete, wenigstens eine gewisse Anerkennung. Unter den Freunden des Mesmerismus sind namentlich hervorzuheben die mehr oder weniger der Schelling'schen Schule angehörigen Wienholt, Wolfart, Eschenmeyer, Justinus Kerner, Kieser, Nasse, Ennemoser, Nees von Esenbek, Passavant. Eine voluminöse Literatur entstand, zahlreiche Zeitschriften wurden für den Gegenstand gegründet und es wurde eine Masse des abstrusesten, überspanntesten und trivialsten Unsinns zusammengebracht, wodurch die ganze Angelegenheit der, wie man sie zu nennen pflegte, Nachtseite der Natur zugleich auch reiche Belege für die Nachtseite der Bildung und des menschlichen Verstandes geliefert hat.

Hat die Entstehung und Acceptation dieser theils zur Befriedigung der Neigung zum Seltsamen und Unerhörten dienenden, theils besonders für therapeutische und selbst diagnostische Zweke ausgebeuteten phantastischen Doctrin als Zeichen der Zeit einiges historisches Interesse, so ist dagegen ihr weiteres Festhalten in den Köpfen der Wundersüchtigen und ihre bald rohere, bald schlauere Benüzung zur Behandlung von hysterischen und ähnlichen Kranken nicht weiter Gegenstand irgend einer Berüksichtigung von Seiten der Wissenschaft.

Cranioscopie. Eine etwas nüchternere Schwärmerei verdankt ihren Ursprung einem andern Wiener Arzte, dem Joh. Joseph Gall, geboren 1758. Er machte nicht ungründliche Untersuchungen über das Gehirn, und von der Idee ausgehend, dass die verschiedenen geistigen Fähigkeiten und Anlagen ihre speciellste Localisation an der Oberfläche des Organs haben, meinte er aus der Beschaffenheit des Schädels, seinen Vorragungen und Eindrüken die Entwiklung der einzelnen Theile der Hirnperipherie und damit die geistige Constitution des Individuums erkennen zu können (Cranioscopie). Seine Vorlesungen über den Gegenstand, die er schon 1796 in Wien hielt, wurden verboten und nachdem er sich einen Mann von nicht unbedeutendem Talent, Johann Caspar Spurzheim, für seine Lehre gewonnen hatte, begab er sich mit diesem nach Paris (1805) und starb dort 1828.

Auch diese Doctrin fand in den Reihen der naturphilosophischen Schule Anhänger, jedoch sparsam; denn sie war nicht sublim genug. Andererseits liessen sich durch die Localisation und scheinbare anatomische Grundlage der Lehre einige nüchterne Männer verführen, sie zu acceptiren, wie George Combe, Broussais. — Auch die Cranioscopie hat nicht aufgehört, bis in unsere Tage ihre theils in der Stille und Einsamkeit grübelnden, theils herumziehenden und lärmmachenden Lobpreiser sich zu erhalten.

Homöopathie. Eine dritte Lehre endlich hat die practische Tendenz völlig in den

Vordergrund gestellt und selbst die Verdrängung jeglicher bisherigen Erfahrung sich zur Aufgabe gemacht: die sogenannte Homöopathie.

Ihr Stifter, Samuel Hahnemann, wurde 1755 in Meissen geboren, studirte in Leipzig und darauf in Wien unter Quarin. Nachdem er 1779 in Erlangen promovirt hatte, practicirte er in Dessau, darauf zu Gommern bei Magdeburg. Hier sollen die ersten Scrupel gegen die Richtigkeit des gewöhnlichen Heilverfahrens in ihm aufgestiegen sein, wesshalb er denn mehrere Jahre der Praxis entsagte und nur gelehrten Studien lebte. 1790 übersezte er Cullen's Materia medica, wobei er zum Nachdenken über die antifebrile Wirkung der China geleitet wurde. Er kam auf die Vermuthung, sie könnte wohl dadurch wirken, dass sie einen dem Wechselfieber ähnlichen Zustand beim Gesunden errege; er nahm mehrere Tage je zweimal $\frac{1}{2}$ Unze Chinapulver und bald empfand er Symptome, wie sie bei Wechselfiebern stattfinden. Diess nennt er selbst die erste Morgenröthe der neuen Heillehre. Er widmete sich nun wieder der Praxis; da er aber selbst dispensiren wollte, so ward er von den Apothekern verfolgt und von Ort zu Ort vertrieben. 1796 machte er zum ersten Male seine Ansichten in Hufeland's Journal bekannt und schon im folgenden Jahre theilte er mehrere homöopathische Heilungen mit. Er verordnete die Mittel noch in starker Dose und bekannte, dass die günstige Wirkung erst nach mehrtägiger Verschlimmerung eintrete. Sofort versuchte er diese medicamentöse Verschlimmerung dadurch abzukürzen, dass er die Mittel in immer kleineren Dosen reichte, was er zugleich mit der Entdekung der Schuzkraft der Belladonna gegen Scharlach veröffentlichte. Schon hatte die Polemik gegen ihn begonnen und er antwortete mit einem scharfsinnigen und energischen Angriffe auf die Medicin der Schule (in Hufeland's Journal 1801). 1805 gab er sein erstes grösseres Werk Fragmenta de viribus medicamentorum positivis sive in sano corpore observatis heraus. Mit noch grösserer Entschiedenheit griff er die gangbare Medicin in seinem Organon der rationellen Heilkunde 1810 an und legte seiner Lehre im Gegensaz zur alten Medicin, die er Allöopathie nannte, den Namen „Homöopathie" bei. Erst durch den neuen Namen wurde der Streit gegen ihn lebhafter. Vom Jahre 1811—1821, wo er in Leipzig practicirte und grossen Zulauf hatte, erschien seine reine Arzneimittellehre. Während 1818 die Ausübung der Homöopathie in Oesterreich verboten wurde, reisten selbst Fürsten nach Leipzig, um sich von ihm behandeln zu lassen. Allmälig traten nun auch Hahnemann's Schüler und Anhänger hervor. Er selbst zog sich 1821 nach Köthen zurük, gab dort 1828 seine chronischen Krankheiten heraus. Im Uebrigen überliess er seinen Anhängern mehr und mehr den Schauplaz, obwohl er viel an ihnen auszusezen hatte. 1834 wandte er sich nach Paris und starb daselbst 1843.

Hahnemann's allgemeinste Grundsäze.

Seine Lehre ist im Wesentlichen folgende:

Des Arztes einziger Beruf ist zu heilen, alles theoretische Wissen ist vergeblich. Der Arzt hat nur zu wissen, was an jedem Krankheitsfall zu heilen ist, und die Arzneikräfte zu kennen, so ist er ein ächter Heilkünstler. Von der Krankheit selbst kann er nichts wissen, als die Symptome. Innere Veränderungen sind wohl vorhanden, aber diese Seite der Krankheit ist dem Arzte verhüllt; es ist unmöglich, sich davon eine täuschungslose, untrügerische Vorstellung zu machen. Die Gesammtheit der Symptome ist das Einzige, was dem Beobachter zugänglich ist und an diese hat er sich also allein zu halten. Mit der Wegnahme der Symptome ist auch die Krankheit selbst gehoben (Hahnemann verkennt hienach ganz das Vorhandensein symptomloser Krankheiten).

Zwar ist in den Krankheiten ursprünglich die Lebenskraft verstimmt, aber diess ist nur aus Symptomen zu erkennen. Wie die Lebenskraft die Symptome hervorruft, braucht der Heilkünstler nicht zu wissen. Die Gesammtheit der Symptome ist daher die einzige Indication, die einzige Hinweisung auf ein zu wählendes Mittel.

Indem nun die Krankheiten nichts als Befindensveränderungen des Gesunden sind, die sich durch Krankheitszeichen ausdrüken, und die Heilung ebenfalls nur durch Befindensveränderung des Kranken zum gesunden Zustande möglich ist, so sieht man leicht, dass die Arzneien auf keine Weise Krankheiten wieder heilen können, als indem sie die Kraft besizen, das auf Sensationen und Thätigkeiten beruhende Menschenbefinden umzustimmen. Diese Befindensveränderungskraft der Arzneien kann bloss in ihrer Einwirkung auf gesunde Menschen wahrgenommen werden. Die krankhaften Symptome, welche die Arzneien im gesunden Menschen erzeugen, sind das Einzige, woraus wir ihre Krankheitsheilungskraft erkennen.

Die Arzneien können nun möglicher Weise auf zweierlei Art die vorher bestandene Krankheit heilen; 1) durch Hervorrufung eines anderen entgegengesezten Krankheitszustandes, Contraria contrariis: antipathische Methode; 2) oder durch Hervorrufung eines dem Krankheitszustande möglichst ähnlichen (nicht gleichen) Zustandes, indem die vorher vorhandene natürliche Krankheit sich sofort in dieser künstlichen, ihr ähnlichen auflöst: Similia similibus, homöopathische Methode. Die Allöopathie oder die alte Medicin ist nur eine übelverstandene, unbewusste und inconsequente Abart der ersten Methode. Die Erfahrung lehrt nun, dass durch antipathische Cur zwar vorübergehend die Symptome gemindert oder scheinbar gehoben werden, dass sie aber nachher nur um so heftiger wiederkommen, dass sie also immer oder fast immer nur eine palliative und zugleich schädliche Cur ist.

Es bleibt daher keine andere hilfeversprechende Curmethode übrig, als die homöopathische, und die Erfahrung lehrt, dass wirklich diejenige Arznei, welche in ihrer Einwirkung auf gesunde menschliche Körper die meisten Symptome in Aehnlichkeit erzeugt, wie sie in dem zu heilenden Krankheitsfalle zu finden sind, dass diese Arznei in gehörig potenzirter Dose auch die Gesammtheit der Symptome, die ganze gegenwärtige Krankheit schnell, gründlich und dauerhaft hebe und in Gesundheit verwandle. Diess beruht auf dem Naturgeseze, dass eine schwächere dynamische Affection von einer stärkeren (d. h. arzneilichen) dauerhaft ausgelöscht wird, wenn diese jener sehr ähnlich in ihrer Aeusserung ist. Bei üblem Geruch wirkt z. B. weder Musik noch Zukerbrod, sondern Schnupftabak. Durch fernen Kanonendonner in Furcht gesezte Soldaten werden nicht durch ein glänzendes Montirungsstük, noch durch einen Verweis, wohl aber durch die homöopathische Wirkung des Trommelschlages von der Furcht curirt.

Während die homöopathisch richtig gewählten Mittel unfehlbar jede Krankheit heilen, so haben die nicht homöopathischen Curen besonders bei chronischen Krankheiten entweder gar keine Wirkung, oder sie rufen eine Arzneikrankheit hervor, die zwar für den Augenblik die natürliche Krankheit unterdrükt, wenn sie aber weicht, die leztere wieder zum Vorschein kommen lässt, oder endlich es mischt sich die alte Krankheit mit der neuen und Kunstkrankheit des allöopathischen Arztes und macht so einen complicirten Zustand. Diese, sagt Hahnemann §. 75., durch die allöopathische Unheilkunst hervorgebrachten Verhunzungen des menschlichen Befindens sind unter allen die traurigsten, unheilbarsten chronischen Krankheiten, und ich bedaure, dass sie zu heilen, wenn sie zu einiger Höhe getrieben worden sind, wohl nie Mittel scheinen erfunden oder erdacht werden zu können. Nur gegen natürliche Krankheiten hat uns der Allgütige Hilfe durch die Homöopathie geschenkt, aber jene, durch falsche Kunst schonungslos erzwungenen, oft jahrelangen Verhunzungen und Verkrüppelungen müsste die Lebenskraft selbst wieder zurüknehmen, wenn sie nicht schon zu sehr durch solche Unthaten geschwächt worden wäre, und wenn sie mehrere Jahre auf dieses ungeheure Geschäft ungestört verwenden könnte. Eine menschliche Heilkunst zur Normalisirung jener unzähligen, von der allöopathischen Unheilkunst oft angerichteten Innormalitäten gibt es nicht und kann es nicht geben. Unterliegt endlich der Kranke, so pflegt der Vollender einer solchen Cur bei der Leichenöffnung diese inneren organischen Verunstaltungen, die seiner Unkunst die Entstehung verdanken, recht schlau, als ursprüngliches, unheilbares Uebel den trostlosen Angehörigen vorzuzeigen. Die anatomischen Pathologien mit Abbildungen, täuschenden Andenkens, enthalten die Producte solcher jämmerlichen Verpfuschungen (Hahnemann selbst vermied es stets, Sectionen anzuwohnen).

Die homöopathische Curmethode similia similibus entgegen zu sezen, ist also die allein sich eignende unter allen Umständen, mit einziger Ausnahme dringender Fälle, wo Lebensgefahr und die Nähe des Todes dem homöopathischen Hilfsmittel keine Zeit zum Wirken gestattet.

Acute Krankheiten. Die acuten Krankheiten sind alle entweder durch äusserliche Schädlichkeiten, wie tellurische Einflüsse, Contagien, Miasmen entstanden, oder aber sie werden durch verschiedene Vergehen in der Diät und dem Lebenswandel veranlasst, Erkältungen, Erhizungen, Ausschweifungen, Entbehrungen, Strapazen u. s. f. Die lezteren sind aber eigentlich nur die Veranlassung zu der Erkrankung, denn selbst die acute Krankheit ist nichts weiter, als eine Auflockerung latenter Kräze, welche von selbst wieder in ihren Schlummerzustand zurükkehrt, wenn die acute Krankheit nicht allzuheftig war und bald wieder beseitigt wird (§. 73.).

Chronische Krankheiten. Die chronischen Krankheiten sind theils die schon erwähnten Arzneikrankheiten, die auf Schuld der Allöopathie fallen; die übrigen sind von einem chronischen Miasma entstanden und nehmen, wenn nicht homöopathische Hilfe eintritt, immer zu, quälen den Kranken bis an das Ende seines Lebens und reiben ihn zulezt auf. Solcher chronischen Miasmen gibt es drei: 1) die Syphilis; 2) die Feigwarzenkrankheit; 3) alle übrigen chronischen Uebel, mögen sie Namen haben, mögen sie Erscheinungen darbieten, welche sie wollen, kommen von der Kräze her (Psora). „Zwölf Jahre," sagt Hahnemann, „brauchte ich dazu, um die Quelle jener unglaublich zahlreichen Menge langwieriger Leiden aufzufinden und diese der ganzen Vor- und Mitwelt unbekannt gebliebene grosse Wahrheit zu erforschen und zur Gewissheit zu bringen, dass die Psora ihre einzig wahre Grundursache und Erzeugerin ist, und zugleich die vorzüglichsten antipsorischen Mittel zu entdeken, welche zusammen diesem tausendköpfigen Ungeheuer von Krankheit grösstentheils gewachsen sind."

Dadurch nun, dass dieser uralte Anstekungszunder nach und nach in einigen hundert Generationen durch viele Millionen menschlicher Organismen ging, wird Hahnemann begreiflich, wie er sich in so unzähligen Krankheitsformen entfalten konnte. Für gewöhnlich ist das Psoragift latent; von Zeit zu Zeit aber bricht es acut aus oder macht allmälig chronisches Siechthum.

Troz dieser entdekten Universalursachen bleibt es für den homöopathischen Arzt immer unerlässlich, in einem jeden Krankheitsfalle eine strenge Individualisirung eintreten zu lassen, da nie zwei Fälle einander gleichen, wenn sie auch die alte Schule unter demselben Namen zusammenwirft. Besonders ist die genaueste individualisirende Untersuchung eines Krankheitsfalles bei den chronischen Krankheiten nothwendig, wozu der Arzt übrigens weder anatomischer noch physiologischer Kenntnisse bedarf, noch etwas von der speciellen Pathologie zu wissen braucht, sondern nur Unbefangenheit und gesunden Sinn, Aufmerksamkeit im Beobachten und Treue im Aufzeichnen des Bildes der Krankheit nöthig hat. Aber auch diese Eigenschaften sind schliesslich überflüssig, denn Hahnemann hatte es am liebsten, wenn der Kranke selbst die Symptome aufzeichnete und sofort schriftlich mit ihm verkehrte. Sieht der Homöopath den Kranken selbst, so empfiehlt Hahnemann, alle Symptome, die er sieht, bemerkt und vom Kranken sich erzählen lässt, ohne diesen durch Fragen zu unterbrechen, sogleich zu Papier zu bringen. Die einzige Ermahnung, die der Arzt sich erlauben darf, ist nach §. 84., dass der Kranke langsam spreche, damit jener gut nach schreiben kö. ne. Erst nach vollendeter Erzählung des Kranken kann der Arzt über einzelne Symptome nähere Erkundigung einziehen.

Symptomenaufnahme.

Bei den seuchenhaften Krankheiten muss man sich erinnern, dass nicht jeder Kranke sämmtliche Symptome zeigt; hier muss man die fehlenden von den andern Fällen her ergänzen, um das Bild der Seuche zu erhalten.

Mit dieser Symptomenaufnahme des Krankheitsfalles ist die schwerste Arbeit geschehen.

Das zweite Geschäft betrifft nun die Erforschung der Heilmittel und ihrer krankmachenden Kraft. Diese erfährt man nur aus ihrer Wirkung auf gesunde Individuen. Man findet dabei zweierlei Wirkungen: 1) die Erstwirkung der Arznei, bei welcher sich die Lebenskraft bloss empfänglich zu verhalten pflegt und wie gezwungen durch die fremde Potenz ihr Befinden umändern lässt; 2) die Nachwirkung, wenn sich die Lebenskraft wieder ermannt hat und einen der Erstwirkung gerade entgegengesetzten oder sie auslöschenden Zustand hervorruft. Die Nachwirkung der Arzneipotenz fällt weg, wenn die Gabe gehörig klein gewählt wird; wo dagegen die Gabe zu gross ist, tritt sogleich die Nachwirkung ein und die Erstwirkung wird vereitelt. So bei allen Purganzen und Vomitiven; hier wird der Organismus genöthigt, das Mittel in revolutionärer Weise von sich zu spuken.

Erforschung der Heilmittel.

Um nun die Kräfte der einzelnen Arzneimittel zu prüfen, werden gesunden Individuen die Mittel in mässigen bis kleinsten Dosen gereicht. Nun werden alle Empfindungen und veränderten Thätigkeiten der Personen, mit welchen experimentirt wird, bis ins Einzelnste notirt, nicht ein Bild des Zustandes entworfen, sondern jedes einzelne Symptom in kurzen Säzen hinter einander gereiht, wobei häufig ganz unbedeutende Modificationen derselben Empfindung neben einander aufgezählt werden. Solcher Symptome sind bei den meisten Arzneimitteln wenigstens tausend aufgezählt, bei Phosphor zweitausend. Diese langen Listen nun soll der homöopathische Arzt mit der Liste der Symptome des Krankheitsfalles vergleichen, um das rechte Mittel herauszufinden; eben auf die richtige Wahl kommt Alles an; denn es gibt keine gleich wirkenden Mittel nach Hahnemann, es gibt keine Surrogate, immer ist nur ein Mittel das richtige.

Anwendungsweise der Mittel. Ist das rechte Mittel gefunden, so kommt der dritte Punkt des Geschäftes eines ächten Heilkünstlers, die Auffindung der zwekmässigsten Anwendungsart der Arzneipotenz zur Heilung der natürlichen Krankheit. Hat eine Krankheit nicht allzu lange gedauert, so wird sie gemeiniglich durch die erste Gabe des richtig nach Symptomenähnlichkeit gewählten Arzneimittels ohne bedeutende Beschwerde gehoben und ausgelöscht. Indessen gibt es fast kein auch noch so passend gewähltes homöopathisches Heilmittel, welches vorzüglich in zu wenig verkleinerter Gabe nicht einige Arzneisymptome bei sehr reizbaren und feinfühlenden Kranken zuwegebringen sollte, weil es fast unmöglich ist, dass Arznei und Krankheit in ihren Symptomen sich mathematisch deken. Jedoch hat diess nicht viel zu sagen. Die Arzneisymptome verschwinden, wenn sie unbedeutend sind, bald wieder, und eine kleine homöopathische Verschlimmerung in den ersten Stunden nach der Darreichung des Mittels ist sogar von guter Vorbedeutung. Je kleiner die Gabe des homöopathischen Mittels aber, desto kleiner und kürzer ist auch diese anscheinende Verschlimmerung. Bei den chronischen psorischen Krankheiten tritt die Verschlimmerung oft erst nach mehreren Tagen ein. Die Arznei, d. h. die einzige Gabe, muss hier mehrere Tage, selbst Wochen lang wirken; nur zuweilen ist es nothwendig, nach Tagen und Wochen eine neue Dosis nachzugeben. Die Zeit der Wiedergabe richtet sich nach der Art des Mittels.

Sollte man in einem einzelnen Falle kein vollkommen entsprechendes homöopathisches Mittel finden, so werden die Beschwerden auch nur theilweise gehoben, und es wird oft nöthig, später ein zweites oder selbst drittes Mittel nachzuschiken. Diess sowohl als die Wiederholung ist nur dann gestattet, wenn die Besserung sistirt wird oder die Zufälle wieder zunehmen; denn so lange der Kranke in der Besserung Fortschritte macht, darf kein Mittel gereicht werden, indem solches nur die Besserung stören würde. Nur wenn die Besserung gar zu langsam geht, darf auch die Dose, aber nur sehr feiner Mittel, wiederholt werden. So z. B. behandelt man einen frisch entstandenen Krätzausschlag mit einem alle sieben Tage gereichten Decillionstel Gran Tinctura sulphuris, und in frischer Syphilis sind meist 2 — 3 Dosen metallisches Queksilber, je zu einem Decillionstel Gran, nothwendig.

Die Hauptsache ist aber immer, dass die Arzneien in ihrer vollkräftigsten und ächtesten Weise angewendet werden. Die Substanzen des Thier- und Pflanzenreichs sind in ihrem frischen und rohen Zustande am arzneilichsten. Am zwekmässigsten ist es, aus der ganz frischen Pflanze den Saft auszupressen und diesen Saft sogleich mit gleichen Theilen starken und reinen Weingeistes zu vermischen. Um nun aber die geistartigen Arzneikräfte recht zu entwikeln und zu einem vordem unerhörten Grade zu steigern, bedarf es einer eigenthümlichen Behandlung derselben, wodurch auch solche Substanzen heilkräftig werden, die in rohem Zustande gar keine Wirkung haben. Zwei Tropfen von obigem mit Weingeist vermischten Safte werden mit 98 Tropfen Weingeist verdünnt und mittelst zweier Schüttelschläge potenzirt als erste Kraftentwikelung und so durch noch 29 Gläser hindurch, deren jedes mit 99 Tropfen Weingeist zu drei Vierteln angefüllt ist, dergestalt, dass jedes folgende Glas mit einem Tropfen des vorigen geschüttelten Glases versehen wird, um es dann gleichfalls zweimal zu schütteln, und ebenso wird auch zulezt die 30. Kraftentwiklung, die potenzirte Decillionsverdünnung hervorgebracht, welche die zwekmässigste ist. Durch mehreres Schütteln würde noch mehr potenzirt werden; allein das Verfahren würde ungenau.

Dosirung und Potenzirung.

Andere Stoffe, Metalle, trokene Pulver, Mittelsalze, Phosphor werden erst durch dreimal je einstündiges Reiben von 1 Gran mit je 100 Gran Milchzuker zur millionfachen Pulververdünnung potenzirt, von dieser dann, und zwar auch bei unlöslichen Substanzen, ein Gran in Weingeist gelöst und durch 27 Verdünnungsgläser auf ähnliche Weise wie bei den Pflanzensäften bis zur 30. d. h. Drillionstel Kraftentwikung gebracht.

Ein Tropfen von der lezten Verdünnung wird auf Milchzuker genommen, oder auch ein kleines Streukügelchen, deren man tausend mit einem Tropfen befeuchten kann, damit benezt und daran gerochen. Mit einem solchen einfachen Riechen an dem Decillionstel Gran Kieselerde heilt man unter vielem Andern den Kopfgrind, die Kahlköpfigkeit, den grauen Staar, die Amaurose, das nächtliche Bettpissen, den übermässigen Geschlechtstrieb, den Husten mit Eiterauswurf, den stinkenden Fussschweiss, die chronischen

Fussgeschwüre, ängstliche Träume, die Unfähigkeit zum Denken und vieles Gähnen.

Mit Sulphur werden geheilt unter Anderm die Furchtsamkeit, religiöse fixe Ideen, Kurzsichtigkeit und stumpfes Gehör, Zahnweh und Heisshunger, Bluthusten und gelbe Fleke am Körper, Kräze und Schläfrigkeit, Impotenz, Vorfall des Mastdarms und kalte Füsse.

Durch Phosphor werden Scheu vor der Arbeit und Leistenbrüche, Magendrüken und Hämorrhoidalknoten, stinkender Athem und Bandwurm, unablässiger Drang zum Beischlaf und Unterküthigkeitsschmerz der Sohlen beim Gehen beseitigt.

Die Erfahrung zeigt durchgängig, dass die Gabe des homöopathisch gewählten Heilmittels niemals so klein gewählt werden kann, dass sie nicht noch stärker wäre, als die natürliche Krankheit; und sie nicht wenigstens zum Theil zu überstimmen, auszulöschen und zu heilen vermöchte (§. 279.). „**Es gibt keinen Fall von dynamischer** (d. h. nach pag. 176 des Organon 5te Aufl. „aller nicht chirurgischer") **Krankheit in der Welt; den Todeskampf, das hohe Alter und die Zerstörung eines nothwendigen Theils ausgenommen, deren Symptome in den Wirkungen einer Arznei in grosser Aehnlichkeit angetroffen werden, welche nicht durch diese Arznei schnell und dauerhaft geheilt würde"** (Reine Arzneimittellehre 2. Theil, pag. 21.).

Diät. Neben diesen Arzneien ist noch die Diät zu berüksichtigen, die in acuten Krankheitsfällen sich nach dem Instinct richtet, in chronischen dagegen methodisch sein muss. „Die sanften Flötentöne," sagt Hahnemann (Organon, §. 259.), „die aus der Ferne in stiller Mitternacht ein weiches Herz zu überirdischen Gefühlen erheben, werden unhörbar und vergeblich unter fremdartigem Geschrei und Tagesgetöse; ebenso die Wirkung der Arzneien, wenn sie durch fremdartige Einwirkung gestört wird." Daher sind eine Menge Dinge zu vermeiden: Apotheken, Kaffee, Thee, Liqueure, Punsch, Riechwasser und Parfümerien, stark duftende Blumen, Zahnpulver, gewürztes Bakwerk, grüne Gemüse.

Gegner Hahnemann's. Viele Gegner sind gegen Hahnemann und seine Lehre aufgetreten und haben bald gewandt, bald plump, mit Ernst oder mit Hohn die Neuerung angegriffen. Im Ganzen haben sie eher dazu beigetragen, den Ruf der Homöopathie zu verbreiten. Bekehrt hat man wohl selten durch Streitschriften einen Anhänger der Lehre, und der Laie urtheilt nur zu gerne, dass das, was man eines Angriffs würdigt, kein vollständiges Hirngespinst sein könne. Die Gegner haben zumal darin gefehlt, dass sie als Partei sich der Homöopathie gegenüber stellten. Freilich war der Zustand der damaligen Medicin selbst ein solcher, dass sie Hahnemann und seinen

Anhängern die faule Methode ihrer Erfahrung und ihrer Argumentation kaum zum Vorwurf machen durfte. Die angeblichen Thatsachen und Schlüsse der sogenannten Homöopathen sind derselben liederlichen Art der Beobachtung und Logik entsprungen, durch welche die Medicin aller Zeite so viel nuzlosen und schädlichen Ballast sich aufgeladen hat. So waren die Gegner in einer schiefen Stellung. Die Vorwürfe, die sie Hahnemann machten, trafen sie selbst eben so gut. Das Modewerden der neuen Lehre konnten sie ohnediess nicht verhindern; denn niemals darf man erwarten, dass das Publikum, dem meist die logische Bildung und immer die Einsicht in die Thatsachen fehlt, durch wissenschaftliche Gründe und Widerlegungen überzeugt werden kann. In allen solchen Dingen ist nur auf die Wandlungen der Zeit und auf das schliesslich doch nicht ausbleibende Erwachen des öffentlichen Schamgefühls zu hoffen.

Eine Critik der Hahnemann'schen Lehre erscheint völlig überflüssig. Die einfache ungeschminkte Darstellung der Doctrin ist ihr strengstes Gericht, das mit Worten nicht geschärft werden kann. Wer das Willkürliche der Prämissen, die Fehler der Logik und der Beobachtungsmethode und das Abenteuerliche des Verfahrens an einem so massiven Beispiele nicht selber zu erkennen vermag, für den bleibt jede Belehrung hoffnungslos.

Man darf aber Hahnemann's Begabung nicht zu gering schäzen. Scharfsinn, jede Schwäche des Gegners zu bemerken und zu benüzen, Energie, jeden wirklichen oder scheinbaren Sieg zu verfolgen, vor allem aber ein gewisses demagogisches Talent, das überall die volksthümlichen Neigungen und Vorurtheile zu verwerthen weiss, dem Unkundigen schmeichelt und den Sachverständigen herunterreisst, das den Besiz mit Glük zu verdächtigen versteht, das für den Gedankenlosen zur rechten Zeit ein Schlagwort bereit hält, die Beweise durch nichtssagende aber überraschende Beispiele aus dem gemeinen Leben führt und schliesslich bei aller innerlichen Verachtung der blinden Massen doch überall an ihr Urtheil appellirt — alle diese für einen Mann der Revolution höchst brauchbaren und förderlichen Fähigkeiten und Eigenschaften sind ihm in hohem Grade geläufig. *Hahnemann's ungewöhnliche Begabung.*

Auch fand seine Lehre bald auf den verschiedensten Punkten Sympathien; zumal unter dem grossen Publikum wurde vielfach mit Leidenschaft Partie für die sogenannte neue Medicin genommen. Die Motive für diese Vorliebe zahlreicher Laien waren die heterogensten. Der Liebhaber des Mystischen wurde angezogen, weil ihm ein neues unerhörtes Geheimniss der Natur, die Steigerung der Kraft durch Theilung der Materie, geoffenbart wurde; der Gegner des Materialismus und der sinnlichen Auffassung fand seine Befriedigung durch den Hohn, mit dem jede reelle Unter- *Hahnemann's Erfolge.*

suchung behandelt wurde. Das gläubige Gemüth wurde erbaut, weil ihm etwas Unbegreifliches, also um so mehr auf Glauben Anspruch machendes geboten wurde; ja selbst die Vergleichung der neuen Lehre mit dem Protestantismus im Gegensaz zur alten oder katholischen Medicin führte Anhänger in das Lager der Homöopathen. Wer ohne grosses Nachdenken sich für einen Verehrer der Natur hielt und erklärte, war satisfacirt, weil in dem System der Natur keine Gewalt angethan werde; und wer der Toleranz sich rühmte, wollte wenigstens beide Parteien, wie man es nannte, gewähren lassen. Der Revolutionär ward durch den schonungslosen Angriff auf das Bestehende und das Herkommen gewonnen, der Liberale durch die polizeilichen Verfolgungen und Unterdrükungen der Lehre; für die Aengstlichen unter den Conservativen schienen die strengen Vorschriften der Homöopathen weniger gefährlich, als der Schein von Anarchie, welchen die freie Bewegung der Wissenschaft mit sich bringt. Manchen imponirte die strenge Diät; andere waren froh, statt übelschmekender Arzneien nur selten ein harmloses Streukügelchen nehmen zu müssen. Besonders Kluge brachten heraus, dass die Homöopathie wenigstens für gewisse Krankheiten nüzlich sei; Andere wechseln überhaupt gerne einmal mit dem Arzte und seiner Methode, weil sie niemals dazu gelangen, die Aufgabe und die Mittel der Heilkunde zu begreifen. Manchen imponirte der Erfolg der Homöopathie bei selbstheilenden Krankheiten oder die Besserung solcher, welche übertrieben mit Medicamenten gefüttert waren. Schwerkranke und Unheilbare griffen nach jedem Strohhalm, der ihnen Hilfe versprach, und im Hilfeversprechen sind die Homöopathen niemals blöde gewesen.

Adhäsion unter den Aerzten.

Auch von Seiten der Aerzte zeigte sich allmälig eine wachsende Adhäsion. Hufeland in seiner eklektischen Bereitwilligkeit, überall zu vermitteln, war einer der Ersten, der „etwas Wahres" an der Sache fand. Ums Jahr 1816 fingen einige Praktiker in Leipzig und der Umgegend an, entschieden sich auf Hahnemann's Seite zu schlagen. 1822 eröffneten (gegen Hahnemann's Willen) Moriz Müller in Leipzig, Stapf in Naumburg und Gross in Jüterbogk das Archiv für homöopathische Heilkunde, das erste Organ der Hahnemann'schen Lehre. 1829 entstand der allgemeine homöopathische Verein, dessen Centralsiz Leipzig war. Der Kampf wurde nun immer erbitterter. Die polizeilichen Verfolgungen der Secte wurden reichlich aufgewogen durch den zunehmenden Beifall des Publikums und durch den Uebertritt mancher selbst älterer Praktiker, und das Verbot wirkte nur als neuer Reiz für die Homöopathie, während die da und dort erfolgende Duldung und Zulassung als Sieg von der Secte proclamirt wurde An manchen Orten wurde die neue Methode öffentlich in Heilanstalten geprüft, in Leipzig und Wien wurden selbst eigene Hospitäler für homöopathische Behandlung eröffnet. Auch ausserhalb Deutschlands fing die neue Lehre bereits an Proselyten zu machen.

Aber schon im Anfang der 30er Jahre begannen Symptome innerer Zwietracht in der neuen Secte. Man unterschied reine und freie Homöopathen. Der Zank brach mit öffentlichem Scandale los, als Hahnemann von Köthen aus im Leipziger Tageblatt (am 3. November 1832) unter den schmählichsten Invectiven (von denen sogar der polizeiliche Censor des Blatts einzelne zu streichen für nöthig fand) gegen die Ernennung von Moriz Müller zum Arzte des eben im Entstehen begriffenen Leipziger homöopathischen Spitals protestirte. Ein Abgrund von Schmuz, Klatsch und Intrigue bezeichnet von da an die nächste Geschichte der Homöopathie in Sachsen, und das Hospital selbst, das mit einem Scandal begonnen und niemals zu rechtem Gedeihen gekommen war, ging schon nach etwa vier Jahren wieder ein nach einer abermaligen Prostitution durch einen colossalen Scandal, indem nemlich der abtretende Oberarzt Fickel erklärte, dass er nur, um den homöopathischen Trug zu ergründen, die Leitung übernommen und Thatsachen und Erfahrungen, die von den Homöopathen mit Bewunderung hingenommen worden waren, erdichtet habe.

Hahnemann hatte indessen fortgefahren, alle nicht streng an ihn sich Haltenden Kezer und einen Theil der sächsischen Homöopathen speciell Mischlinge und Bastardhomöopathen zu schimpfen und sie als eine „leichtsinnige und schädliche Brut" zu bezeichnen (Organon, 5te Aufl. p. 201.).

Aber auch von andern Seiten entstand eine Opposition gegen Hahnemann. Seit 1836 lehnten sich die süddeutschen Homöopathen gegen ihn auf: Griesselich, welcher Hahnemann für einen Narren und alten Schwäzer erklärte und sagt, dessen Methode sei schlecht, aber die alte noch viel schlechter, gab die homöopathische Zeitschrift Hygea heraus, welche noch den meisten wissenschaftlichen Anstrich unter den homöopathischen Publicationen hatte und ausserdem durch ihre kräftigen, zum Theil groben Auslassungen mit dem süsslichen und sentimentalen Tone der damaligen practischen Ergüsse der deutschen Medicin einen nicht unvortheilhaften Contrast bildete. Auch Schrön, Kopp in Hanau, Fleischmann in Wien liessen die Hahnemann'sche Lehre nur sehr modificirt gelten.

So wurde manches fallen gelassen und verworfen, von Einzelnen so viel, dass kaum etwas von der ursprünglichen Hahnemann'schen Lehre übrig blieb; die theoretischen Ansichten Hahnemann's (namentlich die Psora- und die Potenzirtheorie) wurden Punkt um Punkt aufgegeben, Aderlässe, Laxire und Vomitive wurden wieder zugelassen, die Verdünnung der Dosen sehr beschränkt, die Dosen öfter, meist alle Tage wiederholt;

es wurde oft mit Arzneimitteln gewechselt, die Diät wurde weniger streng formulirt. Die Bessern unter den Neuhomöopathen, namentlich die Badenser Schule, versäumten dabei die genauere Diagnostik und die pathologische Anatomie nicht. Die specielle Pathologie wurde daneben wieder ganz nach der alten Methode abgehandelt. Es wurden Krankheitsbilder aufgestellt, denen die empirischen Arzneimittel angehängt wurden. Mancher Unsinn von Hahnemann wurde dabei wieder ausgelöscht; andererseits nahm man aber auch wieder manche Thorheit der alten Schule auf, gegen die Hahnemann nicht mit Unrecht gestritten hat. So blieb bei manchen der Neuhomöopathen nichts weiter übrig, als der Name und die Eigenthümlichkeit, die Indication der Arzneimittel durch Prüfung an Gesunden festzustellen (mindestens ein sehr untergeordnetes und irreleitendes Criterium) und in Folge davon die Festhaltung einzelner Arzneimittel in kleinen Dosen bei Krankheiten, in denen sie vor Hahnemann nicht gereicht worden waren; Manche haben daher auch den charlatanmässigen Ausdruk Homöopathen sich verbeten und wollten nur Specifiker heissen.

Die Ultras. Es gab aber auch Homöopathen, welche weit über Hahnemann hinausgingen, ihm Halbheit vorwarfen, und ihn wo möglich im Unsinn zu überbieten suchten. Diese Ultra's in der Homöopathie, meist Laien und entschiedene Schwindler und Charlatane, erweiterten namentlich die Strenge der Diät und waren noch keker in den Versicherungen von den Wunderwirkungen der homöopathischen Dosen. Zu ihnen kann man auch die Isopathen rechnen, welche, wie Lux, Anthraxstoff gegen Milzbrand, oder, wie G. Fr. Müller, Täniastoff gegen Bandwurm gaben; ebenso Psorin gegen die Kräze. Hahnemann war sehr gegen sie erbittert.

Die gemässigten Theoretiker in Deutschland. Die übrigen ärztlichen Fractionen und Kundgebungen in Deutschland gehörten theils überwiegend theoretischen Bestrebungen an, welche bald ziemlich unnüz, bald nicht ohne Verdienst waren; theils waren es Eklektiker, welche principlos nach allen Seiten Recht gaben; theils endlich hat ein kleiner Kreis der reellen Förderung der Wissenschaft zu entsprechen gesucht, wenn gleich bei manchen derselben durch die speculative Stimmung der Zeit vielfache Annäherungen an die theoretischen Richtungen bedingt wurden.

Die **überwiegend theoretischen** Gelehrten unter den Aerzten und Physiologen suchten fast durchaus die pathologischen Thatsachen aus den allgemeinen Anschauungen der Natur und aus physiologischen Prämissen zu erklären. In diesem Sinne waren sie physiologische Pathologen. Allein ihre Physiologie war grösstentheils eine conjecturale, beschäftigte sich fast nur mit den obersten Säzen und trug mehr dazu bei, die Pathologie zu sublimiren, als sie zu begründen.

Man kann dieselben rubriciren je nach den Anschauungen, welche sie von dem Lebensprocesse hatten.

Erste Anschauungsweise: der Lebensprocess beruht auf **Gesezen, die sich auch sonst in der Natur vorfinden.** Er hängt also von der Materie ab, die im Organismus wesentlich keine andere ist, als die unorganische, aber nur in andern Verhältnissen und Combinationen sich befindet. Je nach dem Gebiete, aus welchem die Geseze entlehnt wurden, welche für den Lebensvorgang vorzugsweise in Anspruch genommen wurden, gestalteten sich die Modificationen dieser Anschauungsweisen.

Zurükführung des Lebensprocesses auf allgemeine Naturgeseze.

Bei der einen Partei sind es die Geseze der chemischen Affinität, bei der andern die Geseze der Electricität.

Unter den chemischen Theoretikern ist zuerst Reich zu nennen, Professor in Berlin (vom Fieber 1800, und Erläuterungen zur Fieberlehre 1805).

Reich.

Der Organismus ist nach ihm ein chemisches Product. Die Veränderungen des Körpers, selbst die Wirkungen der Seelenkräfte beruhen auf chemischer Aenderung. Die Affinitäten der todten und lebenden Chemie sind an sich dieselben.

Das Wesen des Fiebers besteht in einer durch die widernatürliche Verminderung des Sauerstoffs bewirkten widernatürlichen allgemeinen Trennung und Wiederverbindung der einfachen Bestandtheile des menschlichen Körpers, in der übermässigen Anhäufung von Stikstoff, Wasserstoff, Kohlenstoff, Schwefel, Phosphor etc. und in der vielfältig möglichen widernatürlichen binären, ternären, quaternären, quinternären etc. Verbindung dieser Stoffe unter einander. Der Sauerstoff ist daher das einzige sichere Mittel gegen alle Fieber. Nosologisch soll weiter das Fieber in Entweichung des Thermogens bestehen.

Noch ausführlicher ist Ackermann (Versuch einer physischen Darstellung der Lebenskräfte organisirter Körper 1797, und über den Typhus 1814). Er sucht aus Wechsel von Wärmestoff, Kohle und Sauerstoff das Leben zu erklären. Das Leben ist die Identität des Seins und der Thätigkeit. Das Sein wird durch die Materie, die Thätigkeit durch das Lichtprincip erzeugt und so fort.

Ackermann.

Reil (geboren 1759), besonders berühmt durch seine Fieberlehre 1797—1815 und sein Archiv für Physiologie 1795—1815. Ausserdem schrieb er Memorabilia clinica, eine allgemeine Pathologie in drei Bänden, eine allgemeine Therapie (1816) und einige psychiatrische Schriften.

Reil.

Reil stellt den richtigen Grundsaz auf: die Kräfte des menschlichen

Körpers sind Eigenschaften seiner Materie und seine besonderen Kräfte sind Resultate seiner eigenthümlichen Materie. Kraft sei überhaupt nichts anderes als Eigenschaft der Materie. Er weisst namentlich die Ansicht der Vitalisten mit allem Recht zurük, dass im Organismus die physischen und chemischen Kräfte einer Lebenskraft subordinirt seien. „Eine solche Herrschaft und Subordination lasse sich in der Natur nicht denken." Die Begriffe der Subordination seien subjective, durch die bloss blöde Menschen geblendet werden können. Aber sehr Unrecht hat er, wenn er den Grund aller Verschiedenheiten und Eigenthümlichkeiten einzig in der Mischung sucht. Durch sie werden zunächst die Formen bestimmt und Mischung und Form zusammen bilden die Organisation. Die Mangelhaftigkeit dieser Theorie sieht er selbst ein, indem er zugibt, dass aus der bekannten Mischung der Theile nicht mit Nothwendigkeit die Verschiedenheit ihrer Actionen hervorgehe; aber er sucht seine Theorie dadurch zu retten, dass er das Vorhandensein von feinen noch unbekannten Stoffen annimmt. Eben so sagt er von den Krankheiten, sie haben ihre nächste Ursache entweder in einer widernatürlichen Organisation oder Mischung der thierischen Materie. Uebrigens ist bei Reil das Streben nach Realität sehr deutlich, und der specielle Theil seiner Fieberlehre ist vortrefflich und enthält feine und naturwahre Beobachtungen. — Im Alter nahm Reil bedeutend ab; die Naturphilosophie verdarb ihn, und seine späteren, erst nach seinem Tode herausgegebenen Schriften, die allgemeine Pathologie und Therapie, sind ziemlich geringfügig. Seine früher mit Scharfsinn und Entschiedenheit aufgestellten, wiewohl einseitigen Ansichten gab er auf, verfiel nun aber in ein substanzloses Schwäzen. Die 112 Seiten Einleitung in seine Pathologie und 140 weitere Seiten allgemeiner Abstraction über den Lebensprocess gehören ganz in die Kategorie der damaligen Schriftsteller. Den Lebensprocess erklärt er daselbst für einen potenzirten galvanischen Process.

Humboldt.   Auch Humboldt näherte sich derselben Anschauungsweise. Er erklärt sich gegen die Girtanner'sche Ansicht, dass der Siz der Irritabilität der Sauerstoff sei. Allerdings hängen die vitalen Functionen vorzüglich von Anhäufung von Sauerstoff ab, allein einen Grundstoff der Reizbarkeit gebe es nicht. Aeussere Dinge wirken nur dadurch als Reize, dass eine Ziehkraft auf die organischen Elemente ausgeübt werde. Was in dem einen Moment einströme, scheide sich im folgenden wieder aus, und nur in diesem beständigen Kampfe erhalten sich die Organismen. Von den Bestandtheilen und den chemischen Ziehkräften hänge die Reizbarkeit ab. Uebrigens nimmt er andererseits eine eigene Lebenskraft an und bezeichnet sie als diejenige Kraft, welche die Bande der chemischen Verwandtschaft löse und die freie Verbindung der Elemente in den Körpern hindere. Das Werk, in welchem Humboldt seine physiologischen Anschauungen niederlegte, die Versuche über die gereizte Muskel- und Nervenfaser (1797) ist dabei voll des wichtigsten Details und eine wohldurchdachte, musterhafte experimental-physiologische Arbeit.

Brandis, Professor zu Kiel (Versuche über die Lebenskraft, 1795), nimmt dagegen entschieden die Electricität als Lebensprincip an und behauptet, die Lebenskraft sei etwas von der Materie Verschiedenes, wirke gleichsam als Aeusseres auf diese. *Brandis*

Nach Prochaska (Physiologie oder Lehre von der Natur des Menschen, 1820) gibt es nur ein Princip des Lebens, und diess offenbart sich uns in der Electricität, deren Bedingnisse mit denen des Lebens übereinstimmen, daher denn auch die Geseze des Lebens aus den Gesezen der galvanischen Electricität abgeleitet werden müssen. *Prochaska.*

Eine zweite Anschauungsweise betrachtet das Princip der Lebensvorgänge als etwas Eigenthümliches, jedoch den übrigen imponderablen Stoffen Vergleichbares und Analoges. Es ist nicht Electricität, nicht Magnetismus, sondern ein specifisches Princip, das mit jenen nur Analogien hat. Diess war schon ein nicht unbedeutender Fortschritt. Er stammt von Autenrieth her und wurde in seinem Handbuch der empirischen menschlichen Physiologie (1801) an vielen Stellen ausgesprochen. Eine ausführliche Betrachtung über das Verhältniss des Lebensprincips zu den Imponderabilien findet sich in der Autenrieth'schen Dissertation (resp. Matthes) de differentia, quae naturam vis organicae et fluidorum imponderabilium indolem intercedit. Autenrieth zeigt darin ausführlich, dass das Lebensprincip mit keinem andern Imponderabile verwechselt werden könne, sondern durchaus specifisch sei. Uebrigens adoptirte Autenrieth die Brown'schen Begriffe von Anhäufung, Erschöpfung der Erregbarkeit fast völlig und überträgt sie nur auf die Lebenskraft. *Analogisirung der Lebenskraft mit den Imponderabilien. Autenrieth.*

Treviranus in seinen Untersuchungen über Nervenkraft, Consens und in der Biologie hat ziemlich ähnliche Ideen. Er sagt, es gebe nur eine Grundkraft in der ganzen Natur, deren Modificationen die verschiedenen Kräfte ausmachen. Er nimmt nun einen eigenen Lebensstoff an, der, indem er das Vehikel jener Grundkraft werde, die Lebenskraft enthalte. Diesen Lebensstoff parallelisirt er vollständig mit Electricität und Magnetismus. Auch Treviranus nimmt die Brown'sche Idee auf, gibt aber eine Menge geistreicher und befruchtender Gedanken im Detail dazu. *Treviranus.*

Auch Kielmeyer (1765—1844), Professor an der hohen Carlsschule zu Stüttgart, von 1796 in Tübingen, wirkte als anregender Theoretiker *Kielmeyer.*

jedoch weniger durch Schriften, als vom Katheder. Dadurch, dass er ziemlich alle Fächer der Naturwissenschaft vertrat, gewann er jenen universalen Ueberblick, der grosse Gedanken erzeugt. Er ist der Schöpfer der vergleichenden Zoologie und hat zuerst auf den analogen Typus in der Bildung der Thierklassen aufmerksam gemacht, indem er die einzelnen Formen als verschiedenartige Abstufung in der Realisirung einer wesentlichen Idee betrachtete. Als Lehrer Cuvier's verdankte ihm Lezterer seine Bildung und seine Richtung. Kielmeyer hat durch den Nachweis der Analogie und selbst der Identität der Lebensgeseze in allen Thierklassen die Benüzung der einfacheren Thierorganismen zum Studium der Vorgänge im menschlichen Organismus vorbereitet. Er zeigte, dass die Natur in allen thierischen Körpern wenige und einfache Mechanismen zu ihrer Verfügung hat, durch deren verschiedenartige Combination die scheinbar differentesten Aufgaben erreicht werden. Weniger glüklich war er in der Aufstellung einer weiteren (neben Sensibilität, Irritabilität, Reproductionskraft und Secretionskraft) Kraft: der Propulsionskraft des Blutes. Seine ganze literarische Thätigkeit bestand übrigens in einer kleinen Schrift über den Stachelberger Schwefelbrunnen 1816, von welcher der bescheidene Mann fast die ganze Auflage wieder aufkaufen liess, weil sie ihn nicht befriedigte, und in einer gedrukten Gelegenheitsrede über die Verhältnisse der organischen Kräfte unter einander in der Reihe der verschiedenen Organismen 1793.

Die Idee eines gewissen Parallelismus zwischen dem Lebensprincip und den Imponderabilien hat ziemlich Plaz gegriffen in der deutschen Physiologie, und vornemlich Burdach, aber auch Johannes Müller haben diese Anschauungsweise adoptirt, und gewiss hat das Parallelisiren dadurch sehr genüzt, indem man die Methode der Erforschung der Erscheinungen der Imponderabilien auch auf die Erscheinungen des Lebens oder des Nervenprincips übertrug. Die Methode, die in der Physik bereits so präcis war, ist in der Physiologie noch lange roh und principlos geblieben. Um so grösser waren die Vortheile, welche aus jener Uebertragung erreicht wurden.

<small>Genetische Auffassung des Lebens.</small> Eine dritte Anschauungsweise betrachtet das Leben als ein beständiges Werden, eine fortwährende Assimilation. Wie im Ei gerade die Ueberwältigung des Aeussern, die Aneignung des Fremden die einzige Lebensäusserung sei, so lassen sich auch in den spätern entwikelten Lebensverhältnissen alle Lebensäusserungen auf den Fluss von Neugestaltungen und Reproductionen zurükführen.

Diese phänomenologisch-genetische Anschauung hat zuerst Sniadezk geäussert (Aetiologie der organischen Wesen, 1821). Er fasst das Leben umgekehrt auf, als Brown. Während Lezterer die Bedingung des Lebens vorzüglich in äussere Reize sezt, vertheidigt Sniadezki die Spontaneität der lebenden Wesen und zeigt, dass das Leben wesentlich nicht in den Einwirkungen der äussern Dinge, sondern umgekehrt in einer beständigen Einwirkung des Belebten auf das Fremde, in einem beständigen Verbrauch und in Assimilation des Leztern bestehe, und dass dabei Organisation und Materie in einem fortdauernden Umwandlungsprocess begriffen sei. Jedoch sind diese Ideen in Sniadezki's vortrefflichem Werke noch nicht mit der gehörigen Schärfe hingestellt. Auch hat dieser gedankenvolle Autor nicht die verdiente allgemeine Anerkennung gefunden, wurde sogar von den Meisten geradezu ignorirt.

Im Gegensaz zu diesen theoretischen Bestrebungen fand die positive Forschung nur eine sparsame und überdem auch nirgends ganz reine Vertretung.

Positive Forschung in Deutschland.

In der Anatomie hat zunächst Wrisberg in Göttingen (1739—1808) einige werthvolle Untersuchungen über das Bauchfell, die Bauchganglien und den Kehlkopf gemacht. Loder, sein Schüler (1778 Professor in Jena, 1806 in Halle und 1809 in Moskau, gestorben 1822) war nicht viel mehr als Compilator, aber ein tüchtiger Lehrer, und einflussreich durch gute, freilich meist nachgedrukte anatomische Abbildungen.

Anatomie.

Ungleich bedeutender war Sam. Thomas Sömmering (1755—1830), welcher theils als Lehrer in Kassel und Mainz, theils als praktischer Arzt in Frankfurt lebte, und welcher mit grosser Sorgfalt die Anatomie der verschiedenen Körpertheile revidirte und damit eine Art Abschluss des anatomischen Wissens für die damalige Zeit zuwegebrachte.

Auch Hildenbrandt, Professor in Erlangen, Hempel, Professor in Göttingen, Rosenmüller, Professor in Leipzig, Joh. Friedr. Meckel, Professor in Halle, Conrad Langenbeck, Professor in Göttingen waren geschäzte Anatomen dieser Zeit.

Unter den physiologischen Arbeiten zeichnete sich durch Nüchternheit besonders Autenrieth aus, der vielfach an Bichat sich anlehnte, auch Treviranus jedoch mit stark theoretischer Färbung. „Mit Unrecht," sagt in seinem Handbuch der empirischen menschlichen Physiologie Autenrieth, „wird in neuerer Zeit die Form der Organe vernachlässigt. Ohne Anatomie bleibt eine menschliche Physiologie unvollständig." Autenrieth hat das physiologische Wissen da wieder aufgenommen, wo Haller es gelassen, und suchte durch strenges Festhalten an der objectiven Beobachtung das-

Physiologie.

selbe von den vielen Illusionen zu reinigen, welche die Zeit seit Haller in dasselbe gebracht hatte. Die anatomischen Verhältnisse bilden bei ihm die Grundlage seiner Physiologie; aus ihnen suchte er, immer sich an möglichst reine Thatsachen haltend, die Functionen zu erklären. Freilich stand ihm dabei ein ziemlich mageres Material zu Gebote; es war nur die gröbere Anatomie, an die er sich halten konnte, und die physiologischen Vorgänge selbst waren nur in Fragmenten bekannt. Ja es blieb Autenrieth auch in seiner Physiologie nicht ganz von dem Einfluss der Brown'schen Erregungsphysiologie frei; es fehlt ihm noch an der consequenten Nüchternheit der wahren Naturforschung. Immer aber muss man seine Physiologie, wenn man sie mit dem substanzlosen, vagen und mystischen Gerede der ganzen damaligen Zeit vergleicht, als eine höchst wohlthuende und aufgeklärte Erscheinung ansehen. Der Einfluss derselben auf die Reform der Physiologie war übrigens nicht sehr bedeutend, und die Verirrung der Zeit zu gross, als dass sie durch eine einzige nüchterne Stimme auf den richtigen Weg hätte geleitet werden können.

Von Arbeiten speciellsten Inhalts sind noch die bereits angeführten Versuche von Humboldt und die anatomisch-physiologischen Abhandlungen von Rudolphi (1802) hervorzuheben.

Pathologische Anatomie. In der pathologischen Anatomie herrschte noch die Neigung, Merkwürdigkeiten zu sammeln, vor. G. Chr. Conradi in Werthheim (1796) und Voigtel, Arzt in Eisleben (1804—5) verfassten Handbücher. In der Meckel'schen Familie in Halle war eine gewisse pathologisch-anatomische Richtung erblich, die vornehmlich in dem Handbuch der pathologischen Anatomie 1812 von Meckel dem Jüngern (Joh. Friedr. oder dem Enkel) zu einer tüchtigen Leistung sich concentrirte. Auch Otto in Breslau beschäftigte sich mit der pathologischen Anatomie (Handbuch der pathologischen Anatomie des Menschen und der Thiere 1814 und Lehrbuch 1830). Rudolphi endlich machte seine classischen Untersuchungen über die Entozoen (1806—1810 und 1819).

Practische Medicin. In der practischen Medicin erhielten sich nur wenige von dem ertödtenden Einflusse der Theorien frei.

Peter Frank. Als der erste und bedeutendste unter ihnen ist Joh. Peter Frank zu nennen. Derselbe (geboren 1745) wurde 1784 klinischer Professor in Göttingen, 1785 in Pavia, 1795 in Wien, wo er das pathologisch-anatomische Museum gründete und von einem tüchtigen Prosector Vetter gut unterstüzt wurde, 1804 in Wilna, darauf Leibarzt in Petersburg. Nachdem er sich 1808 zur Ruhe gesezt hatte, starb er 1822. In Kant'scher Schule gebildet war er beim Bekanntwerden des Brown'schen Systems diesem anfangs warm zugethan, wendete sich aber später durchaus wieder der practischen Richtung zu und hat in seiner klaren einfachen und doch kritischen Weise, ohne gerade bedeutende Entdekungen zu machen, wesentlich zur Sichtung und Ordnung der speciellen Krankheitslehre beigetragen. Seine Therapie war ungleich einfacher als die seiner Zeitgenossen. Sein Hauptwerk ist de curandis hominum morbis epitome 1792—1821. Von grossem Interesse sind auch seine Interpretationes clinicae 1812, welche ein gutes Bild einer damaligen Klinik geben.

Auch Chr. G. Gruner (geb. 1744, Professor in Jena, gest. 1815) gehörte, obwohl sich in philologischen Studien vertiefend, zu den practischen Köpfen. Seine Semiotik (1775, deutsch 1795) ist eines der besten Bücher der Zeit; sein Almanach für Aerzte und Nichtärzte (1782—96) war einer stets schlagfertigen Critik, vielfach auch dem Scandale gewidmet. *Gruner.*

Joh. Heinr. Ferdinand Autenrieth, geb. 1772, gest. 1835, Professor (successiv fast aller propädeutischen und ärztlichen Fächer) und Kanzler in Tübingen, war der bedeutendste Schüler Peter Frank's und drang auf objective Beobachtung und physiologische Untersuchung der Krankheitsverhältnisse. Selbst ein tüchtiger Anatom und Physiolog wusste er mehr als alle andern unter seinen Zeitgenossen auch seiner Pathologie eine anatomisch-physiologische Grundlage zu geben. Er ging nirgends von sublimen Säzen aus, sondern überall von dem concreten Thatbestand und legte ein grosses Gewicht auf die anatomische Untersuchung der Leichen. Die Störungen beim Abdominaltyphus, der von ihm den Namen hat, wurden zuerst durch ihn in Deutschland im laufenden Jahrhundert hervorgehoben und durch seinen Schüler Pommer des Nähern beschrieben. Autenrieth's lebhafte Phantasie und eine gewisse Ungezügeltheit in Einfällen hat ihn aber zu manchen willkürlich Annahmen über einzelne Krankheitsverhältnisse verführt. Namentlich das Gefässnervensystem und dessen Betheiligung in Krankheiten, der kalte Trunk als Ursache einer Species von Schwindsucht, die Metastasenlehre, die specifische Belebtheit der Contagien, die Zurükführung vieler acuten und besonders chronischen Krankheiten auf gestörte Entwiklung von contagiösen Affectionen, unter denen die vertriebene Kräze am meisten hervorgehoben wurde, sind Lieblingsannahmen von ihm gewesen, welche seine Verdienste wesentlich schmälerten. Veröffentlicht hat er grösstentheils nur Dissertationen unter dem Namen seiner Schüler; diese gehörten aber zu den besten Arbeiten der Zeit und wurden vielfach benüzt und stillschweigend ausgeschrieben. Ausserdem gab er die Versuche für die practische Heilkunde (1807 u. 8) heraus und betheiligte sich an der Redaction des Reil'schen Archivs und der Tübinger Blätter. Seine Nosologie erschien nach seinen Vorlesungen von Reinhard. *Autenrieth.*

Viele seiner Ideen drangen in die allgemeinen Anschauungen, und namentlich Schönlein hat Manches von ihm adoptirt.

Heim u. Stieglitz. Heim (1747—1834), practischer Arzt in Berlin, und Stieglitz (1767—1835), Leibarzt in Hannover, waren Practiker von grossem und verdientem Rufe und einer gewissen Nüchternheit der Anschauung. Ihre Publicationen haben jedoch nichts Hervorragendes.

Hecker. Auch Aug. Friedr. Hecker, Professor in Berlin (1763—1821), obwohl ein gelehrter Arzt, verfolgte vorzugsweise die practische Richtung und hat in seiner „Kunst, die Krankheiten des Menschen zu heilen" einen einsichtsvollen Blik in die Schwächen der herrschenden Theorien gezeigt. Er hat ausserdem noch eine Arzneimittellehre und zahlreiche andere Schriften geschrieben, auch mehrere Journale redigirt, unter denen das wichtigste das anonym von ihm herausgegebene Journal der Erfindungen, Theorien und Widersprüche (1792—1808) war.

Hildenbrand. Joh. Valentin von Hildenbrand, geboren 1763, Professor in Wien, gestorben 1818, war die einzige bedeutende Erscheinung auf dem practischen Gebiete der Medicin unter den Wiener Pathologen. Er schrieb namentlich über den Typhus 1810, eine Ratio medendi in schola practica Vindobonensi 1809—13 und Institutiones pract. med. 1816.

Horn. Ernst Horn (geboren 1774, Professor in Braunschweig, Wittenberg, Erlangen, seit 1806 Professor in Berlin), war zwar nicht ohne theoretische Neigungen, aber ein practischer und kritischer Kopf. Seine Beiträge zur medicinischen Clinik 1800 waren vornemlich kritischer Art; sein Archiv für medicinische Erfahrung von 1801 an ist wohl das beste deutsche medicinische Journal der Zeit. Auch einige Monographien und eine Arzneimittellehre gab er heraus, die jedoch von untergeordnetem Werthe sind.

Grossi. Ernst v. Grossi, geboren 1782, Professor in Salzburg und von 1809 an in München, wo er 1829 starb, gehörte der practischen Richtung an, schrieb einen Versuch einer allgemeinen Krankheitslehre 1811. Seine sämmtlichen Werke Opera medica postuma kamen erst nach seinem Tode heraus, 1831—32. Auf die bayerische Medicin von fast ausschliesslichem und nicht unvortheilhaftem Einfluss hat er auf weitere Kreise wenig gewirkt.

Chirurgen und Geburtshelfer. An die Practiker schliessen sich noch die Chirurgen Kern in Wien, Rust und Gräfe in Berlin, Langenbek in Göttingen und der Schöpfer der neueren Geburtshilfe Boër in Wien an.

Eklekticismus. Fast mehr noch als die theoretischen Extravaganzen trug zur Verkümmerung der deutschen Medicin das Aufkommen eines matten und trivialen Eklekticismus bei, der bei einiger practischen Begabung und bei einem Schein von freilich ganz principlosem Rationalismus keinen Sinn für die straffe Logik der Thatsachen hatte und nach allen Seiten hin ein harmloses Gewährenlassen zur Gewohnheit machte.

Der berühmteste und zugleich das Muster aller Eklektiker war Christoph Wilhelm Hufeland, geboren 1762, zuerst Hofmedicus in Weimar, 1793 Professor in Jena, seit 1801 in Berlin Director des Collegium medico-chirurgicum, erster Arzt der Charité, Leibarzt und Professor der Therapie und Klinik, 1809 geadelt, starb 1836. Ausser seinem Journal der practischen Medicin und Wundarzneikunde, dem Sammelplaz für alle schlaffe Erfahrung und dem Denkmal der sterilen Periode der deutschen Medicin gab er noch mehre Journale heraus und schrieb eine Anzahl grösserer und kleinerer Schriften, namentlich Ideen über Pathogenie 1795, ein System der practischen Heilkunde 1800—1805, die Makrobiotik 1797 und das Enchiridium medicum 1836.

Hufeland hat während seines ganzen Lebens mit einer gewissen Wärme den Vermittler gemacht. Er war ein frommer, wohlmeinender, zur Sentimentalität geneigter Mann, dem der Kampf in der Wissenschaft wehe that, und der nicht begriff, dass ohne Gegensäze auch keine Entwiklung möglich ist. Als Mann der Wissenschaft fehlte es Hufeland an logischer Schärfe und an Vertrauen auf die siegreiche Gewalt der Wahrheit. Er gehörte zu jenen wenn auch begabten, aber nachgiebigen Geistern, welchen jede Partei imponirt, welche nie zur Wahl zwischen verschiedenen Meinungen gelangen, welche daher von jeder Meinung ein Fragment adoptiren und diess den Weg der richtigen Mitte nennen. Hufeland war ein Mann des Friedens um jeden Preis; aber gerade durch seine unermüdlichen Versöhnungstendenzen kam er überall in Streit und wurde gegen Manchen zur ungerechtesten Polemik hingerissen; während er alle Eken vermeiden wollte, wurde er so intolerant, wie irgend ein Fanatiker.

Seine Urtheilsschwäche spielte ihm den Possen, dass er fast überall, in allen einzelnen Fragen die Nichtigkeit unter seinen Schuz nahm und den wahren Fortschritt perhorrescirte. Daher musste er später so oft seine früheren Aussprüche widerrufen. Hufeland empfahl die Homöopathie, den thierischen Magnetismus und die Medicina magica; er suchte die Wirkung der Mineralwasser in dem Brunnengeist; er war der wärmste Vertheidiger der Naturheilkraft und der Vitalität des Blutes. Die unklaren Begriffe von Lebenskraft, Reaction fanden durch ihn stets Empfehlung. Andererseits trat er Brown entgegen, dessen wichtigste Säze er jedoch bei der Polemik übersah. Er bekämpfte Broussais wegen der Localisation der Krankheit; er verwarf die pathologische Anatomie, die Auscultation, die physiologischen und pharmacologischen Experimente und die Vivisectionen.

Hufeland's erste bedeutende Schrift waren seine Ideen über Pathogenie und Einfluss der Lebenskraft auf Entstehung und Form der Krankheiten (1795). Er machte hier zuerst den Versuch, die Geseze der Lebenskraft auseinanderzusezen, aber ohne alle logische Schärfe, wie auch ohne genügende empirische Belege. Sie ist nach ihm die Fähigkeit, Eindrüke als Reize zu percipiren und darauf zu reagiren (Perception und Reaction). Mit lezterem Ausdruk hat er zwar im Anfang nicht mit Bestimmtheit eine willkürliche und zwekmässige Reaction behauptet, allein seine weiteren Expositionen zeigen deutlich diese Ansicht. Die Art, wie er die Lebenskraft in Modificationen abtheilt, zeigt am besten seinen Mangel an Schärfe: 1) Einfachste organisch bindende und erhaltende Kraft, sie hält ab und entkräftet die allgemeinen Zerstörungskräfte der Natur; 2) Plastische Kraft; 3) Perceptionskraft, welche zerfällt in die Irritabilität oder die Fähigkeit der Faser, sich zusammenzuziehen und an der Stelle des Reizes zu reagiren; in die Sensibilität oder die Fähigkeit, den Reiz zu percipiren und ihn weiter zu leiten; und endlich in die specifische Reizfähigkeit, insofern sowohl die Perception des Reizes als die Reaction durch die besondere Organisation specifisch modificirt sein kann.

Seine weiteren Untersuchungen über die Geseze und den Mechanismus der pathologischen Reaction sind eine Sammlung von schiefen Vorstellungen.

Eine andere irrige Idee hat Hufeland in die Pathologie eingeführt, die von der ungleichen Vertheilung der Lebenskraft, in der Art, dass ein System oder Organ zu viel, das andere zu wenig haben könne.

Dagegen macht er mit Glük gegenüber von der Hypersthenie und Asthenie der Erregungstheoretiker den Begriff einer einfachen Reizung geltend, welche an sich weder hypersthenisch noch asthenisch sei, sondern die einfache normalmässige und nothwendige Reaction eines gesunden Organismus gegen eine äussere Schädlichkeit darstelle.

Diese an sich ganz richtige Idee wurde nur dadurch wieder verdorben, dass Hufeland sie aufs engste mit seinen Ansichten von der Naturheilkraft in Verbindung sezte, welche er sich vorstellt als eine zum Wohl und zur Erhaltung des Körpers eingepflanzte Potenz oder Kraft, die Schaden abwende und immer diejenigen Thätigkeiten errege, welche für den Fall die passendsten seien.

Kreyssig. Ein anderer Eklektiker von entschiedenem Talente, noch mehr als Hufeland aufs Practische gerichtet, war Kreyssig in Dresden, geb. 1770 (Neue Darstellung der physiologischen und pathologischen Grundlagen, 1798—1800; System der practischen Heilkunde, 1818—1819, und Krankheiten des Herzens, in drei Bänden, 1814—17).

Kreyssig tritt der Ansicht mit Recht entgegen, dass der Ausdruk: Kraft, Lebenskraft, ein reelles Princip bezeichne; er zeigt ferner, dass Sensibilität, Irritabilität nur Eigenschaften gewisser Substanzen seien; dass die Erregbarkeit gleichfalls keine Kraft, nichts Selbständiges sei, sondern nur die Form, unter der das Zustandekommen der thierischen Thätigkeiten erscheine, das allgemeine Gesez, nach welchem sie zustandekommen.

Er fühlt ferner, dass das eigentliche Criterium des Lebens das Bilden, mit andern Worten das Werden ist; aber auf einmal wird er seinen eigenen Grundsäzen wieder ungetreu und nimmt als die Ursache dieses Werdens eine eigene bildende Kraft an, die er in die Säfte verlegt, weil aus diesen am meisten gebildet werde. Weil nun aber diesem niedrig aufgefassten Bilden manche Vorgänge im thierischen Leben nicht entsprechen wollen, so sezt er ein Doppelleben: ein vegetatives und ein vorstellendes; ersteres soll von dem Gesez der Zwekmässigkeit beherrscht sein, lezteres aber abhängig von einem eigenen geistigen Principe.

Indem Kreyssig die Zwekmässigkeit zur Idee des Lebens macht, musste er nothwendig auf die verkehrte Consequenz kommen, dass die Krankheit nicht bloss eine Modification des Lebens, sondern eine Störung desselben sei. Dieser ursprüngliche theoretische Fehlgriff kommt sofort auch practisch zu Tage, indem er weiter folgert, dass als Störungen des Lebens die Krankheiten nothwendig unsern Sinnen sich kundgeben müssen; eine Behauptung, welche die täglichste Erfahrung dementirt.

Ueberall hat Kreyssig die verdienstliche Tendenz, die Erfahrung gelten zu lassen; und meist gibt er im Einzelnen die allgemeinen theoretischen Grundsäze wieder auf, oder ignorirt sie, wie das so häufig bei Eklektikern der Fall ist. Ausserdem zeigt sich eine starke Hinneigung zur Humoralpathologie bei ihm.

Ein ungleich schärferer Denker war Philipp Carl Hartmann, Professor in Wien, der bedeutendste und consequenteste unter allen Eklektikern der Zeit. Seine „Theorie der Krankheit", 1823, ist unstreitig die wissenschaftlichste allgemeine Pathologie aus dieser Periode.

Unter Leben versteht er einerseits Erregung durch Reize und andererseits Vegetation aus innerer Kraft. Die dem Organismus zugrundeliegende Modification, durch welche die Art und das Maass seines Seins und Wirkens vorausbestimmt werde, bestimme sein Grundgesez, seine Norm. Befolge der lebende Organismus in seinem Sein und Wirken diese ihm vorgezeichneten Geseze, so ist sein Zustand gesezmässig und verkündige sich als Gesundheit; Krankheit dagegen sei Abweichung des Lebens im einzelnen Organismus von seiner Gesezmässigkeit, und sie sei namentlich diejenige

Veränderung des innern Lebens eines Organismus, wodurch seine regelmässige Entwiklung gestört, seine Zerstörung befördert und seine organische Bewegung in ein Missverhältniss zur Entwiklung und zu dem gesammten Lebenszwek des Individuums gesezt werde.

Dabei ist aber anzuerkennen, dass Hartmann wirklich mehr umfasst, als seine Vorgänger, und namentlich als die Erregungstheoretiker. Er berüksichtigt besonders auch die qualitativen Verhältnisse. Die Krankheiten theilt er ein: 1) in dynamische, welche ein gesezwidriger Lebensprocess sein sollen, hervorgegangen aus unmittelbarer Veränderung der Lebensprincipien oder Lebenskräfte; 2) in Organisationskrankheiten, zunächst bedingt durch gestörten Mechanismus der Organisation. Er sagt dabei ausdrüklich, dass er anerkenne, dass keine Veränderung in der Lebensthätigkeit ohne gleichzeitige Veränderung in der Organisation sich denken lasse, und umgekehrt. Allein dessenungeachtet hält er die Aufstellung besonderer Organisationskrankheiten oder mechanischer Krankheiten für nothwendig und gerechtfertigt, insofern bei ihnen krankhafte Symptome durch ein mechanisches Verhältniss als ihre nächste Ursache veranlasst werden. Freilich muss Hartmann seine Eintheilung gleichsam ausdrüklich wieder zurüknehmen, denn der erste Paragraph über die dynamischen Krankheiten lautet: man dürfe unter den dynamischen Krankheiten keine rein dynamischen verstehen.

Im weiteren Verlauf huldigt Hartmann der Polaritätstheorie und sagt: Gegensaz der Kräfte, denen immer auch ein Gegensaz der Stoffe entspreche, Polarität sei das Princip alles besondern Wirkens und Werdens in der erscheinenden Natur. Jeder Theil des Organs trage in seiner Substanz die materiellen und dynamischen Gegensäze und damit die Factoren des Lebensprocesses, habe daher Leben und Quell des Lebens aus und in sich selbst.

Die Ausbreitung des Eklekticismus. War bei diesen Häuptern der eklektischen Richtung wenigstens noch eine hervorragende practische Befähigung, eine nicht zu leugnende Gewandtheit in der Verflechtung der Doctrinen, ein formaler Scharfsinn in der Handhabung substanzloser Categorien, so verlor sich der Eklekticismus in um so grössere Trivialität, je mehr er in die Massen drang.

Die Hypothesen aller Zeiten wurden in diesem Eklekticismus vereinigt, während der Antheil der Thatsachen ein sehr beschränkter war. Das Ganze pflegte in etwas Kant'sche Logik eingehüllt zu werden. Der einzige Vortheil dieser theoretischen Eklektik war, dass einzelne vergessene Anschauungen dadurch wieder ans Licht gezogen wurden, so namentlich die humoralpathologischen, die bei aller Willkürlichkeit in der Ausführung doch wohlthätig beschränkend auf die ausschliessliche Reiz- und Polarlehre wirkten.

Die Herde des Eklekticismus waren vornemlich Berlin, Wien, Leipzig, Göttingen, Heidelberg. Auch Ferdinand Gmelin in Tübingen gehörte dieser Richtung an und seine allgemeine Pathologie (2te Aufl. 1821) war eines der geschäztesten und abgerundetsten Producte der Eklektik.

An die Eklektiker schlossen sich in natürlicher Weise die compilatorischen Schriftsteller an, die häufig, ohne selbst Kranke beobachtet zu haben, voluminöse Werke über practische Medicin schrieben.

Hatte die Naturphilosophie die Köpfe verdreht und den Sinn von der sogenannten gemeinen Wirklichkeit weggerissen, hatte die Erregungstheorie das Nachdenken in einem leeren Formalismus aufgehen lassen, so ist dem Eklekticismus die Verödung der deutschen Medicin zuzuschreiben. So kam es, dass in den ersten 30 Jahren des Jahrhunderts in keinem Lande eine schlechtere und schlaffere Medicin herrschte, als in Deutschland.

Köpfe, die, ohne Denker zu sein, als Philosophen sich geberdeten, gaben den Ton an in der Literatur und standen an der Spize des Unterrichts.

Die Jugend wurde schon in der Schule verdorben. Fast ohne Ausnahme war auf allen deutschen Universitäten in der Medicin lediglich nichts reelles zu lernen. Der ganze positive Inhalt des Wissens wurde vernachlässigt, gering geschäzt oder war den Lehrern selbst gänzlich unbekannt. Sublime Theorien oder eine trokene, triviale, logisch aussehende, aber völlig nichtssagende Systematik mussten die Inhaltlosigkeit ersezen. Wo noch, wie an mehreren deutschen Universitäten, der Unterricht lateinisch ertheilt wurde, ging er vollends in leerem Phrasenwesen auf.

Schlecht unterrichtet, verdorben, irregeleitet und ohne alle reelle Kenntnisse traten die jungen Aerzte ans Krankenbett und bei offenem Sinn mussten sie bald die völlige Nichtigkeit ihrer bisherigen Studien erkennen. Einzelne suchten diesen Mangel durch emsiges Selbststudium zu ersezen und verliefen sich dabei gar häufig in die mannigfaltigen Abwege und Irrgänge, welchen der Autodidact selten ganz entgeht. Andere klammerten sich an diese oder jene Seltsamkeit an und nicht wenige führte der trostlose Zustand ihrer Schulbildung in das Lager der Homöopathen.

Wo die Anhänglichkeit an die primitiven Eindrüke nicht auszulöschen war, und doch der tägliche Umgang mit der Natur die angelernten Doctrinen fortwährend dementirte, da musste sich Unklarheit und Confusion der Köpfe bemächtigen.

Eine gewisse Vorliebe für hochtrabende und transscendentale Redensarten ist den meisten Aerzten jener Zeit eigen geblieben. Für die einfachen Fragen des Thatbestands fehlte es an dem schlichten Sinne. Die Diagnosen am Krankenbett wurden daher stets in einen Gallimathias unverdauter Phrasen eingewikelt; nur im seltensten Falle kam die diagnostische Untersuchung auf handgreifliche und klare Antworten, sondern sie schloss mit nebelhaften, nicht weiter zu analysirenden und ebensowenig zu fassenden Begriffen: bald Asthenie und Hypersthenie, bald Erschöpfung und Perversität der Lebenskraft, bald aber mit den gänzlich von allem positiven Boden verflüchtigten Redensarten des gastrischen, biliösen, rheumatischen, catarrhalischen, nervösen etc. Zustands. Da jede Schärfe den diagnostischen Bestimmungen abging, so fand man sich veranlasst, die Categorien im selben Falle zu häufen und die febris rheumatico-catarrhalis subgastrica und gastrico-biliosa subnervosa, oder gastrico-nervosa inflammatoria waren ganz geläufige Diagnosen.

Specielle Anhaltspunkte für diese Finessen der Diagnose fehlten völlig und der Schüler folgte diesen Subtilitäten, in denen der Lehrer excellirte, mit Staunen und ängstlicher Beklemmung; aber auf sich selbst angewiesen fand er sich von jedem Leitfaden verlassen.

Die Therapie war eine äusserst complicirte und reizende. Sie meinte rationell zu sein, indem sie vorgab, auf das doch völlig imaginäre Wesen der Krankheiten sich zu stüzen. In Wahrheit aber ging sie jedem Symptome nach. Grösstentheils waren es Reizmittel, welche in dem ersten Viertel des Jahrhunderts zur Anwendung kamen. In schweren Krankheiten wurde die Reihenfolge und Combination derselben in der doctrinärsten Weise festgestellt. Aber jedenfalls war die Menge der eingeführten Irritantien unter dem Einfluss des Brownianismus noch ungeheuer. In dem unter Marcus' Leitung stehenden Hospitale zu Bamberg befanden sich im Jahr 1798 480 Kranke (46 an sthenischen, 367 an asthenischen, 67 an örtlichen Uebeln leidend). Man hat berechnet, dass durchschnittlich auf jeden einzelnen Kranken 1 Drachme Opium, 195 Gran Campher, 1 Unze Liquor anodynus, 132 Gran Serpentaria, 528 Gran Chinarinde, rectificirter Weingeist mehr als 1 Pfund kamen, überdem noch beträchtliche Mengen Moschus, Naphth. Vitrioli, Arnica, Valeriana, Angelica, Zimmt, Tinctura Martis tonica und Elixir roborans Whyttii (S. Häser's Geschichte der Medicin, 2te Aufl. p. 721).

Erst gegen die Mitte der 20er Jahre kam eine mehr kühlende und milde Behandlung in Gebrauch, obwohl auch dann noch die Serpentaria, Valeriana, Angelica, Caryophyllata etc. zu den unentbehrlichsten und unersezbarsten Droguen gerechnet wurden.

Dabei zehrten in dem socialen Ansehen die Aerzte noch an der von ihren Vorfahren ererbten Stellung. Aber schon mit den scandalösen Händeln der Erregungstheoretiker, noch mehr mit dem Auftreten der Homöopathen fing die ärztliche Glaubwürdigkeit und Unfehlbarkeit und dadurch auch die Würde des Standes in den Augen der Laien an zu sinken. Diese selbst, von den Homöopathen zu Richtern über medicinische Fragen angerufen, fingen an, wenigstens in gesunden Tagen sich der Meinung hinzugeben, dass man auch ohne alles Studium recht gut die Medicin beurtheilen könne, und dass selbst die gelehrte Vorbildung der unbefangenen Anschauung nachtheilig sei; je mehr Einzelne die Laien aufzuklären suchten, um so verwirrter und eingebildeter wurden diese und um so mehr sanken die Aerzte selbst in der allgemeinen Achtung.

ACHTER ABSCHNITT.

Die jüngste Umwälzung in der medicinischen Wissenschaft und die Entwiklung der Gegenwart.

Frankreich.
Die Bewegungen zu einer radicalen Umwälzung der medicinischen Anschauungen gingen von Frankreich aus.

Broussais.
Franz Joseph Victor **Broussais**, geboren 1772 in St. Malo, Sohn eines Arztes, zeichnete sich früh durch Lebhaftigkeit des Geistes, einen herkulischen Körperbau und durch Lust zu körperlichem und geistigem Streite aus. In seinem 20. Jahre, als durch die gesezgebende Versammlung das Vaterland in Gefahr erklärt wurde, ergriff er mit Enthusiasmus die Waffen und trat als Volontair in die Armee, stieg bald zum Sergeanten, bis ihn eine Krankheit nöthigte, in die Heimath zurükzukehren. Hier gab er dem Drange seines Vaters nach und trat in die medicinische Carriere. Seine Studien, denen er anfangs mit Eifer oblag, wurden unterbrochen durch die Wirren der Revolution. Vater und Mutter wurden ihm als eifrigem Republikaner von Royalisten ermordet, sein Haus niedergebrannt. Er machte nun eine Freibeuterexpedition auf einem französischen Piratenschiff. 1798 begab er sich nach Paris und kam mit Bichat in freundschaftliche Beziehung. 1803 doctorirte er und schrieb seine Dissertation über das hectische Fieber, in welcher er sich als Anhänger der damals herrschenden Pinel'schen Nosologie zeigte. Zwei Jahre lang versuchte er sich darauf in der Praxis in Paris; da er jedoch nicht viel prosperirte, so trat er 1805 als Hilfsarzt in der Armee ein, machte die Feldzüge in Holland, Deutschland, Oesterreich und Italien mit. 1808 kehrte er zurük und publicirte seine vortreffliche Histoire des phlegmasies chroniques, sein erstes und bestes Werk, das er auf zahlreiche Leichenuntersuchungen gestüzt hatte, in welchem sich aber von seinem neuen System nur Andeutungen finden. Im selben Jahre noch folgte er der Armee nach Spanien, wo er sechs Jahre verblieb. 1814 kam er zurük und wurde zweiter Professor am Militär-

hospital Val de Grâce zu Paris. Zugleich begann er Privatvorlesungen zu halten, in welchen er mit grosser Kühnheit und Beredtsamkeit die Grundsäze einer neuen Lehre auseinandersezte. In Kurzem hing ihm die Jugend mit wahrem Fanatismus an; die Vorlesungen der Professoren und die Fakultätskliniken waren verlassen. Noch war es nur stiller Neid und verhaltene Feindschaft, die er sich von den Aerzten der alten Schule zuzog; aber bald sollte der Kampf in hellen Flammen ausbrechen. Diess geschah, als er 1816 sein Examen de la doctrine médicale généralement adoptée veröffentlichte. Das Aufsehen, das er damit im Publikum hervorrief, war unermesslich. Von dem Augenblik gab es nur zwei Lager der Aerzte in Frankreich, enthusiastische Anhänger des Reformators und entschiedene Gegner seiner Lehre; ein Schwanken war wenigstens im Anfang nicht mehr möglich. Niemals hat ein Systematiker in so kurzer Zeit sich eine mächtige Partei erobert. In den nächsten Jahren wuchs die Zahl seiner Anhänger reissend. Daneben aber erstand eine andere, gleichfalls die Sazungen der alten Medicin bekämpfende, aber einem positiveren Fortschritt huldigende Schule. Der Broussaisismus kam nunmehr nicht bloss mit den Anhängern der veralteten Grundsäze, sondern auch mit diesen neuen Bestrebungen in Conflict, und trozdem, dass Broussais durch Wort und Schrift seine Lehre mit einer beispiellosen Kraft vertheidigte, so fingen doch die Besonneneren an, sich von ihm abzuwenden. 1821 gab er die zweite Auflage seines Examen heraus, in welcher er die ganze Geschichte der Medicin im Lichte seiner Theorie betrachtete, während er in der ersten Ausgabe nur gegen die herrschenden Ansichten polemisch verfahren war. Damit verband er 468 Säze als Propositionen, welche die Quintessenz seiner eigenen Lehre enthielten. Von 1822 an liess er die Annalen der physiologischen Medicin erscheinen, die bis 1834 fortgesezt wurden und das Hauptorgan seiner Polemik und seiner Beobachtungen wurden. Gleichfalls 1822 erschien sein Traité de physiologie appliquée à la pathologie, in welchem besonders seine Ansichten über die Sympathien auseinander gesezt sind. 1824 veröffentlichte er seinen berühmten, populär geschriebenen „Katechismus der physiologischen Medicin," 1828 wieder ein Hauptwerk: De l'irritation et de la folie," worin er seine Grundsäze auf Psychologie und Psychiatrie ausdehnte. 1829 erschien in zwei Bänden ein Commentar zu den Propositionen der Pathologie voll wichtiger Aufschlüsse über seine Lehre. Während der Zeit der französischen Restauration war ihm die Fakultät verschlossen geblieben, alle seine Vorträge waren in Privatvorlesungen und in dem Militärhospital gehalten worden. Casimir Perrier machte 1831 das Unrecht gegen den ersten lebenden französischen Arzt gut und ernannte ihn zum Professor der allgemeinen Pathologie und Therapie. Es ist, als ob von diesem Eintritt in die Fakultät an seine geistige Kraft gelähmt worden wäre. Wohl behielt er noch die alte Lebhaftigkeit seiner Polemik, aber er vermochte keine neuen Gesichtspunkte aufzubringen. Seine eigenen Schüler wie seine Gegner hatten ihn überflügelt; er blieb hinter ihnen zurük, sich fortwährend mit allem Eigensinn des Alters an seine breitgetretenen Begriffe der Irritation und Gastroentérite anklebend. Seine Vorlesungen, sonst gedrängt voll von enthusiastischen Verehrern, wurden, seit sie legal geworden waren, nur sparsam gehört, seine Klinik blieb verwaist, und die Jugend folgte andern Sternen.

Noch einmal, im Jahre 1836, wusste er sich auf kurze Zeit den alten Beifall zu erringen, aber nicht zum bleibenden Ruhm seines Namens. Er hatte sich der Phrenologie ergeben und kündigte einen Curs über diesen Gegenstand an. Mehr als tausend Zuhörer drängten sich zu; die Thüren, die eisernen Geländer wurden eingebrochen; die Lehrer, welche den Saal vor ihm hatten, konnten nicht lesen, weil schon mehrere Stunden zuvor alle Pläze von Broussais' Schülern besezt waren. Endlich konnte nur dadurch Raum gewonnen werden, dass die Vorlesung in einem der grössten Concertsäle von Paris gehalten wurde. Diess war das lezte glänzende Ereigniss in Broussais' Leben. Von da an lebte er zurükgezogen, hielt seine wenig besuchten Vorlesungen über allgemeine Pathologie und kränkelte viel. Er starb im November 1838 an einem Cancer des Rectums.

Broussais legte seiner Lehre den Namen „die physiologische Medicin" bei; doch stammt weder die Idee noch das Wort von ihm ab. Die Idee ist so alt als die Physiologie selbst, und das Wort findet sich schon bei Bichat und Dupuytren.

Pathologische Grundsäze.

Die ganze bisherige Medicin ruht nach Broussais auf einem principiellen Irrthum. Sie fasst die Krankheiten als Dinge, als Wesen, als Entités auf. Dieser falsche Gesichtspunkt, den er den ontologischen nennt, ist die Quelle unendlich zahlreicher Missverständnisse des pathologischen Geschehens und der mannigfaltigsten Missgriffe des therapeutischen Handelns.

Als ersten Saz seiner Physiologie stellt Broussais Brown's Ausspruch hin: das thierische Leben unterhalte sich nur durch äussere Reize. Alles, was die vitalen Phänomene erhöht, sezt Broussais hinzu, ist reizend, stimulirend. Als Hauptreiz sieht er die Wärme an. Diese seze die unbekannte Kraft (la puissance inconnue) in Thätigkeit, damit diese die Organe zusammenseze. Diese unbekannte Kraft habe in das lebende Wesen eine eigenthümliche Chemie gelegt. Sie verleihe ihm überdiess Contractilität (Vermögen, sich zusammenzuziehen) und Sensibilität. Sobald Sensibilität und Contractilität auf einem Punkte vermehrt werden, werden sie es auch auf andern. Diess seien die Sympathien, welche stets durch ein eigenthümliches System, das Nervensystem, vermittelt werden. Alle primären und sympathischen Stimulationen dienen zu dem Zwek der Ernährung, der Entfernung schädlicher Dinge und der Reproduction.

Jede Stimulation, wenn sie nicht zu schwach ist, mag sie einen Theil treffen, welchen sie will, durchwandert nach Broussais das Gesammtnervensystem sowohl der Eingeweide als der Centraltheile. Ist sie stark genug, ins Gehirn zu gelangen, so gelangt sie sicher auch in alle Eingeweide. Vom Centrum, dem Gehirn aus geht darauf der Impuls zu dem Muskelsystem. Das Gangliensystem und seine Knoten stellen für sich Nervencentren dar, welche Stimulationen von einem Ort auf den andern übertragen können. Sie sind zugänglich den Stimulationen des übrigen Nervensystems, jedoch unabhängig vom Willen. Das Ich nimmt von ihnen, aber auch von den Zuständen der übrigen Nerven bald Notiz, bald nicht.

Eine leichte, beständige und nach allen Richtungen ausgehende Mittheilung von Excitation zwischen den verschiedenen Theilen des Körpers mittelst der Nerven ist unumgänglich für die Unterhaltung des Gleichgewichts der Functionen; nie aber ist die Excitation über alle Theile gleich vertheilt. Ist die Ungleichheit bedeutend, so leiden die Functionen darunter.

Die Gesundheit wird nie von selbst gestört, sondern immer nur dadurch, dass die äussern Stimulantien, welche die Functionen unterhalten sollen, in einem Theile zu viel oder zu wenig Excitation erregt haben. Die Krankheit hängt ab von der Irregularität der Functionen, der Tod von ihrem Aufhören.

Es gibt niemals eine allgemeine Vermehrung (Exaltation) oder Verminderung der Vitalität sämmtlicher Organe; vielmehr beginnt die Exaltation immer in einem einzigen organischen Systeme (man erkennt sie an der Vermehrung der vitalen Phänomene) und breitet sich von hier weiter aus, theils in demselben Apparate, theils anderwärts. Die Natur der so mitgetheilten Exaltation ist die gleiche wie die Natur der ursprünglichen und primitiven. Eine solche Exaltation veranlasst immer Languor, Trägheit in einem andern System oder Organ; Verminderung der Vitalität zieht oft Vermehrung in andern nach sich, zuweilen auch Verminderung.

Die Exaltation der Vitalität sezt immer eine übermässige Stimulation durch die äussern Reize (Suprastimulation, Surexcitation) voraus. Partielle Surexcitation bedingt stets vermehrten Säftezufluss zu den Theilen, krankhafte active Congestion. Ihre Folge ist immer auch eine abnorm vermehrte oder unregelmässige Ernährung des Theiles (eine Desorganisation).

Auch die Verminderung der Vitalität kann Congestion herbeiführen; aber diese ist passiv und desorganisirt viel weniger, als die active.

Jene active krankhafte Congestion nun und ihre stete Begleiterin, die Surexcitation, nennt Broussais Irritation, wobei man jedoch stets stillschweigend eine krankhafte verstehen muss. Die Irritation beschränkt sich nur in ganz leichten Graden auf ein System. Sie beginnt zwar stets in einem einzigen, aber bei irgend bedeutendem Grade werden auch andere in sympathische Irritation versezt durch Vermittlung der Nerven. Je sensibler das ursprünglich irritirte Organ ist, um so zahlreicher sind die Sympathien, die durch dasselbe erregt werden. Je zahlreicher die Sympathien sind, desto schwerer ist die Krankheit.

Zuweilen steigt in dem sympathisch irritirten Organ die Irritation höher, während sie in den ursprünglich afficirten abnimmt; diess sind die Metastasen der alten Schule. Wenn Secretionsorgane sympathisch irritirt werden und die Irritation des ursprünglich ergriffenen Organs gegen diese zurüktritt, so hebt sich rasch die ganze Krankheit durch Erscheinen vermehrter Secretionen. Diese sind die Krisen der alten Schule.

Eine Irritation, welche Blut in dem Gewebe anhäuft, mit ungewöhnlicher Röthe, Hize und Geschwulst heisst Entzündung.

Jede Irritation irgend welchen Organes, wenn sie einen gewissen Grad erreicht, erregt sympathische Irritation des Gehirns, Kopfweh, Müdigkeit. Alle intensiven Irritationen erregen ferner gleich zu Anfang sympathische Irritation des Magens (Appetitlosigkeit, Zungenbeleg). Alle intensiven Irritationen erregen endlich sympathische Irritation des Herzens (Fieber). Jede Irritation, welche intens genug ist, Fieber zu erregen, ist Entzündung; jede, welche intens genug ist, Fieber zu erregen, erregt sicherlich auch Irritation des Magens und Gehirns, und jede Irritation, welche auf diese Organe wirkt, ist immer auch Entzündung.

Wenn Entzündung des Gehirns und des Magens vorhanden ist, so ist erstere häufiger die Folge, als die Ursache von der leztern. Die Entzündung des Magens, Gastrite, kommt nie vor ohne solche der Dünndärme, daher sie Gastroentérite heissen muss. Andererseits ist die Entérite für sich wenigstens sehr selten ohne Gastrite, und bei Gastroentérite prädominirt nur bald die Magen-, bald die Dünndarmaffection. Die Gastroéntérite ist immer ohne Schmerzen im Bauch, wenigstens ohne umschriebene und heftige. Wo solche bestehen, ist Peritonite und Colite damit verbunden. Eine acute Gastroentérite, wenn sie heftig wird, complicirt sich mit vielen und heftigen sympathischen Irritationen. Es entstehen die Symptome eines putriden Fiebers oder Typhus. Alle sogenannten essentiellen Fieber der Schule sind Gastroenteriten. Auch die acuten Hautausschläge beginnen mit Gastroentérite und erst secundär treten die Hautphlegmasien an ihre Stelle.

Die Hypochondrie ist eine chronische Gastroentérite; die Dyspepsien, Gastrodynien, Pyrosen, Cardialgien sind chronische Gastroentériten. Die Gastroentérite leitet die Leberentzündung ein. Die Bauchwassersucht ist durch Gastroentérite veranlasst, welche auf das Peritonäum fortschreitet. Die Peritonite geht entweder von der Gastroentérite, oder, wie beim Kindbettfieber, von einer Métrite aus.

Tuberkeln, Skirrhus sind Folgen von Entzündung. Auch die Skropheln sind durch eine Art von Entzündung hervorgebracht, jedoch ist dabei keine vermehrte Wärme und wenig Röthe. Broussais führte hiefür den Namen Subinflammation ein.

In Beziehung auf die Therapie gelten folgende Grundsäze. Eine Entzündung darf nicht erwartet werden, man muss ihr vorbeugen; man darf nicht auf den Ausgang und die spontane Heilung durch Crisen sich verlassen, sondern muss sie so schnell wie möglich unterdrüken. Es gibt vier Arten von Mitteln, den Gang der Entzündung aufzuhalten: schwächende Mittel, revulsive Mittel, fixe Tonica, flüchtige Reize.

Therapeutische Maximen.

Die schwächenden Mittel sind Blutlassen, Hungern, emollirende und säuerliche Getränke. Unter allen diesen ist das Blutlassen das wirksamste. Das Oeffnen einer Vene eignet sich für sehr rasch sich ausbildende Entzündungen in parenchymatösen Organen. Die capilläre Blutentziehung ist dagegen in allen andern Fällen, namentlich im Beginn der Krankheit vorzuziehen. Nur in einzelnen Fällen ist die Blutentziehung contraindicirt, nemlich bei blutleeren Individuen, bei weit gekommenen chronischen Entzündungen der vornehmsten Eingeweide (Tuberkel, Krebs), bei Gehirncongestionen mit schwachem Puls. In allen sonstigen Erkrankungen verhindert eine zeitige Ansezung von Blutegeln die schlimmsten Störungen. Blutegel an den Hals verhindern den Uebergang des Katarrhs in die Phthisis; Blutegel unter den Clavikeln beseitigen die schon beginnende Phthisis; Blutegel in die Magengegend wirken bei allen Formen von Gastrite und leichten Phlegmasien des Gehirns Blutegel an den After bei Kolik und Dysenterie; bei Angine und Croup werden Blutegel an die entsprechende Stelle gesezt. Biliöse, muköse und gastrische Symptome verlangen Blutegel an die epigastrische Gegend, Icterus Blutegel eben dahin oder in der hypochondrischen Gegend, Rheumatismus an die befallenen Gelenke und in die Magengegend. Bei acuten Hautausschlägen werden Blutegel an die epigastrische Gegend, bei adynamischem Fieber, Typhus Blutegel auf den Bauch gesezt. Bei Würmern im Darme werden ebenfalls Blutegel auf den Bauch applicirt, denn jene sind durch Gastroentérite unterhalten, und sie gehen von selbst ab, sobald diese gehoben ist. Bei Kindbettfieber werden Blutegel in Menge in die hypogastrische Gegend gesezt u. s. f. Neben diesen localen Blutentziehungen ist bei allen diesen Krankheiten grösstmögliche Diät und die Anwendung von Gummiwasser nothwendig. Diese Behandlung macht die Krankheit abortiren; sie heilt plözlich, so lange die Affection noch nicht zu einer gewissen Höhe gelangt ist.

Die revulsiven Mittel: Blasenpflaster, Diaphoretica, Diuretica, Emetica, Laxantien sind wohl im Stande, durch Hervorbringung einer secundären Irritation die primäre zu entfernen; aber sie sind immer gefährlich, denn wenn diess nicht glükt, so steigern sie im Gegentheil die primäre Krankheit.

Charaktere der Broussais'schen Lehre.

Die Hauptcharaktere der Broussais'schen Lehre sind:

1) Verwerfung der Ontologie, deren Nachtheile Broussais zuerst aufgedekt hat; doch ist er sich selbst nicht klar, denn er führt seinerseits neue Ontologien ein: die Irritation und die Gastroenteritis.

2) Die Irritationslehre, welche offenbar ein Missgriff war, indem er nur zwei Krankheitsformen erkennt: reine Schwäche und Irritation, und indem er die leztere als eine erhöhte Functionirung, ja selbst als erhöhte Vitalität ansieht. Weiter verwechselt er die Irritation mit activer Congestion und zulezt mit Entzündung. So werden auf einmal Krankheiten zu Entzündungen, die wenigstens sonst Niemand dafür hielt, und die auch unter einander nichts gemein haben.

3) Das Princip der Localisation, welchem jedoch Broussais oft untreu wird.

4) Das Princip des materiellen Nachweises der Störungen, welches zunächst zur eifrigen Cultur der pathologischen Anatomie und eben dadurch zum Sturze der Broussais'schen Lehre führte.

5) Die Benüzung der Sympathien zur Erklärung der Theilnahme entfernter Organe, eine Hereinführung physiologisch unbegründeter und ungenügend aufgedekter Verhältnisse.

6) Die Magensympathien und die Häufigkeit der Gastroenteritis.

7) Die Desessentialisation der Fieber, das Losungswort der ganzen Schule, eine Lehre, wodurch allerdings die genauere Kenntniss der Fieber gefördert, aber eine Begriffsverwirrung herbeigeführt wurde und an die Stelle maassgebender Verhältnisse, die in der Beachtung zurüktraten, die weit weniger wichtigen Localprocesse gesezt wurden.

8) Die Häufigkeit der chronischen Entzündung.

9) Die Vorbeugungstherapie und die Abortivbehandlung.

10) Die excessive Anwendung örtlicher Blutentziehungen.

Unter Broussais' zahlreichen Schülern und Anhängern befinden sich viele, welche durch ausgezeichnete Forschungen die Detailkenntniss in der Pathologie bedeutend gefördert haben; wenige jedoch nur, welche sich um die medicinische Theorie viel bekümmerten. Aber nicht bloss die heranwachsende Generation schloss sich zum grössten Theile an Broussais an, sondern auch mehrere ältere Aerzte. Unter lezteren ist besonders Chaussier zu nennen, Professor der Physiologie bis zur Restauration der Bourbons und zugleich vielbeschäftigter Practiker. Obgleich fast 70 Jahre alt bei Broussais' Auftreten, wurde er Broussais' warmer Vertheidiger.

Broussais' Schüler.

Chaussier.

Auch Dupuytren hat sich Broussais theilweise angeschlossen. Er wurde geboren 1777. Als Sohn armer Eltern war er zweimal wegen seiner Schönheit entführt worden; das erste Mal, als er 2½ Jahre alt war, das zweite Mal im 12. Jahre von einem Cavalleriecapitän, der ihn nach Paris brachte und für seinen Unterricht sorgte. Im 18. Jahre wurde er als anatomischer Prosector angestellt. In seiner Dissertation besprach er das Verhältniss der Anatomie und Physiologie zur Medicin. 1812 wurde er Professor der Operativchirurgie. Er war unbestritten der erste Chirurg und Operateur Frankreichs zu seiner Zeit. Auch fielen ihm alle Ehren und Reichthümer zu. Nach Karl X. Vertreibung konnte er ihm eine Million als ein Drittel seines Vermögens anbieten. Dupuytren starb 1834.

Dupuytren.

Dupuytren machte die Grundsäze der Localisation und des anatomischen Nachweises in der Chirurgie geltend. An der Stelle imaginärer Krankheiten und eines leeren Namenschema's lehrte er objective Vorgänge kennen. Der Classification war er feind und bearbeitete die einzelnen chirurgischen Krankheiten monographisch. Keine von allen, die er abhandelte, hat er ohne Bereicherung gelassen. Wenn er auch nicht gerade viel Neues entdekte, an das man seinen Namen knüpfen könnte, so hat er doch überall die Verhältnisse fasslich dargestellt, den nothwendigen Zusammenhang der Erscheinungen gezeigt, und er hat die symptomatische Chirurgie zu einer physiologischen erhoben.

Lallemand schrieb seine Untersuchungen über das Gehirn und dessen Krankheiten im Broussais'schen Sinne. Er versuchte die Symptome der Gehirnkrankheiten anatomisch zu localisiren, indem er durch zahlreiche eigene und fremde Beobachtungen zu ermitteln trachtete, wie die verschiedenen Symptome mit den Affectionen der verschiedenen Theile des Gehirns im Zusammenhang stehen. Die pathologischen Veränderungen führte er auf Irritation zurük.

Lallemand.

Bégin war einer der eifrigsten Interpreten von Broussais, schrieb zahlreiche Journalaufsäze und mehrere grosse Werke über die physiologische Pathologie (Traité de thérapeutique coordonnée d'après les principes

Bégin.

de la nouvelle doctrine médicale, und Traité de physiologie pathologique). Ausserdem behandelte er vorzugsweise die Chirurgie.

Goupil. Die beste Interpretation der Lehre, von Broussais selbst als giltig anerkannt, erschien 1824 von Goupil: Exposition des principes de la nouvelle doctrine médicale.

Roche. Roche, einer der talentvollsten Anhänger Broussais', schrieb mehrere Streitschriften und Dictionnaire-Artikel und die beste specielle Pathologie der Broussais'schen Schule mit Sanson gemeinschaftlich: Eléments de pathologie médico-chirurgicale.

Boisseau. Boisseau hat ebenfalls im Broussais'schen Sinne eine vortreffliche Pathologie erscheinen lassen und besonders die Fieberlehre und die Localisation nicht unbedeutend geklärt: Nosographie organique 1828.

Desruelles. Desruelles wandte die Broussais'sche Theorie und Therapie auf die Lehre von der Syphilis an, die er als nicht specifische Krankheit betrachtet und mit Blutegeln und ohne Queksilber behandelt.

Rayer. Rayer, einer der tüchtigsten Monographen, gehörte wenigstens anfangs der Broussais'schen Doctrin an, besonders in seiner Arbeit über das Fieber, während er später der pathologisch-anatomischen Schule in seinen grossen Werken über die Krankheiten der Haut und über die der Nieren folgte.

Bouillaud. Bouillaud war Broussais' genialster und extremster Anhänger. Die Desessentialisation der Fieber und die blutentziehende Therapie waren die Hauptpunkte, an denen Bouillaud festhielt. In Beziehung auf diese nannte er Broussais den medicinischen Messias. Doch ging er in Hinsicht der Blutentziehungen noch weit über Broussais hinaus und führte die Saignée coup sur coup ein, durch welche er behauptete, Typhus, Pneumonie, Rheumatismus acutus, Herzentzündung und andere Krankheiten juguliren zu können. Auch auf anderen Punkten weicht er von Broussais ab, indem er namentlich manche Entzündungen nicht als einfache, sondern als durch Blutveränderungen modificirte ansah. So ist der Typhus bei Broussais einfache Gastroentérite, bei Bouillaud Enteromésentérite typhoide. Vornemlich die Störungen des Gehirns und des Herzens, sowie das Zusammenfallen von Herzentzündungen mit Rheumatismus wurden von ihm aufgeklärt, die Ursachen der localen Erytheme und Oedeme in einer Verschliessung der Gefässe nachgewiesen, übrigens auch auf vielen anderen Punkten Bedeutendes geleistet.

Unter seinen zahlreichen Arbeiten sind die wichtigsten: Traité clinique et physiologique de l'encéphalite 1825; Traité clinique et expérimental des fièvres prétendues essentielles 1826; Traité clinique des maladies du coeur 1834; Essai sur la philosophie médicale 1836; Traité clinique du rhumatisme articulaire; Clinique médicale de l'hôpital de la Charité 1837; Nosographie médicale 1846.

Casimir Broussais, des Reformators Sohn, war ziemlich unbedeutend und hat nur durch die Localisation des Icterus in einer Duodenite einigen Namen erlangt. *Cas. Broussais.*

Die berühmtesten Schüler Broussais nebst einigen andern unabhängigeren Aerzten veröffentlichten ein Collectivwerk, welches die gediegensten monographischen Arbeiten der damaligen Zeit in sich vereinte: das Dictionnaire de médecine pratique in 15 Bänden vom Jahre 1829—1835. Als journalistisches Organ wurde ausser den Annales de la médecine physiologique auch das Journal hebdomadaire benützt.

Ausserhalb Frankreichs wurden nur einzelne Broussais'sche Anschauungen aufgenommen, ohne dass die Schule einen unbedingten Vertreter gefunden hätte. Nur etwa der Spanier Hurtado machte eine Ausnahme.

Neben Broussais und in entschiedener Opposition mit ihm trat eine andere Schule in Frankreich auf, welche gleichfalls von Bichat ihren Ausgang nahm: die **pathologisch-anatomische**. *Pathologisch-anatomische Schule in Frankreich.*

Dupuytren stand zwischen beiden in der Mitte und hat, wie einerseits die Irritationslehre, so andererseits die Wichtigkeit genauer pathologisch-anatomischer Thatsachen gewürdigt. *Dupuytren.*

Zunächst können als die Gründer der pathologisch-anatomischen Schule Bayle (s. oben) und namentlich Laennec angesehen werden. *Bayle.*

René Laennec, geboren 1781, von 1802 an eifriger pathologischer Anatom und Anfangs Rival von Dupuytren, indem beide sich die Priorität von Entdekungen streitig machten. Von 1806 an war er Arzt im Hôpital Necker. Hier entdekte er die Auscultation, die er 1819 bekannt machte. 1822 wurde er Professor und starb 1826 an Lungentuberculose. *Laennec.*

Laennec's Tendenz war, die pathologische Anatomie zur klinischen zu erheben. Die Aufgaben, die er sich stellte, waren, wie er selbst sagt: 1) an den Leichen zu untersuchen, welche anatomische Veränderungen in den Organen vorkommen; 2) durch Vergleichung der Symptome mit der Section nachzuweisen, welche Symptome die anatomischen Veränderungen begleiten, und namentlich welche mit physikalischer Nothwendigkeit von ihnen abhängen; und endlich 3) sichere Mittel zu finden, durch welche die anatomischen Veränderungen in den Normalzustand zurükgeführt werden können.

Durch Befolgung der ersten Aufgabe lieferte er eine Reihe der wichtigsten Bereicherungen der speciellen Pathologie über Peritonitis, die Eingeweidewürmer, die Acephalocysten, die Aneurysmen des Herzens, über

20*

Melanose und Markschwamm. Die meisten Lungenkrankheiten lehrte Laennec erst genau kennen; manche waren vor ihm ganz unbekannt, die Bronchiectasie, das Lungenemphysem und mehrere andere. Den Begriff der Tuberkeln stellte er erst pathologisch-anatomisch fest. Seine Eintheilung der Krankheiten ist eine durchaus pathologisch-anatomische.

In Beziehung auf die zweite Aufgabe schuf er eine ganz neue Wissenschaft, die physikalische Semiotik, indem er zeigte, dass die materiellen Verhältnisse namentlich der Organe der Brust aus gewissen akustischen Zeichen zu erkennen seien. Diese Lehre wurde von Laennec bis zu einer bedeutenden Vollkommenheit ausgebildet und seine Nachfolger wussten während zweier Jahrzehnte wenig ihr beizufügen.

Auch für die Therapie sind seine Verdienste nicht klein. In Opposition gegen Broussais verwarf er das ausschliessliche Blutentleeren und die indifferenten Tisanen und sezte an ihre Stelle entschieden wirkende Mittel, wie Tartarus emeticus, China und Stimulantien.

Laennec vor Allen hat der französischen Medicin den objectiven Charakter gegeben, die Richtung auf das Materielle, die ihr aus Missverstand oft zum Vorwurf gemacht wurde.

Laennec war es, dessen gründliche Leistungen zuerst das Ansehen Broussais' untergruben. Der tiefe Hass des Lezteren gegen den gefährlichen Rivalen spricht sich in den scheinbar kalten Worten aus, mit denen er Laennec im Examen (3. éd. tom IV. pag. 143) einführt: Monsieur le docteur Laennec est l'inventeur d'un cylindre creux destiné à perfectionner par le moyen de l'auscultation de la poitrine le diagnostic des maladies de cette cavité viscerale.

Cruveilhier. Cruveilhier, Dupuytren's Zögling, stand wie dieser in der Mitte zwischen dem Broussaisismus und der anatomischen Schule. Als er Dupuytren wegen einer Doctorsdissertation um Rath fragte, antwortete dieser: Schreiben Sie über pathologische Anatomie, und wiederholte diese Antwort bei nochmaliger Frage. So entstand Cruveilhier's erstes und ziemlich mageres Handbuch über diesen Gegenstand 1816. Im Jahr 1821 begann er eine Médecine pratique éclairée par l'anatomie et la physiologie pathologique zu schreiben, von der aber nur ein Heft erschien. Zahlreiche werthvolle Arbeiten von ihm sind in dem Dict. en XV vol. enthalten. Allmälig trat er mehr und mehr auf die Seite der pathologisch-anatomischen Schule und sein Hauptwerk (Anatomie pathologique du corps humain) in 40 Lieferungen mit Abbildungen (1829—1842) ist eine der werthvollsten Arbeiten dieser Richtung und eines der wichtigsten Werke der Medicin überhaupt.

Rostan. Rostan, Professor an der Universitätsklinik, nahm das anatomische

Element in seine Anschauungen auf, obwohl er vielfach dem älteren Verfahren treu blieb. In seinem Werke sur le ramolissement du cerveau 1823 nahm er die Gehirnerweichung als eigene Krankheit an und gab Veranlassung zu zahlreichen späteren Forschungen über ihre primitive, entzündliche oder sonstige Natur. Ausserdem erschien ein Cours de clinique von ihm in 3 Bänden, welcher nicht ohne Einfluss war und viel dazu beitrug, auch die Anhänger der älteren Schulen für die pathologische Anatomie zu gewinnen.

Auch Chomel, geb. 1781, seit 1826 Professor an der Facultät zu Paris, gehörte theilweise noch der alten Medicin an, ergriff aber mit grosser Lebhaftigkeit die pathologisch-anatomische Auffassung. In seiner Dissertation: essai sur le rhumatisme 1813, ist eine gute Beobachtungsgabe zu bemerken, der Ton aber durchaus der der alten Medicin. Sein Traité des fièvres et des maladies pestillentielles 1822 ist noch in ziemlich Pinel'schem Sinne geschrieben. Seine Elémens de pathologie générale (1824) führten diese Doctrin erst in Frankreich ein. Erst in seinen Leçons de clinique médicale, in denen er zuerst den Typhus, sodann die Pneumonie, endlich den Rheumatismus nach seinen Vorträgen von seinen Assistenzärzten bearbeiten liess, erscheint der anatomische Gesichtspunkt vorwiegend. Chomel hatte etwas Deutsches in seiner Art, im guten wie im schlimmen Sinne des Worts. Er war von den hervorragenden Aerzten der Periode am meisten Eklektiker; da sein Eklekticismus aber den Theorien ziemlich fern blieb, so wurde seine practische Bedeutung eher dadurch erhöht als vermindert.

Gendrin (Recherches sur la nature et les causes des fièvres, 1823, und Histoire des inflammations, 1826) bekämpfte gleichfalls vom pathologisch-anatomischen Standpunkte die Broussais'sche Lehre und versuchte in dem lezten Werke eine Zurükführung der gesammten Pathologie auf die Gewebsformen und die durch sie begründeten Eigenthümlichkeiten der Störungen.

Bretonneau in Tours nahm eine etwas isolirte Stellung ein. Er beschäftigte sich vornemlich mit den Eigenthümlichkeiten der Schleimhautentzündungen und trennte die diphtheritische (bei bösartiger Angina und Croup) und die folliculöse Darmentzündung (Dothienenteritis) von der gemeinen Entzündung ab.

Andral (geb. 1797) erregte zuerst durch seine Clinique médicale, begonnen 1823, grosses Aufsehen, indem er darin den neuen Weg verfolgte, aus einer Reihe einzelner Beobachtungen gewöhnlich vorkommender Krankheitsfälle die Verhältnisse der betreffenden Krankheiten vollkommen empirisch festzustellen. Die wesentlichste Untersuchung bezog sich auf die pathologisch-anatomischen Veränderungen und auf die Symptome, während die Therapie um so mehr vernachlässigt blieb, als die Beobachtungen fast durchaus einer fremden Praxis entnommen waren. In den zwei ersten Bänden wurden die Krankheiten der Brustorgane, im dritten und vierten die des Unterleibs, mit besonders ausgedehnter Berüksichtigung des Abdominaltyphus, und im fünften die Gehirnkrankheiten abgehandelt.

Ferner hat Andral in seinem Précis d'anatomie pathologique (1829) die erste allgemeine pathologische Anatomie geliefert, indem er die Läsionen der Organe unter allgemeinem Gesichtspunkte auffasste. Von ganz besonderem Interesse ist der Versuch, den Begriff der Entzündung, der in der gesammten Medicin und namentlich in der Broussais'schen Schule zu so viel Unfug Anlass gegeben hatte, in seine Elemente zu analysiren und gewissermaassen zu beseitigen. Andral zeigte, wie das, was man Entzündung nennt, aus verschiedenen einzelnen Vorgängen zusammengesezt ist, namentlich aus Hyperämie, Eiterung und Secretion, untersuchte auf's genaueste die Verhältnisse der Hyperämie und hat dadurch in die verworrensten Verhältnisse Klarheit und Zusammenhang gebracht. Auch den Begriff der Irritation liess er als einen nicht anatomischen und vagen fallen.

Der specielle Theil ist das erste gründliche Resumé der pathologisch-anatomischen Thatsachen, bereichert durch zahlreiche eigene Untersuchungen.

Die Cours de pathologie interne, nach der Redaction von Latour (1836) bieten eine sehr lichtvolle specielle Pathologie. Auch mehrere wichtige Artikel im Dict. en XV wurden von Andral gearbeitet.

Im Jahr 1842 machte er seine mit Gavarret gemeinschaftlich unternommenen Untersuchungen über die Zusammensezung des Bluts in Krankheiten bekannt und eröffnete dadurch die neuere Gestaltung der Humoralpathologie. Eine allgemeine Pathologie erschien zulezt von ihm.

Louis.   Louis, der sorgfältigste und voraussezungsloseste Beobachter unter den französischen Aerzten hat am meisten dazu beigetragen den Broussaisismus zu stürzen. Nachdem er längere Zeit in Russland practicirt hatte, kam er im 33sten Lebensjahr nach Frankreich zurük und fand den Broussaisismus fast in der Alleinherrschaft. Er studirte die Werke der neuen Richtung und folgte den Vorlesungen Broussais'. Allein voll Zweifel über die Richtigkeit der vorgetragenen Behauptungen entschloss er sich zu einer rein objectiven Beobachtung, ohne selbst irgend an der Therapie der Kranken sich zu betheiligen, und er beschäftigte sich sieben Jahre lang einzig mit der unermüdlichen Verfolgung der Krankheitsfälle auf zwei Sälen der Charité. Während dieser Zeit erschienen einige kleine Arbeiten von ihm (zuerst die Abhandlung über die Perforation des Dünndarms). 1825 erschienen seine Recherches anatomiques pathologiques et thér. sur la phthisie, 1826 seine gesammelten Mémoires und 1829 seine Recherches sur la maladie typhoide.

Die eindringliche Wahrhaftigkeit der Louis'schen Beobachtungen und die ungemein sorgfältigen und umsichtigen Folgerungen, die er darauf basirte, haben ganz besonders viel dazu beigetragen, die Einsichtigen von Broussais zu entfernen, nicht allein darum, weil er die Unrichtigkeit und Ungenauigkeit der Auffassungen Broussais' in vielen Punkten, namentlich in Betreff der Gastroenteritis beim Typhus aufdekte, sondern weil er im Gegensaz zu der oberflächlichen und cavalièren Methode von Broussais und seinen Schülern ein Beispiel der exacten Forschung gegeben hat, wie kein zweites bis dahin in der Medicin existirte; von ihm an erst datirt die strenge Verwerthung der Einzelfacta.

Broussais fühlte die grosse Gefahr, die seinem Ansehen durch das Auftreten dieses einfachen, ruhigen Beobachters drohte. Er bekämpfte ihn daher in der dritten Auflage des Examens aufs Lebhafteste und mit grossem dialectischen Scharfsinn bis in die einzelsten Punkte. Der vierte Theil des lezten Bandes seines Geschichtswerkes ist allein Louis gewidmet. Louis antwortete darauf in seinem Examen de l'examen mit schneidender Ruhe und mit dem ganzen Gewicht einer Wissenschaft, der die Thatsachen Alles sind und in der die Hypothese kein Wort mitzusprechen hat.

Louis ist überdem der Urheber der sogenannten numerischen Methode in der Medicin, d. h. der Verwendung der Statistik für Beantwortung von Fragen der Aetiologie, der pathologischen Anatomie, Symptomatik, Prognose und selbst der Therapie. Er selbst, nachdem er in den meisten seiner Veröffentlichungen diese Methode angewandt hatte, hat in den Mémoires de la Société d'observation I. ihre Grundsäze und ihren Gebrauch auseinandergesezt. Noch ausführlicher und sorgfältiger hat Gavarret (Principes généraux de statistique médicale ou développement des règles qui doivent présider à son emploi 1840) die Methode und ihre Grundsäze dargelegt. Wenn auch diese Methode zu vielen verkehrten Anwendungen und zu vielen illusorischen Hoffnungen Veranlassung gegeben hat, so ist sie doch bei besonnenem und einsichtsvollem Gebrauch ein wesentliches und unentbehrliches Instrument der exacten Methode geworden.

Durch Louis und seine numerische Methode mehr noch als durch die übrigen anatomischen Pathologen gelangte die Hospitalbeobachtung für eine Zeitlang in gewisser Art zur Alleinherrschaft. Sie nur erschien als maassgebend und brauchbar zur Feststellung giltiger Thatsachen und die Erfahrungen der Privatpraxis zogen sich, verschüchtert durch den Umfang und die Strenge der Anforderungen, aus der Casuistik zurük. So nüzlich und nothwendig dies für eine scharfe Revision der factischen Grundlagen der Wissenschaft war, so ist doch nicht zu verkennen, dass die engen Grenzen der Hospitalerfahrungen der Pathologie den Charakter einer Beschränktheit aufgedrükt und ihre Verwendung für das practische Handeln wesentlich beeinträchtigt haben.

Billard. Billard war schon als ganz junger Mann einer der entschiedensten Bekämpfer der Broussais'schen Lehre der Gastroenteritis und hat zu richtigeren anatomischen Vorstellungen Veranlassung gegeben. Er hat in seinem Werke de la membrane muqueuse gastrointestinale dans l'état sain et dans l'état inflammatoire 1825 nachgewiesen, dass Röthe der Membranen kein sicheres Zeichen von Entzündung sei, sondern häufig eine Leichenerscheinung und durch Imbibition bedingt. Ausserdem hat er in seinem Traité des maladies des enfans nouveaunés die Pathologie der Neugeborenen anatomisch und symptomatisch festgestellt und dadurch die so erfolgreiche Forschung in den Kinderkrankheiten mit einem wahrhaft classischen Werke eröffnet (1828). Er starb bald nach dieser ruhmvollen Arbeit.

Piorry. Nicht ohne bedeutendes Verdienst war auch Piorry (geb. 1794, seit 1831 Professor), welcher, obwohl der anatomischen Schule angehörig, doch wieder viele Anknüpfungspunkte an Broussais hatte und die antiontologische Tendenz mit der äussersten Pedanterie und unter der greulichsten Misshandlung der Sprache betrieb. Er schrieb schon 1820 sein Buch de l'irritation encéphalique des enfans. Sein Hauptverdienst ist die Anwendung des Plessimeters zur Percussion und die dadurch erreichte Vervollkommnung des Percussionsverfahrens überhaupt. Aber auch dieses diagnostische Hilfsmittel wurde von ihm mit der ganzen Unerträglichkeit eines eigenliebigen Pedanten fortwährend aufgedrungen. Seine erste Schrift darüber ist de la percussion médiate 1828.

Seine späteren Schriften sind zum grossen Theil Circumscriptionen seiner ersten Entdekung, besonders: du procédé opératoire à suivre dans l'exploration des organes par la percussion médiate 1831. Ein werthvolles Buch war sein Traité de diagnostic et de séméiologie 1837. Piorry hat gleichfalls den Versuch gemacht, die Veränderungen des Blutes in Krankheiten festzustellen: Traité des altérations du sang 1836. Doch fehlte es ihm dazu an der genügenden factischen Basis.

Noch eine grosse Anzahl tüchtiger Männer arbeitete im Sinne der pathologisch-anatomischen Schule, namentlich Breschet, Lombard, Double,

Dance, Dalmas, Calmeil, Rochoux, Ollivier, Guersent, Ferrus, Contanceau etc. und die Jüngern, wie Grisolle, Requin, Latour, Bizot, Barth, Pelletan, Fournet, Sestier, Marc d'Espine, Rilliet und Barthez, Monneret, Delaberge und viele Andere.

Die ältere pathologisch-anatomische Schule, obwohl sie auch das Dict. en XV vol. zu ihren Veröffentlichungen benüzte, hatte doch ein neues gemeinschaftliches Organ dafür gegründet, das Dict. de médecine oder Répertoire générale des sciences médicales en XXI vol., in 2. Aufl. en XXX vol. Ihr journalistisches Organ waren vornemlich die Archives générales, während die Jüngern theils die Mémoires de la société d'observation, theils das Bulletin de la société anatomique benüzten; die Mémoires der Academie de médecine dagegen waren ein neutrales Terrain.

Die pathologisch-anatomische Schule hat mehr noch als Broussais dazu beigetragen, die alte symptomatische Medicin aufzulösen, indem sie etwas Reelles an deren Stelle sezte. *Bedeutung der pathologisch-anatomischen Schule.*

Die symptomatische Medicin hatte aus der Aehnlichkeit der Symptome auf Gleichartigkeit der Krankheit geschlossen und so eine Menge von Krankheitsspecies aufgestellt, die nur auf das ganz äusserliche Beisammensein von Symptomen gegründet waren. Die pathologisch-anatomische Schule verwarf fast alle diese auf äusserliche Aehnlichkeit basirten Krankheitsbilder und führte dagegen ihre Krankheitsformen auf die anatomischen Läsionen als auf das Wesentlichste zurük. Damit brachte sie den Untergang allen jenen steifen, unnüzen und verwirrenden Classificationen, die auf wesenlose Eintheilungsprincipien basirt waren (Krankheiten der Irritabilität, Sensibilität, sthenische und asthenische Krankheiten).

Der grösste Gewinn der anatomischen Schule liegt darin, dass sie die Gewohnheit herbeiführte, anatomisch zu denken, dass sie durch die erworbenen Kenntnisse von Störungen der einzelnen Organe nöthigte, in jedem Einzelfall auch dieser Organe und der möglichen Störungen in ihnen sich zu erinnern. In Folge davon tritt der Arzt mit ganz andern Anforderungen an sich, mit einer ganz veränderten Aufgabe ans Krankenbett; und es wird ihm geradezu unmöglich, sich in den früheren Nebel zu verflüchtigen.

Diese zur Gewohnheit gewordene Nothwendigkeit, anatomisch zu denken bei der Beschäftigung mit Kranken, ist der Punkt, durch welchen sich die neue Zeit von der alten am durchgreifendsten unterscheidet. Hierin liegt aber auch der Grund, wesshalb ganz tüchtige Aerzte der alten Schule so oft nicht mehr im Stande waren, selbst bei aller Einsicht, bei allen Kenntnissen und beim besten Willen in der neuen Richtung sich zurecht zu finden. Es war ihnen nicht mehr möglich, anatomisch denken zu lernen. Alles Gelernte war nur angenommen, hing nur an, wie etwas fremdartiges, einer fremden Sprache gleich, die man nicht von Kindesbeinen an gesprochen, sondern erst im Alter erlernt hat.

Die pathologisch-anatomische Schule suchte allenthalben das kranke Organ zu bestimmen und die Art der materiellen Veränderungen in ihm aufzufinden. Diess galt von jezt an als Aufgabe im Einzelfalle, wie als Ziel für die Construction der gesammten Krankheitslehre.

In Beziehung auf leztere führte daher diese Schule eine totale Umgestaltung mit sich, welche Umgestaltung sich theils auf Entfernung vieler alten Species, die selbst bis auf den Namen verloren gegangen sind, bezog, theils auf eine gänzliche Umwandlung der Begriffe und selbst der Namen, indem unter manchen früher geläufigen Ansdrüken sehr verschiedene anatomische Zustände aufgefunden wurden und diese daher getrennt werden mussten, bei andern wesentliche früher ungeahnte Störungen der Krankheit nachgewiesen wurden und ihr daher auch den Namen gaben. Dadurch gestaltete sich die ganze Terminologie der Wissenschaft neu oder in anderem Sinne und diese neue Sprache war nur die Manifestation des neuen Denkens.

Die Entitäten der alten Schule fielen dadurch von selbst. Broussais hatte sie durch seine Angriffe auf die Ontologie logisch aufgelöst, die anatomische Schule zeigte ihre Wesenlosigkeit auf positivem Wege. Aber die anatomische Schule war sich bei der Beseitigung der Krankheitseinheiten doch der ganzen Unwissenschaftlichkeit der alten Pathologie nicht recht bewusst. Schon aus Opposition gegen Broussais und aus Abneigung gegen alles Theoretisiren fasste sie die Frage nicht scharf ins Auge. Wenn sie daher auch die alten Entitäten aufgab, so sezte sie ganz unbefangen neue, anatomische an ihre Stelle. Sie schuf pathologisch-anatomische Species. Dieses Speciesmachen der anatomischen Schule war jedoch nicht das Ergebniss eines naturhistorischen Vorurtheils, vielmehr zumeist nur ein Mittel, die Beschreibung und sprachliche Handhabung der Objecte zu erleichtern. Die Species dieser Schule waren weder so wesenlos wie die alten, noch wurde an ihnen mit der früheren Aengstlichkeit festgehalten, wie von den Systematikern. Sie erschienen mehr als augenblicklich gewählte Abgrenzungen, die nach Bedürfniss wieder aufgegeben wurden und auf welche keine strenge Classification zu basiren war. Bei den Intelligenten dieser Richtung haben sie lediglich auch keinen Schaden gebracht. Beim grossen Haufen und bei den Schwächeren hatten sie allerdings den Nachtheil, dass sie die Wirkung des Broussais'schen Angriffs auf die Ontologi abstumpften und den Erfolg desselben für viele wieder verlustig gehen liessen. Die ganze Methode der Beobachtung wurde verändert. Während man früher vor Allem auf diejenigen Erscheinungen Rüksicht genommen hatte, welche den allgemeinen Zustand anzeigten, richtete sich jezt die Beobachtung mehr auf locale Phänomene. Das Raisonnement über das Beobachtete drehte sich jezt nicht mehr um die allgemeinen Kräfte, sondern bezog sich auf den Stand der anatomischen Veränderungen. Diess führte zu der Tendenz einer möglichst genauen detaillirten Erforschung der Thatsachen, sowohl der Veränderungen, die der Lebende bietet, als derer, die in der Leiche gefunden werden. Eine grosse Menge von Entdekungen wurde dadurch gemacht. In demselben Maasse verloren die alten Autoritäten, deren Angaben man nicht bestätigt fand, an Credit. Man glaubte nur dem, was man selbst sah und zweifelte an Allem, was durch die Tradition überkommen war. Vornehmlich nachdem die numerische Methode sich unter den Beobachtern eingebürgert hatte, wurden alle bisherigen Annahmen als verdächtig angesehen und eine radicale Revision der ganzen Wissenschaft angestrebt. Eine wohlthätige Skepsis ist dadurch herbeigeführt worden, bei vielen aber auch die falsche Sucht, durch widerspenstige und hartnäkige Zweifelsucht ihre Wissenschaftlichkeit zu documentiren. Auch ist ein grosser Theil schon vorhandener werthvoller Beobachtungen dadurch in der Erinnerung ausgelöscht worden und in völlige Vergessenheit gefallen.

Die Erfolge der neueren genauen Beobachtung waren in der That immens. Wie von selbst lieferten sich die Entdekungen in die Hand und wo man hinblikte, da fand sich Neues. Eine Menge bis dahin unbekannter Zustände, wie man zu sagen pflegte, neuer Krankheiten wurde entdekt, von denen die alte Schule lediglich keine Ahnung hatte. Die Verfolgung aller möglichen Störungen an jedem einzelnen Organe vervielfältigte die Formen des Krankseins ins Unendliche und doch gewährte sie einen leichteren Einblik und eine raschere Uebersicht als die früheren künstlich-systematischen Anordnungen der damals viel sparsamer angenommenen Krankheitsformen.

Ebensoviel hat die anatomische Schule in der Erkennung der localen Störungen beim Lebenden gefördert. Sie hat dabei nicht nur negativ durch Zurükweisung zahlreicher unberechtigter Annahmen gewirkt, sondern durch Einführung von einer Menge neuer, namentlich der auf physikalische Verhältnisse hinweisenden Zeichen.

Doch hätte sie auch hiebei, wenn sie ihrer Aufgabe sich klarer bewusst gewesen wäre, noch mehr leisten können.

Statt nemlich bei der Deutung eines Symptoms dieses immer nur auf das Organ zurükzuführen, von dessen Läsion es zunächst abhängt und dadurch die gesammten Erscheinungen des Falls in verschiedenen ergriffenen Organen zu localisiren, war bei dieser Schule die Tendenz vorherrschend, die Gesammtkrankheit und alle ihre Symptome stets nur auf ein Organ zu beziehen, in ein Organ zu localisiren, mit andern Worten den Siz der Krankheit aufzufinden. Ist es auch für sehr viele Fälle von höchstem Interesse, den topischen Ausgangsherd der Krankheit zu entdeken, so gibt es doch Fälle genug, bei welchen durch ein solches Verfahren nur eine schiefe Vorstellung erlangt wird und in allen Fällen ist die einzige vollständige Einsicht nur dadurch zu erlangen, dass der Werth der Betheiligung der sämmtlichen Organe richtig geschäzt wird.

Eine physiologische Deutung der Krankheitserscheinungen wurde von der pathologisch-anatomischen Schule fast ganz vernachlässigt. In der Epicrise der besten Schriftsteller dieser Schule wird kaum an eine physiologische Erörterung gedacht. Alle Erscheinungen werden vernachlässigt, deren Ursache nicht unmittelbar mit dem Messer nachgewiesen werden kann, und jede palpable Veränderung, die sich vorfindet, wird ohne Weiteres als Ursache der Erscheinungen angesehen, wenn sie auch nur in fernem Zusammenhang mit diesen stehen. So werden kaum besprochen der Schmerz, das Verhältniss der Secretionen, die Veränderungen der Eigenwärme, die Pulsverhältnisse. Oder es werden Symptome ohne Weiteres entfernten Veränderungen zugeschrieben (Kopfschmerz der Darmaffection z. B.)

Ueberhaupt ging diese Schule bei ihrer Semiotik ganz empirisch zu Werk, indem sie untersuchte: welche Symptome pflegen bei diesen oder jenen anatomischen Hauptstörungen der Organe vorzukommen? welche Veränderungen finden sich bei diesen oder jenen Symptomen? Diesen Fehler trifft man am vollendetsten bei der numerischen Methode. Die Zurükführung auf physikalische oder physiologische Nothwendigkeit wird nirgends mit Bewusstsein angestrebt.

Die Zeichen, selbst in der physikalischen Semiotik, werden daher auch nicht auf die wirklichen physikalischen Verhältnisse zurükgeführt, sondern die Zeichen nach äusserlicher Aehnlichkeit mit sonstigen Erscheinungen (Schallarten, Geräuschen) verglichen (râle ronflant, Blasebalggeräusch, Nonnengeräusch, Feilen, Sägegeräusch, Schleierhauchen, Leberton, Milzton etc.) und nun einfach empirisch untersucht, bei welchen anatomischen Veränderungen dieses oder jenes Symptom sich vorfindet. Es mussten dadurch wichtige Resultate geliefert werden, aber eine wirkliche Einsicht ward nicht hergestellt, ja sogar verzögert.

Damit zusammenhängt, dass diese Schule eine grosse Anzahl von Krankheitsfällen, bei welchen die Anatomie wenig oder nichts zur Aufhellung zu leisten vermag, vernachlässigte und gewissermaassen aus der Pathologie beiseitigte. So namentlich die meisten nervösen Störungen und complicirten Affectionen, deren Zurükführung auf ein Localleiden nicht sofort gelingt. Ueberhaupt hat sie der Hospitalpraxis, in welcher die ausgebildeten Fälle vorwiegen, ein augenbliklich Uebergewicht verschafft und eben dadurch die Einsicht in die zahlreichen Vorkommnisse der gemeinen Praxis für längere Zeit zurükgesezt.

Auch die Zustände der Flüssigkeiten (des Bluts, Harns) und die von ihnen abhängigen Zufälle und Erscheinungen wurden von der anatomischen Schule lange gering geachtet. Erst in der Folge wurde denselben mehr Aufmerksamkeit geschenkt und es gestaltete sich eine neue humoralpathologische Richtung. Constitutionsaffectionen wurden überall zu wenig beachtet.

Die ausschliessliche Rüksichtnahme auf grobe topische Störungen hatte das Interesse für alle anderen Fragen geschwächt oder selbst verdächtig gemacht.

Damit fiel freilich auch eine Menge theoretischer Bedenken weg, welche den Arzt der Schule mit seiner Irritabilität, seinen Factoren und Polen, seiner Voraussezung von Erregbarkeitserschöpfung, Tendenz der Naturheilkraft etc. gequält hatten. Manche sublime Fragen wurden gar nicht mehr gestellt; die Aufgabe der Beurtheilung, indem sie reeller geworden war, gewann an Einfachheit.

Eine grosse Vorsicht im Raisonnement ist Character dieser Schule gewesen. Sie hat freilich dabei eine gewisse Armuth an Ideen herbeigeführt. Auf der andern Seite aber hat sie in der Medicin den Sinn für Objectivität eingebürgert und den ungeschminkten Thatsachen ihr Recht gelassen. Daher sind auch die Arbeiten der schwächern Mitglieder dieser Schule immer von einer gewissen Brauchbarkeit und von Werth und werden nicht von den verquälten Conjecturen der Elaborate gleicher Stufe aus der deutschen Medicin verunstaltet.

Bei der Erforschung des Thatsächlichen geht die französische pathologisch-anatomische Schule zwar stets auf das Detail; aber nirgends auf das lezte Detail. Die microscopische Anatomie der veränderten Gewebe wurde von ihr lange noch vernachlässigt, als sie anderwärts schon grosse Erfolge errungen hatte.

Auch konnte sich die Schule noch lange nicht zu klarer Anschauung der pathologischen Processe erheben. Weder die Entwiklung noch die Ausgleichung derselben wurde verfolgt. Mystische Ausdrüke und Begriffe:

Irritation, Tendenz der Natur, organisches Leben werden immer noch überall eingeschoben, auch wo klarere Vorstellungen möglich gewesen wären.

Die Therapie der pathologisch-anatomischen Schule war im Allgemeinen noch längere Zeit sehr einfach, und wenn auch gegen die Broussais'schen Excesse in Blutentziehungen polemisirt wurde, so blieb doch auch bei ihr das Blutentziehen die Hauptsache; leichte Tisanen wurden daneben gegeben. Lännec jedoch hatte schon angefangen, unter Umständen eingreifender zu verfahren und hat selbst von der gewaltthätigen Rasori'schen Therapie etwas aufgenommen. Später verfiel die Schule zum grossen Theil in den Enthusiasmus für toxische Dosen.

Die Indicationen wurden fast durchaus nicht aus Individualdiagnosen abgeleitet, sondern grösstentheils an die Nominaldiagnose der Krankheit gebunden. Die numerische Methode hat dieser unpassenden und schlendrianmässigen Therapie um so mehr Vorschub geleistet, als sie dieselbe mit einer Art rein wissenschaftlichen Nimbus umgab.

Im Allgemeinen hatte das therapeutische Handeln der pathologischen Anatomie etwas hoffnungsloses; denn die massiven Veränderungen der Organe imponirten im Anfang so, dass man an jeder Wiederherstellung der Integrität verzweifelte, um so mehr, da die Verfolgung der Heilungsprocesse überall versäumt wurde. Daher war man in der Blüthe der pathologisch-anatomischen Schule mehr als je von der absoluten Unheilbarkeit zahlreicher Krankheiten überzeugt und hörte auf, auch nur Versuche zur Ausgleichung zu machen. Das exspectative Verfahren wurde dadurch vorherrschend, indem man bei geringfügigen Störungen es nicht der Mühe werth fand einzugreifen, bei grossen keinen Nuzen davon zu haben glaubte.

Indem man überall die localen Veränderungen als das Hauptsächliche und fast einzig zu Berüksichtigende ansah, so lag es nahe und war selbst nothwendig, dass man wähnte, auch vornemlich durch topische Mittel wirken zu müssen. Man übersah völlig, dass bei Besserung des Allgemeinzustandes die örtlichen Veränderungen von selbst sich ausgleichen; aber man hielt es für unwissenschaftlich, auf den Allgemeinzustand zu wirken, von dem das anatomische Messer keine Kunde gab. Darum waren die früheren Aerzte bei aller Armuth ihrer Kenntnisse bessere Practiker als die pathologischen Anatomen, weil jene auf das zu wirken angewiesen waren, was in den meisten Fällen allein durch die Therapie modificirt werden kann: nemlich auf den Gesammtzustand, auf das Fieber, auf den Stand der Kräfte und der Ernährung.

Von grossem Einfluss auf die Umgestaltung der wissenschaftlichen Methode und der Anschauungen in der Heilkunde war ferner die erfolgreiche Entwiklung der Experimentalphysiologie in Frankreich. Die Gewebsanatomie Bichat's und Cabanis' Auffassung des Organismus haben die zahlreichen und meisterhaften Untersuchungen Magendie's vorbereitet.

Die Experimentalphysiologie in Frankreich.

Magendie (geb. 1783, seit 1831 Professor der Experimentalphysiologie am Collége de France). Seine Hauptwerke sind: das Précis élémentaire de physiologie, ein Mémoire sur le vomissement (1813), über die Functionen des Nervensystems (1823), ein Formular für die Anwendung von neuen Medicamenten (1836), mehrere Bände Vorlesungen über die physikalischen Phänomene des Lebens, das Nervensystem und das Blut; endlich gab er 1821—1831 das Journal de physiologie expérimentale et pathologique heraus.

Magendie.

Magendie's Tendenz war, die physiologische Wissenschaft zu der Exactheit der physikalischen zu erheben. Alle theoretischen und aprioristischen Theorien verbannte er als einer mythischen Zeit angehörig, welche die Medicin gerade so haben musste, wie alle andern Wissenschaften, wie Physik und Chemie. Während aber die Physik seit Galilei eine exacte Erfahrungswissenschaft geworden sei, habe die Physiologie und Medicin in ihrer mythischen Periode verharrt. Nur dasselbe Mittel könne sie daraus erretten, welches Galilei für die Physik anwandte, nämlich das Experiment; dieses sei eine Frage an die Natur, auf die sie immer antworte, wenn man nur zu fragen wisse. Das Experiment sei der einzige Weg, zur wahren Erkenntniss der Lebensphänomene zu kommen. Wo immer möglich, dürfen die Lebensphänomene nicht von den physischen und chemischen getrennt werden; nur wo physikalische und chemische Geseze nicht ausreichen, sei man vorläufig berechtigt, vitale Phänomene gelten zu lassen: dies gelte aber fast nur allein bei den Phänomenen des Nervenlebens. Die Medicin selbst sei ganz auf gleiche Weise zu behandeln, wie die Physiologie; sie sei nur ein Theil derselben, d. h. die Physiologie des kranken Menschen.

Magendie hat in dem Gesagten unendlich unbefangener, als Broussais, das Wesen und den Begriff einer physiologischen Pathologie gefasst, und wenn auch nicht alle seine einzelnen Resultate stichhaltig sind, so ist seine Tendenz durchaus anzuerkennen, und die Früchte, die durch ihn selbst, wie durch seine Anregung der Physiologie und Medicin erwuchsen, sind wirklich unendlich. Doch ist zu bemerken, dass er die lezte Stufe der Exactheit nicht betreten hat; wenn er auch überall das Experiment zur Aufklärung der Lebensphänomene forderte, so hatte er doch noch nicht die Einsicht und das Bedürfniss, das Experiment mittelst Maass und Gewicht exact zu machen. Magendie war kein messender Experimentator, und dadurch verblieben viele seiner Resultate ungenau und ungenügend.

Für die Medicin im engeren Sinne hat Magendie in vier Beziehungen gewirkt: die Anregung zu einer Experimentalpathologie ging vorzugsweise von ihm aus; er selbst machte zahlreiche Versuche an Thieren, um künstlich krankhafte Symptome hervorzurufen. Die ersten dieser Art sind die über das Erbrechen; damit hat er ein fast ganz neues Feld der Forschung eröffnet, auf dem nicht unbeträchtliche Erfolge gewonnen worden sind.

Zweitens stammt von Magendie die nähere Begründung des sogenannten Bell'schen Sazes von der Verschiedenheit der Functionen der beiden Nervenwurzeln ab; durch diese Kenntniss ist erst eine Nervenpathologie möglich geworden.

Drittens hat Magendie den Impuls zu einer neuen Humoralpathologie gegeben und auch hierin einen neuen Weg, nämlich den des directen Experimentes gezeigt. Gaspard war einer der Ersten, der 1822 in der Absicht, die Symptome putrider Fieber durch faulige Injection in die Venen herzustellen, in Magendie's Journal die Methode der experimentalen Forschung befolgte. Durch diese und andere ähnliche, von Magendie selbst, Dupuy und Trousseau, Leuret, Gendrin vorgenommene Versuche gelangte man zwar nicht auf das erwartete Resultat, einen Typhus zu erzeugen, aber auf Entdekung einer ganz neuen Krankheit: der Jauche- und Eitervergiftung des Blutes. Weiter lehrte nun Breschet den Einfluss der Phlebitis auf Entstehung dieser Krankheit kennen und zeigte die Häufigkeit ihres Vorkommens. Bald bemerkte man, dass die schlimmen Ausgänge der chirurgischen Operationen, das bösartige Kindbettfieber, viele sogenannte perniciöse Wechselfieber nichts Anderes seien, als secundäre Ablagerungen, die einem primären Eiter- oder Jaucheherd nachfolgen. Auch für andere Krankheiten hat Magendie den Weg gebahnt und Experimente über die seröse Blutmischung, über fibrinarmes Blut hervorgerufen. Im weitern Verlaufe wurde dieser Neohumorismus von der ähnlichen Tendenz der pathologisch-anatomischen Schule unturstüzt, sowie durch einige Arbeiten der Chemiker: Denis (Essai sur l'application de la chemie à l'étude du sang 1838), Gavarret (l. c.), Becquerel und Rodier mit wachsendem Inhalte gefüllt.

Viertens machte Magendie in der Therapie und namentlich in der Materia medica Epoche. Er war es, mit dem eine ganz neue Methode begann, nämlich die Anwendung sehr entschieden wirkender chemischer Präparate, nicht nur vieler metallischen Mittel, sondern namentlich der aus Pelletier's Laboratorium hervorgegangenen Alkaloide, von denen er besonders das Chinin, das Veratrin, Strychnin, Piperin, Morphium, Emetin und andere theils zuerst anwandte, theils vorzugsweise zu ihrer Verbreitung beitrug. Auch die Anwendung der Brom- und Jodpräparate, des Jodeisens etc. wurde von Magendie gefördert und er suchte sowohl durch Versuche an Thieren als an Kranken über einfache Medicamente der genannten Art sichere Resultate zu gewinnen. Magendie's Formulaire hat in kurzer Zeit eine grosse Anzahl von Auflagen erlebt und ist die Grundlage der ganzen neuern Pharmacologie der chemischen Substanzen geworden.

Magendie hat in der französischen Physiologie zwar in hohem Grade anregend gewirkt, ohne jedoch viele seiner würdige Schüler zu erziehen. Allerdings hat in seiner Weise und mit grosser Sorgfalt Longet fortgearbeitet; noch mehr aber haben in neuester Zeit Claude Bernard und Brown Sequard die Experimentalphysiologie durch ingeniöse Ideen und glükliche Untersuchungen weiter gebracht.

Neben den Aerzten und Physiologen ist aber auch der Chirurgen Erwähnung zu thun. In der Chirurgie hat überhaupt die Ontologie niemals so fest gewurzelt, als in der Medicin und es sind daher die Chirurgen die natürlichen Mithelfer in den gegen die Ontologie gerichteten Angriffen gewesen. Die Localisation war bei ihnen gewissermaassen selbstverständlich und es wurde ihnen leichter, als den innern Aerzten, die mechanischen Verhältnisse im Kranksein nicht aus dem Auge zu verlieren.

Die französische Chirurgie.

Den Gipfel des Ruhms hatte jedoch die französische Chirurgie mit Dupuytren erreicht. So fördernd sein Einfluss auf richtige Vorstellungen war, so hat die Alleinherrschaft im chirurgischen Gebiete, die er sich eine Zeit lang erhielt, auch wieder hemmend gewirkt. Dupuytren konnte keinen Widerspruch ertragen, er ignorirte ihn entweder oder wies ihn herb zurük und Niemand hatte den Muth, dauernd ihm irgendwo Opposition zu machen.

Nach seinem Tod galt es fortwährend noch als Ruhm und Empfehlung, sein Schüler zu heissen. Obwohl sich jedoch aus einem Theile seiner Anhänger eine Art geschlossener Schule entwikelte, die sogenannte École de Paris, so gingen doch andere ihren eigenen Weg.

École de Paris.

Die Ecole de Paris suchte die Fortschritte vornemlich in der minutiösen Entwiklung der chirurgischen Anatomie, wendete diese jedoch nicht immer in der heilsamen Verbindung mit pathologischer Anatomie und Physiologie an und trieb die Localisation der Krankheiten auf's äusserste. Es ist nicht zu verkennen, dass mit ihr die französische Chirurgie anfing, etwas auszuarten, theils in eine übertriebene operative Künstelei, theils in diagnostische Subtilitäten, die ohne practischen Werth sind. Es wurde die anatomische Begründung der Chirurgie in einer nicht mehr leitenden, sondern hemmenden und pedantischen Weise erstrebt.

Sanson war ein anspruchsloser guter Chirurg; Velpeau zwar ein gelehrter Mann und ebenso gewandt im Operiren als in der Dialektik, aber ohne Sinn für die leitenden Ideen der Zeit und voll Ueberzeugung von der eigenen Superiorität. Breschet war tüchtig gebildet, aber bequem und ohne Schärfe, Gerdy ein Idealist, Blandin ein emsiger anatomischer Arbeiter ohne erheblichen Geist.

Neben ihnen suchte Roux, ein grosser Operationskünstler, die ältere französische Chirurgie wieder zu restituiren. Lisfranc, der sich rühmte, der ächteste Nachfolger Dupuytren's zu sein, stritt gegen die anatomische Schule mit Leidenschaft, nahm es aber in Beobachtung und in den Berichten über seine Erfolge mit der Wahrheit nicht ganz genau.

Malgaigne. Erst gegen das Ende der Dreissigerjahre trat ein scharfer Kopf unter den französischen Chirurgen in den Vordergrund: Malgaigne. Er war einer der wenigen jungen Chirurgen, welche Dupuytren mit Achtung genannt und überhaupt erwähnt hatte. Es war die Unbefangenheit von allen traditionellen Vorurtheilen, der Trieb, alles längst für abgeschlossen Erachtete auf's neue zu untersuchen und zu prüfen, und die Schärfe der Auffassung der einzelsten Momente, was Malgaigne auszeichnete. Die statistische Methode führte er in der Chirurgie ein; zugleich versuchte er überall die Anwendung physikalischer und physiologischer Geseze. Aber es fehlte ihm an ruhiger Besonnenheit und geduldigem Ertragen von Zurüksezungen, und in dem Eifer, die höchsten Ehren zu erlangen, überstürzte er sich und ging dadurch dieser Ehren und selbst fast seines bereits erlangten Ruhmes wieder verlustig.

Die Operativchirurgie blieb immerhin in der französischen Schule von vollendeter Vollkommenheit und kein Einzelner, noch irgend eine Nation vermochten sich mit der Gewandtheit, Sicherheit und Eleganz der französischen Chirurgen zumal am Leichentisch zu messen.

Specialitätencultur. Unter der Herrschaft der pathologisch-anatomischen Schule bildeten sich die Specialitäten aus. Die Cultur der Specialitäten, d. h. beschränkter Wissenschafts- und Kunstgebiete hat ihre Vortheile, wie ihre Nachtheile. Sie begünstigt das Virtuosenthum in seiner guten und glänzenden Seite, wie in seinem schwindlerischen und aufgeblasenen Wesen. Die vollendete Technik, das Studium der minutiösesten Verhältnisse, die Möglichkeit sehr umfangreicher Erfahrung in einem beschränkten Gebiet und die Vergleichung von zahlreichen im Wesentlichen übereinstimmenden, in vielen Einzelbeziehungen doch individuell abweichenden Fällen sind

Vortheile, welche die Specialitätencultur stets aufrecht erhalten und empfehlen werden. Aber wenige Köpfe sind so glüklich organisirt, dass sie bei den Erfolgen ihrer Virtuosität von Selbstüberhebung frei bleiben und dass die Beschränkung des Gebiets ihrer Thätigkeit nicht auch eine Beengung ihres geistigen Gesichtskreises zur Folge hat. Die Meisten verlieren die wirklich wissenschaftlichen Anschauungen und stellen sich auf die Dentistenstufe, pochen auf ihre technische Perfection, und lassen den Sinn für das Generelle veröden.

In Frankreich haben jedoch viele Specialisten eine ruhmvolle Ausnahme hievon gemacht und durch die Schärfe ihrer Detailuntersuchungen wesentlich zur Förderung der allgemeinen Anschauungen beigetragen. Hieher gehört vornemlich Ricord, der berühmteste Specialist, der seinerseits durch die sorgfältige und intelligente Beobachtung syphilitisch Kranker ebensowohl dem Broussaisismus als der einseitigen pathologischen Anatomie entgegenarbeitete; Biett, der in der Diagnose der Hautkrankheiten die grösste Exactheit herstellte, und neben dem auch seine Schüler Cazenave und Gibert erwähnenswerth sind; die Bearbeiter der Krankheiten des Urogenitalsystems besonders Civiale und Mercier, auch der Orthopäde Guérin. *Ricord. Biett.*

Es gehören ferner hieher die Specialisten in psychischen Krankheiten: Esquirolvoran, sodann Marc, Ferrus, Calmeil, Guislain, Baillarger, Leuret, Foville, Cerise, Voisin, Lunier, Thore und viele Andere; die über Nervenkrankheiten: Georget, Ollivier, Valleix, Longet, Sée, Delasiauve, Herpin, Durand-Fardel. *Specialisten in der Psychiatrie und den Nervenkrankheiten.*

Sehr ausgezeichnet waren sodann viele Specialisten über Kinderkrankheiten: Billard, Guersent, Blache, Taupin, Roger, Valleix, Legendre, Berton, Trousseau, Rilliet und Barthez. *Specialisten über Kinderkrankheiten.*

Die Krankheiten der Greise machten zum Gegenstand ihrer Forschungen: Hourman und Dechambre, Prus, Durand-Fardel.

Höchst bedeutend waren die französischen Leistungen in der Hygieine und in den forensisch-technischen Fächern von Orfila, Parent-du-Chatelet, Villermé, Chevallier, Devergie, Gaultier de Claubry, Levy und Anderen. *Hygieine und forensische Medicin.*

Nur die Oculistik, sowie die Geburtshilfe und die Frauenkrankheiten waren auffallend sparsam vertreten. In ersterer hat Velpeau Einiges gethan, Sichel dagegen die deutschen Ansichten einzubürgern gesucht. Mehr selbständig verfuhr Desmarres. In der Geburtshilfe und den Frauenkrankheiten waren die beiden jüngeren Baudelocque, Velpeau und Paul Dubois die wenigen Männer von bedeutendem Rufe. Lejumeau de Kergaradec führte 1821 die Auscultation in die Geburtshilfe ein. Die Hebamme Lachapelle hatte eine Zeit lang die umfassendste Berühmtheit in Frankreich. *Oculistik und Geburtshilfe.*

Sie starb 1821. Auch Mad. Boivin zeichnete sich aus. Ihre Schriften gab Dugès heraus.

<small>Schlussbetrachtung über die französische Medicin.</small>

Es ist kein Zweifel, dass die französische Schule von 1815 — 1840 eine glänzende und gewinnreiche Periode der Medicin darstellte, nicht allein durch die Masse der Entdekungen, sondern durch die Vollendung einer radicalen Umgestaltung der ganzen ärztlichen Anschauungsweise, nicht bloss durch das Wirken einzelner hervorragender Köpfe, sondern durch das wetteifernde Zusammenwirken aller Kräfte und durch die glükliche Richtung, welche auch dem Schwächeren gestattete, nüzlich zu sein und die positive Grundlage der Wissenschaft werthvoll zu bereichern. Zahlreiche treffliche Arbeiten sind von jungen Männern in dieser Zeit veröffentlicht, welche noch nicht einmal ihren Doctorhut erworben hatten, und die medicinischen Journale der Zeit sind eine Sammlung von Schäzen, welche niemals veralten werden.

Die Gegensäze und Widersprüche der Schule glichen sich nach dem Tode von Broussais grösstentheils aus und eine ziemlich übereinstimmende Richtung nach Objectivität beherrschte bei fortdauernden einzelnen Differenzen die französischen Pathologen.

Der parlamentarische Zug der Zeit, wie er sich in der späteren Restaurationsperiode ausbildete und nach der Julirevolution seine höchste Entwiklung fand, hat auch auf die Physiognomie der Medicin den entschiedensten Einfluss gehabt und auch auf diesem Gebiete seine Vortheile und Nachtheile blossgelegt. In der ersten Zeit ein mächtiges Anregungsmittel, eine Waffe der Wahrheit und der Intelligenz gegen den Geist der Finsterniss, arteten die parlamentarischen Alluren der Medicin schliesslich in die inhaltsleeren und endlosen Manifestationen einer geschwäzigen Eitelkeit aus.

Von 1840 an wurden die werthvolleren Publicationen der französischen Aerzte seltener. Die alten berühmten Namen verschwinden vom Schauplaz und neue trifft man sparsam. Aran, Monneret sind noch die hervorragendsten. Der rapide Fortschritt der Wissenschaft hat sich in andere Ländergebiete gewendet. Frankreich zehrt noch am alten Ruhm, weiss ihn aber nicht aufzufrischen.

Es ist übrigens nicht nur der Mangel an Ideen, an welchen die jezige französische Medicin leidet, sondern im Hintergrund steht die Unklarheit der Begriffe und der Aufgaben der Wissenschaft, wodurch die Franzosen zu alten, anderwärts längst überwundenen Missgriffen zurükgedrängt werden. Ihre neuesten Versuche, die allgemeine Pathologie zu bearbeiten, und ihr Rükfallen in die systematische Nosologie sind dafür die redendsten Beweise.

Ueberhaupt ist es eine Eigenthümlichkeit dieser begabten Nation, dass sie, wo und so lange sie in erster Linie steht, Ausserordentliches zuwegebringt, dass sie aber, wenn sie den ersten Rang eingebüsst hat, zwar nicht ihre Einbildung, wohl aber ihre Leistungsfähigkeit zu verlieren pflegt. Nur in einzelnen Specialitäten, wo sie noch den obersten Rang nicht verloren hat, sehen wir sie auch in voller und erfolgreicher Thätigkeit: so in der Psychiatrie, in der Electrotherapie.

Dabei ist es ein weiter eigenthümliches Schiksal der Franzosen, wodurch sie sich bei dem Kenner der Wissenschaft oft komisch machen. Die Entdekungen anderer civilisirter Nationen werden durchschnittlich erst eine Reihe von Jahren nachher bei ihnen bekannt; oft nachdem sie längst anderwärts modificirt oder näher ausgebildet sind, kommt die erste Kunde von denselben in ihrem primitivsten Kleide zu den Franzosen. Diese wundern sich darüber, fangen an, über Sachen, welche anderwärts völlig in Ordnung sind, mit vielem Ernst zu debattiren, finden dabei unfehlbar, dass einer der Ihren wesentlich das Verdienst der ersten Entdekung oder doch der Application hatte; denn es kann nicht fehlen, dass in den 10 Jahren, welche die Neuerung zu dem Wege über den Rhein bedarf, irgend ein Gallier einmal davon Wind bekommen oder auch zufällig selbst eine Idee von entfernter Aehnlichkeit geäussert hat. So finden wir in der neuesten Zeit Beobachtungen und Methoden in Frankreich auftauchen und mit der Wichtigkeit unerhörter Entdekungen behandelt werden, die anderwärts jedem Anfänger geläufig sind.

England hat nach Brown nur wenig auf die Entwiklung der medicinischen Wissenschaft im Allgemeinen Einfluss geübt. So zahlreich die einzelnen Bereicherungen sind, die wir in Beziehung auf pathologische Anatomie, Semiotik und Therapie den englischen Aerzten verdanken, so lässt sich auch nicht ein einziger dortiger Patholog namhaft machen, der auf den allgemeinen Gang der Wissenschaft bestimmend eingewirkt hätte.

Die meisten Engländer behielten als Grundlage Cullen's oder Gregory's Ideen und accomodirten diese, so gut es ging, den neuen Ansichten, die sie vom Auslande, namentlich von Frankreich zugeführt bekamen, oder den Thatsachen, welche ihre eigene Erfahrung sie lehrte. Die practische Anschauung war im Anfang dieser Periode am vollkommensten vertreten in dem weitverbreiteten Handbuch von Mason Good.

Die Broussais'sche Lehre von der Entzündung, von der Gastroenteritis, noch mehr aber die ganze Tendenz der pathologisch-anatomischen Schule fand frühzeitig lebhafte Theilnahme bei ihnen. Die abstracten Theorien, die von Deutschland ausgingen, blieben ihnen völlig fremd. Ueberhaupt ist der ganze Sinn der englischen Aerzte auf's Practische, auf die Beobachtung gerichtet geblieben. Sie haben hiebei viele feine Bemerkungen gemacht, viele wichtige Facta aufgefunden; die Theorien über das Thatsächliche verfehlen sie nicht aus einer Art Pflichtgefühl mitzuführen; allein sie verhalten sich gleichgültig gegen sie, prüfen sie nicht, und oft trifft man bei den tüchtigsten und umsichtigsten englischen Schriftstellern Ansichten, die man kaum im 19. Jahrhundert mehr erwarten sollte.

Im Speciellen machten sich in der neuern Zeit in Grossbritannien folgende Richtungen bemerklich:

Travers. Travers (über constitutionelle Irritation, 1826 und 1835) war der Erste, der originelle und selbständige Ideen vorbrachte. Seine Irritation ist etwas durchaus Anderes, als die Broussais'sche. Er ging von chirurgischen Erfahrungen aus, nämlich von Fällen, wo eine örtliche Affection, eine Wunde, um die sich nur eine leichte erysypelatöse Röthe bildet, die bedeutendsten allgemeinen Symptome hervorrufen kann. Travers ist sich, wie alle Engländer, in seinen Begriffen nicht recht klar. Seine Abstractionen sind dunkel und verworren. Im Allgemeinen scheint er alle durch aussergewöhnliche Aufregungen hervorgerufenen Zustände unter Irritation zu verstehen und fügt noch bei, dass die Irritation durch das Nervensystem vermittelt werde. Diese Irritation, die sich durch Schmerz, Convulsionen und andere Störungen der Sensation und Bewegung äussert, kann local sein oder allgemein d. h. constitutionell. Zur allgemeinen oder constitutionellen Irritation gehört das Fieber, gehören aber auch tetanische Zufälle und verbreitete Nervenzufälle anderer Art. Wofern diese Zufälle von einem rein örtlichen Leiden ausgehen, so nennt sie Travers direct entstehende Constitutionalirritation; wenn aber sowohl die örtlichen als die allgemeinen Zufälle durch einen sonstigen Krankheitszustand der Constitution modificirt sind, so nennt er das die reflectirte Constitutionalirritation.

Ausserdem vergleicht Travers die Irritation mit der Entzündung, scheidet sie genau, rechnet zu jener alle Processe, bei denen Hyperämie und namentlich plastische Productbildung fehlen, dagegen mehr wässerige oder albuminöse Stoffe abgelagert werden, oder aber auch cachectische Producte und Afterbildungen sich einstellen, wie Tuberkeln, Krebse, Condylome, fibrocartilaginöse Geschwülste, Steatome, Fettgeschwülste, Warzen. Alle diese sind ihm durch theils örtliche, theils reflectirte constitutionale Irritation hervorgebracht.

Troz der Dunkelheit und Ungenauigkeit im Ausdruk sind Travers' Untersuchungen über die Irritation von nicht geringem Verdienst, indem sie 1) zur schärfern Trennung der eigentlich plastischen Processe von den nicht plastischen viel beigetragen haben; 2) indem sie den Einfluss der allgemeinen Organisationsstimmung auf die örtlichen Ablagerungen gezeigt haben (reflected constitutional irritation); 3) indem sie das Bindeglied der örtlichen und allgemeinen Erscheinungen in das Nervensystem versetzten; 4) indem er das Fieber nicht in peripherische Organe localisirt wissen wollte, sondern als allgemeine Irritation aufzeigte und auf seine Verwandtschaft mit verbreiteten Nervenzufällen aufmerksam machte.

So wenig im Ganzen Travers' Arbeiten auf dem Continent directen Einfluss geübt haben, so bedeutend war derselbe in England selbst. Fast alle englischen Pathologen, besonders aber die Chirurgen, haben seine Ideen mehr oder weniger adoptirt. Ihre Ausdruksweise ist häufig unverständlich, wenn man diese Quelle nicht kennt, und zahlreiche einzelne Entdekungen und Anwendungen sind daraus entsprungen. *Travers' Einfluss.*

Zuerst ist Williams zu nennen, der den Begriff etwas schärfer zu fassen wusste und namentlich zeigte, dass Irritation und Entzündung nicht gerade Gegensäze seien, sondern dass die Irritation häufig und sogar fast immer der präliminäre Process der Entzündung sei, dass er namentlich der bewegliche Theil der Entzündung sei. Wo Entzündung sympathisch in einem andern Organe wieder Entzündung veranlasse, da errege sie zunächst nur Irritation, und aus dieser könne dann Entzündung werden, wenn die Umstände dazu angethan seien. *Williams.*

Auch bei Crawford ist das erste Stadium der Entzündung Irritation. In manchen Fällen bleibe die Krankheit auf dieser Stufe und dann entstehen bloss Schmerzen oder wässerige Absezungen; so im Katarrh und im Diabetes. Steigere sich die Irritation, so komme es zur congestiven Irritation, d. h. zur Hyperämie, und zulezt zur wirklichen Ausschwizung von plastischen und eiterigen Stoffen, zur Entzündung. *Crawford.*

Astley Cooper nahm im ganzen Umfange Travers' Irritation an und zeigte das Vorhandensein rein nervöser Irritationen in den männlichen Genitalien und in den weiblichen Brüsten, Zustände, die man der Schmerzhaftigkeit wegen oft für Krebs gehalten und behandelt habe. *A. Cooper.*

Brodie lehrte ähnliche Affectionen in den Gelenken kennen und fand, dass sie bloss von der allgemeinen hysterischen Constitution abhängen. *Brodie.*

Von noch bedeutenderem Einfluss wurde die Lehre von der Irritation, als zumal in England den Verhältnissen des Nervensystems und dem Rükenmark grössere Aufmerksamkeit geschenkt wurde. Charles Bell hatte schon frühzeitig (1816) den Gedanken gehabt, dass die hintern mit einem Ganglion versehenen Wurzeln der Spinalnerven allein die Em- *Ch. Bell und die Arbeiten über das Nervensystem.*

pfindung, die vordern allein die Bewegung vermitteln. Magendie hatte bekannt oder unbekannt mit des Engländers Idee denselben Saz durch Experimente zu erweisen gesucht, ebenso Béclard (1823). Erst später wurde diese Thatsache durch Joh. Müller's Versuche an Fröschen ausser Zweifel gesezt. Allein es war doch durch Bell ein Impuls für die nähere Erforschung der Verhältnisse des Nervensystems gegeben, es ward von ihm selbst der Saz aufgestellt, dass die Nerven eines jeden Organs im Verhältniss zur Mannigfaltigkeit seiner Verrichtungen complicirt seien; es war für die Functionen der Bewegung und Empfindung, weiterhin auch für die Respiration das Rükenmark und die Oblongata als ein wesentliches Organ anerkannt und es ward eine neue Richtung eröffnet, auch die Störungen dieses bis dahin vernachlässigten Theils weiter zu verfolgen. Es geschah diess vornemlich durch Bell's Landsleute.

Ganz allmälig wurde der Focus der Nervenphänomene in das Rükenmark verlegt, zuerst noch schüchtern und etwas unbestimmt von Allan und Brown, 1828 und 1829, dann mit grösserer Bestimmtheit von Abercrombie und Teale, von Bell selbst (in seinem nervous System of the human body 1830), hauptsächlich aber von Bright, von Parish, welcher zum ersten Male sich des Namens der Spinalirritation bediente, und von den Gebrüdern Griffin. Durch alle diese Arbeiten wurde auf zahlreiche höchst wichtige und interessante Fälle aufmerksam gemacht, bei welchen in den verschiedensten Theilen des Körpers örtliche Affectionen zu bestehen scheinen, die jedoch nur durch die eigenthümliche Reizung des Rükenmarks oder einzelner Theile desselben simulirt werden. Mit dem physiologischen Zusammenhange der meisten dieser Thatsachen beschäftigte sich aber erst Marshall Hall, der das Gesez der Reflexthätigkeit entdekte und die weiteren Arbeiten der Continentalphysiologen über diesen Gegenstand vorbereitete.

Anatomische Pathologie.

Nächst diesen Bestrebungen, die Pathologie des Nervensystems aufzuhellen, wurde die anatomische Pathologie in England mit grossem Erfolg cultivirt.

Dubliner Schule.

Die Neigung zur pathologischen Anatomie war schon durch John Hunter in England eingebürgert. Am meisten jedoch fand die französische Richtung Boden in der Dubliner Schule.

Einige ältere tüchtige Aerzte, besonders Cheyne, Percival, Colles, Kirby, Pitcairn waren dort Lehrer und gaben schon seit 1818 werthvolle Hospitalberichte aus. Ein zahlreicher Kreis strebender jüngerer Kräfte schloss sich um sie. Unter diesen thaten sich bald die Meathhospitalärzte und späteren Professoren an der Universität, Graves und

Stokes hervor. Beide der pathologisch-anatomischen Forschung und der damit zusammenhängenden physikalischen Diagnostik eifrig ergeben, Ersterer mehr mit einer Hinneigung zu der altenglischen Art, Lezterer mit nicht ganz geringfügiger Broussais'scher Färbung, haben die junge Dubliner Schule gebildet, an welcher eine Zeit lang die solideste, unbefangenste, für alles Neue empfängliche, aber nirgends sich überstürzende, stets practische Richtung einheimisch war. Das Dublin Journal von 1832 an, eine Zeitschrift voll der gediegensten Arbeiten, war das Organ dieser Schule.

Die englischen und schottischen Aerzte, wenn gleich nicht einen so geschlossenen Complex bildend, sind im weiteren Verlaufe der Zeit nicht zurükgeblieben hinter den anatomisch-pathologischen Leistungen der Dubliner. Am hervorragendsten waren die Arbeiten von Bright (Medical cases 1827), Abercrombie (über die Krankheiten des Unterleibs und über die Krankheiten des Gehirns und Rükenmarks), Hope (principles and illustrations of morbid anatomy 1834 und über Herzkrankheiten), Carswell (pathological anatomy 1833, von grösstem Verdienst zumal für die Unterscheidung der Elementarformen der Krankheitsprocesse), Williams (a rational exposition of the physical signs of the lungs and pleura 1828 und elements of medicine, on morbid poisons 1836—41), ferner Walshe, Addison, Christison, Tweedie etc.

<small>Die englischen und schottischen Aerzte.</small>

Zahlreiche wichtige Beobachtungen sind niedergelegt in den höchst werthvollen Publicationen der englischen Pathologen: den Medico-chirurgical transactions, den Guys hospital reports, der London medical gazette, der Lancet und den medical times etc., ausserdem in dem durch eine Reihe der trefflichsten und vornemlich practisch gehaltenen Artikel sich auszeichnenden Collectivwerke: Cyclopädia of practical medicine in 4 Bänden 1833. Neuerdings hat sich den schon genannten Journalen auch noch das Edinburgh monthly journal angereiht.

Ausser den Veränderungen der Festtheile wurde aber von den Engländern stets auch der Zustand des Blutes in Krankheiten gewürdigt, ohne dass sie jedoch dabei zu irgend erheblichen exacten Resultaten gelangt wären. Der Fehler war, dass keine Methode in der Untersuchung war und dass man sich immer mit den alten Ausdrüken: aufgelöstes Blut, faules Blut etc. begnügte. Auch hierin war John Hunter vorangegangen, und die meisten englischen Pathologen erkennen im Stillen oder laut die Wichtigkeit der Blutveränderungen an. Auch mehrere ausführliche Arbeiten sind in dieser Richtung erschienen, namentlich die von Thakrah, von Stevens (observations on the healthy and diseased properties of the blood 1832).

<small>Blutpathologie.</small>

Pathologische Histologie.

In neuester Zeit hat eine Anzahl englischer und schottischer Pathologen, ausser den gröberen anatomischen Verhältnissen auch die microscopisch-pathologische Anatomie, vornemlich durch deutsche Einflüsse bestimmt, mit Erfolg in den Kreis ihrer Forschungen gezogen. Die Beobachtungen sind theils in den angegebenen Journalen (namentlich dem Edinburgh monthly Journal), theils in der Cyclopädia of anatomy von Todd, theils in einzelnen monographischen Arbeiten niedergelegt.

Practische Medicin.

Es war jedoch vornemlich die eigentlich practische Medicin, in welcher die Engländer, anschliessend an die tüchtigen Muster der vorhergehenden Zeit, Bedeutendes leisteten. Der Charakter der unmittelbar practischen Verwendbarkeit und die fast ängstliche Vermeidung jeder müssig scheinenden Frage zeichnet ihre Arbeiten aus. Nicht leicht ist eine englische Abhandlung ohne allen Werth, obwohl der Brauch, dass junge Aerzte, um im Publicum genannt zu werden, damit anfangen müssen, ein Buch über irgend eine Modekrankheit zu schreiben, die englische Literatur mit einem grossen Ballaste sogenannter Monographien überschüttet hat. Aber selbst der Geringste weiss doch immer eine practische Seite dem Gegenstand abzugewinnen, und viele werthvolle factische Bereicherungen steken in der englischen Literatur. Nüchternheit und eine gewisse Exactheit ist durchaus in derselben herrschend; aber sie geht nur bis zu einem herkömmlichen Punkte; sie ist gewissermaassen typisch, und so selten man eine englische Arbeit trifft, die ganz verwerflich wäre, so selten findet man eine solche, der man das ehrendste Prädicat eines geistigen Products, das der Unbefangenheit zuzuerkennen vermöchte. Immer ist der Gesichtspunkt des Engländers ein beschränkter; er ist begrenzt durch eine herkömmliche Methode, durch Voraussetzungen, die allen seinen Landsleuten geläufig sind, durch die Dogmen der Schule und durch die Macht der Fashion. Vergebens sucht man bei ihnen den Schwung, über das Gebräuchliche sich zu erheben und von sich zu werfen, was die landesübliche Sitte dem Arzte an Gedankengang und Gedankeninhalt vorschreibt. Die nationale Uniformität ist nirgends vollständiger, als dort und nur in England war es möglich, dem Doctorscandidaten einen Eid abzunehmen, sich niemals mit Homöopathie zu beschäftigen.

Specialitäten.

So viele monographische Arbeiten die englische Literatur zeigt, so ist die Cultur der Specialitäten doch in diesem Lande niemals zur Ausbildung gekommen. Selbst Medicin und Chirurgie haben sich weniger geschieden, als anderwärts und die Werke der bessern Chirurgen sind voll von eigentlich medicinischem Inhalt. Mit Vorliebe und Erfolg wurde jedoch die Geburtshilfe und Gynäcologie bearbeitet und es war wiederum die Dubliner Schule, welche dazu den Anstoss gab. Collin, der die Dubliner Anstalt von 1826—1833 leitete, sofort Kennedy, Maunsell, besonders aber Montgomery und Churchill zeichneten sich dort aus, während unter den schottischen Geburtshelfern Burns, Hamilton, Campbell und besonders Simpson, unter den englischen Ashwell, Lee, Rigby, Blundell und Oldham die hervorragendsten waren und sind.

In Italien war nach dem Erlöschen der Rasori'schen Schule wenig selbständige Thätigkeit in der Medicin zu bemerken. Viele italienische Aerzte, vornemlich im westlichen Oberitalien schlossen sich der französischen Schule an. Andere gaben sich einem Eklekticismus ohne alle Kritik hin.

Italien.

Einige Eigenthümlichkeit zeigte Geromini, welcher den Contrastimulus bekämpfte und in einer Reihe von Arbeiten von 1812 an, besonders aber in seinen Schriften Saggi clinici sulle principali forme dell' umano infermare 1837, l'ontologismo dominatore perpetuo della Medicina 1841, dell' umano febricitare 1842 und la medicine misontologica ossia il vero ippocratismo 1844, die ontologische Richtung, aber ohne viel positive Fundamente, bekämpfte und drei cardinale Modalitäten der Erkrankung aufzustellen suchte: die einfache Irritation, die phlogosis und das organico scompaginamento.

Geromini.

Auch Bufalini in Florenz erhielt sich in einer gewissen Selbständigkeit. Seine medicina analitica ist das Werk eines sorgfältigen Denkers und Beobachters, jedoch ohne hervorragende Ideen oder Entdekungen.

Bufalini.

Da die übrigen Völker sich grösstentheils an die drei Hauptnationen der Civilisation, Franzosen, Engländer und Deutsche anschlossen (Russen an Deutsche und Franzosen, Genfer und Lausanner an Franzosen, Deutschschweizer an Deutsche; Holländer meist an Deutsche, Skandinavier an Deutsche, Franzosen und Engländer, Spanier an Franzosen, Portugiesen an Franzosen und Engländer, Americaner und Ostindier an die Engländer), da mindestens bei ihnen die medicinische Entwiklung keinen eigenthümlichen Gang befolgte, sondern nur einzelne mehr oder weniger hervorragende Männer unter ihnen auftraten, z. B. bei den Holländern die pathologischen Anatomen Schröder van der Kolk und Vrolik, der Physiolog Donders, so können wir ohne Weiteres zum Schlusse die neueste Entwiklung der Medicin in Deutschland betrachten.

Diverse Nationen.

Troz des trostlosen Zustands, in welchem sich die deutsche Medicin in dem ersten Drittel des Jahrhunderts befand oder vielleicht gerade

Deutschland. Isolirtheit der deutschen Medicin.

wegen desselben wurden die unermesslichen Fortschritte, welche das Ausland indessen machte, fast völlig ignorirt. Uebersezungen erschienen zwar von den meisten Hauptwerken der französischen und englischen Pathologen; aber es fehlte aller Sinn, den Werth des Dargebotenen zu begreifen. Die Vorlesungen auf den Universitäten, wie die Hand- und Lehrbücher der deutschen Literatur blieben grösstentheils ganz unberührt von allem dem, was in Frankreich und England gearbeitet worden war. In den Kliniken, wie in der gewöhnlichen Praxis fanden anatomische Anschauungen und Diagnosen keinen Eingang und noch in der Mitte der dreissiger Jahre war an manchen deutschen Universitäten und Hospitälern das Stethoscop, ein Instrument, das man kaum kannte, das man, wenn zufällig eines in die Hände fiel, mit einer Art kindischer Neugierde betrachtete oder über das man wohl auch schlechte Spässe machte, indem man die eingebildeten Menschen bemitleidete, die aus einem solchen Holze glaubten, unerhörte Dinge zu vernehmen. Höchstens liess man zu, dass mit der Auscultation der tödtliche Ausgang einer Krankheit vorausbestimmt werden könne. Die meisten Lungenkrankheiten, die Herzkrankheiten, die chronischen Hautkrankheiten, die Bright'sche Niere waren völlig unbekannte Gebiete und wenn man von den Franzosen Notiz nahm, so geschah es nur, um die Unwissenschaftlichkeit zu belächeln, mit der sie alle Krankheiten für Entzündungen erklären.

Vereinzelte Einsichten. Doch fand sich da und dort ein einsichtsvoller Mann, welcher merkte, dass eine neue Wissenschaft ausserhalb Deutschlands erstanden war und sich bemühte, die grossen Entdekungen der pathologisch-anatomischen Schule zu verwerthen und anzuwenden. Gewiss sind unter den einfachen Praktikern manche intelligente Männer gewesen, welchen ein Auge aufgegangen war über das Herannahen einer neuen Zeit. So schrieb der

Stieglitz. 73jährige Stieglitz im Jahr 1840: die deutsche Medicin ist so gesunken und erschlafft, dass ihr jede Aufrüttlung heilsam sein muss, Alles was sie in neue Bahnen versezt, selbst wenn diese reich an Irrthümern und Verkehrtheiten sein sollten.

Solche im Stillen wohl vielfach gehegte Ansichten sind nun freilich im Verborgenen geblieben und haben auf die Masse keinen Einfluss gehabt.

Von grösserer Bedeutung war es, dass auch einige klinische Professoren in Deutschland aus den Erfahrungen des Auslands zu schöpfen an-

Krukenberg. fingen. Am vollständigsten ist diess von Krukenberg in Halle geschehen (schon vom Anfang der zwanziger Jahre an), dessen Klinik dadurch eine der wenigen in Deutschland war, an denen man etwas Positives lernen

konnte. Seine zahlreichen Schüler verbreiteten bessere Kenntnisse, zumal in Norddeutschland.

Baumgärtner in Freiburg nahm gleichfalls die französische Pathologie mit Wärme auf; doch war sein Einfluss ein zu beschränkter, um sich bemerklich zu machen. *Baumgärtner.*

Auch Nasse in Bonn verschloss sich der positiven Richtung nicht, obwohl bei ihm die philosophischen Neigungen noch überwiegend blieben. *Nasse.*

Der einflussreichste unter allen aber und derjenige, welcher wirklich eine durchgreifende Umgestaltung der deutschen Medicin hervorgebracht hat, wenn gleich sie auch durch ihn in neue Irrwege geleitet wurde, war Schönlein. *Schönlein.*

Schönlein (geb. 1796, Professor in Würzburg 1820, in Zürich 1832, in Berlin seit 1840) betrat die von Peter Frank und Autenrieth verfolgte, von fast allen damaligen Pathologen Deutschlands abweichende Richtung auf das Praktische und auf die objective Beobachtung und überragte seine Vorgänger namentlich dadurch weit, dass er die seitherigen zahlreichen Entdekungen des Auslandes kannte und zu benuzen wusste.

Er verstand es übrigens vortrefflich, sowohl das von seinen deutschen Vorgängern Frank und Autenrieth Ererbte, als auch das vom Ausland Entlehnte nicht nur als einfach Ererbtes und Entlehntes wieder von sich zu geben, sondern selbständig und mit Geist zu verarbeiten.

Hätte er sich mit dieser Hinweisung auf die exacte Beobachtung begnügt, hätte er allein darauf gewirkt, die in Deutschland verloren gegangene Objectivität wiederherzustellen, heimisch und populär zu machen, so wäre sein Verdienst nicht anzufechten.

Aber Schönlein brachte aus der Jenenser und Würzburger Schule eine pronuncirt naturphilosophische Hinneigung mit, die zwar in seiner klinischen Thätigkeit ziemlich zurüktrat, um so mehr aber in seinen theoretischen Vorlesungen, wie sie als gedruktes Manuscript erschienen sind, hervortritt. *Schönlein's Klinik.*

Schönlein's förderndster Einfluss lag in seiner Klinik. Seine Klinik war es, durch die er reformirend wirkte und durch die er Deutschland dem Geiste guter Beobachtung wieder geöffnet hat. Es war in diesem Lande etwas völlig Neues, als Schönlein sämmtliche Krankheitserscheinungen auf materiell nachweisbare Veränderungen, mit andern Worten, auf die pathologische Anatomie zurükzuführen anfing; denn die pathologische Anatomie galt damals bei uns nur als ein Theil der Naturgeschichte, als die Naturgeschichte der Missgeburten; um so überraschender war es, als

Schönlein sie zur Basis seiner gesammten Nosologie machte; um so lebhafter war aber auch der Widerspruch von Seiten der altgläubigen Aerzte und Lehrer.

Aber Schönlein beging den Missgriff, anstatt diese anatomischen Veränderungen als einfache Folgen und Producte der vorausgegangenen Zustände anzusehen, sie vielmehr als etwas dem Körper Fremdes, als etwas der Krankheit als Wesen Eigenes, als Leib des Abstractums. Krankheit, aufzufassen. Er wendete botanische Termini dafür an, sprach von der Blüthe und der Frucht der Krankheit, vom Fruchtboden, vom Pericarpium u. s. w. Am meisten trat diess bei den Hautkrankheiten hervor. Die anatomischen Charaktere der Krankheiten sind ihm die entwikeltsten Formen derselben; er betrachtet sie überdem nur in der höchsten Ausbildung; ihre Genesis dagegen, der Process, der zu ihnen führt, geht bei ihm verloren.

Mit der Rüksichtnahme auf pathologische Anatomie im engsten Zusammenhange und als nothwendige Folge davon erscheint die Einführung der Auscultation und Percussion in Deutschland durch Schönlein. Mindestens zehn Jahre lang war die Schönlein'sche Klinik fast die einzige in Deutschland, wo man den physikalischen Erscheinungen Aufmerksamkeit schenkte, und da der Nuzen der Untersuchungsmethode sich nicht bloss auf einzelne neue Zeichen für einzelne Krankheiten beschränkt, sondern von ihr aus die ganze Aufgabe der Diagnostik eine Umgestaltung erleidet und an die Stelle der Aufsuchung vager Krankheitsnamen die Bestimmung des anatomischen Verhaltens der Organe treten lässt, so hat auch hierin die Schönlein'sche Klinik reformirend gewirkt.

Viel weniger, als die pathologische Anatomie, benuzte Schönlein die Physiologie für die Klinik. Dem Namen nach vernachlässigte er sie nicht und vergass nie, von den physiologischen Charakteren der Krankheiten und der Krankheitsfamilien zu sprechen; aber die Deutung der Erscheinungen nach physiologischen Grundsäzen ist bei ihm nur rudimentär zu finden.

Daher ist denn auch namentlich seine Nervenpathologie sehr unklar. Das Gangliensystem mit seinen mysteriösen Functionen spielt darin die Hauptrolle und Schönlein erhob sich hier kaum über Autenrieth, den er in wichtigen Punkten copirt hat, namentlich in der Ansicht vom Wechselfieber als Ganglienneurose, vom Abdominaltyphus als Ganglientyphus, von den neuroparalytischen Entzündungen, die Schönlein Neurophlogosen nannte.

Eine ausgedehntere und zum Theil übertriebene und gezwungene Anwendung machte Schönlein von der Chemie und Electricitätslehre, während die übrige Physik und im Speciellen die Mechanik, die so wichtige Aufschlüsse geliefert hatte, von ihm ganz vernachlässigt blieb. Schönlein war es vornemlich, der wieder den chemischen Theorien Kredit verschaffte. Doch hat er viele seiner Ideen Reil entlehnt. Seine Vorliebe für Chemie und Electricitätslehre führte ihn zu manchen voreiligen Hypothesen, z. B. den Begriffsbestimmungen des Erysipel und Rheumatismus.

Die Aetiologie Schönlein's war in den Hauptpunkten vielfach Autenrieth entlehnt, nur mehr in's Einzelne ausgeführt. Die Ursachen stehen bei ihm ebenso ohne inneres nothwendiges Band neben den Erscheinungen, wie in der gesammten ältern Medicin.

Für die Therapie hat Schönlein erkleckliche Verdienste, indem er die damals allgemeine reizende Behandlung durch Antiphlogose verdrängte, worin er namentlich den Franzosen folgte, ohne jedoch in deren Einseitigkeiten zu verfallen; vielmehr wusste er auch von England mehrere kräftige Mittel einzuführen (z. B. die Tinctura Colchici), und überhaupt war seine Therapie vielmehr eine entschiedene und bestimmte, während fast alle damaligen Aerzte auf die exspectative und symptomatische zurükzugehen anfingen.

Schönlein schikt als Einleitung zu seinem Systeme seine allgemeinpathologischen Grundsäze voran.

Allgemeine Pathologie Schönlein's.

Die Krankheit leitet er ab von dem Gegensaze des egoistischen individuellen Princips mit dem planetarischen. Beide sind in beständigem Conflict. Wo das egoistische überwiegt oder dem planetarischen Princip das Gleichgewicht hält, ist Gesundheit; im umgekehrten Falle ist Krankheit vorhanden. Diese Säze, so leicht sich für sie einzelne Beispiele auffinden lassen, sind doch auf zahlreiche concrete Krankheitsfälle nicht anzuwenden; zumal bei den contagiösen Krankheiten ist diese Auffassung entweder falsch oder völlig nichtssagend. Jener Saz kann nichts weiter als die allgemeinsten Ursachen des Erkrankens bezeichnen, nicht aber den Process desselben. Schönlein aber will diesen leztern selbst als einen Kampf des individuellen Lebens gegen die äussere schädliche Potenz angesehen wissen. Soll diess auch nur ein Bild sein, so war es jedenfalls ein übel gewähltes, denn der Process der Krankheit hat fast immer eine gewisse Selbständigkeit; er wird wohl angefacht von den äussern Ursachen, besteht aber meist fort, auch wenn deren Einwirkung aufgehört hat.

Die parasitische Anschauungsweise der Krankheit, d. h. die Annahme, dass die Krankheitserscheinungen selbst etwas von dem Individuum Verschiedenes seien und einem besondern schmarozenden, im Körper wuchernden Organismus angehören, ist nicht eine nothwendige Consequenz der eben angeführten Schönlein'schen Lehre; sie kommt vielmehr auf einmal herein, man weiss nicht wie, noch warum, indem Schönlein bei dem Capitel über Contagium sagt, man könne die spontane Genese der Krankheit die Infusorienbildung, die contagiöse dagegen die Erzeugung der Krankheit nennen. Wiederum soll diess ursprünglich ohne Zweifel ein Bild sein, aber das Bild gelangt alsbald zur Herrschaft in dem System.

Wie auf der einen Seite die Lehre von der Contagion und der Erzeugung der Krankheit als die Spize der Krankheitsverkörperung bei Schönlein erscheint, so kommt die andere Seite der Schönlein'schen Anschauungsweise, die Idee von der Reaction, zur extremsten Entwicklung, besonders in der Fieberlehre. Während ihm das eine Mal die Krankheit ein Selbstsein, eine Existenz, ein Organismus im Organismus ist, sieht er doch wieder die krankhaften Erscheinungen und auch ausdrüklich die Krankheit selbst als die Aeusserungen des gegen jenen Eindringling kämpfenden Individuums an. Diess ist ein Widerspruch, den Schönlein in seinem Sinne nur hätte lösen können, wenn er überhaupt genau hätte zu bestimmen vermocht, welche Symptome dem Krankheitsorganismus zukommen und welche als die reactionären, als die Symptome des Mutterorganismus d. h. des kranken Individuums angesehen werden sollen.

Allerdings erklärte Schönlein einzelne Krankheitserscheinungen beiläufig als reactionäre, namentlich das Fieber. Das Fieber ist ihm keine Krankheit, sondern nur die Theilnahme des gesammten Organismus an den localen Leiden, und die Form des Fiebers hängt ab von dem Grade der Reaction. Ist die Reaction des egoistischen Princips gerade stark genug, die Schädlichkeit zu entfernen und so die Integrität zu erhalten, so erscheint das Fieber in einem mässigen Grade als erethisches Fieber; ist die Reaction heftiger, als noth thut, so hat das Fieber den Charakter der Synocha; ist die Reaction zur Entfernung zu schwach, so erscheint es als torpides Fieber. Auch diese Ansichten, wie fast alle Schönlein's, taugen immer nur für einzelne Fälle; die Mehrzahl der Fälle lässt sich nicht damit vereinigen. So wie Schönlein die Synocha auffasst, müsste sie immer nur von der Individualität abhängen, von einer zu übermässiger Reaction geneigten Organisation; denn bei einer normalen Organisation sieht man nicht ein, warum, die äussere Schädlichkeit gleich gesezt, nicht immer auch die Reaction die gleiche und namentlich die angemessene, d. h. die erethische Form sein soll. Ueberdem treten die höheren Fiebergrade, die synochalen Formen, hauptsächlich dann ein, wenn auch die Schädlichkeit eine vehemente ist, während bei schwachen Schädlichkeiten gewöhnlich nur leichte Fiebergrade entstehen. Nun sollte aber offenbar bei einer leichtern Schädlichkeit viel eher die Reaction das geringe Maass des Nöthigen überschreiten, als bei starken Schädlichkeiten, wo ein grosses Maass von Reaction an sich am Platze ist.

Noch weniger haltbar ist aber Schönlein's Erklärung des torpiden Fiebers als eines solchen, das zu schwach sei für die Entfernung der Schädlichkeit. Hienach müsste Niemand von einem torpiden Fieber genesen können. Ferner hat Schönlein die directen Gründe des Torpors im Fieber, wie sie wenigstens in vielen Fällen wirken, ganz übersehen. Die Ausschwizungen im Gehirn, die eiterigen Exsudationen rufen direct Torpor und Sopor hervor ohne das Mittelglied einer Reaction.

Durch seine ganze Anschauungsweise vom Fieber als einer consecutiven Symptomengruppe wurde Schönlein veranlasst, die verschiedenen Fieber aus der speciellen Pathologie zu streichen und die Fälle, wie Broussais und die anatomische Schule Frankreichs, unter die localen Krankheiten unterzubringen.

Uebergehend zur speciellen Pathologie Schönlein's finden wir als wesentliche und am meisten gerühmte Eigenthümlichkeit die Anordnung der Krankheiten in einem natürlichen System, d. h. in einer Classification, in welcher nicht ein einzelnes Moment im Kranksein zum Eintheilungsprincip genommen wird, sondern in der alle wesentlichen Krankheitsphänomene zur Gruppirung benüzt werden sollen. Unter Krankheitsspecies fasst er diejenigen Erscheinungen zusammen, die sich ohne Rüksicht auf Alter, Constitutionen, Geschlecht u. s. w. des Erkrankten finden. Ist schon hierin eine bedenkliche und unausführbare Bestimmung enthalten, so ist der Begriff des Genus noch lokerer, indem er die wesentliche Uebereinstimmung der Symptome mehrerer Arten als Criterium für das Genus verlangt, wobei freilich die Wesentlichkeit immer nur mit einer gewissen Willkür festzustellen ist.

Specielle Pathologie.

Die wichtigsten Categorien sind aber die Familien. Zur Charakteristik der Krankheitsfamilien wird gesehen

1) auf die Zahl der Gewebe und Gebilde, die bei der ganzen Krankheitsfamilie befallen werden können;

2) auf die stetigen chemischen Producte (Kalibildung bei Erysipelas, Säurebildung bei Rheumatismus), worauf ganz besonders Gewicht gelegt wird;

3) auf die Bildung constanter und identischer Producte im Körper (Tuberkel);

4) auf die Art und Weise, wie die Krankheiten sich erzeugen.

In allen diesen vier Verhältnissen müssen die Genera Uebereinstimmung zeigen, wenn sie zu einer und derselben Familie gerechnet werden sollen.

Alle Familien werden endlich in drei Klassen subsumirt, nach den drei organischen Grundgeweben, wie sich Schönlein ausdrükt.

Die erste Klasse enthält die Morphen, d. h. die Krankheiten, die in Veränderung des Zoogens bestehen, von dem Schönlein sagt, dass es das Substrat des thierischen Lebens sei. Diess ist Alles, was wir von diesem Urstoff erfahren, von dem Niemand etwas weiss, den kein Anatom kennt.

Die Familien der Morphen selbst sind so bunt, dass man sich kaum überreden kann, sie seien ernstlich gemeint. Es sind:

1) Die Dysmorphen, angeborene Missbildungen;

2) Die Theromorphen, thierähnliche Bildungen, wobei die Grenze zwischen der vorigen Familie schwerlich angegeben werden könnte. (Das Curiosum, dass bei dem einzigen Genus der Theromorphen, nemlich bei der Atresia ani in der Aetiologie angegeben ist, die Mutter des mit dieser Theromorphe geborenen Kindes habe einen durch Condylom und adhäsive Entzündung verschlossenen After gehabt, kommt wohl auf Rechnung des Nachschreibers).

3) Hypertrophien;

4) Atrophien;

5) Stenosen,

6) Ektopien;

7) Vulnera. (Es ist somit eine Krankheit des Urstoffs, wenn man sich in den Finger schneidet.)

Man begreift ferner nicht, wesshalb Dilatationen, abnorme Canalisationen, Verwachsungen und dergleichen hier nicht aufgeführt sind.

Die zweite Klasse betrifft die Krankheiten, in denen das zweite Grundgewebe des Körpers ergriffen sein soll: das Blut. Die Familien dieser Klasse sind:

1) Die Erythrosen, unter welchen auch die Menstruatio praecox steht;

2) die Phlogosen, deren Charaktere sein sollen: eine raschere Bewegung des arteriellen Blutes in dem afficirten Organe, eine Retardation des venösen Blutes, Vermehrung der Fibrine, erhöhte Wärme, vermehrter Turgor vitalis, ein Plazwechsel des afficirten Organes in der Weise, dass es die Stelle einnimmt, die ihm im Momente der höchsten physischen Thätigkeit zukommt (Schlussfolgerung aus der einzigen, freilich anders zu erklärenden Thatsache, dass der Hode an den Bauch herauf steigt), sodann keine erhöhte Thätigkeit, sondern Beschränkung der Function, wenig Antheil der Nerven. Bei den anatomischen Charakteren wird die Vergrösserung des Volums, die Zunahme der Schwere, die Erweiterung der Gefässe, die lebhafte Röthe des Theiles, die Undurchsichtigkeit durchsicht-

iger Organe angeführt; dagegen auf Productbildung keinerlei Rüksicht genommen;

3) die Neurophlogosen sind eine Sammlung der mannigfaltigsten und auf die verschiedenste Weise zu erklärenden Störungen. Es finden sich unter ihnen die acute Gehirntuberculose und der Tetanus der Neugeborenen, der Croup und die Gastromalacie, die Stomacace und die Pneumonia notha, die Angina pectoris und der Brand der Gebärmutter;

4) die Typhen mit der Eintheilung in Cerebral-, Ganglien- und Petechialtyphus;

5) die Cyanosen, welche mit den Typhen verwandt sein sollen. Der chemische Charakter des Blutes dabei soll nicht mehr noch weniger als ein Prävaliren der wässerigen Bestandtheile sein. Die einzelnen Gattungen zeigen die Verwirrung. Es folgen neben einander Peliosis, Scorbut, Cyanosis cardiaca (also eine wenigstens häufig angeborene Krankheit, eine Dysmorphe), Pulmonalcyanose, Hämophilie und Chlorose;

6) die Hämorrhagie, deren Aufstellung als eigene Familie jedoch nicht verhindern konnte, dass sehr eclatante Fälle von Hämorrhagie an ganz andern Stellen untergebracht wurden;

7) die Katarrhe, bei welchen Schönlein freilich den Nachweis schuldig bleibt, dass das Blut dabei verändert sei. Unter ihnen stehen die Masern, das Emphysem der Lunge, sogar das interlobuläre, welches bekanntlich meist eine cadaveröse Erscheinung ist, eine sogenannte nervöse Hepatitis, ferner die Cholera, die Diarrhoea paralytica, die Bandwürmer und die Aphthen;

8) der Rheumatismus, unter welchem auch die Miliaria aufgezählt ist;

9) die Erysipelaceen, unter welchen nicht nur einige Schleimhautkrankheiten, sondern auch der Zoster und die Variolen betrachtet werden, von welchen mindestens nicht das Familiencriterium zutrifft, dass die in derselben Familie stehenden Krankheiten eine gleiche Erzeugungsweise haben müssen;

10) die Familie der Impetigines enthält die meisten chronischen und einige acute Hautausschläge; durch die poetische Licenz, mit der Schönlein in der Ausdichtung der Verhältnisse dieser Krankheitsformen zu Werke gegangen ist, wurde aus denselben ein wohlgeordneter und sorgfältig etikettirter Garten phantastischer Gewächse.

11) In der Familie Scropheln werden die wirklichen Scropheln und die Rhachitis zusammengeworfen, auch die Blennorrhoeen mit abgehandelt.

12) Unter den Tuberkeln wird nicht nur der Leberkrebs mit abgehandelt, während die Tuberkeln des Darms und der Knochen mit Still-

schweigen übergangen werden, sondern es finden sich auch seltsame Genera: die Menstrualtuberkeln, Puerperaltuberkeln, die Autenrieth'schen Tuberkeln von kaltem Trunk, exanthematische, impetiginöse, arthritische, angeerbte Tuberkeln.

13) Neben den Tuberkeln erscheint sofort in diesem natürlichen System noch eine Familie der Phthisen.

14) Die Colliquationen enthalten zugleich den fluor albus.

15) Die Familie der Hydropsien enthält unter andern den Ascites psoricus und den Echinococcus der Leber.

16) Unter den Dyschymosen finden sich neben Icterus und Urodialysis die Dysmenorrhoen.

17) Die Familie Arthritis nimmt auch die Hämorrhoiden mit auf.

18) Unter den Carcinomen ist der feste Krebs ganz vergessen, zum Ersaz dafür aber das Aneurysma abgehandelt.

Die dritte Klasse beschäftigt sich mit den Störungen des dritten Grundgewebs, der Nerven, und handelt die Intermittentes, die Neuralgien und Neurosen ab.

Ein Missgriff des Nachschreibers war es wohl nur, dass die ohne Zweifel als im System nicht unterzubringender Anhang gemeinte Abhandlung über Tripper und Schanker zur vierten Familie der Nervenkrankheiten geworden ist.

Schönlein's Wirksamkeit. Schönlein hat niemals etwas von sich druken lassen, ausser seiner Dissertation über die Hirnmetamorphose 1816 und einem Brief in Müller's Archiv über die Tripelphosphatcrystalle im Stuhle der Typhösen. Alles, was sonst von ihm in die Oeffentlichkeit gelangte, wurde durch seine Schüler vermittelt, ohne Zweifel häufig in sehr incorrecter Weise und es war daher leicht für seine Anhänger, den Unverstand der Editoren vorzuschieben, wo die Lehre des Meisters unhaltbar schien. Nichtsdestoweniger darf angenommen werden, dass das gedrukte Heft der allgemeinen und speciellen Pathologie und Therapie, die Lehre von den Typhen (1840) und die klinischen Vorträge nach Güterbock's Redaction ein ziemlich getreues Bild seiner Lehre geben.

Er selbst hat wohl verschiedene Stadien seiner Entwiklung durchgemacht. Seine Würzburger Periode war ohne Zweifel die anregendste und frischeste, der Contrast seiner klinischen Schule mit allen andern Deutschlands am grössten; zugleich trat aber in dieser Periode der theoretische Theil seiner Lehre am entwikeltsten hervor und es ist anzunehmen, dass auch die Umgebung in dieser Richtung mitwirkte. In Zürich wurde der theoretische Schmuk bereits abgeworfen und Schönlein erscheint als ein einsichtsvoller, mit den Leistungen des Auslandes vertrauter Practiker, bei welchem von Krankheitsparasitismus nicht mehr die Rede ist, sondern nur die Neigung zu abgerundeten Krankheitsbildern, die Trennung der topischen und reactionären Symptome, die Tendenz zu mehr streng formulirten und fertigen, als exacten und die Möglichkeiten offen lassenden Diagnosen, das Anwenden von angeblich specifisch wirkenden Mitteln und zugleich der Schwung der Combination den früheren Idealtheoretiker verräth. Schönlein stand hier im Zenith seiner Grösse.

In der Berliner Periode dagegen ist eine Abnahme der Originalität nicht zu verkennen. Als grundgescheidter Mann hat Schönlein offenbar sich nicht verborgen, dass seine früheren Ideen sich überlebt hatten und dass selbst der Positivismus, der in Zürich noch bewundert wurde, zu dürftig und unvollkommen war, als dass er neben den Fortschritten der Zeit sich noch halten konnte. Schönlein hat daher sich aus den indess aufgekommenen exacteren Richtungen jüngere Kräfte attachirt, die er, obwohl ihre Richtung seiner eigenen zum Theil völlig entgegengesezt war, nicht nur zu beschüzen und zu fördern, sondern auch zu benüzen wusste, um dadurch selbst noch auf der Höhe der neuen Zeit sich zu erhalten. Anfänglich war es vornemlich die chemische Richtung, die er an sich heranzog, bald auch die microscopische und schliesslich die pathologisch-anatomische, die experimentelle und die neuere Entwiklung der physikalischen Diagnostik (Simon, Remak, Güterbock, Virchow, Traube).

Schönlein hat zahlreiche, zum Theil enthusiastische Anhänger gefunden. Vornemlich gingen aus der Würzburger Periode solche hervor, während in der Züricher und noch weniger in der Berliner Zeit er eigentlich nicht mehr Schule gemacht hat.

Schönlein'sche Schüler.

Dass in der Würzburger Periode seine Lehre eine vielfach hinreissende Wirkung hervorgebracht hat, mag einerseits in dem ideellen Charakter und der Geschlossenheit des Systems seinen Grund haben, andererseits aber gewiss auch in der fast überall in Deutschland damals vorhandenen Entartung der Wissenschaft. In Schönlein's späterer Periode traten bei ihm selbst die Elemente zurük, die im Stande sind, blinde Enthusiasten zu loken und die nüchterne reelle Richtung, welche mit der Autorität sich nicht verträgt, kam zum Uebergewicht. Bei der Besserung der übrigen deutschen medicinischen Zustände minderte sich überdem der Contrast, der der Schönlein'schen Klinik bis dahin so viel Bewunderer zugeführt hatte.

Es ist nicht zu bezweifeln, dass die Schönlein'schen Schüler auch aus der Würzburger Zeit viele nüzliche Kenntnisse und Anregungen mit fortnahmen, welche ihnen eine Prävalenz über die grosse Mehrzahl ihrer Zeitgenossen gaben. Aber die lautesten unter den Schülern begnügten sich nicht mit diesem Vorzug. Vielmehr fingen sie an, die theoretischen Seiten ihres Meisters, wohl mehr als er selbst ertragen konnte, auszubeuten und auszubauen.

Nosologisten. Es war zunächst der strenge Nosologismus, der die Classification als die lezte Aufgabe der Wissenschaft ansieht und der eines der wesentlichsten Verdienste Schönlein's in seinem sogenannten natürlichen Systeme suchte. Diese Seite liebte es, der Schule den Namen der naturhistorischen zu vindiciren. Man blieb aber nicht bei dem Schönlein'schen System stehen, sondern indem man an ihm ausbesserte, es zu reinigen und auf strengere Principien zurükzuführen trachtete, es immer natürlicher zu machen suchte, trat die Unnatur dieses ganzen Verfahrens nur um so anschaulicher hervor.

In dieser Richtung entwikelte namentlich Eisenmann eine grosse Thätigkeit und legte in seinen vegetativen Krankheiten 1835, sodann in mehreren Monographien über Kindbettfieber, Typhen, Pyren, Cholosen, Rheumen die Affectionen in die Fesseln seines Systems. Er theilt die Krankheiten in Krankheiten 1) der Crystallisation (Morphonosen), 2) der Vegetation und zwar a) Nosen mit den Ordnungen Parapoesen, Parablasten, Paraphyten, Parazoen, b) Toxen, 3) des Nervensystems (Neurosen).

Ein ganz ähnliches classificatorisches Spiel hat Fuchs in Göttingen getrieben (in seinem Werke über Hautkrankheiten und in dem Lehrbuch der speciellen Nosologie und Therapie 1845).

Parasitiker. Eine zweite theoretische Seite der Schönlein'schen Lehre, welche von seinen Anhängern aufgegriffen und weiter ausgebildet wurde, war die parasitische Natur der Krankheit. Auch hier steht Eisenmann oben an, neben ihm Jahn (Ahnungen einer allgemeinen Naturgeschichte der Krankheiten 1828), Stark (Allgemeine Pathologie 1838), ferner Volz, Häser und andere. Schönlein's Gedanke, dass die Krankheit ein wuchernder Auswuchs auf dem Körper sei, kam bei dieser Richtung (den Parasitentheoretikern) zur extremsten Ausbildung. Die Krankheit, ja alle Krankheiten sind denselben etwas dem Organismus Fremdes, Eingedrungenes, eine am Körper schmarozende Afterorganisation. Die Natur, sagt Volz, kennt keine Krankheiten, nur Organismen; was man bisher Krankheiten hiess, sind nur niedere Organismen, die den höheren aufgedrungen sind.

Die Krankheit entsteht nach dieser Theorie gleich allen übrigen Organismen entweder durch Generatio aequivoca oder durch Zeugung. Einzelne nehmen in lezterem Fall als den männlichen Factor die Gelegenheitsursache, als den weiblichen die Krankheitsanlage des Individuums an. — Einmal geboren macht die Krankheit die gleichen Phasen der Entwiklung und Abnahme durch, wie die andern Organismen. Ihr Leben sei zwar, soviel gibt man zu, etwas eigenthümlich, es sei traumähnlich. Die Krankheit stirbt zulezt, theils aus Altersschwäche und überwunden durch die Kräfte des Mutterorganismus, theils gewaltsam durch die Medicamente des Arztes. Der Leichnam der Krankheit wird aus dem Mutterorganismus in Form der Crisen entfernt. Noch mehr: die Krankheit, d. h. der Parasit kann auch selbst erkranken und die Irregularitäten des Verlaufs beruhen darauf.

Eine dritte theoretische Vorstellung steht mit der parasitischen zum Theil in Connex: die physiatrische Richtung. Jahn (die Naturheilkraft 1831 und System der Physiatrik 1835) und Stark (allgemeine Pathologie) sind ihre Vorkämpfer. Die Annahme einer mit einer vollkommenen Zwekmässigkeit handelnden und gegen den eingedrungenen Parasiten kämpfenden Naturkraft ist ihre Fundamentallehre. Bei einer Verwundung, meint Jahn, reagire das Blutsystem aufs kräftigste, wie gereizt stürze das Blut herbei, arterielles und venöses, kehre um und ströme der Stelle zu, wo die Verletzung stattgefunden habe. Das Leben der Arterienenden werde übermässig, reisse selbstisch auftretend die Herrschaft an sich, das Blut in der Arterie strebe sein Reich zu erweitern, ein neues Herz und neue kiemenartige Lungen zu bilden. Ein ähnlicher Vorgang sei im Fieber, es sei ein Aufschwung des Lebens, eine Potenzirung des allgemeinen neueren Nutritionsprocesses etc.

Physiatriker.

Die Schönlein'sche Lehre hat aber auch von Anfang an manche Gegner gefunden und Gegner von verschiedener Färbung. Die alte symptomatische Medicin hat theils den Maassstab ihrer Voraussezungen an sie gelegt und sie danach verworfen, theils auch da und dort einzelne wirkliche Schwächen zu entdeken vermocht. Der hartnäkigste Kämpfer für die alte Schule gegen die Schönlein'sche Lehre war Conradi in Göttingen.

Schönlein's Gegner.

Ein weit begabterer Gegner, mächtig zugleich durch seine Stellung als dominirender Arzt eines grösseren Staates, noch mehr gefährlich durch die Verbindung mit der römischen Kirche und allen ihren offenen und geheimen Kräften war Ringseis in München, der in seinem System der Medicin 1841, einem Werke von ebensoviel Geist und Dialektik, als Verkehrtheit und mönchischem Eifer, einen heftigen Angriff auf die Schönlein'sche Lehre machte.

Doch die Zeit war vorbei, in welcher das Predigen zur Umkehr, sei es zur alten Medicin des symptomatischen Eklekticismus, sei es zur mittelalterlichen Mystik, den raschen Lauf der Dinge hemmen konnte. So viel angreifbare Punkte die Schönlein'sche Lehre enthielt, so war weder ein

Conradi, noch ein Ringseis, auch wenn sie hinwiesen auf die unausbleiblichen Erfolge des Angriffs, im Stande, die Geister unter ihre Fahne zu loken, und der Triumph Schönlein's oder seiner Schüler über diese Gegner war so vollkommen und so entscheidend, dass es eine kurze Zeit den Anschein haben wollte, als werde die Schönlein'sche Schule die herrschende in Deutschland und als müssten alle klinischen Anstalten nur Schönlein'schen Schülern anvertraut werden. Ausser Berlin kamen durch neue Besezungen Göttingen, Jena, Giessen, Erlangen, Heidelberg, Zürich in ihre Hände.

Fast plözlich aber und mitten in der Siegestrunkenheit der Parthei trat ein Umschlag ein, in Folge dessen binnen wenigen Jahren diese Doctrin wieder beinahe völlig auf allen Lehrstühlen wie aus den Anschauungen der Aerzte überhaupt verschwunden ist.

Einzelne Lebenszeichen in der deutschen Medicin.

Der regere Sinn, den die Schönlein'sche Schule offenbar in medicinischen Dingen in Deutschland wieder herstellte, hat übrigens auch ausserhalb der Kreise der Schule bethätigend gewirkt. Da und dort fingen die Praktiker an, sich wieder mehrfach mit pathologischen und therapeutischen Fragen zu beschäftigen, ihre Erfahrungen preiszugeben und eine grosse Anzahl von Journalen, auch einzelne monographische Arbeiten gaben Beweis, dass wieder ein wissenschaftlicheres Streben in der Medicin Plaz

Gegenstände der Bearbeitung.

griff. Freilich waren es grösstentheils sehr verunglükte Versuche. Das breitgetretene Thema der Solidar- und Humoralpathologie, ideelle Phantasien und geistreich klingende Deutungen der Processe und Einzelbeobachtungen ohne Verständniss und ohne Bekanntschaft mit dem bereits anderwärts Erreichten füllten die Blätter. Vielfach waren es allgemeine Fragen, sodann die verschiedenen Formen von Fieber und ihr Verhältniss zum Typhus, die Ruhr, die acuten Exantheme, die Venosität, die Scropheln und einige Nervenkrankheiten, um was gestritten wurde. So-

Badeliteratur.

dann excedirte die Schreibelust ganz besonders in der Badeliteratur, welche in jener Zeit eine sehr üppige Entwiklung nahm, freilich aber nicht überall ein vortheilhaftes Zeugniss über den allgemein wissenschaftlichen und technischen Bildungsgrad in ärztlichen Kreisen geliefert hat.

Cholera.

Vornemlich aber brachte der Einbruch der Cholera in Europa von 1831—38 eine Fluth von Elaboraten zuwege, welche jedoch ganz den Charakter der Zeit trugen, auf Untergeordnetes den Hauptwerth legten, mit vielen Voraussezungen die Facta verunreinigten und die wesentlichsten Punkte übersahen.

Psychiatrie.

Eine speciellere Cultur von einzelnen Gebieten der praktischen Medicin war gleichfalls kaum zu bemerken. Die Psychiatrie wurde zwar von einer

Anzahl an sich recht wohlmeinender und begabter Männer und in einer Art von gemeinschaftlichem Streben gepflegt. Aber theils ideal-psychologische Vorurtheile, theils besonders die Localisation der meisten Krankheiten in den Unterleib bei fast gänzlicher Unbekanntschaft mit den im Gehirn vorkommenden anatomischen Störungen hinderten den Fortschritt auch hier und brachten ein Sichgehenlassen in nuzlosem und durch geistreiche Phrasen aufgepuztem Gerede zustande.

Nächstdem hatte die Augenheilkunde besonders durch Himly in Göttingen und durch Jäger und Rosas in Wien einigen Impuls bekommen. Der Schüler von Jäger und Schönlein, Sichel, versuchte die Ophthalmiatrik nach den Voraussezungen der Schule zu doctrinarisiren und mit der strengen Gliederung seiner Augenkrankheitsspecies zuerst den Franzosen zu imponiren. *Augenheilkunde.*

In der Chirurgie wurde im Verhältniss zu den Leistungen des Auslandes sehr wenig zustandegebracht, obwohl Deutschland es nicht an guten Operateurs fehlte. Auch hier machte das Definitionen- und Eintheilungswesen jede gesunde Anschauung unmöglich. *Chirurgie.*

Die Orthopädie mit ihrer Maschinenarmatur hatte namentlich durch Heine in Würzburg (1816) einen Impuls bekommen, der jedoch nicht allenthalben zur wahren Förderung diente. *Orthopädie.*

Am meisten unter den praktischen Fächern hat in Deutschland die Geburtshilfe Glük gehabt. Auf diesem abgegrenzten Gebiete waren durch Boër in Wien (gest. 1835) naturgemässe Einsichten hergestellt und eine Anzahl tüchtiger Techniker ging aus seiner Schule hervor, während durch die Kämpfe zwischen ihnen und dem hauptsächlichsten Gegner, Fr. B. Osiander, dem Vertheidiger der ausgedehntesten Kunsthilfe, eine Menge specieller Punkte aufgeklärt wurde. *Geburtshilfe.*

In einem höchst verkünstelten Zustande verblieb die Arzneimittellehre. Sie war der Tummelplaz inhaltsloser Redensarten und der Lieblingsgegenstand aller derer, welche ohne positive Kenntnisse das Bedürfniss zu Expectorationen hatten. Das Handbuch der Arzneimittellehre von Sobernheim 1836, obwohl von einem reinen Compilator stammend, hat historisches Interesse, weil es als treuer Spiegel die zur völligsten Carricatur gewordene und dabei immer auf Stelzen wandelnde deutsche Medicin jener Periode wiedergibt. Das Handwörterbuch der praktischen Arzneimittellehre von Sachs (und Dulk) in Königsberg 1830 leistet dasselbe nur in weniger bündiger und ungleich mehr langweiliger Form. *Arzneimittellehre.*

Das Aufkommen einer eigenen Literatur für Wasserheilkunst gab endlich Gelegenheit, jeden Typus der Entartung der Beschäftigung mit *Hydropathie.*

medicinischen Angelegenheiten in jener Zeit repräsentirt zu finden. Der unterste Abhub dieser Wasserliteratur nämlich, zumal so lange sie die Alleinherrschaft in der Medicin zu erlangen suchte, übertrifft an Scheusslichkeit und Blödsinn alles, was jemals in irgend einem Jahrhundert in dem Gebiete der medicinischen Volksverdummung producirt worden ist. Selbst die fanatischsten Homöopathen haben hier ihre Meister gefunden und nur die Polemik gegen die Schuzpokenimpfung hat theilweise die Ebenbürtigkeit erreicht.

Die deutsche Physiologie. Indessen hatten auf einem Gebiete der Erforschung der menschlichen Natur, welches früher in der engsten Verbindung mit der Medicin gewesen, in der Zeit der theoretischen Vergeilung der lezten sich von derselben zurükgezogen hatte, — es hatten auf dem Gebiete der Physiologie sich neue Elemente gesammelt, in welchen die Keime zu einer raschen Umgestaltung der Verhältnisse reiften.

Die Physiologie war es, in der man zuerst den Ernst, den Werth und die Nothwendigkeit der reinen Thatsachen in Deutschland wieder erkannte. Die factische Richtung machte sich anfangs jedoch nur in vereinzelten Specialuntersuchungen geltend, welche besonders in dem Archiv für die Physiologie niedergelegt wurden, das von Reil begonnen und später in Gemeinschaft mit Autenrieth herausgegeben (1796—1815), von da an fortgesezt von Meckel (1815—23), darauf mit verändertem Titel Archiv für Anatomie und Physiologie (1826—32) redigirt wurde und dem sich als weitere Fortsezung von 1834 an das Müller'sche Archiv anschloss.

Rudolphi. Zum erstenmal fasste das vorhandene thatsächliche Material Karl Rudolphi zusammen in seinem Grundriss der Physiologie 1821—28. Die physiologischen Thatsachen sind darin mit kritischer Nüchternheit zusammengestellt; nach Kielmeyer's Vorgang wird die vergleichende Anatomie und Physiologie aufs umfassendste benüzt; Hypothesen werden aufs strengste ausgeschlossen, ebendamit fällt aber auch die Betrachtung des empirischen Materials nach umfänglichen Gesichtspunkten weg, wird sogar gewissermaassen perhorrescirt. Die Anwendung und Ausdehnung der physiologischen Schäze auf die Pathologie wird nirgends versucht. Alles ist noch unzusammenhängend, unvermittelt; der Zwek nur descriptiv.

Burdach. Ein weit umfassenderer Plan lag dem grossen Werke von Burdach (die Physiologie als Erfahrungswissenschaft, 5 Bände, 1826—1835) zu Grunde. Ein ausserordentlich mannigfaltiges und reiches Material wurde für dasselbe gesammelt, doch fehlte die kritische Sichtung. Philosophische Hinneigungen bestimmten wenigstens die Form des Werks, zum Theil auch die Beurtheilung der Facta. So grossartig die Conception und die Ausführung des Werkes ist, so ist doch sein directer Einfluss auf die Medicin ein geringer gewesen.

Auch einige monographisch-physiologische Arbeiten haben in dieser Zeit das Herandrängen einer neuen Auffassung angekündigt. Die Untersuchungen von Tiedemann und Gmelin über die Verdauung (1826), die von Joh. Müller zur vergleichenden Physiologie des Gesichtssinns (1826), später die von E. H. Weber über Puls, Resorption, Gehör und Tastsinn (1834) und von Ed. und Wilh. Weber über die Mechanik der menschlichen Gehwerkzeuge (1836) waren Arbeiten von so rein wissenschaftlichem und positivem Charakter, wie man sie in Deutschland bis dahin noch nicht gekannt hatte. *Detailleistungen.*

Den Beginn einer neuen Epoche der deutschen Physiologie bezeichnet aber das Erscheinen von Joh. Müller's Handbuch der Physiologie des Menschen (erste Lieferung 1833). Die jezige medicinische Generation kann niemals genug schäzen, was sie diesem Werke verdankt. *Joh. Müller.*

Das vorhandene positive Material wurde von Müller mit der äussersten Vollständigkeit, Klarheit und Einsicht dargelegt und gewissermaassen dem allgemeinen Gebrauche erst zugänglich gemacht. Die Methode der Darstellung und der Argumentation war eine so vollendete, dass sie als Muster für die Naturforschung dienen konnte; während dieselbe überall streng an das Thatsächliche sich hält und nur dieses als maassgebend anerkennt, sind ihr die höchsten Fragen doch nicht fremd und sie wagt sich an dieselben mit einer streng philosophischen, aber durch die Uebung in dem factischen Gebiete erprobten Logik.

Vornemlich hat J. Müller dem Mechanischen im Organismus überall sein Recht gegeben und dadurch den Sinn für mechanische Auffassung in Deutschland geradezu erst geschaffen oder gewekt. Auf zahlreichen Punkten hat er selbst durch ingeniöse Untersuchungen und scharfsinnig ausgedachte Experimente die Wissenschaft weiter gebracht, auch hiebei überall die strengste Methode befolgend.

Weiter aber hat er allenthalben die Verknüpfung der Physiologie mit der Medicin hervorgehoben und seinerseits den Versuch gemacht, auf einzelne zunächst liegende Gebiete der lezteren das Licht der Physiologie wirken zu lassen. Hieher gehören seine Excurse über die Entzündung, die Exsudation, das Fieber, die Krämpfe, die Wirkungen der Arzneimittel. Hat er in dieser Hinsicht auch nicht allenthalben das Richtige getroffen, so hat er doch zündend gewirkt.

Joh. Müller ist für die medicinische Wissenschaft Lehrer, Muster und Anreger gewesen, Lehrer, indem er sie bekannt machte mit einem grossen bis dahin fast vergessenen factischen Gebiete, Muster in der Methode der Forschung, und Anreger, indem er Ideen und Facta ihr geboten hat, welche die fruchtbarste Anwendung zuliessen.

Mit Müller begann auch in Deutschland die Wechselwirkung der Physiologie und Medicin, welche je inniger sie wird und je mehr sie zu einer völligen Durchdringung gelangt, für beide Wissenschaften um so wohlthätiger sein muss. Zwar hat es neben Müller in Deutschland noch manche bekannte Physiologen gegeben, aber ihr Einfluss auf die Medicin ist nicht eben erspriesslich gewesen; andere tüchtige Physiologen haben geradezu sich von der Medicin mit einer Art von Widerwillen und Geringschäzung abgeschlossen. Aber jene werden allmälig stille und diese bekehrt, und man kann sagen, dass seit Müller und durch seinen Geist bestimmt, die ganze deutsche Physiologie einen solchen Charakter gewonnen hat, dass die Pathologie sich mit dem höchsten Nuzen an sie anlehnen und Methode und Grundsäze von ihr adoptiren kann.

Im Speciellen hat jedoch Müller vornehmlich gerade nach drei Seiten hingewirkt, welche den wichtigsten Bedürfnissen der Medicin entsprachen und er hat dadurch in der Pathologie den reellen Anbau gerade der einflussreichsten und fundamentalsten Gebiete eingeleitet und herbeigeführt.

Die Lehre vom Blut. Der erste Abschnitt des ersten Buchs von Müller's specieller Physiologie handelt von dem Blute. Erst durch diese Darstellung, durch die geordnete Methode und manche darin beigebrachten originellen Forschungen wurde die Lehre vom Blute geklärt und dadurch auch für die humoralpathologischen Anschauungen endlich eine reelle und von den bisherigen Vorstellungen völlig abweichende Grundlage gewonnen. Bei dem ungemeinen Einfluss, welchen die humoralen Vorstellungen laut oder im Stillen jederzeit auf den Ideengang der Aerzte gehabt haben, war diese Reinigung der Lehre vom Blute und die Zurükführung derselben auf das Thatsächliche vom äussersten Gewinn für ein correcteres medicinisches Denken.

Die Nervenphysik. Mit besonderer Vorliebe und grosser Sorgfalt hat J. Müller das dritte Buch seiner speciellen Physiologie ausgearbeitet, dem er die Ueberschrift gab: Physik der Nerven, schon durch diesen Titel den völlig veränderten Standpunkt und die neue Methode anzeigend. War diess auch ein Gegenstand, der bei seiner Unermesslichkeit und bei den verwikeltsten und mannigfaltigsten Beziehungen unmöglich durch die erste gründliche Bearbeitung auch nur zu einem theilweisen Abschluss gelangen konnte, so unterscheidet sich doch die Müller'sche Nervenlehre aufs vortheilhafteste von dem, was noch Magendie und was die Engländer ziemlich zu gleicher Zeit gegeben hatten. Müller hat mit der grössten Präcision die ganze Grundlage geliefert, in welche die spätern zahlreichen specielleren Entdekungen nur eingetragen werden durften, und er hat zugleich die Wege gezeigt, auf welchen man mit Nothwendigkeit auf bedeutende Funde gelangen musste. In der That hat er den Impuls zu einer äusserst lebendigen Thätigkeit in diesem Gebiete gegeben, und wenn auch hinter den physiologischen Leistungen auf demselben die zugleich damit begonnenen und ohne Unterbrechung fortgesetzten Versuche, auch die pathologischen Thatsachen festzusezen und begreiflich zu machen (Romberg, Hirsch, Henle, Stilling, Spiess, Türk) an exacten Resultaten erheblich zurükstanden, so lag diess in der Natur der Sache und in den unendlich schwieriger zugänglichen und verwikelteren Verhältnissen der pathologischen Thatsachen.

Das dritte Gebiet, für welches Joh. Müller weite Pforten eröffnet und die Wege der Forschung angebahnt hat, ist die microscopische Histologie. Bis dahin war dieselbe zwar mit Eifer von Einzelnen, aber fast planlos und ohne leitende Principien gepflegt worden. Am meisten hatten für sie Purkinje und Berres gewirkt. Ausserdem waren das Blut und die Excrete vielfachen Untersuchungen unterworfen worden. Erst durch Müller aber kam Methode in die Forschung (de glandularum secernentium structura penitiori 1830). Vornemlich aber waren es die aus seiner Schule hervorgegangenen microscopischen Untersuchungen über die Uebereinstimmung in der Structur und in dem Wachsthum der Pflanzen und der Thiere von Schwann 1838, welche durch die Zurükführung des elementaren Baues auf die Zellen und durch die Hinweisung, dass alle Organismen und alle Organe aus Zellen sich bilden, eine neue Epoche für die Histologie begründeten und die Untersuchung der genetischen Verhältnisse in den Vordergrund treten liessen.

Die Histologie.

Von da an nahm die eifrigste microscopische Untersuchung der Gewebe und ihrer Entwiklung zunächst im normalen Zustand ihren ununterbrochenen Fortgang.

Zugleich wurde aber auch von Joh. Müller die pathologische Gewebslehre eröffnet in der Schrift: über den feineren Bau der krankhaften Geschwülste 1838, in welcher nicht nur die Geschwulstbildungen genauer beschrieben, schärfer bestimmt und gewissermassen mittelst der microscopischen Prüfung revidirt wurden, sondern auch eine Anzahl neuer Formen entdekt worden ist. Von dieser Schrift an ist namentlich die Krebsfrage ein Centralpunkt der microscopischen Forschung geblieben und hat zahlreiche weitere auf die Genese der Neubildungen überhaupt und auf die Weise ihrer Entwiklung bezügliche Untersuchungen hervorgerufen.

Der pathologischen Microhistologie bemächtigte sich alsbald eine Anzahl geschäftiger Hände, die meist ohne gründliche Anschauung in der groben pathologischen Anatomie um ein Kleines diese ganze Forschungsmethode wieder in Misscredit gebracht hätten. Erst als nach einigen Jahren erfahrene pathologische Anatomen die pathologische Microhistologie in die engste Verbindung mit der gesammten Pathologie zu sezen wussten (Reinhardt, Virchow, Meckel und einige Oesterreicher), wurde sie zu einem nicht mehr zu entbehrenden Forschungsmittel, von welchem grosse Aufschlüsse geliefert worden und noch grosse zu erwarten sind.

Einfluss Müller's auf die Medicin.

So ist also von der Müller'schen Schule aus nach mehreren Richtungen hin die Medicin mit exacten Forschungen befruchtet worden. Sie hat von ihr Keime erhalten, welche eine reiche Zukunft in sich tragen und welche auch nicht zögerten, sich rasch zu entwikeln.

Nichtsdestoweniger blieb der Einfluss Müller's auf die eigentliche Medicin eine geraume Zeit hindurch ein sehr beschränkter und kaum bemerklicher. Er hat erst angefangen hervorzutreten, als Müller bereits andersartigen Forschungsobjecten sich zugewendet hatte.

Die Arbeiten, zu denen Müller den nächsten Anstoss gegeben hatte, zeigten in gewissem Sinne einen exclusiven Charakter. Sie waren nicht für Jedermann; sie hatten namentlich nicht die unmittelbar praktische Verwendbarkeit. Der Grund davon lag nicht allein darin, dass sie gewisse ganz specielle Kenntnisse und technische Fertigkeiten voraussezten, die bei dem practischen Arzt nicht vorhanden zu sein pflegen, die ihm auch nicht zugemuthet werden können, aber ohne welche doch Autopsie und daher richtiges Verständniss jener Arbeiten nicht zu erlangen war, dass also gewissermaassen diese Forschungen zu hoch für den Praktiker waren. Sondern die Ursache des restringirten Charakters der meisten dieser Untersuchungen lag auch noch darin, dass sie von Männern gemacht wurden, denen die Pathologie selbst kein geläufiges und durch tägliche Beschäftigung gewohntes Gebiet war, die vielmehr Kranke und Krankheiten grösstentheils nur aus Büchern und Reminiscenzen kannten, ja denen selbst in der pathologischen Anatomie massenhafte Anschauungen völlig abgingen.

Erst nachdem die von Müller angeregte Weise der Forschung von wirklichen Pathologen in die Hände genommen und weiter geführt wurde, hat sie angefangen wirklich Früchte zu tragen.

Die Versuche der Chemiker, die Medicin zu reformiren.

Noch von einem andern ausserhalb der Medicin stehenden Gebiete wurde der Versuch gemacht, die Heilkunde mit einer Reform zu beschenken.

Im Giessener Laboratorium wurde das kühne Project concipirt, ohne Kenntniss von den Krankheiten mittelst chemischer Formeln die Pathologie wissenschaftlich zu machen.

Liebig, nachdem sein Versuch, die Pflanzenphysiologie und Agricultur aufzuklären, bei Dilettanten mit grossem Applaus aufgenommen worden war (1840) und er schon hiebei seine Ideen über Gift, Contagien und Miasmen angefügt und dieselben auf einen Gährungsvorgang zurükzuführen versucht hatte, unternahm es sofort, seine organische Chemie auch auf Physiologie und Pathologie anzuwenden (1842). Er gibt einige allgemeine Säze, z. B.: „Krankheit entsteht, wenn die Summe von Lebenskraft, welche alle Ursache von Störungen aufzuheben strebt, kleiner ist, als die eintretende störende Thätigkeit." Ferner: „wenn in Folge einer krankhaften Umsezung ein grösseres Maass von Kraft erzeugt wird, als zur Hervorbringung der normalen Bewegung erforderlich ist, so zeigt sich diess in einer Beschleunigung aller oder einzelner unwillkürlicher Bewegungen, sowie in einer höhern Temperatur des kranken Körpertheils (!): diess ist Fieber. Bei einem Uebermaass von Krafterzeugung durch Stoffwechsel überträgt sich die Kraft, da sie nur durch Bewegung verzehrt werden kann, auf die Apparate der willkürlichen Bewegung: diess heisst Fieberparoxysmus. Gelingt es dem Arzt, die Einwirkung des Sauerstoffs im Blute auf den kranken Körpertheil so weit zu vermindern, dass die Lebensthätigkeit des Leztern, sein Widerstand, die chemische Action nur etwas überwiegt und geschieht diess, ohne den Functionen der andern Organe eine Grenze zu sezen, so ist die Wiederherstellung gewiss."

Einige wohl für Laien berechnete halbwahre Beispiele mussten diese kühnen Säze stüzen. Gleichzeitig damit haben Liebig'sche Schüler andere Punkte der Pathologie chemisch aufzuklären gesucht. Hoffmann (das Protein und seine Verbindungen in physiologischer und nosologischer Beziehung, 1842) erklärte das Vorkommen der Rhachitis im Salzburg'schen von dem Sauerkrautessen daselbst, und Scherer deutete die Wirkung des Tartarus emeticus in der Pneumonie aus seinem Gehalt an Weinstein.

Die Medicin musste unendlich gesunken sein, wenn man wagte, ihr solche Dinge zu bieten. Allein Liebig kam zu spät. Die Zeit, wo er hätte Glük machen können mit seinen chemischen Hypothesen, war vorbei, und mit weniger, kaum zurechnungsfähiger Ausnahme wandte man ihm den Rüken oder ignorirte ihn. Es hätte kaum der eingehenden und theilweise fast humoristischen Kritik von Kohlrausch (Physiologie und Chemie in ihrer gegenseitigen Stellung, 1844) bedurft, um die Liebig'sche Invasion völlig unschädlich zu machen. Nur in den Vorstellungen einiger naiver Aerzte in Bezug auf die therapeutischen Indicationen haben sich noch eine Zeitlang die groben chemischen Voraussezungen erhalten.

Die Einführung der ausländischen Leistungen und die Kritik.

Hatten in den besprochenen Bewegungen mehr oder weniger fremdartige Wissenschaften der Heilkunde ihre Dienste geliehen oder doch angeboten, so regte sich doch auch in dem Schoosse der deutschen Medicin selbst etwas von richtigem Verständniss.

Da und dort drang man darauf, doch endlich von den Fortschritten der Franzosen und Engländer Notiz zu nehmen. Niemand hat diess mit

Schill.

vollständigerer Kenntniss der ausländischen Literatur gethan als Schill in Tübingen, welcher in seinem Grundriss der pathologischen Semiotik 1836, in seiner Monographie über die Irritation 1838 und in seiner allgemeinen Pathologie 1840 der warme Apostel der ausländischen, namentlich englischen Medicin für Deutschland geworden ist, ohne irgendwie seine Selbständigkeit dabei aufzugeben. Er war schon 1839 gestorben.

Hasse.

Auch in Leipzig traten Regungen einer neuen Zeit ein. Hasse bearbeitete (1841) die pathologische Anatomie der Circulations- und Respirationsorgane vornehmlich nach französischen Mustern, doch auch nach eigenen Untersuchungen; ein äusserst feiner Kopf, H. Lotze, wagte

Lotze.

es, in einer ausführlichen Kritik der Stark'schen allgemeinen Pathologie in den Halle'schen Jahrbüchern 1839 die ganze naturhistorische Richtung bis auf die Wurzel anzugreifen. Von demselben erschien später (1842) eine allgemeine Pathologie und Therapie als mechanische Wissen-

Lehmann.

schaften. Lehmann, obwohl zunächst Chemiker, wusste in seiner physiologischen Chemie (1840) überall die Auffassungen eines aufgeklärten Verständnisses medicinischer Dinge mit der Darlegung der chemischen Verhältnisse zu verflechten und hat weit mehr als Liebig die Aufgabe der physiologischen und pathologischen Chemie erkannt.

Doch blieben alle diese Kundgebungen unbefangener Anschauung vereinzelt und ohne wesentlichen Einfluss.

Die neue Wiener Schule.

Indessen schon im Jahre 1836 war in einer Zeitschrift, welcher ausser in ihrer nächsten Umgebung geringe Beachtung geschenkt zu werden pflegte, in den medicinischen Jahrbüchern des k. k. österreichischen Staates im X. Band der neuesten Folge, Stück 4, von einem ausserordent-

Rokitansky.

lichen Professor der pathologischen Anatomie, mit Namen Carl Rokitansky, Beobachtungen über innere Darmeinschnürungen erschienen. Niemand nahm Notiz davon. Die Schmidt'schen Jahrbücher in Leipzig, das grosse Sammeljournal, das sich beeilte, jede neue Salbe in die Archive der Wissenschaft einzuregistriren, liessen zwei Jahre vergehen, ehe sie es für gut fanden, den Artikel excerpiren zu lassen. Im selben Jahre kam im XI. Bande der gleichen Zeitschrift von einem Secundararzt des allgemeinen Krankenhauses, Joseph Skoda, eine Abhandlung über Percussion. Die Schmidt'schen Jahrbücher liessen abermals zwei Jahre darüber hingehen, ehe sie es für nöthig erachteten, den Aufsaz durch ihren Mund zu verbreiten. Weitere Abhandlungen von Rokitansky wie von Skoda folgten: die Gelehrten und Aerzte sezten ihnen dieselbe Gleichgiltigkeit entgegen. Und doch herrschte ein anderer Ton und eine andere Methode in diesen über mannigfaltige Gegenstände sich verbreitenden Artikeln, als man sie sonst gewohnt war. Auch ein Artikel von Kolletschka, dem Prosector Rokitansky's, theilte dasselbe Schiksal, nicht beachtet zu werden. 1839 erschien von Skoda eine eigene Monographie: Abhandlung über Percussion und Auscultation, die früheren Publicationen zusammenfassend und vervollständigend. Obwohl auf allen Punkten von den bisherigen, den französischen und englischen Lehren abweichend, wurde diese Schrift mit fast absolutestem Stillschweigen aufgenommen. Von allen den zahlreichen Recensiranstalten der periodischen Presse nahm Jahre lang fast nicht Eine Notiz davon und nur die Berlinische Autorität in Dingen der Brustdiagnostik, Dr. Philipp, der selbst eine Compilation geschrieben hatte, liess sich vernehmen, indem er ein unbedingt verdammendes Urtheil aussprach und in der Abhandlung nichts weiter als eine misslungene Nachbildung der französischen Schriften über die physikalische Zeichenlehre erkannte (Casper's Wochenschrift 1840.). Es ist nothwendig, diesen Gang zu constatiren, denn die Erbärmlichkeit der damaligen deutschen Medicin manifestirte sich nicht nur durch den Mangel selbständiger Forschungen, sondern auch durch die Unfähigkeit, eine grossartige Leistung zu verstehen.

Ich muss mich rühmen, zuerst und zu einer Zeit, in der Niemand sonst Ahnung davon zu haben schien, gezeigt zu haben, dass in den Arbeiten der genannten Wiener Pathologen ein neues Leben für die deutsche Medicin angebrochen sei. In einem Schriftchen über die französische Medicin und die junge Wiener Schule (1841) habe ich versucht, die neuen Bestrebungen zu charakterisiren und nachzuweisen, wie dieselben als ein Uebergangsstadium von der früheren corrupten Anschauungsweise zu einer richtigen und unbefangenen Auffassung der krankhaften Verhältnisse anzusehen seien und wie namentlich die Pathologie Rokitansky's und die Semiotik Skoda's nicht nur eine einfache Bereicherung des Thatsächlichen seien, sondern völlig neue und reformirende Gesichtspunkte eingeführt haben.

Die bald darauf zuerst mit dem dritten Theile (den Brust- und Unterleibsorganen) begonnene Ausgabe des Handbuchs der pathologischen Anatomie von Rokitansky bestätigte im vollsten Maasse diese Erwartungen.

Rokitansky's Methode und Anschauungen. Das Haupt dieser neuen Wiener Schule ist Rokitansky; von seinem Leichenhofe aus entwikelten sich die neuen Anschauungen, und seine pathologischen Auffassungen sind es im Wesentlichen, welche allen Uebrigen zur Grundlage dienten.

Rokitansky's Anschauungen lag eine in anatomischem Material enorm ausgedehnte Erfahrung zugrunde. Er verstand dieselbe mit einem Beobachtungstalent von seltener Schärfe auszubeuten und es ist fast kein Gegenstand der gesammten pathologischen Anatomie, dem er nicht neue Seiten abgewonnen und an dem er nicht Punkte aufgefunden hätte, die von seinen Vorgängern übersehen wurden. Durchaus bekannt mit den Leistungen der Franzosen und Engländer, hat er ihre Resultate geprüft, manche derselben erst in Deutschland eingeführt, überdem aber sie allenthalben ergänzt und vervollkommnet.

Doch in der Menge seiner factischen Entdekungen liegt nicht das Wesentliche seiner Eigenthümlichkeit. Es liegt vielmehr in dem Streben, den Gang des pathologischen Geschehens anschaulich zu machen, und die pathologische Anatomie zu einer anatomischen, d. h. durch die Anatomie aufgeklärten Pathologie zu erheben. Er ging dabei zunächst aus von den palpablen Veränderungen in der Leiche, als demjenigen Theile der Beobachtung, der nicht nur ihm direct sich darbot, sondern der überall am objectivsten sich erfassen lässt. Aber er begnügte sich nicht mit der naturhistorischen Betrachtung und Zergliederung des pathologischen Erfundes; sondern er knüpfte daran die rükwärtsgehende Betrachtung, durch welche Vorgänge die anatomische Veränderung geworden sein müsse und könne, und er sucht diese Frage durch die Vergleichung verschiedener Entwiklungsstufen desselben Processes, wie auch durch die Erörterung der Möglichkeiten oder der Nothwendigkeit zu beantworten. So trachtet er überall, die Bedingungen, den Gang, die möglichen Ausartungen der krankhaften Processe, aber auch die Wege zur Wiederherstellung einer vollkommenen Integrität oder doch einer relativen Ausgleichung festzusezen. Er hat in ersterer Hinsicht vornemlich die Entwiklung der Hyperämie, Exsudation und Neubildung in allen Theilen verfolgt, in lezterer dagegen dem Processe der Verödung von Geweben und Producten die grösste Aufmerksamkeit geschenkt.

Während er dabei überall den topischen Veränderungen die volle Anerkennung einräumte, so liess er doch zeitig schon durchbliken, dass er ihre Entstehung und Schiksale als vielfach abhängig von constitutionellen Verhältnissen, von Crasen, wie er sie nannte, sich dachte.

Es ist jedoch nicht zu verkennen, dass Rokitansky in der Auffassung seiner Krankheitsproducte und Processe nicht ohne ontologische Hinneigungen war, und namentlich die Lehre von den Combinationen und Ausschliessungen hat dadurch bei ihm eine widernatürliche Form gewonnen.

Ebenso ist nicht zu läugnen, dass seine plastische Phantasie ihn häufig verleitete, die lebhafte Vorstellung, die er sich von Hergängen und Existenzen machte, schliesslich mit der Realität zu verwechseln. Am meisten trat diess bei seiner Annahme bestimmter Crasen hervor, bei welchen er zwar, sowie er in der Pathologie der Festtheile sich an die französische pathologische Anatomie angeschlossen hatte, sich an Andral's und Gavarret's Untersuchungen anlehnte, dabei aber mit einer nicht zu rechtfertigenden Imagination die einzelnen Crasen sich malerisch ausdachte und die selbstgeschaffenen Bilder weiter verarbeitete.

Doch kehrt er stets nach jeder derartigen Abschweifung alsbald zum Positiven und Factischen zurük, und zumal die Ausfindung der mechanischen Folgen der Störungen zeigt ebensoviel Nüchternheit als Scharfsinn.

Auch geht sein Bestreben allenthalben dahin, die nothwendigen symptomatischen Folgen der anatomischen Störungen aus den lezteren selbst zu construiren und die Erkennung dieser daher auf sicherster Grundlage zu ermöglichen.

Ja selbst therapeutische Indicationen sucht er da und dort aus den anatomischen Verhältnissen abzuleiten, und wenn ihm dabei auch die controlirende directe Erfahrung abging, so sind seine Gedanken doch oft glüklich und überraschend.

Skoda seinerseits ist ein noch schärferer und nüchternerer Geist. In der physikalischen Diagnostik vollkommen Autodidact ist es ihm gelungen, die Lehren und Techniken von Lännec, Bouillaud und Piorry bis zum Grunde zu durchdringen und sich anzueignen. Aber nicht befriedigt von der schlaffen, symptomatisch-empirischen Verwerthung der Zeichen, führte er ein neues Princip in die Semiotik der Töne und Schallarten ein, indem er versuchte, einerseits die Schallmodificationen selbst auf wenige wesentliche Differenzen zurükzuführen, die nicht nach äusserlichen Aehnlichkeiten, sondern nach der Bedingung ihres Entstehens oder nach ihrem acustischen Charakter benannt wurden; andererseits aber indem er trachtete, sowohl bei den normal sich findenden Schallverschiedenheiten, als auch bei den in kranken Zuständen vorkommenden nach physikalisch-acustischen Gesezen und unter Zuhilfenahme directer controlirender

Experimente (an Leichen u. dergl.) die ihnen mit Nothwendigkeit zu Grunde liegenden körperlichen Verhältnisse der Theile aufzufinden. Höchst gründliche anatomische Kenntnisse über die vorkommenden krankhaften Veränderungen unterstützten und leiteten ihn bei dieser Arbeit.

Mag man die Weise, wie Skoda dieser Aufgabe entsprochen hat, beurtheilen, wie man will, und mag man die Art und Werthbestimmung der Zeichen Skoda's ohne weiteres acceptiren oder verbessern und verändern wollen, so muss man doch anerkennen, dass sein Princip ein völlig correctes, und dass dasselbe allein im Stande war, die Semiotik der Schallarten zu einer wirklich physikalischen zu erheben. Viele haben sich später berufen gefunden, Einzelnes oder Alles von den Skoda'schen Resultaten zu critisiren und zu ändern. Diese Versuche sind nicht mehr von historischem Belange. Das Princip, die Methode war von Skoda vollendet und die Deutungsdifferenzen sind Fragen von untergeordneter Bedeutung.

Rokitansky's Schüler und Einfluss.

Auch mehrere andere junge Wiener zeigten sich von Anfang an in der Gemeinschaft von Rokitansky und Skoda. So Kolletschka, der mit Skoda einen Artikel über Pericarditis schrieb voll der sorgfältigsten und einsichtsvollsten Bemerkungen, Helm, der die Puerperalkrankheiten bearbeitete, Schuh, der in der Chirurgie eine ähnliche Richtung verfolgte.

Mehr noch als die Schriften von Rokitansky und Skoda hat der directe und persönliche Einfluss, den sie auf die zahlreichen jungen Aerzte, welche am Schluss ihrer Studien Wien zu besuchen pflegten, zur Anerkennung ihrer Richtung und zur Verbreitung ihrer Lehre durch alle Länder Deutschlands beigetragen. Doch würde man irren, wenn man diesen mündlichen und persönlichen Erfolg der eindringlichen Beredtsamkeit und der Lehrbegabung jener Männer oder einer wohl überlegenden und den superioren Charakter der Wiener Pathologen erfassenden Einsicht der Schüler zuschreiben wollte.

Im Gegentheil ist in gewissem Sinne der Enthusiasmus für die Wiener Schule eine neue Beschämung für die deutsche Medicin jener Zeit und ein neuer Beweis für die Unwissenheit der deutschen Aerzte gewesen. Nicht weil man bei Vergleichung der bisherigen Leistungen der pathologischen Anatomen Frankreichs und Englands mit der Richtung und Methode der neuen Wiener Schule die reinere Wissenschaftlichkeit und die grosse Sorgfalt und Gründlichkeit bei der lezten fand, fiel man ihr zu, sondern einfach weil man von jenen so gut wie gar nichts wusste, weil man so unwissend war zu glauben, pathologische Anatomie und physikalische Diagnostik, diese freilich bis dahin unter den deutschen Aerzten fast unerhörten Dinge seien in Wien gewissermaassen entdekt worden. Unter den österreichischen Anhängern der neuen Schule hatten ohnediess Viele keine Ahnung, dass etwas ausserhalb des Kaiserstaates in der Wissenschaft schon geschehen war und staunten mit der kindlichsten Naivetät alle die vermeintlichen Wiener Entdekungen an. Und die Fremden, die wohl zum Theil mit grossem Dünkel aber ohne alle reellen Kenntnisse in Wien anlangten, mussten anerkennen, dass sie, selbst in Berlin, nichts derartiges gehört und gesehen hatten und somit musste es nothwendig das unbedingt Noueste sein.

Die Wiener Schule stellt freilich eine höchst bedeutende Erscheinung und für Deutschland eine Epoche dar, aber nicht in dem Sinn, wie Viele gemeint haben.

Die Wiener Schule ist auf allen Punkten die Fortsezung der Lännec'schen Richtung, der pathologisch anatomischen Schule Frankreichs. Durch ein immenses Material unterstüzt und unter den Händen selbständiger und ingeniöser Männer hat die pathologische Anatomie und Diagnose in Wien allerdings an Schärfe und Exactheit ungemein gewonnen, hat ihre Methode gereinigt und neue Grundsäze aufgenommen. Die Vorurtheile der pathologisch-anatomischen Schule, ihre Ontologien hat sie nicht abgeworfen, ja sie hat sie fast mit neuen (z. B. den Crasen) vermehrt. Für Deutschland lag das Epochemachende der Schule darin, dass man sich in Wien, der Bildungsstätte für zahlreiche Aerzte, auf der breiten Grundlage einer ausgedehnten Erfahrung von allem Zusammenhang mit der bisherigen deutschen Medicin losriss und die anatomische Pathologie an die Stelle der symptomatischen sezte.

Noch so lange die Wiener Schule in den Anfängen ihrer Entwiklung stand, ihre Anerkennung höchstens eine vereinzelte war, ja zu einer Zeit, wo sie wohl selbst über ihre Grundsäze und ihre Eigenthümlichkeiten sich noch nicht klar gewesen ist, fing allenthalben in Deutschland ein gewaltiges Andrängen gegen die alten Vorurtheile der deutschen Medicin an, sich bemerklich zu machen.

Zahlreiche Stimmen der medicinischen Presse haben im Anfang der 40er Jahre die Reform der medicinischen Anschauungen verlangt und ihr zum Organ gedient. Ueber die persönlichen Prätensionen, wer damals am exactesten und schärfsten die geistigen Bedürfnisse der Zeit gefühlt, für sie den richtigsten Ausdruk gewählt und am kräftigsten zum Resultate mitgewirkt habe, werden erst spätere Geschlechter entscheiden können.

Der Umschwung in der deutschen Medicin.

Archiv für physiologische Heilkunde.

Das Archiv für physiologische Heilkunde, von Roser und mir am Ende des Jahres 1841 begonnen, war wenigstens das Erste, welches unumwunden die Forderung stellte, dass mit den geläufigen Vorstellungen gebrochen werden und durch eine andere, der Physiologie sich anschliessende Methode eine geläuterte Grundlage für die Erfahrung gewonnen werden müsse.

Der Angriff war theils gegen die veralteten Anschauungen der deutschen Symptomatiker und Idealisten, theils und vornemlich gegen die eben in vollster Herrschaft sich wiegende naturhistorische Schule gerichtet.

So gross bei vielen die Ueberraschung und so gross bei andern die Erbitterung über diesen Angriff war, so ist doch der Erfolg ein vollständiger gewesen. Die deutsche Medicin war an ihrem Wendepunkt angekommen gewesen und ein einziger kräftiger Stoss, das unverholene Aussprechen des Worts, das allen Einsichtigen auf der Zunge lag, musste im Stande sein, den Uebertritt von der alten in die neue Zeit zu vollenden.

Fortgang des Umschwungs.

Von Jahr zu Jahr traten weitere Organe der neuen Richtung auf, schon 1842 die Zeitschrift für rationelle Medicin von Henle u. Pfeufer, 1844 die Prager Vierteljahrschrift und die Zeitschrift der Gesellschaft der Wiener Aerzte, denen sich später noch weitere in demselben Sinne gehalten anreihten.

Die Organe der alten Schule dagegen verstummten, sei es, dass sie überzeugt, sei es, dass sie eingeschüchtert waren; ein Journal um das andere von der alten Sorte erlosch und die Kundgebungen der symptomatischen Richtung, anfangs noch voll Zuversicht über die vermeintliche Bedeutungslosigkeit des Angriffs, wurden bald immer sparsamer und schüchterner und verschwanden schliesslich völlig.

Allgemeine Adoption der Bezeichnung physiologische Medicin.

Der Ausdruk physiologische Heilkunst, von uns gewählt einerseits um auszudrüken, dass die Pathologie im Gegensaz zu allen ontologischen und personificatorischen Auffassungen nur die Physiologie des kranken Menschen sei, andererseits um zu erinnern, dass sie derselben Mittel und Methoden zur Feststellung der Thatsachen und derselben Logik in Durchführung der Beweise bedürfe, wie bei der Lehre von dem gesunden Menschen bereits anerkannt war — dieser Ausdruk wurde das Stichwort der Zeit und viele rühmten sich der physiologischen Richtung anzugehören, welche weder die Aufgabe erfasst hatten, noch die Mittel ihr zu entsprechen, besassen.

Verstanden oder unverstanden breitete sich das Gefühl, dass man in eine neue Zeit eingetreten sei, und dass man nur durch Anerkennung derselben und Betheiligung an derselben seine Stellung erhalten müsse, in einer rapiden Weise aus und was man im Anfang fast für einen verbrecherischen Insult gehalten hatte, davon waren in wenigen Jahren alle Köpfe, kluge wie einfältige durchdrungen.

Jedoch blieben einzelne Widerstände und Verirrungen auch in der nächsten Zeit bemerklich.

In gewissen Kreisen der neuen Richtung, besonders in solchen, welche noch eine Versöhnung mit der idealistischen Stimmung der vorausgegangenen Periode für nicht unmöglich hielten, wurde in philosophischer Hülle die Neigung zu schwunghaften Conjuncturen wieder hereingeführt und als speciell rationelle Medicin proclamirt. Viele eindruksfähige Köpfe jubelten einen Augenblick dieser neuesten Iatrosophistik zu; aber eben so schnell fiel sie wieder in den Staub der Vergessenheit zurük.

Die Wiener Schule ferner enthielt eine grosse Menge misslicher und zweideutiger Elemente. Diese wurden um ein sehr bedenkliches vermehrt, als im Jahr 1846 der zulezt ausgegebene erste Band von Rokitansky's pathologischer Anatomie, die allgemeinen Betrachtungen und namentlich die Crasenlehre enthaltend, erschien. Waren bis dahin schon dunkle und beunruhigende Gerüchte über diese romantische Ausstattung der Wiener Humoralpathologie umhergegangen, so wurden sie durch das Buch selbst in einer kaum geahnten Weise übertroffen. Aber gerade diese Crasenlehre war es, welche die unkritischen Köpfe mit sich fortriss und, wäre die Zeit nicht so frisch und gesund gewesen, so hätte das Hereinbrechen der croupösen α, β und γ Crase, der albuminösen Crase und dergleichen mehr einen abermaligen Beweis für die Meinung unserer Nachbarn gegeben, dass der Deutsche aus keinem Nebel sich herausarbeiten könne, ohne in einen zweiten zu stürzen. Albuminöses Exsudat im Innern, wie bei Hautkrankheiten, exanthematische Crase, aphthöse, fibrinöse, puerperale Crase und dergl. mehr wurden eine kurze Zeit hindurch bei pathologisch-anatomisch gebildeten Aerzten alltägliche Redensarten.

Dieser Schwindel, an dem jedoch Rokitansky in keiner Weise sich betheiligt hat, wenn er auch durch augenblikliches Freilassen seiner Phantasie der intellectuelle Urheber davon geworden ist, ging jedoch bei irgend Verständigen rasch vorüber; und namentlich Engel, ursprünglich ein eifriger Craseolog, hat hiezu beigetragen, indem er sich zur Aufgabe stellte, jede theoretische Annahme Rokitansky's ohne Weiteres zu verdächtigen und anzugreifen, eine Aufgabe, welcher er mit grossem Scharfsinn und nicht geringer Rüksichtslosigkeit gerecht zu werden suchte.

Aber selbst die Missgriffe der Wiener Schule waren keineswegs hinderlich, eher vielleicht förderlich für ihre Ausbreitung und halfen ihr

Eingang in die gewöhnliche Praxis gewinnen. Gerade die crascologischen Hypothesen haben die deutschen, für alles Conjecturale empfänglichen Practiker mit besonderer Innigkeit aufgenommen und glüklicherweise ist mit diesem süssen Gifte auch manche gute Vorstellung in sie eingedrungen.

Weiter aber ging aus der Wiener Schule ein in keiner Weise in ihr nothwendig begründeter Scepticismus gegen alle positiven therapeutischen Vornahmen hervor. Skoda hat allerdings durch seine mit äusserster Kaltblütigkeit und Hoffnungslosigkeit angestellten medicamentösen Versuche, welche bei der Unvollkommenheit der Methode stets ein negatives Resultat lieferten, den Anstoss gegeben. In diesen trostlosen Resultaten, die schliesslich darauf hinauskommen, dass alles völlig einerlei, lag für viele schwache Gemüther ein ungemeiner Reiz. Denn viele sind so organisirt, dass es sie kizelt und dass sie sich erhaben dünken, wenn sie die Hilflosigkeit proclamiren, und das professionelle Zweifeln an Allem ist ohnediess oft genug die Maske der Geistesstärke für schwache Denker gewesen.

So hat die principielle Verwerfung der Therapie, der Nihilismus, nicht wenige verlokt, zumal solche, welche noch sparsame Gelegenheit hatten, mit Kranken zu verkehren und von den tausendfältigen Beziehungen keine Ahnung haben, in welchen der Arzt, auch ohne specifische Mittel anwenden zu wollen, nicht nur ohne Medicamente, sondern mit und durch sie den Kranken nüzlich und hilfreich werden kann. Es hat jene Verwerfung der Therapie namentlich solche angelokt, welche bei noch so geräuschvoller Betheiligung an der Neuzeit es doch noch nicht zu der Einsicht in den Hauptgedanken der neuen Anschauung gebracht haben, dass der Arzt es nicht mit Krankheiten, sondern nur mit Kranken zu thun hat, dass daher auch die Zurükweisung einer formulirten Therapie für eine Krankheit noch keineswegs den Grund enthält, dass man dem Kranken nicht auch in der Apotheke verkaufte Substanzen so gut zu seinem Vortheil darreichen kann, als das auf dem Markt feilgebotene, und dass, wenn die Aufgabe giltig ist, ihm sein Blut zu vermehren, auch Umstände vorliegen können, es zu vermindern.

Dietl, jezt in Krakau, war es vornemlich, welcher zuerst den Angriff auf die positive Therapie eröffnete. Aber niemand ist in Verwechslung der Begriffe, in Aufstellung unbegründeter Annahmen und in falschen Schlussfolgerungen weiter gegangen als Hamernjk, der den Schmerz eine Ontologie nennt, und ein trauriges Beispiel für die Gefahren eines begabten aber undisciplinirten Kopfes gegeben hat. Bei gediegenen Kenntnissen in vielen Hinsichten, bei reicher Erfahrung, bei grösster technischer

Uebung und ohne Zweifel bei ganz reinem Streben nach Wahrheit hat er mehr als irgend ein Anderer in neuester Zeit verwirrend gewirkt.

Doch auch diese nihilistische Richtung kann wohl grösstentheils als überwunden angesehen werden. Was von ihr übrig geblieben ist, trägt nur dazu bei, die Anforderung an therapeutische Erfahrungen strenger zu machen.

Neben einzelnen Verirrungen der in der Wissenschaft wurzelnden Richtungen haben natürlich die schwindlerischen Bestrebungen ihre Thätigkeit fortgesezt. Homöopathie und thierischer Magnetismus haben zu viel Anknüpfungspunkte mit den verschiedenen Bildungsgraden der Menschen, als dass sie nicht ihre Vortheile reichlich benüzen sollten. Die Wasserheilkunst, für einzelne Fälle nicht ohne Nuzen, hat sich herbeigelassen, zu der bescheidenen Rolle eines da und dort angezeigten Hilfsmittels herabzusteigen. Die schwedische Heilgymnastik, gleichfalls anfangs mit Pomp als Universalheilmethode verkündet, ist gleichfalls zu einem mehr oder weniger harmlosen, mit einigen Proceduren von zweifelhaftem Nuzen bereicherten Turnen und Massiren reducirt worden. *Therapeutische Extravaganzen.*

Nur eine Lehre sucht sich noch das Ansehen einer höheren Inspiration zu erhalten.

Im Jahr 1841 gab ein unbekannter und betagter Arzt, Joh. Gottfried Rademacher, eine „Rechtfertigung der von den Gelehrten misskannten verstandesrechten Erfahrungsheillehre der alten scheidekünstigen Geheimärzte" heraus. Anfangs wenig beachtet, fand doch allmälig das Buch einige Liebhaber. 1846 kam die zweite Auflage heraus, der sofort mehrere weitere folgten. Eine ungewohnte und baroke Form mag manche an diesem Buche angezogen haben. Vornemlich war Rademacher willkommen, weil er eine Menge neuer oder vielmehr alter Arzneimittel eingeführt hat, was dem Bedürfniss des um Rath gar mannigmal verlegenen Practikers vollkommen entsprach. Für diejenigen, welche lüstern nach den neuen Arzneischäzen, doch ungern sich durch den unschmakhaften Bombast Rademacher'schen Geredes durcharbeiten, hat Auerbach (Rademacher's Heilmittel, für den Practiker zusammengestellt 1851) eine Brüke gebaut. Die Mittel sind theils solche, welche eine specifische Wirkung auf einzelne Organe haben sollen (Organheilmittel), auf Erfahrungen hin, bei welchen freilich, nicht etwa jede Garantie für richtige Diagnosen, sondern jede Wahrscheinlichkeit der Befähigung, das Afficirtsein der betreffenden Organe zu erkennen, vermisst wird. Theils sind es sogenannte Universalmittel, als welche, ohne weitere Bemühung um Gründe, schlechthin der Natronsalpeter, das Eisen und das Kupfer proclamirt werden. Die Theorie, durch welche Rademacher seine abweichenden Arzneimittel mundgerecht machen *Rademacher.*

will, ist eigentlich gar keine; es ist ein hausbakenes Gefasel über den paracelsischen Gedanken, dass die Differenzen der Krankheiten durch die Wirksamkeit der Mittel gegen sie bezeichnet werden. Das Motiv für die erste Anwendung eines Medicaments in einem Krankheitsfall war immer lediglich der Zufall oder wenn man will ein durch die unklarsten Vorstellungen geleiteter oft auch eingestandener Maassen blinder Griff. War ohne alle Einsicht in die Verhältnisse des menschlichen Körpers und ohne jegliche sorgfältige Untersuchung die Erkrankung eines bestimmten Organes angenommen worden und war auf die Anwendung des willkürlich gewählten Medicamentes in dem Falle eine Besserung eingetreten, so schloss Rademacher daraus, dass dieses Medicament ein Organheilmittel für jenes bestimmte, als krank vermuthete Organ sei; und von da an ist die Besserung von Krankheitsfällen unter dem Gebrauche desselben Mittels für ihn ein genügender Beweis, dass auch in diesen Fällen die gleiche Organerkrankung bestehe.

Nichtsdestoweniger hat die Rademacher'sche Medicin ihre warmen Vertheidiger und noch mehr ihre stillen Anhänger in Menge gefunden und abermals hat sich bewährt, dass es keinen Widersinn gibt, aus dem nicht Viele eine tiefe Wahrheit herauszugrübeln sich zur Ehre rechnen, während Andere einfach den angebornen Sympathien ihrer Natur gerecht werden und widerstandslos und ohne Arg dem Zuge des Wirrsinns folgen.

Auf solchen und ähnlichen Abwegen wird stets ein Theil der Menschen wandeln, und man muss sie ihrem Schiksal überlassen. Es ist nicht gut, dass man die Menschen durch Gewalt, nicht einmal, dass man sie durch Ueberredung vernünftig zu machen sucht. Man muss vielmehr abwarten, was die Wirkung der Zeit und das unwiderstehliche Vordringen der Cultur auch bei mangelhaftem spontanem Denken vermag. Man kann sich damit trösten, dass Hindernisse von ganz anderer Kraft und Dauer der Siegeswagen der Wahrheit lautlos zerdrükt hat.

Durchdringen der neueren Richtung. Und wirklich haben bereits troz aller dieser Widerwärtigkeiten sich correctere Anschauungen nicht nur immer mehr in der Wissenschaft ausgebreitet; sondern sie haben auch das natürliche Widerstreben der in anderen Gesichtskreisen aufgewachsenen Generationen überwunden und sind, wenn auch nur allmälig, doch unwiderstehlich in die Praxis eingedrungen. Zur Einführung der pathologisch-anatomischen und physiopathologischen Richtung in die alltägliche practische Beschäftigung hat ohne Zweifel Oppolzer (bis 1848 Professor in Prag, von 1848—1850 in Leipzig, von da an in Wien) ganz wesentlich beigetragen, nicht etwa nur dadurch, dass er anatomische Diagnosen machte und bei seiner Therapie von anatomischen

Anschauungen ausging; diess haben Viele vor und neben ihm gethan. Sondern dadurch, dass er mit seiner anatomischen Diagnostik und mit seiner Behandlung anatomischer Störungen das umfangreichste Vertrauen des Publikums zu gewinnen wusste, dass er den Aerzten durch sein Beispiel die Vereinbarkeit der neuen Wissenschaft mit der Praxis zeigte und dass er die Kranken durch die eminente practische Begabung seiner Persönlichkeit dazu brachte, dass sie physikalische Untersuchung und anatomische Diagnosen nicht nur sich gefallen liessen, sondern verlangten.

Indessen kamen die wesentlichen theoretischen Streitigkeiten noch im Laufe der 40er Jahre allmälig zur Ruhe und es trat in Principienfragen eine Uebereinstimmung aller Einsichtigen ein, wie sie noch niemals in der Medicin gesehen worden ist. In den lezten Jahren des vorigen Jahrzehnds, sei es durch die in Folge der Discussion gereiften Anschauungen, sei es durch manche gelegentliche Aufklärungen, für welche die Cholera keine unergiebige Quelle geliefert hat, haben die alten Parteien ihr Ende erreicht und man kann sagen, dass von da an, in Deutschland wenigstens, jede exclusive Schule aufgehört habe; die Einsicht hat Plaz gegriffen, dass eine Schule mit ihrer Einseitigkeit nur eine Hemmung und eine Verirrung ist. Nur aus dem Munde der Unkundigen hört man da und dort noch von physiologischer „Schule". Eine physiologische Schule existirt nicht, so wenig als in der Physik eine mathematische.

Denn wie in der Physik, in der Astronomie und in der Mathematik nirgends principielle Parteiungen mehr bestehen können, sondern der Beweis einziger Maassstab für die Annahmen ist, so endlich jezt auch in der Medicin. Zwar mögen immerhin einzelne Zurückgebliebene in der Illusion sich wiegen, irgend einer Schule anzugehören und für sie schwärmen, mögen andere es in ihrem Vortheile finden, eine Fahne, wie die homöopathische oder die Rademacher'sche aufzusteken, oder mag irgendwo selbstsüchtiger Ehrgeiz ein neues Phantom erdenken, damit der Zulauf der Menge nach dem Embleme gelokt werde; die Wissenschaft selbst braucht von Sonderlingen, Verblendeten und Intriguanten keine Notiz zu nehmen. Sollte deren isolirter Gesichtspunkt ihnen zufällig zu einem glüklichen Funde verhelfen, so nimmt die Wissenschaft diesen auf, ohne vor der Quelle zurükzuschreken. Die Allgemeinheit der Tendenzen schliesst dabei nicht aus, dass bei dem unermesslichen Gebiete, welches der Forschung offen steht, den Einen nach diesen, den Andern nach andern Punkten Vorliebe und Geschmak drängt, und dass der Eine sanguinischer, der Andere ängstlicher in seinen Erwartungen von den künftigen Geschiken der Wissenschaft ist.

Die Medicin der Gegenwart kennt ihre Aufgabe und ihre Pflichten als ein Theil der unermesslichen und erhabenen Wissenschaft von der Natur. Sie ist sich klar geworden, dass ihre Grundlage nur die Thatsachen sind, und dass das Verständniss der Thatsachen, soweit es überhaupt möglich ist, nur in der Verbindung der Thatsachen selbst zu finden ist. Sie weiss aber auch, dass wahrhafte Thatsachen nur durch die strengste Anforderung an die Methode der Forschung und durch die stete Erinnerung an die Fehlerquellen gewonnen werden. Man hält nicht mehr den Geist für verbannt, weil er gezwungen wird, an den Methoden zu arbeiten und seine Einfälle der scharfen Controle einer disciplinirten Logik zu unterwerfen. Man denkt nicht mehr daran, der Natur ein System aufzuzwingen, sondern man strebt, das Sein und Geschehen, wie es ist und wo es ist, in möglichster Reinheit aufzudeken.

Die Gegenwart will nichts von pathologisch-anatomischen Einseitigkeiten; aber sie begreift, dass man über Zustände, bei welchen Organe verändert sind, nichts weiss, so lange man die Veränderung an diesen nicht kennt; sie lässt weder eine ausschliessliche Pathologie der Säfte noch der Solida gelten: denn sie vergisst nicht, dass die einen, wie die andern zum Organismus gehören; sie meint nicht, von Uebertragung chemischer Conjecturen Aufschlüsse zu erhalten, aber sie muss verlangen, dass die Verbindungen und Trennungen der Stoffe auch im kranken Menschen verfolgt und aufgeklärt werden; sie wähnt nicht, dass durch Vordringen bis zur äussersten Grenze des Sichtbaren die Geheimnisse des Lebens sich erschliessen: aber sie hält keine Thatsache für unwerth, mag sie der groben Masse entkommen, oder an den minimalsten Partikeln des Körpers gefunden sein. Sie sieht in dem kranken Menschen einen Organismus, dessen Verhältnisse niemals gründlich und allseitig genug zu durchforschen und aufzuklären sind, und sofern sie nichts mehr und nichts weniger als eine Lehre von der Natur des kranken Menschen in allen Gestaltungen seines Krankseins zu sein sucht, kann die Medicin der Gegenwart eine physiologische heissen.

Lässt unsere Wissenschaft heut zu Tage das Uebergewicht eines ihrer Einzelbezirke nicht mehr zu, so weist sie mit noch entschiedenerem Proteste die Einmischung von aussen ab. Aber sie hat auch aufgehört über Punkte zu discutiren, die sie, so sehr sie ihre allgemeine Wichtigkeit anerkennt, nicht in den Kreis der Beobachtung zu ziehen vermag. Transscendentale Probleme liegen jenseits ihrer Grenze und sie hat für sie keine Antwort und kein' Urtheil. Sie hat gegen sie von ihrem Standpunkte aus nur das Recht und die Pflicht einer achtungsvollen aber strengen Neutralität. Niemand mehr als der Arzt hat Gelegenheit, sich zu überzeugen, dass das Gemüth berechtigte Bedürfnisse hat, für deren Befriedigung alles Wissen von der Natur insufficient ist, und niemand mehr als der Arzt hat die Pflicht, die Ruhe des Gemüths und das Glük des Herzens in dem Besize ideeller Güter als ein Heiligthum zu achten. Wenn dessenungeachtet in neuerer Zeit von Einzelnen beklagenswerthe Uebergriffe in der Naturforschung fremde Gebiete gemacht worden sind, so haben Solche im Momente des Uebergreifens aufgehört, Naturforscher zu sein. Die Naturlehre hat sich zu bescheiden mit dem Stüke Wahrheit, das in den Erscheinungen liegt, und dieses Stük ist kein kleines.

Aber die Medicin des heutigen Tages ist sich auch, mehr als zu irgend einer Zeit, ihrer socialen und humanen Aufgabe eingedenk. Sie weiss, dass sie all ihr Wissen und Können darauf zu concentriren hat, die menschlichen Leiden im Grossen und Kleinen, die sich auf Störungen des Organismus beziehen, abzuhalten, zu vermindern und zu beseitigen. Der Wege dazu sind im einzelnen Falle fast immer mehrere und es muss der sorgsamen individuellen Erwägung überlassen bleiben, welcher von ihnen zu wählen ist. Niemand wird heut zu Tage so übermüthig sein, seine eigene Wahl für eine unfehlbare zu halten. Und die heutige Wissenschaft, die in ihren Principien und in der Prüfung der Thatsachen niemals strenge genug sein kann, ist tolerant in den concreten Entscheidungen, sobald diesen richtige Principien und Thatsachen zugrundeliegen. Es gibt daher kein schulmässiges und doctrinär autorisirtes Curverfahren mehr, sondern jedes ist zulässig und gerechtfertigt, das sich auf methodisch festgestellte Thatsachen und in Ermanglung von solchen wenigstens auf gewissenhafte Ueberlegung der Verhältnisse zu stüzen vermag.

So hat sich das wissenschaftliche und practische Verhalten des Arztes gestaltet und er hat darin zu verharren troz aller Anfechtungen, welche seinen Beruf erschweren mögen. Allerdings ist in der neueren Zeit die dilettantische Beschäftigung mit der Natur Sache der Mode, das Lesen von naturwissenschaftlichen Zeitungsartikeln und das Anhören von populären Vorträgen für Viele vermeintliches Bedürfniss geworden und man könnte sich die Hoffnung machen, dass damit auch die Wirksamkeit des Arztes erleichtert worden sei. Manche Aerzte haben selbst in der besten Absicht getrachtet, die Massen über die Leistungsfähigkeit der Wissenschaft, wie über ihre Aufgaben aufzuklären.

Man darf sich aber über die Fortschritte der ausserwissenschaftlichen Einsicht in das Geschehen in der Natur und damit in die Würdigung der ärztlichen Leistung keine Illusionen machen. In dem Zeitalter der wandelnden und redenden Tische kann Niemand die öffentliche Meinung für reif halten, in Sachen der Natur eine Stimme abzugeben. Es wird auch heut zu Tage noch dem Einzelnen überlassen werden müssen, nicht kraft seiner Wissenschaft, sondern kraft seines persönlichen Geschiks sich seine Stellung zu erwerben und zu sichern. Aber dieses Ziel wird um so eher mit Ehrenhaftigkeit zu erreichen sein, je mehr es auf dem Boden positiver Kenntnisse und humaner Gesinnung erstrebt wird.

Mag aber auch zuweilen der Einzelne Unbilligkeiten und Verkennung erdulden, mag sein redliches Streben da und dort ohne Beachtung bleiben und selbst gekränkt werden, so muss er sich erinnern, dass der Einzelne ein Nichts ist neben der Majestät des Weltlaufs. Und mag es ihn drüken, wenn die Chikane und die Gaukler ihrer ephemeren Erfolge sich brüsten, so kann er gewiss sein, dass auch diese Pilze von den Erinnyen ihres Gewissens erreicht werden. Die Naturforschung aber ist die stolze und im Stillen fortschreitende Macht, von deren Gewalt die am meisten durch sie gefährdeten Gebiete kaum eine Ahnung haben. Es ist ihre Eigenthümlichkeit und ihre Grösse, dass sie ihre Gaben über Freunde wie über Feinde und Verächter ausschüttet, dass sie durch Wohlthaten ihre Eroberungen macht und ihre Herrschaft befestigt und dass sie ohne Lärm die Unvernunft überwältigt und auflöst.

Die Medicin der Zukunft. Was aber ist die Zukunft und die fernere Aufgabe unserer Wissenschaft? Ihre Grundlagen, sofern sie werth sind, bleiben unvergänglich. Aber es ist die Art aller mit der Natur sich beschäftigenden Erkenntniss, dass sie niemals zu einem Abschluss kommt und dass mit jedem Erwerbe der Kreis der Probleme sich erweitert. Worin die künftigen Probleme bestehen? Niemand kann es voraussehen! Aber so viel ist sicher, die zukünftigen Aufgaben liegen weder einseitig in physikalischer, noch in chemischer Untersuchung, weder in der Gestaltung der Nervenpathologie noch in den Forschungen über das Blut oder über die Zelle, weder in einer subtileren und schärferen Diagnostik, noch in der Rehabilitation oder Neugewinnung therapeutischer Maximen; die Aufgabe der Zukunft ist keine andere, als die jeder Wissenschaft, keine andere, als die, welche die Medicin jederzeit gehabt: es ist die Aufgabe, die Wahrheit zu suchen und zu finden, wo sie ist und wie sie ist und auf welchem Wege man sie finden kann.

BELEGE, EXCURSE UND NOTIZEN.

ZUM ERSTEN ABSCHNITT.

Hippocrates.
Ueber Zeit- und Lebensverhältnisse des Hippocrates findet sich eine lesenswerthe Abhandlung von Petersen im Philologus 1849. Jahrg. IV. p. 209.

Das erste Drukwerk von Hippocrates Schriften und zwar in lateinischer Uebersezung von Fabius Calvus in Ravenna erschien zu Rom im Jahr 1525, die erste griechische Ausgabe besorgt von Asulanus in Venedig 1526, die zweite besorgt durch Cornarius bei Froben zu Basel 1538, von demselben eine Uebersezung ins Lateinische bei Gryphius in Venedig 1545. Eine weitere und zwar kritische Ausgabe mit lateinischer Uebersezung besorgte Mercurialis (Venedig 1588). Hierauf folgt die zu den berühmtesten gehörige Ausgabe in lateinischer Uebersezung von Foësius (Frankfurt 1595), ferner die von van der Linden (Leyden 1665), von Chartier (Paris 1679). Die erste deutsche Uebersezung ist von Grimm (Altenburg 1781—1792, 4 Bände), die erste französische von Gardeil (Toulouse 1801, 4 Bände). In neuerer Zeit wurde eine Ausgabe in lateinischer Uebersezung von Kühn in Leipzig (1825) besorgt. Die sorgfältigste aller Ausgaben aber, mit Hinzufügung aller Varianten und mit Beigabe einer etwas freien französischen Uebersezung, zugleich bereichert durch umfangreiche Commentare ist die von Littré (Ocuvres complètes d'Hippocrate, bis jetzt 8 Bände 1839 bis 1853).

Ausserdem sind die wichtigeren einzelnen Schriften in zahlreichen Ausgaben, Uebersezungen und Commentaren erschienen.

Ueber die Aechtheit und Unächtheit der unter Hippocrates' Namen vereinigten Schriften und über ihre wahrscheinliche Zeitfolge sind viele Untersuchungen angestellt worden; von besonderem Interesse sind diese von H. F. Link (über die Theorien in den hippocratischen Schriften nebst Bemerkungen über die Aechtheit dieser Schriften in der Abhandlung der Berliner Akademie Physical. Klasse 1814, 1815), von Petersen (Hipp. nomine qua circumferuntur scripta Hamburg 1839) und von Littré.

Die unächten Schriften sind theils vorhippocratische ($\pi\varrho o\varrho\varrho\eta\tau\iota\varkappa\acute{o}\nu$ und $\varkappa\acute{\omega}\alpha\varkappa\alpha\iota\ \pi\varrho o$-$\gamma\nu\acute{\omega}\sigma\epsilon\iota\varsigma$), theils Schriften des Polyb ($\pi\epsilon\varrho\grave{\iota}\ \varphi\acute{v}\sigma\iota o\varsigma\ \grave{\alpha}\nu\vartheta\varrho\acute{\omega}\pi o v$, $\pi\epsilon\varrho\grave{\iota}\ \delta\iota\alpha\acute{\iota}\tau\eta\varsigma\ \acute{v}\gamma\iota\epsilon\iota\nu\tilde{\eta}\varsigma$), theils solche anderer Schüler und Nachfolger, theils völlig unterschoben und selbst der hippocratischen Schule fremd.

Die Kenntnisse vom Bau des menschlichen Körpers zu Hippocrates' Zeit war lediglich nicht auf Oeffnung von Leichen gegründet, wenn auch einzelne Male ein Cadaver geöffnet worden sein mag (z. B. der spartanische Feldherr Aristomenes und die der Schwangerschaft beschuldigte Tochter des Aristodemus). Auch in den hippocratischen Schriften (zumal in den chirurgischen) will man da und dort Hinweisungen auf Necroscopien gefunden haben; doch sind solche Stellen mehrfacher Deutung fähig und beweisen namentlich nirgends, dass Behufs der anatomischen Untersuchung eine Leiche geöffnet wurde.

Zwei Beispiele von Specialbeobachtungen aus der hippocratischen Casuistik. „Silenus wohnte auf dem Quai in der Nähe des Eualkidos und wurde nach Verdruss, Trinken und unzeitiger Anstrengung von Hize befallen. Er fing an, Schmerzen im Kreuze, Schwere im Kopfe und Spannung im Naken zu fühlen. Aus dem Unterleib gingen am ersten Tage gallige, unvermischte, schaumige, übermässig reichliche Stühle ab; Urin dunkel mit dunklem Bodensaz; Durst; Zunge oberflächlich troken; Nachts ohne Schlaf. — Am zweiten Tage heftiges Fieber, Ausleerungen reichlicher, dünner und schäumend; Urin dunkel; Nacht schlecht; leichte Delirien. — Am dritten alles verschlimmert; Spannung beider Hypochondrien bis zum Nabel und in den Weichen; Stühle dünn, ziemlich dunkel; Urin trüb, ziemlich dunkel; Nachts kein Schlaf; spricht viel, lacht, singt und kann sich nicht zurükhalten. — Vierter Tag: ebenso. — Fünfter Tag: unvermischte, gallige, weiche und ergiebige Stühle; dünner, durchsichtiger Urin; schwach bei Besinnung. — Sechster Tag: am Kopf ein geringer Schweiss, Glieder kalt und livid; viel Hin- und Herwerfen. Keine Ausleerung aus dem Unterleib; kein Urin; heftiges Fieber. — Am siebenten: Stimmlosigkeit; die Glieder erwärmen sich nicht; kein Urin. — Am achten Tag: allgemeiner kalter Schweiss, mit welchem rothe, rundliche, kleine Blüthen, den Finnen ähnlich, auftraten und nicht wieder verschwanden. Aus dem Unterleibe werden unter geringer Aufregung viele dünne wie unverdaute Kotbmassen mit Zwang entleert. Urin schmerzend, brennend, die Glieder erwärmen sich wenig; Schlaf oberflächlich, comatös. — Neunter Tag: ebenso. — Zehnter Tag: kann nicht trinken, comatös, aber der Schlaf oberflächlich, Ausleerungen im Gleichen. Urin reichlich, etwas dik, nach dem Stehen einen grossflokigen weissen Niederschlag gebend, Glieder aufs Neue kalt. — Am eilften Tag: Tod. Von Anfang an und bis zum Ende war der Athem langsam und gross und in dem Hypochondrium ein unaufhörliches Pochen. Sein Alter war ungefähr 20 Jahr." (Zweiter Fall der ersten Reihe).

„Die Anginöse ($\kappa v v \alpha \gamma \chi \iota \kappa \acute{\eta}$), welche bei Aristion sich befand, bei welcher zuerst es mit der Zunge begann: Sprache undeutlich, Zunge roth und troken. Am ersten Tag Schüttelfrost und Hize; am dritten Frost, heftige Hize, eine rothe harte Hautgeschwulst ($o\acute{\iota}\delta\eta\mu\alpha$) an Hals und Brust auf beiden Seiten, Glieder kalt, livid; Respiration hoch ($\mu\varepsilon\tau\acute{\varepsilon}\omega\varrho o v$); das Getränke geht durch die Nase, sie kann nicht schlingen. Stuhl und Urin zurükgehalten. Am vierten Tag verschlimmerte sich alles. Am fünften starb sie in Folge der Angina." (Siebenter Fall der zweiten Reihe).

In allen diesen Fällen wird weder Therapie angegeben, noch die Benennung der Krankheit bemerkt.

Versuch einer Diagnose der hippocratischen Einzelfälle aus beiden Büchern über Epidemien. Es ist in der That bei der dürftigen Erzählung der meisten dieser Fälle nicht möglich, eine auch nur annähernd sichere Diagnose zu machen. Mit einiger Wahrscheinlichkeit lassen sich die Fälle folgendermaassen bezeichnen:

erste Reihe: 1) wahrscheinlich Intermittens: Tod am VI. Krankheitstag; 2) heftiges Fieber mit pustulöser Eruption (Variolen?): Tod am XI.; 3) Intermittens mit Milzanschwellung, 2 Crisen am IX. und XV.; 4) Puerperalperitonitis: Tod am XX.; 5) Puerperalpyämie: Herstellung am LXXX; 6) zweifelhaft: Herstellung am LXXX; 7) Fieber mit Kopfcongestionen: Crise am V.; 8) Urämie: Tod am V.; 9) heftiges Fieber mit schwarzen Pusteln (Variolen?): Tod am II.; 10) Abdominaltyphus (?): Heilung durch allmälige Besserung; 11) Puerperalpyämie: Tod am VI.; 12) Abdominaltyphus: Tod am XI.; 13) zweifelhaft: Crise am XIV.; 14) zweifelhaft: Crise am XI.

Zweite Reihe: 1) Pneumonie: Crise am X.; 2) Typhus (?): Tod am XXVII.; 3) Fieber mit schwarzen Stühlen und mit spärlichen Intermissionen: Crise am XL.; 4) Meningitis: Tod am V.; 5) Abdominaltyphus (?): Crise am XX.; 6) zweifelhaft: Tod am XVII.; 7) Scarlatina mit brightscher Niere (?): Tod am V.; 8) Typhus (?): Tod am VII.; 9) Peritonitis mit tödtlichem Ausgang; 10) fieberhafte Krankheit mit Diarrhoe nach Abortus: Tod am VII.; 11) ähnlicher Fall: Tod am VII.; 12) Puerperalperitonitis: Tod am XIV.

Dritte Reihe: 1) Abdominaltyphus (?): Tod am CXX.; 2) Puerperalpyämie: Tod am LXXX.; 3) Intermittens: Tod am X.; 4) Meningitis: Tod am III.; 5) zweifelhaft: Tod am IV.; 6) zweifelhaft: Tod am IV.; 7) Causus (?): Crise am VII; 8) Pneumonie: Herstellung am XXXIV.; 9) Typhus (?): Herstellung am C.; 10) Intermittens (?): Herstellung am XXIV.; 11) acutes Delirium: Crise am III.; 12) zweifelhaft: Crise am VI.; 13) Leberentzündung oder Leberkrebs: Tod; 14) Puerperalperitonitis: Tod am XVII.; 15) Typhus (?): Tod am XXI.; 16) Typhus (?): Tod am XXIV.

Wenn man behauptet hat, dass die climatischen Verschiedenheiten eine Zurükführung der hippokratischen Fälle auf die bei uns vorkommenden Formen unstatthaft machen, so kann die Differenz doch nur bei einzelnen Fällen eine Unerkennbarkeit rechtfertigen.

Statistik der critischen Tage nach hippocratischen Einzelfällen.

De Haën (rat. medendi Pars 1. cap. 4. de diebus criticis et crisibus variis) hat die Berechtigung der hippocratischen Lehre von den critischen Tagen auf numerischem Wege aus 200 eigenen Beobachtungen des Hippocrates geprüft:

Tage und Zahl der Fälle von critischen Entscheidungen:					gute	schlechte	zweifelhafte	mit Recid.	tödtlich	unvollk.
Am	3.	Tage kamen vor	7	Entscheidungen	3	3	1	—	—	—
„	4.	„ „ „	12	„	6	6	—	—	—	—
„	5.	„ „ „	15	„	4	4	—	5	1	—
„	6.	„ „ „	25	„	—	—	1	11	13	—
„	7.	„ „ „	28	„	8	—	9	—	11	—
„	8.	„ „ „	4	„	1	—	—	1	2	—
„	9.	„ „ „	6	„	2	—	—	1	3	—
„	10.	„ „ „	3	„	—	2	—	1	—	—
„	11.	„ „ „	9	„	4	3	2	—	—	—
„	12.	„ „ „	5	„	1	—	—	—	2	2
„	14.	„ „ „	19	„	15	3	—	1	—	—
„	15.	„ „ „	2	„	1	1	—	—	—	—
„	16.	„ „ „	1	„	—	1	—	—	—	—
„	17.	„ „ „	8	„	6	2	—	—	—	—
„	18.	„ „ „	2	„	1	—	1	—	—	—
„	19.	„ „ „	1	„	1	—	—	—	—	—
„	20.	„ „ „	16	„	10	5	—	—	—	1
„	21.	„ „ „	1	„	—	1	—	—	—	—
„	22.	„ „ „	2	„	1	—	—	1	—	—
„	23.	„ „ „	1	„	—	—	1	—	—	—
„	24.	„ „ „	4	„	1	2	—	1	—	—
„	25.	„ „ „	1	„	—	1	—	—	—	—
„	27.	„ „ „	2	„	1	1	—	—	—	—
„	29.	„ „ „	1	„	—	—	—	1	—	—
„	34.	„ „ „	2	„	1	—	—	—	1	—
„	40.	„ „ „	12	„	8	—	2	—	2	—
„	51.	„ „ „	1	„	1	—	—	—	—	—
„	67.	„ „ „	1	„	—	1	—	—	—	—
„	70.	„ „ „	2	„	1	1	—	—	—	—
„	75.	„ „ „	1	„	1	—	—	—	—	—
„	80.	„ „ „	4	„	3	—	—	1	—	—
„	100.	„ „ „	1	„	1	—	—	—	—	—
„	120.	„ „ „	1	„	—	1	—	—	—	—

Der Eid der hippocratischen Schüler kann endlich noch einen Einblick in die naive und doch ernste Stimmung jener Zeit gewähren. Er lautet:

Ich schwöre bei Apollo, dem Arzte, bei Asklepios und Hygeia und Panakeia und bei allen Göttern und Göttinnen und nehme sie zu Zeugen, dass ich halten will nach Kraft und Einsicht diesen Eid und dieses Versprechen:

ich werde den Lehrer dieser meiner Kunst meinen Eltern gleich schäzen, ihn an meinem Lebensunterhalt theilnehmen lassen, und falls er bedürftig ist, ihm das Nothwendige beisteuern; ich werde seine Kinder wie meine Brüder halten, auch sie in dieser Kunst, wenn sie dieselbe lernen wollen, unterrichten, ohne Lohn und Verschreibung; ich werde mittheilen die Lehren, die Vorträge und mein ganzes übriges Wissen meinen Söhnen und denen meines Lehrers, sowie den Schülern, welche eingezeichnet und auf das ärztliche Gesez vereidet sind, aber keinem Anderen! Ich werde anordnen das Verhalten der Kranken zu ihrem Nuzen nach Kraft und Einsicht und dabei Schaden und Nachtheil abhalten. Ich werde tödtliches Gift Niemand, der es verlangt, verabreichen, noch hierzu

Rath geben. Dessgleichen werde ich niemals einer Frau ein Abortivmittel verabreichen. Rein und heilig werde ich mein Leben und meine Kunst halten. Ich werde niemals Steinkranke operiren; ich werde diess den in diesem Geschäft geübten Männern überlassen. In welche Häuser ich auch komme, werde ich eintreten zu Nuzen der Kranken, mich enthaltend jeder absichtlichen Kränkung und Beschädigung, vornemlich aber jeder unzüchtigen Handlung an weiblichen und männlichen Individuen, Freien wie Sklaven.

Was ich von dem Leben der Menschen bei der Kranken-Behandlung sehe oder höre, oder auch ausserhalb der Behandlung erfahre, und was nicht verbreitet werden soll, werde ich verschweigen und werde solches als ein Geheimniss achten.

Wenn ich diesen meinen Eid vollständig erfülle und ihn nicht verleze, so möge ich geniessen meines Lebens und meiner Kunst, welche geehrt ist von allen Menschen bis in alle Ewigkeit; übertrete ich ihn aber und werde ich meineidig, so widerfahre mir von All dem das Gegentheil!

Die atheniensische Pest von Thucydides. In Athen brach die Pest plözlich aus und befiel zuerst die Menschen am piräischen Hafen, so dass man glaubte, die Peloponeser hätten Gift in die Brunnen geworfen, und doch waren damals keine Brunnen da. Dann kam sie in die obere Stadt. Das ganze Jahr über hatten keine andere Krankheiten geherrscht. Wenn Jemand schon vorher krank war, so bildete sich daraus die Pest aus. Solche, die frisch und gesund waren, bekamen ohne Ursache und plözlich starke Hize im Kopfe, Röthe und Entzündung in den Augen; die inneren Theile, der Schlund und die Zunge wurden blutroth, der Athem schlecht und übelriechend; darauf stellte sich Niesen und Heiserkeit ein und alsdann Schmerz in der Brust mit heftigem Husten und galliges Erbrechen mit vielem Würgen. Die Meisten hatten ein häufiges Schluchzen mit starken Krämpfen, die bei Einigen frühzeitig, bei Andern aber spät aufhörten. Der äussere Körper war nicht besonders warm, aber geröthet, livid und voller kleiner Blattern und Geschwüre; die inneren Theile dagegen waren so heiss, dass die Kranken sich am liebsten in kaltes Wasser stürzten; viele sprangen, von unlöschbarem Durst ergriffen, in den Brunnen. Troz dem, dass die Krankheit zunahm, fiel doch der Körper nicht ab, sondern widerstand dem Uebel, so dass die Meisten den 7. oder 9. Tag in einem guten Kräftezustand durch die innere Hize starben; wo diess nicht geschah, starben sie meist nachher aus Schwäche, nachdem die Krankheit auf den Unterleib sich geworfen hatte und ein übermässiger Durchfall erfolgt war. So ging das Uebel vom Kopfe bis herunter durch den ganzen Körper, und wenn Jemand die grössten Gefahren überstanden hatte, so zeigte der Verlust der Extremitäten die durchgemachte Krankheit. Genitalien, Hände und Füsse gingen bei Vielen verloren, bei Andern die Augen; Einzelne wurden in der Reconvalescenz so vergesslich, dass sie weder sich noch ihre Freunde kannten. Diese Krankheit befiel alle Menschen ohne Unterschied. Die Vögel und Raubthiere rührten die unbeerdigt Gebliebenen nicht an, oder starben, wenn sie von dem Fleische gefressen hatten. Zur selbigen Zeit herrschte keine von den sonstigen Krankheiten, und wofern eine ausbrach, ging sie bald in die Seuche über. Es gab kein einziges Heilmittel, von dessen Gebrauche Hilfe zu hoffen war, und kein Körper, er mochte stark oder schwach sein, vermochte zu widerstehen. Zweimal befiel die Krankheit Niemand. (Nach Gruner's Uebersezung).

Plato.

Das obige, vielleicht hart scheinende Urtheil über die platonischen Versuche in der Physiologie und Pathologie machen es nöthig, den übrigens auch zur Characterisirung der dogmatisch-philosophischen Weise nicht unwichtigen Passus aus Timäus aufzunehmen. Ich bin dabei zum Theil der Uebersezung von Schneider (im zweiten Band des Janus) gefolgt; doch musste an derselben, um sie geniessbar und verständlich zu machen, sehr vieles geändert werden, da durch den sehr zu entschuldigenden Mangel an Sachkenntniss der gelehrte Ueberszer manche sachliche Missverständnisse zu Tage gefördert hat.

Da diese Dinge ungeordnet waren, gab Gott ihnen Ebenmaass, jedem unter sich selbst sowohl als unter einander, so viel und solcher Art, als sie dazu fähig waren. Denn damals war nichts verhältniss- und ebenmässig, ausser durch Zufall; noch war überhaupt etwas von dem, was jezt einen Namen führt, eines solchen werth (wie Feuer, Wasser und dergleichen). Vielmehr ordnete Er erst alles dieses und sezte das Weltall daraus zusammen als ein einziges lebendes Wesen, welches die Lebenden alle, sterbliche und unsterbliche, in sich hat. Und von den göttlichen Wesen ist Er selbst der Schöpfer; die

Hervorbringung der Sterblichen aber trug er den von Ihm Erzeugten auf. Diese sodann ahmten Ihn nach und, als sie die unsterbliche Grundlage der Seele empfangen hatten, umschlossen sie sie mit einem sterblichen Körper, als Fahrzeug für die Seele. Sie gaben dem Leibe aber eine andere Art von Seele, die sterbliche, welche gefährliche und nothwendige Eindrüke in sich aufnimmt, zuerst die Lust, die grösste Lokspeise des Schlechten, dann den Schmerz, den Verscheucher des Guten, sofort auch Zuversicht und Furcht, zwei thörichte Rathgeber, weiter den schwer zu besänftigenden Zorn, dann die leicht zu täuschende Hoffnung nebst dem Wahnsinn und der alles versuchenden Liebe. Dieses Alles vermischend bildeten sie das sterbliche Geschlecht. Aber aus Scheu, das Göttliche zu beflecken, so weit es nicht nothwendig war, verlegten sie den Siz des Sterblichen, getrennt von jenem, in einen andern Theil des Leibes, indem sie den Hals zur Scheidung zwischen Kopf und Brust einschoben. In die Brust und den Thorax schlossen sie die sterbliche Art von Seele ein. Und weil auch von ihr ein Theil besser, der andere schlechter ist, so trennten sie wiederum die Brusthöhle, wie in einem Hause das Gemach der Männer von dem der Frauen abgesondert ist, und spannten das Zwerchfell dazwischen aus. Dem streitliebenden Theile der Seele nämlich, welchem Tapferkeit und Zorn zukommt, wiesen sie seinen Siz näher dem Kopfe zwischen dem Zwerchfell und Naken an, damit es auf die Vernunft hörend gemeinschaftlich mit ihr die Begierden mit Gewalt im Zaume hielte, wenn diese den von der Höhe des Hauptes herabkommenden Befehlen nicht freiwillig gehorchen sollten. Das Herz aber, die Verknüpfung der Adern und die Quelle des durch alle Glieder mit Heftigkeit herumgetriebenen Blutes, stellten sie auf die Wache, damit, wenn der Zorn mächtig aufwallt, von der Vernunft benachrichtigt, es geschehe aussen ein Unrecht oder entbrenne innen eine Begierde, schnell durch alle engen Gänge alles mit Empfindung Begabte im Körper die Mahnungen und Drohungen der Vernunft vernehme und empfinde und dem bessern Theile Leitung und Herrschaft überlasse. Für das Pochen des Herzens aber bei der Erwartung eines Schreklichen und bei Aufwallung des Zornes haben sie in der Voraussicht, dass solch Aufwallen immer mit Hize verbunden sei, dadurch Hülfe geschafft, dass sie die Lunge anschmiegten, die, weich und blutlos, inwendig wie ein Schwamm von Höhlen und Röhren durchbohrt, Luft und Feuchtigkeit aufnehmen kann, dadurch abkühlt und die Hize leichter ertragen lässt. Deswegen also führten sie Kanäle der Luftröhre nach der Lunge und lagerten diese um das Herz herum wie ein weiches Polster, damit, wenn der Zorn in ihm aufbraust, es an ein Nachgiebiges anschlage und abgekühlt weniger ergriffen werde und mehr der Vernunft als dem Zorne dienen könne.

Das aber in der Seele, was nach Speise und Trank und nach aller Leibesnothdurft begierig ist, verlegten sie in die Gegend zwischen Zwerchfell und Nabel, gleichsam als eine Krippe, die sie an dieser Stelle für die Nahrung des Körpers einrichteten. Sie banden dann jenes dort an wie ein wildes Thier, das aber nothwendig ernährt werden musste, wenn es überhaupt ein sterbliches Geschlecht geben solle; damit es also immer an der Krippe weide und so entfernt wie möglich von dem Rathenden wohne, am wenigsten durch Lärm und Geschrei das Beste in seinen Berathungen über das allgemein Zuträgliche störe, haben sie ihm dort seinen Plaz angewiesen. Da sie aber wussten, es würde auf die Vernunft nicht hören und wenn es irgend von einer Empfindung ergriffen würde, die Befehle jener nicht zu achten die Art haben, vielmehr von Schatten- und Scheinbildern bei Nacht und bei Tage hingerissen werden, so stellten sie nach Gottes Willen die Leber zusammen und sezten sie in dieselbe Gegend. Sie bildeten sie dicht, glatt, glänzend und süss mit Bitterkeit vermischt, damit in ihr die Kraft der aus der Vernunft kommenden Gedanken wie in einem Spiegel zurükgegeben werde, theils um zu erschreken, wenn die in ihr liegende Bitterkeit unsanft sich nähere, indem die ganze Leber mit Schärfe unterlaufe und gallichte Farben in ihr erscheinen, sie in allen ihren Theilen sich zusammenziehe und runzlich und rauh werde; theils um den Lappen und die Behälter und Pforten, jenen aus einem geraden zu einem umgebogenen zu machen und zusammenzuziehen, diese zu verstopfen und zu verschliessen, und dadurch Schmerzen und schlimmes Befinden zu verursachen. Wenn aber Bilder der entgegengesezten Art sich abspiegeln und durch ein sanftes Anregen der Gedanken die Bitterkeit beruhigt würde, so wird dagegen die ihr eingepflanzte Süssigkeit erregt und alles gerade und glatt in ihr und es werden dem um die Leber wohnenden Theile der Seele Heiterkeit und gute Tage gegeben und in der Nacht eine angemessene Beschäftigung, indem sie im Schlafe, wenn sie der Ueberlegung und Besonnenheit nicht mehr theilhaftig ist, zu weissagen pflegt.

Das Eingeweide aber, was in ihrer Nachbarschaft zur Linken sich befindet, ist um ihretwillen zusammengefügt und dorthin gesezt, um sie stets glänzend und rein zu erhalten, wie ein für einen Spiegel verfertigtes und immer bereit daneben liegendes Wischtuch. Daher denn auch, wenn sich Unreinigkeiten in Folge von Krankheiten des Körpers in der Leber erzeugen, alles gereinigt und aufgenommen wird von der Lokerheit der Milz, als eines hohlen und blutlosen Gewebes; wesshalb sie angefüllt mit den weggenommenen Unreinigkeiten gross und aufgedunsen wird, und wenn der Körper gereinigt ist, wieder zu demselben Umfange sich zurükziehend zusammensinkt.

Die Schöpfer unseres Geschlechtes sahen unsere Ausschweifung im Trinken und Essen voraus, und dass wir aus Gier viel über das Maass und die Nothwendigkeit zu uns nehmen würden; damit also nicht schneller Untergang durch Krankheiten eintrete und vor der Vollendung das sterbliche Geschlecht sein Dasein endige, bildeten sie in ihrer Voraussicht als Behälter und Aufnehmer dessen, was von Trank und Speise überflüssig sein würde, die Dünndärme, und wanden sie wie die Dikdärme im Kreise herum, damit die Nahrung nicht schnell wieder fortgehe und zu früh der Körper neuer Nahrung bedürfe. Denn durch Fressgier wird unser Geschlecht der Liebe zur Wissenschaft und Kunst entfremdet und taub gemacht gegen die Stimme des Göttlichen in uns.

Mit den Knochen aber und dem Fleische und dem ganzen Wesen dieser Art verhielt es sich so: der Grund zu diesen insgesammt ist die Entstehung des Markes; denn in diesem wurden die Bänder des Lebens als die Wurzeln des sterblichen Geschlechts bei der Verknüpfung der Seele mit dem Leibe befestigt; das Mark selbst aber ist aus anderem entstanden. Denn die ersten unter den Dreieken, welche gerade und glatt Feuer und Wasser und Luft und Erde am genauesten darzustellen im Stande waren, diese aus den einzelnen Geschlechtern besonders ausscheidend und wie sie zusammen passten mit einander vermischend zu einem allgemeinen Samen für das ganze sterbliche Geschlecht bildete Gott das Mark aus ihnen und befestigte sodann pflanzend in ihm die Gattungen der Seelen, und wie viel und was für Gestalten es nach den einzelnen Arten haben sollte, in so viel und solche Gestalten zerlegte er das Mark selbst gleich bei der anfänglichen Vertheilung. Und denjenigen Theil des Markes, welcher den göttlichen Samen wie ein Saatfeld in sich bergen sollte, bildete er rund auf allen Seiten und nannte ihn Gehirn (ἐγκέφαλον), weil am vollendeten einzelnen Wesen das ihn umgebende Gefäss Kopf (κεφαλή) heissen würde; was aber den übrigen und sterblichen Theil der Seele in sich halten sollte, das zerlegte er in runde zugleich und länglichte Gestalten und nannte alles das Mark. Und wie an Anker befestigte er daran die Bänder der ganzen Seele, machte um dasselbe herum unsern ganzen Körper fertig, indem er zuerst eine knöcherne Bedekung für jenes, die das Ganze umschlösse, zusammenfügte. Den Knochen aber baute er so: Durchgesiebte, reine und glatte Erde mengte und benezte er mit Mark, und sezte es sodann in Feuer, danach aber tauchte er es in Wasser, dann abermals in Feuer, dann wiederum in Wasser, und vielmals so es hinübertragend aus dem einen in das andere machte er es unschmelzbar für beide. Hievon nun Gebrauch machend formte er daraus eine knöcherne Kugel zur Umgebung des Gehirns, liess aber in derselben einen engen Durchgang zurük; und zur Umgebung des Naken- wie des Rükenmarkes bildete er Wirbel daraus und fügte sie wie Thürangeln einen unter den andern, vom Kopfe an den ganzen Rumpf entlang. Und so nun dem ganzen Samen Schuz gewährend umschloss er ihn mit einer steinartigen Umzäunung und brachte Gelenke in derselben an, bei welchen er von dem Vermögen des andern als einem dazwischen eintretenden Gebrauch machte, zum Behuf der Bewegung und Biegung. Da er jedoch dafür hielt, dass die Beschaffenheit der Knochen zu spröde und unbiegsam sei, und dass sie auch, wenn sie erhizt und wieder erkältet würde, brandig werden und bald den Samen, der sich in ihr befinde, zerstören würde, so hat er die Sehnen und das Fleisch bereitet. Mittelst jener verlieh er, indem er alle Glieder durch deren Anspannung und Nachlassung verband, dem Leibe Biegsamkeit um die Angeln und Ausstrekbarkeit. Das Fleisch aber sollte als Schirm gegen die Hize und als Schuz gegen die Kälte, wie gegen das Fallen dienen, indem es den Körpern weich und sanft nachgäbe; vermöge der warmen Nässe aber, die es in sich hätte, sollte es im Sommer durch Schweiss und äusserliche Benezung über den ganzen Leib eine geeignete Kühle verbreiten, im Winter dagegen mit seinem Feuer den von Aussen andringenden und umgebenden Frost auf augemessene Weise abwehren. In dieser Absicht sezte er, dessen Hand uns gebildet hat, aus einem passend verbundenen Gemisch von Wasser und Feuer und Erde, versezt mit einem aus Sauerem und Salzigem bestehenden Gährungsstoffe, das Fleisch saftig und weich zusammen; das Wesen der Sehnen aber liess er aus der Vermischung von Knochen und ungesäuertem Fleische als ein vereinigtes, aus beiden der Kraft nach mittleres hervorgehen, indem er bei ihnen von der gelben Farbe Gebrauch machte. Desshalb ist das Wesen der Sehnen straffer und zäher, als das des Fleisches, und weicher und feuchter, als das der Knochen. Und hiemit Knochen und Mark umgebend verband Gott sie unter einander durch Sehnen und überdekte sodann alles mit Fleisch. Welche nun am beseeltesten waren unter den Knochen, die umschloss er mit dem wenigsten Fleische, die innerlich seelenlosesten aber mit dem meisten und dichtesten; und auch an den Verbindungen der Knochen, wo die Ueberlegung nicht eine Nothwendigkeit zeigte, dass es sein müsse, liess er wenig Fleisch wachsen, damit es weder den Biegungen hinderlich sei und so die Körper unbehilflich und schwer beweglich mache, noch auch, wenn es viel und dicht und sehr aneinander gedrängt wäre, durch Derbheit Unempfindlichkeit erzeuge und die Seele ungeschikter und stumpfer zum Denken mache. Daher sind denn die Schenkel sowohl und Schienbeine und die Hüftgegend und die Theile um die Knochen der Oberarme und der Unterarme und welche sonst noch gelenklos sind, sowie alle Knochen, die inwendig wenig Seele im Marke und darum nichts von Einsicht haben, alle diese sind mit Fleisch reichlich versehen; alle aber, in denen Einsicht ist, weniger: es sei denn, dass er ein Fleisch für sich der Empfindungen wegen also zusammensezte, wie die Gestalt der Zunge; die meisten aber auf jene Art. Denn die durch Nothwendigkeit werdende und unter ihr fortbestehende Natur gestattet keineswegs dichte Knochen und vieles Fleisch und dabei zugleich feine Empfindung. Denn am allermeisten würde es sich am Baue des Kopfes finden, wenn sich beides zusammen vertrüge, und es würde das menschliche Geschlecht mit einem fleischigen und sehnichten und starken Kopfe auf dem Rumpfe noch einmal und vielmal so lange leben, als jezt, und gesünder und schmerzloser. So aber, als unsere Schöpfer überlegten, ob sie ein länger lebendes schlechteres oder ein kürzer lebendes besseres Geschlecht hervorbringen sollten, fanden sie, dass dem längeren aber unvollkommeneren Leben das kürzere bessere durchaus vorzuziehen sei; desshalb haben sie mit einem dünnen Knochen, nicht aber mit Fleisch und Sehnen den Kopf, obwohl er keine Gelenke hat, bedekt. Dem allen zufolge ward also dem Leibe jedes Mannes ein zwar mit Empfindung und Einsicht begabterer, aber viel schwächerer Kopf aufgesezt. Die Sehnen aber heftete Gott aus diesen Gründen und auf diese Weise an das Ende des Kopfes symmetrisch, sie im Kreise um den Hals herumstellend, und band mit ihnen die Enden der Kinnladen unterhalb des Antlizes zusammen. Die andern verstreute er in alle Gliedmaassen, Gelenk mit Gelenk verknüpfend. Die Kraft des Mundes aber versahen die Schöpfer mit Zähnen und Zunge und Lippen, zum Eingang für das Nothwendige und zum Ausgang für das Beste; denn nothwendig ist alles, was eingeht, dem Körper Nahrung verleihend; der Strom der Rede aber, der herausfliesst und der Einsicht dient, ist der schönste und beste aller Ströme.

Jedoch den Kopf blos aus naktem Knochen bestehen zu lassen, war wegen der beiderseitigen Extreme in den Jahreszeiten nicht möglich, so wenig, als er durch eine Masse von Fleisch stumpf und unempfindlich sein durfte. Es wurde also von dem fleischigen Wesen ein übrig bleibendes grösseres Stük ausgetroknet und als Schale abgeschieden, was jezt Haut genannt wird, welche sodann mittelst der Feuchtigkeit um das Gehirn sich selbst zusammenzog und den Kopf bekleidete. Diese Haut nun durchstach Gott ringsum mit Feuer, und als sie durchbohrt war und die Feuchtigkeit durch sie hindurch nach Aussen getrieben wurde, so ging das Feuchte, Warme und Reine ab. Das Gemischte aber, aus denselben Stoffen wie die Haut bestehend, strekte sich zwar von dem Triebe nach Aussen gehoben in die Länge so dünn wie der Durchstich; aber seiner Langsamkeit wegen zurükgestossen vom Hauche der äusseren Luft und wieder unter die Haut hinuntergedrängt schlug es dort Wurzel; und in Folge dieser Umstände ist denn das Geschlecht der Haare auf der Haut erwachsen, zwar verwandt mit dieser, aber härter und dichter vermöge der Zusammendrängung durch Kälte, die jedes Haar, sowie es von der Haut sich entfernt, erkältet und starr macht. Hiemit also wurde unser Kopf rauh gemacht von seinem Schöpfer in Rüksicht auf die beschriebenen Ursachen und in der Erwägung, dass es anstatt des Fleisches zur Sicherung des Gehirns eine leichte und im Sommer und Winter Schatten und Schuz gewährende Bedekung sein müsste, welche zugleich der Leichtigkeit des Empfindens nicht hinderlich werden würde.

Die Gewächse schufen die erhabenen Schöpfer aus Schwachen zur Nahrung und sie durchzogen darum unsern Körper gleichsam mit Kanälen, wie man sie in Gärten gräbt, damit er wie von zufliessendem Gewässer befeuchtet würde. Und zuerst gruben sie zwischen Haut und Fleisch zwei Rükenadern, zwiefach, nach den beiden Körperhälften, der rechten und der linken. Diese führten sie am Rükgrat hinunter und so, dass das Lebensmark zwischen sie zu liegen kam, damit sowohl dieses aufs Beste gedeihe, als auch von hier der Zufluss zu den übrigen Theilen als zu den niedriger Liegenden leicht von statten gehe und die Bewässerung gleichmässig geschehe. Nach diesem liessen sie die Adern sich um den Kopf theilen, sich verschlingen und nach entgegengesetzten Seiten gehen, indem sie die einen von der rechten nach der linken Seite des Leibes und die andern von der linken nach der rechten richteten, damit zugleich neben der Haut noch ein Band zwischen dem Kopfe und Leibe wäre, weil jener nicht ringsum mit Sehnen am Scheitel besezt war, und dann auch damit der Eindruk der Empfindungen von beiden Seiten sich in den ganzen Körper verbreitete. Sodann aber schritten sie zur Anlage der Wasserleitung, deren Einrichtung wir leichter einsehen werden, wenn wir uns zuvor darüber verständigt haben, dass alles, was aus kleineren Theilen besteht, das grössere halten kann, das aus grösseren bestehende aber das kleinere nicht zu halten vermag, und dass das Feuer unter allen Elementen die kleinsten Theile hat, wesshalb es durch Wasser und Erde und Luft und alles, was aus diesen besteht, hindurchgeht, und nichts es bändigen kann. Ebenso ist nun auch von unseren Därmen zu bemerken, dass sie die aufgenommenen Speisen und Getränke zurükhalten können, Luft und Feuer aber nicht, weil deren Theile kleiner sind als die aus welchen sie selbst bestehen. Von diesen also machte Gott Gebrauch zur Bewässerung der Adern aus der Bauchhöhle, indem er ein Geflecht aus Luft und Feuer nach Art der Fischreusen zusammenwebte, am Eingange mit doppelten Zwischengeflechten versehen, deren eines er wiederum zweispaltig flocht; und von den Zwischengeflechten zog er dann gleichsam Seile ringsum durch das ganze Geflecht bis zu dessen Enden hin. Das Innere desselben nun sezte er ganz aus Feuer zusammen, die Zwischengeflechte und das Auswendige aber luftartig; dann nahm er es und umgab damit das lebendige Wesen, das er gebildet hatte, auf folgende Weise: das eine der Zwischengeflechte liess er in den Mund gehen; da es aber doppelt war, so führte er die eine Hälfte desselben durch die Luftröhre hinab in die Lunge und die andere in die Bauchhöhle neben den Luftröhren hin; das andere schaltete er und liess beide Theile durch die Kanäle der Nase hindurch sich vereinigen, so dass, wenn das andere durch den Mund nicht im Gange wäre, aus diesem auch die auf jenes angewiesenen Flüsse alle versorgt würden. Das übrige Auswendige der Reuse aber liess er um den ganzen hohlen Theil unseres Körpers herumwachsen, und veranstaltete nun, dass dieses Ganze bald sanft in die Zwischengeflechte, als aus Luft bestehend, zusammenflösse, bald diese wiederum ihrerseits zurükflössen, andererseits das Geflecht bei der lokern Beschaffenheit des Körpers durch denselben hinein und wieder herausträte, die inwendig befestigten Feuerstrahlen dem Zuge der Luft nach beiden Seiten hin folgten, und solches, so lange das sterbliche Wesen bestünde, ohne Unterbrechung geschehe. Dieses nun, sagen wir, hat der Urheber der Namen zusammen mit den Wörtern Einathmen und Ausathmen bezeichnet.

Dieses ganze Thun und Leiden nun aber ist unserm Körper beigelegt, damit er angefeuchtet und abgekühlt ernährt werde und lebe. Denn wenn, während der Athem hinein- und herausgeht, das inwendig verbundene Feuer folgt und sich durch die Därme verbreitend die hineingekommenen Speisen und Getränke ergriffen hat, so löst es sich auf, zertheilt sie in kleine Theile, führt sie durch die Ausgänge, durch die der Weg geht, hindurch, lässt sie wie aus einer Quelle in Kanäle, in die Adern sich ergiessen, und macht, dass die Strömungen der Adern den Körper wie einen Wiesengrund durchströmen.

Betrachten wir aber noch einmal den Hergang des Athemholens, vermittelst welcher Ursachen er ein solcher geworden ist, wie er gegenwärtig ist. Also so: da es nichts Leeres gibt, in welches etwas von dem, was bewegt wird, hineingehen könnte, der Athem aber von uns nach Aussen bewegt wird, so ist demnächst schon jedem klar, dass er nicht in die Leere geht, sondern das nächste aus seiner Stelle fortstösst; das gestossene aber vertreibt immer das nächste, und so wird nothwendig alles herumgetrieben nach der Stelle hin, von wo der Athem ausging, und tritt hinein und füllt sie aus und folgt dem Athem nach, und dieses geschieht alles zugleich wie wenn sich ein Rad umdreht, weil es nichts Leeres gibt. Daher werden denn Brust und Lunge, wenn sie den Athem von sich geben, wieder von der Luft um den Körper, welche durch das lokere Fleisch hineindringt und herumgetrieben wird, angefüllt; wenn aber die Luft wiederum sich wendet und durch den Körper hinausgeht, so bringt sie durch Herumstossen das Hineingehen des Athems durch den Mund und die Nasenlöcher zuwege. Als die Ursache aber des Anfangs hievon ist dieses anzunehmen: Jedes lebende Wesen hat inwendig im Blute und in den Adern seine grösste Wärme, wie eine in ihm befindliche Feuerquelle, was wir auch mit dem Geflecht der Reuse verglichen, welches in der Mitte des Gewebes ganz aus Feuer geflochten sei, im Uebrigen aber, auswendig, von Luft. Vom Warmen nun muss jeder zugeben, dass es naturgemäss nach seinem Orte hinaus zu dem verwandten geht. Da aber der Durchgänge zwei sind, welche hinausführen, der eine durch den ganzen Leib, der andere durch den Mund und die Nase, so muss es, wenn es nach dem einen hindrängt, am andern sich zusammenziehen. Das Zusammengezogene aber wird erwärmt, indem es in das Feuer hineinkommt, und das Herausgehende erkältet. Indem aber die Wärme sich ändert und das am andern Ausgange wärmer wird, so schlägt wiederum dorthin vielmehr das Warme seinem eigenen Wesen zustrebend, und stösst das an der andern Seite herum; dieses aber, immer dasselbe erleidend und dasselbe auch wieder hervorbringend, wird so die Ursache des hin- und herwogenden von beiden Seiten zu Stande gebrachten Kreises, den das Einathmen und Ausathmen bildet.

Von den Krankheiten aber ist wohl jedem klar, woher sie entstehen. Denn da es vier Elemente sind, aus welchen der Körper zusammengefügt ist, Erde, Feuer, Wasser und Luft, so hat das widernatürliche Zuviel und Zuwenig von diesen und die Veränderung des Sizes, wenn sie den eigenen mit einem fremden vertauschen, und wenn von dem Feuer und den andern Elementen (da der Gattungen mehr als eine sind) eine jede das, was ihr nicht zukommt, an sich nimmt und dergleichen mehr, Aufruhr und Krankheit zur Folge. Denn indem das Entstehen eines jeden und das Wechseln des Ortes auf die widernatürliche Weise stattfindet, so wird erwärmt, was vorher abgekühlt wird, und was troken ist, wird nachher feucht, dessgleichen was leicht ist, schwer, und alles erleidet die mannigfaltigsten Veränderungen. Denn nur dann, sagen wir, bleibt alles wohlbehalten und gesund, wenn alles in gleicher Weise und gleichem Verhältniss hinzukommt und weggeht. Was aber gegen die Regel abgeht oder hinzutritt, gibt Veranlassung zu den manchfaltigsten Veränderungen, zu unendlichen Krankheiten und Arten des Verderbens.

Eine zweite Entstehung der Krankheiten wird einsichtlich aus den naturgemässen Zusammensezungen zweiten Grades. Denn da Mark und Knochen, Fleisch und Sehnen aus jenen zusammengefügt sind, sodann das Blut, wenn auch auf andere Weise, aber aus ebendenselben entstanden ist, so entwickeln sich die schwersten Krankheiten dadurch, dass die Entstehung der genannten Theile verkehrt erfolgt, und damit dieselben verderben. Naturgemäss nämlich entstehen Fleisch und Sehnen aus Blut, die Sehnen aus den Fasern der Verwandtschaft wegen, das Fleisch aus dem geronnenen, was von den Fasern sich abscheidet. Das Zähe und Fettige aber, was wieder von dem Fleische und den Sehnen abgeht, das verbindet theils als Leim das Fleisch mit den Knochen und dient zugleich selbst als Nahrung zum Wachsthum der Knochen um das Mark; zum andern Theil wird es durchgeseihet durch die Dichtheit der Knochen, ist die reinste, glätteste und fettigste Art der Dreieke, und befeuchtet absikernd von den Knochen und träufelnd das Mark. Wenn nun jedes auf diese Weise entsteht, so findet Gesundheit und Ordnung statt, Krankheit aber im entgegengesezten Falle. Denn wenn aufgelöstes Fleisch seine Auflösung zurük in die Adern verbreitet, so wird das Blut in den Adern in Verbindung mit Luft vielartig und manchfaltig von verschiedener Farbe und Dichtigkeit, auch von saurer und salziger Beschaffenheit, mit allerlei Galle und Lymphe und Schleim. Denn wenn es auf verkehrtem Wege entstanden und verdorben ist, da wird zuerst das Blut selbst zerstört, und ohne selbst dem Körper noch irgend eine Nahrung zu gewähren, treibt es sich überall in den Adern herum und hält die Ordnung der natürlichen Umläufe nicht mehr inne, in Feindschaft mit sich selbst, weil es keinen Genuss von sich hat, und im Kampfe mit dem bestehenden und an Ort und Stelle verbleibenden im Körper, welches es zerrüttet und auflöst. Wird nun das älteste Fleisch getroffen, was ein schwer zu zersezendes wird, so bekommt es von dem Brande, dem es lange Zeit ausgesezt war, eine schwarze Farbe, wird, weil es überall zerfressen ist, bitter und erweist sich allen noch nicht verdorbenen Theilen des Körpers schädlich. Bisweilen nimmt die schwarze Farbe statt der Bitterkeit Säure an, wenn das Bittere mehr verdünnt ist; bisweilen aber nimmt die Bitterkeit wieder mit Blut getränkt eine röthere, und durch Vermischung dieser mit der schwarzen die grüne Farbe an, und auch die gelbe verbindet sich mit der Bitterkeit, wenn junges Fleisch von dem Feuer der Flamme geschmolzen wird. Und alles dieses zusammen wird Galle benannt, von Aerzten oder von andern, welche fähig sind, auf vieles und unähnliches zu achten und darin das Gemeinsame zur Benennung für entsprechende Verhältnisse zu erbliken. Die übrigen Namen der einzelnen Arten der Galle haben nach der Farbe ein jeder seine eigene Erklärung. Die Lymphe aber, die sich im Blute findet, ist mildes Blutwasser, die in der schwarzen und sauren Galle dagegen scharf, wenn der Wärme wegen salzige Beschaffenheit hinzutritt, und diese Art heisst saurer Schleim.

Was aber mit Luft aus jungem und zartem Fleische aufgelöst wird, muss, weil dieses dann aufgebläht und von Feuchtigkeit aufgetrieben wird, so dass Blasen sich gebildet haben, die jede für sich der Kleinheit wegen unsichtbar sind, aber in Masse sichtbar werden, von

Farbe weiss sein wegen der Schaumbildung. Diese Art der Verderbniss zarten Fleisches mit Luft verwebt nennen wir weissen Schleim. Vom Schleim aber wiederum, wie er zuerst sich bildet, ist das Wässerige Schweiss und Thräne und alles dergleichen, was der Körper täglich sich reinigend, ausgiesst.

Und dieses alles nun sind Werkzeuge der Krankheiten und werden es, wenn das Blut nicht aus den Speisen und Getränken sich naturgemäss vermehrt hat, sondern auf entgegengesezten Wege der Natur zu seiner Masse kommt. Wenn nun das einzelne Fleisch durch Krankheiten zertrennt wird, die Grundlagen desselben aber bleiben, so hat das Uebel nur halbe Kraft; dennoch gestattet es leicht Wiederherstellung. Wenn aber das erkrankt ist, was das Fleisch mit den Knochen verbindet, und durch Entziehung von Blut aus jenem und den Sehnen dem Knochen die Nahrung und dem Fleische das Band zwischen ihm und den Knochen entzogen wird, so vertroknet es aus fettigem, glattem und zähem durch schlechte Nahrung zu rauhem und salzigem und es kehrt dieses ganze also veränderte unter das Fleisch und die Sehnen zurük und löst sich von den Knochen ab; das Fleisch von seinen Wurzeln abgetrennt lässt die Sehnen entblösst und mit salzigem Stoffe erfüllt, und indem es selbst zurük in den Blutstrom fällt, vermehrt es die Zahl der vorher erwähnten Krankheiten.

Sind aber diess schlimme Veränderungen, die den Körper betreffen, so sind die ihnen vorangehenden noch schlimmer. Wenn der Knochen durch die Dichtheit des Fleisches des gehörigen Luftzuges beraubt von der Verderbniss erhizt brandig wird und anstatt Nahrung anzunehmen selbst auf verkehrtem Wege zerbrökelt, und solches mit dem Fleisch sich mischt und das Fleisch in das Blut eintritt, so werden alle Krankheiten bösartiger als die vorigen. Wenn aber, was das allerschlimmste ist, das Wesen des Markes von einem Mangel oder Uebermaasse erkrankt ist, so hat es die grössten und am entschiedensten tödtlichen Krankheiten zur Folge, indem der ganze Lauf der Natur des Körpers nothwendig ein verkehrter geworden ist.

Eine dritte Art von Krankheiten hat man sich zu denken, die auf dreierlei Weise entsteht, entweder durch Luft oder Schleim oder Galle. Denn wenn die Ausgeberin der Luft im Körper, die Lunge, von Flüssen verstopft ist und nicht reine Durchgänge darbietet, so dass hier gar keine, dort zu viel Luft eindringt; so geräth das, was ohne Abkühlung bleibt, in Fäulniss. Die mit Gewalt durch die Adern sich durchdrängende und sie spannende und den Körper auflösende Luft wird nach der Mitte und gegen das Zwerchfell zugedrängt und dort abgesperrt. Diess hat denn tausend schmerzhafte Krankheiten oft mit vielem Schweisse zur Folge. Oft aber erzeugt sich in dem Körper durch Auflösung des Fleisches Luft und kann nicht heraus, und diese bringt eben solche Schmerzen, wie die eingedrungene, hervor; die grössten aber dann, wenn sie um die Sehnen und deren Aederchen sich sammelt und die Bänder und anstossenden Sehnen anschwellt und so rükwärts spannt. Solche Krankheiten werden denn auch eben von dem gespannten Zustande Vorwärts- und Rükwärtsspannungen (Tetanus und Opisthotonus) genannt. Und bei diesen ist auch die Heilung höchst schwierig; denn nur heftiges Fieber ist im Stande, dergleichen Uebel zu heben.

Der weisse Schleim aber ist wegen der Luft in den Blasen, wenn er abgesperrt ist, schlimm, wenn er aber einen Abzug nach Aussen bekommt, gutartiger; doch macht er den Körper flekig, indem er Flechten und Schwinden und die mit diesen verwandten Krankheiten erzeugt. Wenn er aber mit schwarzer Galle vermischt sich über die Umläufe im Kopfe, welches die göttlichsten sind, verbreitet und sie verwirrt, so ist er, falls diess im Schlafe geschieht, weniger schlimm, wenn er aber Wachende befällt, schwer zu vertreiben. Und diese Krankheit heisst mit allem Rechte, weil das, was davon leidet, etwas heiliges ist, die heilige Krankheit. Saurer und salziger Schleim aber ist die Quelle aller flussartigen Krankheiten; und von den ganz verschiedenen Orten, in die er fliesst, haben sie sehr verschiedene Namen erhalten.

Was aber Entzündung des Körpers heisst, rührt alles von dem Brennen und Entzündetsein der Galle her. Bekommt nun diese einen Abzug nach Aussen, so treibt sie siedend allerlei Geschwüre empor; eingeschlossen aber in innern Theilen, verursacht sie viele hizige Krankheiten, und die grösste dann, wenn sie reinem Blute beigemischt, die Fasern aus ihrer Ordnung bringt, welche in das Blut zertheilt sind, um das rechte Verhältniss in Ansehung der Dünnheit und Dike herzustellen und weder durch die Wärme einen Ausfluss aus dem lokern Körper noch auch durch Dichtigkeit eine Schwerbeweglichkeit in den Adern zu gestatten.

Auf diese Weise entstehen und erfolgen die Krankheiten des Körpers, die der Seele aber wegen der Beschaffenheit des Körpers also: als Krankheit der Seele haben wir die Unvernunft und von dieser zwei Arten, den Wahnsinn und den Blödsinn, anzunehmen. Jedes Leiden also, was einem in dem einen oder dem andern dieser Zustände zustösst, ist Krankheit zu nennen. Uebermässige Lust aber und übermässiger Schmerz sind als die grössten Krankheiten der

Seele zu betrachten. Denn ein Mensch, welcher übermässig froh ist oder auch allzugrossen Schmerz empfindet, ist, da er jenes zu erlangen, diesem dann zu entfliehen unbändig strebt, unfähig, etwas richtig zu sehen oder zu hören, sondern raset und ist während dieser Zeit keiner Ueberlegung zugänglich. Wem aber der Same reichlich und flüssig um das Mark strömt gleich einem Baume, der unverhältnissmässig viel Früchte trägt, der wird von Pein und Wollust in seinen Begierden und deren Ausbrüchen hingerissen. Er rast die meiste Zeit seines Lebens hindurch. Er ist krank an seinem Körper und dadurch unvernünftig gemacht an der Seele. Es ist unrecht, einen solchen nicht als einen kranken, sondern als einen, der mit Willen schlecht sei, anzusehen. In der That aber ist die Zügellosigkeit im Liebesgenuss eine zum grössten Theile von der von Lokerheit der Knochen und flüssiger und feuchter Beschaffenheit des Darmes herrührende Krankheit der Seele. Und so wird fast alles, was man Unenthaltsamkeit in den Genüssen nennt und, als geschehe es mit Vorsaz, zum Vorwurf macht, nicht mit Recht zugerechnet. Denn schlecht mit Willen ist Niemand; sondern durch eine krankhafte Beschaffenheit des Körpers und durch verwahrloste Erziehung wird der Schlechte schlecht.

In solcher Weise ergeht sich der Stifter der Academie von Phantasien zu Phantasien. Nicht dass er von allem dem so gut wie gar nichts weiss, ist ihm zum Vorwurf zu machen, sondern dass er thut, als ob er alles wisse, dass er seine Phantasien wie Thatsachen darlegt und behandelt, das ist ein Vergehen, das durch keine Genialität gut gemacht werden kann. Man erkennt hierin nichts mehr von der Art seines Meisters Socrates und dessen berühmter Kunst des Nichtwissens.

Aristoteles.

Mit Recht bezeichnet man Aristoteles als den ersten grossen Naturforscher und bewundert die umfänglichen Kenntnisse und die kühnen Anschauungen, die sich bei ihm finden. Es wäre lächerlich, wollte man ihm bei dem Reichthum, den er gibt, die Lüken vorwerfen, gegen welche natürlich für die heutige Naturforschung sein Reichthum armselig erscheint, oder wollte man ihn über falsche Ansichten oder selbst über irrthümliche Beobachtungen bekritteln. Der Naturforscher Aristoteles verdient die unbedingte Bewunderung aller Zeiten und hat der Nachwelt ein Beispiel geliefert, das vielleicht noch niemals erreicht worden ist. Die Naturforschung und die Medicin im Speciellen hätten den bedeutendsten Nuzen haben können, wenn sie an die factischen Leistungen von Aristoteles sich angelehnt, in gleicher Weise und mit ähnlichem Eifer das Thatsächliche untersucht hätten und wenn aus dem wachsenden Inhalt des reellen Wissens selbst die beherrschenden Gesichtspunkte gewonnen worden wären.

Aber es war nicht der Naturforscher Aristoteles, welcher die ganze Naturwissenchaft des Alterthums und Mittelalters beeinflusste, sondern es war der Dialektiker Aristoteles mit seiner formalen Philosophie und mit seinen systematischen Gliederungen, von welchem die Richtung der ganzen Folgezeit bestimmt und von der geraden Linie in tausende von Irrwegen abgelenkt wurde.

So wird der Widerspruch begreiflich, dass ein Geist des ersten Rangs, der mit dem unermüdlichsten Eifer und mit dem grössten Erfolge die Naturforschung pflegte und durch seine Entdekungen zuerst den Naturwissenschaften einen compacten Kern geliefert hat, doch für deren Weiterentwiklung eine hemmende und verderbliche Macht geworden ist; denn er wurde diess durch andere Seiten seiner gewaltigen Begabung, durch Seiten, welche blendender und verführerischer auf die Nachwelt wirkten, als die Früchte seiner sorgfältigen und reinen Naturbeobachtung.

Die bedeutenden Leistungen des Aristoteles in der Naturforschung besonders mit Bezug auf Classification der Thiere und auf die Stufenordnungen sind mit Sorgfalt und Liebe dargestellt von Jürgen Bona Meyer (Aristoteles Thierkunde, ein Beitrag zur Geschichte der Zoologie, Physiologie und alten Philosophie 1855). — Ueber den Charakter der Aristotelischen Philosophie hat zuerst Fr. Baco unbefangene Ansichten zu äussern gewagt; in eingehendster und anziehendster Weise ist die Philosophie des Aristoteles auseinandergesetzt von Zeller (die Philosophie der Griechen, eine Untersuchung über Character, Gang und Hauptmomente ihrer Entwiklung 1844. 2. Band pag. 362—576).

Die Hauptwerke des Aristoteles, welche Naturbeobachtungen behandeln, sind: περὶ ζώων ἱστορίας; περὶ ζώων μορίων und περὶ ζώων γενέσεως; ferner sind zu beachten: περὶ αἰσθήσεως καὶ αἰσθητῶν; περὶ μνήμης καὶ ἀναμνήσεως; περὶ πνεύματος; περὶ νεότητος καὶ γήρως; περὶ γενέσεως καὶ φθορᾶς.

Hauptpunkte aus der Aristotelischen Physiologie (im Wesentlichen nach J. B. Meyer).

Das Herz ist der Quell und erste Aufnahmsort des Bluts, von ihm gehen alle Adern aus und keine durchzieht es. Es bereitet das Blut und giesst es in die Adern. Venen und Arterien werden nicht unterschieden. Das Blut ist der Nährstoff für den ganzen Körper, in den obern Theilen ist es reiner, in den untern diker. Es ist warm durch die dem Herzen eingeborene Wärme. Indem diese Wärme das Blut im Herzen kocht, entsteht eine Aufdampfung, welche eine Hebung des Herzens (die beständige Pulsation) bewirkt und die Bewegung des Blutes bewerkstelligt. — Das Herz ist zugleich der Siz der empfindenden Seele und der Ursprung aller Empfindung. Die Sinnesorgane stehen darum mit dem Herzen mittelst Gängen (Poren) in Verbindung. — Das Herz ist dadurch das Hauptorgan des Körpers, seine Acropolis, liegt eben darum in der geschüzten Mitte und in edler Richtung mehr nach vorn gekehrt und ist auch durch seine Gestalt zu vielseitiger Thätigkeit geschikt. Es fehlt bei keinem Thiere und hat bei den Grösseren drei Höhlen.

Nächst dem Herzen ist das wichtigste Organ das Gehirn. Dasselbe ist kalt und dient dazu, die Hize des Herzens abzukühlen. Darum enthält es auch kein Blut. Nur die umgebende Haut schikt einige Aederchen hinein, um die Kälte zu mildern. Das Gehirn ist ohne Empfindung, reinigt aber das Blut für die Organe der Kopfsinne.

Auch das Athmen dient zur Abkühlung des Blutes, und die Wichtigkeit der betreffenden Organe bemisst sich daher bei den Thieren je nach deren Wärmegrad. Die blutreichen Thiere bedürfen eines leicht in den ganzen Körper eindringenden Mediums, und ein solches ist die Luft. Sie besizen daher Lungen und Luftröhre. Die vom Herzen ausgehende Hebung des Brustkorbes zieht das Einströmen der Luft nach sich und da die eingezogene Luft kälter ist, so kühlt sie das Herz ab. Die Lungen functioniren einem Blasebalg ähnlich. Die Luftröhre ist der Canal für die ein- und ausströmende Luft; der Kehldekel verhindert das Eindringen der Speisen. Von der Luftröhre wird auch die Stimme gebildet.

Den Bedarf für das thierische Leben bereiten die Ernährungsorgane, die für die Existenz, nicht aber für die schöne Existenz wichtig sind. Sie haben eine untergeordnete, theils tiefe, theils seitliche, theils wie die Speiseröhre, hintere Lage. Nur der Mund macht eine Ausnahme. Die Nahrung muss eine gemischte sein; besonders nahrhaft aber ist das Süsse, und nach diesem das Fette. Jenes wird zu Fleisch verwandelt und süsses Blut gilt daher für gesundes. Alle Nahrung muss flüssig werden, denn nur durch Flüssiges nimmt der Körper zu. Die Verflüssigung geschieht durch die Wärme. Der Nahrungsbrei gelangt mittelst Verdampfung durch die kleinen Adern des Gekröses in grössere und von da als Blutwasser zum Herzen, wo durch Kochung Blut daraus wird. Den besten und reinsten Stoff erhalten Fleisch und Sinnesorgane, die ersten Ueberbleibsel die Knochen, den lezten Ueberschuss die Haare und die übrigen Theile.

Die Leber ist ein unterstüzendes blutbereitendes Organ, ebenso die Milz, welche die Fähigkeit hat, das Flüssige aus dem Magen anzuziehen und da sie bluthaltig und warm ist, es zu kochen. Die Galle ist eine bedeutungslose Ausscheidung und unnöthig, sobald die Leber ihrer Function der Blutbereitung genügt.

Die Ausscheidung des Harns rührt davon her, dass zur Abkühlung der Lunge viel getrunken werden muss.

Alle diese Organe haben noch den mechanischen Zwek, dass sie Ankern gleich die Adern festhalten müssen.

Auch die selbständige Bewegung des Körpers wird durch das Herz vermittelt, aber auch durch Vorsaz und Begierde begründet; zu dem Ende haben die Sehnen im Herzen ihr Princip. Das Fleisch, wenn auch zur Bewegung behilflich, ist doch nicht unbedingt nöthig; denn die Auglider besizen es nicht. Die harten Theile sind den weichen stets untergeordnet und um dieser willen da, bald als Stüze, bald als Hülle.

Bemerkungen, welche sich auf pathologische Verhältnisse beziehen, finden sich nur sparsam bei Aristoteles. Gruner hat dieselben in seiner Bibliothek der alten Aerzte (Band 2. pag. 535—578) gesammelt. Die wichtigsten derselben sind:

Das Blut fliesst beim lebenden Thiere überall aus, wo man einen Einschnitt macht. Wenn es gesund ist, so ist es süss und von rother Farbe; das fehlerhafte aber ist schwärzer. Das gute Blut ist weder zu dik, noch zu dünn; sobald es aber herauskommt, gerinnt es völlig, wenn es nicht abnorm ist.

Wo Blutmangel vorhanden ist, oder das Blut zu reichlich weggelassen wird, entsteht Unmacht. Bei zu grossem Verlust erfolgt der Tod. Ist das Blut zu wässerig, so wird der

Mensch krank, und es kann so dünn werden, wie Wasser, und als blutiger Schweiss ausgeschwizt werden. Bei Einigen gerinnt das herausgelassene Blut gar nicht, oder nur zum Theil. Bei den Schlafenden ist in den äusseren Theilen weniger Blut, so dass es bei Einschnitten nicht ausfliesst.

Das krankhafte Blut bewirkt Blutflüsse aus der Nase, aus dem After und den Krampfadern. Das im Körper faulende Blut wird Eiter; aus dem Eiter aber entsteht Verhärtung.

Bei jungen Individuen ist das Blut dünn und reichlich, bei alten dik, schwarz und sparsam. Ichor ist unbereitetes Blut, das nicht gehörig verändert oder zu sehr verdünnt ist.

Das Pochen des Herzens ist ein Zusammendrüken der im Herzen enthaltenen Wärme durch übermässige oder auflösende Erkältung; so z. B. bei der Furcht; denn die sich fürchten, werden an den obern Theilen kalt, die zurükgehende Wärme verursacht die Bewegung, und das Herz zieht sich so zusammen, dass manchmal die Thiere aus Furcht sterben.

Das Pulsiren des Herzens, welches immer fortdauert, ist der schmerzhaften Bewegung gleich, welche die Knoten verursachen, weil eine widernatürliche Veränderung im Blute besteht. Das hält so lange an, bis die stokende Feuchtigkeit in Eiter verwandelt ist. Das Uebel ist dem Aufbrausen ähnlich.

Allen Thieren ist Entstehen und Sterben gemein; die Arten aber sind verschieden.

Wenn die Lungen durch die Länge der Zeit verhärtet und eingetroknet und die Erdtheile in ihnen angehäuft sind, so können sich dieselben nicht bewegen, weder ausdehnen, noch zusammenziehen, und so verlöscht endlich das Feuer. Daher ist der Tod im Alter schmerzlos und erfolgt ohne einen gewaltigen Zufall, und die Trennung der Seele geschieht ganz ohne Empfindung. Auch in Krankheiten, bei welchen die Lunge von Knoten, oder von Ueberladung, oder von Uebermaass krankhafter Wärme hart wird, ist der Athem schnell, weil die Lunge sich nicht sehr ausdehnen und zusammenziehen kann, und endlich wenn sie sich nicht mehr bewegen kann, erfolgt der Tod unter Ausathmen.

Der Schlaf folgt meistens auf die Mahlzeit; dann geht viele materielle Feuchtigkeit nach oben, häuft sich daselbst an, macht den Kopf schwer und bewirkt das Einschlafen. Wenn aber dieselbe nach unten geht und abwechselnd die Wärme zurükstösst, so erfolgt der Schlaf, und das Thier schläft fest.

Ueberhaupt sind diejenigen zum Schlafe aufgelegt, die tiefliegende Adern haben, die Zwerge und die Grossköpfigen; hingegen die sehr herausliegende Adern haben, sind wegen Weite der Adern nicht schläfrig, wenn nicht ein anderer Zufall da ist; auch die Schwermüthigen nicht, weil die innern Theile kalt sind.

Im Schlafe ruhen die Sinne nicht, und jedes Thier kann noch empfinden. In Unmachten geschieht das Gleiche; auch in einigen Arten des Wahnsinns. Ferner werden diejenigen fühllos, denen die Halsadern zugeschnürt sind.

Nicht jedes Unvermögen, zu empfinden, ist Schlaf; denn Narrheit, Erstikung und Unmacht erregt auch dergleichen Unvermögen. Einige, die in starker Unmacht lagen, haben auch schon Vorstellungen gehabt, und obwohl sie todt zu sein schienen, sahen sie vielerlei Dinge.

Alle schlafmachenden Mittel machen eine gewisse Schwere im Körper; einige Krankheiten, die vom Uebermaass der Feuchtigkeit und Wärme herrühren, thun dasselbe. So geschieht es bei Fieberkranken und Schlafsüchtigen. Ebenso verhält es sich im frühesten Alter, denn die kleinen Kinder schlafen viel, weil alle Nahrung nach oben geht. Der Beweis ist, weil in diesem Alter die obern Theile im Verhältniss zu den untern grösser sind. Aus derselben Ursache sind sie auch der Fallsucht mehr unterworfen, denn der Schlaf ist etwas der Fallsucht Aehnliches und gewissermaassen eine Fallsucht. Daher bekommen auch Viele während des Schlafes den ersten Anfall von dieser Krankheit, im Wachen aber nicht. Denn wenn viele Dünste nach oben und wieder herab gehen, so treiben sie die Adern auf und drüken die Oeffnungen, durch welche die Ausdünstung geschieht, zusammen. Desshalb taugt den Kindern der Wein nichts, auch den Ammen nichts, denn der Wein ist geistig, zumal der rothe. Die obern Theile sind bei den Kindern so voll Nahrung, dass sie ganze fünf Monate lang den Hals nicht umdrehen können. Wie bei Betrunkenen geht viele Feuchtigkeit in die Höhe.

Besonders viel hat sich Aristoteles mit den sexuellen Verhältnissen, mit dem Beischlaf, der Zeugung und den darauf bezüglichen Erscheinungen, mit der monatlichen Reinigung, der Empfängniss, Schwangerschaft und Geburt, sowie mit hereditären und angebornen Krankheiten, auch mit dem Verhalten der Neugebornen und der Kinder im ersten Lebensjahre beschäftigt. Doch sind diese Angaben weniger von allgemeinem Interesse.

Ueber Haare, ihr Ausfallen, Grauwerden und Nachwachsen, über die Entstehung der Läuse auf den Köpfen trifft man mehrere theils richtige, theils auch völlig falsche Angaben.

Theophrastus Eresius.

Von Theophrastus Schriften sind hervorzuheben:

περὶ τῆς τῶν φυτῶν ἱστορίας, Geschichte der Pflanzen, neun Bücher; περὶ φυτικῶν αἰτίων, von den Ursachen der Pflanzen, sechs Bücher; περὶ λίθων, von den Steinen; περὶ ἀνέμων; περὶ σημείων ὑδάτων καὶ πνευμάτων, ἀνέμων, χειμῶνος καὶ εὐδίας, de signis aquarum, ventorum, flatuum, tempestatis et tranquillitatis; περὶ πυρός, de igne; περὶ ὀσμῶν, de odoribus; περὶ ἱδρώτων, de sudoribus; περὶ ἰλίγγων, de vertiginibus; περὶ κόπων, de lassitudinibus; περὶ τῆς τῶν ἰχθύων ἐν ξηρῷ διαμονῆς, de piscibus in sicco degentibus.

Dieselben sind von verhältnissmässig geringer Bedeutung.

In seiner Schrift über den Schweiss wird derselbe als gesalzen, sauer oder übelriechend bezeichnet; ausserdem der warme und der kalte unterschieden, und es werden manche Störungen von den Abweichungen des Schweisses abgeleitet, vornemlich Hautkrankheiten.

Sodann werden die Ursachen des abnormen Schweisses und der krankhaften Geneigtheit zum Schweisse untersucht, wobei einzelne richtige Bemerkungen sich finden.

In Betreff des Schwindels sind nur wenige Angaben von Theophrastus vorhanden. Auch das über Ermüdung, Lähmung, Leipopsychie und Erstikung Angeführte beschränkt sich grösstentheils auf Beobachtungen, welche jedem Laien zugänglich sind.

Die späteren Autoren der griechischen Zeit.

Von den späteren medicinischen Schriften des griechischen Alterthums ist so gut wie nichts erhalten. Wir kennen diese Autoren nur aus secundären Quellen, aus den Schriften der römischen Periode. Doch scheint der Verlust ein nicht sehr beklagenswerther.

Ueber **Herophilus** hat Marx die Fragmente und Citate gesammelt (Herophilus, ein Beitrag zur Geschichte der Medicin von K. J. H. Marx. 1838).

Von **Nicander** existiren noch zwei Gedichte in Hexametern: über giftige Thiere und Gegengifte.

ZUM ZWEITEN ABSCHNITT.

Die griechischen Aerzte im alten Rom und ihr Ruf.
Es war in Rom eine schlechte Empfehlung für die Medicin, dass sie hauptsächlich von Griechen ausgeübt wurde. Die Abneigung der Catonischen Zeit gegen das griechische Wesen hat noch lange fortgedauert, und selbst als die griechische Bildung in die Mode gekommen war, wurde mit unverholener Geringschäzung von den Griechen und ihrem Treiben geurtheilt. Die Bereitwilligkeit dieses Volks zu allen Diensten und die Missachtung derselben von Seiten der Römer kann nicht anschaulicher ausgedrükt werden, als in der Stelle von Juvenal (Satira III. 74—78):

— — — Ede quid illum
Esse putes: quem vis hominem, secum attulit ad nos:
Grammaticus, rhetor, geometres, pictor, aliptes,
Augur, schoenobates, medicus, magus. Omnia novit
Graeculus esuriens; in coelum, jusseris, ibit.

Celsus.
Celsus' 8 Bücher über Medicin enthalten die erste Pathologie nach Hippocrates, welche auf uns gekommen ist. Darin liegt die Bedeutung des Werks. In der That ist der Abstand zwischen dem Griechen und dem referirenden Römer höchst beträchtlich und zeigt uns, dass die Medicin troz aller theoretischen Verwirrung an positivem Material in den dazwischen liegenden vier Jahrhunderten nicht unbedeutend sich bereichert hat. Es hat sich dieselbe aus losen Bemerkungen zu einer zusammenhängenden Wissenschaft gestaltet, deren Lüken dem unkundigen Auge um so mehr sich verbergen konnten, da die Thatsachen und die willkürlichen und hypothetischen Annahmen aufs Engste sich verflechten und leztere meist in der Form und mit den Ansprüchen der erstern dargestellt wurden.

Einige Proben aus Celsus' Werken mögen ein Bild seiner Art geben:
Ueber die **Fieber** (lib. III. cap. 3):

Sequitur curatio febrium, quod et in toto corpore et vulgare maxime morbi genus est. Ex his una quotidiana, altera tertiana, altera quartana est: interdum etiam longiore circuitu quaedam redeunt, sed id raro fit. In prioribus et morbi sunt, et medicina. Et quartanae quidem simpliciores sunt. Incipiunt fere ab horrore, deinde calor erumpit, finitaque febre biduum integrum est: ita quarto die revertitur. Tertianarum vero duo genera sunt. Alterum eodem modo, quo quartana, et incipiens, et desinens, illo tantum interposito discrimine, quod unum diem praestat integrum, tertio redit. Alterum longe perniciosius, quod tertio quidem die revertitur, ex octo autem et quadraginta horis fere sex et triginta per accessionem occupat (interdum etiam vel minus vel plus), neque ex toto in remissione desistit, sed tantum levius est. Id genus plerique medici ἡμιτριταῖον appellant. Quotidianae vero variae sunt et multiplices. Aliae enim protinus a calore incipiunt, aliae a frigore, aliae ab horrore. Frigus voco, ubi extremae partes membrorum inalgescunt, horrorem, ubi totum corpus intremit. Rursus aliae sic desinunt, ut ex toto sequatur integritas, aliae sic, ut aliquantum quidem minuatur ex febre, nihilo minus tamen quaedam reliquiae remaneant, donec altera accessio accedat (ac saepe aliae vix quicquam aut nihil remittant, sed continuent). Deinde aliae fervorem ingentem habent, aliae tolerabilem; aliae quotidie pares sunt, aliae impares, atque invicem altero die leniores, altero vehementiores: aliae tempore eodem postridie revertuntur, aliae vel serius, vel celerius: aliae diem noctemque accessione et decessione implent, aliae minus, aliae plus: aliae cum decedunt, sudorem movent, aliae non movent; atque alias per sudorem ad integritatem venitur, alias corpus tantum imbecillius redditur. Accessiones etiam modo singulae singulis diebus fiunt, modo binae pluresve concurrunt. Ex quo saepe evenit, ut quotidie plures accessiones remissionesque sint, sic tamen, ut una quaeque alicui priori respondeat. Interdum vero accessiones quoque confunduntur, sic ut notari neque tempora earum neque spatia possint. Neque verum est, quod dicitur a quibusdam, nullam febrem inordinatam esse, nisi aut ex vomica aut ex inflammatione aut ex ulcere: facilior enim semper curatio foret, si hoc verum esset. Sed quod evidentes causae faciunt, facere etiam abditae possunt. Neque de re sed de verbo controversiam movent, qui, cum aliter aliterque in eodem morbo febres accedunt, non easdem inordinate redire, sed alias aliasque subinde oriri dicunt; quod tamen ad curandi rationem nihil pertineret, etiamsi vere diceretur. Tempora quoque remissionum modo liberalia, modo vix ulla sunt. Et febrium quidem ratio maxime talis est: curationum vero diversa genera sunt, prout auctores aliquos habent.

Ueber den Schnupfen (lib. IV. cap. 2 u. 3):
Destillat autem humor de capite interdum in nares, quod leve est, interdum in fauces, quod pejus est, interdum etiam in pulmonem, quod pessimum est. Si in nares destillavit, tenuis per has pituita profluit, caput leviter dolet, gravitas ejus sentitur, frequentia sternutamenta sunt; si in fauces, has exasperat, tussiculam movet; si in pulmonem, praeter sternutamenta et tussim est etiam capitis gravitas, lassitudo, sitis, aestus, biliosa urina. Aliud autem quamvis non multum distans malum gravedo est. Haec nares claudit, vocem obtundit, tussim siccam movet; sub eadem salsa est saliva, sonant aures, venae moventur in capite, turbida urina est. Haec omnia κορύζας Hippocrates nominat: nunc video apud Graecos in gravedine hoc nomen servari: destillationem καταστάγμον appellari. Haec autem et brevia et, si neglecta sunt, longa esse consuerunt. Nihil pestiferum est, nisi quod pulmonem exulceravit. Ubi aliquid ejusmodi sensimus, protinus abstinere a sole, balneo, vino, venere debemus; inter quae unctione et assueto cibo nihilo minus uti licet. Ambulatione tantum acri sed tecta utendum est, et post eam caput atque os supra quinquagies perfricandum. Raroque fit ut, si biduo vel certe triduo nobis temperavimus, id vitium non levetur. Quo levato, si in destillatione crassa facta pituita est, vel in gravedine nares magis patent, balneo utendum est, multaque aqua prius calida, post egelida fovendum os caputque, deinde cum cibo pleniore vinum bibendum. At si aeque tenuis die quarto pituita est, vel nares aeque clausae videntur, assumendum est vinum Aminaeum austerum, dein rursus biduo aqua; post quae ad balneum et ad consuetudinem revertendum est. Neque tamen illis ipsis diebus, quibus aliqua omittenda sunt, expedit tanquam aegros agere, sed cetera omnia quasi sanis facienda sunt, praeterquam si diutius aliquem et vehementius ista sollicitare consuerunt: huic enim quaedam curiosior observatio necessaria est. Igitur huic, si in nares vel in fauces destillavit, praeter ea, quae supra rettuli, protinus primis diebus multum ambulandum est, perfricandae vehementer inferiores partes, levior frictio adhibenda thoraci (erit), levior capiti, demenda assueto cibo pars dimidia, sumenda ova, amylum similiaque, quae pituitam faciunt crassiorem: siti contra, quanta maxima sustineri potest, pugnandum. Ubi per haec idoneus aliquis balneo factus eoque usus est, adjiciendus est cibo pisciculus aut caro, sic tamen ne protinus justus modus cibi sumatur; vino meraco copiosius utendum est. At si in pulmonem quoque destillat, multo magis et ambulatione et frictioue opus est; eademque adhibita ratione in cibis, si non satis illi proficiunt, acrioribus utendum est, magis somno indulgendum, abstinendumque a negotiis omnibus; aliquando sed serius balneum tentandum. In gravedine autem primo die quiescere, neque esse neque bibere, caput velare, fauces lana circumdare, postero die surgere, abstinere a potione, aut si res coegerit, non ultra heminam aquae assumere, tertio die panis non ita multum ex parte interiore cum pisciculo vel levi carne sumere, aquam bibere. Si quis sibi temperare non potuerit, quominus pleniore victu utatur, vomere; ubi in balneum ventum est, multa calida aqua caput et os fovere usque ad sudorem, tum ad vinum redire. Post quae vix fieri potest, ut idem incommodum maneat, sed si manserit, utendum erit cibis frigidis, aridis, levibus, humore quam minimo, servatis frictionibus exercitationibusque, quae in omni tali genere valetudinis necessariae sunt. —

Dioscorides.

Pedacius (Pedanius) Dioscorides hat uns (nach Choulant's Handbuch der Bücherkunde, pag. 76) folgende Schriften hinterlassen:

περὶ ὕλης ἰατρικῆς, de materia medica, von den Arzneimitteln, fünf Bücher, dem Areios gewidmet, das Hauptwerk des Dioscorides, welches die Kräfte und öfters auch die Zubereitungen der Arzneimittel, besonders der vegetabilen kennen lehrt.

περὶ δηλητηρίων φαρμάκων, de venenis, von den Giften, ein Buch, welches in den Aldinen, in der cölner und pariser Ausgabe, als sechstes Buch der Arzneimittellehre betrachtet wird, bei Saracenus u. A. den Titel Alexipharmaca führt; es enthält die Beschreibung von Giften und den dagegen anzuwendenden Mitteln.

περὶ ἰοβόλων, de venenatis animalibus, von den giftigen Thieren.

περὶ εὐπορίστων ἁπλῶν τε καὶ συνθέτων φαρμάκων, de facile parabilibus medicamentis, tam simplicibus quam compositis.

Dioscorides war die höchste und fast einzige Autorität in pharmacologischen und botanischen Dingen bis in das Zeitalter der Reformation. Seine wenig correcte Darstellung verfolgt durchaus nur medicinische Zweke und die naturhistorischen Notizen sind von der äussersten Dürftigkeit.

Aretäus von Cappadocien.

Einer der besten practischen Schriftsteller der römischen Periode ist Aretäus Cappadox. Das von ihm Erhaltene sind zwei Werke, das eine pathologisch, das andere therapeutisch: περὶ αἰτιῶν καὶ σημείων ὀξέων καὶ χρονίων παθῶν, de causis et signis acutorum et diuturnorum morborum, von den Ursachen und Zeichen der hizigen und langwierigen Krankheiten, vier Bücher, wovon zwei den hizigen, zwei den langwierigen Krankheiten gehören; im ersten Buche fehlen die 4 ersten und ein Theil des 5. Capitels, auch kommen noch manche andere Lüken vor.

περὶ θεραπείας ὀξέων καὶ χρονίων παθῶν, de curatione acutorum et diuturnorum morborum, von der Heilung hiziger und langwieriger Krankheiten, ebenfalls vier Bücher mit vielen Lüken.

Folgende 2 Proben (nach der Uebersezung von Dewez) mögen ein Bild sowohl der pathologischen Auffassung, als auch seiner Anleitung zum Heilverfahren geben:

Die Cholera ist ein zurücktretender Zufluss der in dem ganzen Körper enthaltenen Substanz nach dem Schlunde, dem Magen und dem Gedärme; ein überhaupt sehr rasches und gefährliches Uebel. Von oben geht alles, was der Magen in sich gesammelt, durchs Erbrechen heraus: durch den Stuhlgang aber ergiessen sich die in dem Gedärme enthaltenen Säfte. Ein Beweis dessen ist, dass das, was durchs Erbrechen herausstürzet, wässericht; was aber durch den Stuhlgang gehet, wässerig und stinkendes Koth ist. Langwierige Unverdauung ist dessen Ursache. Wenn nun die ersten Ausleerungen solcher Materien vorüber sind, so kommen schleimichte, und sodann gallichte nach. Im Anfange zwar geht alles leicht und ohne Schmerzen; nachgehends aber geschieht diess alles mit Krämpfungen des Magens und Grimmen im Bauche. Wenn aber das Uebel noch zunimmt, so wird das Grimmen heftiger, und es erfolgen Ohnmacht, Nachlassung der Glieder, und Widerwillen für allem Essen. Und falls sie etwas nehmen, so entsteht, mit Ekel, ein gewaltiges Erbrechen durch stark gallichte gefärbter Materien, und der Stuhlgang ist ebenso beschaffen. Hierauf äussern sich Zukungen und Krämpfe der Mäuseln an Arm und Beinen; die Finger werden eingezogen; sie bekommen Schwindel und Schluksen, singultus; die Nägeln werden bleifärbig; die Extremitäten sind kalt, und Schauer verbreitet sich über ihren ganzen Körper.

Wenn endlich das Uebel tödtlich wird, so schwizet der Mensch; schwarze Galle geht von oben und unten; der Krampf, spasmus, hält den Urin zurük, welcher sich aber ohnehin wenig sammelt, weil alle Feuchtigkeit durch den Stuhlgang aus dem Körper geschaft wird. Die Stimme bleibt aus; der Puls ist sehr klein, und gedrängt, wie in der Syncope; es plaget sie beständiges und eitles Recken zum Erbrechen; und Zwang ohne Erfolg. Endlich erfolgt ein schmerzvoller und sehr rascher Tod, mit Krämpfungen, Beängstigung und Recken. Es erscheint diese Krankheit im Sommer am meisten; nachgehends im Herbste; im Frühlinge weniger; im Winter aber am allerwenigsten. Was das Lebensalter anbelanget, so sind Jünglinge und Männer derselben am meisten unterworfen, alte Leute am wenigsten; die Kinder aber mehr als diese alle; doch ist sie bei leztern nicht tödtlich. (Fünftes Capitel des Werkes: de signis acutorum).

Behandlung der Cholera oder des Gallenflusses.

Das Hemmen der Ausleerungen ist bei der Cholera übel; denn sie sind nicht verkocht. Wir müssen also dieser Ausleerung ruhig zusehen, wenn sie von selbst leicht geht; wo nicht, so müssen wir dieselbe befördern, da wir nemlich dem Kranken unausgesezt lauliches Wasser zu trinken geben; wenig aber auf einmal, damit der Magen nicht durch eitle krämpfige Spannungen geplaget werde. Wenn sie aber über Grimmen klagen, und die Füsse kalt sind, so muss zu Beförderung der Winde der Bauch mit warmem Oehle, worin Raute und Kümmel gesotten worden, begossen und eingeschmiert, und Wolle darauf gelegt werden; und da mag die Füsse salbet, **muss** dieses mehr mit sanftem Streicheln als Reiben, und zwar die Wärme wieder zu erweken bis an die Knie vorgenommen werden. Diess alles aber muss so fortgeschehen, so lange Koth durch den Stuhlgang, und Galle obenaus durch das Erbrechen geht.

Wenn aber endlich aller verlegene Koth weggegangen, und nun sonst nichts als blosse Galle durch den Stuhlgang und das Erbrechen geht; Anspannung aber, Recken, Beängstigung und Mattigkeit vorhanden ist, so müssen zween oder drei Becher kaltes Wasser, sowohl die Gedärme zu befestigen, und dadurch den Zufluss zu hemmen, als auch das Brennen des Magens zu dämpfen, gegeben werden. Und dieses muss man, wenn er das genommene Wasser wieder brechen sollte, öfters wiederholen; denn es wird das was kalt ist leicht in dem Magen erwärmet. Nun aber bricht der Magen von Kälte und Wärme belästigt; doch verlangt er immer kalten Trank.

Wenn nun auch der Puls immer kleiner, und zugleich schnell, und gedrängt wird, der Schweiss sich an der Stirne und den Schlüsselbeinen zeigt, und am ganzen Körper in Tropfen fliesst, der Durchbruch sowohl als das Erbrechen vom Magen mit Spannung und Ohnmacht noch immer anhalten, so muss man etwas wenig eines wohlriechenden und herben Weines in das kalte Wasser einträufeln, damit dieser die Sinne sowohl durch seinen Geruch erweke, als auch den Menschen durch seine Kraft stärke, und endlich den Abgang an dem Körper durch seine nahrhaften Theile ersetze. Denn so schnell als der Wein zu den obern Theilen steiget, eben so geschwind hemmt er auch den Rükfluss nach dem Gedärme. Denn vermög seiner Subtilität und Flüchtigkeit breitet er sich leicht, die Natur zu stärken, allenthalben aus; und vermög der ihm eigenen Stärke kann er die fliessenden Kräfte beschränken. Man kann auch zuweilen etwas von frischem und geröstetem Mehle darunter mischen.

Wenn alles dringender zusezt, der Schweiss nämlich, und die Spannung nicht allein des Magens, sondern auch der Nerven, sich eitles Schluchzen einfindet, die Füsse gestrekt werden, vieles durch den Stuhl geht, das Gesicht sich verfinstert, die Bewegungen des Pulses aufzuhören beginnen; so muss man diesen Uebeln vorzubeugen trachten. Sollten sie aber bereits vorhanden sein, so muss etwas mehr Wein, und zwar kalt gegeben werden; doch nicht ganz pur in Rüksicht auf die Berauschung und die Nerven, sondern mit den Speisen, und ausgedunkt. Man gibt ihnen auch andere Nahrung, solche nemlich, wie ich sie bei der Syncope vorgeschrieben habe; auch anziehendes Obst, als Spierlinge, Nespeln, Quitten, und Trauben.

Wenn er aber doch alles bricht, und der Magen nichts behält, so muss man zu dem warmen Trank sowohl als Speisen zurükkommen; denn es hat diese Veränderung bei manchen das Brechen gestillt. Doch muss in diesem Falle alles sehr warm gegeben werden. Sollte aber von diesem allem nichts helfen; so muss zwischen den Schultern, und unter dem Nabel ein Schröpfköpflein angesezt werden; mit diesen aber muss man öfters Plaz wechseln; denn, wenn sie lang an einem Orte bleiben, verursachen sie Schmerzen, und man ist vor Entstehung von Wasserblasen nicht gesichert. Es hat auch zuweilen die Bewegung in einer lüftigen Hutsche gute Dienste gethan, als welche sowohl die Geister bei dem Kranken beleben, und den Durchbruch der Nahrung hemmen, als auch dem Kranken einen leichten Athem, und guten Puls zuwege bringen kann.

Wenn aber doch die Symptome noch ärger werden sollten, so müssen auf dem Magen und der Brust Hilfsmittel angebracht werden, und zwar die nemlichen, von welchen bei der Syncope Erwähnung geschehen: als in Wein aufgelöste Datteln, Acacia und Hypocistis; diese vermischet man mit Rosensalbe, streichet sie auf ein Stük Leinwand, und leget sie auf den Magen. Auf die Brust aber wird folgendes gebraucht, nemlich Mastix und die Spizen des Wermuths gepülvert, welche man mit Narden oder Oeucinthesalbe vermischet, und damit die ganze Brust beleget. Wenn aber die Füsse und Mäuseln derselben gespannt sind, so müssen sie mit Sicyonischem Most, und den sogenannten alten Oehle mit etwas Wachs vermischt geschmieret werden, worunter doch auch etwas Biebergaile genommen wird. Wenn sie aber auch kalt sein sollten, so müssen sie mit der aus Limnestischer Salzlacke bereiteten Salbe und der Euphorbiensalbe geschmieret, sodann mit Wolle eingehüllt, und sanft mit der Hand ausgedehnet werden. Es müssen auch der Rükrat, und die Mäuseln sowohl als Sehnen an den Kinnbacken mit eben denselben eingeschmieret werden.

Sollten nun der Schweiss und Durchbruch durch diese Mittel gestillt werden, der Magen die Speisen annehmen, und nicht mehr herausbrechen, der Puls gross und stark werden, die Spannung nachlassen, die Wärme aber alle Theile durchgehen, und bis an die äussersten Gliedmassen gelangen, und der Schlaf alles verkochen, so muss dem Kranken den zweiten, oder dritten Tage, nachdem man ihn gebadet, erlaubt werden zu seiner vorigen Lebensart zurükzukehren. Sollte er hingegen noch immer alles brechen, der Schweiss unaufhörlich fliessen, der Mensch selbst kalt und blass, der Puls immer schwächer werden, und endlich ausbleiben, so ist in diesem Falle das Beste sich mit guter Art aus dem Spiele zu ziehen. (de curatione acutorum, cap. IV).

Galen.

Die Anatomie des Galen, welche eine so eingewurzelte und unbedingte Herrschaft sich erwarb, war zwar auf sorgfältige Untersuchungen gegründet, aber nur auf solche an Affen und andern Thieren. Ein menschliches Skelett scheint er zwar einmal in Egypten gesehen, aber bei der Ausarbeitung seiner Osteologie nicht mehr vor Augen gehabt zu haben. Daher beschreibt er einen Mittelknochen des Oberkiefers und auch das Sternum, das Os sacrum, die Extremitätenknochen ganz so, wie sie bei Affen sich finden. Die Beschreibung selbst zeichnet sich aber durch Klarheit und Präcision aus und eine Menge subtiler Punkte am Knochensystem werden von ihm aufs genauste auseinandergesezt.

Die sehr vollständige Myologie ist nach Affen oder Hunden gearbeitet. Die Hautmuskeln, die Recti abdominis sind so im Einzelnen beschrieben, dass er sie vor Augen gehabt haben muss, aber offenbar an Thieren. Auch unter den Muskeln sind sogar sehr kleine (z. B. die Pterygoidei externi und transversi, die 6 Augenmuskeln, die Muskeln der Zunge, des Zungenbeins, des Larynx etc.) nicht übergangen und selbst ihre Leistungen finden sich angegeben.

In der Nervenlehre theilt er die Nerven in Gehirnnerven, deren er 7 Paare (Opticus, Oculomotorius, Ramus ophthalmicus, Trigeminus. Facialis mit Acusticus, Vagus mit Glossopharyngeus und Sympathicus, Hypoglossus) beschreibt, und in Rükenmarksnerven (getheilt in Cervical-, Dorsal-, Lumbar- und Sacralnerven).

Die Beschreibung des Gehirns ist eine sehr vollkommene, aber passt auf das Gehirn des Ochsen. Auch das kleinste Detail ist nicht übergangen.

Die Gefässlehre wurde von ihm sehr gefördert; doch sind hier Irrthümer, die selbst die Section der Thierleichen hätte beseitigen können. Die Venen lässt er aus der Leber entspringen mit zwei Aesten: Vena portae nach abwärts und Vena cava nach aufwärts; die Arterien sollen sämmtlich aus der linken Herzhälfte hervorgehen, ein diker Stamm (die Aorta), und ein dünner (Vena pulmonalis). Das Herz besteht aus zwei Kammern, deren Zwischenwand eine Communication mittelst Poren enthält.

Die Lungen sind parenchymatöse Organe, welche mit dem Herzen communiciren.

Die Genitalien des Mannes und Weibes hat er mit grosser Umständlichkeit beschrieben; aber auch hiebei in den innern Theilen nur Thiere zum Objecte gehabt (so spricht er von den Hörnern des Uterus). An den Hoden unterscheidet er das Scrotum, die Dartos, die Tunica vaginalis und den Cremaster,

(Nach Burggraeve: précis de l'histoire de l'anatomie 1840. pag. 29—38).

Die Pulslehre des Galen (περὶ τῶν σφυγμῶν, περὶ διαφορᾶς σφυγμῶν, περὶ διαγνώσεως σφυγμῶν, περὶ τῶν ἐν τοῖς σφυγμοῖς αἰτιῶν, περὶ προγνώσεως σφυγμῶν, σύνοψις περὶ σφυγμῶν ἰδίας πραγματείας) bietet ein treffliches Beispiel seiner ganzen Art, seines anatomirenden Scharfsinns, der jede Beziehung des Gegenstands zu verfolgen weiss, ihn von jeder Seite her betrachtet, und dem kein noch so entfernt liegender Umstand entgeht, anderntheils aber auch seiner Verirrungen in unfassbare Subtilitäten und in eine formale Systematik. Von den vielen Beziehungen, nach welchen er den Puls abhandelt, möge hier nur die Wichtigste: die Eintheilung des Pulses (περὶ διαφορᾶς A.) stehen. Er unterscheidet:

I. Absolute Differenzen des Pulses; diese können sich beziehen
   A. auf einfache Verhältnisse und zwar
      1. in Bezug auf die Art der Zunahme der einzelnen Pulswelle:
         pulsus celer (ταχύς)
         — moderatus (μέσος)
         — tardus (βραδύς);
      2. in Bezug auf die Dimensionen der Arterien in der Zeit der Diastole, nemlich
        a) in Bezug auf die Länge der Pulswelle:
           pulsus longus (μακρός)
           — moderatus (σύμμετρος)
           — brevis (βραχύς);
        b) auf die Breite:
           pulsus latus (πλατύς)
           — moderatus
           — angustus (στενός);

c) auf die Tiefe:
   pulsus altus ($\dot{v}\psi\eta\lambda\dot{o}\varsigma$)
   — moderatus
   — humilis ($\tau\alpha\pi\varepsilon\iota\nu\dot{o}\varsigma$);
3. in Bezug auf die Stärke des Pulses:
   pulsus validus ($\varepsilon\ddot{v}\varrho\omega\sigma\tau o\varsigma$);
   — moderatus
   — imbecillus $\ddot{\alpha}\varrho\dot{\varrho}\omega\sigma\tau o\varsigma$);
4. in Bezug auf die Beschaffenheit der Arterie:
   pulsus durus ($\sigma\varkappa\lambda\eta\varrho\dot{o}\varsigma$)
   — moderatus
   — mollis ($\mu\alpha\lambda\alpha\varkappa\dot{o}\varsigma$);
5. in Bezug auf die Pause:
   pulsus rarus ($\dot{\alpha}\varrho\alpha\iota\dot{o}\varsigma$)
   — moderatus
   — creber ($\pi v \varkappa v \dot{o}\varsigma$).

B. können sich die Differenzen auf complicirte Verhältnisse beziehen, wobei Tabellen über combinirte Pulse beigebracht werden.

II. Relative Differenzen des Pulses, d. h. der einzelnen Pulsschläge unter einander sind der rhythmische und unrhythmische Puls, der aequale und unaequale mit zahlreichen Modificationen, der reguläre und irreguläre etc.

Besonders hervorzuheben sind unter seinen Schriften: de constitutione artis medicae, de anatomicis administrationibus, de usu partium corporis humani, de humoribus, de morborum differentiis, de morborum causis, de symptomatum differentiis, de differentiis febrium, de typis und adversus eos qui de typo scripserunt, de locis affectis, die verschiedenen Schriften über den Puls, de Crisibus, de diebus decretoriis, de sanitate tuenda, de alimentorum facultatibus, mehrere Schriften über Venaesection, de hirudinibus, revulsione, cucurbitulis, incisione et scarificatione, quos, quibus medicamentis et quando purgare oporteat, de simplicium medicamentorum facultatibus, de compositione medicamentorum secundum locos, de succedaneis medicamentis und die verschiedenen Commentarien zu hippocratischen Schriften. — Es gibt keine einzige vollständige Ausgabe der zahlreichen Werke Galen's. Ja manche Schriften desselben sind überhaupt noch ungedrukt. Die umfassendste Ausgabe ist die von Kühn in 20 (22) Bänden 1821—1833 mit lateinischer Uebersezung.

Nachgalenische Periode.

Die nachgalenischen Autoren des römischen Alterthums erregen weder durch factische Bereicherung der Wissenschaft, noch durch Ausbildung der Theorie Interesse. Die auf uns gekommenen Schriften siehe in Choulant's Handbuch der Bücherkunde für die ältere Medicin. 2te Aufl. pag. 120 ff. u. 210 ff.

Wie bunt die Medication damaliger Aerzte war, lässt sich aus einer Stelle von Lucians Schwank: Tragopodagra (nach Wieland's Uebersezung) ersehen, wo sich die Göttin Podagra folgendermaassen auslässt:

... Zwar seit es Menschen giebt,
was haben die Verwegenen unversucht
gelassen, meine Herrschaft abzuschütteln?
Was für Mixturen nicht gemischt, für Kräuter,
Drogen und Salben gegen meine Macht
nicht aufgeboten? Jedermann versucht's
auf einem andern Weg an mich zu kommen.
Die einen stossen wilden Portulak, Salat,
Schafzung' und Eppich, andre Andorn oder
Froschlöffelkraut, noch andre Nesseln, Günsel
und Wasserlinsen; andre kommen gegen mich
mit Pfersichblättern, Pastinak und Bilsenkraut,
mit Mohn und Zwiebeln, Schalen von Granaten,
Flohkraut und Weyrauch, Niesewurz, Salpeter,
Johannisbrodt in Wein, Cypressenblättern, Froschlaich
mit Linsenbrey, gekochtem Kohl, Fischlacke, Bollen
von wilden Ziegen, Menschenkoth und Mehl

von Bohnen und vom Stein von Assus angezogen.
Sie kochen Kröten, Wiesel, Frösche, Katzen,
Eidechsen, Füchse, Hircocerten und Hyänen.
Wo ist ein Mineral, ein Saft von Kräutern
von Stauden und von Bäumen, unversucht
an mir geblieben? Aller Thiere Knochen,
Sennen und Häute, Fett und Blut und Koth,
Mark, Harn und Milch sind Waffen gegen mich.
Die einen trinken ein Decoct von vier
Ingredienzen, andere von achten,
die meisten glauben an die Siebenzahl.
Der lässt durch ein unfehlbares Arcanum sich
purgieren, jener wird mit Amuleten
und Zaubersprüchen um sein Geld geschraubt,
bei einem andern Narren hext ein Jude
den andern aus; ja mancher sucht was ihn
curiren soll, in einem Schwalbenneste.
Ich aber heisse sie mit allen ihren
Quaksalbereien an den Galgen gehen. . . .

Im Laufe der Zeiten nahm der Unsinn in der mächtigsten Progression zu. Sprengel (Versuch einer pragmatischen Geschichte der Arzneikunde 1793 2ter Theil, pag. 178) lässt sich über Marcellus Empiricus aus Bordeaux (Leibarzt und Magister officiorum unter dem Kaiser Theodosius I., von dessen Nachfolger seines Amtes entsezt) folgendesmaassen vernehmen: „Er sammlete eine Menge Recepte und sogenannter physischer Hülfsmittel gegen alle Arten von Krankheiten, bloss in der Absicht, damit seine Söhne, denen er dies Werk widmete, an armen Kranken das Gebot der Liebe erfüllen könnten, und damit andere Leser in den Stand gesezt würden, im Fall der Noth diese Recepte, ohne Zuthun des Arztes, zu verordnen. Uebrigens aber sei es allezeit sicherer und rathsamer, wenn die Mittel, wenigstens im Beisein eines Kunstverständigen, bereitet würden. Nach diesem Eingange folgen verschiedene Episteln, die offenbar das Machwerk eines Mönchs aus den finstern Jahrhunderten der Barbarei sind, z. B. vom Hippocrates an den Mäcenas und an den König Antiochus. Auch das ganze Werk ist sichtbar verstümmelt und hat Zusäze erhalten, die gar nicht im Geiste des Zeitalters sind. Der grösste Theil ist aus dem Scribonius Largus entlehnt. Durchweg herrscht eine armselige, sklavische Denkungsart, die besonders darin auffällt, dass manche Mittel bloss desswegen empfohlen worden, weil sie die diva Augusta oder die diva Livia gebraucht haben. — Der Aberglauben, die Unwissenheit und unverschämte Dreistigkeit des Verfassers, oder des Stopplers unter Marcellus Namen, sind fast unglaublich. Einige Proben seiner goëtischen Mittel und Rathschläge werden hinreichen, um mein Urtheil zu bestätigen. Einem Menschen, dem ein Splitter, oder etwas ähnliches ins Auge gekommen war, carminirte er (der damalige Ausdruk) auf folgende Art. Man berührte das leidende Auge, und sagte dreimal: „Tetune resonco bregan gresso", wobei jedesmal ausgespuckt werden musste. Ein anderes carmen gegen eben diesen Zufall hiess: „In mon dercomarcos axatison". Ein drittes: „Os gorgonis basto". Wenn diess leztere dreimal neunmal gesagt wurde, so konnte man damit auch einen fremden Körper aus dem Schlunde hervorziehen. Um ein Gerstenkorn oder ein Geschwür am Augenlicde zu vertreiben, muss man neun Gerstenkörner nehmen, mit ihren Spitzen das Geschwür berühren, und jedesmal dabei sagen: φευγε, φευγε, κριθη σε διωκει. Oder, wenn das Gerstenkorn am rechten Auge ist, so berührt man dasselbe mit drei Fingern der linken Hand, spuckt dabei aus und sagt dreimal; Nec mula parit, nec lapis lanam fert: nec huic morbo caput crescat, aut si creverit, tabescat. Ausser vielen ähnlichen physischen Mitteln und phylacteriis, wie sie im Mittelalter genannt wurden, findet man, dass er die Bereitung der gewöhnlichen Arzneimittel auf gewisse Tage, z. B. auf den Donnerstag, einschränkt, Keuschheit und Reinigkeit des Herzens, besonders das Gebet am Neujahrstage und wenn die erste Schwalbe gehört wird, empfiehlt, und die Kranken sich nach Osten kehren lässt, wenn sie einen Arzneitrank einnehmen. Wer vor Triefen der Augen gesichert sein will, muss Achtung darauf geben, wenn ein Sternschnuppen fällt, und vom Augenblick des Entstehens bis zum Augenblick des Verschwindens so schnell zählen als möglich: so weit er gezählt hat, so viele Jahre wird er vor dem Triefen der Augen bewahrt bleiben. Auf den Namen des Gottes Jakob und des Gottes Sabaoth legt er ein vorzügliches Gewicht: auch ist der Rhamnus spina Christi ein bewährtes Wundermittel, weil Christus mit diesen Dornen gekrönt worden. — Aus dem Kiranides ist sehr vieles genommen: er wird hier immer dem Demokritus zugeschrieben: eines solchen Vorgängers ist auch der Empiriker Marcellus vollkommen werth."

Weiterer ähnlicher Unsinn ist bei Sprengel selbst nachzulesen.

Die Stellen des Corpus juris civilis, durch welche im römischen Reiche die Verhältnisse des ärztlichen Standes gesezlich festgestellt wurden, sind folgende:

Digestorum lib. XXVII; Tit. 1; lex 6; §. 1—4 wird die Zahl der Aerzte festgesezt, welche in den Städten verschiedener Grösse immunes sein sollen: 5 in den kleinen, 7 in den mittleren, 10 in den grössten, es sei denn, dass durch Senatsbeschluss eine grössere Anzahl zugelassen werden. Im §. 6 heisst es: Sed et reprobari medicum posse a republica, quamvis semel probatus sit, Imperator noster cum patre Laelio Basso rescripsit.

Digest. lib. L; Tit. 13; lex 1; §. 1 heisst es: Medicorum quoque eadem causa est, quae professorum, nisi quod justior, quum hi salutis hominum, illi studiorum curam agant; et ideo his quoque extra ordinem jus dici debet. §. 2. Sed et obstetricem audiant, quae utique medicinam exhibere videtur. §. 3. Medicos fortassis quis accipiet etiam eos, qui alicuius partis corporis, vel certi doloris sanitatem pollicentur, ut puta si auricularius, si fistulae vel dentium. Non tamen si incantavit, si imprecatus est, si, ut vulgari verbo impostorum utar, exorcizavit; non sunt enim ista medicinae genera, tametsi sint, qui hos sibi profuisse cum praedicatione affirment.

Ejusdem Lex 3. Si medicus, cui curandos suos oculos, qui eis laborabat, commiserat, periculum amittendorum eorum per adversa medicamenta inferendo compulit, ut ei possessiones suas contra fidem bonam aeger venderet, incivile factum Praeses provinciae coërceat, remque restitui jubeat.

Codicis lib. X; Tit. 52; lex 1. Quum te medicum legionis secundae adjutricis esse dicas, munera civilia, quamdiu reipublicae causa abfueris, suscipere non cogeris. Quum autem abesse desieris, post finitam eo jure vacationem, si in eorum numero es, qui ad beneficia medicis concessa pertinent, ea immunitate uteris.

Lex 5. Nec intra numerum praestitutum ordine invito medicos immunitatem habere, saepe constitutum est, quum oporteat eis decreto decurionum immunitatem tribui.

Lex 6. Medicos, et maxime archiatros vel exarchiatros, grammaticos et professores alios literarum et doctores legum, una cum uxoribus et filiis, nec non et rebus, quas in civitatibus suis possident, ab omni functione et ab omnibus muneribus vel civilibus vel publicis immunes esse praecipimus, et neque in provinciis hospites recipere, nec ullo fungi munere, nec ad judicium deduci, vel exhiberi, vel injuriam pati, ut, si quis eos vexaverit, poena arbitrio judicis plectatur. Mercedes etiam eis et salaria reddi jubemus, quo facilius liberalibus studiis et memoratis artibus multos instituant.

Lex 9. Archiatri, scientes, annonari asibi commoda a populi commodis ministrari, honeste obsequi tenuioribus malint, quam turpiter servire divitibus. Quos etiam ea patimur accipere, quae sani offerunt pro obsequiis, non ea, puae periclitantes pro salute promittunt.

Lex 10. Si quis in archiatri defuncti locum est promotionis meritis aggregandus, non ante eorum particeps fiat, quam primis, qui in ordine reperientur, septem vel eo amplius judicantibus idoneus approbetur; ita tamen, ut, quicunque fuerit admissus, non in priorum numerum statim veniat, sed eum ordinem consequatur, qui ceteris ad priora subvectis ultimus poterit inveniri.

Lex 11. Grammaticos, oratores atque philosophiae praeceptores, nec non etiam medicos praeter haec, quae retro latarum sanctionum auctoritate consecuti suut, privilegia immunitatesque, frui hac praerogativa praecipimus, ut universi, qui in sacro palatio inter archiatros militarunt, cum comitivam primi ordinis vel secundi adepti fuerint, aut majoris gradum dignitatis ascenderint, nulla municipali, nulla curialium conventione vexentur, seu indepta administratione, seu accepta testimoniali meruerint missionem; sint ab omni functione omnibusque muneribus publicis immunes, nec eorum domus ubicunque positae militem seu judicem suscipiant hospitandum. Quae omnia in filiis etiam eorum et conjugibus illibata praecipimus custodiri.

ZUM DRITTEN ABSCHNITT.

Die arabischen Aerzte.

Der Anfang medicinischer Kenntnisse bei den Arabern verliert sich wie bei allen Völkern in traditionell unter der Masse sich erhaltende empirische Regeln und Kunstgriffe. Egyptische und jüdische Aerzte mögen frühzeitig unter ihnen sich befunden haben. Aber erst unter den bagdadischen Kalifen wurde Wissen und Kunst einheimisch, wobei jedoch das Eindringen abendländischer Kenntnisse das Meiste gethan hat. Durch den Schuz und die Förderung intelligenter Fürsten gelangte daselbst die von der griechischen Cultur abgezweigte Wissenschaft zu einem ungleich lebhafteren Gedeihen, als diess in der gleichen Zeit unter den drükenden Verhältnissen des Abendlandes selbst möglich war. Aber die unter die Orientalen verpflanzte Colonie der Wissenschaften hat es doch nicht zu einer Selbständigkeit gebracht, sie hat nur von den mitgebrachten Reminiscenzen gezehrt, wenn sie auch dabei ihres Lebens eher froh werden konnte, als in der wilden Barbarei ihrer Heimath.

Die Einzelheiten der arabischen Medicin sind ebendarum nur von antiquarischem Interesse: nur die Erscheinung im Ganzen hat eine historische Bedeutung.

Eine monographische Darstellung der Geschichte der arabischen Medicin hat F. Wüstenfeld gegeben: Geschichte der arabischen Aerzte und Naturforscher 1840.

Constantinus Africanus ist eine von den vielen merkwürdigen Erscheinungen unter den Gelehrten des Mittelalters. Mit vielen Fabeln hat man sein abenteuerliches Leben noch seltsamer gemacht und es ist nicht mehr möglich, die Wahrheit von dem Mythus zu scheiden. Auch ist es zweifelhaft, ob er identisch mit Constantin von Reggio ist. Aber soviel ist gewiss, dass seine Ankunft aus arabischen Landen in Italien ein höchst einflussreiches Ereigniss war, dass er der Erste im Mittelalter gewesen ist, welcher die Wissenschaft und die Mystik des Orients im Abendlande einbürgerte, und dass seit ihm die arabischen Lehren zu einer überwiegenden Macht gelangt sind. Seine literärische Thätigkeit fällt ohne Zweifel in die Zeit seiner Zurükgezogenheit im Kloster von Monte Cassino, und seine beiden Schüler, von welchen die Geschichte spricht, Attone und Giovanni, waren cassinesische Mönche. Allein auch auf die salernitanische Schule hatte er den entschiedensten Einfluss, sei es dass er ihr selbst eine Zeitlang angehörte, sei es dass sein Ansehen auf indirecterem Wege auf sie wirkte. Vgl. über Constantinus Africanus: Choulant: Handbuch der Bücherkunde 2te Aufl. pag. 253, vorzugsweise aber Salv. de Renzi: Collectio Salernitana I. 165.

Die medicinische Schule von Salern ist in neuerer Zeit der Gegenstand sehr eingehender Studien gewesen und hat dadurch eine etwas grössere Bedeutung erlangt, als man ihr früher zuzuschreiben geneigt war. Vornemlich haben Henschel, sodann Haeser sich bemüht, die umfassendere Wirksamkeit der salernitanischen Schule nachzuweisen und namentlich Lezterer hat ihren weltlichen, nicht clericalen Character gezeigt. Er unterscheidet drei Perioden der Schule, die erste vom 8ten bis zum 11ten Jahrhundert, welche durch das von Henschel aufgefundene Compendium Salernitanum repräsentirt ist und in welche auch die Abfassung des Regimen sanitatis fällt.

In der zweiten Periode (12tes und 13tes Jahrhundert) soll die pharmaceutische Therapie das Uebergewicht erlangt haben, während in einer dritten Periode (vom Ende des 13ten Jahrhunderts an) die Schule in Verfall gerieth.

Eine Sammlung sämmtlicher der salernitanischen Schule zugeschriebenen Schriften wurde von Salv. de Renzi (Collectio salernitana. Napoli 1852—1854) herausgegeben und dabei die Geschichte der Schule auf's Sorgfältigste von der muthmaasslichen Gründung an bis zum Jahre 1811 (wo unter napoleonischer Herrschaft die Salerner Universität geschlossen wurde) verfolgt.

Einige Proben aus der Flos medicinae Scholae Salerni (nach der Ausgabe von Salvatore de Renzi: Collectio Salernitana 1852 I. pag. 445 ff.).

5. Anglorum Regi scribit Schola tota Salerni.
Si vis incolumem, si vis te vivere sanum:
Curas tolle graves, irasci crede profanum,
Parce mero, coenato parum: non sit tibi vanum
Surgere post epulas; somnum fuge meridianum,
Ne mictum retine, ne comprime fortiter anum.
Haec bene si serves, tu longo tempore vives.

15. Esca, labor, potus, somnus, mediocria cuncta:
Peccat si quis in his, patitur natura molestis,
Surgere mane cito; spaciatum pergere sero,
Haec hominem faciunt sanum, hilaremque relinqunt,
„Si tibi deficiant Medici, medici tibi fiant
„Haec tria: mens laeta, requies, moderata diaeta.

40. Temporis aestivi jejunia corpora siccant;
Quolibet in mense confert vomitus, quoque purgat
Humores nocuos, stomachi lavat ambitus omnes.
Ver, autumnus, hiems, aestas dominantur in anno.
Tempore vernali calidus sit aer madidusque,
Et nullum tempus melius sit phlebotomiae;
Usus tunc homini veneris confert moderatus,
Corporis et motus, ventrisque solutio, sudor,
Balnea; purgentur tunc corpora per medicinas.
Aestas more calet, siccat, noscatur in illa
Tunc quoque praecipue choleram rubeam dominari.
Humida, frigida fercula dentur; sit venus extra:
Balnea non prosunt: sint rarae phlebotomiae:
Utilis est requies, sit cum moderamine potus.

76. Majo secure laxare sit tibi curae;
Scindatur vena sic balnea dantur amaena:
Cum validis rebus sint balnea, vel cum speciebus.
Absynthii lotio edes cocta lacte caprino.

129. Sex horis dormire sat est juvenique senique,
Septem vix pigro, nulli concedimus octo.
Ad minus horarum septem fac tibi sit somnus.
Si licet ad nonam, numquam ad decimam licet horam.

139. In latus alterutrum praestat se praebere somno
Intentum, et, si nihil prohibet, latus elige dextrum.

143. Sit brevis aut nullus tibi somnus meridianus.
Febris, pigrities, capitis dolor atque catharrus,
Quatuor haec somno veniunt mala meridiano.
Mensibus in quibus R post prandia fit somnus aeger,
In quibus R non est somnus post prandia prodest.

153. In die mictura vicibus sex fit naturalis,
Tempore bis tali, vel ter, fit egestio pura.
Antiquo more mingens pedit absque pudore.
Mingere cum bombis res est saluberrima lombis;
Nam ventrem stringens, retines bombum veteratum.

194. Ex magna coena stomacho fit maxima poena;
Ut sit nocte levis, sit tibi coena brevis.

203. Temporibus veris modice prandere juberis,
    Sed calor aestatis dapibus nocet immoderatis;
    Autumni fructus caveas ne sint tibi luctus:
    De mensa sume quantum vis tempore brumae.
212. Post coenam stabis aut passus mille meabis.
252. Non sit acetosa cerevisia, sed bene clara,
    De validis cocta granis satis ac veterata,
    De qua potetur, stomachus non inde gravetur.
    Grossos humores nutrit cerevisia, vires
    Praestat, et augmentat carnem, generatque cruorem;
    Provocat urinam, ventrem quoque mollit et inflat.
1153. Ossibus ex denis bis centenisque novenis
    Constat homo; denis bis dentibus et duodenis,
    Ex tricentenis decies sex quinque venis.
    Os, nervus, vena, caro, cartilagoque, corda,
    Pellis et axungia tibi sunt simplicia membra:
    Hepar, fel, stomachus, caput, splen, pes, manus et cor,
    Matrix et renes et vesica sunt officialia membra.
(Diese sieben Verse enthalten die ganze Anatomie!)
1323. Efficit febrem, generat, custodit et auget,
    Ut putredo, pori constrictio, prava diaeta.
1330. Frigiditas mala si sit per tempora longa
    Nascitur in fine leucophlegmaticus inde,
    Aut apoplexia, vel phtisis, vel cachexia.
1375. Monstrat opus laesum, tumor egestum, dolor aegrum;
    Infigit, pungit, extendit, aggravat, errat,
    Sanguineus, croceus, juvenis, niger humor et aure.
    Sanguis et vomitus ventris purgatio, sputum
    Sudor, aposthema medici dant tacita signa.
1546. Tres sunt, non plures, in nostro corpore morbi,
    Morbus consiliaris, communis, et officialis.
    Morbum consiliarem causat complexio prava;
    Si caret officio morbum facit officialem;
    Morbus communis sit, si peccabit utroque.
2074. Stercus et urina sunt Medico fercula prima;
    Hydrops quartana sunt Medico scandala plana.
2076. Non didici gratis, nec musa sagax Hippocratis
    Aegris in stratis serviet absque datis.
    Empta solet care multum medicina juvare;
    Si quae detur gratis, nil affert utilitatis.
    Res dare pro rebus, pro verbis verba solemus:
    Pro vanis verbis montanis utimur herbis:
    Pro caris rebus, pigmentis et speciebus.
    Est medicinalis Medicis data regula talis:
    Ut dicatur: da, da, dum profert languidus ha, ha!
    Da Medicis primo medium, medio nihil imo.
    Dum dolet infirmus Medicus sit pignore firmus;
    Instanter quaerat nummos, vel pignus habere;
    Fidus nam antiquum conservat pignus amicum.
    Nam si post quaeris, quaerens inimicus haberis.
2090. Fingit se Medicus quivis idiota, prophanus,
    Iudaeus, monachus, histrio, rasor, anus,
    Sicuti Alchemista Medicus fit aut Saponista,
    Aut balneator, falsarius aut oculista.
    Hic dum lucra quaerit, virtus in arte perit.

Dreizehntes und vierzehntes Jahrhundert.

Das 13te und 14te Jahrhundert hat da und dort seltsame Männer hervorgebracht (z. B. Albertus Magnus, Arnaldus von Villanova), für deren Art und Geistesproducte unsere Zeit schwerlich mehr ein richtiges Verständniss zu gewinnen vermag. Es ist ebenso absurd, aus ihnen tiefsinnige Naturforscher und Reformatoren der Wissenschaft machen zu wollen, als es verkehrt und ungerecht wäre, sie einfach als Verrükte oder Betrüger zu behandeln. Die Gewöhnung an einen disciplinirten Gedankengang, wie sie die Gegenwart von einem gesunden und entwikelten Gehirne verlangt, macht geneigt, so wilden Excessen nur noch eine pathologische Bedeutung zu gestatten. Wenn man das unheimliche Brennen und Kochen unter dem Schutte steriler Gelehrsamkeit gewahrt, so kann man freilich versucht sein, darin die Delirien eines heissen kranken Kopfes in der Zwangsjake der Scholastik zu erbliken. Aber wir haben heutigen Tags jeden Maassstab verloren, wie weit ein glühender Trieb nach Erkenntniss sich vergehen kann, wenn ihm die unbezwingbare Gewalt der Finsterniss jeden gesunden Schritt verschliesst. Nur allenfalls auf dem politischen Gebiete sind unserem modernen Verständniss die Beispiele näher gerükt, wie gefesselte Begeisterung im Typus des Wahnsinns loszubrechen geneigt ist. Man muss an diese Aehnlichkeit erinnern, um jene Phänomene der spirituellen Exaltation im Mittelalter einigermaassen begreiflich zu machen.

Die Litterae naturales und sacrae gingen bei diesen Männern in ihren Meditationen Hand in Hand, und die Versuche zur Besiegung der Widersprüche zwischen den kirchlichen Forderungen und der Naturanschauung nahmen einen wesentlichen Theil ihrer geistigen Anstrengungen in Anspruch.

Die Schriften von Albertus Magnus hat Choulant im Janus I. 127 zusammengestellt. Ueber Arnaldus hat Henschel in derselben Zeitschrift II. 526 eine ausführliche Abhandlung mitgetheilt, in welcher er die wissenschaftliche Bedeutung dieses Mystikers zu retten sucht. Auch einige andere Aerzte und Chirurgen jenes Zeitalters hat derselbe ehrenwerthe Historiker dort monographisch behandelt.

Der medicinische Unterricht am Schluss des Mittelalters.

Die Art des medicinischen Unterrichts blieb im 15ten Jahrhundert durchaus eine commentirende, wie man aus folgender Studienordnung der medicinischen Fakultät zu Tübingen nach dem Statut vom Jahr 1481 ersieht.

Der Cursus ist auf drei Jahre bestimmt. Im ersten Jahre wird Vormittags Galen's Ars medica und Nachmittags der erste und zweite Abschnitt der Fieberlehre von Avicenna gelesen. Im zweiten Jahre kommen an die Reihe Vormittags das erste Buch von Avicenna (Anatomie und Physiologie), das neunte Buch von Rhazes oder auch dieselben Abschnitte des Avicenna (Localpathologie); im dritten Jahre werden Morgens die Aphorismen des Hippocrates und Nachmittags Galen de ingenio sanitatis oder nach Belieben der Zuhörer dessen Schrift de internis morbis vorgetragen. Zum Unterricht in der Chirurgie diente der 3.—5. Abschnitt von Avicenna's Fieberlehre oder ein beliebiger anderer arabischer Schriftsteller. Auch wurden in ausserordentlichen Vorlesungen Aegidius tractatus urinarum et pulsuum, Mesue de consolatione simplicium und Constantinus Africanus' Viaticum abgehandelt. Alle 3—4 Jahre, verlangt das Statut, soll in der kältesten Zeit nach Weihnachten die Section eines Hingerichteten vorgenommen werden, wenn man einen bekommen kann. Während der Section, welche mehrere Tage und selbst Wochen dauerte, mussten alle Theilnehmer jeden Morgen eine Seelenmesse hören; auch waren sie eidlich verpflichtet, nicht nur nichts zu stehlen von den Leichen, sondern auch die Ueberreste selbst zu Grab zu geleiten. Nach Moll (württembergisches Correspondenzblatt 1855).

Syphilis vor 1493.

Dass der syphilitischen Erscheinungen vielfach schon früher als 1493 Erwähnung geschicht, habe ich bereits im Texte angeführt. Aber nicht ohne Interesse ist es, dass auch der Name „Franzosen" für die Krankheit dem französisch-neapolitanischen Kriege, von dem man ihn abstammen lässt, lange vorangegangen zu sein scheint. Dafür spricht eine Notiz in Franz Jos.? Bodmann's rheingauischen Alterthümern 1819 Bd. I. 199, nach welcher es in dem Stiftsprotokoll von St. Victor zu Mainz vom Jahre 1472 heisst, dass ein Stiftsgeistlicher supplicirte, quatenus sibi concedatur, ut a choro sequestratus in domo sua se continere possit propter fetulentum morbum qui dicitur Mala Franzos, worauf ihm bedeutet wurde: quod chorum et caplum intrare non debeat priusquam D. Decano et Caplo ex testimonio cyrurgicorum de plena et perfecta ejusdem absolutione sufficienter cautum fuerit et comprobatum.

ZUM VIERTEN ABSCHNITT.

Das Reformations-Zeitalter.

Es gibt wohl kaum eine interessantere und lehrreichere Periode in der ganzen Culturgeschichte, als das Zeitalter der Reformation. Erst zeigen sich nur da und dort vereinzelte und noch zweifelhafte leuchtende Punkte; aber bald entdekt man überall, wohin man blikt, die Finsterniss durchbrochen und die Lichtkraft wächst in dem Maasse, als sie sich vervielfältigt. Die Naturwissenschaften und die schönen Künste waren die ersten Fakeln, an denen sich der erwachende Menschengeist erwärmte. Und bald findet man sich mitten in einem Entwiklungsprocesse, dessen reiner und gesunder Character jede Besorgniss für seine Zukunft beseitigen zu dürfen scheint. Aber der Fortgang der humanen Bildung stiess auf Mächte, denen ihre zarte Natur nicht gewachsen war. Kräftigere Elemente mussten ihr Unterstützung gewähren; sie selbst verlor dabei freilich ihre ursprüngliche Reinheit, und in den stürmischen Conflicten, zu welchen der Kampf im Verlaufe führte und in denen die Leidenschaften die oberste Leitung sich aneigneten und die materielle Gewalt entschied, kamen die Errungenschaften der Cultur wieder dem Untergang nahe.

Wenn man, wie häufig geschieht, die kirchliche Bewegung oder gar die Concentration derselben in der confessionellen Lostrennung als initiatives Moment der Reformationsperiode ansieht, so erhält man eine völlig schiefe Vorstellung von dem Character der Epoche. Es war beim Beginne des grossen Processes, den der Menschengeist gegen eingewurzelte Autoritäten unternahm, keine Abhängigkeit irgend eines Gebietes von dem andern. Auf allen zeigt sich derselbe und durchaus selbständige Trieb nach Befreiung. Unberechenbar ist, wie der Gang sich gestaltet hätte, wenn die profane Aufklärung in ihrem weniger offensiven Fortschreiten hätte erstarken können und nicht in die Wirren der clericalen Revolution verwikelt worden wäre, ehe jene sich selbst noch zu einem klaren Bewusstsein gekommen war. Aber es ist vollkommen begreiflich, dass nicht nur die Läuterung des kirchlichen Glaubens als eine willkommene Mithilfe für die Aufhellung auf allen Gebieten erschien, sondern dass Viele unter den Naturforschern selbst mit wärmster Begeisterung der erbaulicheren und das ächt religiöse Gefühl mehr befriedigenden Richtung sich anschlossen. Es ist aber auch nicht zu verwundern, dass die profanen Interessen von der tiefer greifenden und allgemeinen Aufregung der Gemüther über die höchsten Fragen gar bald absorbirt werden mussten. Daher sehen wir, dass durch die kirchliche Bewegung nicht etwa die Reformation auf dem naturwissenschaftlichen, und medicinischen Gebiete angeregt und gefördert wurde, sondern vielmehr, dass in dem Maasse als jene höheren Interessen das Uebergewicht bekommen, die lebendige Thätigkeit in der Naturforschung zurüktritt, sich verflacht oder in falsche Bahnen geräth.

Die Gräuel der Hexenprocesse sind unter andern ein abschrekender Beweis, in welchem Maasse in kürzester Zeit nach so hoffnungsvollen Anfängen die Verfinsterung wieder die Oberhand gewann.

Ueber die **Hexenprocesse** lässt sich C. G. v. Wächter (Beiträge zur deutschen Geschichte 1845. pag. 83) folgenderweise vernehmen:

Bis in das 15. Jahrhundert kamen in Deutschland wohl da und dort Processe wegen Zauberei vor und wurden Zauberer und Zauberinnen verurtheilt. Aber, wenn wir die Fälle ausnehmen, in welchen die Angeschuldigten nebenbei wirkliche Verbrechen begingen, wie Giftmischerei, Kindsmord, Betrug und Anderes: so waren solche Verurtheilungen durch wirkliche Gerichte selten. Nun aber, von dem Ende des 15. Jahrhunderts an, scheint Deutschland von einer wahren Hexenepidemie ergriffen worden zu sein. Die Hexenprocesse kamen nun wahrhaft an die Tagesordnung; Tausende von Unglücklichen wurden von da an bis in den Anfang des

18. Jahrhunderts verbrannt und Alle — auf ihr Geständniss hin. Da es beinahe unglaublich ist, wie in dieser Hinsicht in jenen Zeiten verfahren wurde: so will ich nur vom 16. und 17. Jahrhundert Einiges zum Belege aus Urkunden anführen.

In der Baierischen Grafschaft Werdenfels wurde im Jahre 1582 ein Hexenprocess anhängig, der immer weiter auf mehr Personen führte; das Resultat war, dass 48 Hexen verbrannt wurden.

In der Reichsstadt Nördlingen beschloss im Jahre 1590 der Rath, auf Anregung des Bürgermeisters Pferinger, der ein eifriger Hexenverfolger war, nun einmal auch die Hexen in Nördlingen mit Stumpf und Stiel auszurotten. Man begann die Hexen zu suchen, und der Erfolg war, dass in der kleinen Reichsstadt in drei Jahren 32 Personen wegen Hexerei und Zauberei theils verbrannt, theils geköpft und nachher verbrannt wurden.

In Ellingen, einer Landcomthurei des Deutschen Ordens, wurden in demselben Jahre in acht Monaten 65 Personen wegen Hexerei hingerichtet.

In der kleinen Grafschaft Henneberg wurden im Jahre 1612 allein 22 Hexen hingerichtet und in einem Zeitraume von 80 Jahren, in den Jahren 1597—1676, im Ganzen 197 Hexen verbrannt.

Besonders stark wurde im Anfange des 17. Jahrhunderts gegen die Hexen gewüthet. In der Stadt Offenburg im Breisgau wurden in den Jahren 1627—1630, also in vier Jahren, 60 Personen wegen Hexerei hingerichtet.

Das gleiche Loos traf um dieselbe Zeit im Bisthum Würzburg eine Menge Personen. Es wurden dort in drei Jahren, 1627—1629, mehr als 200 Personen wegen Hexerei und Zauberei hingerichtet, Personen jeden Alters, selbst Kinder von 8—12 Jahren, Personen jeden Standes; irgend eine ausgezeichnete Eigenschaft war Veranlassung, am Ende auf den Scheiterhaufen zu führen. So waren z. B. unter jenen Hingerichteten, wie es in einem Verzeichnisse jener Zeit heisst, die Kanzlerin, ferner die Tochter des Kanzlers von Aichstedt, der Rathsvogt, ein fremd Mägdlein von zwölf Jahren, ein Rathsherr, der dickste Bürger in Würzburg, ein klein Mägdlein von neun Jahren, ein kleineres ihr Schwesterlein, der zwei Mägdlein Mutter, die Burgermeisterin, zwei Edelknaben einer von Reitzenstein und einer von Rothenhan, das Göbel Babele die schönste Jungfrau in Würzburg, ein Student, so viel Sprachen gekonnt und ein vortrefflicher Musiker gewesen, der Spitalmeister ein sehr gelehrter Mann, eines Rathsherrn zwei Söhnlein grosse Tochter und Frau, drei Chorherreu, vierzehn Domvicarii, ein blindes Mägdlein, die dike Edelfrau, ein geistlicher Doctor u. s. w.

Noch mehr gemordet wurde in denselben Jahren im Bisthum Bamberg. Graf Lambert weist aus Urkunden nach, dass in vier Jahren, 1627—1630, in dem Gebiete des Fürstbischofs von Bamberg bei einer Bevölkerung von etwa 100,000 Seelen 285 Personen wegen Hexerei den Tod erlitten, und auch hier wieder Personen aus allen Ständen, jeden Ranges, jeden Alters.

Ein Hexenrichter in Fulda, der über 19 Jahre sein Unwesen trieb — Balthasar Voss hiess der Unmensch — rühmte sich: Er habe allein über 700 beiderlei Geschlechts verbrennen lassen und hoffe, es über 1000 hinauszubringen.

In Lindheim wurde in Folge einer Hexenuntersuchung in den Jahren 1661—64 der achtzehnte Theil der Bevölkerung des Ortes verbrannt, von 540 Einwohnern 30 Personen.

In Salzburg wurden im Jahre 1678 bei Gelegenheit einer Rinderpest, die man von Hexerei herleitete, 97 Personen wegen Hexerei hingerichtet.

In Rottweil wurden im 16. Jahrhundert in 30 Jahren 42 und im 17. Jahrhundert in 48 Jahren 71 Hexen und Zauberer verbrannt.

Als **medicinische Repräsentanten** der ruhigen, wenn auch energischen **Fortschrittsparthei** im 16. Jahrhundert können Leonhard Fuchs in Süddeutschland und Crato von Kraftheim in Norddeutschland hervorgehoben werden. Es mögen hier einige Proben folgen, um einigermaassen ein Bild derselben zu vermitteln.

Leonh. Fuchs' libri octo de curandi ratione 1548 haben folgenden Inhalt:

Lib. I. 1. De alopecia et ophiasi; 2. de defluvio capillorum; 3. de porrigine; 4. de phthiriasi; 5. de achoribus; 6. de dolore capitis; 7. de dolore capitis ex calore nato; 8. de dolore capitis ex frigore contracto; 9. de dolore capitis e siccitate aut humiditate orto; 10. de dolore capitis ex plenitudine; 11. de dolore capitis e biliosis humoribus; 12. de dolore capitis e pituitosis humoribus; 13. de dolore capitis e ventriculi vicio orto; 14. de dolore capitis ex ebrietate; 15. de capitis dolore ex ictu, vel casu; 16. de dolore capitis in febribus; 17. de cephalaea; 18. de hemicrania; 19. de vertigine; 20. de phrenitide; 21. de lethargo; 22. de caro; 23. de catocha et catalepsi; 24. de comate; 25. de memoria abolita; 26. de apoplexia; 27. de resolutione alterius lateris; 28. de resolutione, quae unam aliquam tantum partem obsedit; 29. de epilepsia; 30. de convulsione; 31. de incubone; 32. de mania; 33. de melancholia; 34. de tremore; 35. de ophthalmia, sive lippitudine; 36. de pterygio; 37. de phlyctaenis; 38. de ulceribus oculorum; 39. de cicatricibus et albuginibus oculorum; 40. de sugillatis; 41. de pure sub cornea; 42. de suffusione; 43. de dilatatione et diminutione pupillae; 44. de visus obscuritate; 45. de nyctalopis; 46. de expressione oculi; 47. de aegilope; 48. de aurium dolore; 49. de sonitu aurium; 50. de surditate, et gravi auditu; 51. de parotidibus; 52. de ozaenis; 53. de sanguinis ex naribus profluvio; 54. de destillatione, gravedine, et raucitate; 55. de dentium dolore; 56. de dentibus denigratis, liventibusque, et mobilibus; 57. de aphthis; 58. de foetore oris.

    Lib. II. 1. de columellae inflammatione; 2. de laxata columella; 3. de tonsillarum inflammatione; 4. de serpentibus et malignis tonsillarum ulceribus; 5. de angina; 6. de tussi; 7. de asthmate; 8. de pleuritide; 9. de peripneumonia; 10. de sanguinis rejectatione; 11. de empyemate; 12. de tabe; 13. de cordis palpitatione; 14. de syncope; 15. de lactis defectu; 16. de lactis redundantia; 17. de lacte in grumos converso; 18. de inflammatione mammarum.

    Lib. III. 1. de imbecillitate ventriculi; 2. de nausea et vomitu; 3. de siti immensa; 4. de dolore stomachi; 5. de inflammatione ventriculi; 6. de cibi fastidio; 7. de appetentia canina; 8. de bulimo; 9. de cruditate; 10. de inflatione ventriculi; 11. de singultu; 12. de cholera; 13. de diarrhoea; 14. de lienteria; 15. de dysenteria; 16. de tenesmo; 17. de coli doloribus; 18. de ileo; 19. de lumbricis; 20. de haemorrhoidibus: 21. de procidentia ani; 22. de rimis ani; 23. de imbecillitate jocinoris; 24. de obstructione jocinoris; 25. de inflammatione jocinoris; 26. de intemperie lienis; 27. de lienis inflammatione; 28. de lienis scirrho; 29. de lienis obstructione; 30. de ictero; 31. de malo corporis habitu; 32. de aqua inter cutem; 33. de anasarca; 34. de ascite; 35. de tympanite; 36. de renibus cruentam urinam excernentibus; 37. de renum inflammatione; 38. de calculo renum; 39. de ulceribus renum; 40. de diabete; 41. de vesicae calculo; 42. de sanguinis ex vesica eruptione, et grumis ejusdem; 43. de inflammatione vesicae; 44. de ulceribus vesicae, et ejus cervicis; 45. de stillicidio urinae; 46. de difficultate urinae; 47. de suppressione urinae; 48. de exulceratione pudendi; 49. de priapismo; 50. de seminis profluvio; 51. de iis qui re venerea uti non possunt; 52. de ramice; 53. de suppressis mensibus; 54. de redundantibus mensibus; 55. de fluore muliebri; 56. de uteri suffocatione; 57. de uteri procidentia; 58. de mola; 59. de inflammatione uteri; 60. de inflatione uteri; 61. de uteri exulceratione; 62. de phimosi uteri; 63. de sterilitate removenda; 64. de difficultate partus; 65. de ischiade; 66. de podagra et arthritide.

    Lib. IV. 1. de diaria; 2. de diaria plurium dierum; 3. de synocho putrida; 4. de continuis febribus; 5. de ardente febre; 6. de exquisita tertiana intermittente; 7. de tertiana notha; 8. de quartana; 9. de quotidiana; 10. de hectica febre; 11. de hemitritaeo, seu semitertiana; 12. de pestilentia.

    Lib. V. 1. de inflammatione; 2. de herpete; 3. de erysipelate; 4. de carbunculo; 5. de gangraena; 6. de impetigine; 7. de scabie; 8. de pruritu; 9. de exanthematis; 10. de ambustis; 11. de formica, verruca et clavo; 12. de vitiligine; 13. de oedemate; 14. de inflationibus; 15. de schirrhis; 16. de strumis; 17. de abscessibus; 18. de cancro; 19. de elephantia; 20. de morbo gallico.

    Lib. VI. 1. de vulneribus in universum; 2. de vulneribus magnis in superficie acceptis, et minime profundis; 3. de vulnere profundo, et recondito, citra amissionem substantiae, in carne accepto; 4. de cavo vulnere; 5. de aequali, sive impleto vulnere; 6. de vulnere supercrescentem carnem habente; 7. de vulnere contuso, et cum alio praeter naturam affectu conjuncto, et implicito; 8. de ecchymosi; 9. de vulnere ex morsu vel ictu animantium tum venenatorum, tum rabidorum; 10. de morsu canis rabiosi; 11. de vulnere cum sanguinis profusione ex venis et arteriis; 12. de punctura nervi, seu punctim vulneratis nervis; 13. de nervo caesim vulnerato; 14. de nervi contusione.

    Lib. VII. 1. de ulcere simplici, et quod solum consistit; 2. de ulcere cum intemperie; 3. de ulcere cum tumore particulae; 4. de ulcere contuso; 5. de carne in ulceribus supercrescente, quam hypersarcosin Graeci nominant, tollenda; 6. de ulcere cum duricie, et labrorum decoloratione; 7. de ulcere cum varicibus complicato; 8. de verminoso ulcere; 9. de ulcere dirupto, et cum ossis corruptione complicato; 10. de ulceribus aegre cicatricem admittentibus, et malignis; 11. de ulcere exedente; 12. de sordido et putri ulcere; 13. de profundo et cuniculoso ulcere; 14. de fistula; 15. de cancro exulcerato.

    Lib. VIII. 1. de fracturis in universum; 2. de luxationibus in universum.

Eine **Einzelnprobe** aus Leonh. Fuchs' Werk: Lib. II. cap. 4. de serpentibus et malignis tonsillarum ulceribus.

Maligna tonsillarum ulcera interdum praecedente earundem fluxu incipiunt. Aliquando autem a consuetis fieri inflammationibus, potissimum efforatis, perficiuntur. Fiunt autem frequentissime pueris, atque etiam aetate jam perfectis, maxime iis qui vitiosis humoribus abundant. In pueris vero aphtha praecedente omnino perficiuntur. Colore similia sunt crustis, quae ferro inuruntur. Accidit etiam aegris siccitas in transglutiendo, et suffocatio coacervatim incidit, maxime quum rubor subit mentum. Ubi humorum acrimonia praecesserit, nome quae depascitur locos excipit, succeditque una putrefactio. Festinanter iis auxilium adferre oportet, et si sunt aetatis perfectae, et nihil sit quod prohibeat, confidenter brachii venam exteriorem, aut si illa non appareat, mediam incidere convenit. Si vero virgines fuerint, quas circa aetatis vigorem dum mensium purgationem appetunt, hoc malum crebro apprehendit, tunc eis malleoli venae sunt incidendae, unica sanguinis detractione facta : non tamen usque ad animi defectionem, ne subinde profluentibus mensibus virtus plane concidat. Deinde alvus clysteribus, glandulis, et sedis illitionibus movenda : atque omnibus modis conandum erit, ut aversio ab affectis partibus fiat. In quem usum cucurbitulae juxta lumbos affigendae, ac ligaturis extremitatum utendum. Postea gargarismis uti decet..... Post morbi principium diamoron colluendum exhibeatur, mulsae permixtum. Tum etiam iridis decocto, et aliis loco jam citato commemoratis uti licebit. Conandum autem est in universum, ne digitum quidem tonsillis ulceratis admoveamus, aut leni saltem tactu manum admoliamur. Etenim inscii, ad quos maxime in rebus dubiis homines errore quodam confugiunt, vehementius illinunt, simulque locum patientem comprimunt, ac crustam detrahunt: quod minime facere convenit, priusquam elevatam et vix innitentem crustam conspiciamus. Quod si enim adhaerentem adhuc crustam avellere aggrediamur, ulcerationes magis in profundum procedunt, et inflammationes consequuntur, augenturque dolores, et in ulcera serpentia proficiunt. Itaque sicca quidem remedia insufflare convenit: liquida vero cum pinnula illinire, ita ut quantum licuerit, quam penitissime pinnulam immittamus. Mirabiliter autem crustas aufert stercus caninum, cum melle illitum: quod tum optimum erit, quum ossibus canes antea per biduum fuerint nutriti. Magnopere enim auxiliatur, neque odium sui inducit, neque insuavitatem repraesentat in cibo oblatum. Cinis item ustarum hirundinum, et centaurii minoris usti cinis cum melle. Oportet autem post irritationes a medicamentis factas, lenire cum glycyrrhizae decocto : et eo qui ex mastiche, myrrha, tragacantha, amylo, et croco constat, gargarismo. Cohibito autem jam ulcere pascente, lac gargarissandum, lemnia terra permixtum. Quid multa? in repurgandis explanandisque ulceribus maxime sollicitum esse oportet. Infantes enim plurimi in ulcerum repurgatione convulsionem passi sunt. Aliqui vero via transglutiendi exiccata, sunt strangulati. Forinsecus certe fomenta adhibere convenit, et cataplasmata, cum cautione, ne refrigeremus. Feliciter enim res procederet, si intrinsecus detentam materiam extra possent transferre. Contegantur itaque semper post cataplasmatum ablationem, partes circa mentum, circumpositione lanarum mollium in oleo nardino irrigatarum. Porro ubi crustae solutae fuerint, et ulcera ipsa purgata, hoc remedio utendum erit, quod habet: Florum rosarum purpurearum ℨjjj. croci ℨjß. balaustiorum ℨß. myrrhae ℈j. nucum pinearum repurgatarum ℨjj. amyli ℨj. rhois culinarii, aluminis scissilis, utriusque ℨjß. Tritis et subactis melle, ad illitionem utere.

Von Crato von Kraftheim (Leben und ärztliches Wirken von Henschel) mögen folgende schöne Vorschriften einen Plaz finden:

Praecepta quaedam generalia ad Medicinam.... pertinentia, quae autor.... cum ex gravissimo morbo anno MDLX. convaluisset sibi observanda praescripsit ... sunt autem haec:
Primum : pietatem colat. Ea enim est vera felicitas.

Secundum: artem recte discat, nec temere, priusquam didicerit, exerceat.

Tertium : ad aegrum veniens utatur blanda oratione, non inquirat et curet quae ad valetudinem aegri non spectant.

Quartum : interroget de aetate, consideret habitum corporis, studia, vitae genus, rationem victus.

Quintum: investiget temperaturam ex habitu et colore corporis, cum primis membrorum principalium, circa cor, affectiones, pulsum; circa epar, hypochondria, venas, excrementa; in cerebro, consideret cum interiorum, tum exteriorum sensuum rigorem.

Sextum: quaerat de symptomatibus, quia ea monstrant morborum et locum affectum. Hic diligenter doctrina signorum observetur. Qua re si quis accurate, certe Montanus in observationibus Rhasis tradidit.

Septimum: investiget causas symptomatum, et ita demum in exactam cognitionem morbi praeveniet.

Octavum: dicat praesagium, observet diligenter dies criticos; morbi tempora, stellarum, inprimis luminarium aspectus malos. Ac etiamsi res sit in dubio, moneat amicos, aegrum semper bene sperare jubens, nisi ille ea sit infirmitate, ut potius cum Christo, quam in hac misera vita cito vivere cupiat.

Nonum: si contagiosus est morbus, astantes admoneat.

Decimum : in vulgus nihil spargat, vel de salute vel morte aegri, sed dubitanter loquatur nec in ullum, (praeter-) quam magnitudinem morbi, causam mortis conferat, nisi propriam famam et conscientiam tueri necesse sit.

Undecimum: in curatione primum instituat victus rationem. Interdum ubi noxa non est magna, aliquid aegro concedat. Aegro non recitet catalogum ciborum; sed qui ejus curam gerunt.

Duodecimum: (si) interrogabit aeger de remediis, parum proponat, ac ipse necessaria recte t fideliter agat.

Decimum tertium: si morbus non cedit, diligentia intendatur.

Decimum quartum: si convalescit aeger, non accedas, ne videaris petere pecuniam. Fuge avaritiam radicem omnium malorum, et nihil sine ratione, et inprimis invocatione Dei facias. Ita eris bonus Medicas.

Paracelsus.

Drei Consilia des Paracelsus.

1. An den Hochgelehrten Herrn Adamum Reyssner alten Stattschreiber zu Mündelheym.

Das Hirn und den Magen sollen jhr in euch bewahren, dass sie nicht in jhrer bossbeit fürfahren: Dann auss dem Hirn werden euch entspringen, Arthetica, das ist Gliedsucht, Schwindel, Pleuresis, vn Paralysis: Dess Magēs halb, Phthysis, Hydrops, Febris, Dysenteria.

Der Speiss halb, sollen jhr euch hütten vor Gewürtz, starken Wein, Kreutterwein, Knobloch, Senff, Essig, vnd vor Vischē, so viel euch müglich, sonderlich für gesottē.

Abstinentz halten ist gut, doch kein Hunger leiden, noch Durst, vnnd in täglicher gewonheit bleiben, zu gemeinen Stunden.

Lassen vnd Purgieren ist euch nit gut, fürdert euch zum Schlag, vnnd zum Hauptweh, auch zu der Wassersucht.

Baden in Thermis ist euch nit gut. Dann sie werden euch zu viel das Haupt in die Flüss richten, vnd die Nervos erweichen, das jhr dester ehe, vnnd Förderlicher in Artheticam fallen, vnnd alle glieder im Leib dester vngeschikter machen.

Zum Haupt sollen jhr von diesen Stücken, so hernach volgen, ein Potion machen, vnd darvon trincken, all Morgen vnnd nachts ein trüncklin auff vier Wochen; Das wirdt das Hirn wider recht machen, vnd bringen in sein Temperatur.

Vnnd des Magens halb die Lattwerg alle mahl nach essens, morgens vnd nachts ein halbe Baumnuss gross einnemmen, vnnd damit nichts mehr essen, auch auff zwen Monat.

Vnnd ob jhr nolt würden zu laxiren haben, der gefallnen Flüss, so nemmen ein halb Loht gedörte Holderprösslin, mit so viel Zuckers, zu Morgens ein: Das nimpt die Flüss hinweg, die in Magen gefallen sein, ohne alle andere stuck, vnnd ist euch ein Laxatiuum ohn schaden, doch im Jahr nicht vber ein mahl, als Meyen.

Solch Regiment ist euch genugsam sechs Jahr, Nachfolgendts schadets nicht, weiter bey gemelten kranckheiten Raht vnd Hülff zu suchen.

Potio ad Cerebrum.

Rec. Radic. Caryophyllatae, id est Benedicten Wurtzlen.

Acori, id est Gelb, Gilgenwurtzlen, an. j. halb Pfundt.

Flores Sambuci, Maioranae ana j. halb Fierl.

Euphragiae M. ij.

Diese ding legendt in ein dreyssig mässig Vass mit Wein, lassents also ligen acht Tag, darnach trincken darvon, wie obsteht. Wöllendt jhr weniger machen, so nemmen dess Gewichts auch weniger.

Electuarium pro Stomacho.

Nembt Weckholder Beer ein Pfundt, siedens in Wasser zwo stundt, darnach seigens durch ein Tuch, das die Hülsen vnd Kernlein darvon fallen, vnd was hindurch geht, darzu nemmen so viel Zucker, mischendts durch einander, stosseudts zusammen, mit diesem Gewürtz.

Imber zwey Loht. Calmus ein halb Loht.

Macis ein halb Loht. Cubeben ein Quint.

Darnach stellendts an die Sonnen in einem vermachten Glass auff ein Monat, darvon brauchent wie obsteht, wirt euch den Magen recht machen.

2. Theophrastus von Hohenheim, genannt Paracelsus, der freyen Künst vnnd beyder Artzney Doctor, wünscht dem Edlen vnd Ehrnvesten Herrn Francisco Bonero, seinem Grossgünstigen Hern, Glück vnnd Heyl in dem Herrn dem Höchsten Gutt.

Edler, Ehrnvester, Grossgünstiger Herr, Euwere Brieff, so ewer Herrligkeit an mich geschribē, hab ich empfangen, gelesen vnd wider gelesen: was die Artznei belangt vnd was E. H. für gefahr, vnnd Schmertzen erlitten, hab ich vernommen. Vnd darbey der Artzt, vnd der Wundartzt Einfältigkeit genugsam verstanden, welche im anfang die sach nit verstanden haben, vnnd das ist der Artzt erster mangel, dass sie den Morbum erstlich nit erkennen: wiewol die Zeichen, vnd Prognosticationes der kranckheit vorgehnt, gleich wie der Ascendens Coeli die Geburt dess Kindts.

Im anfang, gleich wie ein Kind, das in dess Vatters Gewalt ist, sich lest biegen: So es aber alt wirdt, weder der Vatter, noch der Nachrichter ziehen kan: Also sind auch alle kranckheiten im anfang heilbar, welche, so sie vberhand nemmen, schwerlich curirt werden mögen.

Das zeig ich darumb an, das es auch in ewern schmertzē, dess Geschröts, oder Gemechtē also gangē, welcher jetzundt Hernia Carnosa, ein Fleischbruch worden ist, dann erstlich ist es Napta gewesen, jetzt ist der Morbus darauss in Herniam Carnosam gerahten, vnd schier vnheilbar worden: Dann es ist species Elephantiae, derhalben mich bedunckt, das wenig hie zu rahten sey.

Dann dieser kranckheit ist nit zu helffen, nach der Cracowischen Artzet Vrtheyl, vnnd were ein thorheit in einer verderbten sach zu rahten: Ist mir leyd das euwer Herrligkeit so ein weiten weg von Crakow biss hieher gehn Saltzburg ein Botten geschickt habē, von wegen dess grossen Umbkostens, vnd das die Cracowischen Medici diesen schaden nit zuvor angezeigt.

3. Consilium an denselben.

Ich hab gelesen wie die kranckheit zugenommen, vnd das der Artzt Rahtschleg ohn Verstandt gestelt worden: Dann sie haben ihre Artzneyen vnd Regiment in kalte ding gesetzt, so doch die kranckheiten durch kalte ding ernehrt werdē. Also auch in den andern, da sie mit Narcoticis vnnd Stupefactivis E. H. haben wöllen Artzneyen, welche alle Contraria gewesen: derhalben ich mich scheuhe diese ding zuerzehlen, so mir E. H. geschrieben. Darumm lass ichs bleibē, dieweil alle ding ohn verstand geschrieben, vnd gerahten worden sind, wie ich vorgesagt, darumb das die Narcotica, Stupefactiva vnnd Infrigidantia, welchē gemeinlich im vierdten Gradu stehn, in gemelten kranckheiten, nichts thun mögen. Derhalben auch die Medici, so anfangs gebraucht worden, darfür gehalten, das dieser Morbus incurabilis sey.

Wiewol nuhn diese kranckheit zum end geloffen, vnd für vnheilbar geacht wirdt: Halt ich sie doch darfür, dass sie zu Curiren sey, darumb das der Artzet nicht allezeit die kranckheit auff einem näglin wissen vnnd verstehn soll, sondern es ist genug wann er die fürnemste vrsach, vnnd das Fundament darinn versteht. Dann es ist möglich, das wir die vnsichtbaren vnnd verschlossenen ding mögen erkennen: Wir wissen, verstehn, vnd haben ettwas, aber dess Gesichts manglen wir hierinn.

Ich hab dieser Krancheit jhren Namen geben, vnnd meinem Verstandt nach, die Cur darauff gericht, wiewol kurtz, wie volgt.

Suchen euch einen Menschen der im distillieren geschickt sei, dem geben dieses Recept zu machen.

  Nembt Opopanaci, Serapini, Ammoniaci, Galbani jedes ein Vntz. Olei Philosophorum so viel von nöthen.

Lassendt die Gummi zergehn, in Rosenessig, wie der brauch ist, vnd sied sie wider ein, dass sie wider dick werden, dann bereitens zu einem Pflaster mit dem obgenanten Oleo.

Dieses Pflaster leg auff die gantze Herniam auff drey oder vier wochē, dann wirdt durch krafft dieses Pflasters an eim bequemen orht ein Apostema sich samlen, welchs für sich selbs auffbrechen, vnnd sich vnder dem Pflaster resoluieren wirdt: So dann das Apostema offen ist, soll man ein Zugpflaster von Gummis vnd Colophonia darauff legen, wie ich vielfeltig in meinen Büchern geschriebē, auff die weiss wirdt die Materi warhafftig resoluiert, vnd aussgetrieben. Doch wirdt hie aussgenommen dieser schaden, der im Leib Fix ist, vnnd auff die Elephantia geht: wiewol so es gleich ein Species Elephantiae ist, so wirdt es doch also aussgetriben, vnd der Morbus gemindert.

Auch sollen die Praeservativa wider diesen Fixum Morbum nicht in Leib gebraucht werden, dann dieser Schaden wirdt von seinem Contrario genehrt, vnd kompt wieder in sein ersten standt.

Also hab ich die Curam auff ewer Herrligkeit kränckheit angericht: wiewol ich weder die Person, noch die Kranckheit gesehen, dann sovil ich in E. H. Brieffen gelesen hab. Wann die sach also geschaffen, so haben E. H. recht geschriben; wo nit, so ist es nit wol geschrieben: ich glaub den Brieffen, dann sie siend nach gewonheit der Artzet gestelt. So sich aber jemandt an meiner vor vngehörten Ordnung verwundert, ist nicht daran gelegen. E. H. lassen ein erfahrnen das Emplastrum machen, das ich fürgeschrieben, so wirdt es alles glücklich von statt gehn. Die verehrung so mir E. H. geschickt, hab ich empfangen, damit Gott dem Herrn befohlen. Datum Saltzburg, den fünfften Augusti. Anno 1541.

Syphilis.

Die bedeutendsten Schriftsteller aus der ersten Zeit der umfänglicheren Verbreitung der Syphilis waren:

Joannes Widmann oder Salicetus (tractatus de pustulis et morbo qui vulgato nomine mal de franzos appellatur 1497).

Nic. Leonicenus (liber de epidemia quam Itali morbum Gallicum, Galli vero neapolitanum vocant 1497).

Forella (tractatus de dolore cum tractatu de ulceribus in Pudendagra evenire solitis 1500).

Grimbeck (libellus de mentulagra alias morbo Gallico 1503, seine eigene Leidensgeschichte erzählend).

Ulrich v. Hutten (libellus de Guajaci medicina et morbo Gallico 1519, ebenfalls nach Erfahrung am eigenen Leibe).

Fracastorius (Syphilis sive morbus Gallicus 1520, ein Gedicht von ausgezeichnetem Werthe, und de contagionibus et contagiosis morbis et eorum curatione 1546).

Hernandez de Oviedo (in seiner historia general y natural de las Indias occidentales 1525; der zuerst die Meinung des americanischen Ursprungs der Krankheit aufbrachte).

Massa (liber de morbo gallico 1532).

Montanus (tractatus de morbo Gallico 1550).

Vidus Vidius (in seiner Curatio morborum 1551).

Musa Brassavolus (tractatus de morbo gallico 1551, unterscheidet 234 Species von Syphilis).

Amatus Lusitanus (Curationum medic. Centuriae 7. 1554).

Faloppia (tractatus de morbo Gallico 1564).

Fernel (de luis venereae curatione perfectissima liber, nach seinem Tod gedrukt).

Ambr. Paré.

Franciscus Diaz (tractado de todas las enfermedades de los rinones, vexiga y carnosidades de la verga y orina 1588).

Forest (in s. observ. et curationem medicinale et chirurg. lib. XXXII. 1596).

ZUM FÜNFTEN ABSCHNITT.

Baco.

Zum Verständniss Baco's, der von deutschen abstracten Philosophen so vielfach mishandelt, von de Maistre vom jesuitischen Standpunct aus verurtheilt und selbst von Macauley so wenig gewürdigt wurde, ist Schaller (Geschichte der Naturphilosophie 1841. Band 1. pag. 29—85), besonders aber die schöne Schrift von Kuno Fischer (Franz Baco von Verulam, die Realphilosophie und ihr Zeitalter 1856) zu vergleichen.

Harvey.

Probe aus der Exercitatio anatomica de motu cordis et sanguinis in animalibus. Cap. 2. Ex vivorum dissectione, qualis sit cordis motus.

Primum itaque in cordibus omnium adhuc viventium animalium, aperto pectore, et dissecta capsula quae cor immediate circumcludit, observare licet cor aliquando moveri, aliquando quiescere; et esse tempus in quo movetur, et in quo motu destituitur. Haec manifestiora in cordibus frigidorum animalium, ut bufone, serpentibus, ranis, cochleis, gammaris, crustatis conchis, squillis, et pisciculis omnibus. Fiunt etiam omnia manifestiora in cordibus calidiorum, ut canis, porci, si eousque attente observaveris quoad emori cor, et languidius moveri, et quasi extingui incipiat: tum etenim tardiores et rariores ipsius motus fieri, et longiores quietes, cernere aperte et clare poteris; et motus qualis sit, et quomode fiat, commodius intueri et dijudicare licet. In quiete, ut in morte, cor laxum, flaccidum, enervatum, inclinatum quasi, jacet.

In motu, et eo quo movetur tempore, tria prae caeteris animadvertenda.

I. Quod erigitur cor, et in mucronem se sursum elevat; sic ut illo tempore ferire pectus, et foris sentiri pulsatio possit.

II. Undique contrahi, magis vero secundum latera; ita uti minoris magnitudinis, et longiusculum, et collectum appareat. Cor anguillae exemptum, et super tabulam aut manum positum, hoc facit manifestum: aeque etiam apparet in corde pisciculorum, et illis frigidioribus animalibus, quibus cor coniforme aut longiusculum est.

III. Comprehensum manu cor, eo quo movetur tempore, duriusculum fieri. A tensione autem illa durities est; quemadmodum si quis lacertos in cubito manu comprehendens, dum movet digitos, illos tendi et magis renitentes fieri percipiat.

IV. Notandum insuper in piscibus, et frigidioribus sanguineis animalibus, ut serpentibus, ranis, et caeteris, illo tempore quo movetur, cor albidioris coloris esse; cum quiescit a motu, coloris sanguinei saturum cerni.

Ex his mihi videbatur manifestum, motum cordis esse tensionem quandam ex omni parte et secundum ductum omnium fibrarum, et constrictionem undique; quoniam erigi, vigorari, minorari, et durescere in omni motu videtur: ipsiusque motum esse, qualem musculorum, dum contractio fit secundum partium nervosarum et fibrarum. Musculi enim, cum moventur et in actu sunt, vigorantur, tenduntur, ex mollibus duri fiunt, attolluntur, incrassantur: et similiter cor.

Ex quibus observatis rationi consentaneum est, cor, eo quo movetur tempore, et undique constringi, et secundum parietes incrassescere, secundum ventriculos coarctari, et contentum sanguinem protrudere; quod ex quarta observatione satis patet; cum in ipsa tensione sua, propterea quod sanguinem in se prius contentum expresserit, albescit; et denuo in laxatione et quiete, subingrediente de novo sanguine in ventriculum, redit color purpureus et sanguineus cordi. Verum nemo amplius dubitare poterit, cum usque in ventriculi cavitatem inflicto vulnere, singulis motibus sive pulsationibus cordis, in ipsa tensione prosilire cum impetu foras contentum sanguinem viderit.

Simul itaque haec, et eodem tempore, contingunt; tensio cordis, mucronis pulsus, qui forinsecus sentitur ex allisione ejus ad pectus, parietum incrassatio, et contenti sanguinis protrusio cum impetu a constrictione ventriculorum.

Hinc contrarium vulgariter receptis opinionibus apparet; cum, eo tempore quo cor pectus ferit et pulsus foris sentitur, una cor distendi secundum ventriculos et repleri sanguine putetur; quanquam contra rem se habere intelligas, videlicet cor dum contrahitur inaniri. Unde qui motus vulgo cordis diastole existimatur, revera systole est. Et similiter motus proprius cordis, diastole non est, sed systole; neque in diastole vigoratur cor, sed in systole: tum enim tenditur, movetur, vigoratur.

Neque omnino admittendum illud (tametsi divini Vesalii adducto exemplo confirmatum, de vimineo circulo scilicet ex multis juncis pyramidatim junctis) cor secundum fibras rectas tantum moveri; et sic, dum apex ad basin appropinquat, latera in orbem distendi, et cavitates dilatari, et ventriculos cucurbitulae formam acquirere et sanguinem introsumere (nam secundum omnem quem habet ductum fibrarum, cor eodem tempore tenditur, constringitur): at potius incrassari et dilatari parietes et substantiam, quam ventriculos; et, dum tenduntur fibrae a cono ad basin, et conum ad basin trahunt, non in orbem latera cordis inclinare, sed potius contrarium; uti omnis fibra in circulari positione, dum contrahitur, versus rectitudinem. Et sicut omnes musculorum fibrae, dum contrahuntur, et in longitudine abbreviantur; ita secundum latera distenduntur et, eodem modo quo in musculorum ventribus, incrassantur. Adde, quod non solum, in motu cordis, per directionem et incrassationem parietum contingit ventriculos coarctari; sed ulterius, eo quod fibrae illae (sive lacertuli in quibus solum fibrae rectae, in pariete enim omnes sunt circulares) ab Aristotele nervi dictae (quae variae in ventriculis cordis majorum animalium) dum una contrahuntur, admirabili apparatu omnia interiora latera veluti laqueo invicem compelluntur, ad contentum sanguinem majori robore expellendum.

Neque verum est similiter, quod vulgo creditur, cor ullo suo motu, aut distensione, sanguinem in ventriculos attrahere: dum enim movetur et tenditur, expellit; dum laxatur et concidit, recipit sanguinem; eo modo, quo postea patebit.

van Helmont
aus dem Abschnitte über den Latex humor neglectus.

1. De Latice humore unico, et hactenus neglecto, dicturo probanda est primum quaestio, An sit, sive quod sit: dein ejus usus, atq; necessitates, sive fines ac scopi, quibus inservit. Ante haec tamen omnia, juvat obiter explicuisse, quid illo insolito nomine significatum velim.

2. Enimvero praeter unicum liquorem alimentarium aperte et palam cognitum, quem cruorem vocant, innatat ei liquor quidam aquosus, nedum salivae, lacrymis, sudori, tenui mucco, oedemati etiam aliis morbis materialiter substratus; sed et variis usibus illustris. Meminerunt Scholae quidem illius, sub nomine seri sanguinis, illumque tam urinae, quam sudori communem fecere: At sane ostendam, eundem procul materia, et usibus diversum: ac per consequens non inter excrementa, sed utiles succos referendum.

3. Laticem enim voco, non autem humorem, ut tollatur abusus nominum, postquam sat per librum expressum demonstraverim, nunquam in humana natura exstitisse quaternarium humorum, quos Scholae per repetitas commentariorum centurias dilatarunt, adeoq; humores, ceu actores, in omnium morborum tragoedias introduxerunt.....

9..... Ego autem pro basi indubia, fassus sum semper, naturae Parentem non posse frustrari conceptis finibus, nec quicquam lotii, ordinario naturae errore, cruori reliquisse permistum. Denique, quod quicquid liquidi in substantia sanguinis est: id ipsum non esse de constitutione sanguinis, nec ejus excrementum: sed esse Laticem, suis utilem finibus. Nec enim est Latex pars urinae, ut nec pars sudoris. Nam inprimis sal sudoris distinctus est suis proprietatibus, a sale urinae. Estque Latex manifesti adhuc salis expers. Idque non mirum. Quippe urina, jam fermento stercoreo renum, quatenus imbuta, etiam ab eodem est transmutata.

10. Fit enim lotium suis officinis, suisque completur proprietatibus formalibus, ad suas functiones, atque scopos utilis. Differt itaque lotium, nedum a sudore: sed et a seipso quantisper nondum renum fermento, atque stercoris liquidi intestinorum est particeps. Idque sane nec alias, quam stercus coli, a cremore stomachi differt, vel chylus a cruore. Non inest ergo pars urinae sanguini, nec alimento jam depurato commistum est excrementum actu corruptum, et alterius corruptivum. Nam iste error esset nimis quotidianus, et directus: pro cujus aversione, natura ubique non segniter ita insudavit, quod in nullo passim laboret operosius, quam ut molesta sibi recrementa proscribat ocissime. Siquidem excrementa cuncta, et singula, jam sunt fermenti

stercorei impressione a seipsis prioribus alienata, ideoq; non possent non eadem dote ulterius tabefacere, optima quaeq; sibi admista.

11. Profecto Latex in cruore oberrat permistus, non quidem ut pars cruoris, aut residuum lotii excrementum: sed ad varios scopus utilis: Ideoq; et Laticem vocavi, sive humorem peculiarem a cruore distinctum. Est nimirum in se pene insipidus, et pro primo scopo, contemperat cruoris aciditatem, ut eandem arceat.

12. Potissimum namque post labores, aestus, sudores, balnea, etc. nam in tanta perspirabilitate cruor valde condensaretur, nisi haberet aqueam partem admixtam pro sudore.

13. Alter laticis scopus fuit, scilicet dum in omni crudiore Chylo, cremore, et cruore, sit aliquod excrementum, et cruor sub digerendo salem excrementitium reservet, etiam dum in purum alimentum convertitur: fuit ipsi proin latex opportunus socius, qui in se reciperet hunc salem, eumque everreret.

14. Tertius laticis accessit scopus, ut materialiter causet, ne ullum densioris compaginis residuum, in ultima alimoniae evaporatione remaneat: sed simul per diapnaeam explodatur, ratione fermenti arterialis, (ut supra in Blas humano), vel ratione sudoris eluatur. Sudor namque materialiter nil nisi latex est, cui accessit sal superfluus. Quod apparet.

15. Nam a potu aquae, aut cerevisiae tenuioris, mox sudor copiosus aestate profluit: non quidem quod halitu tenus, salsus sudoris latex, per corpus feratur, ut subter pellem salem prius induat, simulq; oleosum quiddam.

16. Sed sudor expellitur, in forma aquae (ut in sanitate) vel sponte ut aqua profunditur in meticulosis, syncopizantibus, et morientibus. Ubi per impertineus obiter annoto.

17. Quod morientium sudor, non sit tam latex in sui natura, quantum ros alimentarius resolutus, cui mors imperat. Quod patet. Nam statim corporis habitus sidit, prout et in syncope. Habetque sudor ille mirificas vires mortificandi haemorrhoides, et excrescentias possidet. Porro quod sudor non feratur per calorem, vaporis specie, patet.

18. Nam cum vapor centuplo majorem locum occupet quam aqua: tumeret sudando corpus centuplo magis, quam alioqui proprio est ejus extensio. Non est enim subter pellem locus vacuus, qui vaporem excipiat; ahenum quoque aquae fervidae, nullum intra se vaporem habet: et quem emittit, e superficie tantum exhalat. Non oberrat ergo vapor, sub pelle: sed liquoris sola specie propellitur.

19. Sudor ergo est latex materialiter e culinis partium per quas fertur abradens, vel abluens sordes, ideoque plerumq; olidus, idque magis in morbidis, quam sanis. Adeoque et in Crisi saepe terminat morbos, quatenus secum effert sordes pro scopo suo ordinario. Cadaverum dissectiones admiratae sunt Scholae: sed sudoris anatomiam nondum per digestiones, fuligines, electiones, admistiones, resolutiones, aut expulsores, introspexerunt.

20. Quintus Laticis scopus fuit magis intimus. Etenim cum oculus liquore opus haberet ut ejus palpebra innocue moveretur, et lingua saliva eguit, ut masticatos cibos madore temperaret: absurdum autem foret, totum cibum e massa cruoris humectari: Idcirco per venas latex delatus est, unde saliva, lacryma, etc. fierent. Nam dum in anginis, et infami Mercurii salivatione, plus justo saliva profluit, alvus seipsa siccior fit.

21. Latex ergo in cruoris massa innoxius vagatur, ad loca opportuna defertur, distributivae facultati prompte auscultans. Qui quidem sicubi salem cerebri (ut in gravedine) secum rapuerit: non est tamen Latex sui uatura noxius, nec illi piandum in culpam, quod ipsi insonti, per accidens, importuse associatur. Pariter licet in morbis obsequiosus abundet, oedematosa crura inflet, id sorte contingit. Natura namque generali nisu, odiosum sibi hospitem parit, cumque excrementis sarcinat, quae abigere optat. Nocte frigidissima linteamen invenio mane tentum et congelatum a nocturno anhelitu, cujus aquae quadruplum adhuc exhalavit, ad minimum. Estque anhelitus, aestivis diebus non minus: sed multo magis vapidus. Igitur aliquot unciae insipidi liquoris e solo pulmone efflantur. Sed non est illa aqua, excrementum pulmonis, ut neque cruoris resoluti materia. Quapropter e latice petitur, sive mittatur a potestate distributiva Archei, sive demum pulmo eundem ad se alliciat. Saltem continuo suppeditatur, quodq; alibi praebent glandulae ministerium: hoc idem praestat pulmonis parenchyma. Adeoque laticis velut scopus est, quod suo madore compescat, ne pulmo dehiscat, siccitate attracti aëris.

Sylvius.
Series morborum.

Partium contentarum sive fluidarum morbi sunt.

I. In qualitatibus sensilibus propriis functionem aliquam laedentibus.

    1. ratione visus, in colore mutato; in perspicuitate, aut opacitate mutata; in luce aut tenebris.

2. ratione auditus, in sono.
3. ratione olfactus, in odore grato, vel ingrato.
4. ratione gustus in sapore multifario, dulci, acido, austero, salso, amaro, etc. vel insipido.
5. ratione tactus in duritie aut mollitie.
6. ratione caloris sensus, in calore, frigore, tepore, rigore, horrore.

II. In qualitatibus sensilibus communibus functionem aliquam laedentibus.
1. ratione copiae auctae vel diminutae.
2. ratione loci mutati.
3. ratione motus aucti, diminuti, aboliti.
4. ratione temporis mutati, exempli gratia quando menstrua singulis mensibus non prodeunt, sed citius, vel tardius.
5. ratione fluiditatis mutatae.

Partium continentium seu consistentium morbi sunt.

I. In qualitatibus sensilibus propriis functionem aliquam laedentibus.
1. ratione visus in colore mutato; in perspicuitate vel opacitate mutata; in luce aut tenebris.
2. ratione auditus in sono.
3. ratione olfactus in odore grato vel foetente.
4. ratione gustus in sapore multifario.
5. ratione tactus in duritie aut mollitie.
6. ratione caloris sensus, in calore, frigore, tepore.

II. In qualitatibus sensilibus communibus functionem aliquam laedentibus.
1. ratione numeri aucti vel diminuti.
2. ratione magnitudinis auctae vel diminutae.
3. ratione figurae mutatae.
4. ratione continuitatis solutae, aut secreti coalescentiae.
5. ratione connexionis solutae.
6. ratione loci et situs mutati.
7. ratione soliditatis vel fistulositatis mutatae.
8. ratione motus aucti, diminuti, aboliti.
9. ratione consistentiae mutatae in fluiditatem.

De morbis sanguinis et eorum indicationibus curatoriis.

I. Postquam corporis partium tam continentium et consistentium, quam contentarum et fluidarum morbos secundum qualitates sensiles tam comunes quam proprias in diversas species sic distinximus, tempus est, ut nunc ipsas medendi methodo applicare incipiamus.

II. Quo autem brevior et dilucidior sit nostra medendi methodus, initium faciemus a contentarum sive fluidarum corporis partium vitiis, quae, sicut ex jam dictis patet, consistunt.
1. in earum qualitate sensili propria mutata.
2. in earundem copia vel aucta, vel diminuta.
3. in earundem motu vel aucto, vel diminuto, vel abolito.
4. in earundem loco mutato, et forsan nonnunquam.
5. in tempore mutato: menstruis puta non menstruatim prodeuntibus, et similibus.
6. in earundem fluiditate mutata in substantiam consistentem.

III. Inter corporis humani contenta, sive partes fluidas merito primum locum tribuimus sanguini, a quo immediate vita pendet, partiumque caeterarum omnium reparatio. Cujus vitia et indicationes considerabimus secundum qualitates sensiles tum proprias, tum communes.

IV. Inter proprias spectabimus 1. ipsius colorem, qui secundum naturam parte sui superiore, postquam eductus concrevit, est rutilus, parte autem inferiore nigricans: quemadmodum ipsius serum est subflavum.

V. Hic color si mutatus occurat, indicat sanguinem male affectum; nam in superficie si albicet, crustamque similem habeat, pituitam et quidem glutinosam in sanguine abundare significat, ideoque ipsam incidendam et amplius corrigendam, quinimo etiam minuendam.

VI. Quomodo haec singula peragenda sint, postmodum in genere docebimus, ubi indicatorum materiam et formam in compendio proponemus, nunc enim ex indicantibus indicata duntaxat rimamur.

VII. Quoties universus sanguinis color ater ac niger observatur, toties in ipso acidum exuperare significat, a quo nigredinem accipit, quopropter acidum in corpore nostro, hinc et in ipso sanguine minuendum, et infrigendum indicat; quod qui obtinendum docebimus postmodum.

VIII. Contra color sanguinis magis rubicundus significat bilem in ipso abundare, ipsamque minuendam, ipsiusque vim frangendam indicat.

IX. 2. Quoad sonum, non memini aliquem in sanguine observari, quapropter nil etiam nunc de ipso trademus.

X. 3. Quoad odorem, sanguis secundum naturam, quantum ego saltem novi, est inodorus; qui foeteus si observetur, corruptionem ipsius significat, ipsamque corrigendam et emendandam indicat: ubi ad causae corrumpentis diversitatem erit attendendum, ac secundum ipsam remedia diversa erunt usurpanda, de quibus postea, et quidem in genere, ubi ostendemus quibus mediis possimus variis satisfacere indicationibus.

XI. 4. Quod saporem, sanguis secundum naturam gustatur subdulcis, et ipsius serum insipidum.

XII. Quoties autem sanguinis, ac praesertim seri ipsius sapor mutatur, toties ac frequentius quidem salsus, aliquando acidus vel austerus, aliquando amarus deprehenditur; plures namque in ipso sapores non memini me observare.

XIII. Salsus sanguinis ac praesertim seri sapor significat nimis purum existere in corpore salem lixivum, ideoque cum spiritu acido confluentem parere liquorem salso muriatico sapore notabilem, corporique noxium, cum talis sapor, sed blandior, in sola urina sit ferendus, non item in sanguinis sero, aut inde productis lympha, succo pancreatico, aut saliva.

XIV. Sapor autem ille salsus muriaticus indicat sui temperationem ac correctionem: quae quibus absolvi possit et obtineri, docebimus postea.

XV. Ubi autem acidus, vel austerus est sanguis, et imprimis ejus serum, significatur acidum et austerum redundare in corpore, indicaturque ipsius correctio, et correcti diminutio.

XVI. Ubi denique amaricat tum sanguis, tum ejus serum, significatur bilis valde amara et copiosa sanguini admista, indicaturque ipsius tum correctio, tum diminutio: quorum remediorum materia et forma multiplex tradetur postmodum.

XVII. 5. Quoad duritiem ac mollitiem, sanguis secundum naturam dicendus mollis, postquam digitis si conteratur, nulla in ipso sentitur durities, sed summa mollities, nisi postquam eductus, effususque in grumos concrevit, tum demum firmior factus ab illa mollitie descivit atque duritiem levem mentitur. Talis autem non est in vasis secundum naturam.

XVIII. Quemadmodum vero sanguis in vasis suis contentus semper fluidus existit ac fluens secundum naturam, ita praeter naturam ibidem coagulari potest ac concrescens aliquam consistentiam, hinc et duritiem nancisci: quae significat exuperare in eo acidum et inprimis austerum, a quibus sanguinis coagulationem pendere notum, indicatque usurpanda, quae acidum et austerum corrigant et infringant, quin aliquando minuant.

XIX. Denique 6. Sanguis secundum naturam mediocriter calidus observatur; qui aliquando praeter naturam nimis calidus, aut minus calidus reperitur: significatque calentior causas caloris aucti dominium habere in corpore, sicut minus calens causas contrarias dominari; unde a calentiore indicatur contemperatio et quandoque diminutio causarum calorem in sanguine augentium; sicut a minus calente temperatio et diminutio causarum calorem in sanguine impedientium.

XX. Ubi facile quivis agnoscit, ut hisce indicationibus rite satisfiat, opus esse, ut causae verae atque adaequatae tum caloris naturalis, tum caloris praeter naturam in sanguine aucti vel diminuti notae sint: nam in causis veris determinandis, (plures namque tales occurrere docuimus non semel) si fallatur medicus, periculum est ne in remediis, ipsorumque materia determinandis fallatur similiter, atque in grandius periculum conjiciat aegrum, tantum abest, ut ipsum rite curet.

XXI. Hoc idcirco hic moneo, quia observavi saepius non parum hic peccari a multis satis et nimis confuse hanc de calore, ipsiusque causis multifariis, modoque agendi vario doctrinam tractantibus, nec proinde tyronibus viam ad medicinam rite ac tuto faciendam satis planam parantibus vel monstrantibus.

XXII. Utique non tantum calor, quem sentimus, multum diversus occurrit et observari potest, verum ipsius quoque causae notantur diversae, singularumque agendi modus existit valde diversus.

XXIII. An tempore frigoris febrilis, aut quando alias undecunque universum corpus valde friget, sanguis quoque frigidus existat, ego saltem non possum determinare, qui nunquam eo tempore sum ausus sanguinis eductionem praescribere, atque tunc sanguinem eductum potui contingere; quod testari poterunt, qui non dubitant eo tempore quoque venam secare, sanguinemque mittere.

XXIV. Hoc si fiat, et tunc sanguis observetur frigidus, non puto facile medicum prudentem ad similem venae apertionem venturum, cum per ipsam quoque minuatur sanguinis calor, augeaturque proinde in ipso frigus; quo nil nocentius et ad vitam tollendam praesentius ac potentius. Cum calore namque consistit vita, uti cum frigore mors.

XXV. Atque sic consideravimus in sanguine qualitates sensiles proprias praeter naturam in ipso existentes cum suis indicatis: pergamus ad communes.

XXVI. Inter qualitates sensiles communes contentis competentes posuimus primo loco quantitatem sive copiam, eamque nunc praeter naturam diminutam, nunc auctam.

XXVII. Diminuta praeter naturam sanguinis naturalis quantitas et copia indicat sui augmentum; cujus materiam et modum proponemus postmodum.

XXVIII. Aucta ejusdem sanguinis copia indicat sui diminutionem; quod quibus mediis et modis obtineri queat, docebimus in sequentibus, ubi indicatorum in genere consideratorum materiam et formam spectabimus, explicabimusque.

XXIX. Contentis, ergo sanguini quoque competit motus, et quidem continuus, ac circularis; qui vel in totum, vel ex parte potest augeri, vel minui vel etiam aboleri.

XXX. Quando totius sanguinis motus est auctus praeter naturam, tunc is diminutionem sui indicat. Minuendus certe motus nimius: quibus autem mediis hoc ipsum queat obtineri, docebimus in sequentibus.

XXXI. Diminutus contra sanguinis motus universus sui indicat augmentum; quod quae praestant et quomodo, dicendum postea.

XXXII. Imprimis abolitus sanguinis universi motus indicat sui restitutionem, et quidem festinatam; cum alias brevi sequatur mors. Id autem faciendum docebimus postea, prout causa ejus est diversa, diversimode.

XXXIII. Tantum autem vitae periculum non sequitur abolitum in aliquo vase sanguinis motum, quamvis si aliquamdiu perduret, corrumpatur in totum, in pus scilicet sanguis, nec tantum reddatur nutriendae illi parti, in qua subsistit, ineptus; verum, si reliquo sanguini reddatur et illi admisceatur, eundem ita inficiat et corrumpat, ut et universus corpori nutriendo, caeterisque functionibus, quibus inservit, reddatur paulatim magis, magisque ineptus, accedente universi corporis tabe ac morte, sicut in phthisi, empyemate ac similibus affectibus iudies fieri videmus, atque serio notare deberemus, quo lethalibus tandem istis affectibus in tempore obviam eatur, nec quod fere a multis solet fieri, negligantur, quando praeservationi aut curationi superest locus.

XXXIV. Loco etiam peccare solet sanguis quoties quacunque de causa ex apertis quovis modo vasis effunditur idem in partium vicinarum substantiam vel cavitatem.

XXXV. Locus enim naturalis sanguinis sunt cordis auriculae ac ventriculi, atque arteriae, ac venae, cum ductibus intermediis, extra quos canales atque cavitates quoties reperitur sanguis, extra locum suum existere dicendus, ac loco peccare.

XXXVI. Loquimur autem de sanguine puro, ejusve massa; nil enim impedit aliquas ejus partes a reliqua massa secedentes transire in partium quarumvis substantiam, tum ad ipsarum nutritionem, tum ad liquorum variorum praeparationem.

XXXVII. Tempore ostendimus nuper posse quoque peccare sanguinem tum ratione morae, tum ratione motus, et quidem uteri respectu in foeminis.

XXXVIII. Notum enim est sanguinem in foeminis puberibus et ad generandum adhuc aptis secundum naturam mensibus singulis ad uterum copia majori meare, ibidem in ejus sinubus colligi, et tandem effluere.

XXXIX. Hic sanguis quoties non tantum ibi colligitur, sed ibidem diutius permanet, nec constituto tempore effluit, cum variis modis foeminis noceat, dicitur tunc mora peccare.

XL. Quemadmodum si effluat quidem, sed nunc serius, post quintam demum, sextamque septimanam, vel adhuc serius: nunc citius, singulis puta, vel alternis, vel ternis septimanis, tunc dicendus peccare fluxus sui, effluxusque tempore.

XLI. Sic etiam tempore peccat fluxus sanguis menstruus, quando diu ante quartum decimum aetatis annum, quo secundum naturam solet incipere idem fluxus, anno puta aetatis octavo, nono, decimo vel undecimo, vel diu post eundem notatum annum decimum quartum, decimo septimo, decimo octavo, vel adhuc serius incipiunt foeminis prodire menstrua; cum vix unquam sine notabili earum detrimento id fieri observetur.

XLII. Haec autem vitia omnia indicant vel subsistentem ac moram nectentem in utero sanguinem esse ad effluxum excitandum; sic segnius effluentem itidem ad motum citiorem urgendum; quemadmodum contra citius solito effluentem ad segniorem fluxum ac effluxum deducendum.

XLIII. Rursum. Menstruus fluxus ante annum aetatis quartum decimum observatus coërcendus; ut et serius adventans ad effluxum citiorem urgendus, ac vi blanda cogendus.

XLIV. Quomodo autem, ac quibus mediis hoc queat obtineri, paucis docebimus in sequentibus, atque passim docetur in practicorum libris.

XLV. Inter qualitates sanguinis sensiles communes notavimus etiam fluiditatem, quae mutari potest atque functionibus obeundis obesse.

XLVI. Communem illam dixi qualitatem sensilem, quoniam pluribus apparet sensibus, visui puta et tactui; quibus fluiditas rerum aut consistentia diagnosci potest.

XLVII. Hanc fluiditatem quoties amisit sanguis, consistitque idem coagulatus ac grumescens, toties indicat idem sui solutionem talem, cujus ratione fiat denuo fluidus.

XLVIII. Quaenam remedia id praestare possint, et quomodo eadem sint usurpanda, dicemus quoque in sequentibus.

XLIX. Antequam vero a sanguinis consideratione transeamus ad humorum, fluidorumve aliorum examen, unum habeo monendum, omnia nempe vitia quae in sanguine ad indicationes instituendas explicuimus, non esse morbos, verum aliquando causas morbificas, et quidem antecedentes, a quibus docuimus praeservatoriam peti indicationem, et aliquando symptomata, praecedentes morbos manifestantia, sicque ad medicationes ipsis curandis aptas eliciendas viam monstrantia, imo agenda indicantia.

L. Res fiet exemplo manifestior. Sanguis copia nimia peccans in plethora, quamdiu functionem nullam adhuc laedit, rationem habet causae antecedentis, et ad imminentis morbi praecautionem indicatione praeservatoria diminutionem sui indicat: Idem functionem actu laedens, adeoque morbum constituens et causam continentem, ad praesentis morbi curationem indicatione curatoria indicat itidem sui diminutionem.

LI. Idem sanguis solito magis nigricans testatur nimiam acidi humoris admistionem, a quo acido laeditur sanguinis non tantum color, verum in nutriendo corpore, humoribusque variis producendis utilitas, quin imo effervescentia in corde vitalis: quoniam vero nulla functio laeditur a sanguine nigricantiore, qua tali, verum is color symptoma est in qualitate mutata, sequiturque functionem ab acido nimio laesam, idem hactenus signum est acidi exuperantis in sanguine, adeoque non immediate, sed mediate tantum indicat istius acidi correctionem ac diminutionem.

LII. Quod nunc dictum de sanguine, id etiam intelligendum erit de caeteris humoribus ordine proponendis, ac secundum qualitates suas sensiles tam proprias, quam communes a statu naturali recedentes, adeoque vitiosas considerandis.

LIII. Plura siquidem, dum illa nunc tractanda serio ac saepius speculor, tempore diverso mihi occurrunt notabilia, quae quoniam nondum in chartam conjeci, atque in exactum ordinem retuli, non semper loco aptissimo a me proferuntur: nolo tamen illa perire lectoribus meis, etiam privatim cuncta exactius repetituris et in certum ordinem redacturis, donec liceat mihi per otium medicam theoriam accuratius conscribere atque publico dare.

LIV. Longo enim tempore, ac multiplici labore opus est ex observationibus practicis, ac praesertim memoriae infelici, non item chartae mandatis systema quodvis adornare catenatum et solidum: quod mecum agnoscent, quotquot unquam operi manum serio admoverint.

Iatromechanische Schule.

Eine Consultation Malpighi's, betreffend cordis palpitationem et affectionem hypocondriacam.

Pro excell. principe columna magni regni Neapolis contestabili.

Notissimus est morbus, quo vexatur nobiliss. Patiens, affectio scilicet hypocondriaca cum cordis palpitatione, pulsus vibratione, et tensione, capitis vertigine, aurium tinnitu, respirandi difficultate, hypocondriorum murmure, tarda ventriculi coctione, ructu acido, reliquisque symptomatibus, quae eleganter describuntur, et doctissime exponuntur in transmissa schaeda. Haec autem omnia ortum trahunt a copiosis particulis vitriolo-analogis, quae sanguini affusae, irritando fibras nerveas, lacertosque carneos, et fluidorum compagem immutando, eorumque motum vitiando, naturam perpetuo sollicitant. Est enim impossibile, immutata fermentorum imi ventris natura, et labefactato motu fibrarum ventriculi, et intestinorum, tardam non fieri coctionem, nec debite subsequi chyli dulcificationem, et excrementorum praecipitationem. Cibus namque diuturniori mora in ventriculo, et intestinis acorem contrahit, et bilis suis salibus non debite atterit, et immutat chylum, quia a toto refluti ichores per intestinorum glandulas eidem affusi labem augent. Quapropter ex improportionata attritione, et fermentatione liberatus aer factitius ructus, et murmur excitat. Impurus igitur chylus, et vitriolatis particulis saturatus sanguini affunditur, et in transitu cor, cerebrum, et musculos irritando, varia manifestat symptomata. Cordis palpitatio obscuram habet causam, cum adhuc nos lateat mechanica ratio, qua cor in naturae statu movetur. Ex his tamen, quae ex cadaverum sectionibus habentur, videtur cum Neoterico quodam Observatore concludi probabiliter posse, nunquam cordis palpitationem succedere, nisi in ipso, vel circa ipsum obstaculum adsit. Certum etenim est in sanitate constricta extremitate venae cavae, et pulmonaris, debitam sanguinis quantitatem, statuta temporis differentia, auriculis subministrari, a quibus eodem rythmo in cordis ventriculos propellitur, et ex his in arterias, aortam scilicet, et pulmonarem. Inter haec omnia proportio exigitur, nam momentum cordis debet superare resistentiam sanguinis in ipsis ventriculis, et continuatis arteriis existentis; quapropter latitudo tubulorum proportionari pariter debet, sicut et gravitas sanguinis. Hinc est, quod vitiata sanguinis subministratione a venis, variata tubulorum arteriae capacitate, et gra iori, densiorique reddito sanguine, contingit cordis palpitatio. His addere possumus irritationem moventis Principis, sive sit in sanguine, sive in succo nerveo, de quibus solas palpemus tenebras. In casu itaque nostro probabile est, nullum adesse impedimentum circa cor ex polypo, vel alio consimili fixato corpore, sed probabiliter sanguinis in cor irruptionem inordinatam esse ex convulsione facta ab acidis particulis in auriculis, et ventriculis cordis, et quoniam sanguis in aortam ob crassitiem, et latiorem fortasse in principio tubuli latitudinem, et extremorum in carnibus obstructionem, non debita felicitate fluit; hinc est, quod a corde communicatus impulsus repercutitur, et ad latera deflectitur, et in arteriae tunica manifestatur; unde in pulso tensio, et renitus. In sectis namque cadaveribus quamplurimis consimilium dilatatum observavi aortae truncum, lucrosoque sanguine turgidum, et quandoque eodem vitio laborabat sinister cordis ventriculus. Ingeniosa quidem sunt, quae ex compositione arteriae habentur in media tunica; hujus tamen motus ex fibris carneis constrictivus tantum est. Quae vero a compressione lymphaticorum deducuntur, non undequaque suadent, cum moles lymphaticorum, lymphae pondus, et ejusdem compressiva vis longe inferior sit arteriis fere innumeris, quarum fluidum velocius, et impetuosius movetur. Vertigo capitis habiliter succedit, remorata sanguinis subministratione corticalibus cerebri glandulis, unde intercepta debita propagatione succi nervei in cerebri fibras, et appensos nervos, deficit naturalis fibrarum tensio, et ita novus, et extraneus inducitur tremor, et undulatio. Tinnitus pariter aurium, vellicato nervo auditorio subsequitur, unde ab internis tremorem concipit, qui alias ab objecto externo communicari solet. Morbosam hanc affectionem praeter hypocondriorum inquinamenta lymphae vitium, et prohibita tanspiratio excitare, et fovere possunt.

Indicationes igitur manifestae occurrunt juvandi primam coctionem, depurandi fluida ab acidis particulis, firmandi viscerum fermenta, ut nativa felixque succedat sanguinis circulatio, et irritationes, motusque spasmodici auferantur. Ut his itaque satisfiat, varia proponuntur ex arte praesidia. Post blandam alvi lenitionem, laudo usum tincturae martis pro absumendis particulis acidis cum jusculo alterato foliis Melissae et Borraginis, hisque longo tempore utatur. Circa lactis usum vereor, ne acidorum copia acescat, et ejus loco potius sero caprilli uterer, vel satius succo depurato Borraginis, Melissae, Taraxaci, et similium alchalicorum. Autim. diaph. arridet, et cum sero caprilli, vel jure alterat. rad. gram. assumi poterit post usum chalybeati. Circa usum spiritus sanguinis humani exterius naribus tuto, urgente capitis, vel cordis affectione, usurpari potest, et possunt etiam parari tabellae interdiu assumendae ocul. canc. ras. mat. perl. eboris, et similib. additis guttis aliquot ejusdem spiritus, vel salis armoniaci, quo passim ego utor. Vinum absynthites, si tollerari potest, prae reliquis juvabit, vel saltem infundantur folia melissae in vino. Balneum aq. dulcis opportunum erit, sicut et frictiones totius corporis; motus localis etiam equitando factus; taliter enim humores acres vindicantur, et transpiratio promovetur. Parce coenet, et ciborum varietatem vitet simplicitate contentus. Dormiat a cibo etiam post prandium. Hilare vivat absque curis. Pauca haec in confirmationem propositorum indicabam, eaque subjiciebam acri judicio doctissimorum Virorum medentium F. D.

Lettera I consultiva sopra il male del medesimo principe.

Dalle due relazioni in viatemi si può congietturare, che l'affetto, che travaglia Sua Ecc. sia un' Ipocondria con varii sintomi, e specialmente con una palpitazione di cuore, vibrazione di polso, difficoltà di respiro, copia de' fiati e qualche tumore nell' estremità. La causa di questi sintomi è stata accennata nella scrittura già mandata, e spiegata con l'osservazione de' Cadaveri e con il modo Meccanico, col quale la natura si serve nel far il moto ordinato dal cuore, per quanto portano le umane cognizioni: e perchè nell'ultima relazione viene fusamente esposto, che la palpitazione del cuore è periodica, accompagnata da una difficoltà di respiro, e l'Infermo è proclive alle vertigini, gonfiandosi li vasi jugulari; quindi è, che necessariamente bisogna confessare, che si fa una turbazione della circolazione del sangue, parte del quale resta per qualche tempo come stagnante nel polmone, o almeno non scorre con la facilità naturale, e così le vene superiori non si scaricano nel cuore nel dovuto tempo e ne siegue la gonfiezza ne' vasi del collo, e l'appannamento negli occhi, come succede ne' strangolati. Se questo impedimento, o ritardamento poi venga causato dalla sola convulsione fatta da' nervi nell' estremità della vena cava e auricola destra, come succede nel tumore, o pure da un mo mentaneo, e quasi avagliamento dello stesso fluido, cessando il proprio modo intestino, o da impedimento fatto nell' estremità delle arterie nelle vene, non è così facile a determinarsi. È però probabile che vi sia l'irritamento ne' nervi e conseguentemente le vie siano fuori del loro stato naturale; e perchò que' sali, che hanno dell' acetoso, e che turbano, prima si manifestano con moti spasmodici, e finalmente impedendo il moto delle parti volatili, levano la naturale fluidità degli umori, quindi è, che con il progresso del tempo da un tale male si passa ad un altro, e si muta anche la specie in pejus. Il giudica adunque verisimile, che in Sua Ecc. per la copia degli acidi vi sia un' irritamento nel cuore, una scompostura nelle parti integranti del sangue e forsi forsi un vizio nella struttura de' precordii. L'irritamento lo mostra la palpitazione del cuore, ed il polso vibrato o alterato. Il vizio de' fluidi si manifesta dal tumore ne' piedi e da' segni della viziata cozione prima. L'impedimento poi delle vie si può cavare da' sintomi, che succedono nel moto locale del corpo, nella variazione del sito ed altri. Essendo adunque ciò probabile, restano in essere.

Le indicazioni già prese, ed esposte nel Consulto, ed a questo fine stimiamo, che sii bene il praticare l'uso di qualche calibeato, accompagnandolo con un brodo di polla, nel quale siano state bollite le foglie di borragine e la radice di gramigna, e praticarlo per un mese almeno, e caso non venga approvato o non venga tollerato, prenda si sughi depurati dell' erbe già proposte, alle quali con il progresso del tempo si potria aggiungere la tintura dolce dell' acciajo, per passar poi a suo tempo all' uso dell' antimonio diaforetico etc. etc.

Alchymisten und Adepten.

Die Blüthezeit der Alchymisten fällt in das 17. Jahrhundert, obwohl dieselben sowohl früher, als auch noch im Anfang des 18. Jahrhunderts eine grosse Rolle gespielt haben. Es sind diese Menschen vom höchsten psychologischen Interesse, indem sie eines der seltsamsten und belehrendsten Beispiele einer Degeneration des menschlichen Geistes darstellen, wie sie zu allen Zeiten bald vereinzelt, bald in epidemischer Verbreitung, bald in milden, bald in den verzerrtesten Formen und nicht allein in der Goldmacherkunst, sondern in den mannigfachsten Gebieten des Schwindels sich gezeigt hat. Ein Drang, geheime Wahrheiten zu erfassen neben dem stupidesten Aberglauben, die stumpfeste Blindheit neben der durchtriebensten Schlauheit, abgefeimte Betrügerei und daneben ein schwärmerisches Aufgehen in der Selbsttäuschung, Berechnung und Fanatismus, Eigennuz und stoischer Heldenmuth im Leiden haben Charaktere zusammengesezt, die, wenn man das Frazzenhafte übersieht, fast erhaben erscheinen könnten. Es ist kaum anzunehmen, dass irgend ein Adept von der Hoffnungslosigkeit seiner Unternehmungen überzeugt und reiner bewusster Betrüger gewesen sei. Ein unerschütterlicher Glaube an die Wahrheit und Göttlichkeit des Geheimnisses bildete wohl bei Allen den Kern ihrer Gemüthslage, und wunderbare Geschichten und Gerüchte, die sich stets erneuerten, schienen zu bestätigen, dass einzelne Glükliche das Geheimniss ergründet haben. Die Spannung der Ungeduld, durch angestrengtes Grübeln gesteigert, und die Hoffnung, durch missverstandene Funde immer aufs neue gestachelt, verwirrte den Kopf, und die Einbildung, der Entdekung nahe zu sein, verführte zu gewagten Verheissungen. Einmal aber unter den Drang unabweisbarer Anforderungen gelangt und geblendet von den Vortheilen und dem Glanze, womit der als eingeweiht Angesehene überschüttet wurde, war der Adept in die Alternative versezt, entweder durch ein bündiges Bekenntniss seine Impotenz einzugestehen und den Misshandlungen der enttäuschten Goldgier sich preiszugeben, oder durch ein System von Trug und Gauklerei sich Tage und Wochen zu fristen und für die Zukunft auf einen günstigen Zufall zu hoffen. Es ist begreiflich, dass der leztere Weg gewählt wurde, dass aber auf demselben mit jedem Schritte die Gefahren wuchsen, das Bekenntniss unmöglicher wurde und der Trug raffinirter werden musste. Dass bei solcher Lage in den zuvor schon verdrehten, durch ungewohnten Glanz noch mehr verwirrten und überdem durch die drohende Zukunft zum Tode geängstigten Gehirnen alles klare Bewusstsein abhanden kommen musste, ist zu begreifen. Und dass auch die sehr materielle Folter, zu der gewöhnlich geschritten wurde, um ihnen ihre Geheimnisse abzupressen, nicht das Mittel war, sie zu ruhiger Ueberlegung zurükzubringen, ist ebensowenig zu verwundern. Aber es weist auf eine merkwürdige Seite des menschlichen Geistes hin, dass auch der allen Schreken glüklich Entronnene doch so oft den Kizel nicht zu überwinden vermochte, aufs neue durch geheimnissvolles Gebahren sich in die Gefahr zu bringen, für einen Eingeweihten gehalten zu werden. Wie durch magische Kraft wurden die Halberbrannten immer wieder von dem tödtlichen Feuer angezogen. Mag man noch so streng den Unfug und die Betrügereien der Adepten beurtheilen, man kann doch diesen schwergeprüften und hartgestraften Männern nicht alles Mitleid versagen und muss tief bedauern, wie so manche tüchtige Forscherkraft durch die Finsterniss, wie durch die Grausamkeit einer brutalen Zeit dem jämmerlichen Untergang verfallen ist.

In ungleich geringerem Grade werden unser Mitleid und unser Interesse durch das Verhalten der ungebildeten Massen gegenüber den Goldköchen erregt. Der Leichtgläubigkeit, mit der man die vielversprechenden Betrüger oder Phantasten aufnahm, kommt nur die Unmenschlichkeit gleich, mit der man sie verfolgte, sobald Ungeduld oder Enttäuschung eintrat. Eins wie das Andere lässt einen tiefen Blik in den Grad der Bildung thun, welche in damaliger Zeit die Völker regierte. Der Adept Don Caëtano, angeblich Graf v. Ruggiero, ein Bauernsohn aus Neapel, wurde in den ersten Tagen des Entzükens vom Kurfürst von Bayern zum Feldmarschall, Chef eines Infanterieregiments und zum Titularcommandanten von München ernannt. Als er seine Rolle ausgespielt hatte und flüchtig nach Berlin kam, wiederholte sich dieselbe Geschichte. Friedrich I. von Preussen ernannte ihn zum General der Artillerie und ehrte ihn wie einen Fürsten, weil er versprach in 60 Tagen 6,000,000 Thaler Gold zu machen. 4 Jahre darauf wurde er gehängt. Der Betrüger Mamugnano und viele Andere büssten die Grundlosigkeit ihrer Versprechungen an einem vergoldeten Galgen, an dem sie selbst in Flittergold gehüllt aufgeknüpft wurden. Herzog Julius von Braunschweig liess die Adeptin Anna Maria Ziegler (1575) in einem eisernen Stuhle verbrennen. Der Adept Johann Klettenberg, von König August II. von Polen zum Kammerherrn ernannt, wurde, als die Geduld zu Ende ging, (1720) auf dem Königstein enthauptet. Setonius Scotus wurde fast bis zum Tode gefoltert, und ähnliche Beispiele einer grässlichen Justiz waren nichts weniger als Seltenheiten.

Vgl. über die Geschichte der Alchymie vornemlich Kopp's Geschichte der Chemie 2ter Theil pag. 139—262.

Die spagirische Medicin.

Unter den Spagirikern hat sich besonders berühmt „Oswald Croll aus Hessen gemacht, der Anhaltischer Leibarzt war, und sogar vom Kaiser Rudolf II. zu Rathe gezogen wurde. Er ist der Verfasser eines Werks, dessen Einleitung einen kurzen und wirklich sehr fasslichen Begriff von dem ganzen Umfang der paracelsischen Theosophie gibt. Ich will davon nur etwas weniges anführen;... Alles in der Natur lebt, nichts ist todt... Alles, was lebt, hat eine Lebenskraft, ein Astrum, in sich, welches ohne Körper nichts kann, sondern, bei der Fäulniss und Verwesung des einen in den andern übergeht. Der Mensch ist nach dem Firmament gebildet: alles, was wir in der grossen Welt finden, treffen wir auch in der kleinen an: und so viele Arten Mineralien es im Makrokosmus gibt, so viel sind deren auch im Mikrokosmus, als dem Sohn des erstern. Aus dem Firmament nimmt der Mensch alle Kenntnisse her: die astralischen Einflüsse machen ihn zu einem wahren Weisen: denn sein Geist floss aus den astris, die Seele aber aus dem Munde Gottes. Das Firmament ist das Licht der Natur, Gott aber das Licht der Gnade, aus welchem der Arzt gebohren werden muss. Die Zahlenleiter der Kabbalisten gilt auch bis auf die intellectuelle Welt und bis auf den Archetypus: alle Theile des Körpers kommen mit gewissen Elementen, Kräften und Zahlen überein. Der innere, astralische Mensch, der Genius der Menschen, die Imagination, ist Gabalis, woher die Gabalistische Kunst ihren Nahmen hat. Dies ist zugleich der Magnet und die magnetische Natur des Menschen. Alles, was man mit den Augen sieht, kann man hervor bringen, durch Hülfe dieses Gabalis, der Imagination, die als ein Magnet sichtbare Körper an sich zieht und sie den Sinnen darstellt. Das innere, kabbalistische Gebet zu Gott, oder die geheime Unterredung mit ihm, vereinigt die Seele mit dem Urquell alles Lichts und aller Erkenntniss: und nun kann der Mensch mit einem Gedanken Wunder thun. Er verhält sich hiebei nicht thätig, bloss leidend; er lernt nichts, die Gnade fliesst in ihn ein, und theilt ihm alles mit. Das Wort ist in den magischen Handlungen am kräftigsten: dadurch werden alle Krankheiten geheilt, wie auch besonders durch Charaktere und Talismane, die zu gewissen Zeiten verfertigt werden. Alle Arzneimittel wirken vermöge der magnetischen Kraft, die sie von den astris erhalten haben, und wovon ihre sinnliche Eigenschaften bloss die Signaturen sind. Der Siz dieses astri ist der Balsam: dieser verbindet sich mit dem Lebensbalsam im Menschen, und kurirt dergestalt die Krankheiten. Der Arzt muss diesen Balsam in der ganzen Natur aufsuchen, und zwar durch Hülfe aller Theile der Magie, von denen ihm keiner fremde sein darf. Endlich kann das Leben verlängert werden, wie man das Feuer durch Zuthat von Brennmaterialen verlängert: und Paracelsus, der im Besiz dieses Geheimnisses war, würde gewiss nicht so früh gestorben sein, wenn seine Feinde ihn nicht durch Gift hingerichtet hätten. Croll, der Erfinder dieser Fabel, wird gründlich vom Libavius widerlegt.

Ein anderer Tractat von ihm über die Signaturen ist ganz nach der Theorie des Paracelsus geschrieben. Jedes Kraut, sagt er, ist ein Stern, und jeder Stern ist ein Kraut: die astra geben den Pflanzen ihre Kräfte und drüken ihnen die Signaturen ein. Dies ist das Principium, von welchem Croll ausgeht, und man kann sich kaum vorstellen, mit welcher ausschweifenden Phantasie er alles zusammenrafft, was seinem Lieblingssaz die geringste Wahrscheinlichkeit geben kann. Ich will einige Beispiele davon anführen. Das kleine Hauslauch hat in seinen Blättern Aehnlichkeit mit dem Zahnfleisch: darum ist es ein gutes antiscorbutisches Mittel. Die Augen im Pfauenschwanz haben Aehnlichkeit mit den Warzen an weiblichen Brüsten: desswegen werden die Krankheiten der Brüste dadurch geheilt. Die Maiblumen sehen wie Tropfen aus: daher sind sie im Schlagfluss (gutta) dienlich. Die Wurzel der Zaunrübe sieht wie ein geschwollener Fuss aus: darum ist sie ein gutes Mittel gegen die Wassersucht. Hypericum hat seinen Nahmen von ὑπὲρ εἰκόνος, quasi sit supra spectra: es ist also das beste Mittel gegen verlezte Phantasie und gegen alle Zaubereien. Ausserdem werden auch viele Beispiele angeführt von Thieren, die den Menschen die Arzneimittel kennen gelehrt haben." (Aus Sprengel's Versuch einer pragmatischen Geschichte der Arzneikunde 1794. 3ter Theil pag. 432—435).

Im Speciellen lernt man die Art der spagirischen Heilkünstler recht gut kennen aus G. Graman's „New zugerichte, sehr nützliche chymische Reise und Hauss Apotheca 1630", wo z. B. über das Oleum Nucis Myristicae destillatum folgendes angegeben wird:

Zvm ersten, die Muscatenuss repräsentirt anatomiam cerebri, vnd die signatur, oder Gestalt in vnd auswendig, zeigt durch die Natur, dass sie Krafft vnd Macht habe, alle des Hirns Gebrechen vnd Abgang zu ersetzen, solches wieder zu erfrischen, und zu erquicken, wann man seines gedistillirten Öls fünff oder sechs Tropffen in Majoranwasser, oder gutem Weine etliche Tage einnimmet.

2. Welche mit Schwindel, oder Zuneigungen der Fallendensucht, kleinen vnd grossen Schlages angefochten werden, die sollen das Gehirn corroboriren damit, vnd ein Monat dis köstliche Öl in Meyenblumenwasser, oder guter Brüe eintrincken.

3. Ist es gut wider das leichtlich erschrecken, erzittern vnd beben, welches des Schlages böse Vorboten seynd. Es bringt wieder die verfallene Sprach, erhebet vnd erleichtert die schwere stamlende Zunge, es wendet torturam oris, vnd gekrümbten Mund, angezeigter Gestalt gebraucht.

4. Stercket dieses Öl das blöde vnd schwache Gedechtnis, vnd renovirt, oder bringt das geschwundene vnd abgenommene Gehirn wieder zu Krefften, vnd erfrischt solches ein Monat in Augentrostwasser, oder gutem Weine eingenommen.

5. Verzehret dis Öl, die inwendigen Nebel, Pradem, vnd Dünste, welche die Augen vnd das Gesicht verdunckeln, leutert vnd macht gute klare Augen.

6. Eröffnet dis köstliche Öl die verstoffpte organa et instrumenta auditus et odoratus, vnd bringet den verfallenen Geruch wieder zu recht.

7. Ist dis Öl ein herrlich arcanum, wider den Schorbock, Schwinden vnd Faulen des Zahnfleisches, vnd befestet die wackelenden Zähne, so aussfallen wollen, eingenommen, vnd offt damit angestrichen vnd eingerieben.

8. Stillet dis Öl das hetschen, vnd kluxen, oder schlucken des Magens, verzehret die faulen ructus, Dämpffe, vnd sawre auffsteigende Schwaden von roher vngedaweter Speise, welche sonsten evaporiren, vnd das Hirn turbiren.

9. Erwärmet dis Öl den kalten, vndawigen, auffblühenden Magen, vnd stillet seine Wehetagen vnd Schmertzen, corroborirt, vnd stercket denselbigen.

10. Stillet das Öl das gefährliche würgen, vnd obenaussbrechen, für eckel vnd grawen aller Speise, bringet wider den verlornen appetit, vnd macht wieder lust zum Essen, in Krausemintzwasser, oder gutem Weine eingenommen, vnd die Hertzgruben mit angesalbet.

11. Erfrischet es die angegangene vnd verschrumpffte Lungen, wendet das Keichen vnd schweren Athem, macht einen lieblichen Geruch des Athems.

12. Stercket es die blöde Leber, vnd machet ein flüssiges, durchgängiges, frisches, gesundes Geblüt, dass sichs durch den gantzen Leib spargiren vnd aussteilen kann, derowegen ist es denen gut, so die Schwindsucht haben.

13. Ist es gut für Hertzklopffen, Beben, Zittern, vnd Hertzohnmachten, vnd erquicket die spiritus vitales.

14. Erweichet, vnd eröffnet es die erharte Miltz, leget desselbigen Geschwulst, Stechen, vnd Schmertzen, in Hirstzungenwasser, oder Bier eingetrunken, vnd ausswendig vmb die Lägerstatt damit geschmieret.

15. Wendet es das blehen, krimmen vnd Därmgicht, vnd verzehret die verhaltene flatus vnd Bläste im vntern Leibe, eingenommen, vnd damit circa umbilicum gestrichen.

16. Treibt es den verstandenen Harn, treibt den Lenden- vnd Blasenstein, vnd stillet den grawsamen Schmertzen derselbigen.

17. Erwärmet es den Weibern die erkalte, aufflaufende Beermutter, vn̄ macht sie fruchtbar, eingenommen, vnd vmb die gegend damit angesalbet.
18. Stillet es den Weibesbildern jhren vnzeitigen, vnd langwirigen, beydes weissen vnd rothen Fluss, davon sie sonsten vngestalt, vnd schwindsüchtig pflegen zu werden.
19. Stillet es den vnzeitigen durchfall des Leibes, rothe- vnd weisse Ruhr, eingenommen vnd auff Rockenbrodt getreufft, in die Hertzgrube gebunden.
20. Gibt dieses öl ein augmentum seminis, sintemal die Natur Signaturam, s. r. et formam testiculorum, solches zu erkennen vor Augen gestellet, stimulirt Venerem, hilfft dem kalten Manne in Sattel, vnd reitzet auch zum Beischlaff, eingenommen, vnd den umbilicum damit offt bestrichen.

Die sämmtlichen übrigen Mittel haben so ziemlich die gleiche Wirkung.

Sydenham

Abhandlung über Peripneumonia notha.

Bei Beginn des Winters, häufiger noch gegen dessen Ende oder selbst beim Anfang des Frühjahrs entwickelt sich alljährlich ein Fieber mit nicht wenigen peripneumonischen Symptomen. Dasselbe ergreift vorzugsweise etwas beleibtere und fettere Individuen, welche das männliche Alter entweder erreicht, oder, was noch häufiger ist, bereits überschritten haben, und spirituösen Getränken, vorzüglich dem Branntwein, mehr als billig ergeben sind. Denn da bei solchen Menschen das Blut mit schleimigen Säften, die sich während der Winterszeit angehäuft haben, überladen ist und dasselbe bei beginnendem Frühjahr in eine neue Bewegung kommt, so entsteht durch diese Gelegenheit bald ein Husten, durch welchen die genannten schleimigen Säfte in die Lungen gelangen, und wenn der Kranke vielleicht zu dieser Zeit noch unzwekmässig lebt und die geistigen Getränke noch reichlicher geniesst, so wird die Substanz, welche den Husten hervorgerufen hat, noch dichter und die Zugänge der Lunge werden durch sie verschlossen, und ein Fieber verzehrt die ganze Menge des Blutes. Beim ersten Anfall des Fiebers wird der Kranke bald heiss, bald friert er; er ist schwindelig, klagt über stechende Kopfschmerzen, so oft der Husten lästiger quält. Die Getränke wirft er alle durch Erbrechen weg, bald ohne Husten, bald durch diesen gequält. Der Urin ist trüb und intensiv roth. Das herausgelassene Blut entspricht dem der Pleuritischen. Sehr oft entsteht Engbrüstigkeit und bedingt eine frequente und raschere Respiration. Wenn er ermahnt wird, zu husten, so schmerzt der Kopf nicht anders, als wenn er bald in Theile zerspringen sollte (ein Ausdruk, welchen die Kranken meist gebrauchen). Es schmerzt auch der ganze Thorax, oder wenigstens wird die Verengerung der Lunge von dem Gehör der Umgebung wahrgenommen, so oft der Kranke hustet, denn die Lunge dehnt sich nicht genügend aus, und die vitalen Wege sind, wie es scheint, durch die Anschwellung verschlossen; daher sind bei unterbrochener Circulation und gleichsam erstiktem Blute beinahe keine Zeichen von Fieber vornemlich bei beleibteren Individuen vorhanden, obgleich es auch geschehen kann, dass das Blut wegen der Menge schleimiger Materie, mit welcher es überladen ist, in eine volle Aufwallung nicht zu gerathen vermag.

Aus der Abhandlung über die Wassersucht.

Jedes Menschenalter, jedes Geschlecht wird zuweilen von Wassersucht befallen; die Frauen sind jedoch dieser Krankheit mehr unterworfen, als die Männer. Leztere werden aber hauptsächlich im höhern Alter befallen, jene, nachdem sie schon zu gebären aufgehört haben. Unfruchtbare befällt sie zuweilen auch schon frühzeitiger.

Gruben, von dem Eindruk der Finger in dem untern Theile der Wade hervorgebracht und während der Nacht hauptsächlich sichtbar, bei Tage aber wieder verschwindend, geben das erste Zeichen dieser Krankheit.

Dieses Zeichen einer beginnenden Wassersucht ist jedoch nicht so sicher bei Frauen, als bei Männern, da auch die Schwangern und solche, bei welchen die Menstruation aus irgend einer Ursache unterdrükt ist, dasselbe nicht selten zeigen. Auch bei Männern zeigt eine derartige Geschwulst den Hydrops nicht sicher an; denn ein Greis, der mit einer etwas reichlichern Beleibtheit behaftet ist und schon seit vielen Jahren an Asthma leidet, wird, wenn er zur Winterszeit von demselben befreit wird, bald von einer starken Schwellung der Muskeln, der Tibien befallen, welche die Geschwulst der Hydropischen nachahmt, im Winter mehr als im Sommer, bei regnerigem Wetter mehr als bei troknem zunimmt und doch ohne irgend eine erhebliche Unbequemlichkeit das Individuum bis an sein Ende begleitet.

Dessen ungeachtet können im Allgemeinen geschwellte Waden und Tibien auch bei Männern für ein Zeichen einer überkommenden Wassersucht gehalten werden, um so mehr, wenn die so Befallenen einen schweren Athem haben. Die Geschwulst nimmt täglich an Umfang und Schwere zu, bis die Füsse die Wassermenge nicht mehr fassen, die Beine und darauf selbst der Unterleib befallen werden. Dieser wird, weil sich Serum fortwährend aus dem Blute absezt, allmälig bis zur Gränze seiner Capacität angefüllt und ausgedehnt, so sehr, dass er häufig viele Maasse Wassers enthält, welche in den Nabel, wie durch eine Pforte vortreten und einen Nabelbruch bilden.

Drei Symptome sind es, welche diese Krankheit begleiten, nämlich Dyspnoe, sparsamer Urin und heftiger Durst. Das erschwerte Athmen hat seinen Grund in dem Druke, welcher von dem Wasser auf das Zwergfell ausgeübt wird, wodurch dessen natürliche Bewegung beeinträchtigt wird. Der Urin wird desshalb spärlicher entleert, weil das Blutserum, welches nach Naturgesezen durch die Urinwege abgesondert werden sollte, schon in die Bauchhöhle und in andere Theile abgesezt wird, die zu seiner Aufnahme passend sind. Der Durst entsteht durch die Fäulniss der serösen Ansammlung (Colluvies), welche wegen des längeren Verbleibens im Körper Wärme und Schärfe annimmt, wesshalb der Kranke gewissermaassen fortwährend an Fieber und eben auch an Durst leidet.

In demselben Verhältnisse, in welchem der Kranke an den Theilen, in welchen die Krankheit ihren Siz hat, an Masse zunimmt, wird er am übrigen Körper täglich magerer und schmächtiger, und wenn endlich der zu grossen Gewalt des Wassers innerhalb der Bauchhöhle nicht länger Widerstand geleistet werden kann, dann dringt das Wasser in die edleren Eingeweide ein und in die wichtigsten Theile des Körpers, und der Kranke geht zu Grunde, wie von einer Wasserfluth überschwemmt.

Die Ursache dieser Krankheit im Allgemeinen ist eine Schwäche des Blutes, in Folge deren es nicht mehr im Stande ist, die von aussen eingeführte Nahrung in seine Substanz zu verwandeln und zugleich gezwungen ist, diese in die Extremitäten und die herabhängenden Theile des Körpers, bald darauf auch in den Bauch auszuschwizen; in welchem leztern, so lange es nur hie und da in geringer Menge zerstreut ist, die Natur, um es zusammenzuhalten, gewisse Blasen bildet, bis es endlich, alles Mass überschreitend, nur noch vom Bauchfelle begrenzt wird.

Zur Schwächung des Blutes tragen aber vorzüglich bei: die Blutentziehung durch zu grosse Aderlässe, oder die Blutentleerung auf andere Weise, oder eine länger dauernde Krankheit, oder jene unnatürliche Sitte, geistige Getränke im Uebermasse zu geniessen, wodurch die natürlichen Gährungsstoffe des Körpers zerstört werden und der Spiritus zerstreut wird. Daher kommt es auch, dass gerade solche Trunkenbolde häufiger von dieser Krankheit, nemlich der kalten (Wassersucht?) befallen werden, als andere Menschen. Auf der andern Seite schadet aber auch das Wassertrinken dem Blute derjenigen in derselben Weise, welche sich lange an edlere Getränke gewöhnt hatten.

Bei den Weibern aber findet sich, was auch beachtenswerth ist, eine andere von jenen weit verschiedene Ursache zur Wassersucht, nemlich eine Unreinlichkeit, die in einem der beiden Eierstöke eingeschlossen ist, oder eine Verstopfung, welche allmälig dessen Structur vernichtet; wesshalb an dem erwähnten Eierstoke, nachdem zuerst der Grund der Krankheit gelegt ist, seine Hülle auf eine merkwürdige Weise ausgedehnt wird; wenn diese nun nicht herstelt, bildet die Natur, um die Flüssigkeit aufzunehmen, eine Art von Blasen, und wenn nun eine oder mehrere von diesen plazen, und ihren Inhalt in die Bauchhöhle ergiessen, dann treten dieselben Symptome auf, wie bei der Wassersucht, die wir oben geschildert haben. Doch von dieser Art war schon früher die Rede.

Es gibt auch zwei andere Arten von Bauchgeschwülsten, die der Wassersucht nicht unähnlich sind und sich beide bei Frauen finden. Die eine ist eine widernatürliche Fleischwucherung an den Theilen, die in der Bauchhöhle liegen, und die den Bauch zu einer nicht unbeträchtlicheren Grösse emportreibt, als es das eingeflossene Wasser zu thun pflegt. Die andere Art hat ihren Grund in Blähungen, welche nicht nur Geschwulst, sondern auch andere Schwangerschaftszeichen hervorrufen. Diese befällt besonders Wittwen, doch auch Frauen, welche erst in späterer Zeit geheirathet haben. Diese nemlich versehen sich schon manchmal mit Binden und anderen zur Aufnahme eines Kindes nothwendigen Dingen, sowohl nach ihrer als auch der Hebammen Meinung, deren Rath sie bei dieser Sache in Anspruch genommen haben. Sie fühlen die Bewegung des Kindes, von der gewohnten Zeit bis zur gesezmässigen Zeit der Entbindung, ja sie erkranken sogar plözlich, ganz in der Art der Schwangeren, indem beide Brüste anschwellen und Milch abträufelt; bis endlich der Bauch auf dieselbe Weise, wie er angeschwollen war, allmälig wieder abschwillt und nur eitle Hoffnungen erregt hat. Indessen keine von beiden Krankheiten gehört zu der, von welcher wir handeln.

Das wahre und ächte Heilverfahren, wie es sich nach den vorerwähnten Erscheinungen gleichsam von selbst herausstellt, muss entweder auf die Entleerung des Wassers aus der

Bauchhöhle und den übrigen Theilen, oder auf die Wiederherstellung der Kraft des Blutes, damit eine neue Wasseransammlung verhütet werde, gerichtet sein.

Was die Entleerung des Serum anlangt, so ist es von nicht geringer Wichtigkeit, sorgfältig zu beachten, dass bei allen Wassersüchtigen diejenigen Abführmittel, die weniger kräftig und langsamer wirken, mehr Schaden, als Nuzen bringen. Die Abführmittel sind durchgängig der Natur zuwider, mögen sie einen Namen haben, wie sie wollen, sie schwächen und verlezen das Blut gewissermaassen; wenn sie daher den Körper nicht recht schnell durcheilen und so schnell als möglich ausgeschieden werden, so bewirken sie das Gegentheil, vermehren die Flüssigkeit, welche sie nicht wegführen können und indem sie das Blut in heftige Unruhe versezen, machen sie die Geschwulst nur noch grösser, was man ganz deutlich an den Füssen derjenigen sieht, deren Unterleib nur schwach und mild angegriffen wird. Will man dessbalb mit passenden Mitteln die Reinigung des Kranken vornehmen, so muss man wissen, ob der Körper des Kranken leicht oder schwer und mit Mühe Abführmitteln nachgibt; auf diesen Punkt des ganzen Heilverfahrens muss man entweder gar keine oder die allergrösste Mühe verwenden.

Um zu erfahren, wie oft man die Mittel, welche das Wasser wegschaffen, anwenden soll, muss man eifrig darauf Acht haben, ob der Körper des Kranken leicht oder schwer Abführung verträgt; dies kann man nicht anders erfahren, als durch sorgfältige Untersuchung, wie andere Purgirmittel, zu andrer Zeit gereicht, ihre Wirkung gethan haben. Denn, wenn in den Körpern eine gewisse Idiosyncrasie gefunden wird, in Bezug auf die leichtere oder schwerere Wirkung der Abführmittel, so bringt derjenige den Kranken oft in die grösste Lebensgefahr, der sich zum Maasse und zur Norm ein empfindliches Temperament nehmen wollte; denn es kommt gar nicht selten vor, dass bei Leuten von athletischem Baue gelinde Abführmittel wirken, während bei Leuten von ganz entgegengesezter Gestalt kaum die stärksten Abführmittel ihre Wirkung äussern. Und in der That sollte die erwähnte Vorsicht, die man wegen der Unpassendheit der Abführmittel für den Körper des Kranken haben soll, nicht nur bei der Verschreibung der Mittel, welche das Wasser wegschaffen, sondern auch bei allen andern Abführmitteln gebraucht werden. Denn gar oft habe ich gesehen, wie zu heftige Abführungen auch schon durch milde Abführmittel herbeigeführt wurden, weil der Arzt nicht, wie es sich eigentlich gehört, gefragt hatte, ob der Kranke leicht oder schwer zu erregen sei.

Wenn nun aber die Wassersucht, wie ich oben erwähnt habe, vor andern beliebigen Krankheiten, Abführung und zwar eine recht kräftige und schnelle verlangt, und wenn in dieser Krankheit die Reinigung durch „ἐπίκρασις", die in einigen andern Fällen nüzt, durchaus unstatthaft ist (weil derartige Abführungen die Geschwulst nicht nur nicht verkleinern, sondern noch vergrössern), so ist dessbalb, sage ich, eine etwas starke, und am Ende kräftigere Abführung, als üblich, doch wohl einer schwächeren vorzuziehen; zumal wenn wir vom Laudanum nicht absehen, dem sichersten Zügel mit dem man zu grosse Abführungen bändigen kann.

Dazu muss man noch bei allen Abführmitteln, welche zur Heilung der Wassersüchtigen empfohlen sind, darauf achten, dass das Wasser gerade mit der Schnelligkeit verschwinde, als es die Kräfte des Kranken vertragen; der Kranke soll überdiess alle Tage purgiren, ausser wenn entweder wegen zu grosser Schwäche des Körpers oder wegen zu grosser und heftiger Wirkung des vorhergehenden Abführmittels der eine oder der andere Tag zuweilen freigelassen werden kann. Denn wenn nur nach langem Zwischenraume eine Abführung wiederholt wird, auch wenn vorher die Abführmittel in reichlicher Gabe gereicht wurden, so würden wir zur wiederholten Ansammlung von Wasser nur die Gelegenheit geben und bei Gelegenheit dieses Waffenstillstandes werden wir unverrichteter Sache und schändlich, als ob wir gleichsam den errungenen Sieg nicht zu nüzen verständen, endlich vom Plaze verdrängt und in die Flucht geschlagen. Man überlege auch noch ferner, dass die Gefahr vorhanden ist, dass das Wasser, wenn es längere Zeit die Eingeweide umgibt, endlich auch diese mit derselben Fäulniss durchdringt und verunreinigt. Dazu kommt noch, was man auch nicht gering achten muss, dass jenes Wasser, von den vorhergegangenen Abführmitteln in Bewegung gesezt, mehr geneigt ist, Schaden anzurichten, als wenn es ruhig steht. Schon aus diesem Grunde, doch auch aus anderen früher erwähnten, muss man der Absicht, die in der Bauchhöhle eingeschlossene schlechte seröse Flüssigkeit zu entfernen, in möglichst kurzer Zeit genügen: wenn man nicht von der Nothwendigkeit dazu gezwungen ist, darf man davon abstehen und eher nachgeben, bis endlich die ganze Wassermasse entfernt ist.

Ferner ist zu erwähnen, dass, wie die Praxis lehrt, beinahe alle Mittel, welche das Wasser entfernen, vermöge eines ihnen eigenthümlichen Charakters, wenn sie allein angewendet werden, bei denen, die schwer abführen, den Wünschen sehr wenig entsprechen, ja dass eine zu reichliche Gabe derselben nicht sowohl Abführung herbeiführt, sondern das Blut in heftige Bewegung versezt (wesshalb die Geschwulst, welche kleiner werden sollte, nur noch grösser erscheint). Bei derartigen Körpern haben diese Mittel keinen andern Nuzen, als dass sie zu den gelinderen Abführmitteln noch einen Reiz hinzufügen. Demungeachtet wirken aber bei solchen, welche leicht abführen, jene Mittel, welche das Wasser entfernen, schnell und kräftig.

Desshalb lokt bei denjenigen, welche leicht abführen, der Syrupus de Spina cervina, schon allein, das Wasser genugsam heraus. Dieses Heilmittel führt das Wasser bei diesen fast allein und zwar in grosser Menge weg, und beunruhigt weder das Blut, noch macht es den Urin mehr gefärbt, als es die übrigen Abführmittel thun. Nur hat jener Syrup das Unangenehme, dass er während er wirkt einen bedeutenden Durst hervorruft. Wird er auch in grösster Gabe von Anderen getrunken, welche weniger abführen, so erfolgen weder viele Stuhlentleerungen, noch sind diese, wie es doch sein sollte, mit viel Wasser vermischt etc. etc.

Ein Sydenham'sches Recept gegen Rhachitis.
Rec. Fol. Absinth. vulg. Centaur. min. Marr. alb. Chamaedr. Scordii, Calamenth. vulg. Parthen. Saxifrag. pratens. Hyperic. virgae aur. Serpill. Menth. Salviae, Rutae, Card. bened. Puleg. Abrotan. Chamaemel. Tanacet. Lilior. conväll. (omnium rec. collectorum et incisorum) aa. man. j. Axungiae porcinae libr. IV. Sevi ovini et Vini Clareti aa libr. duas. Macerentur in olla fictili super cineres calidos per horas XII. Deinde ebulliant ad humiditatis consumptionem et postea colentur ut fiat linimentum, quo venter ac hypochondria illinantur mane et sero per 30 vel 40 dies continuas, uti etiam axillae utraeque.

Morton.

Schema morborum generale.
Morbi, quibus corpus humanum affligi solet, sunt

I. Accidentales et externi, quippe qui ab externo aliquo accidente oriuntur, uti casu, ictu, vulnere, contusione etc. quos omnes jam consulto praetermitto, quoniam eorum aetiologia facilis, et in promptu est, et ad partem chirurgicam potius quam ad medicinalem stricte ita dictam spectat.

II. Habituales, qui intus a diathesi spirituum praeternaturali, et crasi sanguinis eversa immediate, vel saltem mediate, aut a canalium seu vasorum hos spiritus, et liquores toti machinae ministrantium obstructione, ruptura vel aliqua alia mala affectione nascuntur. Quaenam sit horum omnium causa, quoniam nondum satis constat, de eorum aetiologia et pathologia fusius jam sermonem habituri sumus, suntque vel

A. Universales, qui scil. immediate a diathesi spirituum animalium praeternaturali et crasi sanguinis inde labefactata oriuntur; ideoque primo insultu totum corporis systema afficiunt, non autem a vitio singularis cujuscunque partis dependent; suntque vel

1. Primario ita dicti, qui absque respectu ad partem aliquam singularem prius aegrotantem habito oriuntur, suntque vel

a. Acuti, qui paucorum dierum circuitu, crisi finiuntur funesta, vel salutari: uti febres quaecunque acutae, variolae, morbilli etc.

b. Chronici, qui similiter, spiritibus prius laborantibus, universum corpus afficiunt, non tamen ruinam tam praecipitem, quam priores minantur, indeque aegri hoc modo affecti, vitam valetudinariam, ad plures menses, imo annos protrahere solent. Hujusmodi sunt febris hectica, et pallida, chlorosis, scorbutus, rheumatismus vagus, scorbuticus, affectio hypochondriaca et hysterica, seu vapores, affectus strumosus, seu scrophulae, rachitis etc.

2. Secundario, qui licet ex accidente partem aliquam singularem primo afficere possint, qui tamen sanguinem et spiritus universim illico inquinando, naturam morborum universalium participant, neque ex propria sua natura unam partem singularem prae alia affectant, rite in classem morborum universalium referendi sunt, et in hoc censu habendi. Hujusmodi sunt lepra, scabies, lues venerea, et fere omnes morbi chronici ex contagione propagati.

B. Morbi partium qui a viscerum aliquo, vel alia parte singulari laborante immediate producuntur; utut crasis sanguinis a peculiari spirituum vitio labefactata, iis viam remote sternat; indeque totum corporis systema non nisi ex consequente bis morbis afficitur.

De morbillis et febre scarlatina.
Morbus qui passim apud authores hoc nomine designatur, est febris conjuncta cum efflorescentia inflammatoria, hic illic totam cuticulam distinguente. Cuticulam solummodo hac efflorescentia obsessam esse $\dot{\alpha}\nu\tau o\psi i\alpha$ constat, quae inde primo morbi momento rubedine et levi calore ubique perfunditur, deinde in ejus $\dot{\alpha}\varkappa\mu\tilde{\eta}$, quamprimum scilicet acri humore erosa turgescere, atque a cute vera separari incipiat, inaequalem quandam asperitatem prodit, demum vero evanescente efflorescentia, squammarum ad instar decidit. Efflorescentiam hanc semper,

interstitiis figura diversa, oblonga scilicet quadrata, vel multangula praeditis, variegatam observare est: namque non una continuata inflammatione seu rubedine, ut in febre scarlatina, perfunditur cuticula. Quo criterio duntaxat haec efflorescentia ab altera, quae febrem scarlatinam comitatur dignoscenda est. Dolor autem hanc inflammationem, utut a constrictione fibrarum cuticulae ortam non comitatur, ob causam prius memoratam.

Neque tumor aliquis palpabilis adest, quippe haec membranula tenuissima incrassescere et acuminari more cutis verae haud potest; quo pacto praesertim morbilli a variolis dignosci possunt, quae ab ipso initio more exanthematum sive tuberculorum intumescentia renitente tactui palpantis sese palam produnt. Denique liquor ille tenuissimus et acerrimus, qui a sanguine in tubulis fibrillarum cuticulae coarctatarum stagnante extravasatus eas corrodit, nunquam in pus maturatur (ut in variolis solet) ob peculiarem suam indolem, ei affinem quae e tendinibus et nervis in rheumatica inflammatione scatet.

Febris quae cum hac efflorescentia conjungitur (quod de scarlatina et variolosa dictum sit) indolem quadantenus peculiarem sortita est, cum enim sit genuina et maxime benigna est tamen peracuta, quam citissime varia sua stadia peragrat, et nihilominus crisi salubri finitur; unde vires spirituum venenum adorientium fere integras esse conjicere licet.

Ex comate autem, deliriis, vigiliis, subsultibus tendinum, ceterisque id genus vacillantium spirituum, a veneno deleterio percitorum symptomatis vehementioribus, et uno tenore progredientibus a primo insultu σύνοχον esse, ac malignam suspicari fas est. Genium autem ac prosapiam hujusce febris clarius percipiemus, si rationem diversorum symptomatum in variis ejus stadiis suboriri solitorum, consideremus, scil. in apparatu efflorescentiae; stadio scil. in quo ex symptomatis indies auctis febris ad incrementi finem pervenisse videatur; in efflorescentiae vigore, qui statum, atque ejusdem declinatione, quae crisin morbi continet.

In apparatu efflorescentiae, seu primo morbi stadio, (quod in morbillis benignis et sporadicis a mitiori veneno intus nato ortis XXIV horis, aut saltem bidui vel tridui spatio conficitur, utut in malignis et epidemiis, id ad septimum aut octavum diem nonnunquam protendatur) praeter algorem, quo spiritus a primo insultu veneni improviso fere enecati et extincti tentantur atque horrorem, rigorem, oscitationem, pandiculationem, aegritudinem, nauseam, vomitionem, jactationem inquietam, vertiginem, cephalalgiam, lassitudinem ulcerosam, lumbaginem, ceteraque id genus symptomata a primo nisu, seu lucta difficili spirituum irritatorum, atque inde hostem adorientium provenientia; praeter sitim immensam, foeditatem oris, cuticulae ariditatem, ceteraque symptomata a calore, et spiritibus sese expandentibus orta. Praeter haec generalia symptomata (inquam) quae febrem quamcunque comitantur pathognomica quaedam, quae nullam aliam praeter hanc febrem, scarlatinam huic cognatam, et variolosam consequuntur, vim veneni valde deleteriam, indeque summam spirituum oppressionem, ac massa humorum colliquationem significant: Pulsus nimirum debilis ac celer, respiratio admodum cita et anhelosa, hypochondriorum oppressio et angustia, urina pallida ac tenuis, vel saltem rubedine non multum tincta, aut contentis saturata, affectus cerebri comatosus, vel vigiliae pertinaces, subsultus tendinum frequentes, nonnunquam etiam a contentione ac vacillatione spirituum spasmi manifesti, et deliria prorsus efferata, gravativa palpebrarum debilitas, oculorum rubedo, punctura dolorifica, ac lachrymae involuntariae, adeo ut aeger oculos difficulter admodum aperiat, vel lumen aspiciat: in gutture dolor ulcerosus ex acri lympha per glandulas pharyngis excreta, raucedo clangosa ex eadem lympha trachaeam seu tympanum sonorum obducente; tussis perpetuo molesta, immanis ac ferina, a bronchiis eadem acri lympha indesinenter lacessitis; sternutatio nonnunquam fere perpetua ab eadem lympha papillas mammillares irritante. Cuncta haec symptomata, tum pathognomonica, cum generalia in hoc stadio morbi indies augentur, donec febris paulo ante efflorescentiam ad ἀκμήν suam perveniat. Atque equidem hoc praepropero febris incremento, atque repentina symptomatum vehementia febris morbillosa genium suum maxime prodit: atque ab hac lucta subita et vehementi non tantum vires spirituum fortes et fere integras et veneni gradum molestissimum esse ac deleterium concludere licet, sed etiam febrem ipsam, utut a veneni excessu praeter modum maligna in hoc stadio videatur ob vires spirituum non irritatione diuturna fractas aut fatigatas, crisin salubrem, eamque repentinam habituram fas est conjicere, qualem nulla alia febris nisi scarlatina et variolosa usquam habet. Ubi vero in morbillis epidemiis et vere malignis a veneno spiritus plus obruuntur et pessundantur; minus acriter hostem adoriuntur, et symptomata sub initium non adeo saeviunt; febris hoc stadio longius protracto, et crisi diutius expectata tardius ad ἀκμήν pervenit atque spiritibus ex his moris maxime prostratis, eventus magis dubius, ac saepe funestus redditur.

Vi autem elastica prius a veneno deleterio depressa tandem sensim restituta, spiritus novis viribus aucti hostem fugare moliuntur, et per cuticulam et glandulas, portas a natura designatas, per quas majora venena in ipsa peste foras feruntur, eliminare satagunt. In hoc vero agone fibrillae partium affectarum a summa contentione et orgasmo spirituum admodum ferocientium spasmodice constringuntur ac vellicantur, atque inde partes affectae varia inflammationis symptomata pro textura sua diversa patiuntur; cuticula nempe levi ardore et rubedine suffunditur; glandulae autem insuper dolore vellicante, ardore et tumore praegrandi corripiuntur. Ab hoc tempore febris haecce primario maligna genium suum mutat et transit in vere inflammatorium, spiritus venenum jam aliquantum superant, arteriae fortius vibrantur, et urina contentis ac rubedine saturatur. Atque ab hac efflorescentia inchoata usque ad ejus completam eruptionem status morbi durat, et febris, ejusque symptomata uno eodemque tenore progrediuntur. Citius autem vel tardius hoc stadium decurritur pro differenti ratione vigoris veneni et spirituum, ac diversa indole febris inflammatoriae inde ortae. In morbillis benignis et sporadicis, ubi ob vegetum spirituum robur virus confertim ubique per cuticulam quasi uno ictu eliminatur, status morbi spatio bidui, vel saltem tridui definite terminatur. A quo tempore febris, utut cum diris symptomatis ante sociata, tanquam crisi perfecta soluta, una cum efflorescentia derepente evanescit.

In morbillis autem epidemiis et malignis, quia venenum intus delitescens vigorem spirituum elasticum deprimit, haec efflorescentia unam partem cuticulae post alteram occupat, jamque vegeta est, jam sublurida et pallida, prout spiritus plus minus vigent vel deprimuntur. Non raro autem hoc morbi stadium, ancipiti eventu ad decimum septimum, vel vigesimum usque diem protensum observavi, et anginam, ophthalmiam vel peripneumoniam funestam, inde subortam, inflammatis prius ab efferato spirituum nisu glandulis in pharynge et larynge, vel pulmone sitis, et deinde exulceratis. Unde tussis ferina ac perpetua, deglutitio difficilis, dolor pectoris lancinans, anhelitus, strangulatio ac suffocatio insequebantur et indoles febris inflammatoria manifestior evasit. Demum vero certamine finito crisis morbi instat salutaris vel funesta; salutaris, quoties venenum prorsus eliminatum spiritus non amplius lacessat; funesta, cum spiritus a veneno triumphati haud amplius luctam instaurare queunt. Qualiscunque fuerit crisis efflorescentia cutanea sensim colorem rubicundam mutat, et in dies luridior et pallidior fit, donec tandem prorsus dispareat; quo tempore fluxus alvi suboritur, lympha acri a veneno colliquata et in habitu corporis prius congesta, jam per intestina deturbata et amandata. Qui fluxus utut primum levamen naturae afferat, modo diutius duret, facile in diarrhoea symptomatica, torminosa, imo colliquativa et funesta terminatur. Haec crisis in morbillis sporadicis et benignis ut plurimum est salutaris et quam citissime ut cetera morbi stadia finitur, fermento nempe penitus exhausto, spiritus non amplius lacessiti ultro quiescunt; et massa humorum inde non amplius agitata colliquatio cessat, brevique spatio febris sponte exulat, pulsu, temperie, urina, et appetitu intra paucissimas horas restitutis. Tussis etiam, oppressio hypochondriorum, respiratio anhelosa, comatosus affectus et reliqua symptomata sensim mitescunt.

In epidemiis autem et malignis morbillis declinante efflorescentia febris manet, vel forsan augetur atque inflammatione pulmonis, glandularum faucium aliarumque partium perseverante, speciem induit anginae, peripneumoniae, vel alterius morbi peracuti et funesti, qui aegrotantes e vivis tollit, vel in malignam transit. Quoties autem haec crisis salutaris est, febris in συνεχῇ plurium dierum, vel hecticam mutatur; quae si cortice peruviano vel aliqua alia antidoto, vel naturae benignitate non tempestive subigatur, facillimo negotio in σύνοχον malignam et funestam saepissime degenerat; aut fermento morbifico imperfecte deleto, quod superest veneni post febris crisin, tussim, respirationem difficilem, inappetentiam, rubedinem et dolorem oculorum, aliaque symptomata infert, et haud raro fundamenta jacit funestae diarrhoeae, phthiseos pulmonaris, atrophiae universalis, anasarceae seu leucophlegmatiae, hydropis, ophthalmiae, scrophularum aliorumque morborum chronicorum curatu admodum difficilium. Symptomatum phaenomenis hoc modo explicatis, genius morbi et febris concomitantis natura perspicue intelligitur. Atque jacto hoc fundamento, causa tam continens quam procatarctica morbillorum eruitur, differentes eorum species distinguuntur, signa praesagientia, et diagnostica investigantur, prognostica certa ac comperta proferuntur, indicationes curativae verae desumuntur, et denique methodus medendi pro indole morbi ac symptomatum diversa vera, et ratione simul ac usu quondam comprobanda excogitatur.

Causa morbillorum continens seu immediata est venenum spiritus inquinans, quod non tantum in primo morbi stadio malignitate sua spiritus obruit, sed massam sanguinis agitando eam in colluviem acrem, prae ceteris omnibus fermentis colliquefacit; unde ad plures dies invasionem antecedentes, a quo tempore scilicet massa a fermento delitescenti intertubari incipiat, colliquatio haec inchoata haud raro sese prodat, et tussim ferinam, oculos lachrymantes et inflammatos ceteraque id genus symptomata producat, quae omnia statim a primo morbi insultu mirum in modum augentur. In statu morbi per cuticulam copiosa lymphae praedictae colluvies excernitur. Eadem colluvies tandem diarrhoea critice eliminatur, et (si quid veneni post crisin supersit) diarrhoeas novas symptomaticas, ophthalmias, et ceteros prius memoratos chronicos affectus excitat, qui huic morbo, febri scarlatinae, ac variolis prae ceteris omnibus supervenire observantur. Causa procatarctica morbillorum (sicut et aliarum febrium inflammatoriarum) petenda est ab atmosphaera, quae in morbillis sporadicis semina morbi latentia in actum deducit, in epidemiis miasma venenatum ab extra in poros cutis immittit, et sicut in peste momento temporis ac sine apparatu praecedente spiritus inquinat, et massam sanguinis interturbat atque confundit. Quod in morbillis epidemiis et malignis hic Londini post ann. 1670 ad plures menses publice grassantibus contigisse memini.

De methodo medendi morbillis.

Indicationes curativae in genere duae sunt in hoc morbo; scil. extinctio veneni febriferi, quod spiritus exagitat, ac humores colliquat, atque allevatio symptomatum ab humorum colliquatione, ac nisu spirituum subortorum. Quandoquidem vero indoles febris in variis hujus morbi stadiis diversa, atque symptomata diversa inde provenientia plures, easque differentes admodum indicationes suggerant, eae non separatim, sed simul cum methodo medendi tradendae sunt; ad quam igitur delineandam me jam accingo.

Regimen propter febrem praesentem hic morbus commune cum aliis febribus jure merito exigit, scil. diaetam admodum tenuem, decubitum in lecto quietum, et calorem stragulorum injectorum moderatum. Sicut enim frigus aeris externi spirituum expansionem impediendo efflorescentiam in cuticula retardat; ita ejus temperies impense calida spiritus nimium exagitat, unde in secundo morbi stadio, cum lege naturae hostem superare incipiant, glandulis pharyngis, pulmonis vel oculorum diathesin inflammatoriam impertiunt, cujus erroris aegrotans sero luit poenas, symptomatis anginae, peripneumoniae vel ophthalmiae peraperam atque officiose accersitis, et variis affectibus morbosis qui a colliquatione nimia post crisin peractam saepe subpullulant. Quapropter author omnibus sum, ut aequabili et moderato regimine si in quovis alio, saltem in hoc morbo utantur, nisi re naturae commissa (modo nihil injuriosum officiose perpetretur) optatum eventum brevi ut plurimum consequamur.

Quod spectat ad remedia sive pharmaceutica sive chirurgica ea pro indole febris in diversis morbi stadiis varia, differenti et saepe contrario plane modo adhibenda sunt. Nihil autem temere, atque sine evidenti necessitate faciendum est in quocunque morbi adeo peracuti stadio, ubi crisis praepropera jure merito, atque naturae lege expectatur et ubi symptomata efferata quotquot sunt, crisi instante vel sponte evanitura sunt, vel saltem mitiora evasura, atque interea robur naturae non diuturno conflictu attritum et fractum iis sufferendis sufficiat. Cum autem ante efflorescentiam ex diliriis, spasmis, comatoso affectu, sternutatione indesinenti, tussi ferina, diarrhoea enormi, vomitatione inani, ceterisque symptomatis hoc stadium morbi comitari solitis, constet febris indolem prorsus esse malignam, scil. a veneno, spiritus de praesenti pessundante ortam, quodque massam sanguinis in fluorem colliquat, duplex in genere indicatio exurgit. Quarum prima est ut expansio spirituum alexipharmacis et vesicatoriis applicatis si opus fuerit promoveatur, vel saltem conservetur ut viribus naturae integris venenum morbificum comatis, delirii ceterorumque symptomatum causa deleatur vel subigatur, quod in hoc statu spirituum depresso, ut in caeteris malignis febribus, vires corticis peruviani aut alterius cujuscunque antidoti specificae spernit. siquidem totum negotium jam a spirituum expansione dependet. Ideoque nihil saltem absque evidenti necessitate, tentandum est quod aegrorum vires coerceat vel deprimat, utut symptomata id efflagitare videantur. Quo nomine in hoc morbi stadio a venaesectione (nisi vasorum sanguiferorum apertura, vel aliquod aliud grande ac insolitum symptoma id necessarium fecerit) atque ab usu opiatorum liberali, utut delirium, tussis, vigiliae etc. ea postulare videantur. apprime atque religiose abstinendum est; spiritibus enim quocunque modo dissipatis venenum augetur, atque inde morbilli natura benigni in malignos non possunt non transire. Etc. etc.

Eine Krankengeschichte Morton's.

Filia mea charissima Marcia VII annos nata, anno 1689 in quo febris dicta scarlatina tempore praesertim aestivo quadantenus publice grassabatur, post apparatum rigoris, horroris, etc. plurimum febricitare incepit, nausea, vomitione, comate ceterisque malignitatis symptomatis afflicta. Quocirca julapium cord. cum specieb. in historia praecedenti descriptum cochleatim exbibendum esse jussi, atque vesicatorium emplast. amplum ad nucham applicandum. Quandoquidem vero nec fluxus alvi, nec tussis, nec rubedo oculorum, aut aliud aliquod usitatum colliquationis signum apparatum comitabatur, in isto stadio genium morbi non clare perspectum habui. Quarto autem morbi die, efflorescentia non interrupta derepente ubique per totam cuticulam sparsa, febris dicta scarlatina indolem suam palam prodebat, atque equidem inflammatio erat maxima omnium quae unquam vidi, tota cuticula ex inflammatione sensim crassescebat, aequali quadam ac renitenti intumescentia affecta, et post inflammationem peractam, non squamarum, verum pergamenae similis dehiscens decidebat. Cum vero febris post quatriduum ab efflorescentia incepta protenderetur, atque periodis certis quotidie reverteretur, ℥Vj sanguinis detrahendas esse jussi, atque ℥jβ corticis peruviani quarta quaque hora exhibendam, unde spatio bidui $\mathring{\alpha}\pi\nu\varrho\varepsilon\tau\acute{o}\varsigma$ facta prorsus revalescebat.

ZUM SECHSTEN ABSCHNITT.

Fr. Hoffmann.

Das practische Wesen Fr. Hoffmann's erkennt man am besten aus seinen Consultationes et responsa. Sie geben nicht nur von seiner lichtvollen und einfachen Art ein gutes Bild, sondern auch vielfach einen Spiegel der Albernheit der damaligen Aerzte.

Im vierten Casus der ersten Centurie schreibt ein Arzt an Hoffmann wegen der Krankheit eines 27jährigen Edelmanns von cholerisch-melancholischem Temperament, der von frühe in Wein und Tabak excedirt hatte, sehr aufbrausend war und seit 3 Jahren sich krank befand. Er litt an einem heftigen lancinirenden Schmerz, der vom Epigastrium bis zur Mamma und der linken Scapula sich erstrekte. Der Puls war gleichmässig doch zuweilen aussezend. Nach einer Besserung auf carminative und nervine Mittel kam mitten in der Nacht ein Paroxymus mit dem Gefühl eines Druks in der Milzgegend, dem eine krampfhafte Bewegung um das Scrobiculum cordis und die linke Mamma folgte, und sich bis zum Larynx ausdehnend die Respiration erschwerte. Schwarzwerden vor den Augen, Ohrenbrausen und selbst mentis alienatio traten ein et quod notatu dignum est, per totum paroxysmum penis rigebat erectus. Der Arzt fährt nun in diesem (wahrscheinlich einen Herzkranken betreffenden) Bericht fort: Quare ego malum a cruditatibus pituitoso-acidis, in primis viis haerentibus, ortum fuisse ratus, propinavi absorbentia cum stomachicis et nervinis mixta, worauf am 3. Tage eine Besserung eingetreten sei. Nichtsdestoweniger ist die Sache dem Arzt noch sehr bedenklich und er wendet sich daher um Rath an Hoffmann: 1) Primum enim doceri aveo, anne hic affectus potius fuerit hypochondriacus, quam insultus apoplecticus, aut catharrus suffocativus? 2) numne funditus exstirpari possit, quibusve hunc scopum assequi liceat remediis? 3) utrum sit impossibile, tales accessiones a cruditatibus pituitosis acidisque primarum viarum suboriri? 4) Anne ad obtinendam valetudinem necessarium sit, pertinacem observare victum? et num 5) denique eorum sententiae subscribi queat, qui malum a phtysi, aut plane fascino derivare voluerunt?

Hierauf antwortete Hoffmann folgendes: Acceptis tuis litteris, in quibus adversam valetudinem viri cujusdam generosi descripsisti, et de illa quinque mihi proposuisti quaestiones: omnia bene perlustravi momenta, et ad primam quaestionem, morbum illum minime apoplecticum, vel catharrum suffocativum pronunciare possum, cum signa horum affectuum pathognomonica nullibi recensita reperiam. Videtur ille potius fuisse gravis ventriculi spasmus, nervos octavi potissimum paris occupans, et hinc eas partes, quibus illud nervorum par surculos impertitur, in sinistro maxime latere in consensum rapiens. Quare etiam sensus ille pressionis, quocum incepit paroxysmus, minime in splene quaerendus est; quippe quod viscus ex meris sanguineis vasculis constat, et ideo ob paucas, quas habet, nerveas atque musculosas membranas, minus sensibile deprehenditur. Vera potius sedes ac domicilium veluti morbi in ventriculo latet, qui magis versus sinistrum hypochondrium situs est, et ob valde membranaceam ac nerveam structuram insignem cum nervosis universi corporis partibus fovet communionem. Hinc etiam sedes hypochondriaci mali, ac spasmodicarum, quae illud comitantur, passionum falso attribuitur lieni, cum magis in ventriculo haereat; a cujus flatulenta inflatione plurima hypochondriacorum dependent symptomata. In praesenti autem malo minime inflatio ventriculi, sed potius gravis illius spasmus subesse videtur; qui partim ex insigni ad iracundiam proclivitate, partim potuum spirituosorum abusu natales suos mutuatur.

Quòd autem alteram attinet quaestionem, num morbus ille penitus exstirpari queat, et quae huic scopo prosint medicamina? non omnino possum, quin curationem hujus mali fore perarduam pronunciem: quoniam ille jam diu duravit, ac in habitum veluti degeneravit; porro a continuis animi commotionibus sustentatur; non minus vires corporis jam insigniter prostratae videntur; unde nec vegetus adpetitus, nec bona digestio locum invenire potest. Nec denique sine ratione suspicor atque vereor, ne scirrhositas atque exulceratio ventriculi, nisi jam actu sit praesto, tamen certe immineat. Neque tamen ideo prorsus est desperandum, maxime cum aetas adhuc sit junior: hinc ad instituendam rite curationem, suadeo, ut singulo mane quaedam vascula hujus infusi hauriantur. (Es folgt das Recept zu einem Kräuterthee, sodann zu Pillen, zu Pulvern, die Verordnung des Liquor anodynus, sowie eines Clysma.)

Ut autem ad tertiam quoque respondeam quaestionem; ex superioribus patet, caussam mali principalem in vitio solidarum potissimum partium haerere, et quidem in perverso motu, ac spastica constrictione ventriculi aliarumque nervearum partium. Neque tamen ideo negari potest, quin saburra quaedam acida, viscida ac biliosa ventriculi et intestini duodeni, seu causa materialis malum illud foveat atque sustentet. Quando-enim cumque peristalsis ventriculi ac intestinorum laesa fuit ac destructa; alimenta nec intime solvi, nec debita chyli, succorumque utilium secretio, nec inutilium expulsio fieri potest: hinc omnino restant in canale intestinorum excrementa inutilia, quae diuturniori mora majorem contrahunt acrimoniam, et spasmos magis exacerbant.

Juxta quartam porro quaestionem omnino necesse est, ut aeger, si a malo suo vindicari cupiat, recto vivendi ordini insistat; maxime omnem ad excandescentiam occasionem sedulo evitet; potus vinosos, calidiores atque Tabacum probe fugiat; omne frigus arceat, nec denique cerevisia utatur. Haec enim hisce morbis plane non est conveniens, et majori fructu ejus in locum decoctum ex rasura cornu cervi cum corticibus citri recentibus; aut jusculum avenaceum cum vitellis ovi ac floribus chamaemeli paratum substituetur. Et denique vix opus est, ut ad quintam respondeam quaestionem: dolendum potius est, quod ii morbi, quorum caussa cognitu difficilior, et curatio ardua est, mox a fascino deriventur; sicuti cum affectibus spasmodicis, qui fixam in genere nervoso obtinuerunt sedem, vulgo quidem fieri assolet.

Stahl.

Die **Hauptstelle** in der Abhandlung de diversitate mixti et vivi corporis §. 42 lautet (nach Ideler's geschmakvoller Uebersezung):

Wenn also bei der beginnenden Zersetzung eines Theils in den benachbarten die erhaltende Thätigkeit erlischt, durch welche dem Fortschreiten jener Schranken gesetzt werden sollten, so muss die Schuld dem Lebensprincip, also der Seele, dem verständigen Wesen beigelegt werden, wohlverstanden, dass diese so gedacht werde, wie sie wirklich ist, nicht wie sie sein sollte. Denn die Seele ist nicht wohl gerichtet, mit sich in Uebereinstimmung, mit einem Worte gesund, sondern entartet, abschweifend; sie übereilt sich nach unreifen Entschlüssen, kommt durch eitle Vielgeschäftigkeit vom einfachen Wege zum Ziele ab, schwärmt anstatt reiflich zu erwägen; sie sieht dem Zukünftigen entgegen, ohne die nöthigen Vorbereitungen zu treffen, und wenn das Unerwartete sie überrascht, verzagt sie, oder wird ungeduldig, wankelmüthig, regellos, und fahrlässig die passenden Mittel verabsäumend, sucht sie ohne diese den Zweck zu erreichen. So die menschliche Seele. Dagegen die thierische mit gesammelter Kraft geradeswegs zu Werke geht, sich mit den Dingen, von denen sie einfache und bestimmte Vorstellungen erlangt, in ein richtiges Verhältniss setzt, und nach diesem ihre Entschliessungen abmisst und ihr Handeln bestimmt. Daher die ungleich grössere Häufigkeit der Krankheiten bei dem Menschen als bei den Thieren.

Wenn daher die Seele als Lebensprincip im ununterbrochenen, und so lange sie nicht eine bedeutende Störung erleidet, im geregelten Fortgange der Zersetzung der Materie Einhalt thut, indem sie die Stoffe, welche, wenn auch nicht von Fäulniss angesteckt, doch ihr nahe gebracht sind, aus dem Körper entfernt; und wenn ihr ganzes Bestreben dahin gerichtet ist, dies Geschäft mit Vorsatz und Ueberlegung zu vollziehen, damit jede Gelegenheit zur Verderbniss mit Vorsicht vermieden, oder sie selbst im Beginnen mit Nachdruck zurückgewiesen wird: so geschieht es doch, dass ungeachtet der vielfältigen Vorkehrungen, jene Verderbniss, besonders wenn sie von gewaltsam wirkenden Einflüssen abstammt, entsteht. Sie tritt dann in erneuten Angriffen mit der erhaltenden Lebenskraft, deren gewöhnliche Wirkungsweise im Vergleich mit ihrer raschen Thätigkeit zögert, in einen ungleichen Kampf. Wenn der Seele auch der Charakter eines ruhigen und geregelten Wirkens eigen ist; so muss sie doch (wie viel mehr, wenn sie tumultuarisch zu Werke geht) durch diese Bedingungen in Unentschlossenheit, Furcht, Abneigung gegen jedes thätige Bestreben, selbst in verworrenes Schwanken beim Handeln versetzt werden. Schwindet nun gar jede Hoffnung, den Theil, welcher bereits der Verderbniss anheim gefallen ist, zu erhalten, und wird der Seele die Gleichgültigkeit gegen den verlorenen Theil und das Vergessen desselben schwer; so entspringt hieraus eine verzweifelnde Furcht, welche auch in den angrenzenden Theilen die Energie der erhaltenden Lebensthätigkeit in ihrem Widerstande gegen die rasch einbrechende Verderbniss lähmt. Es ist dann der gesunden Vernunft (Seele) angemessener, jenen Widerstand aufzugeben, als in ihm zu beharren. Denn da sie stets mit Ueberlegung zu Werke geht, und bei der Vorbereitung zum Handeln sich Zweck und Ziel vorsetzt; so ist in dem Falle, wo die Voraussetzung eines unmöglichen Widerstandes, wenn auch an sich falsch, doch für wahr gehalten wird, der Schluss ganz richtig, dass bei der Unerreichbarkeit des Zwecks sie sich auch der demselben entsprechenden Mittel enthalten müsse.

Das Capitel von der Vollblütigkeit (Patholog. part. I. general. Sect. IV. Membr. 1) lautet:

Eine materielle Ursache, welche mannigfache widernatürliche Zustände erzeugen kann, ist der Ueberfluss an Blut, welcher nicht nur den freien Kreislauf desselben in Hinsicht auf den angemessenen Raum beeinträchtigt, sondern auch die Energie der Bewegung des Blutes durch das Gewicht und die Masse desselben in Vergleich zu der Kapacität der Gefässe beschränkt. Einen einleuchtenden Beweis dafür liefert die Erfahrung, dass die Vollblütigkeit für den Körper ein Hinderniss der willkührlichen Bewegung abgiebt, welche er nicht in dem Grade leicht, schnell, stark und ausdauernd vollziehen kann, als ein solcher, welcher nicht daran leidet. Ausserdem, dass die Vollblütigen mit geringerer Bewegkraft begabt, bei schneller sich einstellender Ermüdung zugleich das Gefühl der Zerschlagenheit erleiden, belästigt sie noch bei der Bewegung oder ähnlichen Veranlassungen eine ungewohnte Hitze, während ihre Temperatur bei der Ruhe unter den natürlichen Grad herabsinkt, und sie gegen äussere Kälte empfindlicher sind. Um so leichter gesellen sich dazu anderweitige Störungen, Verstopfungen und Ueberfüllungen, welche leicht in Stockungen übergehen, von der Ausdehnung herrührende Schmerzen, ja selbst tonische Bewegungen, welche durch erstere veranlasst, ihnen Widerstand zu leisten streben.

Der Zweifel einiger, ob eine Vollblütigkeit stattfinden könne, ist zwar schon in der Physiologie beantwortet worden; indess mag dagegen noch Folgendes angeführt werden: 1) Ein Körper, welcher noch um vieles und schnell vergrössert werden soll, bedarf mehr ausdehnenden Stoffs, als der gegenwärtigen Kapacität entspricht. 2) Ein zu übermässiger Appetit macht die Erzeugung einer zu reichlichen Blutmenge wahrscheinlich. 3) Eben so liefert das Fett, da es sich in zahllosen Fällen bis zu einer beschwerlichen Menge anhäuft, den Beweis, dass ein Ueberfluss an nährenden Stoffen, welcher ein bequem zu ertragendes Maass übersteigt, leicht angesammelt und aufbewahrt werden kann. 4) In Uebereinstimmung mit diesen Thatsachen steht die Erfahrung, dass dergleichen Personen, theils nach freiwilligen Blutentleerungen sich sehr wohl befinden, theils nach künstlicher, welche mit Klugheit angeordnet worden sind, vielmehr zu einer grösseren Euphorie gelangen, als dass sie irgend eine Schwäche erleiden sollten.

Was nun das ursächliche Verhältniss betrifft, in welchem die Vollblütigkeit zur Hervorbringung von Krankheiten steht, so bezieht sich dasselbe zunächst auf Fehler der Bewegung, in sofern sie dem regen Fortgange derselben ein Hinderniss entgegenstellt. Hieraus gehen die gedachten Beschwerden der Bewegung und Empfindung hervor. Dann zieht sie auch noch Mischungsfehler (craseos intemperiem) nach sich, welche einen hinreichenden Grund zu anderweitigen Ataxieen abgeben.

Membr. 2. Von der Verdickung des Blutes.

Wenn wir die zwei vornehmsten Eigenschaften des Blutes erwägen, deren eine sich auf eine Mischung bezieht, welche zur schnellen Entstehung und Verbreitung der Verderbniss geneigt ist, während seine Vitalität es dagegen zu bewahren strebt, ohne ihm seinen gedachten materiellen Charakter nehmen zu können; so geht hieraus unwidersprechlich hervor, dass der Akt der Zersetzung alsbald hervortreten muss, wenn der Akt der Erhaltungsthätigkeit aufhört. Da nun letzteres erst beim Tode des ganzen Körpers oder eines Theiles geschehen kann, so giebt es mittelbare Zustände, welche zwar mehr oder weniger zur Zersetzung hinneigen, wo aber die Lebensthätigkeit das Verderbte frühzeitig auf entsprechenden Wegen ausscheidet, ehe es, sich selbst überlassen, die Zerstörung weiter ausbreiten kann.

Es giebt eine leicht eintretende und einfache fehlerhafte Beschaffenheit des Blutes, aus welcher, da sie dem Wirken der Erhaltungsthätigkeit Hindernisse entgegenstellt, wie aus einer gemeinsamen Wurzel, mannigfache verderbliche Wirkungen hervorgehen. Ja, wenn jene Beschaffenheit, ohne mit irgend einer Nebenbedingung verbunden zu sein, den höchsten Grad erreicht; so führt sie nicht nur die äusserste Lebensgefahr herbei, sondern wenn sie sich auf irgend einen beträchtlichen Theil des Körpers erstreckt, so wird sie die Ursache eines unvermeidlichen Todes, indem sie durch Unterdrückung der Lebensthätigkeit die Materie des Körpers ihrer ursprünglichen Neigung zur Zersetzung, welche sich besonders im Blute offenbart, preis giebt. Es geschieht dies, wenn das Blut durch seine Konsistenz für die Wirkung der Erhaltungsbewegung völlig unfähig wird, und dadurch das System der Lebensökonomie verletzt, im geringeren Grade wenigstens Störungen derselben erzeugt, indem es die Erhaltungsbewegungen zu stärkeren Anstrengungen veranlasst. Als eine solche einfache und gradweise zunehmende Unfähigkeit des Blutes zum Kreislaufe und zu den Ab- und Aussonderungsbewegungen stellt sich die Verdickung desselben dar, zu welcher es, auch bei übrigens durchaus untadelhafter Beschaffenheit von Natur geneigt ist, da es bei längerer Ruhe gleich der Gallerte gerinnt. Jedoch muss man mit dem gleichförmigen Koaguliren der letzteren nicht das nach erfolgter Abscheidung der flüssigern Theile erfolgende Gerinnen des in sich heterogenen Blutes verwechseln. Da nun diese Gerinnung verhütet wird durch das fortwährende Umkreisen des durch die porösen Theile gepressten und durchmischten Blutes; so kann jener Fehler aus einer blossen Trägheit der Bewegung entspringen, welche ihrerseits durch eine angefangene Verdickung des Blutes noch mehr erschwert werden muss.

Ohne dass also irgend eine äussere Ursache hinzuzutreten brauchte, kann ein Uebermaass von an sich löblichem Blute die zur Erhaltung seiner Konsistenz und seiner Mischung erforderliche Bewegung erschweren. Hierdurch wird dasselbe die substanzielle Ursache mannigfacher Leiden, indem die erschwerten Lebensbewegungen völlig unterdrückt und erstickt werden, theils aber auch durch ihre Steigerung gegen jenen quantitativen und qualitativen Fehler des Blutes ankämpfen. Diese an sich heilsamen Anstrengungen führen aber nicht nur Beschwerden mit sich, sondern es wird auch durch sie die Gefahr nicht geradezu gehoben. Die Beschwerden sind physisch nothwendige Folgen der vermehrten Bewegung, zu deren wohlthätigem Zweck sie unmittelbar nichts beizutragen scheinen. Dahin gehören Veränderungen der Farbe und Wärme, ferner mannigfache, theils gesteigerte, theils ungewohnte Empfindungen, z. B. Spannung, Vibriren, Palpitiren, das Gefühl einer bevorstehenden Zerreissung, einer vermehrten Hitze, welche Empfindungen sowohl wegen der Ungeduld und Angst der Kranken, als wegen ihrer erhöhten Empfindlichkeit ihnen stärker vorkommen, als sie wirklich sind.

Die Gefahr ist eine zweifache, und hängt 1) von der individuellen Beschaffenheit des Leidenden ab, der zufolge die nützlichen Bewegungen, welche im erhöhten Grade und in einem zur Erreichung des heilsamen Zwecks angemessenen Verhältniss von Statten gehen sollten, auf eine verkehrte Weise zu Stande kommen, indem sie zitternd, ängstlich, zaghaft, stürmisch, übereilt und vom Ziel abirrend vollzogen werden. 2) Wie richtig aber auch diese Heilbewegungen geleitet werden mögen, so bleibt doch, zumal zu Anfang, über den Ausgang eine stete Ungewissheit, welche eine wache und furchterfüllte Besorglichkeit, eine Abneigung gegen die auf einen aussergewöhnlichen Gegenstand gerichtete Anstrengung, Unruhe und Ungeduld zur Folge hat. Und zwar treten diese Uebelstände um so gewisser und stärker hervor, je grösser der Kampf, je flüchtiger die günstige Gelegenheit, je gegenwärtiger die Gefahr, je ungewisser der Ausgang ist.

Cullen's Urtheil über Stahl; zur Characteristik beider (nach Idelers Uebersezung):

„Stahl hat sein System ganz offenbar auf der Hypothese erbauet, dass die Kraft der Natur, von der so viel geredet worden ist, gänzlich in der vernünftigen Seele ihren Sitz habe. Er setzt voraus, dass die Seele oft unabhängig von dem Zustande des Körpers wirke; und dass dieselbe, ohne irgend eine von diesem Zustande abhängige physische Nothwendigkeit, blos zu Folge ihres Verstandes, wenn sie die Annäherung der zerstörenden Kräfte, die dem Körper drohen, oder andere in demselben auf irgend eine Art entstehende Unordnungen wahrnimmt, solche Bewegungen im Körper erregt, welche den schädlichen oder gefährlichen Folgen, welche sonst statt finden könnten, entgegen zu wirken geschickt sind. Es werden viele meiner Leser glauben, es wäre kaum nöthig gewesen, eines Systems zu erwähnen, das auf einer solchen auf blosse Einbildung gegründeten Hypothese beruht; allein man bemerkt oft so viel scheinbares Ansehen von Verstand und Absicht in den Wirkungen der thierischen Oekonomie, dass viele berühmte Männer, als z. B. Perrault in Frankreich, Nichols und Mead in England, Porterfield und Simson in Schottland, und Gaubius in Holland die erwähnte Meinung sehr lebhaft behauptet haben, und es verdient daher dieselbe allerdings einige Aufmerksamkeit. Es ist jedoch nicht nöthig, mich hier in eine Widerlegung derselben einzulassen — und ich will nur noch das einzige hinzusetzen — dass wir bei der Annahme einer solchen eigensinnigen Beherrschung der thierischen Oekonomie; als die erwähnten Schriftsteller in einigen Fällen voraussetzen, auf einmal alle physischen und mechanischen Schlüsse, die sich zur Erklärung der im menschlichen Körper vorgehenden Verrichtungen anwenden lassen, zu verwerfen uns genöthiget sehen — diesem zu Folge hätte ich die Stahl'sche Lehre auf einmal verwerfen können; allein es ist schon gefährlich, irgend einen solchen Grundsatz anzunehmen. Denn ich sehe, — dass sowohl Stahl als alle seine Anhänger in ihrer ganzen Praxis sich von ihrem allgemeinen Grundsatze vorzüglich haben leiten lassen. Voll von Zutrauen auf die beständige Aufmerksamkeit und Weisheit der Natur, trugen sie die Kunst vor, Krankheiten durch die Erwartung zu heilen; sie haben daher grösstentheils blos sehr unwirksame und unnütze Arzneien empfohlen, sich dem Gebrauch einiger der wirksamsten Arzneien, dergleichen das Opium und die Fieberrinde sind, eifrig widersetzt, und die allgemeinen Mittel, als z. B. das Blutlassen (?), Erbrechen u. s. w. mit der äussersten Behutsamkeit angewandt. — Wir mögen dasjenige, was man die Wirkungen der Natur zu nennen pflegt, erklären wie wir wollen, so kommt es mir doch vor, als ob die allgemeine Lehre von der die Krankheiten heilenden Natur, die so sehr gerühmte Heilmethode des Hippocrates öfters einen höchst verderblichen Einfluss auf die ausübende Arzneikunst gehabt habe; indem dieselbe die Aerzte zu einer unthätigen oder schwachen Behandlung verleitet, oder macht, dass sie darinnen verharren, und zugleich alle Hülfsquellen der Kunst vernachlässigen oder an dem guten Erfolge derselben verzweifeln. Huxham hat sehr richtig bemerkt, dass diese Methode sogar in Sydenham's Händen die nämlichen Folgen gehabt. Obgleich eine solche gelinde Heilmethode zuweilen das Unglück verhüthen kann, welches verwegene und unwissende Empiriker anrichten können; so ist es doch auch gewiss, dass sie der Ursprung von jener übertriebenen Vorsicht und Furchtsamkeit ist, welche jederzeit dergleichen Aerzte bewogen hat, sich der Einführung neuer und wirksamer Mittel zu widersetzen. Die Schwierigkeiten, welche der Einführung der chemischen Arzneimittel in dem 16. und 17. Jahrhundert entgegengesetzt worden sind, und das bekannte Verbot der medicinischen Fakultät zu Paris in Ansehung des Gebrauchs des Spiessglases, müssen hauptsächlich diesen Vorurtheilen beigemessen werden, welche die französischen Aerzte nur erst ungefähr hundert Jahre nachher aus dem Wege geräumt haben u. s. w."

Herm. Boerhaave.

Einige Proben aus den Aphorismen (entnommen aus der in Gotha 1828 erschienenen Uebersezung):

Von den Krankheiten der festen einfachen Faser.

§. 21. Die, aus der in den Gefässen enthaltenen Flüssigkeit ausgeschiedenen, durch die Lebenskraft und durch Hülfe des feinsten, wässerigen und fetten Schleims gegenseitig an einander gefügten Theile, welche die kleinste Faser bilden, sind die kleinsten, einfachsten irdischen Theile, kaum veränderlich durch jene Ursachen, die im lebenden Körper stattfinden.

§. 22. Darum kömmt in diesen (§. 21), wenn man sie für sich allein betrachtet, keine Krankheit vor, deren Beobachtung und Heilung von Aerzten beschrieben würde.

§. 23. Aber in der kleinsten, aus der Vereinigung jener (§. 21) gebildeten Faser, verdienen folgende einfache Krankheiten betrachtet zu werden: denn sie sind häufig und liegen dem Verständniss der anderen zum Grunde, wenn sie gleich übersehen oder nicht recht erkannt worden.

§. 24. Schwäche der Faser (§. 23) heisst die Vereinigung der kleinsten Theile (§. 21) mit so geringem Streben zum Zusammenhang, dass dieser schon durch jene leichte Bewegung, die in Folge der Gesundheit stattfindet, gelöst werden kann, oder doch durch eine nicht viel stärkere.

§. 25. Dieser (§. 24) gehen voraus: 1) verhinderte Assimilation der Nahrungsmittel in eine gesunde Lebensflüssigkeit; dieses ist die Folge eines zu grossen Verlustes guter Säfte und der zu tiefen Einwirkung der festen Theile auf die flüssigen, oder verhältnissmässig zu grosser Festigkeit des Wesens der Nahrungsmittel gegen die umändernde Kraft im Körper. 2) Zu schwacher Zusammenhang der Theile unter einander (§. 21), welcher aus zu schwacher Bewegung der Flüssigkeiten entsteht, und diese meistens aus Mangel an Bewegung der Muskeln. 3) Zu grosse, dem Zerreissen nahe kommende, Ausdehnung der Faser.

§. 26. Sie bewirkt aber, dass die, aus diesen Fasern (§. 24) zusammengesetzten Gefässe leicht ausgedehnt und zerrissen werden können; träge Wirkung auf die in ihnen enthaltenen Flüssigkeiten, wodurch Geschwülste von den sie ausdehnenden, Fäulniss von den stockenden oder ausgetretenen Flüssigkeiten und die zahllosen Folgen aus der Verbindung von beiden entstehen.

§ 27. Hieraus (§. 24—26) erkennt man die gegenwärtige, zukünftige und vergangene Schwäche der Faser: die Folgen werden vorausgesehen, und die zur Heilung nöthigen Hülfsmittel aufgefunden.

§. 28. Die Heilung wird bewirkt: 1) durch Nahrungsmittel, in welchen der nährende Stoff (§. 21) im Ueberfluss vorhanden ist, und die schon ungefähr so zubereitet sind, wie dieses in einem gesunden und starken Körper geschieht. Milch, Eier, Fleischbrühe, Abkochung eines gut gesäuerten Brodes, herbe Weine sind die hauptsächlichsten. Diese müssen in kleiner Menge, aber oft wiederholt genommen werden. 2) Durch vermehrte Bewegung des Festen und Flüssigen vermittelst Reibungen, Reiten, Fahren im Wagen und zu Schiffe, Spazierengehen, Laufen, körperliche Uebungen. 3) Durch gelindes Zusammenpressen der Gefässe und Zurücktreiben der Flüssigkeiten. 4) Durch vorsichtige und gelinde Anwendung von, durch Säure zusammenziehenden Arzneimitteln, oder von gegohrnen geistigen Mitteln. 5) Durch Alles, wodurch zu grosse Ausdehnung gehoben wird.

§. 29. Schlaffheit der Faser heisst derjenige Zusammenhang der Theile (§. 21) untereinander, der durch geringe Kraft so verändert werden kann, dass die Faser länger wird, als im gesunden Zustande; woraus erhellt, dass dieses eine Art von Schlaffheit (§. 24) ist, dass die Biegsamkeit davon abhängt, und dass Alles dieses aus dem §. 21—28 Gesagten deutlich ist, sowie auch verminderte Elastizität. Denn das Glas, der zerbrechlichste Körper, kann durch Kunst in Fäden gezogen werden, die noch der Spinne an Feinheit übertreffen, der Faden hängt zusammen, er ist biegsam, und kann, ohne zu zerbrechen, ganz leicht in die kleinsten Windungen gebogen werden. Mit der Feinheit wächst die Biegsamkeit.

§ 30. Hieraus beantworten sich auch folgende Fragen: warum wässerige und fette Nahrungsmittel schwache Fasern erzeugen? warum sie bei kalten Naturen, jüngern, ruhig lebenden, im Wachsthum begriffenen schwach sind? Warum erdige und herbe Nahrungsmittel kräftige Fasern erzeugen? Warum diese bei hitzigen und arbeitsamen Menschen stark sind? Warum Elastizität eine Begleiterin der Stärke ist?

§. 31. Zu grosse Starrheit der Fasern ist diejenige Verbindung der kleinsten Theile (§. 21), durch welche diese so fest zusammenhängen, dass sie derjenigen Einwirkung der Flüssigkeiten nicht nachgeben können, welche diesen Widerstand überwinden muss, damit die Gesundheit bestehe.

§. 32. Dieser Zustand (§. 31) folgt auf die Ursachen, welche zur Heilung der schwachen Faser erfordert werden (§. 28), wenn sie zu lange und zu stark in ihrer Wirkung anhalten.

§. 33. Wenn sie aber (§. 31) entstanden ist, so macht sie die Gefässe, die aus diesen Fasern bestehen, weniger biegsam, enger, kürzer, der Bewegung der Flüssigkeiten zu grossen Widerstand leistend, wie hieraus noch weiter folgt. (S. §. 50—53.)

§. 34. Hieraus (§. 31—33) wird das Uebel erkannt, zugleich werden seine Folgen (§. 33) vorausgesehen, und so ist auch die Heilmethode klar.

§. 35 Die Heilung nämlich wird bewirkt: 1) durch wässerige und milde Speisen und Getränke, besonders durch Molke, sehr weiche Gemüsse, verdünnte, nicht gegohrne Mehlspeisen. 2) Durch Ruhe in feuchter, kühler Luft, mit reichlichem Schlaf. 3) Durch wässerige äusserliche und innerliche Heilmittel, warm aufgelegt oder eingenommen, zugleich durch die Anwendung ungesalzener, leichter und milder ölichter Mittel unterstützt.

§. 36. Hieraus ergiebt sich auch, was man unter zu grosser Elastizität zu verstehen hat, und wie sie zu heilen, da sie meist Begleiterin und Folge der zu grossen Starrheit (§. 31) zu sein pflegt;

§. 37. warum bei Knaben, Weibern und Müssigen Schlaffheit, bei Erwachsenen dagegen, bei Männern und solchen, die ihre Kräfte geübt haben, Starrheit der Fasern und aller festen Theile stattfindet; und warum bei getrenntem Zusammenhang eine kräftige Zusammenziehung?

Von den Krankheiten der kleinsten und der grössern Gefässe.

§. 38. Die Krankheiten der kleinsten, aus der Vereinigung, Verwebung, Verwachsung der einfachen Fasern (§. 21. 23) gebildeten, Gefässe entspringen aus denselben Ursachen und haben denselben Charakter und dieselbe Wirkung, und erfordern dieselben Heilmittel; dieses ergiebt sich also aus dem oben (§. 21—38) Gesagten.

§. 39. Die grössern Gefässe, welche aus der Verbindung der kleinsten (§. 38) untereinander durch Vereinigung, Verwebung oder Verwachsung bestehen, sind zwei verschiedenen Arten von Krankheiten ausgesetzt. Die eine Art hängt von den Krankheiten der kleinsten Kanäle (§. 38) ab, aus welchen der grössere zusammengesetzt ist, daher deren Ursprung, Natur, Wirkung und Heilung denen der erstern (§. 38) gleichkommen. Die andere Art aber hängt ab: 1) von der Kraft, womit die Flüssigkeit, welche durch diesen grössern Kanal fliesst, dessen Wände ausdehnt und drückt, welche Wände, aus andern kleinern Kanälen bestehend, durch diesen Druck ihrer Flüssigkeit beraubt und vereinigt werden, und zu einer festen, aber dickern, Faser (§. 21. 23) verwachsen: dasselbe kann auch in den benachbarten kleinen Gefässen geschehen. 2) Von der Flüssigkeit, die mit dem sie enthaltenden Gefässe verwächst.

§. 40. Hieraus ist die Schwäche, Schlaffheit, Stärke, Starrheit, Elastizität der Gefässe, worüber Unwissende Vieles sprechen, deutlich zu verstehen. Und ihre Wichtigkeit verdient eine gründliche Abhandlung.

Von den einfachsten und von selbst entstehenden Fehlern der Säfte.

§. 58. Die in dem lebenden Menschen vorkommenden Säfte bleiben entweder roh, indem sie noch die Natur der eingenommenen Nahrungsmittel beibehalten, oder sie haben durch die Kraft der natürlichen Funktionen und durch Vermischung mit menschlichen Flüssigkeiten einen, unsern Säften ähnlichen Character erhalten.

§. 59. Die erstern (§. 58) sind entweder von Pflanzen oder von andern Thieren hergenommen.

§. 60. Unsere aus mehligen Pflanzen oder aus zeitigen, rohen oder gegohrenen Früchten gebildeten Säfte, wenn sie über unsere Lebenskräfte die Oberhand behalten, nehmen in uns denselben Zustand an, in den sie ihrer Natur nach, wenn sie durch Hitze in Gährung gesetzt worden, versetzt werden. Am häufigsten entspringt hieraus saure Schärfe und fette Klebrigkeit. Das erstere hauptsächlich aus gegohrenen und nicht gegohrenen Stoffen; das andere entsteht aus mehligen Feldfrüchten und Gemüsen, die nicht gegohren und nicht gekocht sind; dahin gehören auch diejenigen, die durch ihr herbes Zusammenziehen die Zähigkeit der Säfte erzeugen.

§. 61. Die dieser sauren Schärfe (§. 60) vorangehenden Ursachen sind: 1) Nahrungsmittel aus mehligen, flüssig-sauern, noch frischen, rohen, noch gährenden oder schon gegohrenen vegetabilischen Theilen. 2) Der Mangel an gutem Blute im Körper, der diese Nahrungsmittel aufnimmt. 3) Schwäche des Fasergewebes (§. 24. 29. 41.) der Gefässe und Eingeweide. 4) Mangel der thierischen Bewegung.

§. 62. Anfangs hat sie ihren Sitz hauptsächlich in den ersten Verdauungswegen, von da geht sie langsamer in das Blut und endlich in alle Säfte über.

§. 63. Sie erzeugt saures Aufstossen, Hunger, Schmerz im Magen und im Unterleibe, Blähungen, Krämpfe, Trägheit der Galle und verschiedene Veränderungen in derselben, sauern Milchsaft, sauer riechende Exkremente. Dieses sind die Wirkungen der Säure im Magen und in den Eingeweiden.

§. 64. Im Blute erzeugt sie Blässe, säuerlichen Nahrungssaft; daher bei den Weibern saure oder vielmehr zu leicht sauer werdende Milch, sauern Schweiss, sauern Speichel; daher Jucken, Verstopfungen, Ausschläge, Geschwüre, zu rasches Gerinnen der Milch, vielleicht auch des Blutes selbst, wodurch es zum Umlauf weniger fähig wird, dann Erregung des Gehirns und der Nerven; daher Krampf, gestörter Umlauf und der Tod erfolgen.

§. 65. Aus dem Gesagten (§. 60—65) erkennt man die gegenwärtige, zukünftige und da gewesene Neigung zur Säure; ihre Wirkungen lassen sich durchaus vorher sagen, und ihre Heilung wissen.

§. 66. Die Heilung wird bewirkt: 1) durch thierische und vegetabilische, der Säure entgegengesetzte, Nahrungsmittel. 2) Durch, dem guten Blute ähnliche Säfte von Raubvögeln. 3) Durch stärkende Mittel. 4) Durch starke Bewegung. 5) Durch Arzneimittel, welche die Säure aufsaugen, verdünnen, einhüllen und verändern.

§. 67. Die Auswahl, Bereitungsart, Gabe und zeitgemässe Anwendung dieser Mittel, beurtheilt der Arzt aus der Erkenntniss des Uebels, dessen Sitz, dem Zustande des Kranken u. s. w.

§. 68. Hieraus erhellt, warum diese Krankheit Knaben, Trägen, Jungfrauen, Armen und gewissen Künstlern so gemein ist.

§. 69. Der aus dem Pflanzenreiche entspringende fette Kleber hat als vorhergehende Ursachen: 1) rohe, mehlige, herbe unreife Nahrungsmittel. 2) Mangel eines guten Blutes. 3) Schwäche der Gefässe, der Eingeweide, der Galle. 4) Verminderte thierische Bewegung. 5) Verflüchtigung der flüssigeren Theile durch die erschlaffenden absondernden Gefässe. 6) Zurückhaltung der festeren Bestandtheile durch die Schwäche der aussondernden Gefässe.

§. 70. Er entsteht zuerst in den ersten Wegen der Verdauung, sodann im Blute und endlich in den übrigen, hieraus entspringenden Flüssigkeiten.

§. 71. In den ersten Wegen bewirkt er Niederlage des Appetits; Gefühl von Vollheit; Ekel; Erbrechen; Unverdaulichkeit der Nahrungsmittel; Trägheit der Galle, deren Verdickung und Mangel; Erzeugung von Schleim im Magen und in den Eingeweiden; trägen und geschwollenen Leib, Hindernisse in Bereitung, Vollendung und Absonderung des Nahrungssaftes.

§. 72. Im Blute erzeugt er Zähigkeit, Blässe, Stockung; in den Gefässen Verstopfungen, Verwachsungen, blassen, kaum riechenden Urin; zähen Speichel; weisse Geschwulst; verbinderte Absonderungen; Mangel an feineren Theilen; dadurch bewirkt er Verwachsung der kleinsten Kanäle.

§. 73. Dadurch werden die Verdauung, der Umfluss, die Ab- und Aussonderungen, die natürlichen thierischen und Lebens-Verrichtungen sämmtlich gestört, worauf Erstickung und Tod erfolgt.

§. 74. Hieraus (§. 69—73) erhellt die Erkenntniss (Diagnose), die Vorhersage (Prognose) und das Ursächliche (Anamnesis) dieser Krankheit, und was zu ihrer Heilung angezeigt ist, ist nicht mehr in Dunkel gehüllt.

§. 75. Die Heilung wird bewirkt: 1) durch den Genuss von gut gegohrenen, mit Salz und Gewürz bereiteten, Speisen und Getränken. 2) Durch Brühen von Geflügel. 3) Durch Stärkung der Gefässe und Eingeweide. 4) Durch vermehrte Bewegung. 5) Durch verdünnende, auflösende, reizende, gallenähnliche, seifenartige Mittel. 6) Durch Reiben, Wärme, Baden, Blasen ziehende Mittel. Uebrigens werden die innern Theile des Körpers mit klebrigen, dicklichen, käsigen, schleimigen, lehmigen, wachsähnlichen, erdigen, schaumigen, steinigen, weinsteinartigen, entzündetem Serum, polyposen, honiggeschwulstähnlichen, speckigen, dicken, breigeschwulstartigen und skirrhosen Concrementen angefüllt. Ganz vorzüglich muss man sich hüten, dass man nicht den gutartigen, natürlichen, erweichenden, schlüpfrigmachenden, vertheidigenden Schleim, der den Augen, den Augenlidern, der Nase, dem Munde, dem Schlund, der Kehle, dem Magen, den Eingeweiden, dem Becken, den Harnleitern, der Harnblase, der Harnröhre, den schleimigen Scheiden der Sehnen, den Gelenken, der Speiseröhre, der Luftröhre, den Bronchien zu nöthigem Gebrauch gegeben worden, mit einer krankhaften Schleimmasse verwechsele. Ein Irrthum, der bei Unwissenden und Afterärzten nur zu häufig vorkömmt.

§. 76. Einige Pflanzen sind überfüllt mit einer Materie, die, von selbst in Verderbniss übergegangen, nicht sauer wird noch gerinnt, sondern in eine flüchtige, stinkende Masse, fettes Alkali, aufgelöst wird; dergleichen sind fast alle gewürzreichen, sehr scharfen Pflanzen. Diese werden zwar selten in so grosser Menge eingenommen, dass sie allein eine Krankheit hervorbringen könnten; wo dieses aber der Fall sein sollte, da wird sie zu den, vom scharfen öligen Alkali entstehenden gehören.

§. 77. Die aus den thierischen Theilen bereiteten Flüssigkeiten sind verschieden: 1) nach der Verschiedenheit der Nahrung, von welcher sich die Thiere erhalten; 2) nach der Verschiedenheit des Theils, welcher verzehrt wird.

§. 78. Denn die Thiere, die von Kräutern und Wasser leben, haben einen säuerlichen, oder wenigstens leicht säuerlich werdenden, Milchsaft, und auch eine solche Milch; was in uns, indem es seiner Natur folgt, einen, dem Pflanzenstoffe sehr ähnlichen Nahrungssaft hervorbringt (§. 61—76), und eine träge, gepresstem Käse ähnliche Masse in den ersten Wegen erzeugt; dieses ist eine besondere Art dieser klebrigen Materie.

§. 79. Diejenigen Thiere, die sich von andern Thieren nähren, haben alle zu alkalischen Veränderungen mehr geneigte Säfte.

§. 80. Wenn die Nahrungsmittel durch die Kraft unseres Körpers (§. 58) schon in solche Flüssigkeiten verwandelt sind, wie sie nach vierundzwanzigstündiger Enthaltung von Speise und Trank im gesunden und kräftigen Körper gefunden werden: so nehmen sie, wenn sie dann der Ruhe und der Wärme überlassen, oder auch wenn sie stark bewegt werden, überall dieselbe Natur der anfangenden Fäulniss an.

§. 81. In den Nahrungsmitteln aber aus andern Thieren ist sogleich, noch vor der unserm Körper beizumessenden Veränderung, jene Neigung zur Fäulniss von selbst vorhanden.

§. 82. Diese Fäulniss (§. 80. 81) bedeutet denjenigen Zustand der Säfte, wo sie viel Wasser ausdampfen; wenn die verdünnte Salzmaterie ihrer sauern Theile beraubt oder auch verändert, und von ihrer Erde und von ihrem Oele getrennt wird: so wird sie scharf, flüchtig und alkalisch; der übrige Theil, um einen Theil dünner, wird gleichfalls seiner Erde beraubt, mit jenem scharfen Salze gemischt, scharf, flüchtig und stinkend; den andern Theil des Oels aber, auf das innigste mit der ihres Wassers, Salzes und Oeles beraubten Erde vermischt, geht in eine schwarze, dicke, unbewegliche Masse über.

§. 83. Insekten, Fische, Amphibien, fliegende, kriechende, gehende, schwimmende Thiere, Menschen endlich neigen von selbst ihrer eigenen Natur nach immer zu dieser Fäulniss (§. 82) hin; niemals werden sie in saure Veränderung übergehen.

§. 84. Die dieser Fäulniss (§. 82) vorangehenden Ursachen sind: 1) aus anderen Thieren genommene Speisen, ausgenommen Milch von Gras fressenden Thieren (§. 78), besonders Speisen von Insecten, Fischen, Raubvögeln, Alkali enthaltenden Pflanzen. 2) Ueberfluss von gutem Blute, oder wenn es schon der Fäulniss nahe ist. 3) Grosse Stärke der Gefässe und Eingeweide (§. 50—54), Galle. 4) Stockung oder zu grosse Erregung von zu träger oder zu starker thierischer Bewegung. 5) Grosse, zu lange und zu viel auf den Körper wirkende Wärme.

§. 85. In den ersten Wegen erzeugt sie Durst, Mangel an Appetit, ranziges Aufstossen, fauligen und verdorbenen Geruch, bittere und faulige Unreinigkeiten im Munde, auf der Zunge, an dem Gaumen, Ekel, Erbrechen einer fauligen, galligen Masse, Widerwillen gegen Alles, ausgenommen gegen wässerige und säuerliche Dinge, faulige Cruditäten, gallige Diarrhoe, entzündliche Leibschmerzen, das Gefühl einer beschwerlichen Hitze.

§. 86. Im Blute erzeugt sie dessen faulige Auflösung; eine alkalische, ölige, flüchtige Schärfe; Unfähigkeit zum Nähren; Neigung zum Verzehren; Zerstörung der kleinsten Gefässe; daher stört, verschlechtert, vernichtet sie alle Funktionen der festen und flüssigen Theile, wonach der Kreislauf, die Absonderung und Aussonderung verändert werden; hierauf folgen hitzige Fieber, Fäulniss des Urins und aller Absonderungen, Entzündung, Eiterung, heisser und kalter Brand, Tod.

§. 87. Hieraus (§. 76. 79—86) ergiebt sich deutlich die Diagnose, die Vorhersage und die Heilmethode dieser Krankheit.

§. 88. Diese wird bewirkt: 1) durch schnell sauer werdende oder schon sauere Speisen und Getränke, wie mehlige in Wasser gekochte, oder schon im Beginnen der Gährung zubereitete Substanzen; Milch, deren vegetabilische Bestandtheile, frühzeitige Gartenfrüchte, deren rohe Säure oder gegohrene, weinige oder essigähnliche Säfte. 2) Durch säuerliche Arzneimittel, die aus rohen oder gegohrenen Pflanzenstoffen bereitet, oder aus Salzen und Schwefel, die mit Hülfe des Feuers in Säuren verwandelt worden sind. 3) Durch salzige Mittel, die das Alkali aufsaugen, wie Steinsalz, Seesalz, Salpeter. 4) Durch verdünnende wässerige Getränke. 5) Durch gelind einhüllende Mittel, wie mehlige, vegetabilische Emulsionen oder Abkochungen; auch die sehr gerühmten Erden (Boli), die aus einer balsamischen säuerlichen und klebrigen einhüllenden Masse bestehen. 6) Durch seifenartige, reinigende, öligsäuerliche Mittel, Sauerhonig und säuerliche Seifen. 7) Durch Ruhe, Schlaf, Dampfbäder und Bähungen.

§. 89. Daraus geht hervor, warum es gut ist, wenn saueres Aufstossen auf fauliges folgt; warum den welchen Genesenden der Geschmack des Salmiaks beschwerlich ist; warum der säuerlich riechende Schweiss in hitzigen Krankheiten heilsam ist; welche Schärfe sauer, welche alkalisch, gallig, ölig ist; welche Krankheiten im eigentlichen Sinne faulig genannt werden können; warum diese hauptsächlich die stärksten und die vollblütigen Menschen befallen. Auf die Frage: ob im lebenden Menschen wahrhaftig alkalische Säfte gefunden werden, antworte ich aus Erfahrung, dass dieses höchst selten der Fall ist. Lange in der Blase zurückgehaltener, oder in einem schwammigen Stein aufgesogener Urin, kann vielleicht zuweilen so verändert werden. Ausserdem erfolgt vorher der Tod, indem die schwammigen Enden der lebendigen Theile durch die, noch nicht in Alkalien übergegangenen, Schärfen zerstört worden sind.

§. 90. Daraus geht endlich auch hervor, welcher Schade aus zu starkem und zu schwachem Umlauf der Flüssigkeiten entsteht, und wie dessen Wirkung, nach der Verschiedenheit des Ortes, wo er stockt, und der Flüssigkeiten, worauf er wirkt, verschieden ist, und welcher Nachtheil von Stockungen oder ausgetretenen Säften entsteht. Demnach ist auch die Entstehung des zähen Leims nicht mehr dunkel, wodurch unsere Säfte dicker und schwerer beweglich werden; wenn durch langes Kochen aus thierischen Substanzen bereitete, gesättigte Abkochungen in zu grosser Menge verzehrt werden; oder auch, wenn Bedeckungen der Thiere und deren zähe und klebrige Extremitäten zu begierig und zu lange genossen werden; denn hieraus entsteht eine andere Art von Schleim, verschieden von dem schon im §. 75 angeführten.

Von der Verstopfung.

§. 107. Verstopfung ist die Verschliessung eines Kanals, welche der durchfliessenden, gesunden oder kranken, Lebensflüssigkeit den Durchgang verbietet; entstanden, wenn die durchfliessende Masse die Weite des durchlassenden Gefässes überschreitet.

§. 108. Sie entsteht aus der Engigkeit der Gefässe, aus zu grosser Menge der flüssigen Masse, oder aus der Verbindung von beiden.

§. 109. Die Verengerung des Gefässes entspringt durch äusserliches Zusammendrücken, eigene Zusammenziehung, oder Vermehrung der Dicke der Häute des Kanals selbst.

§. 110. Die Masse der Theile wird vermehrt durch Verdickung der Flüssigkeit oder Verwechselung des Ortes.

§. 111. Aus beiden aber vom Zusammenwirken beider Ursachen (§. 109. 110).

§. 112. Die Gefässe werden von aussen zusammengedrückt:
1) Von einer in der Nähe befindlichen Geschwulst, plethorischen, entzündeten, eiterigen,

skirrhösen, kreisigen, ödematösen, balgeschwulst-, grütz-, brei-, horiggeschwulst-, hydatidenartigen, aneurismatischen, varikösen, knochenartigen, schleimigen, steinigen, callösen Ursprungs.

2) Von zerbrochenen, verrenkten, verbogenen oder auseinandergezogenen, harten Theilen, welche die nachgiebigen Gefässe zusammendrücken.

3) Von jeder Ursache, welche die Gefässe zu sehr zieht und ausdehnt, es sei nun durch Geschwulst, oder den Druck eines, ausserhalb seines ihm zukommenden Ortes gelegenen Theiles, oder von einer äusserlichen ziehenden Gewalt.

4) Von äusserlich zusammen drückenden Ursachen, wohin enge Kleider, Binden, die Last des auf einem Theil ruhig aufliegenden Körpers, Bänder u. s. w. gehören, Bewegung, Reibung, Andrücken eines Theiles gegen andere Körper.

§. 113. Die vermehrte Zusammenziehung des Gefässes, besonders der Spiralfasern, auch der Längenfasern, verengert die Höhle desselben, und sie entsteht: 1) von jeder Ursache, welche die Elastizität der Fasern, des Gefässes, der Eingeweide vermehrt (§. 31, 36, 40, 50, 51.) 2) Von der Anschwellung der zu sehr angefüllten, kleineren Gefässe, aus deren Verflechtung die Wände und die Höhlungen der grösseren gebildet werden. 3) Von der Verminderung der die Gefässe ausdehnenden Ursache, sie sei nun Leere oder Schwäche: daher die zerschnittenen Kanäle die ihnen angehörigen Flüssigkeiten in Kurzem anhalten.

§. 114. Die Dicke in der eigenen Haut des Gefässes wird vermehrt: 1) durch jede Geschwulst (§. 112. Nr. 1), die in derjenigen Gefässen ensteht, die vereint und verwebt eine Haut bilden. 2) Durch ebendaselbst entstandene knorpelige, häutige, knochige Anschwellung (§. 51).

§. 115. Die Grösse der flüssigen Theile, so dass sie nicht durchdringen können, wird vermehrt: 1) durch Veränderung der runden Gestalt in eine andere, welche die Oeffnung des Gefässes, in das sie eindringen sollen, an Grösse übertrifft. 2) Durch die Vereinigung mehrerer, früher getrennter, Theile in eine Masse.

§. 116. Die Gestalt wird hauptsächlich verändert, wenn der von allen Seiten gleichförmige Druck gegen das Atom (Molecula) aufhört, das seiner eigenen Spannkraft überlassen bleibt, d. h. wenn die Bewegung träger wird durch Erschlaffung der Gefässe oder verringerte Menge der Flüssigkeit.

§. 117. Die Atome (Moleculae) werden verdichtet durch Ruhe, Kälte, Frost, Austrocknung, Wärme, heftig bewegten Blutumlauf und stark drückende Gefässe, durch saures, herbes, spirituöses, absorbirendes Gerinnsel (Coagulum), durch Zähigkeit und Fettigkeit.

§. 118. Wegen Verirrung sind die flüssigen Theile unfähig durchzudringen, wenn ein Körperchen in die erweiterte Mündung eines kegelförmigen Kanals eindringt und nun nicht mehr durch das viel engere Ende hindurch kann. Vollblütigkeit, vermehrte Bewegung, Ausdehnung der Flüssigkeit, Erschlaffung des Gefässes erzeugen vor allen diese Erweiterung; besonders wenn auf diese vorausgegangenen Umstände plötzlich das Gegentheil davon erfolgt.

§. 119. Hieraus erhellen die Ursachen und die Natur einer jeden Verstopfung.

§. 120. Wenn diese im lebenden Körper entstanden ist, so hindert sie den Durchgang der flüssigen Materie; sie hemmt die übrige dagegen dringende Masse; sie hebt ihre Thätigkeit auf; sie presst die dünneren Theile aus; verdichtet die dickeren; dehnt das Gefäss aus; erweitert, verdünnt es, löst es auf; verdickt die stockende Flüssigkeit; hebt die in ungestörter Flüssigkeit begründeten Verrichtungen auf; entleert die damit zu befeuchtenden Gefässe und trocknet sie aus; vermindert die Weite der Gefässe gegen die durchzulassende Flüssigkeit; vermehrt die Menge der Flüssigkeit und die Schnelligkeit ihrer Bewegung in den freien Gefässen; und erzeugt daher alle hiervon abhängigen Uebel.

§. 121. Daher sich jene Wirkungen (§. 120), je nach der Verschiedenheit des verstopften Gefässes und der verstopfenden Materie, mit verschiedenen Erscheinungen zeigen.

§. 122. In den blutführenden rothen arteriellen Gefässen entsteht die Entzündung erster Art; in den serösen gelben arteriellen Gefässen entsteht die rothe Entzündung durch Verirrung des Ortes, oder die heisse gelbe, jenen Gefässen, als gelbe, eigenthümliche; in den arteriellen lymphatischen erweiterten Gefässen entsteht die gelbe Entzündung der zweiten Art durch Verirrung des Ortes, oder die durchsichtige, hitzige, diesem Gefäss eigenthümliche; in den grösseren arteriellen Lymphgefässen erzeugt sich die hitzige Wassergeschwulst, in den kleineren Schmerz ohne sichtbare Geschwulst; andere Erscheinungen zeigen sich in den fettführenden, knöchernen, markigen, Galle bereitenden, nervigen Theilen.

§. 123. Wer aber den Sitz, die Natur, die Materie, die Ursachen, die Wirkungen der Verstopfungen, die bisher (§. 107—123) aufgezählt worden, kennt, dem werden die Zeichen, aus welchen die erfolgende und die vorhandene Verstopfung erkannt wird, nicht unbekannt sein.

§. 124. Und nach Erkenntniss ihrer Verschiedenheit, wird es nicht schwer sein, die einer jeden zukommende Heilmethode zu bestimmen.

§. 125. Denn die, welche von einem äusseren Druck (§. 112) entspringt, erfordert die Entfernung der Ursache, die, wo sie möglich, aus der folgenden Beschreibung derselben herzunehmen ist.

§. 126. Diejenige aber, welche von der vermehrten Zusammenziehung der Fasern entsteht, wird aus den Zeichen erkannt, welche die übermässige Zusammenziehung der Eingeweide, der Gefässe, der Faser kund geben (§. 34. 36. 40. 50. 53.); bei der, wo die Zusammenziehung aus der zweiten Ursache (§. 113. Nr. 2.) entsteht, sind die Zeichen durch die ihrer Ursache deutlich; sowie auch die, die wir der vorhergegangenen Entleerung zugeschrieben haben (§. 113. Nr. 3).

§. 127. Diese Verstopfung (§. 113. 126.) wird geheilt: 1) durch Mittel, welche die zu grosse Zusammenziehung der Faser, des Gefässes, des Eingeweides vermindern (§. 35. 36. 38. 54. 55.). 2) Hauptsächlich wenn ihre Wirkung unmittelbar auf die leidende Stelle selbst angewendet werden kann, welches besonders mit Dämpfen, Bähungen, Bädern, Salben, der Fall ist. 3) Durch solche Mittel, welche die überfüllten kleinen, die Membranen zusammensetzenden, Gefässe entleeren. Dahin gehören entleerende Mittel im Allgemeinen; aber vorzüglich, wenn sie auf jene Gefässchen unmittelbar wirken, wie die erschlaffenden, auflösenden, zertheilenden, abspühlenden, ausleerenden Mittel. 4) Durch solche, welche eine entstandene Verhärtung der Häute (Callosität) zertheilen.

§. 128. Die Art von Verstopfung aber, welche aus dieser Ursache entstanden ist, kann nur selten, wenn überhaupt jemals, geheilt werden. Erweichende und erschlaffende Mittel sind die vorzüglichsten. Hieraus erhellt die unvermeidliche Nothwendigkeit des Todes und die grosse Schwierigkeit, durch Arzneimittel ein langes Leben zu erhalten.

§. 129. Die Unfähigkeit der Flüssigkeiten, durch die Gefässe hindurch zu fliessen, die aus dem Verlust der runden Gestalt entspringt, wird aus ihren eingesehenen Ursachen (§. 116) erkannt, da diese meistens in die Sinne fallen.

§. 130. Geheilt aber wird sie durch solche Mittel, welche jene Gestalt wieder herstellen. Dergleichen sind solche, die die Bewegung durch die Gefässe und Eingeweide vermehren, wie die reizende und stärkende Mittel; sodann auch beschleunigte thierische Bewegung.

§. 131. Die verdickte zusammengetretene Masse der Flüssigkeit, da sie aus sehr verschiedenen Ursachen (§. 117) entstehen kann, erfordert auch, je nach ihrer Entstehung, verschiedene Mittel und verschiedene Heilmethoden; welche Verschiedenheit auch in den einzelnen Krankheiten untersucht werden, und die angezeigten Hülfsmittel und die Art ihrer Anwendung angeben wird.

§. 132. Im Allgemeinen werden zusammen getretene Massen aufgelöst: 1) durch wechselsweise Bewegung des Gefässes. 2) Durch Verdünnung. 3) Durch Einführung, Zumischung und Mitbewegung einer auflösenden Flüssigkeit. 4) Durch Entfernung der verdickenden Ursache.

§. 133. Die wechselsweise Bewegung in dem Gefässe wird bewirkt: 1) durch solche Mittel, welche die, die Gefässe ausdehnende, Ursache verringern, wie die Aderlässe. 2) Durch solche, welche die Gefässe stärken (§. 28. 29. 45—47. 49.) 3) Durch Reiben und Muskelbewegung. 4) Durch Reizmittel.

§. 134. Auflösend wirkt das Wasser, vorzüglich das warme, wenn es getrunken, eingespritzt, in Dampfform angewendet wird, und wenn es dann zu den Theilen gelangt, wo es auflösen soll. Dahin gehören die ableitenden, anziehenden, forttreibenden Mittel.

§. 135. Verdünnende Mittel sind: 1) Das Wasser. 2) Seesalz, Steinsalz, Salmiak, Salpeter, Borax, fixes und flüchtiges Alkali. 3) Natürliche, künstliche, russige, flüchtige Seifen aus Alkali und Oel. Galle. 4) Quecksilberpräparate. — Diese werden durch ableitende, anziehende, forttreibende Mittel an die nöthigen Orte hingeführt.

§. 136. Die Gerinnen machende Ursache wird entfernt durch die Anziehung eines andern, stärker anziehenden Mittels. So werden Säuern, auch Oele von Alkalien u. s. w. angezogen, was hauptsächlich durch chemische Versuche gefunden wird.

§. 137. Da aber eine Flüssigkeit, wenn sie an einen, ihr fremden Ort getrieben wird, nicht durchdringen kann und dadurch Verstopfung erzeugt: so entstehen dadurch viele hartnäckige Krankheiten, daher dieses Uebel genau erwogen zu werden verdient.

§. 138. Wir wissen, dass dieses geschehen ist, wenn uns bekannt ist: 1) dass die Ursachen davon (§. 118), die oft sichtbar genug sind, vorausgegangen. 2) Dass hierauf diesen entgegen wirkende, gefolgt sind. 3) Wo wir deutlich die Wirkungen davon sehen. (§. 120—122.)

§. 139. Es ist auch leicht vorauszusehen, was aus diesem vorhandenen Uebel folgt, durch dasjenige, was §. 120—123 erläutert wurde.

§. 140. Die Heilung wird bewirkt: 1) indem durch rückgängige Bewegung das Stockende in die grössern Gefässe zurückgetrieben wird. 2) Durch Auflösung desselben. 3) Durch Erschlaffung der Gefässe. 4) Durch Eiterung.

§. 141. Das Stockende wird zurückgebracht: 1) durch Ausleerung der Flüssigkeit, die das Stockende drängt, vermittelst grosser, schneller Blutentziehung, wonach es durch den Druck des zusammengezogenen Gefässes zurückgetrieben wird. 2) Durch Reibung des Gefässes von seinem Ende gegen seinen Anfang.

§. 142. Das Stockende wird aufgelöst durch die oben (§. 133—137) angegebenen Mittel.

§. 143. Die Gefässe werden erschlafft durch die (§. 35. 36. 54.) vorhergenannten Mittel.

§. 144. Von der Eiterung wird in der Geschichte der Entzündung gehandelt werden.

Gorter's systematische Eintheilung der Krankheiten:
Partes corporis humani distinguuntur in solida et liquores.
I. Morbi solidorum referuntur ad simplicem cohaerentiam, sensum, motum.
  A. Morbi simplicis cohaerentiae referuntur ad nexum, actionem physicam et causas mutantes.
    1. Nexus ille est firmior, debilior, solutus.
      a. Firmior nexus distinguendus robore cohaerentiae majore, rigiditate.
      b. Debilior nexus continet debilitatem et fragilitatem, laxitatem.
    2. Actio physica complectitur elasticitatem, inertiam, robur contractilitatis majus, flaccidam fibram et contractionem minorem.
    3. Causae mutantes reducuntur ad extensionem seu elongationem, adductionem seu compactum, siccitatem, humiditatem vel uliginem.
  B. Sensus continet nervos et spiritus, sensus in genere, dolores.
  C. Morbi ex motu dividuntur in motum minorem seu languidiorem, motum majorem seu fortiorem.
    1. Motus minor distinguitur in motum solidorum languidum, tremorem, debilitatem, paralysin.
    2. Motus major continet motum oscillatorium majorem, mobilitatem solidorum, singultum, palpitationem cordis et aliarum partium, horrorem et rigorem, convulsionem seu spasmum.
II. Morbi liquorum referuntur ad quantitatem, qualitatem, motum.
  A. Quantitas absolvitur cognitione sanguinis fluxus, mensium purgationis, mensium suppressionis, hydropis, urinae.
  B. Qualitatis vitia referuntur ad totam massam, unicam tantum particulam.
    1. In tota massa proponuntur: putredo, salia et acrimonia salina, cruditas et austeritas, visciditas et pituita, lentor seu diathesis phlogistica, coagulatio et polypus, crassitudo, tenuitas.
    2. In una particula acrimonia.
  C. Motus vel est auctus, minutus, turbatus:
    1. in motu aucto inflammatio, abscessus, calor corporis.
    2. in motu minore frigus corporis.
    3. in motu turbato febris.

Eine Krankengeschichte de Haën's: de singulari modo respirationis, et motus cordis (aus der Ratio medendi Part. II. cap. 8.)

Erat 43 annos natus, rudiori assuetus labori, 30 abhinc annis spinam ventosam ad dextram claviculam passus; quae hucusque quovis biennio aut triennio recrudescens, festucas osseas ejicere solebat; caetera sanus.

Anni octo elapsi erant, cum a valido ligno resiliente femur sinistrum contunderetur, attamen sine ullo mali relicto vestigio penitus sanesceret. Septem vero abhinc mensibus denuo gravi ligno sinistram coxam contusus, male habuit; bimestri tamen spatio hortulani continuans labores, demum se quieti dedit. Postquam tumore sinistri femoris per sex menses male habuisset, disparnit tumor omnis, cessavitque dolor, et sensim femur dextrum tumere ac dolore inchoat. Hunc tumorem, mensis spatio passus, nobis exhibuit pure refertus. Aperto eo tres unciae puris effluxere, immissus vero stylus sinuosum ulcus ostendit.

Postquam quatuor ab apertura diebus se optime habuisset, sublata eum peripneumonia prehendit, pure quamvis rite ex ulcere fluente: hanc iterata missio sanguinis, penitus phlogistici, et idonea remedia, ad quartum diem egregie solverunt: ita ut cum respiratione non impedita, semper dein miti febre continua remittente laboraret, et appetitu perpetuo bono gauderet; donec demum colliquante diarrhoea, ichoris ex ulcere effluxu, immobilitate affecti cruris, urinis denique tum colore, tum crassamento, fuscis, difficilique respiratione praepressis, moreretur.

In cadavere clavicula et tumens, et exesa hinc inde; caeterum nihil in tota vicinia mali. Os femoris laevum, bis contusum, vera mali origo et sedes, integerrimum fuit. Os autem femoris dextri, ad quod decem ante mortem septimanis materiae metastasis facta erat, orbum periosteo totum, scabrum et erosum; acetabulum sine cartilagine, sine periosteo, sine glandula: ipsaque theca ligamentosa ad acetabulum magnam partem consumta.

In jejuno intestino susceptio notabilis quatuor pollices longa, multum quamvis corrugata, cum parte superiore in inferiorem prolapsa; mox parvae duae aliae ibidem, binaeque similes, sed inverso ordine, in duodeno. Colon a dextro latere medium ventrem emensum, ubi se hepati pluribus ligamentis affixerat, replicuit sese ad spithamae longitudinem versus dextrum latus, indeque reflexum, lienem petebat, sub quo ingenti formato sacco, solitam deinceps viam absolvebat.

Thoracem rimatus, pulmones ita nexos inveni, ut simile quid nec viderim, nec legerim unquam. Nam non fuit in toto thorace, universoque pulmonum in ambitu, vel unicum punctum a cohaesione liberum. Quippe cohaerebat pulmo cum tota pleura, cum universo diaphragmate, integro cum pericardio, sternoque. Modus autem cohaerentiae adeo firmus erat, ut nemo nostrum, citra dilacerationem, vel minimam solvere portionem posset.

Connectebant enim eosdem tenacissima, non dilatabilis, et ubi vi partes a se invicem distrahebantur, vix semilineam crassa, cellulosa membrana. Imo toto sinistro in latere, tenacitatis cellulosae loco, vera reperta sarcosis; veluti si pleura degenerasset in crassissimam carnem rubram, insertam alte in pulmonum substantiam, ab eaque inseparabilem lobi quoque omnes inter sese eadem tenacissima cellulositate coivere.

Sed nihil mirabilius contemplatione cordis. Ut enim pericardium omni in puncto arctissime unitum cum pulmonibus erat, ut jam dixi, ita interno pariete suo, ope ejusdem tenacissimae texturae cellulosae, tam firmiter cum corde, ejusque auriculis, sinibus, ac vasis majoribus omnibus concreverat, ut solvere nemo, nisi lacerando, posset. Praeterquam quod crassus saccus, ceu nova genitura, aortae ad pollicem latum undique, firmitorque, circumcretus, et intime connatus, reperiretur. Cavum sinistrum cordis circiter solitam, dextrum vero vix quartam partem solitae crassitudinis habebat.

Porro nemo nostum vidit hominem hunc laboriose respirantem, cum 4 Martii hujus, quem vivimus, anni, circiter 50 gradus conscenderet, consilium, cum caeteris adventantibus pauperibus, petiturus. Nec vitiose respiravit quatuor primis diebus, uti neque post peripneumoniam curatam, nisi sub mortem. Respiratio tantum fuit naturali brevior, pulsusque naturali paulo celerior ac debilior, vix tamen inaequalis.

Homo ergo hic cohaesionem habuit, cui forte similis non visa unquam: attamen non subita, sed lenta morte, cujus causae aliunde notae, periit.

Sed consideremus jam actionem cordis. Cor hoc cum auriculis, ac sinibus, vasisque majoribus, intra pericardium plane immobile fuit; idque non partim ut pluries vidi, sed ubique locorum, concretione valida, vi tantummodo dilaceranda.

Si igitur hic contemplemur totum thoracem, pleuram, diaphragma, pulmonem, pericardium, cor, vasa majora, mediastinum, non fuisse nisi unicum solidum, quomodo actiones viscerum vitalium horum explicabimus? Si quis cogitaverit musculosam osseamque fabricam thoracis dilatasse thoracem, aëra in dilatatos pulmones intrasse, laxatis iterum musculis dilatantibus, thoracis capacitatem hinc imminutam aëra expulisse, et hac ratione quandam exercitam fuisse respirationem; respondeo ejusmodi respirationem si possibilis fuisset, longe sane laboriosiorem observari debuisse, quam eandem nos omnes in hoc homine observaverimus.

Sed praeterea, quis cordis motum explicabit? An tota concreta massa dilatata, cor quoque dilatatum fuerit?

Tunc semel modo in singula respiratione impleri, ac depleri potuit; dum naturaliter quater, quinquies, in singula respiratione pulset. Sed homo habuit semper, etiam usque ad finem vitae, pulsum celeriorem, non palpitantis, sed evacuantis se cordis, argumentum. Si aorta arteria in singula respiratione semel modo dilatata et angustata fuit, cur per suos in carpo ramos potuit, v. g. in febre peripneumonica, frequentes producere pulsus?

Sane quocumque modo rem examino, volvo, ac revolvo, non invenio nisi ubique insuperabiles mihi difficultates; cohaerentia enim descripta notas cujusdam vetustatis habet, ob idque comunes physiolgicas regulas repudiat.

An ergo etpraeter, et contra, communes leges naturales homo vitam vivere possit? Noster vixit, ergo potuit.

Stoll. Ueber verschiedene Formen von Pleuresie.

Der Arzt ist oft zweifelhaft, ob er eine gallichte, oder inflammatorische, oder eine aus beyden zusammengesetzte Pleuresie vor sich hat. Man muss, um sichere Unterscheidungszeichen zu haben, auf folgendes Rücksicht nehmen.

1) Was für eine Epidemie zu der Zeit herrscht.
2) Man muss die oben erzählten Symptome der Brustkrankheiten im Gedächtniss haben.
3) Es lässt sich vieles aus dem vorhergehenden Gesundheitszustand erklären. Die wahre entzündliche Pleuresie befällt bisweilen unverhoft die stärksten Personen. Die unächte gallichte Pleuresie hat einen langsamen Gang, und ist schon lange vorher aus den Zeichen der Verderbniss des Magensystems erkennbar.
4) Diese letztere greift hauptsächlich Leute an, die rohe Nahrungsmittel geniessen, einen sehr schwachen Magen haben, und von gallichtem Temperament sind.
5) In der unächten Pleuresie vermehrt sich der Schmerz selten während des Athemholens, da bey der wahren alles Husten und Einathmen die grösste Beschwerde macht. Die gallichte Pleuresie ist selten mit einem Bluthusten verbunden, ausser, dass bei dem allerheftigsten Husten etwas Blut ausgeworfen wird.
6) In der unächten Pleuresie ist der heftigste Schmerz in der Gegend der Herzgrube, der Hypochondern, des Unterleibes und der Lenden, welches in der wahren nicht ist.
7) In der unächten Pleuresie geht lange zuvor ein Durchfall vorher: welches in der wahren nicht gewöhnlich, sondern nur zufällig geschieht.
8) In der gallichten Pleuresie ist lange vorher, oder gleich im Anfange der Krankheit, der Urin nicht dunkelroth, sondern gelb, dem Gelben im Ey ähnlich, gallicht, oft mit einem schleimigten, ziegelrothen Bodensatz. In der wahren Pleuresie ist der Urin dunkelroth, geht sparsam ab, ist ohne Bodensatz.
9) Die wahre Pleuresie wird von einem anhaltenden Fieber begleitet, welches gewöhnlich Abends ohne untermischtes Schauern etwas zunimmt. Das Fieber hingegen, welches sich mit der gallichten Pleuresie verbindet, gehört unter die Classe der nachlassenden anhaltenden Fieber (Feb. continuarum remittentium), welches keine regelmässige Exacerbationen hat.
10) Der Puls der wahren Pleuresie ist stark und hart, und durchsägt gleichsam den fühlenden Finger (tactum serrat). In der einfachen gallichten ist er weich, und nach Verschiedenheit der Subjecte von verschiedener Schnelligkeit.

Gemeinschaftliche Symptome der wahren und der gallichten Pleuresie.
1) Bitterkeit im Munde, welche gewöhnlich die gallichteu Krankheiten begleitet, aber auch fehlen kann, wenn gleich sehr grosse Anhäufungen von Galle in den ersten Wegen vorhanden sind. Aber es ist kein entscheidendes Kennzeichen; sie findet sich auch, wo kein gallichter Stoff gegenwärtig, selbst in der ächten Lungenentzündung.
2) Neigung zum Brechen, oder wirkliches Erbrechen. Dieses kann auch bey einer wahren Entzündung erfolgen, indem die Entzündung der Lunge das Zwerchfell, den Magen und den Speisekanal vermöge einer Sympathie angreift, ohne dass der Ursache im Magen liegt.
3) Der gallichte Auswurf beweiset keine gallichte Pleuresie. Bei jedem heftigen Brechen wird die Galle in den Magen und in die Gedärme gedrängt und weggebrochen. Diess begegnet auch Gesunden.
4) Röthe des Gesichts, der Wangen etc. trifft man in beyden Gattungen der Pleuresie. Die Gesichtsfarbe kann blass und grünlich, auch roth, sogar das Weisse im Auge roth seyn, bey Kranken, die an einem unverdaulichen Stoff in den ersten Wegen leiden. Diese blasse, grünliche Farbe kann ebenfalls die entzündliche Pleuresie begleiten.
5) Mit Blut vermengter Auswurf, ist ein zweydeutiges Zeichen, ob zwar mehr der wahren als der gallichten Pleuresie eigen. Doch kann auch in dieser durch heftigen Husten, bei schwacher Lunge, eine Zerreissung der kleinen Gefässe statt finden, wodurch etwas Blut ausgeworfen wird.

Merkwürdig ist auch die rhevmatische Pleuresie. Sie unterscheidet sich durch folgende Symptome von der wahren Pleuresie:
1) Die Vorbothen waren rhevmatische Schmerzen der obern und untern Gliedmassen, welche auch bisweilen während der Krankheit fortdauerten.
2) Der Anfang dieser Pleuresie ist meist ohne Fieberschauer oder mit vorübergehendem Frösteln, — da hingegen die wahre Pleuresie mit einem starken Froste beginnt, welcher mehrere Stunden anhält.
3) Mit dem Froste tritt in der unächten Pleuresie bald der Seitenschmerz ein. In der inflammatorischen erfolgt der stechende Schmerz erst einige Stunden nach dem heftigsten Froste.
4) In der rhevmatischen Pleuresie zieht sich der Schmerz in die Gegend der Herzgrube,

des Unterleibes, über die ganze Brust, bis zwischen die Schultern. In der wahren hat er nur einen kleinen Umfang.

5) Die rheumatische Pleuresie unterscheidet sich von jener durch den fliegenden Schmerz.

6) In der rhevmatischen Pleuresie ist das Anfühlen des schmerzhaften Theiles fast unerträglich. Nicht so in der wahren.

7) In der rhevmatischen Pleuresie fühlt der Kranke auf der gesunden Seite liegend Erleichterung, in jener wird es ihm beschwerlich.

8) Die Beklemmung und das schwere Athmen, welches in der wahren Pleuresie so heftig, ist in der rhevmatischen unbedeutend.

9) In der rhevmatischen ist die Zunge und der Schlund meistens schleimicht und weiss, in der wahren mehr trocken.

10) In der wahren ist eine grosse Trockenheit der Haut und der Nase, die Augen sind unrein, der Urin sparsam und dunkelroth, wenig Stuhlgang: die rhevmatische hat nichts von alle dem, oder in einem sehr geringen Grade.

11) Die ächte Pleuresie fand ich im Anfange trocken, ohne Auswurf. Selten warfen die Kranken eine schleimigte, gelbliche oder blutige Materie aus. Die rhevmatische war selten trocken, begleitet von einem Husten mit schleimichtem, zähen, mit Blutstreifen vermischtem Auswurf bald im Anfange der Krankheit. In beyden Arten war das Blut sehr inflammatorisch, aber die Speckhaut in der rhevmatischen meistens dicker und grösser, so dass wenig oder fast gar kein Cruor zu sehen war, in der ächten war die Speckhaut mit Fasern umzogen, welche rund umher emporstiegen.

12) Die wahre Pleuresie als eine hitzige Krankheit, drohte vielmehr Lebensgefahr, sie richtete sich ganz nach den kritischen Tagen und den kritischen Erschütterungen (perturbatio). Dies war in der rhevmatischen nicht so deutlich, sie endete manchmal mit Schweiss.

Die Cur der rhevmatischen Pleuresie bestand in einer oder mehrmaligen Aderlass, nach Erforderniss der Umstände, in erweichenden, salpeterartigen, lauen Getränken, in früher Anwendung der Blasenpflaster auf die schmerzhafte Stelle, oder sonst wo. Bisweilen kam ich mit der entzündungswidrigen Methode aus, ohne der Blasenpflaster zu bedürfen. Aber sie halfen, wenn der Schmerz nach der Aderlass nicht weichen wollte. Ob Synapismen eben das thun, habe ich keine Erfahrung.

Wenn sich die Krankheit gebrochen hatte, that der Kermes vortreffliche Dienste. Man eile überhaupt nie zu sehr mit dem Gebrauch der Auswurf erregenden Mittel. Oft war dies die Ursache von Fieberbewegungen, die erst eine Aderlass unterdrücken musste.

In dem verwickelten Zustand einer gallicht-rhevmatischen Pleuresie gab das dringendste Symptom die Anzeige zur Heilart.

Von der verborgenen oder versteckten Pleuresie.

Diese Krankheit ist schwer zu erkennen, weil ihr die Unterscheidungszeichen der wahren Pleuresie und Peripneumonie grösstentheils fehlen. Sie ist gewöhnlich ohne Fieber, das Liegen ist auf beiden Seiten nicht beschwerlich, dabey zeigt sich ein trockner Husten, oder wenig schleimigter reifer Auswurf, etwas weisse Zunge, kein Durst, keine Beklemmung der Brust, ausser beym Wenden des Körpers, gute Esslust, oder geringe abwechselnde Fieberbewegungen. Bey allen diesen nicht eben in die Augen fallenden Zeichen kann dieses Uebel durch Vernachlässigung in eine vollkommene, allgemeine, inflammatorische Lungenentzündung ausarten, oder es können Verhärtungen der Lunge, oder Lungenknoten entstehen, oder, wie oft der Fall, am Ende eine wahre Schwindsucht. Die heftigste Lungenentzündung hat nicht so viele Schwindsüchtige gemacht, als die geringscheinende Vernachlässigung einer solchen verlarvten Pleuresie. Um sie zu erkennen, beobachte 1) man die oben erwähnten Symptome, 2) lasse man den Kranken bald auf dieser, bald auf jener Seite liegen, um zu erfahren, ob er auf der einen Seite liegend husten muss, ob ihm das Athmen auf der einen Seite beschwerlicher ist, als auf der andern, 3) hole der Kranke tief Athem, und beobachte, ob er während des Athemholens eine Beschwerde auf der Brust, einen stechenden brennenden Schmerz oder Druck empfindet, 4) er soll mit Fleiss in mancherlei Lagen des Körpers husten, und wahrnehmen, ob es ihme eine solche Empfindung macht, 5) untersuche man den vorigen Gesundheitszustand des Kranken.

Denn verschiedene Krankheiten lassen die verborgene Pleuresie als Folge nach sich.

1) Auch nach einer gut geheilten wahren Pleuresie bleiben zuweilen einige Beschwerden zurück. Es ist nichts fieberhaftes vorhanden: aber doch erfolgen leicht Rückfälle in die Peripneumonie und Pleuresie.

2) Eben das geschieht nach fieberhaften inflammatorischen Rhevmatismen, und nach rhevmatischen Pleuresien und Peripneumonien.

3) Nach einem Catharr bleibt bey Einigen viele Wochen auch Monate lang ein sehr geringer Seitenschmerz, Brennen und unmerkliche Beklemmung, ein nicht blutiger, sondern eyterartiger gekochter Auswurf zurück. Diese leiden an jener versteckten Pleuresie oder Peripneumonie.

4) Personen, welche mit Lungenknoten behaftet, sind bey einer starken Erhitzung durch Wein, oder in der Sonnenhitze durch heftige Bewegung leicht einer Entzündung ausgesetzt, ohne dass sie dabey von einem allgemeinen Fieber befallen werden.

Der Ausgang der versteckten Pleuresie ist entweder in eine hitzige entzündungsartige Krankheit, oder in eine gutartige Zertheilung, oder in Eyterung.

Die Kämpf'sche Lehre vom Infarctus.

Unter der Verstopfung der Eingeweide des Unterleibs, oder den Infarctus, verstehe ich also den widernatürlichen Zustand der Blut- besonders der Pfortadern, wie auch der Muttergefässe, wenn sie hie und da von einem im Kreislaufe zaudernden, endlich stillstehenden, stockenden, übelgemischten, verschiedentlich verdorbenen, seiner Flüssigkeit beraubten, dicken, zähen, gallichen, polypösen und verhärteten Geblüt angefüllt, vollgepfropft und ausgedehnt werden; oder wenn sich das verdickte Serum in denselben, in den Drüsen, in dem Zellgewebe und nebst den eben erwähnten Bluthefen in den Verdauungswegen anhäuft, vermodert, vertrocknet und vielerley Arten der Verderbniss annimmt......

Die infarzirenden Blutausartungen habe ich von so verschiedener Beschaffenheit abgehen sehen, dass ich sie füglich in folgende Arten und Gattungen oder Unterarten eintheilen konnte.

Die erste Art enthält solche, woran der Blutkuchen oder die dichteren, irdischen, schweren, öhlichten, bräunbaren, mehr zusammenhängenden, schwärzlichen Bestandtheile des Bluts den grössten Antheil haben.

Die erste Gattung derselben ist theils ein noch flüssiges, aber zum Gerinnen geneigtes und theils ein verdicktes, geronnenes, oder geliefertes, doch noch mildes und geruchloses Blut.

Die zwote, ein nicht auflösbares, sondern fest zusammenhängendes, fasirichtes, häutiges, fleischartiges Blutwesen, das, in Gestalt rother oder schwärzlicher, entweder länglicher und runder Polypen, oder kleiner und grösserer unförmlicher Fleischgewächse, abgeht.

Die dritte erscheint als ein nicht zusammenhängendes, im höhern Grade vertrocknetes Blut, in Gestalt von schwarzbraunem Kaffeesatz, oder eines schwarzen Staubs, der sich, nach Zugiessung vieles Wassers, sogleich zu Boden setzt.

Die vierte aber als eine mehr schmierige, klebrige, fette, theils zähe, pechartige, schwarze, dunkelbraune, manchmal in das gelbgrüne, bläuliche spielende Bluthefe, welche bald wie Holdermuss, bald wie Schmierseife, bald wie Theer, und bald wie verdickter Wagenschmeer aussieht.

Die fünfte stellen dergleichen gerundete, theils weiche, theils steinharte, dem Schaf- oder Ziegenkoth ähnliche Substanzen (Scybala) vor.

Die zwote Art Inf. besteht grösstentheils aus dem Blutwasser, oder dem mit der Lymphe vermengten Serum, dem ich alsdann den Namen Pituita beyzulegen mir die Freyheit nehme, wenn sich dessen nun abgenutzte Theile, die man als die Hefe des Blutwassers ansehen kann, nach unvollständigen Ab- und Aussonderungen, angehäuft haben, und wenn überhaupt das Serum seine milde, flüssige, seifenartige und nährende Natur sehr alterirt, oder wenns mehr oder weniger verdickt, schmierig, zähe, unrein, scharf und, ausser dem Kreislaufe gesetzt, noch mehr verdorben ist.

Ihre erste Gattung ist eine, dem Eierweiss oder Eichelmistelbeerensaft, oder dem im Wasser geweichten Schreinerleim ähnliche, mehr oder weniger durchsichtige und weisse, zähe, schlüpfrige, glitschende, auch elastische, auf den Boden geworfen, fortrollende, in der Kälte sich verdickende, und wie Gallerte zitternde Masse, die manchmal keinen Geruch hat, und sich zum Theil wie lange Fäden ziehen, oder gleichsam haspeln lässt.

Die zwote eine minder zusammenhängende schmierige, mehr stinkende, dem weichen Käse, Eiter, oder der durch Wasser erweichten Töpfererde gleichende Substanz, welche selten als eine dünne, schäumige, gährende und aashafte Hefe, öfters aber als ein steifer Kleister erscheint.

Die dritte zeigt sich als ein dem Griessmehl oder der Asche ähnliches Produkt.

Die vierte als ein mehr zusammenhängender Unrath, der, als zähe, dehnbare und oft kaum trennbare, sennichte Pfropfen, als eine dem zerschnittenen Kalbsgekröss und der Lunge ähnliche Substanz, als Fasern, dünne Fäden, die man für Haare ansieht, als kleine

Bläschen, Körner, Flocken, Brocken, oder als unförmliche, manchmal mit Bläschen durchwebte und faustendicke Klumpen, oder als Lappen, oder dicke und dünne, dann und wann halbdurchsichtige Häute abgehet, die theils schlichtenweise über einander geklebt, und theils in lange hohle Röllchen, oder ziemlich weite, den Gedärmen gleichende Schläuche, oder den Gänsegurgeln ähnliche knorpelichte Röhren gerundet sind, oder der, minder dichte und zähe, in Gestalt des Froschlaichs, der Schlangeneier, oder des Eierstocks der Hüner, oder als eine lange Reihe aneinander hängender, grosser und kleiner, mit eiter-, honig-, brei- oder speckartiger Materie, oder mit faulem Blut angefüllter, verschieden gefärbter Kugeln oder Blasen ausgeworfen wird.

Die fünfte ist ein verhärtetes und wie Gummi, oder gipsartige Massen ausgeartetes seröses Wesen, das, in Gestalt von Griess oder unförmlicher selten figurirter Steinchen, zum Vorschein kommt.

Von den Inf. der Mutter, die sich sowohl in ihre Gefässe einnisten, als in ihrer Höhle aufhalten, und ihren Wänden bald fester, bald lockerer, oder gar nicht mehr anhängen, sah ich folgende Gattungen aussondern: 1) Die oben beschriebene, theils schwarzgelbliche Bluthefe. 2) Den pituitösen Schlamm, der öfters mild, manchmal scharf und vielfarbig, auch mit gipsartigen Bröckchen vermischt war, und in Gestalt vom weissen Flusse abgieng. 3) Allerley fleischartige, oder solche Gewächse, die aus einem filamentösen, häutigen oder polypösen Wesen zusammengesetzet, und an Zahl und Grösse und Konsistenz so verschieden waren, dass man sie bald einzeln, bald in grosser Menge, und bis zu einem Pfund schwer, bald so zähe wie Leder, oder scirrhös und knorbelicht, bald weicher, manchmal aus dünnen Häuten gebildet, und mit Bläschen besetzt oder durchwebt antraf. Die erste und zwote Gattung enthalten die Gefässe, die andern aber wohnen in der Höhle der Mutter. . . . . .

Wenigstens habe ich folgende Krankheiten und noch mehrere, die mir jetzo nicht einfallen, seit etlich und dreyssig Jahren, nicht einmal, sondern manche fünfzig und hundertmal, blos dadurch aus dem Grunde gehoben, dass ich die Kranken auf eine sehr in die Sinnen fallende Art von den Inf. befreit habe. Es sind die Nerven- und Gemüthskrankheiten, die dahin gehörige Hypochondrie, Hysterie, Epilepsie, Zuckungen, Krämpfe, Sprach- und Sinnlosigkeit, Starrsucht, Alpe, Nachtwandern, Ohnmachten, Verdrehungen des Halses, beschwerliches Schlingen, wandelbare Halsgeschwulst, Speichelfluss, u. s. w. Manie, und Melancholie; allerley Gattungen, Haupt-, Augen-, Ohren u. s. w. Krankheiten, anhaltender und periodischer Kopfschmerz in verschiedenen Gegenden, feuchte und trockene Entzündungen der Augen, grauer und schwarzer Staar, verschiedene Mängel des Gehörs, Betäubung, Schwindel, Schlafsucht, Schlaflosigkeit, Schlagfluss, Lähmung u. s. w. Brustbeschwerden, Engbrüstigkeit, Steckfluss, Blutspeien, Lungensucht; Krankheiten des Unterleibs, Koliken von verschiedener Art, mit Zufällen der Bleikolik, Darmgicht, Bauchflüsse, unbändige Hartleibigkeit, Wind-, Wasser- und Gelbsucht, falsche Steinschmerzen, allerlei Harnbeschwerden, Harnstrenge, Harnruhr, Brüche; Mutter- und Aftervorfälle, Hodengeschwülste, dem Druck nachgebende, aber alsdann oft schmerzhafte und Erbrechen erregende Erhabenheiten an verschiedenen Stellen des Bauchs, Krankheiten der Haut, allerley Ausschläge und Geschwüre, Krebs, Aussatz, Skorbut, Schmerzen und Geschwulst der Glieder; übermässige Blutflüsse, Unordnung der natürlichen, Unfruchtbarkeit, Missgebähren, u. s. w. kalte schleichende Fieber, hitzige Krankheiten.

Die Nervenkrankheiten, besonders die Fallsucht, habe ich so oft von den Inf. vorzüglich den pituitösen und auch schwarzgallichten, von der daher entstandenen Verstopfung der Gekrösdrüsen, und von gehemmten Wechselfiebern, wiewohl weit mehr bey Kindern, als bey Erwachsenen, entstehen sehen, dass ich unter zwanzig dergleichen Kranken kaum zwey oder drey angetroffen habe, wo ich eine andere Ursache zu bekämpfen fand. Ich bin daher erstaunt, dass Herr Tissot, dieser scharfsinnige Beobachter, dem doch solche Fälle weit öfter, als mir, vorgekommen sind, in seiner Abhandlung von den Nervenkrankheiten, dieser wichtigen und allgemeinen Ursachen so wenig, und gleichsam nur im Vorbeygehen Erwähnung thut.

Die sehr seltene Pulsadergeschwulst (aneurisma) der innern Theile habe ich meistens, wenn nicht offenbar eine äussere Gewaltthätigkeit vorhergegangen ist, von den Inf. herzuleiten Ursache gehabt, und bin durch folgenden Fall in meiner Muthmassung bestärkt worden. Ein fünfzigjähriger Herr klagte über allerley hypochondrische Beschwerden, vorzüglich über Bangigkeiten, Drücken in der Brust, und oft wiederkehrendes heftiges Herzklopfen, welche Zufälle, durch den Gebrauch der Viszeralklystiere, sehr erleichtert wurden. Dieser betrügerische Stillstand machte den Kranken sicher. Er fieng wieder an, sich, mit Vernachlässigung der Kur und Diät, Tag und Nacht durch Staatsgeschäfte zu erhitzen und zu entkräften, und allen den damit verknüpften Aergernissen, gegen die nur eine am Staatsruder schwielig gewordene

Seele unempfindlich wird, kühn und mit dem übeln Erfolg auszusetzen, dass er, nach einer heftigen Gemüthsbewegung, plötzlich mit Sinnlosigkeit und Zuckungen befallen worden, worinnen er bald den Geist aufgab. Bei der Sektion fand man im Unterleib die Blutgefässe des Gekröses mit dickem, und theils polypösen Blut vollgepfropft, und hier und da in Säcke (varices) ausgedehnt, in der Brust aber eine geborstene Geschwulst der Aorta.

Die gewöhnlichen Viszeralmittel, deren ich mich, zur Zubereitung unserer Klystiere, mit unbeschreiblichem Nutzen bediene, sind folgende:
Die Wurzel des Löwenzahns oder Pfaffenröhrlein (Taraxacum) mit dem Kraut,
    der Quecken (Graminis radix),
    des Baldrians (Valeriana minor).
    Das Kraut der Kardobenedikten.
Das Kraut und die Blume des Gauchheils (Anagallis flore phoeniceo), das aber mit der alsine nicht darf verwechselt werden.
Das Kraut des Erdrauchs oder Taubenkropfs (fumaria),
    des weissen Andorns (marrubium album).
    Des Wolverley oder Fallkrauts, nebst Blumen und Wurzeln (Arnica).
    Die Spitzen und Blüte der Schafrippen (Millefolium).
    Kamomillen und Wollblumen (Verbascum).
    Und die Roggen- und Weizenkleyen.

Nach Befinden der Umstände nehme ich die meisten obigen Spezies zum Klystierabsud, oder wechsele mit ihnen ab, oder setze folgende zu, mit Weglassung der minder passenden; nemlich
    Die Grindwurzel (Lapathum acutum).
    Und die Färberröthewurzel (Rubia Tinctorum).
    Die Sprösslinge vom Bittersüss (Dulcamara).
    Das Heuhechelkraut (ononis).
    Die Simarubarinde.
    Das Schierlingkraut (Cicuta major sive Conium maculatum).
    Die Pomeranzenblätter, die Rosmarinblätter und Blumen, und die Pfeffermünze (Mentha piperita).
    Die verdickte Ochsengalle und besonders den stinkenden Assant, oder auf deutsch, Teufelsdreck.

Die Wurzeln werden von der Hälfte Märzes an, bis in den Junius, oder ehe sie stark in die Stengel geschossen sind, und die Kräuter, ehe sie Blumen tragen, gesammelt. Beyde werden luftig und im Schatten getrocknet. . . . .

Aus diesen angezeigten Spezies nun wird der Klystierabsud auf folgende Art zubereitet. Man giesst über zwey bis drei Loth, oder eine starke Handvoll der Klystierspezies, und über eine kleine Handvoll Kleyen anderthalb Schoppen Regen- oder Kalkwasser. Hat man den Tag über zwey oder drey Klystiere nöthig, so setzt man eine doppelte oder dreyfache Portion auf einmal an. Diesen Aufguss stellt man, in einem irdenen oder eisernen Gefässe, das mit einem genau passenden Deckel versehen ist, und dessen Rand man noch überdiess, vermittels eines länglich geschnittenen und mit Mehlpappe überstrichenen Papiers rings herum verkleben muss, Nachts in heisse Asche. Morgens wird er, bey etwas verstärktem Feuer, so lange gelind abgedämpft, dass, nach dem starken Durchpressen desselben durch ein Tuch, etwas weniger, als zwey Drittel davon oder ein kleiner Schoppen, der ungefähr zwölf Unzen ausmacht, übrig bleiben.

Dieser Absud wird wohl noch einmal so kräftig, wenn man Gelegenheit hat, ihn in der papinianischen Maschiene zubereiten zu lassen. Man brüht alsdann die Spezies nur mit einem Schoppen Wasser an, dem, zu mehrerer Sicherheit, durchs Kochen ein guter Theil der Luft vorher benommen worden ist, hängt den, bis auf drey Zoll hoch leeren Raum angefüllten Digestor Nachts über einen solchen Grad von Kohlfeuer, der dem Siedpunkt nahe ist, worinnen ihn die mit Asche gedämpften Kohlen bis an den Morgen erhalten sollen. Wenn der Digestor genugsam abgekühlt ist, um ihn, ohne Verlust der Brühe öfnen zu können, so wird die Kräuterbrühe, ohne weiteres Abdämpfen, stark ausgepresst. . . . .

Ich liess die Klystiere ehedem mit Regen- oder leichtem Flusswasser absieden. Seit ein paar Jahren aber habe ich auch das Kalkwasser anstatt des Regenwassers, mit augenscheinlichen, gutem, nie übelm Erfolg, doch meistens gegen die pituitösen Inf. gebrauchen lassen. Ich mache mir wirklich Vorwürfe, dass ich dieses vortreffliche Viszeralmittel nicht eher und häufiger in den Klystieren angewandt habe, da doch dessen Nutzen im Gries, in verstopften

Eingeweiden, in den Plagen von herrschender Säure, in hartnäckigen Durchfällen, der Kakochymie, dem Scharbock, den Hautausschlägen, wo es auch bey säugenden Kindern, wenn es gleich bloss von den Säugammen verschluckt wurde, vortreffliche Wirkung geäussert hat, und in scrophulösen, bösartigen und selbst Krebsgeschwüren, in den Urinbeschwerden, der Harnruhr, und gegen die Blähungen, schon längstens bestätigt war, und das, nach den neueren Erfahrungen eines Whytt, Senac, Gahen und anderer, in Schmelzung der Speckhaut des Bluts, der Polypen und Gichtknoten, und nach eigenen Versuchen, in der Auflösung der verstopften Gekrössdrüsen und unbändigsten schleimichten, lymphatischen Verhärtungen, seines gleichen nicht hat. Es zieht überdies die Kräfte der Klystierspezies besser aus, und verhütet die saure Gährung ihres Absudes.

Wenn ich es für nöthig erachte, zähen, fetten Unrath kräftiger aufzulösen, und die von undurchdringlichem Kleister übergezogenen und daher unempfindlichen Gedärme zum Auswurf desselben zu reitzen, die Säure noch mehr zu dämpfen, oder den Mangel der Galle und ihre Unthätigkeit zu ersetzen, so lasse ich ihm etliche Löffel voll inspissirter Ochsengalle beymischen......

Sobald der Absud durchgeseigt ist, so giebt man ihm, durch Zugiessung kalten Kalkwassers, die erforderliche Temperatur von Wärme, die diejenige des Bluts von weitem nicht erreichen, oder den fünf und dreysigsten Grad des reaumürschen Wärmemessers nicht übersteigen darf, und füllt darauf die Klystiermaschiene ohne Verweilen damit an.

Den Anfang der Kur lasse ich meistens mit milchlauen, doch eher kühlern, als wärmern Klystieren machen, das ist: mit solchen, die nicht kühler und nicht wärmer sind, als der fünf und zwanzigste und fünf und dreysigste Grad des reaumürschen Thermometers anzeigt.

Die wärmern, meistens lauen Klystiere, wende ich in den oben bestimmten Fällen, wo das Kalkwasser nicht statt hat, aus den dort beschriebenen Spezies zubereitet, an, das sehr selten geschieht.

Bey dieser Beschaffenheit lasse ich noch den Unterleib zugleich mit Breiumschlägen, die aus ähnlichen Ingredienzien und Seife verfertigt werden, fleissig bähen. Die nemlichen haben mir auch, zur Beförderung gehemmter Blutflüsse u. s. w. oft erwünschte Hülfe geleistet.

Zur Abwechselung der lauen Klystiere mit kühlern schreite ich, sobald ich merke, dass die Infarctus beweglich sind. Ich schliesse es daraus, wenn die Kranken, nach dem beygebrachten Klystier, einen Drang, oder Stuhlzwang, Kneipen, Aufblähen, und andere bisher ungewöhnliche, besonders periodische Beschwerden zu fühlen anfangen. So habe ich mehrmalen erfahren, dass die Kranken, die die Klystiere vorher leicht bei sich behielten, sie, nach einer viertel oder halben Stunde, plötzlich von sich und gezwungen waren, und erst, drey bis vier Stunden nach dem Abgang des unveränderlichen Klystierdekokts, die Infarctus nach und nach gefolgt sind. Noch vor kurzen bewunderte ich dieses bey einem Wassersüchtigen, in den ersten vierzehn Tagen der Kur. Dieser glückliche Zeitpunkt zeigt sich aber selten so geschwind.

Es muss oft zwey bis sechs Monate, ja Jahre lang mit dem Gebrauch der Klystiere geduldig und standhaft angehalten werden, ehe derselbe erscheint......

Es ist eine Hauptsache, dass der Klystierabsud so lange im Darmkanal zurückgehalten werde, bis er völlig darinnen verzehrt, verdämpft, oder von seinen Saugröhrchen, so weit aufgenommen worden ist, dass man bei dem nächsten Stuhlgange keine Spur davon wahrnehmen kann. Unter dieser Bedingung hat man sich erst die ausserordentliche Wirkung von den Viszeralklystieren zu versprechen. Dennoch sind auch manche genesen, welche sie nur eine viertel, oder halbe Stunde bey sich behalten konnten. Bey vielen waren sie nicht länger, als die ersten fünf bis sechs Tage rebellisch, und bey andern musste man vorher die verschiedenen Ursachen heben, die das Zurückhalten der Klystiere erschwerten, oder verhinderten. ......

Die auflösende Wirkung der Klystiere wird durch folgende äusere Mittel kräftig unterstützt: durch zugleich angewandte Bäder, wovon ich unten ein mehreres sagen werde, durch eine, mit dem flüchtigen Liniment vermischte Seifensalbe, die man täglich zweymal, unter anhaltendem Reiben, dem Unterleib oder demjenigen Theil, woran man eine Geschwulst oder Verhärtung bemerkt, appliziert. In diesem letztern Fall lasse ich noch etwas mit arabischem Gummischleim abgeriebenes Quecksilber und gepülverte Belladonnablätter zusetzen, und, durch ein stark auflösendes Pflaster, des Nachts auflegen.

Diejenigen Kranken aber, welche sehr geschwächte Gedärme haben, lasse ich, statt des Pflasters, einen mit China oder Lohstaub und etwas Musskatennusspulver angefüllten und gestopften Gürtel um den Bauch tragen, dessen inwendige Seite dann und wann mit Salmiakgeist und destillirtem Kamomillenöl angefeuchtet wird.

Die Seifensalbe, deren ich mich bediene, besteht aus einer Unze geschabter venetianischer Seife, vier Unzen Weingeist und zwey Skrupel Kampfer. Der Weingeist wird angezündet und die Masse, so lange er brennt, umgerührt, und ihr, wenn sie abgekühlt ist, der Kampfer zugemischt.

Das flüchtige Liniment lasse ich aus einer Unze Leinöl, das mit Bilsensaamen und Blättern gekocht worden, anderthalb Quentchen Salmiakgeist und dem Gelben eines Eyes verfertigen. Einer jeden Portion der gemischten Linimenten, lasse ich, kurz vorm Gebrauch, allenfalls noch zehn Tropfen vom Alkali volat. des Herrn Sage, und zwanzig bis dreyssig Tropfen des destillirten Kamomillenöls beymischen.

Das Pflaster wird aus verdicktem Schirlingssaft, Bilsensaamenschleim, Ochsengalle, dem in Terpentingeist aufgelösten Galbanum, den floribus salis ammoniaci martialibus und Wachs zubereitet......

So sehr auch die Wirkung der Viszeralmittel dadurch erhöht wird, wenn man sie in Gestalt von Klystieren anwendet, und so gewiss es auch ist, dass gegen die oben beschriebenen hartnäckigen Gattungen von Inf. ohne diese Methode nichts ausgerichtet werden kann, so schliesst dieselbe dennoch die gewöhnliche Kurart nicht aus. Ia es giebt viele Fälle, wo man die Klystiere füglich entbehren kann. So habe ich die nicht verjährten und zu zähen, pituitösen und schwarzgallichten Inf. mehr als hundertmal, ohne ihre Beyhülfe, überwältigt. In den meisten Fällen fährt man aber am sichersten, wenn man eine Kurart durch die andere unterstützt, oder wenn man die Viszeralmittel in beyderley Gestalt, den diätetischen Gebrauch derselben mit eingerechnet, zu gleicher Zeit oder wechselsweise nehmen lässt. Sobald ich aber gewahr werde, dass die gewöhnlich einschneidenden und abführenden Mittel keine oder nicht hinlängliche Ausleerungen eines widernatürlichen Unraths bewirken, oder dass die Gedärme gegen die stärksten Purganzen unempfindlich sind, so mache ich den in der Erfahrung gegründeten Schluss, dass sie mit einem häufigen, äusserst zähen Kleister überzogen sind, der vorher durch Klystiere erweicht und beweglich gemacht werden muss, wenn er nicht gegen jedes andere Mittel unbändig bleiben soll. Ich bin mehrmals Zeuge gewesen, dass drastische Mittel, z. B. zwölf Gran Gummigutt kaum etliche wässerige Stuhlgänge erregten, und wo die milden Klystiere, in der Folge drastisch wirkten.

Aus dem Verzeichniss der Klystierspezies, und der Beschreibung ihrer Wirkungsart wird man ersehen, dass die meisten derselben, bei beliebiger Zubereitung, auf die gewöhnliche Art verschrieben werden können. Die auf jeden Umstand passende Auswahl, wovon ich eine kurze Anleitung gegeben habe, überlasse ich den Einsichten der Aerzte, welche auch auf die verschiedene Beschaffenheit des Körpers überhaupt, und des Magens insbesondere Rücksicht nehmen werden......

Man muss sie (nämlich Klystiere und Arzneien) aber immer, wie in diesem, so in jedem Falle, mit solchen Nahrungsmitteln, welche vorzüglich, der Inf. angemessen sind, oder welche seifenartige, eröffnende, geschmeidig machende und die scharfen Säfte versüssende Arzneykräfte besitzen, angenehm und doch kräftig unterstützen.

Zu diesem Behufe will ich unter vielen andern nur derjenigen erwähnen, die ich des meistens Zutrauens würdig gefunden, und auch diejenigen bemerken, deren Missbrauch eine Ursache der Inf. abgeben, und deren Gebrauch folglich schädlich seye, oder doch nur selten und unter gewissen Bedingungen erlaubt werden kann.

Unter die heilsamen (es werden nur einige als Gemüse oder Salate, in Suppen oder Tränken, oder ohne Zubereitung genossen) rechne ich die Skorzoner- Haber- Zucker-Sellery und Cichorien- wie auch die Petersilien- und Palsternakwurzeln; ... die Rapunzen, gelbe und rothe Rüben, Spargel und Hopfensprossen, das Löwenzahnkraut, die jungen Nesseln, das Mausöhrlein, den Spinat, die, ihm ähnliche türkische oder weisse Gartenmelde, den eingemachten, weissen Kohl oder Sauerkraut, den in der ersten Brühe abgekochten blauen Kohl, den Kochsalat, das Cichorienkraut, die Endivien und Brunnenkresse, den Lattig (Lactuca), Portulack, Boratsch, Sauerampfer, die Gurken, Zitronen, Limonen, Pomeranzen, und unter dem Obst, die völlig reifen Trauben, Kirschen, Zwetschgen, die Johannes- Preisel- und Maulbeeren; die von Würmern freyen Himbeeren, und die so angenommen als vortrefflichen, aber, wenn sie nicht Nervenzufälle erregen sollen, von den unreifen sorgfältig abgesonderten, und vom Ungeziefer unbesudelten, oder davon gereinigten Erdbeeren.

Den Mangel dieser Gattung Obst ersetzen die zuckerreichen, mit Essig eingemachten rothen Rüben, und die Salzgurken.

Ferner gehören auch die Körbel, Meerrettig, Senf, der antiseptische, antiskorbutische, die verdickten Säfte, und die schwarze Galle auflösende, Zucker und Honig, die seifenartigen, gegen die serösen und gallichten Stockungen wirksamen, frischen, ungesottenen Eyer, die lindernden, die Schärfe tilgenden Austern, und das die Pituita auflösende, gesalzene und geräucherte Fleisch, nebst den frischen Heringen in die Klasse der diätetischen Arzeneymittel.....

Zum gewöhnlichen Trank wählt man Tisanen, die z. B. aus Reiss, Cichorien, Quecken- und wohl geschabten Skorzonerwurzeln verfertigt werden, oder auch das mit schicklichen Wurzeln u. s. w. gegohrene Luftmalzbier, oder, nach Umständen, den ungegohrenen Malztrank, oder den Absud von Wacholderwurzeln. Diese Getränke müssen zwar sehr häufig genossen werden, wenn sie als Viszeral- oder blutreinigende Mittel wirken sollen, aber es darf doch nie zu viel auf einmal und wenig bey den Mahlzeiten, das heisst, es darf nur so viel geschehen, dass sie den Magen nicht ausdehnen, unddie Verdauungssäfte schwächen.

Wo eine Neigung zur Säure verspürt wird, muss man zu der Hühnerbrühe und zu den Tisanen mehr bitterliche Wurzeln wählen, auch Körbel und Eyergelb zusetzen......

Zuverlässig machen die mit dem Gebrauche der Arzeneyen verbundenen, täglichen Leibesbewegungen einen für unsre Kranken wichtigen, und oft unentbehrlichen Theil der Lebensart aus. Dahin gehören das Reisen zu Wasser und Land, die Veränderung der Gegenstände, die Jagd, lustige Schauspiele, die Musik und angenehme Gesellschaft, das Reiben des Unterleibs, und das kalte Waschen und Baden.

Sauvages' nosologisches System.
Classis I. (Vitia.)
Ordo I. Maculae.
Leucoma. — Vitiligo. — Ephelis. — Gutta-rosea. — Naevus. — Ecchymoma. —
Ordo II. Efflorescentiae.
Pustula, Papula, Phlyctaena. — Varus. — Herpes. — Epinyctis. — Psydracia. — Hidroa. —
Ordo III. Phymata.
Erythema. — Oedema. — Emphysema. — Scirrhus. — Phlegmone. — Bubo. — Parotis. — Furunculus. — Anthrax. — Cancer. — Paronychia. — Phimosis. —
Ordo IV. Excrescentiae.
Sarcoma. — Condyloma. — Verruca. — Pterygium. — Hordeolum. — Bronchocele. — Exostosis. — Gibbositas. — Lordosis. —
Ordo V. Cystides.
Aneurysma. — Varix. — Marisca. — Hydatis. — Staphyloma. — Lupia. — Hydarthrus. — Apostema. — Exomphalus. — Oscheocele. —
Ordo VI. Ectopiae.
Exophthalmia. — Blepharoptosis. — Hypostaphyle. — Paraglosse. — Proptoma. — Exania. — Exocyste. — Hysteroptosis. — Enterocele. — Epiplocele. — Gastrocele. — Hepatocele. — Splenocele. — Hysterocele. — Cystocele. — Encephalocele. — Hysteroloxia. — Parorchidium. — Exarthrema. — Diastasis. — Loxarthrus. —
Ordo VII. Plagae.
Vulnus. — Punctura. — Excoriatio. — Contusio. — Fractura. — Fissura. — Ruptura. — Amputatura. — Ulcus. — Exulceratio. — Sinus. — Fistula. — Rhagas. — Eschara. — Caries. — Arthrocace. —

Classis II. (Febres.)
Ordo I. Continuae.
Ephemera. — Synocha. — Synochus. — Typhus. — Hectica. —
Ordo II. Remittentes.
Amphimerina. — Tritaeophya. — Tetartophya. —
Ordo III. Intermittentes.
Quotidiana. — Tertiana. — Quartana. — Erratica. —

Classis III. (Phlegmasiae.)
Ordi I. Exanthematicae.
Pestis. — Variola. — Pemphigus. — Rubeola. — Miliaris. — Purpura. — Erysipelas. — Scarlatina. — Essera. — Aphthae. —
Ordo II. Membranosae.
Phrenitis. — Paraphrenitis. — Pleuritis. — Gastritis. — Enteritis. — Epiploitis. — Metritis. — Cystitis. —
Ordo III. Parenchymatosae.
Cephalitis. — Cynanche. — Carditis. — Peripneumonia. — Hepatitis. — Splenitis. — Nephritis. —

Classis IV. (Spasmi.)
Ordo I. Tonici partiales.
Strabismus. — Trismus. — Ostipitas. — Contractura. — Crampus. — Priapismus. —

Orto II. Tonici generales.
Tetanus. — Catochus. —
Ordo III. Clonici partiales.
Nystagmus. — Carphologia. — Pandiculatio. — Apomyttosis. — Convulsio. — Tremor. — Palpitatio. — Claudicatio. —
Ordo IV. Clonici generales.
Rigor. — Eclampsia. — Epilepsia. — Hysteria. — Scelotyrbe. — Beriberia. —

Classis V. (Anhelationes.)

Ordo I. Spasmodicae.
Ephialtes. — Sternutatio. — Oscedo. — Singultus. — Tussis. —
Ordo II. Oppressivae.
Stertor. — Dyspnoea. — Asthma. — Orthopnoea. — Angina. — Pleurodyne. — Rheuma. — Hydrothorax. — Empyema. —

Classis VI. (Debilitates.)

Ordo I. Dysaesthesiae.
Cataracta. — Caligo. — Amblyopia. — Amaurosis. — Anosmia. — Agheustia. — Dysecoea. — Paracusis. — Cophosis. — Anaesthesia. —
Ordo II. Anepithymiae.
Anorexia. — Adipsia. — Anaphrodisia. —
Ordo III. Dyscinesiae.
Mutitas. — Aphonia. — Psellismus. — Paraphonia. — Paralysis. — Hemiplegia. — Paraplexia. —
Ordo IV. Leipopsychiae.
Asthenia. — Lipothymia. — Syncope. — Asphyxia. —
Ordo V. Comata.
Catalepsis. — Ecstasis. — Typhomania. — Lethargus. — Cataphora. — Carus. — Apoplexia. —

Classis VII. (Dolores.)

Ordo I. Vagi.
Arthritis. — Ostocopus. — Rheumatismus. — Catarrhus. — Anxietas. — Lassitudo. — Stupor. — Pruritus. — Algor. — Ardor. —
Ordo II. Capitis.
Cephalalgia. — Cephalaea. — Hemicrania. — Ophthalmia. — Otalgia. — Odontalgia. —
Ordo III. Pectoris.
Dysphagia. — Pyrosis. — Cardiogmus. —
Ordo IV. Abdominales interni.
Cardialgia. — Gastrodynia. — Colica. — Hepatalgia. — Splenalgia. — Nephralgia. — Dystocia. — Hysteralgia. —
Ordo V. Partium externarum.
Mastodynia. — Rachialgia. — Lumbago. — Ischias. — Proctalgia. — Pudendagra. —

Classis VIII. (Vesaniae.)

Ordo I. Hallucinationes.
Vertigo. — Suffusio. — Diplopia. — Syrigmus. — Hypochondriasis. — Somnambulismus. —
Ordo II. Morositates.
Pica. — Bulimia. — Polydipsia. — Antipathia. — Nostalgia. — Panophobia. — Satyriasis. — Nymphomania. — Tarantismus. — Hydrophobia. —
Ordo III. Deliria.
Paraphrosyne. — Amentia. — Melancholia. — Daemonomania. — Mania. —
Ordo IV. Vesaniae anomalae.
Amnesia. — Agrypnia. —

Classis IX. (Fluxus.)

Ordo I. Sanguifluxus.
Haemorrhagia. — Haemoptysis. — Stomacace. — Haematemesis. — Haematuria. — Menorrhagia. — Abortus. —
Ordo II. a) Alvi fluxus sanguinolenti.
Hepatirrhoea. — Haemorrhois. — Dysenteria. — Melaena. —
Ordo II. b) Alvi fluxus non sanguinolenti.

Nausea. — Vomitus. — Ileus. — Cholera. — Diarrhoea. — Coeliaca. — Lienteria. — Tenesmus. —
   Ordo III. Seri fluxus.
   Ephidrosis. — Epiphora. — Coryza. — Ptyalismus. — Anacatharsis. — Diabetes. — Enuresis. — Dysuria. — Pyuria. — Leucorrhoea. — Gonorrhoea. — Dyspermatismus. — Galactirrhoea. — Otorrhoea. —
   Ordo IV. Aëri fluxus.
   Flatulentia. — Aedopsophia. — Dysodia. —
        Classis X. (Morbi cachectici.)
   Ordo I. Macies.
   Tabes. — Phthisis. — Atrophia. — Aridura. —
   Ordo II. Intumescentiae.
   Polysarcia. — Pneumatosis. — Anasarca. — Phlegmatia. — Physconia. — Graviditas. —
   Ordo III. Hydropes partiales.
   Hydrocephalus. — Physocephalus. — Hydrorachitis. — Ascites. — Hydrometra. — Physometra. — Tympanites — Meteorismus. — Ischuria. —
   Ordo IV. Tubera.
   Rachitis. — Scrophula. — Carcinoma. — Leontiasis. — Malis. — Frambaesia. —
   Ordo V. Impetigines.
   Syphilis. — Scorbutus. — Elephantiasis. — Lepra. — Scabies. — Tinea. —
   Ordo VI. Icteritiae.
   Aurigo. — Melasicterus. — Phoenygmus. — Chlorosis. —
   Ordo VII. Cachexiae anomalae.
   Phthiriasis. — Trichoma. — Alopecia. — Elcosis. — Gangraena. — Necrosis. —

     Classes morborum aetiologicae.
     Classis   I. Morbi venenati.
      „   II. Morbi virulenti.
      „   III. Morbi exanthematici.
      „   IV. Morbi metastatici.
      „   V. Morbi febricosi.
      „   VI. Morbi miasmatici.
      „   VII. Morbi phlogistici.
      „   VIII. Morbi sanguinei.
      „   IX. Morbi biliosi.
      „   X. Morbi saburrales.
      „   XI. Morbi pituitosi.
      „   XII. Morbi catarrhales.
      „   XIII. Morbi lactei.
      „   XIV. Morbi serosi.
      „   XV. Morbi flatulenti.
      „   XVI. Morbi purulenti.
      „   XVII. Morbi acrimoniosi.
      „ XVIII. Morbi organici.
      „   XIX. Morbi vulnerarii.
      „   XX. Morbi emphractici.
      „   XXI. Morbi verminosi.
      „   XXII. Morbi calculosi.
      „ XXIII. Morbi spasmodici.
      „   XXIV. Morbi atoni.
      „   XXV. Morbi morales.

     Methodus anatomica morborum.
     Classis   I. Morbi cutanei universales.
      „   II. Morbi cutanei partiales.
      „   III. Morbi artuum.
      „   IV. Morbi sexuum.
      „   V. Morbi sensuum.
      „   VI. Morbi capitis.
      „   VII. Morbi pectoris.
      „ VIII. Morbi abdominis.
      „   IX. Morbi aetatum.

Beispiele der Beschreibung und Specification.

Apoplexia, ab apoplettein, desuper percutere. Cognoscitur ex somno profundissimo, vix excitabili, cum stertorosa respiratione, et artuum omnium laxitate: confunditur saepe cum asphyxia, cephalitide, epilepsia etc. 1. Apoplexia sanguinea Sennerti. — 2. Apoplexia traumatica. — 3. Apoplexia temulenta. — 4. Apoplexia hysterica Sydenhami. — 5. Apoplexia arthritica Musgravii. — 6. Apoplexia metastatica. — 7. Apoplexia pituitosa. — 8. Apoplexia epileptica Lancisii. — 9. Apoplexia febricosa. — 10. Apoplexia suspiriosa. — 11. Apoplexia polyposa. — 12. Apoplexia atrabilaria. — 13. Apoplexia inflammatoria. — 14. Apoplexia mephitica. — Apoplexia verminosa. —

Hepatitis phlegmasia est acuta, cujus praecipua symptomata sunt tensio dolorifica hypochondrii dextri sub costis spuriis, cum sensu ardoris, gravitatis, dyspnoea, tussi sicca, faciei colore flavescente, siti, anorexia, et saepius singultu et vomitu. 1. Hepatitis erysipelatosa. — 2. Hepatitis pleuritica. — 3. Hepatitis muscularis. — 4. Hepatitis cystica. — 5. Hepatitis obscura. — 6. Hepatitis suppurans.

ZUM SIEBENTEN ABSCHNITT.

Brown. Seine Eintheilung und Aufzählung der Krankheiten.
I. Allgemeine Krankheiten.

1. Erste Form oder sthenische Krankheiten. Peripneumonia, worunter auch Pleuritis und die idiopathische Carditis begriffen werden. — Phrenitis. — Sthenische Ausschläge. — Variola gravis. — Rubeola. — Erysipelas gravis. — Rheumatismus. — Erysipelas mitius. — Cynanches tonsillaris. — Catarrh. — Synocha. — Scarlatina. — Pocken. — Gelinde Masern. — Phlogistische Apyrexien. — Mania. — Pervigilium. — Obesitas.

2. Zweite Form oder asthenische Krankheiten. Macies. — Inquietudo. — Amentia. — Eruptio scabiosa. — Scarlatina asthenica. — Diabetes levior. — Rhachitis. — Haemorrhaeae. — Epistaxis. — Haemorrhois. — Menstruorum cessatio, retentio, suppressio. — Sitis. — Vomitus. — Indigestio. — Diarrhoea. — Colicanodyne. — (Kinderkrankheiten: Vermes. — Tabes. —) Dysenteria et cholera leniores. — Angina. — Scorbutes. — Hysteria lenior. — Rheumatalgia. — Tussis asthenica. — Cystirrhoea. — Podagra validiorum. — Asthma. — Spasmus. — Anasarca. — Dyspesodynia. — Hysteria gravior. — Podagra imbecilliorum. — Hypochondriasis. — Hydrops. — Pertussis. — Epilepsia. — Paralysis. — Trismus. — Apoplexia. — Tetanus. — Febres, ut quartana, tertiana, quotidiana. — Dysenteria, cholera graviores. — Synochus et Typhus. — Cynanche gangraenosa. — Variola confluens. — Typhus pestilens. — Pestis.

II. Oertliche Krankheiten.

1. Enteritis. — Hysteritis. — Abortus. — Difficilis partus. — Altiora vulnera.

2. Allgemeine Krankheiten, die in örtliche ausarten: Suppuratio. — Pustula. — Anthrax. — Bubo. — Gangraena. — Sphacelus. — Tumor cum ulcere scrofulosus. — Tumor scirrhosus.

Röschlaub's dreissig Geseze der Erregbarkeit.
1) Ohne Reiz existirt keine Reizung (Irritation).
2) Ohne Reizung keine Erregung.
3) Ohne Reizbarkeit keine Reizung, also auch keine Erregung.
4) Ohne Reizbarkeit keine Lebensfunction.
5) Die Reizung besteht nur so lange als der Reiz dauert, hört auf, sobald der Reiz aufhört.
6) Gleich starker Reiz bringt in der organischen Materie desto heftigere Reizung hervor, je grösser die Erregbarkeit ist.
7) Je grösser die Erregbarkeit ist, desto geringeres Incitament ist hinlänglich, eine beträchtliche Erregung hervorzubringen und umgekehrt.
8) Jeder Reiz vermindert die Erregbarkeit.
9) Jede Verminderung des Reizes vermehrt die Erregbarkeit.
10) Je mehrere und stärkere Reize auf die organische Masse wirken, desto mehr wird die Erregbarkeit vermindert und umgekehrt.
11) Je grösser die Verminderung des Reizes ist, desto mehr wird die Erregbarkeit erhöht.
12) Je länger derselbe Grad des Reizes wirkt, desto mehr wird allmählig die Erregbarkeit vermindert.
13) Ein gelinder Reiz, der länger wirkt, vermindert die Erregbarkeit eben so sehr, als ein heftiger, der kürzere Zeit dauert.
14) Jeder gar zu heftige Reiz tilgt alle Erregbarkeit.
15) Ein mässiger Reiz, der zu lange dauert, tilgt alle Erregbarkeit.

16) Ein bestimmter Reiz, der lange fortwirkt, bewirkt endlich keine verstärkte Erregung mehr, wohl aber wenn er eine Zeit lang ausgesetzt wurde.

17) Die durch einen Reiz verminderte Erregbarkeit kann durch einen anderen wieder zu stärkerer Erregung gezwungen werden.

18) Derselbe Reiz vermindert die Erregbarkeit desto mehr, je grösser sie ist.

19) Zu gehörig starker Incitation ist gehörig starkes Incitament nöthig.

20) Jedes verstärkte Incitament bewirkt verstärkte Incitation und Lebensfunction und so im Gegentheil.

21) Das Incitament muss, um gehörig starke Incitation zu bewirken, desto stärker sein, je mehr die Erregbarkeit vermindert ist, und umgekehrt.

22) Jede Incitation eines Theiles wirkt als Reiz und Incitament für alle Theile des Körpers.

23) Jede verstärkte Incitation eines Theiles verursacht verstärkte Incitation des ganzen Organismus und im Gegentheil.

24) Jede Verstärkung der Incitation eines oder mehrerer Theile vermindert die Erregbarkeit des ganzen Körpers und so im Gegentheil.

25) Jeder Reiz vermindert die Erregbarkeit des ganzen Körpers; doch mehr jene des Theiles, den er geradezu afficirt.

26) Jeder Reiz bringt grössere Reizung in dem zunächst afficirten Theile hervor.

27) Dasselbe Incitament bringt desto stärkere Incitation in den Theilen hervor, je grösser ihre Erregbarkeit ist und je mehr geradezu auf sie gewirkt wird.

28) Bei jeder Reizung und Incitation darf die intensive Grösse derselben nicht mit der extensiven verwechselt werden.

29) Intensiv grosse oder starke Incitation kann aber so wohl mit extensiv kleiner, als zu grosser Incitation existiren (falsche Schwäche).

30) Intensiv kleine oder schwache Incitation kann eben sowohl mit extensiv grosser, als kleiner Incitation existiren (falsche Stärke).

Bichat.
Ueber die Bedeutung der Flüssigkeiten.

Voyons le rôle des fluides et des solides dans les phénomènes vitaux. Ce rôle dépend évidemment des propriétés qu'ils ont en partage: or, en réfléchissant à la nature des propriétés vitales que nous connaissons, il est évident que toute idée de fluide leur est étrangère, que ceux-ci ne peuvent être le siège d'aucune contraction, que les sensibilités organique et animale ne s'allient point non plus avec l'état où se trouvent leurs molécules, etc. Je ne parlerai pas ici des prétendus mouvemens spontanés du sang, des fluides subtils qu'il contient, suivant les uns, et qui le dilatent ou le resserrent au besoin; tout cela n'est qu'un assemblage d'idées vagues qu'aucune expérience ne confirme. D'ailleurs, tous les phénomènes de l'économie vivante nous montrent manifestement les fluides dans un état presque passif, les solides, au contraire, toujours essentiellement actifs. Ce sont les solides qui reçoivent l'excitation, et qui réagissent en vertu de cette excitation. Partout les fluides ne sont que les excitans. Cette impression continuelle des seconds sur les premiers constitue, dans toutes les parties, des sensations continuelles, qui ne sont point rapportées au cerveau, qui ne sont pas perçues par conséquent: c'est la sensibilité organique en exercice; elle diffère de l'animale en ce que l'âme n'a point la conscience des sensations, qui ne dépassent pas les organes où elles arrivent.

Puisque, d'une part, les propriétés vitales siègent essentiellement dans les solides, et que, d'une autre part, les phénomènes maladifs ne sont que des altérations des propriétés vitales, il est évident que les phénomènes morbifiques résident essentiellement dans les solides, que les fluides leur sont, jusqu'à un certain point, étrangers. Toute espèce de douleur, tous les spasmes, tous les mouvemens irréguliers du coeur, qui constituent les innombrables variétés du pouls, ont leur principe dans les solides.

N'allez pas croire cependant que les fluides ne sont rien dans les maladies: très-souvent ils en portent le germe funeste; ils jouent alors le même rôle que dans l'état de santé, où les solides sont les agens actifs de tous les phénomènes que nous observons, mais où leur action est inséparable de celle des fluides: pour que le coeur se contracte, que le système capillaire se resserre, etc., il faut que les fluides y abordent. Tant que les fluides sont dans leur état naturel, ils déterminent une excitation naturelle, mais qui change de nature par une cause quelconque: que des principes étrangers s'y introduisent, à l'instant ils deviennent des excitans contre nature, ils déterminent des réactions irrégulières, les fonctions sont troublées, les maladies surviennent. Vous voyez donc que les fluides peuvent être souvent le principe des premières, le véhicule de la matière morbifique. (Anatomie générale tom. I. pag. XLIV.)

Unterscheidung von Krankheit und Symptom.

D'après tout ce qui vient d'être dit, il est évident qu'il faut bien distinguer les maladies elles-mêmes, ou plutôt l'ensemble des symptômes qui les caractérisent, d'avec les principes qui les produisent ou qui les entretiennent. Presque tous les symptômes portent sur les solides; mais la cause peut en être dans les fluides, comme en eux. Un exemple rendra ceci plus sensible: le coeur peut se contracter contre l'ordre naturel, 1° parce que sa sensibilité organique est exaltée, tandis que le sang reste le même; 2° parce que le sang est ou augmenté, comme dans la pléthore, ou altéré dans sa nature, comme dans les fièvres putrides etc., tandis que la sensibilité organique du coeur ne varie pas. Que l'excitation soit double, ou que l'organe soit deux fois plus susceptible qu'à l'ordinaire, l'effet est toujours le même; il survient accélération du pouls. C'est toujours le solide qui joue le principal rôle dans la maladie; c'est toujours lui qui se contracte; mais, dans le premier cas, la cause est en lui; dans le second, elle est hors de lui (ibid. pag. XLVIII).

Ueber die Pathologie der Gewebe.

Puisque les maladies ne sont que des altérations des propriétés vitales, et que chaque tissu est différent des autres sous le rapport de ces propriétés, il est évident qu'il doit en différer aussi par ses maladies. Donc, dans tout organe composé de différens tissus, l'un peut être malade, les autres restant intacts; or, c'est ce qui arrive dans le plus grand nombre de cas. Prenons pour exemple les organes principaux:

1°. Rien de plus rare que les affections de la pulpe cérébrale; rien de plus commun que les inflammations de l'arachnoïde qui la revêt. 2°. Le plus souvent une seule membrane de l'oeil est malade, les autres conservant leur mode ordinaire de vitalité. 3°. Dans les convulsions des muscles du larynx, ou dans leur paralysie, la surface muqueuse reste intacte; et réciproquement, les muscles font comme à l'ordinaire leurs fonctions dans les catarrhes de cette surface. Les affections de ces muscles et de cette membrane sont étrangères aux cartilages, et réciproquement. 4°. On observe une foule d'altérations diverses dans le tissu du péricarde: on n'en rencontre presque jamais dans le tissu du coeur lui-même; il est intact quand l'autre est enflammé. L'ossification de la membrane commune du sang rouge n'envahit point les tissus voisins. 5°. Quand la membrane des bronches est le siége d'un catarrhe, la plèvre ne s'en ressent que peu; et réciproquement, dans la pleurésie, la membrane bronchiale ne s'affecte presque pas. Dans la péripneumonie, lorsqu'une énorme infiltration annonce sur le cadavre l'inflammation excessive qui a eu lieu pendant la vie dans le tissu pulmonaire, ses deux surfaces, séreuse et muqueuse, paraissent souvent ne pas avoir été affectées. Ceux qui ouvrent des cadavres savent que très-souvent elles sont intactes dans la phthisie commençante. 6°. On dit un mauvais estomac, un estomac délabré, etc., cela ne doit s'entendre le plus communément que de la surface muqueuse. Tandis que celle-ci ne sépare que difficilement les sucs digestifs, que pour cela les digestions languissent, la surface séreuse exhale comme à l'ordinaire son fluide, la tunique musculaire se contracte comme de coutume, etc. Réciproquement, dans l'hydropisie ascite, où la surface séreuse exhale plus de lymphe que dans l'état naturel, la surface muqueuse remplit souvent très-bien ses fonctions, etc. 7°. Tous les auteurs ont beaucoup parlé des inflammations de l'estomac, des intestins, de la vessie, etc. Moi, je crois que presque jamais cette maladie n'affecte primitivement la totalité de ces organes, excepté les cas où une substance délétère agit sur eux. Il y a, pour la surface muqueuse stomacale et intestinale, des catarrhes aigus et chroniques; pour le péritoine, des inflammations séreuses; peut-être même, pour la couche des muscles organiques qui séparent ces deux membranes, une espèce de phlegmasie particulière, quoique nous n'ayons presque encore aucune donnée sur ce dernier point; mais l'estomac, les intestins et la vessie ne sont point tout à coup affectés de ces trois maladies. Un tissu malade peut influencer les tissus voisins; mais l'affection primitive n'a jamais porté que sur un seul. J'ai ouvert une assez grande quantité de cadavres dont le péritoine était enflammé soit sur les intestins, soit sur l'estomac, soit dans le bassin, soit en totalité: or, très-souvent alors si l'affection est chronique, presque toujours si elle est aiguë, les organes subjacens sont intacts. Jamais je n'ai vu cette membrane exclusivement malade sur un organe gastrique isolé, et saine aux environs; son affection se propage plus ou moins loin. Je ne sais pourquoi les auteurs n'ont presque pas parlé de son inflammation; ils ont mis sur le compte des viscères subjacens ce qui vraiment n'appartient le plus souvent qu'à lui. Il y a presque autant de péritonites que de pleurésies, et cependant, tandis que celles-ci ont fixé particulièrement l'attention, n'a-t-on arrêté sur les autres. Très-souvent la partie du péritoine correspondant à un organe est bien spécialement enflammée: on le voit sur l'estomac; on l'observe surtout lorsque, à la suite des suppressions de lochies, de menstrues, etc., c'est sa portion tapissant le bassin qui s'affecte la première. Mais bientôt l'affection devient plus ou moins générale, au moins les ouvertures cadavériques le prouvent jusqu'à l'évidence. 8°. Certainement le catarrhe aigu ou chronique de la vessie, de la matrice même, n'a rien de commun avec l'inflammation de la portion du péritoine correspondant à ces organes. 9°. Tout le monde sait que les maladies du périoste sont souvent étrangères à l'os, et réciproquement, que souvent la moelle est depuis long-temps affectée, tandis que tous deux sont encore intacts. Il est hors de doute que les tissus osseux, médullaire et fibreux ont leurs affections propres, qu'on ne confondra jamais dans l'idée qu'on se formera des maladies des os. Il faut en dire autant des intestins, de l'estomac, etc., par rapport à leurs tissus muqueux, séreux, musculaire, etc. 10°. Quoique les tissus musculaire et tendineux soient réunis dans un même muscle, leurs maladies sont très distinctes. 11°. De même ne croyez pas que la synoviale soit sujette aux mêmes affections que les ligamens qui l'entourent, etc.

Je crois que, plus on observera les maladies et plus on ouvrira de cadavres, plus on se convaincra de la nécessité de considérer les maladies locales, non point sous le rapport des organes composés qu'elles ne frappent presque jamais en totalité, mais sous celui de leurs tissus divers, qu'elles attaquent presque toujours isolément.

Quand les phénomènes des maladies sont sympathiques, ils suivent les mêmes lois que quand ils proviennent d'une affection directe. On a beaucoup parlé des sympathies de l'estomac, des intestins, de la vessie, du poumon, etc. Je vous défie de vous en former une idée, si vous les rapportez à l'organe en totalité, et abstraction faite de ses tissus divers. 1°. Quand, dans l'estomac, les fibres charnues se contractent par l'influence d'un autre organe, et déterminent le vomissement, elles seules ont reçu l'influence; elle n'a porté ni sur la surface séreuse, ni sur la muqueuse, qui, si cela était, seraient le siége, l'une d'une exhalation, l'autre d'une exhalation et d'une sécrétion sympathiques. 2°. Certainement, quand le foie augmente sympathiquement son action, qu'il verse plus de bile, la portion de péritoine qui le recouvre ne verse pas plus de sérosité, parce qu'elle n'a pas été influencée. Il en est de même du rein, du pancréas, etc.... 3°. Par la même raison, les organes gastriques sur lesquels se déploie le péritoine ne participent point aux influences sympathiques qu'il éprouve. J'en dirai autant du poumon par rapport à la plèvre, du cerveau par rapport à l'arachnoïde, du coeur par rapport au péricarde, etc. 4°. Il est incontestable que dans toutes les convulsions sympathiques le tissu charnu seul est affecté, et que le tendineux ne l'est nullement. 5°. Qu'a de commun la membrane fibreuse du testicule avec les sympathies de son tissu propre? 6°. Certainement une foule de douleurs sympathiques qu'on rapporte aux os siégent exclusivement dans la moelle (ibid. pag. LXXVII).

Puisque chaque tissu organisé a une disposition partout uniforme; puisque, quelle que soit sa situation, il a la même structure, les mêmes propriétés, etc., il est évident que ses maladies doivent être partout les mêmes. Que le tissu séreux appartienne au cerveau par l'arachnoïde, au poumon par la plèvre, au coeur par le péricarde, aux viscères gastriques par le péritoine, etc., cela est indifférent: partout il s'enflamme de la même manière; partout les hydropisies arrivent uniformément, etc.; partout il est sujet à une espèce d'éruption de petits tubercules blanchâtres, comme miliaires, dont on n'a pas, je crois, parlé, et qui cependant mérite une grande considération. J'ai déjà observé un assez grand nombre de fois cette éruption propre au tissu séreux, qui affecte en général une marche chronique, comme la plupart des éruptions cutanées: j'en parlerai plus bas. Quel que soit l'organe que revête le tissu muqueux, ses affections portent en général le même caractère, et n'offrent point d'autres variétés que celles qui proviennent des variétés de structure. J'en dirai autant des tissus fibreux, cartilagineux, etc. (ibid. LXXXIV).

Après avoir montré la plupart des maladies locales comme affectant presque toujours non un organe particulier, mais un tissu quelconque dans un organe, il faudrait montrer les différences qu'elles présentent suivant les tissus qu'elles affectent (ibid. LXXXVI).

Resumé von **Bayle's** Abhandlung über pathologische Anatomie im zweiten Band des Dictionaire des sciences médicales.

En résumant les faits et les considérations que nous avons exposés dans cet article, on peut établir les propositions suivantes: 1°. L'anatomie pathologique est utile pour la classification d'un grand nombre de maladies; 2°. elle ne fait conaître que des lésions organiques: elle nous laisse dans la plus profonde obscurité relativement à la cause prochaine des maladies; 3°. elle ne peut presque jamais faire conaître la cause immédiate de la mort; 4°. elle peut souvent fournir des lumières sur la lésion organique à laquelle on doit attribuer les lésions vitales qui ont entraîné la perte du malade; 5°. elle est indispensable pour aider à distinguer des maladies non contagieuses qui, présentant les mêmes symptômes, tiennent à des lésions organiques d'une nature différente; 6°. on ne peut retirer de l'anatomie pathologique aucun secours direct pour étudier les maladies purement vitales; néanmoins l'ouverture du cadavre des individus qui ont été la victime de ces maladies sert à constater l'absence de toute lésion organique; 7°. dans les maladies contagieuses, l'anatomie pathologique contribue quelquefois à donner une connaissance plus complète des effets du principe contagieux; mais son utilité n'est alors que secondaire, parce que, dans ces sortes d'affections, les lésions organiques sont ce qu'il y a de moins important à connaître; 8°. dans les maladies aiguës, accompagnées ou suivies d'une lésion organique peu grave, l'anatomie pathologique sert à compléter l'histoire de la maladie, et à faire connaître quelques uns des résultats qu'elle a entrainés: elle est donc alors utile, quoiqu'elle ne soit peutêtre pas absolument indispensable: 9°. mais dans les maladies organiques, dans toutes les affections où une lésion organique peut déterminer des symptômes graves et entraîner la mort, l'anatomie pathologique fournit les plus grandes lumières, et l'on ne peut se passer de son secours, soit pour établir une classification lumineuse, soit pour tracer des monographies exactes, soit enfin pour conduire avec prudence les individus atteints de ces formidables maladies qui, comme tout le monde en convient, sont excessivement nombreuses.

Aus **Peter Frank's** Vorwort zu der Heilart in der klinischen Anstalt zu Pavia.

Nicht unbekannt mit den Hindernissen, welche das Wachsthum der Arzneiwissenschaft seit so vielen Jahrhunderten gehemmt haben, entferne ich mich voll Unwillens von dem grossen Haufen derjenigen, welche entweder den Alten jede Einsicht in der Heilkunde absprechen, und die ihrige dafür geltend machen; oder eben denselben allein alle mögliche Kenntnisse zugestehen, und was Neu ist, ohne Unterschied verwerfen. Von den ersten Tagen meiner medicinischen Laufbahn an, verabscheute ich immer das Heer von Hypothesen, so wie die Streitigkeiten, welche solche unter gelehrten Männern anzetteln; da solche, obschon der Gegenstand des Zankes nach wenigen Jahren in tiefer Vergessenheit vergraben liegt, doch zu einem immerwährenden Hasse der ehemaligen Gegner Anlass geben und dem Fortgang der Wissenschaft zum Nachtheil gereichen. Mein Glaube in medizinischen Dingen war daher immer ohne Geräusche und von der grössten Duldsamkeit mit noch so entgegengesetzten Meinungen, begleitet. Indem ich an meinem eigenen Wissen oft zweifelte, habe ich die Beweisgründe anderer, wenn ich ihnen nicht beigepflichtet habe, nie öffentlich, es seye dann mit wenig scharfen und gewiss nie den Menschen beleidigenden Waffen bestritten. Seitdem ich aber zu Göttingen, zu Pavia und endlich zu Wien als Lehrer aufgetreten bin, habe ich mich nie anders, als es mein Amt erforderte, benommen; ich stellte meine Meynungen auf, und verschwieg die ihnen widersprechenden Gesinnungen anderer nicht, und so hatte ein jeder die volle Freyheit über beyde sein Urtheil zu fällen. Nur zielte unablässig mein Bestreben: dass meine Schüler die schwere und grosse Kunst an vielem zu zweifeln erlernen möchten.

Der Erfolg entsprach meinem Wunsche, denn bald gab es Gelegenheit für den jugendlichen Verstand, sich in solch einer Kunst zu üben. Drey der angesehendsten und erfahrensten Männer, Valcarenghi, Borsieri und Tissot, hatten nach und nach der Kanzel der praktischen Arzneikunst auf der hohen Schule zu Pavia, welche ich im Jahr 1785 bestiegen habe, ein glänzendes Ansehen verschafft. Und doch wichen sowohl viele meiner Lehrsätze, als selbst meine Heilart, in manchen Stücken von jenen dieser berühmten Männer, und selbst von dem gewöhnlichen Verfahren der mehrsten italienischen Aerzte am Krankenbette, um ein grosses ab. Zwar hatte ich zwanzig Jahre hindurch eine unzählige Menge von Krankheiten behandelt, und auf der hohen Schule zu Göttingen, welche in der gelehrten Welt immer des grössten Ansehens genoss, war mir die Verwaltung der Klinik anvertraut worden; allein da ich ausser der in deutscher Sprache geschriebenen medicinischen Polizey, ausser der bekannten Ankündigungsschrift de larvis morborum biliosis und einigen, in akademische Sammlungen eingerückten, in lateinischer Sprache verfassten medicinisch-chirurgischen Beobachtungen, noch nichts herausgegeben hatte, welches mir das gerechte Zutrauen fremder Nationen hätte gewinnen, und das Ansehen verschaffen können, dessen die berühmten Männer genossen, in deren Fusstapfen ich getreten war, und mit welchen ich um den Vorrang weder kämpfen konnte, noch wollte; so musste ich mich nicht nur mit starken Beweisgründen ausrüsten, welche den zum Theil mit andern ganz entgegengesetzten Meinungen genährten Geist der Schüler zu erschüttern und zu neuer Durchforschung der Dinge aufzufordern vermochten; sondern musste auch all' dasjenige, was ich in meinen Vorlesungen von der gemeinen Lehre abweichendes vortrug, am Krankenbette nicht nur durch eine, sondern durch vielfache Erfahrungen als wahr zu bestätigen suchen, oder der Aussage pathologischer Leichenöffnungen unterwerfen. Hiedurch geschah es, dass nach einigen Jahren eine grosse Anzahl junger Aerzte aus sehr verschiedenen Gegenden in Pavia zusammenströmte. Diese bildeten verschiedene Sekten, je nachdem nämlich die Lehren, welche sie auf dieser oder jener Schule eingesogen hatten, verschieden waren. Ein jeder bestrebte sich seine Theorie zuerst hartnäckig zu vertheidigen, die Erscheinungen und den Ausgang der Krankheiten nach seiner Weise auszulegen, und in den ersten Monaten des Schuljahrs allen fremdartigen Grundsätzen die Ohren zu verschliessen. Dieses bemerkte ich stillschweigend, und es gereichte mir zur grössten Freude, mich überzeugen zu können, dass meine Schüler nicht auf die Worte ihres Lehrers schwuren, sondern zweifelhaft und mit ängstlicher Wissbegierde zum Krankenbette, als dem untrüglichsten Probsteine, ihre Zuflucht nahmen. An diesem geprüft, habe nicht nur ich selbst seit vielen Jahren, sondern haben auch diese meine Zöglinge vieles, was für ächtes Gold gepriesen worden war, als unedles Metall und von schlechtem Gehalt anerkannt. So wuchsen Zweifel über Zweifel bei den Zuhörern, und nachdem solche nach und nach unbemerkt den unnützen Schwarm kurz vorher noch so hoch gepriesener Hypothesen verlassen hatten, waren sie erst das, zu was ich sie mir wünschte: Freunde der Wahrheit, nicht des gelehrten Prunkes, unermüdet und gierig nach jedem neuen Lichtstrahle, woher er auch immer kommen möchte. Daher war es auch nichts seltenes, dass meine Schüler meine eigene Meinungen verliessen, und solche mit entgegengesetzten vertauschten, oder wohl gar diese letztere in ihren öffentlich ausgestellten Sätzen bei Erlangung der Doktorwürde freundschaftlich, aber aus allen ihren Kräften, vertheidigten; eine Sache, zu welcher zwar meine Einwilligung erfordert, aber auch mit vieler Leichtigkeit erhalten wurde.

Hahnemann.

Ueber die Wirkung des Lycopodiums (chronische Krankheiten Band 2. pag. 199).

„Wenn dieser Bärlapp-Staub auf die Art, wie die homöopathische Kunst die rohen Naturstoffe aufschliesst, nach obiger Anleitung zur Bereitung der antipsorischen Arzneien, behandelt wird und ein Gran davon durch dreimal einstündiges Reiben mit jedesmal 100 Granen Milchzucker bis zur millionfachen Verdünnung und Potenzirung gebracht worden ist, so entsteht eine so wundervoll kräftige Arznei, dass ein Gran des letztern in 100 Tropfen gewässertem Weingeiste, wie dort gelehrt wird, aufgelöset und mit zwei Armschlägen geschüttelt, eine Arznei-Flüssigkeit darstellt, die auch in der kleinsten Gabe (ein, zwei Mohnsamen grosse, damit befeuchtete Streukügelchen) in den für dieselbe geeigneten Krankheiten noch viel zu heftig wirkt. Selbst der höher, bis zur Billion- (II.) Potenzirung verdünnten Flüssigkeit kann man sich, auch in der gedachten, kleinsten Gabe, wegen ihrer noch allzugrossen Heftigkeit für Kranke noch nicht bedienen. Erst bei der potenzirten Sextillion-Verdünnung (VI.) fängt diese Arznei an, brauchbar zu werden, so jedoch, dass man sich für reizbarere und schwächere Kranke doch stets nur der noch höher potenzirten Verdünnungen, Oktillion (VIII.) und Decillion (X.) bediene, zu einem, höchstens zwei feinsten, damit befeuchteten Kügelchen auf die Gabe.

In diesen Zubereitungen ist das Lycopodium eine der unentbehrlichsten, antipsorischen Heilmittel vorzüglich in den Fällen chronischer Krankheiten, wo folgende Symptome beschwerlich sind: Schwindel, besonders beim Bücken; Blutandrang nach dem Kopfe; Hitze im Kopfe; Schwere des Kopfs; mit Niederliegen verbundene Anfälle von Reissen oben auf dem Kopfe, der Stirne, der Schläfe, der Augen, der Nase bis zu einem Zahne; Reissen in der Stirne hin und her, alle Nachmittage; nächtlicher, äusserer Kopfschmerz, Reissen, Bohren und Schaben; drückend spannender Kopfschmerz; Kahlköpfigkeit; Augen vom Kerzenlichte gereizt; Stechen in den Augen, Abends im Lichte; Drücken in den Augen; Schründen der Augen; Zuschwären der Augen; Augen-Entzündung mit nächtlichem Zuschwären und Thränen am Tage; Thränen der Augen in freier Luft; Weitsichtigkeit (Presbyopie); Trübsichtigkeit, wie Federn vor den Augen; Flimmern und Schwarzwerden vor den Augen; öftere Anfälle von Gesichts-Hitze; jückender Ausschlag im Gesichte; Geschwulst und Spannung im Gesichte; Sommersprossen im Gesichte; Ueberempfindlichkeit des Gehörs, Angegriffenheit von Musik, Schall, Orgel; Ohr-Klingen; Schwerhörigkeit; Nasen-Bluten; nächtliches Zuschwären des Nasenlochs; Schorfe in der Nase; geschwürige Nasenlöcher; harte Geschwulst an der einen Hals Seite; Steifheit der einen Hals-Seite; Genickssteifigkeit; Durstlosigkeit mit Trockenheit am und im Munde, so dass diese Theile spannen und die Zunge schwer beweglich und die Sprache undeutlich wird; Geschmacks-Verlust; belegte, unreine Zunge; früh, Schleim-Geschmack; Schleim-Rahksen; langwieriges Halsweh; früh,

Mund-Bitterkeit, mit Uebelkeit; übermässiger Hunger; Heisshunger; Appetitlosigkeit; der Appetit vergeht beim ersten Bissen; Abneigung vor gekochten, warmen Speisen; Abneigung vor schwarzem Brode, oder vor Fleisch; allzugrosse Neigung zu Süssem; Milch erregt Durchfall; fettiges Aufstossen; saures Aufstossen; Sood-Brennen; Würmerheseigen; öftere, stete Uebelkeit; früh, Weichlichkeit im Magen; Magen-Drücken; Magen-Drücken nach dem Essen; Herzgruben-Geschwulst und Schmerz beim Anfühlen; Vollheit im Magen und Unterleibe; beschwerliche Aufgetriebenheit des Bauches; Mangel an Blähungs-Abgang; Kulkern im Bauche; Verhärtungen im Unterleibe; Kneipen im Bauche; Leibschneiden; Leibschneiden im Oberbauche; Brennen im Unterleibe; Spannung um die Hypochondern, wie von einem Reife; Leberschmerzen nach satt Essen; Herzklopfen bei der Verdauung; schwierig und mit vieler Anstrengung herauszupressender Stuhl; Leib-Verstopfung zu mehren Tagen; Hartleibigkeit; Afterschmerzen nach Essen und Stuhlgange; Schneiden im Mastdarme und in der Harnblase; Nieren-Gries; Drängen zum Harnen; allzu häufiges Uriniren, mit Drang; Jücken in der Harnröhre bei und nach dem Harnen; Blutfluss aus der Harnröhre; schwache Steifheit des männlichen Gliedes; Mangel an Erektionen; Mangel an Pollutionen; Mangel an Geschlechts-Trieb; mehrjährige Impotenz; Abneigung vom Beischlafe; allzu leichte Reizung zur Begattung, schon durch Gedanken daran; unbändiger Trieb zur Begattung alle Nächte; der Samen gehet zu schnell fort; zu lang dauernde und allzustarke Regel; von Schreck auf lange Zeit zu unterdrückende Regel; Weissfluss-Abgang auf vorgängiges Schneiden im Unterbauche; Weissfluss; — Fliesschnupfen; Schnupfen und Husten; Stockschnupfen; Verstopfung beider Nasenlöcher; Husten nach Trinken; trockner Husten, Tag und Nacht; langjähriger, trockner Frühhusten; Husten und Auswurf; (Husten mit eiterigem Auswurfe); Stiche in der linken Brust; Brennen in der Brust heran (wie von Sood); steter Druck an der linken untersten Ribbe; Kurzäthmigkeit bei Kindern; stete Brust-Beklemmung, jede Arbeit verkürzt ihm den Athem; Stechen im Kreuze, nach Bücken, beim wieder Aufrichten; nächtlicher Rückenschmerz; Reissen in den Schultern; Ziehen und Zusammenraffen im Nacken bis in den Hinterkopf, Tag und Nacht; Zieh-Schmerz in den Armen; nächtlicher Knochenschmerz im Arme; Einschlafen der Arme schon beim Aufheben derselben; nächtliches, krampfiges Einschlafen der Arme; Kraftlosigkeit der Arme; nächtlicher Knochenschmerz im Ellbogen; gichtsteifes Hand-Gelenk; Taubheit der Hände; Verstorren der Finger bei der Arbeit; Reissen in den Finger-Gelenken; Röthe, Geschwulst und gichtisches Reissen der Finger-Gelenke; von Gicht-Knoten steife Finger; nächtliches Reissen in den Beinen; Reissen im Kniee; Steifheit des Kniees; Knie-Geschwulst; Brennen an den Unterschenkeln; Zusammenzieh-Schmerz in den Waden beim Gehen; Geschwulst des Fussknöchels; Klamm in den Unterfüssen; kalte Füsse; kalte, schweissige Füsse; starker Fuss-Schweiss; Fusssohlen-Geschwulst; Schmerz der Fusssohlen beim Gehen; Umknicken der Zehen beim Gehen; Klamm in den Zehen; Hüneraugen; Schmerz der Hüneraugen; Tages-Schweiss bei mässiger Arbeit; Tages-Schweiss, bei geringer Bewegung, besonders im Gesichte; Trockenheit der Haut der Hände; die Haut springt hie und da auf und bekommt Risse; Jücken am Tage bei Erhitzung; Jücken Abends vor dem Niederlegen; schmerzhafter Ausschlag am Halse und auf der Brust; Blutschwäre; alte Unterschenkel-Geschwüre, mit nächtlichem Reissen, Jücken und Brennen; Klamm in den Fingern und Waden; krampfhaftes krumm Ziehen der Finger und Zehen; Reissen in den Armen und Beinen; Reissen in den Knieen, Füssen und Fingern; Zieh-Schmerz in den Gliedern; überlaufende Hitze; Aderkröpfe, Wehadern der Schwangern; (leichtes Verheben); Verkältlichkeit; Mangel an Körper-Wärme; Eingeschlafenheit der Glieder, Arme, Hände, Beine, bei Tag und Nacht; Gefühllosigkeit des Armes und Fusses; nach wenigem Spaziren, Müdigkeit der Füsse und Brennen der Fusssohlen; innere Kraftlosigkeit; Mattigkeit in den Gliedern; Müdigkeit beim Erwachen; öfteres Gähnen und Schläfrigkeit; Tages-Schläfrigkeit; unruhiger Schlaf, die Nacht, mit öftern Erwachen; traumvoller Schlaf; ängstliche Träume; fürchterliche Träume; öfteres Erwachen die Nacht; spätes Einschlafen; er kann vor Gedanken nicht einschlafen; dreitägiges Fieber, mit sauerm Erbrechen, nach dem Froste, Gedunsenheit des Gesichts und der Hände; Angegriffenheit; Furcht vor allein Seyn; Eigensinn, Empfindlichkeit; Aengstlichkeit, mit Wehmuth und Weinerlichkeit; Aergerlichkeit.

Eine mässige Gabe, wenn es richtig gewählt war, wirkt 40, 50 Tage lang Gutes, auch wohl einige Tage länger."

Einige der 891 Einzelwirkungen des Lycopodiums sind nicht ohne Interesse:
1. Er bekommt Schwindel in einer heissen Stube (nach 23 Tagen).
2. Früh, bei und nach dem Aufstehen aus dem Bett, Schwindel (nach 30 Tagen).

9. Er kann über höhere, selbst abstracte Dinge ordentlich sprechen, verwirrt sich aber in den alltäglichen; so nennt er z. B. Pflaumen, wo er Birnen sagen sollte.
60. Links oben auf dem Haarkopf Empfindung, als wenn an einem einzelnen Haare gezogen würde.
62. Die Kopfhaare gehen ungeheuer aus.
76. Rothes gedunsenes Gesicht.
78. Mehr Sommersprossen auf der linken Gesichtsseite und über der Nase.
80. Blasse elende Gesichtsfarbe.
118. Die Augen sind Abends voll eitrigen Schleims mit schründendem Schmerz (nach 32 Tagen).
168. Abends auf einem Spaziergang starkes Nasenbluten aus einer kleinen Wunde in der Nase (nach 32 Tagen).
173. Eine jükende Blüthe auf der Oberlippe (nach 14 Tagen).
244. Früh schmekt das Wasser ganz zuckersüss.
446. Er schläft bei der Begattung ein, ohne Samenerguss (nach 12 Tagen).
476. Niessen ohne Schnupfen.
481. Stockschnupfen.
488. Heftiger Schnupfen etc. etc.

Mag diese Art der Registrirung der Selbstempfindungen und Selbstbeobachtungen von Leuten, die durch die Versuchsmaassregel mit Nothwendigkeit auf hypochondrische Grillen und Täuschungen geführt werden, einer dunklen und übelverstandenen Ahnung der Forderung strengster Exactheit entsprungen oder mag sie reine Windbeutelei sein, in einem wie dem andern Fall gibt sie ein Beispiel, dass es weder eine Absurdität noch eine Geschmaklosigkeit gibt, welche nicht auf einen Schweif gedankenloser Nachbeter rechnen dürfte.

Zur Würdigung des sittlichen Charakters Hahnemann's genügt ein einziges Factum, erzählt von Moriz Müller, einem der anständigsten Anhänger der Secte, aber freilich nicht in exclusiver Verblendung befangen (Vater von Clotar Müller): Hahnemann „erklärte, dass er dem Heilanstaltsdirector aus eigenen Mitteln 400 Thaler jährlich zulege. Es fand sich endlich, dass er die bei ihm für den Fonds eingehenden Beiträge hiezu verwendet hatte. Als nach $^3/_4$ Jahren diese ihm eigenthümliche Quelle, aus eigenen Mitteln zu zahlen, erschöpft war, schrieb er den Inspectoren: da der Fonds jezt in so vortrefflichen Umständen sei, so müssten sie nun die 400 Thaler Zulage aus dem Fonds geben. Die Inspectoren wussten aber nichts davon, dass der Fonds in guten Umständen sei, nur das Gegentheil." (Zur Geschichte der Homöopathie 1837. pag. 92).

Angebliche Weiterentwiklung der Homöopathie.

Man hört zwar vielfach laut oder im Vertrauen von sogenannten Homöopathen die Versicherung, dass die Homöopathie in ihrer jezigen Gestalt eine wesentlich andere geworden sei und nicht mehr für Hahnemann's Absurditäten verantwortlich gemacht werden dürfe, auch dass sie für einzelne schwindlerische Bestrebungen in ihrer eigenen Mitte so wenig zu haften brauche, als diess der Medicin überhaupt für die in allen ihren Branchen vorkommenden Charlatanerien zugemuthet werde.

Sind auch immerhin solche Bekenntnisse beachtenswerth, so gelingt es doch nicht, in den Publicationen der Secte die Beweise der Besserung zu entdeken. Es ist zuzugeben, dass Manche der Anhänger der Homöopathie in pathologischen Beziehungen sich mehr oder weniger der heutigen Ausbildung der Wissenschaft genähert haben und über die von Hahnemann und Anderen in dieser Hinsicht vorgetragenen Albernheiten sich keine Illusionen mehr machen. Eine eigentlich selbständige Leistung ist aber auch in dieser Beziehung bei den Homöopathen nirgends zu finden. Dagegen sind die therapeutischen Grundsäze, auch wo man sie zu mildern suchte, überall noch in dem gleichen Conflicte mit der Vernunft und mit getreuer Beobachtung.

Immerhin bleibt es von einigem Interesse einen Blik auf das jezige Gebahren zu werfen, um sich zu überzeugen, wie breit und tief die Kluft noch ist, welche zwischen dem Menschenverstand und der Homöopathie sich ausbreitet. Einer der anerkanntesten und gescheidesten Homöopathen, Hofrath Wolf, hat in 18 Thesen diejenigen Grundsäze niedergelegt, zu welchen sich die Homöopathen aller Farben bekennen. Aus jenen hat Hencke in Riga (allgem. homöopath. Zeitung 1857 Band LIV. pag. 2) die 4 wesentlichsten Principien ausgezogen. Sie sind mit den eigenen Worten folgende:

„1) Das Princip: Similia similibus curantur.

Die homöopathischen Aerzte erkennen das zwar von mehreren Aerzten früherer Zeit geahnte, aber von Hahnemann zuerst in vollster Ueberzeugung aufgestellte und practisch erprobte

Princip: dass Krankheiten durch kleine Gaben derjenigen Mittel geheilt werden können, die bei Gesunden, in grossen Gaben, ähnliche Krankheiten zu erzeugen vermögen, als ein Naturgesetz an, auf welches ein kräftiges, einfaches und minder unsicheres Heilverfahren gegründet werden konnte, und haben dessen practische Anwendbarkeit in den verschiedenartigsten Krankheitsformen vielfach bewährt gefunden.

2) Die Arzneiprüfungen an Gesunden.

Die homöopathischen Aerzte sind für die Unvollkommenheiten der bisherigen Resultate von Arzneiprüfungen an Gesunden der reinen Arzneimittellehre Hahnemann's und aller ähnlichen Symptomenverzeichnisse geprüfter Arzneien nicht blind. Wir wissen sehr wohl, dass Irrthümer hier mit unterlaufen können und müssen und sind darum weit entfernt jedes Symptom unbedingt der Arznei zuzuschreiben, welche eben geprüft worden ist; desshalb nehmen wir auch die pathologischen Erscheinungen, welche sich nach einer Arzneiprüfung geäussert haben, nur als Andeutungen, diese Arznei bei ähnlichen spontanen Krankheitserscheinungen zu versuchen, und nur wenn die Tilgung dieser das gleichmässige Resultat wiederholter Versuche ist, treten jene Andeutungen in den Rang von Anzeigen für den fernern usus in morbis.

3) Anwendung eines einzigen Mittels zur Zeit.

Die Vorzüglichkeit dieses Grundsatzes vor jedem andern Verfahren ist unverkennbar. Nur die Befolgung dieses Grundsatzes allein kann zu einer wahren Kenntniss des Mittels und dessen Nutzen und Wirkungssphäre führen.

4) Die Kleinheit der Arzneigabe.

Wir homöopathischen Aerzte stellen keineswegs in Abrede, dass man in vielen Fällen auch mittelst der usuellen Präparate der ältern Schule und nicht ganz kleinen Dosen homöopatisch heilen könne, da Hahnemann selbst ursprünglich mit solchen agirte und eben dadurch weiter geführt wurde, wir auch die ältere Schule oft mit demselben Mittel heilen sehen, dessen wir uns in demselben Falle mit gleichem Erfolg in kleinen Gaben bedienen. Aber bei heftigen, schnell verlaufenden und lebensgefährlichen Zuständen würde das homöopathische Heilprinzip ohne sehr verkleinerte Gaben gar nicht anwendbar sein. Grössere Gaben könnten eine positive Steigerung der Krankheit zur Folge haben, im günstigsten Falle müsste man gefasst sein, der Besserung eine nicht kurze, stürmische, den Heilzweck auf keine Weise fördernde und den Kranken sehr peinliche Aufregung vorhergehen zu sehen. Hahnemann ersann, weil er diess erfuhr, in den Verdünnungen ein so einfaches als zweckmässiges Mittel und gerieth dabei auf die Entdeckung des merkwürdigen Facti, dass selbst weit getriebene Verdünnungen (d. h. recht passend gewählter positiver, homöopathischer Arzneireize. Hahnemann) eine Wirksamkeit zeigen, die man nicht hatte ahnen können und wir müssen erklären, dass die homöopathischen Aerzte ohne Ausnahme die Richtigkeit seiner Beobachtungen anerkennen. Unsere tägliche Erfahrung spricht mächtig dafür.

Hahnemann fand den Grund dieser Thatsache darin, dass Krankheit allemal die natürliche Empfindlichkeit des Organismus für äussere Reize abändere, so dass er für Agentien, welche dem Krankheitsreize analog wirken, viel empfänglicher wird, für heterogene dagegen unempfänglicher. Vernunftgründe, unsere Beobachtungen und tägliche Erfahrungen sprechen für diesen Satz, den wir als vollkommen wahr anerkennen.

Die Suppression der Symptome (Enantiopathie) würde dem Homöopathiker bei den kleinen Gaben, die er anwendet und deren Wirksamkeit eben in ihrer specifischen (homöopathischen) Beziehung zu dem Krankheitsfalle beruht, nicht so leicht werden, als den Aerzten der ältern Schule mit grossen Gaben nicht specifischer, unhomöopathischer Arznei."

Aber selbst die in diesen Worten enthaltenen mannigfachen Concessionen sind für viele Homöopathen ein Greuel und ihren Protestationen für die Reinerhaltung hervorgerufen.

Prüfen wir aber statt der Principien die Praxis, so finden wir z. B. in dem „Ausführlichen Symptomencodex der homöopathischen Arzneimittellehre" von Jahr (1848) eine mit der naivsten Treue hergestellte Sammlung und Wiedergabe des haarsträubendsten Unsinns. Ein einziges Beispiel mag genügen. Im 2ten Bande werden sub XXIV. die weiblichen Genitalien abgehandelt und zwar in einem ersten Abschnitt die Symptome. Der zweite Abschnitt ist überschrieben: „Einzelnes" und hier werden die verschiedenen Zustände und Verhältnisse alphabetisch abgehandelt und die dabei anzuwendenden Mittel beigesetzt. Hier heisst es pag. 751 ohne alle weitere Bemerkung: „Beim Beischlafe, im Allgemeinen: Ferr. mur. Kali c. Kreos. Merc. Merc. c. Sil. Sulph."; „nach dem Beischlaf, im Allgemeinen: Natr. mur."; bei „leichter und gewisser Empfängniss Merc."!!

Aber vielleicht gehört dieser Jahr zu den Desavouirten.

In einem in 2ter Aufl. 1855 erschienenen homöopathischen Haus- und Familienarzt von Clotar Müller, dem Herausgeber des Centralorgans für die gesammte Homöopathie, finden wir pag. 118 ganze Reihen von Mitteln aufgeführt gegen hellen, rothen, braunen, schwärzlichen, grünlichen, trüben, weisslichen etc. etc. Urin, erfahren dass gegen „fasrigen" Bodensaz im Urin Cannabis, Cantharis, Mercur, Salpetersäure „oft passen" und dabei ist von „rettendem Beistand der Wissenschaft" die Rede. Noch mehr! wir begegnen dort (pag. 62—64) einem drei Seiten langen Verzeichniss von Mitteln gegen Zahnschmerzen mit scharfsinniger Unterscheidung in der Art, dass Chamomilla, Clem. Puls. etc. passen, wenn die Schmerzen bis in die Augen, Mercur, Nux etc. wenn sie bis ins Gesicht, Mercur, Pulsatilla etc. wenn sie bis in Ohren, Chamom, Merc., Nux, Hyosciamus etc., wenn sie bis in den Kopf gehen; dass Belladonna und Bryonia etc. angezeigt ist, wenn die Schmerzen durchs Essen, Chamom. und Coffea etc., wenn sie durchs Kauen verschlimmert werden, Pulsatilla wenn sie durch Stochern sich vermehren. Angesichts dieser Finessen ist es noch erträglich, wenn Arthur Lutze (Lehrbuch der Homöopathie 1855. pag. 110) 19 Mittel für die linke und 17 für die rechte Körperhälfte aufzählt.

ZUM ACHTEN ABSCHNITT.

Broussais. Aus den Commentaires: Proposition CXXXIV. Toutes les fièvres essentielles des auteurs se rapportent à la gastroentérite simple ou compliquée. Ils l'ont tous méconnue lorsqu'elle est sans douleur locale, et même lorsqu'il s'y trouve des douleurs, les regardant toujours comme un accident.

Cette proposition est une de celles qui ont le plus révolté les anciens médecins. Sans vouloir en approfondir le sens, ils l'ont déclarée trop exclusive. L'idée de ne voir que l'inflammation des voils gastriques dans les fièvres les a choqués; ils ont d'abord crié à l'absurdité. En y réfléchissant ensuite, ils ont bien voulu accorder, au moins les plus sensés, qu'il n'y a point de fièvre sans l'affection d'un organe; mais ils ont refusé d'admettre que cette affection se réduisit toujours à une gastroentérite. Nous leurs avons répondu en parcourant les phlegmasies aiguës de tous les organes, et les comparant avec l'état fébrile.

Avez-vous, leur avons-nous dit, donné un nom aux inflammations de la peau, à celles du tissu cellulaire, à celles des muscles, à celles des articulations, à celles de l'encéphale, à celles de la gorge, du larynx, des poumons et de ses différens tissus, à celles du coeur, à celles du foie, du péritoine, des reins, de l'uterus, de la vessie, du colon et du rectum; aux phlegmons du tissu cellulaire des cavités viscérales, aux phlegmasies de l'appareil vasculaire? Le réponse ne pouvait être qu' affirmative; il suffit de parcourir les nosologies pour en avoir la certitude; mais les hommes qui craignaient d'être convaincus ne l'ont point faite; faisons la donc pour eux; disons que toutes ces inflammations sont désignées, chacune, par une dénomination spéciale qu'à côté se trouve le groupe de symptômes qui les caractérise et que la fièvre qui les accompagne en est considerée comme l'effet. Ajoutons maintenant: Ou vous donnez aux fièvres dependantes de ces phlegmasies le nom de fièvres essentielles, ou vous ne leur donnez pas ce nom. Si vous le leur accordez, vous contrevenez à vos principes, puisque vous professez que toute fièvre produite par l'inflammation d'un organe n'est pas essentielle; si vous leur refusez ce titre, vos fièvres essentielles ne sont dépendantes d'aucune des phlegmasies que nous venons d'énumérer, et alors il faut pour les caractériser, d'autres symptômes que ceux de ces mêmes phlegmasies. Il s'agit maintenant, avons nous ajouté, de rechercher la valeur des symptômes qui attestent l'existence de vos fièvres essentielles; or je parcours ces symptômes et je trouve que ce sont précisément ceux de l'inflammation de la membrane muqueuse du canal digistif, depuis l'estomac jusqu'au colon.

Einige Proben aus der **deutschen medicinischen Literatur** vor dem Umschwung der Anschauungen:

„Vergleichen wir nun die vollkommenste bewegte Zelle der höheren Thiere, die Blutzelle mit der Erde, so ergibt sich die Aehnlichkeit auffallend. So denn

Ist die Erde rund und an den Polen abgeplattet.	Die Blutzelle des Menschen ist rund und an den Seiten abgeplattet.
Die Erde hat einen Kern (sie selbst) und eine contrahirte Hülle (den Dunstkreis).	Die Blutzelle hat einen Kern und eine contrahirte Hülle.
Die Erde dreht sich um ihre Axe.	Die Blutzelle dreht sich um ihre Axe (bei höheren Thieren).
Die Erde wird durch die Sonne gezügelt und höher potenzirt etc. etc.	Die Blutzelle wird dies durch das Nervensystem etc. etc.

Wenn wir denn nun eine so grosse Aehnlichkeit zwischen beiden sehen, so dürfen wir wohl auch den Schluss wagen, dass alle Eigenschaften, welche der Blutzelle zukommen, so auch der Erde zustehen müssen. (Aus H. Horn's Darstellung des Schleimfiebers 2. Aufl.)

Nach Steinheim (Heft III. des Gräfe und Walther'schen Journals 1838) ist „die Cholera, was ihre negative Sphäre anlangt, von einer outrirten Decombustion der organischen Ursäfte, von einer vollendeten Melanhaemie mit allen ihren begleitenden aus dieser einzigen Quelle entspringenden pathologischen Affecten abzuleiten."

Die Thräne als Abstossung und Aufopferung eines organischen Theils ist das Symbol des Unterliegens unter die äussere Macht, aber auch andrerseits der Anerkennung einer Erhabenheit, einer sittlichen Grösse, ja des höchsten Weltgerichtes selbst." (Dr. Nathan: physiologische Analyse der Thräne, Zeitschr. für gesammte Medicin von Oppenheim Bd. 26 S. 38.)

Dr. Krüger-Hansen in Güstrow hat im Jahr 1845 folgende Bedenken gegen die Auscultation:
1) Ein züchtiges Fräulein werde sich nicht überwinden können, „ihren Busen den Blicken eines jüngeren Aesculaps blosszulegen, der ihr fremd ist oder an dessen Namen sich nicht der beste Ruf knüpft." 2) Wäre das Auscultiren nothwendig, „so würden taube Aerzte, die doch auch ihre Praxis fortsetzen, übel daran sein." 3) Es sei unmöglich, die Töne und Geräusche in der Brust durch unsere beschränkte Sprache auszudrücken, ja sogar sie systematisch zu ordnen. „Versuche mal ein Naturforscher den Gesang oder das Geschrei der befiederten Thiere durch Worte auszudrücken!" 4) Es sei ein Versteck der praktischen Unwissenheit, „wenn der Arzt sein Ohr darauf legt und dabei eine gelehrte Miene macht, als sitze er auf dem delphischen Dreifuss." 5) Nur die, deren Auge und Ohr in geschwächtem Zustande sind, dürften zur Unterstützung Brillen und Stethoskop brauchen. 6) „Welche Kosten würden über Land wohnende Kranke tragen müssen, wenn Aerzte sogar für das Dorfgesinde herbeigeholt werden müssten, um durch Stethoskope die Indication festzustellen!" 7) Wollte man aber „solche Instrumente über Land schicken und sich über das Gehörte berichten lassen, welche Anwendung würde ein ganz ungehobelter, sonst nur den Dreschflegel handhabender Taglöhner davon machen, welch ein Galimathias würde zu Hand kommen, wenn er über das so Gehörte referiren sollte!" 8) Die auscultirenden Aerzte können nicht nachweisen, dass sie durch den Gebrauch des Instruments mehr und schneller Heilungen bewirkt haben, „wenn sie aber die Richtigkeit der Diagnose zum Anschauen bringen wollen, so müssen sie ja den der Cur Unterlegenen bereits auf dem Secirtische vor sich haben." (Praktische Fragmente von Dr. Krüger-Hansen in Güstrow. Coblenz 1845 S. 99 u. a. a. O.)

Aus Sobernheim's Handbuch der praktischen Arzneimittellehre (1836):
Von allen Antimonialpräparaten greift der Goldschwefel am intensivsten in das vegetative Leben ein und führt die den Spiessglanzmitteln im Allgemeinen zukommende Hauptwirkung: Steigerung des organischen Verflüssigungsprocesses auf Kosten des Festbildenden am reinsten und consequentesten durch, vorzüglich in der Schleimmembran, der äussern Haut und im Lymphdrüsensysteme und den venösen Gebilden, überall fluidisirend, auflösend, den Ab- und Ausscheidungsact und die resorbirende Function energisch bethätigend; dessgleichen, wiewohl in etwas schwächerem Grade in den serofibrösen Auskleidungen, und vermag somit die gesammte vegetative Metamorphose in dieser Weise umzustimmen. Vermöge seines mächtig reizenden Eingriffes in die asthenisirte und desshalb zu copiösen, zähen Absonderungen geneigte Lungenschleimhaut, steigert er die darniederliegende und zu versiegen drohende Lebensthätigkeit in diesem Organe, wodurch auch die in Folge der Atonie verhinderte Los- und Ausstossung der angesammelten und stokenden Schleimmassen kräftig befördert wird, so dass er in solchen Fällen als das summum expectorans angesehen werden kann. Allein nicht bloss in functioneller Beziehung, als ein die tiefgesunkene Dynamik der Lungenmembran mächtig erhebendes, specifisches Reizmittel, leistet er hier so vorzügliches, sondern noch mehr in Folge seiner qualitativen plasticitätswidrigen Beziehungen auf die krankhaften Absonderungsproducte selbst und die luxurirende Metamorphose der Schleimhaut die in ersterer Hinsicht zähe, zu plastischen Gerinnungen geneigte Schleimwucherung einschneidend, auflösend, verflüssigend, und in letzterer den Trieb zur organischen Concrescenz, zu Afterbildungen durch seine allgemein fluidisirende Wirkung darniederkämpfend, woher auch seine unübertroffene Wirksamkeit in solchen Leiden der Lungenschleimhaut, welche durch metastatische Ablagerungen (zumal psorischer und herpetischer Art) sich gebildet haben; so dass nach dieser thatsächlichen Wirkungen wohl der Schluss erlaubt ist, der Goldschwefel wirke ebenso auflockernd, verflüssigend auf die Schleimbildung, wie Calomel specifisch auf das an plastischen Elementen überladene, zu Ausschwitzungen einer plastischen Lymphe, concrescirenden Bildungen geneigte Blut in entzündlichen Uebeln.

Kali sulphuratum. Durch die Verbindung mit der kalischen Grundlage wird die Wirkung des Schwefels wesentlich modificirt; denn einerseits die ihm zukommenden Eigenschaften, zumal die specifischen, in Beziehung auf das Venensystem, das Hautorgan, sowie die secretionsbefördernden im Bereiche der Schleimhaut der Darm- und Respirationsorgane belauptend, erhält dieses Präparat andererseits durch den Zutritt des Kali eine weit grössere auflösende Kraft im Allgemeinen und eine besondere Beziehung zum lymphatischen und Drüsensystem. Das Kali steht in seiner auflösenden Wirkung dem Mercur sehr nahe, es drängt gleich diesem die festbildende Thätigkeit zurück, erhebt den Verflüssigungsprocess auf Kosten des assimilativen, eine Wirkung, die, von den Chylifications- und Sanguificationsproducten ausgehend, denen mit Zurückdrängung, Zerstörung der plastischen Elemente ein vorwiegend seröser Charakter aufgedrückt wird, bis in die allgemeine Blutmasse durch ihre auflösenden, die serösen Bestandtheile auf Kosten der cruor- und faserstoffhaltigen egoistisch hervorhebenden, desshalb auch verflüssigenden Eigenschaften sich Schritt vor Schritt fortsetzt und in der vollendeten thierischen Metamorphose mit der Auflockerung des Organisch-Materiellen, Fluidisirung und Schmelzung der organischen Krystallisation endet etc. etc.

So geht es fort durch das ganze Buch und dieser Galimathias war in einem halben Duzend Auflagen die Basis des Unterrichts in der Pharmacologie in Deutschland, der Rathgeber für Anfänger und erfahrene Praktiker.

Aus Schönlein's Pathologie und Therapie.

Krisenlehre.

a) Allgemeine Krisen bilden die quantitativen und qualitativen Veränderungen: α) durch den Urin tritt die Krise ein, wenn ein brennendes Gefühl an den Genitalien, ein Ziehen in der Nierengegend längs der Urethra stattfindet. Fernere Zeichen sind: heftiger Trieb, Harn zu lassen, spröde, etwas trockene Haut, vermehrter Durst, woher nicht selten intermittirender Puls. Soll aber der Urin kritisch sein, so muss er in gehöriger Menge abgesondert werden, anfangs eine Wolke nebula oben, und dann eine in der Mitte — suspensum, und endlich unten einen Bodensatz — Sediment haben, der leicht zusammenfliesst, röthlich ist und sich in der Mitte etwas erhöht zeigt; zugleich sei die Haut duftend und feucht, oder es bricht gar Schweiss aus. β) Durch Schweiss tritt die Krise ein, wenn eine vermehrte Röthe, Wärme und Weichheit der Haut zeigt. Der Puls wird weich, klein, der Urin nur sparsam abgesondert, der Schweiss muss mit warmer Haut erfolgen, flüssig und klebrig sein, er muss am ganzen Körper ausbrechen, der Kranke sich sichtbar erleichtert fühlen, auch muss er mit dem kritischen Urin verbunden sein. Mit dem kritischen Schweisse erscheinen noch andere Productionen der Haut. Es bilden sich auch oft zugleich Exantheme, die mehr auf das locale Leiden Bezug haben, und als örtliche Krisen zu betrachten sind. So findet man bei Typhus in den Gebilden des Unterleibs eine Blasenbildung auf dem Unterleibe, so auch bei der Pneumonie auf der Brust, um den Mund und die Nasenflügel.

b) Locale Krisen. Alle andere Ausleerungen ausser Urin und Schweiss sind örtliche Crisen, selbst Blutungen und Durchfall. Nach den verschiedenen Functionen der leidenden Organe sind auch die örtlichen Crisen verschieden. So stellt sich z. B. bei der Pneumonie die örtliche Krise durch den Auswurf ein, bei dem Catarrh durch einen Ausfluss von Schleim aus der Schleimhaut der Luftröhre. Die kritischen Blutungen erscheinen nur bei synochalen Krankheiten; sie erscheinen an verschiedenen Orten nach Verschiedenheit der leidenden Organe und der Individualität des Subjects. Ist z. B. das Subject ein Jüngling, werden sich leicht kritische Blutungen aus der Nase, aus der Brust bei ihm einstellen. Weil vorzüglich in diesen Jahren das Blut nach der Brust und dem Kopfe strömt, da sich dagegen bei alten Leuten gerne Blutungen aus dem After einstellen, weil in diesen Jahren gerne das Blut nach unten strömt. Auf die Art der Blutung hat auch das Geschlecht Einfluss. α) Kritische Blutungen am häufigsten durch die Nase bei jungen Subjecten, wenn der leidende Theil oberhalb des Zwerchfells liegt und es eine synochale Krankheit ist, doch auch diese Blutungen bei nicht rein synochalen Krankheiten öfters, wie z. B. bei Hirntyphus, eintreten. Vorboten dieser Blutungen sind: Röthe und Aufgetriebenheit des Gesichts, rothe thränende Augen, Funkeln vor denselben, Druck in der Schläfengegend, Kopfschmerz, besonders am Hinterhaupte, Sausen vor den Ohren, Zucken und Kitzeln in der Nase. Oft geht dem Nasenbluten eine Ausleerung von seröser Flüssigkeit voraus, die Carotiden pulsiren heftig, der Puls ist doppelt anschlagend puls. dicrotus. Entscheidet das Nasenbluten synochale Krankheiten, die unter dem Zwerchfelle ihren Sitz haben, was jedoch selten ist, so geschieht die Blutung aus dem Nasenloche jener Seite, nach welcher das leidende Organ liegt, z. B. bei Splenitis aus dem linken, bei Hepatitis aus dem rechten Nasenloche. β) Die kritischen Blutungen erfolgen auch durch die Genitalien, jedoch bei Männern selten, wohl aber bei Weibern und selbst bei Krankheiten, die ober dem Zwerchfelle ihren Sitz haben: besonders wenn das kritische Moment mit der Menstruation zusammentrifft. Vorboten sind Schmerz und Spannen in der Brustgegend gegen den Uterus hin, Brennen beim Uriniren und heftiger Trieb dazu, und die übrigen individuellen Erscheinungen der Menstruation. γ) Die kritische Blutung durch den Mastdarm erscheint nur bei synochalen Affectionen des Unterleibs; bei Individuen, die über das Mannsalter hinaus sind. Vorboten eines solchen Ausflusses sind: Schmerz im Kreuze und Unterleibe, Drang zum Harnen und Stuhl, Jucken im After und Hämorrhoidalbeschwerden, molimina hämorrhoidalia. δ) Kritische Blutungen können auch durch die Lunge, Harnwege und den Magen erfolgen, diese sind aber selten heilsam, denn entweder sind sie zu gering und daher nicht kritisch, oder zu profus, wo sie zwar die Krankheit brechen, aber noch eine gefährlichere setzen. Eine Blutung ist kritisch, wenn das Blut in gehöriger Menge ausfliesst, dasselbe arteriell hellroth ist, aussen gerinnt und der Kranke sich darauf erleichtert fühlt. ε) Der Durchfall als Krisis durch den Darmkanal ist bloss eine örtliche Krisis und beschränkt sich als solche auf Affection der Secretionsorgane des chylopoëtischen Systems; so zeigt er sich z. B. bei Hepatitis als galliger, bei Verschleimung als schleimiger Durchfall. Er erscheint aber nicht nur bei Krankheiten dieser Organe, sondern auch anderer Organe, die nicht zum chylopoëtischen Systeme gehören, wenn dieselben einen Anstrich von Gastricismus haben, vermöge des Gen. epidemicus. Vorboten eines kritischen Durchfalls sind: ein eigenes Zittern der Unterlippe, Stottern in der Sprache, Schmerzen und Poltern im Unterleibe, Abgang häufiger Winde, sparsame Secretion des Urins, intermittirender Puls, dessen Intermissionen zunehmen, wenn die Ausleerungen sich nähern.

Um kritisch zu sein, muss er erscheinen: α) Entweder bei Krankheiten des chylopoëtischen Systems, oder auch bei Krankheiten anderer Organe, wenn der Gen. epidemicus gastrisch ist und die Krankheiten daher auch dessen Charakter angenommen haben; ist dieses nicht der Fall, so ist er nicht kritisch, sondern colliquativ, wie bei Phthisis. β) Die Ausleerungen müssen meist in der Remission des Fiebers geschehen, gewöhnlich gegen Morgen, doch auch bisweilen gegen Abend. γ) Die Ausleerung darf nicht zu copiös sein, aber auch nicht zu gering, es muss dem Kranken Erleichterung verschaffen. Was die Beschaffenheit der ausgeleerten Stoffe betrifft, so ist sie nach der Krankheit verschieden, z. B. bei Leberkrankheiten galligt. Als eigenthümliche Krisis eines Theils des chylopoëtischen Systems, und zwar vorzüglich des Magens, erscheint noch δ) das Erbrechen. Die Vorboten sind: Beben der Unterlippe, Stammeln der Sprache, Zusammenziehen des Schlundes, Brennen in demselben, Ekel, Congestion des Blutes zum Kopf, Schwindel, Verdunkelung des Gesichts, Durst, kalte Schweisse auf der Stirne, intermittirender Puls. Die örtlichen Krisen der Secretionsorgane erscheinen nur bei Krankheiten der Secretionsorgane selbst, oder solcher Organe, die mit denselben in Verbindung stehen. So entstehen bei Hepatitis galligte Durchfälle, bei Splenitis Bluterbrechen. Haftet aber die Affection in einem Organe, das keiner Secretion vorsteht, so besteht die örtliche Krise bloss in der Alienation der Function dieses Theiles; z. B. wo das Gehirn leidet, ist wegen der Wichtigkeit des leidenden Theils die Krise eine Fiebercrise, als örtliche Krise könnte man aber noch annehmen den tiefen Schlaf. Bei der Affection des Gangliensystems erscheint als Alienation der Function der Krampf, z. B. bei Hysterischen. Was hier örtliche Krisis ist, nimmt man oft für Krankheit selbst. Hieher gehören noch die Ergiessungen von Lymphe und Wasser. Auch sie sind eigenthümliche Secretionsproducte, nur werden ihre Producte nicht nach aussen geschieden.

Das Zoogen.

Da das Zoogen als das Grundprincip, als Substrat des thierischen Lebens erscheint, so kann es keine wesentliche qualitative Veränderungen erleiden, denn sonst würde es aufhören, Element zu sein; das Grundgewebe lässt sich nicht weiter zerlegen und verändern, sondern muss qualitativ dasselbe bleiben, und seine krankhaften Veränderungen beziehen sich nur auf die Art und Weise, wie es in einzelnen Individuen und Organen sich gestaltet. Es ist hier, wie bei den einfachen Stoffen in der Natur, der Sauerstoff kann niemals seine Qualität verlieren, wenn er nicht selbst als solcher seine Natur aufgeben soll. Da nun das Zoogen sich nicht wesentlich verändern kann, ohne aufzuhören, Urstoff zu sein, so müssen sich seine Veränderungen bloss auf räumliche quantitative Verhältnisse beziehen; diese Veränderungen sind nun entweder absolut, nämlich solche, welche die Form der Organe an sich anziehen, oder relativ, nämlich die sich auf die wechselseitige Lage der Organe unter einander beziehen. Morphen sind also solche Krankheiten, bei denen absolut oder relativ räumliche Veränderungen des Zoogens vor sich gehen, ohne Veränderungen der Textur.

System von Fuchs.
I. Classe: Hämatonosen.

1. Ordnung: Parakykleses (Krankheiten der Vertheilung und Bewegung des Bluts, Hyperämie und Hämorrhagie).

2. Ordnung: Parakrisien (Krankheiten der Absonderung; Hydrochysen, Rheumen, Blennorrhoen, Eczematosen, Chymozemien = Drüsenflüsse).

3. Ordnung: Hämopexien (Krankheiten mit vermehrter Gerinnbarkeit des Bluts: Phlogose und Erysipelaceen).
4. Ordnung: Hämatolysen (Krankheiten mit verminderter Gerinnbarkeit: Hämochrosen [Blutsuchten], Melanosen, Leukosen, Hydropsien, Malakien).
5. Ordnung: Haematophthoren (Krankheiten mit Blutverderbniss: Typhen, Typhoide, Toxicosen).
6. Ordnung: Dyscrasien: Chymoplanien (Versetzungen), Kacochymien, Phymatosen, Carcinosen, Phthisen.
II. Classe: Krankheiten des Nervenlebens. Neuronosen.
7. Ordnung: Krankheiten des sensitiven Nervenlebens: Parästhesien (Typosen, Neuralgien, Anästhesien).
8. Ordnung: Parakinesien (Krankheiten des motorischen Nervenlebens: Neurospasmen, Paralysen).
9. Ordnung: Paranoien (Krankheiten des psychischen Nervenlebens).
III. Classe: Morphonosen (Krankheiten der Form und Bildung).
10. Ordnung: Paratrophien (Hypertrophien, Atrophien, Teratosen, Neoplasmen).
11. Ordnung: Paratasien (Krankheiten durch fehlerhafte Ausdehnung: Stenosen, Ectasien).
12. Ordnung: Paratopien (Formkrankheiten durch veränderte Lage: Ectopien, Traumen).

Proben aus Rademacher's Rechtfertigung der verstandesrechten Erfahrungsheillehre.

Ueber den Frauendistelsamen (I. 140).

„Es mögen jetzt 18 oder 19 Jahre sein, da sollte ich einer Frau helfen, welche in den Niederlanden mehrmals und hier im Lande Einmal an chronischem Erbrechen gelitten, dessen Grund weder der niederländische Arzt, noch ich erkannt. Es hatte, wenn es sechs bis acht Wochen gewährt, nach und nach von selbst aufgehört, ohne dass man hätte behaupten können, die gereichten Arzneien haben auch nur das geringste zu dem Aufhören beigetragen.

Ihr jetziges Uebel bestand aber nicht in Erbrechen, sondern in Bauchschmerz. Dieser Schmerz, obgleich er den ganzen Bauch einnahm, war doch in der Umgegend des Blinddarms besonders vorwaltend. Alles wohl erwogen, hielt ich ihn für ein consensuelles, von einer Uraffection der Leber abhängendes Darmleiden. Ob Gallensteine oder Verhärtung eines Theils der Leber vorhanden, war ungewiss; beide Uebel sind gar sch'imm zu erkennen und letztes wahrlich nicht immer mit Händen zu greifen. Ich hatte zu jener Zeit zwar schon eine reiche Erfahrung über chronische und acute Leberübel, sie half mir aber in dem gegenwärtigen Falle zu gar nichts. Schmerzen und Krämpfe blieben wie sie waren; es entstand schleichendes Fieber; bei ganz gesundheitsgemässem Harne wurde die Gesichtsfarbe schmutzig, schillerte in's Gelbliche, der Schlaf fehlte gänzlich, die Abmagerung wurde so gross, dass keiner mehr daran zweifelte, die Frau leide an der Auszehrung und sei verloren.

In diesem bedenklichen Zustande, wo ich mit meiner Erfahrung wirklich ganz am Ende war und doch helfen sollte, kam mir eine Erinnerung aus E. Stahl's Dissertationen wunderbar zu Statten. Dieser rühmt nemlich den Samen der Frauendistel als besonders heilsam in denjenigen Brustentzündungen, welche sich zu Gallenfiebern gesellen. Die angebliche Subinflammation der Lunge, gegen welche er ihn mit Nutzen gebraucht haben will, sah ich bloss als eine schulrecht-ärztliche Idee an. Bei mir lautete seine reine Erfahrung also: er hat den Samen der Frauendistel in Leberkrankheiten gebraucht, und consensuelle Brustleiden, die bekanntlich bei diesen nicht selten sind, besser damit gehoben, als mit andern Mitteln; darum, dachte ich, ist es wahrscheinlich, dass der Frauendistelsame heilend auf die Leber wirkt und nicht auf die Lunge.

Ich liess jetzt eine Abkochung des Samens machen und die Kranke stündlich einen Löffel davon nehmen. Die Wirkung war in der That wundervoll; der Schmerz und alle krampfhafte Zufälle minderten sich von Stunde an augenscheinlich, die Kranke genas allein durch den fortgesetzten Gebrauch dieses einfachen Trankes.

Von der Zeit an habe ich das Mittel nie wieder verlassen und mich je länger je mehr überzeugt, dass es bestimmt durch kein anderes zu ersetzen ist. Sehr wichtig ist es in dem consensuellen Blutspeien, welches sich nicht selten zu chronischen Leber- und Milzleiden gesellet. In unserem ganzen Arzneischatze findet sich kein Mittel, welches so bald und so sicher diesen den Kranken sehr beunruhigenden Zufall beseitiget. In den häufig vorkommenden acuten Leberfiebern, die mit Seitenstechen, Husten und blutigem Auswurf verbunden sind, kenne ich kein Mittel, welches diesem in Heilwirkung gleich käme. Mit ihm habe ich Mutterblutflüsse, die consensuell von einem Leberleiden herkamen, gestillt, mit ihm consensuelles, von einem Leber-. oder Milzleiden abhängendes bedenkliches Nasenbluten. Ein einziges Mal heilte ich eine Gelbsucht damit, die durch andere gute Lebermittel eher schlimmer als besser wurde. Sie war neu, mit Bauchschmerzen und mässigem Durchlaufe verbunden. Die Heilung machte sich, bei dem Gebrauche einer schwachen Abkochung des Samens, sichtbar und bald. Das Hüftweh hängt auch zuweilen, als consensuelles Leiden des Hüftnerven, von einem Urleiden der Leber oder der Milz ab, in welchem Falle es dem Samen der Frauendistel weicht. Viele chronische Husten habe ich damit gehoben, die, von Urleiden der Leber oder der Milz abhangend, nicht selten schon durch viel schulrechte Mittel vergebens von andern Aerzten bekämpft waren. Hiebei bemerke ich aber ein für allemal den jüngeren Leser wegen, dass man sowohl beim Blutspeien als beim Husten, wenn sie consensuell von einem Urbauchleiden abhangen, genau zusehen muss, ob chemisch scharfe Stoffe sich im Darmkanale befinden; ist das der Fall, so wirkt kein Bauchmittel jemals das, was man von ihm verlangt. Ich werde aber von der Entfernung chemischer Schärfen, durch Neutralisiren oder Ausleeren, weiter unten sprechen.

Der reine Abzug meiner Beobachtungen über die Heilwirkung des Frauendistelsamens lautet also. Es gibt einen eigenen krankhaften Zustand in der Leber und in der Milz, welchen dieses Mittel weit sicherer und besser hebt als jedes andere; da, wo es auch nicht als eigenthümliches Heilmittel kann angesehen werden, wie z. B. beim Stein und bei Verhärtung, bewirkt es doch, dass das örtliche Abnorme nicht mehr feindlich in das Leben eingreift; es wandelt in dem Kranken das Gefühl des Krankseins in das des Gesundseins um, es macht die Anwendung des eigentlichen Heilmittels möglich; vorausgesetzt, dass ein solches zu finden sei.

Apoplexie. Diese Krankheit gehört zu denen, deren Entstehung den Aerzten gar übel zu erklären ist; ihre Form ist sehr schlimm zu bestimmen, denn sie gleicht ja in manchen Fällen dem tiefen, krankhaften Schlafe, auch möchte wohl der höchste Grad der Trunkenheit gar nicht von ihr zu unterscheiden sein. Auf der Hochschule nannte man mir zwei Hauptarten der Apoplexie, in einer sollte Blutentziehung nützlich und nothwendig, in der anderen unnütz ja schädlich sein; wunderlich ist es jedoch, dass ich, vom Anfange meiner Praxis bis jetzt, immer gesehen und gehört, dass die Aerzte den apoplectischen Menschen mit der Lanzette zu Leib gegangen sind, und noch wunderlicher, dass ich selbst noch nie Nutzen vom Aderlassen gewahret habe, auch da nicht einmal, wo ein voller, starker Puls diese Hülfe anzurathen schien. Durch den Erfolg belehrt, habe ich mich also schon früh der Blutentleerung enthalten.

Wäre Aderlassen ein Heilmittel der Apoplexie, so müsste es, meines Erachtens, noch weit sicherer ein Vorbauungsmittel derselben sein. Ist es das denn auch immer? — Ihr könntet mir, werthe Leser! dreissig Fälle erzählen, in denen Ihr durch Aderlassen vermeintlich der Apoplexie vorgebeugt; wenn ich Euch aber nur einen einzigen, in dem das Aderlassen ihr nicht vorgebeugt, entgegensetze, so beweiset dieser einzige weit besser die Nichtigkeit der blutigen Prophylaxis, als Eure dreissig die Nützlichkeit und Sicherheit derselben. In diesen dreissigen beruhet der Beweis auf einem blossen Wähnen und Meinen; Ihr könnt nicht mit Sicherheit behaupten, dass, wenn allen dreissig Menschen nicht zur Ader gelassen wäre, auch nur ein einziger den Schlag würde bekommen haben. Ist aber Jemand nach dem Vorbauungsaderlass, selbst bald nach demselben, apoplectisch geworden, so ist das eine sichtbare Thatsache, über deren Wirklichkeit Niemand etwas wähnen und meinen kann.

Den 26. Juli 1805 wurde ich von einem älteren Collegen, dem jetzt verstorbenen Kreisphysikus Pfeffer zu Geldern gebeten, mich mit ihm über einen, auf niederländischem Gebiete liegenden Apoplectischen zu berathen. Dieser 60jährige, früher immer gesunde und starke Mann, hatte sich, wegen Anwandlung von Schwindel, zu meinem Collegen nach Geldern begeben und sich auf dessen Rath eine tüchtige Menge Blut abziehen lassen. Weit entfernt aber, dass ihn diese Entleerung vor der Apoplexie hätte bewahren sollen, wurde er vielmehr zwei Tage nachher davon ergriffen. Sein voller, starker Puls und sein athletischer Körperbau hatten meinen Amtsgenossen auch jetzt bestimmt, ihm ein reichliches Aderlass, nebst antiphlogistischen Mitteln zu verordnen; die Krankheit war aber nach diesem Heilversuche sichtbar schlimmer geworden. Pfeffer, ein ehemaliger Schüler Stoll's, der grösste ärztliche Skeptiker, den ich je gesehen, fragte mich ohne Umschweif, ob ich schon in meinem Leben einen Puls gefühlt, der das Aderlassen mehr anzeige, als der des vorliegenden Kranken? Ich konnte nicht in Abrede stellen, dass nach schulrechter Ansicht der Puls des Kranken auf eine solche Hülfe hinweise, setzte aber hinzu, ich habe schon ein paar Mal, ausser der Apoplexie, einen gleich starken, vollen und harten Puls beim Marasmo senili gefunden, wo es denn doch wohl schwerlich einem Arzte einfallen würde, die verschlissenen Körper durch Blutlassen zu verjüngen. Das war Wasser auf des Skeptikers Mühle; satyrisch erinnerte er mich an die ärztliche Erklärung jener auffallenden Erscheinung beim Marasmus, und war der Meinung, es würde denn doch unweise sein, in dem vorliegenden Falle, irgend einer Theorie zu Liebe, eigensinnig auf einem Wege fortzuschreiten, der bis dahin sichtbar und unwidersprechlich zu nichts Gutem geführt. Ich musste ihm Beifall geben, wiewohl ich begriff, dass das Einschlagen eines anderen Heilweges den Kranken auch nicht mehr retten würde; er starb den dritten Tag nachher.

Im Anfange des zweiten Befreiungskrieges musste ich einen 80jährigen apoplectischen Mann übernehmen, dessen Arzt ins Kriegshospital abgegangen war. Dieser hatte dem Alten, bei den ersten Zeichen des eintretenden Schlages, eine reichliche Blutentleerung gemacht: nach Aussage der Hausgenossen war der Kranke gleich nach dem Aderlassen schlimmer und die Lähmung sichtbar geworden. Auch dieser hatte einen vollen starken Puls und wird ihn auch wohl bis zum Tode, der am zweiten Tage erfolgte, behalten haben.

Wie die Schulen die Artungen der Apoplexie eintheilen, weiss jeder, ich will mich nicht dabei aufhalten. So viel ich aber selbst diese Krankheitsform beobachtet, ist sie ihrer Natur nach zweiartig, die eine ist das Sterben selbst, die andere eine heilbare Krankheit.

Was die erste Artung betrifft, so meldet sie sich gern vorher an, zuweilen ein Jahr, ja wol zwei Jahre vorher. Alte Leute sind ihr am meisten ausgesetzt, das heisst, 60jährige und noch ältere, oder solche jüngere, die so schnell und ungestüm gelebt haben, dass man sie vor der natürlichen Zeit zu den Alten rechnen muss. Schwindel, Fehler des Gedächtnisses, ein Gefühl von Abnahme der Kräfte, auch wol schnell vorübergehende Lähmungen des einen oder des andern Gliedes sind die Vorboten derselben.

Es ist freilich unsere Pflicht, eine solche Apoplexie zu bekämpfen, denn da wir nicht wissen, was das Leben sei, so können wir auch nicht wissen, ob es in dem Einzelfalle am Abnehmen, am Ablaufen, am Verlöschen sei; mithin müssen wir jeden Menschen so behandeln, als sei seine Krankheit heilbar, unser blosses Vermuthen darf keinen Einfluss auf unser ärztliches Handeln haben. Im Allgemeinen muss man sich aber nicht schmeicheln, dass man den Kampf mit dem Tode rühmlich bestehen werde. Ich habe mehrmals, seit ich mich zur geheimärztlichen Lehre gehalten, bei den Vorboten der Apoplexie diesen Kampf unternommen, aber nie das Feld behalten können, sondern der Tod ist zuletzt, früher oder später, immer Meister geblieben. Zuweilen freilich schien es andern Leuten wol, als sei ich ein wahrhafter Todesbändiger; allein zwischen dem Schein und dem Sein ist eine grosse Kluft. Ich erinnere mich noch lebhaft eines achtbaren Mannes, den ein Gefühl von Kraftabnahme und ein Wanken des Gedächtnisses an einen apoplectischen Tod mahnten. Das Wanken des Gedächtnisses äusserte sich nicht durch Vergesslichkeit, sondern durch Aussprechen von Wörtern, die er nicht sagen wollte. Die dadurch bewirkte Verwirrung seiner Rede machte seine Freunde, deren er viele hatte, sehr besorgt um ihn, und ich musste versuchen, das geahnte Schicksal von ihm abzuwenden. Durch Kupfer brachte ich ihn in Kurzem so weit, dass man keine Spur der gefürchteten Todesboten mehr an ihm gewahren konnte; er sprach und beschickte seine Geschäfte wie früher. Zu einer Zeit, da man schon längst alle Besorgniss fahren gelassen, vermissen ihn einst seine Hausgenossen; dringende Geschäfte warten auf ihn, man sucht ihn vergebens in allen Zimmern und findet ihn endlich besinnungslos und halbseitig gelähmt auf dem Abtritte. Schlucken konnte er noch, aber er erbrach Alles, was in seinen Magen kam. Das ist ein übler Zufall, der böseste unter den bösen. So viel ich mich erinnere, habe ich noch keinen gesehen, der bei diesem Zufalle dem Tanze entsprungen ist, und so ging es auch hier, der Mann starb nach ein paar Tagen.

Ein anderer 70jähriger Mann, der schon länger über allmälige Abnahme seines getreuen Gedächtnisses geklagt, stürzt einst auf dem Wege nach seiner ländlichen Wohnung zusammen, stehet aber ohne Hülfe wieder auf, fühlt sich nach diesem Falle etwas matt und fragt mich um Rath. Nach dem Gebrauche des Kupfers bekam er den Schwindel, der ihn angeblich zum Fallen gebracht, in einem ganzen Jahr nicht wieder; der Mangel des Gedächtnisses blieb aber. Ein Jahr darauf wurde er von einer Besinnungslosigkeit ergriffen, die aber nur anderthalb Stunden anhielt. Ich fand ihn, da ich hinkam, bei vollem Bewusstsein. Die vorübergehende apoplectische Gehirnaffection machte eine unvollkommene Lähmung des linken Armes zurückgelassen; bald erschien eine zweite kleine Gehirnaffection und bewirkte eine Halblähmung des linken Fusses; nun machten mehrere kleine Anfälle die Lähmung beider Glieder vollständig, ohne jedoch in den Verrichtungen der Sprachorgane einige Störung zu verursachen. Anhaltend besinnungslos, wie bei der gewöhnlichen Apoplexie, ist der Mann nie gewesen. Sein Schicksal sagte er mir, das ich zuerst ihn besuchte, vorher. Er war der Meinung, meine Pflicht sei, seine Heilung zu versuchen, und die seine sei, meinen Anordnungen Folge zu leisten; aber weder meine Bemühungen noch seine Folgsamkeit werden das endliche Schicksal der Menschheit von ihm abwenden, seine Zeit sei abgelaufen und er zum Scheiden bereit.

Uebrigens hatten die mehrmals wiederkehrenden kleinen Gehirnaffectionen keinen störenden Einfluss auf seinen Verstand gehabt. Er hatte mir früher einmal in einem Geldgeschäfte freundschaftlichen Rath gegeben. Um zu sehen, ob auch sein Verstand gelitten, erzählte ich ihm jetzt, wie ich seinen Rath befolgt und welches das Ergebniss gewesen; er sprach aber wirklich noch eben so verständig und mit eben der Theilnahme darüber als früher. Das Ende seines Lebens wurde auch nicht durch einen erneuerten apoplectischen Anfall herbeigeführt; er ward vielmehr immer matter, sein Puls kleiner und schneller, sein Schlaf unterbrochener, sein Gedächtniss schwächer, und so verlöschte er am Ende der dritten Woche seines Krankenlagers.

Solch ein kurzes Gefecht mit dem Tode lasse ich mir allenfalls noch gefallen; wenn ich aber Monate lang mich abmühe, den scheinlich Geheilten mehrmals rückfällig werden sehe und dann doch endlich der Tod mit seiner knöchernen Tatze mir einen groben Strich durch meine Rechnung macht, so ergreift mich sehr oft, obgleich ich der Sache längst gewohnt sein sollte, ein widriges, mein Geschäft auf Augenblicke mir verleidendes Gefühl. Ich sehe dann die Uebung unserer Kunst als ein Pharospiel an, bei dem der Tod Bankhalter, also auf die Dauer immer im Vortheile ist, und der Gedanke steigt in mir auf, ob es nicht weit gescheidter sein möchte, des Bankhalters Spielhelfer, als sein Gegenspieler zu sein.

Mache ich von allen apoplectischen Fällen, die ich je behandelt, einen Ueberschlag (Buch habe ich nicht darüber gehalten), so waren die meisten Offenbarung eines abhängigen Organismus, sie trafen entweder abgelebte Menschen, oder jüngere, die mit chronischen Gehirn-, oder Bauch-, oder Herzleiden behaftet waren. Apoplexie als krankhafte Störung des wirklich gesunden, kräftigen Organismus sah ich sehr wenig. Daher mag es auch wol kommen, dass ich dem Aderlassen keine sonderliche Lobrede halten kann. Wo ich geholfen, habe ich früher durch Aether, Wein und andere belebende Dinge geholfen, später, der geheimärztlichen Lehre folgend, durch Kupfer. Bei weitem der grösste Theil wurde dadurch wieder aufgeflickt, wenige, sehr wenige starben in oder gleich nach dem apoplectischen Anfalle. Dass aber das vermeintliche Heilen nur Flickwerk war, darüber kann ich keinen Zweifel haben, weil entweder, früher oder später, die Apoplexie wiederkehrte, oder weil, ohne Wiederkehr derselben, ein allmäliger Verfall des Organismus dem Leben ein Ende machte. Uebrigens spreche ich bloss von dem, was ich selbst erfahren. Ohne es jedoch selbst beobachtet zu haben, sehe ich leicht ein, dass Apoplexie eben so gut eine im Gehirn vorwaltende Eisen- oder Salpeteraffection sein kann und dass man dann weder die eine, noch die andere durch Kupfer wird heilen können. So viel ich Eisenkrankheiten im Allgemeinen kennen gelernt, muss ich urtheilen, dass bei einer Eisenapoplexie am ersten Blutextravasate und andere von dem Eindringen des Blutes in die feineren Gehirngefässe abhängende Störungen zu erwarten sind. Begreiflich wird man diese Störungen durch Blutentziehung nicht vermindern, sondern vermehren und in den meisten Fällen tödtlich machen.

Wenn zu chronischen, meiner Kunst unheilbaren Bauchleiden, diese mögen von Verhärtungen oder Steinen abhangen, sich Apoplexie mit Lähmung gesellet, so gebe ich den Kranken verloren. Auch wenn sie sich zu chronischen Gehirnleiden gesellet, siehet es misslich aus, denn diese Leiden hangen entweder von alten erworbenen Bildungsfehlern des Gehirns ab, und darauf weiss ich keinen Rath, oder sie rühren von epidemischen Einflüssen her, und dann sind sie, sobald sie eingewurzelt, auch übel zu heben; jedoch so lange das höchst verdächtige, anhaltende Erbrechen nicht dabei ist, darf man den Muth nicht sinken lassen. Begreiflich können solche Apoplexien nur durch Gehirnmittel geheilt werden, denn sie bestehen in einer Urgehirnkrankheit. Ich rathe aber jedem Arzte, auch in den Fällen, wo das anhaltende Erbrechen noch nicht erschienen, vorsichtig in seinen Versprechungen zu sein, denn dem von epidemischen Einflüssen herrührenden veralteten und schon eingewurzelten Gehirnleiden ist gar nicht zu trauen.

Sollten manche Leser denken, die Leichenöffnungen haben ja oft genug Blutüberfüllung des Gehirns nachgewiesen, wie ich also eine solche Ursache der Apoplexie verdächtigen könne; so bemerke ich diesen Folgendes. Die Anatomen haben in früher Zeit die Affenanatomie des Galen in den menschlichen Leichen wiederzufinden geglaubt, und da Vesalius ihnen Stück für Stück es auslegte, wie thöricht, wie blind sie seien, so wurden sie unwirsch und schrien ihn als einen unbefugten Kritiker, als einen Verächter der alten guten Schule aus. Nun, ich denke, die Menschen bleiben sich in allen Jahrhunderten so ziemlich gleich. Wer sich einmal in den Kopf gesetzt, Blutüberfüllung des Gehirns habe bei einem Menschen den Schlag gemacht, der wird in der Leiche auch diese Blutüberfüllung finden. Zwischen dem Mehr und dem Minder ist ja keine bestimmte Grenze. Also ist es bloss die Einbildung des vorgläubigen Besichtigers, welche hier die Grenze ziehet. Mir scheint überhaupt der Bau des Gehirns mit seinen grossen

Blutbehältern so weise von der Natur eingerichtet zu sein, dass Blutüberfüllung nicht leicht das Leben gefährden wird, vorausgesetzt, dass der Rückfluss des Blutes durch die Drosseladern nicht mechanisch gehemmt sei. (Band II. pag. 362—373.)

Ist meine Behauptung, dass durch die Schullehre (welcherlei Farbe sie habe) der Verstand der Aerzte theilicht verkrüppelt sei, eine Beleidigung für die Aerzte?

Diese Frage werde ich bloss für die Schwachen beantworten, denn die Starken bedürfen der Beantwortung nicht. — Dass keine bösliche, hämische Absicht meiner Behauptung zum Grunde liege, geht daraus hervor, dass ich gestehe, zwanzig Jahre an der nämlichen Verstandesverkrüppelung, worauf ich die Lehrer aufmerksam mache, gelitten zu haben. Wahrscheinlich würde ich bis zum Ende meines Lebens nicht zur Heilung gelangt sein, wenn mich nicht ein Zusammenstoss von Umständen bestimmt hätte, die Werke des Paracelsus mit Aufmerksamkeit zu lesen, und wenn dieser mir nicht ein Licht angesteckt, welches ich vergebens bei andern Aerzten gesucht. Dass ich dem Lichte gefolgt bin, ist eben kein grosses Verdienst. Viele meiner Amtsgenossen, in deren Köpfen, so gut als in dem meinen, eine dunkle Verstandesmahnung gedämmert, dass zwischen der rohempirischen und der rationell-empirischen noch eine dritte verstandhafte Erfahrungsheillehre liegen müsse, würden, hätte sie, wie mich, ein Zusammenstoss von äussern Umständen zum ernsten Studium der Paracelsischen Schriften getrieben, den nämlichen Weg betreten haben, dem nämlichen Lichte gefolgt sein. Ich denke also, dass meine Behauptung von einem ehrlichen Gemüthe, und weit eher von einem demüthigen als von einem hochmüthigen Sinne zeugt. Wäre ich ein Schelm und ein hochmüthiger Narr, der Euch, meine Freunde! plagen wollte, so würde ich ja ganz von Paracelsus geschwiegen und mich gestellet haben, als sei alles, was ich Euch gesagt, mein Eigenthum.

Ich begreife übrigens so gut als einer von Euch, dass nichts misslicher ist, als über theilichte Verstandesverkrüppelung zu sprechen. Wie ich zu Euch sage: Euer Verstand ist durch die Schule theilicht verkrüppelt; eben so gut könnt Ihr mir sagen, ich sei in den ersten zwanzig Jahren, der Schullehre folgend, ein verständiger Mann gewesen, in den letzten zwanzig Jahren meiner Praxis aber, durch Paracelsus toll gemacht, ein Narr geworden. — Wer soll nun entscheiden? — Bekanntlich halten die Berauschten sich häufig für sehr nüchtern, die Verrückten für sehr verständig. Möglich bin ich verrückt oder berauscht, ohne es selbst zu wissen; aber eben so möglich könnt Ihr, meine Freunde! es sein. Da wir nun über diesen kitzlichen Gegenstand bis in alle Ewigkeit zanken könnten, ohne aufs Reine zu kommen, so halte ich es für das Beste, Euch daran zu erinnern, dass die anderen drei Fakultäten, die Philosophische, Theologische und Juristische, Zeiten gehabt haben, in denen sie an theilichter Verstandesverkrüppelung gelitten.

Von den Philosophen lasst Euch das selbst auslegen: sie werden keinen Anstand nehmen, Euch zu willfähren. Ich kann und mag nicht darüber reden, denn ich habe nicht einmal einen klaren Begriff von dem, was man heut zu Tage Philosophie nennt.

Die Verstandesverkrüppelung der Theologen ist weit ernsthafter für das Wohl der Menschheit gewesen. Sie haben geglaubt, der christlichen Lehre zu folgen, das Reich Gottes zu fördern, wenn sie Leute, die in einigen Dogmen von ihnen abweichen, verfolgten, marterten, tödteten. Da nun dieser Glaube nicht aus der Lehre Christi hervorgehet, so konnte er doch nur die Frucht einer Verstandesverkrüppelung sein. Und wie lange hat diese Verstandesverkrüppelung mit Ketten der Finsterniss die Theologen gebunden! Ist nicht erst in unserer Zeit das Glaubensgericht in Spanien aufgehoben? Ja wir haben nicht einmahl ein sicheres Wahrzeichen, ob in jeziger Zeit die Köpfe der Theologen gründlich von dieser Verkrüppelung geheilt sind; wir wissen bloss, dass die weltliche Macht die handgreifliche Offenbarung jener Verstandesverkrüppelung nicht mehr duldet.

Der schlagendste Beweis der Kopfkrankheit der Theologen ist jedoch ihre Behauptung: der Stifter unserer Religion sei Gott; seine Lehre aber (die er doch in Palästina dem einfältigen Judenvolke vorgetragen) sei so unbegreiflich, dass man zu verschiedenen Zeiten alle Theologen aus der ganzen christlichen Welt habe zusammenrufen müssen, um sie zu erklären. Sie sehen uns also, die wir doch auch einige Ansprüche auf geistige Bildung machen, für viehisch dumme, tief unter dem alten Judenvolke stehende Menschen an: ja sie begreifen nicht einmahl, dass ihre Behauptung: ein Gott habe den Willen gehabt, das Volk zu belehren, die Gabe der deutlichen Mittheilung aber in so geringem Grade besessen, dass man seit achtzehn hundert Jahren aus seiner Lehre nicht klug werden könne, eine ungeheure, ganz offenkundige Contradictio in adjecto enthält.

Nun wollen wir uns zu den Rechtsgelehrten wenden. Hier erinnere ich zuerst an die Folter. Bekanntlich wurden nicht bloss die gemartert, die eines Verbrechens beschuldigt waren, sondern in manchen Fällen selbst die Zeugen, wenn sie den unteren Volksklassen angehörten. Der Verstand der Rechtsgelehrten musste doch nothwendig durch die Schullehre theilicht verkrüppelt sein, dass sie solchen Unsinn für etwas sehr Verständiges, bei ihrem Geschäft Unentbehrliches ansehen konnten. Bekanntlich hat Friedrich der zweite, König von Preussen, zuerst diese empörende juristische Grausamkeit abgeschafft; aber wie lange ist sie noch in anderen Ländern geübt worden!

Ferner erinnere ich an die Hexenprozesse. Freilich haben die Theologen auch ihre Hand mit darin gehabt, und dem armen Volke, das sie belehren sollten, ihre eigene Verstandesverkrüppelung gewissenhaft mitgetheilt. Aber die Rechtsgelehrten hätten sie doch als studirte Leute von dieser Geisteskrankheit heilen müssen. Sie haben es nicht gethan, sondern sich vielmehr gegen die Heilung gesträubt. Seit unser achtbarer Amtsgenosse Wierus sich als Schriftsteller der armen Hexen angenommen, sind noch Bücher über die Hexenprozesse geschrieben, aus denen in unseren Tagen verständige Männer der lesenden Welt merkwürdige Fälle zur Unterhaltung mitgetheilt haben. Die Verstandesverkrüppelung der Rechtsgelehrten ging selbst so weit, dass sie, wenn die armen gemarterten Menschen durch die unerträglichsten Qualen ohnmächtig und ganz besinnungslos wurden, der festen Meinung waren, der Teufel mache dieselben durch seine höllischen Künste unempfindlich für den Schmerz.

Nun, Ihr Herren Amtsbrüder! die Ihr Lust haben möchtet, mich, weil ich Euch einer theilichten Verstandesverkrüppelung bezichtige, für einen ungeschliffenen Gesellen zu halten, sagt mir einmahl! woher habt Ihr doch das Privilegium, von solcher Verkrüppelung frei zu bleiben? Warum sollte das Menschliche, was dem Philosophen, Theologen und Juristen widerfahren, nicht auch den Aerzten widerfahren sein? Wäre es diesen nicht widerfahren, so müssten sie nicht Menschen, sondern wahrhafte Engel sein. Betrachte ich aber die Geschichte der Medizin, so kann ich nichts Engelhaftes an ihnen entdecken, aber wohl viel grob Menschliches. Sie haben ja nicht bloss die ihnen von der Urzeit eingeleibte ärztliche Verstandesverkrüppelung treu bewahrt und gepflegt, sondern auch die der Theologen und Philosophen sorgfältig angeeignet, selbst mit letzter so geprunkt, dass man manches, was in gewissen Zeiträumen von ihnen geschrieben ist, kaum ohne Mitleiden und Ekel lesen kann. (Band II. pag. 735.

Die Popularisation der Naturwissenschaften und der Medicin.

Die jüngste Erscheinung auf dem Gebiete der Naturwissenschaften, welche als Zeichen unserer Zeit für den künftigen Historiker kein geringes Interesse darbieten wird, ist die Theilnahme des grossen Publikums an den Forschungen in der Natur. Zahlreiche emsige Federn sind beflissen, den sogenannten Gebildeten die Einsicht in die Gestaltungen der Natur und in ihre Vorgänge zu vermitteln und es ist eine eigene, äusserst geschäftige Literatur entstanden, welche bald in trokener Weise, bald in schöngeistig zugeschnittener Form für das moderne Bedürfniss sorgt. Auch die Medicin hat ihren Theil an dieser neuen Industrie genommen und die Annahmen Einzelner sind als ausgemachte Thatsachen unter den grossen Haufen ausgestreut worden. Es ist schwierig, zu einem Entschluss zu kommen, ob man über dieses verbreitete Interesse sich freuen oder schlimme Folgen von demselben befürchten soll. Der Nuzen für das Publicum selbst dürfte mindestens in minimaler sein. Wie früher dasselbe seine Illusion, aus van der Velde' und Spindler's „historischen Romanen" gelegentlich und in angenehmster Weise Geschichte sich aneignen zu können, nur mit einer Geschmaksverwilderung büsste, so ist zu vermuthen, dass auch die naturwissenschaftliche Näscherei, welche jezt an der Tagesordnung ist, Niemanden zu einer klaren Einsicht verhilft, selbst wenn der Gehalt dieses neusten Mittels, die Zeit zu tödten, wirklich ein gediegener ist. Die Naturwissenschaften und zumal die Medicin verlangen vor Allem ein ernstes Studium und die Strafe dürfte nicht ausbleiben für den, welcher versucht, sie zum gelegentlichen Amusement seiner müssigen Stunden zu missbrauchen. In der That kann man bemerken, dass die Eindrüke, welche solche Lectüre auf den Unkundigen macht, die flüchtigsten und unhaltbarsten sind und dass nichts davon zurükbleibt, was das Herz erbaut und das Gehirn säubert, sondern nur ein Chaos unverdauter Fragmente. Doch soll und kann nicht die Möglichkeit in Abrede gestellt werden, dass da und dort ein einsichtigerer Sinn angeregt und zu ernstlichem Studium der Wissenschaft hingelenkt wird, von der einige seltsame Proben seiner Neugierde gestachelt hatten.

NAMEN-REGISTER.

Die mit kleinen Lettern gedrukten Namen und Ziffern beziehen sich auf die Belege.

Abercrombie 328. 329.
Abernethy 243.
Abu Bekr el Rari 46.
Abul Casem 46.
Acerbi 251.
Achillini 67.
Ackermann 283.
Addison 329.
Aëtius v. Amida 38.
Agrippa v. Nettesheim 84.
Akenside 227.
Albeithar 46.
Alberti 72.
Alberti Michael 166. 225.
Albertini 211.
Albertus Magnus 49. 28.
Albin 153.
Albinus 173. 210.
Alembert, d' 149 153.
Alexander v. Tralles 37.
Ali Ben-Abbas 46.
Allan 328.
Alpino Prosper 81.
Amatus Lusitanus 103.
Amoretti 254.
Anaxagoras 5.
Andral 309.
Andromachus 31.
Antyllus 37.
Aran 324.
Arantius 70.
Arcaeus Franciscus 76.
Archagatus 26.
Aretäus v. Kappadocien 32. 19.
Aretins, Benedictus 102.
Argenterius, Joh. 65.
Aristoteles 17. 13.
Aristoxenos 21.
Arnaldus von Vilanova 51. 28.
Arnold 151. 223.
Asclepiaden 3.
Asclepiades 26.
Ashwell 331.
Asselli 115.

Astruc 223 u. ff.
Athenäus aus Cilicien 30.
Aubert 81.
Auenbrugger 225.
Auerbach 361.
Aurelianus, Cölius 37.
Autenrieth 285. 287. 289.
Avenzoar 46.
Averroës 46.
Avicenna 46.

Baco, Franz 104. 86.
Baco, Roger 54.
Baglivi, Georg 134.
Baillarger 323.
Baillie 243.
Baillou 77.
Bak, de 117.
Baktischuah 46.
Balfour 229.
Ballonius 73. 77.
Bang. Friedr. Ludw. 222.
Barbarus 66.
Barth 313.
Barthez 188.
Barthez, [E.] 313. 323.
Bartholin, Thomas 136.
Batemann 243.
Battie 177.
Baudelocque, Jean Louis 232. 323.
Bauhin, Caspar 72. 76.
Baulot 145.
Baumes 227 u. ff.
Baumès 259.
Baumgärtner 233.
Bayle 249. 250. 307. 82.
Bayle, Pierre 148.
Beaulieu 145.
Becher. Joachim 115.
Béclard 328.
Becquerel 320.
Beddoes 243.
Bégin 305.
Beireis 234.

Namen-Register.

Bell, Benjamin 220.
Bell, Charles 327.
Bell, Georg 243.
Bellini, Lorenzo 119. 134.
Bellocq 217.
Ben Isaak 46.
Benedetti, Alessandro 58. 68.
Beniveni, Antonio 77.
Berengar v. Caspi 67. 73.
Berlinghieri, Vacca 196. 251. 254.
Bernard, Claude 321.
Bernoulli 173.
Bertini, Giorgio 102.
Berton 323.
Bertrand 231.
Bianchi 254.
Bichat, Marie Franz Xaver 244. 80.
Bidloo 119.
Biett 323.
Billard 312. 323.
Bizot 313.
Blache 323.
Blandin 322.
Blaud 223.
Bleuland 226.
Blumenbach 199.
Blundell 331.
Bock, Tragus 66.
Bodenstein, Adam v. 95.
Boër 290. 345.
Boerhaave, Abraham Kaauw 171.
Boerhaave, Hermann 166. 226. 59.
Büttcher 228.
Bohn 131.
Boisseau 306.
Boivin, Mad. 324.
Bolingbroke, Viscount von 148.
Bolognini 73.
Bonagentibus, Victor de 78.
Bondioli 251.
Bonnet, Theophil 136.
Bontekoe 131.
Borda 251.
Bordenave 228.
Bordeu, Theophile 186. 228.
Borelli, Giovanni 119. 133.
Borsieri de Kanilfeld 221 u. ff. 83.
Bosch, van der 177.
Botalli 80.
Bouillaud 306.
Bovius, Thomas 84.
Boyle, Robert 114.
Boyer 250.
Brandis 285.
Brassavolus, Musa 35.
Brera 251
Breschet 312. 322.
Bretonneau 309.
Bright 328. 329.
Brissot, Peter 64.

Brodie 327.
Bromfield 220.
Broussais, Casimir 307.
Broussais, Franz Joseph Victor 270. 298. 89.
Brown 328.
Brown, John 193. 236. 79.
Brunfels 66.
Brunner 120. 229.
Büchner 160. 223.
Bufalini 254. 331.
Burdach 346.
Burns 331.
Busb 225.
Buzzicaluve 135.

Cabanis 249.
Caëtano, Don 45.
Cagnati, Marsilius 63.
Cajus, Johann 64.
Calmeil 313. 323.
Campanella, Thomas 124.
Campbell 231. 331.
Camper, Peter 153.
Campolongus 81.
Canano 68.
Cappel 262.
Cardanus, Hieronymus 84.
Cardogan 229.
Carminati 251.
Carrichter, Barthol. 95.
Carswell 329.
Casserio, Giulio 71.
Cass as der Iatrosophist 33.
Cassiodor 47.
Cato 26.
Cazenave 323.
Celsus, Aulus Cornelius 28. 17.
Cerise 323.
Cesalpino 71.
Chalmers 225.
Chamberlen 231.
Chapmann 232.
Charmetton 228.
Chaussier 305.
Chenot 183 231.
Cheselden 220.
Chevallier 323.
Cheyne, Georges 155.
Cheyne 328.
Chirac 154.
Chomel 309.
Chopart, Franz 218.
Christison 329.
Chrysippus v. Knidos 17.
Churchill 331.
Civiale 323.
Claubry, Gaultier de 323.
Cleghorn 221.
Clementius Clementinus 80.
Cliue 243.

Clusius 66.
Cole 154.
Colles 328.
Collin 183.
Collin 331.
Columbus 70. 73.
Combalusier 229.
Combe, George 270.
Condillac 149.
Condorcet 149.
Conradi, G. Chr. 288.
Conradi (in Göttingen) 343.
Conring 131.
Constantinus Africanus 48. 25.
Contanceau 313.
Cooper, Astley 243. 327.
Copho 48.
Cornarus 78.
Corvisart, Jean Nicolas 244. 248.
Coschwitz, Georg 166.
Cotugno 223 u. ff.
Cowper, William 119. 146.
Craftheim, Crato v. 66. 78. 30.
Crawford 243. 327.
Croll, Oswald 123. 45.
Cruveilhier 308.
Cullen, Wilhelm 192. 202. 223 u. ff. 58.
Cuvier 286.

Dalmas 313.
Damokrates, Servilius 31.
Dance 313.
Daniel 202.
Dariot 95.
Darwin 243.
Dechambre 323.
Dekakarchos 21.
Delaberge 313.
Delasiauve 323.
Deleurie, Franç. Ange 232.
Delius 176.
Delpech 250.
Demokrit 5.
Denman, Thomas 223 u. ff.
Denis 320.
Desault 215. 218. 244.
Descartes 112. 117.
Desmarres 323.
Desruelles 306.
Deventer, Hendrik van 146.
Devergie 323.
Diaz, Francescus 35.
Diderot 149.
Dietl 360.
Diemerbroek, Isbrand van 136.
Digby 124.
Dinus, Garbo 52.
Diocles v. Karystos 16.
Dionis, Pierre 145. 223.
Dioskorides Pedacius 31. 18.

Dobson 229.
Dodart 154.
Dodonaeus 66. 73. 78.
Dolüus 131.
Donatus 73.
Donders 331.
Donzellini 135.
Dornaus, Gerhard 95.
Double 312.
Draco 6. 15.
Drake 117.
Drau, le 217.
Drelincourt 167.
Dubois, Paul 323.
Dudith, Andr. v. Horekowitz 66.
Dugòs 324.
Dumas 191.
Dupuy 320.
Dupuytren 249. 305. 307. 321.
Durand-Fardel 323.
Duretus, Ludwig 64.
Duverney 228.

Eben al Dschezzar 46.
Eberhard 160.
Ebn Albeithar 46.
Ebn Sina 46.
Eisenmann 342.
Ellinger 102.
Emmerich 228.
Empedokles von Agrigent 5.
Engel 359.
Erasistratus 22.
Erastus, Thomas 96.
Eresius Theophrastus 16.
Eschenmayer 266. 270.
Esquirol 323.
Etienne, Charles 68.
Ettmüller, Michael 131.
Eudemus 22.
Euler 153.
Euryphon 4.
Eustachi 70.
Eyerell 183.

Fabricius ab Aquapendente 71. 73. 115.
Falconner 229.
Faloppia, Gabriel 71. 35.
Fantoni 135.
Faure 228.
Faye, George de la 217.
Fernel 65. 72. 77. 85.
Ferrar 223.
Ferrior 243.
Ferro 183.
Ferrus 313. 323.
Fickel 281.
Fienus 81.
Fioraventi, Leonardo 84.
Fleischmann 281.

IV   Namen-Register.

Floyer 225.
Fludd, Robert 124.
Foësius, Anutius 64.
Folli 117.
Fonseca, Roderigo de 63. 103.
Fontana 177.
Fonzago 251.
Forbes 225.
Fordyce 243.
Forella 35.
Forest, Peter 78. 80. 35.
Fothergill, John 220. 223 u. ff.
Foubert, Peter 217. 225.
Fouquet 188.
Fourcroy 258.
Fournet 313.
Foville 323.
Fowler 243.
Fracatorius 35.
Fracastoro 79.
Franco, Pierre 76.
Frank, Joh. Peter 222. 288. 83.
Frank, Jos. 251. 262.
Franke 151.
Frère Jacques 145.
Fuchs, Leonhard 64. 66. 78. 30.
Fuchs (in Göttingen) 342.

Gaddesden, Johann 52.
Galenus, Claudius 33. 21.
Galilei 113.
Gall, Joh Joseph 270.
Gallini, Stefan 254.
Garbo, Dinus 52.
Garengeot, Réné de 217.
Gariopontus 48.
Gaspard 320.
Gassendi 112. 117.
Gaub, Hieronymus David 178.
Gavarret 310. 311. 320.
Gehler 223.
Gendrin 309. 320.
Georget 323.
Gerdy 322.
Geromini 331.
Gessner, Conrad 66.
Geulinx 150.
Gibert 323.
Gilbert 49.
Gilles v. Corbeil 49.
Giorgio, Franz 84.
Girtanner 258. 259.
Glauber 114.
Glaukias 24.
Glisson, Franz 118. 174.
Gmelin, Ferdinand 295.
Gmelin 347.
Good, Mason 325.
Gordon, Bernard von 52.
Gorter, Johann von 171. 66.

Goupil 306.
Graaf, Regner de 119.
Gräfe 290.
Graman, G. 46.
Gramann, Johann 123.
Grant 229.
Graves 328.
Greatrake 124.
Gregoire d. Aelt. 232.
Gregoire d. Jüng. 232.
Gregorius, Fabricius v. Chemnitz 59.
Gregory, Jacob 195.
Gregory, John 193.
Griesselich 281.
Griffin, Gebrüder 328.
Grimaud 191.
Grimbeck 35.
Grisolle 313.
Gross 280.
Grossi, Ernst v. 290.
Gruner, Chr. 263. 289.
Gültenklee, Timäus v. 136.
Güterbock 340. 341.
Guérin 323.
Guersent 313. 323.
Guglielmini 135.
Guillemeau, Jacques 76.
Guislain 323.
Guy de Chauliac 55.

Habicot 76.
Haën, Anton de 176, 181. 214. 225 u. ff. 66.
Häser 342.
Hagenbutt, Johann (Cornarus) 64.
Hahnemann, Samuel 271. 34.
Hales, Steph. 215. 229.
Hall, Marshall 328.
Haller, Albert von 172. 226.
Hamberger 173.
Hamernjk 360.
Hamilton 331.
Hammen, Ludwig von 119.
Harper 223.
Hartmann, Philipp Carl 260. 263. 267. 293.
Harvey, William 115. 36.
Hasenöhrl, Johann Georg 183.
Haslam 223.
Hasse 352.
Heberden, William 221. 230.
Hecker 262. 290.
Hegel 267.
Heim 290.
Heine 345.
Heister 219. 231.
Helidäus 77.
Helm 336.
Helmont, Joh. Bapt. von 114. 124. 37.
Helvetius 149.
Hempel 287.
Hencke (in Riga) 86.

Henke 262.
Heule 349. 358.
Heraklides v. Tarent 24.
Herodot 33.
Herophilus 22. 16.
Herpin 323.
Hery, Thierry de 76.
Heuermann 177.
Hevin 218.
Hewson 215.
Heyne 228.
Highmor, Nathanael 119.
Hildanus, Fabricius 146.
Hild brandt 287.
Hildenbrand, Joh. Valentin 290.
Himly 266. 345.
Hippokrates 5. 3.
Hirsch 349.
Hobbes 112.
Hoboken, Nicol. 119.
Hoffmann, Friedr. 175. 223 u. ff. 55.
Hoffmann 351.
Hofmann, Christoph Ludwig 200.
Homberg, Wilhelm 115.
Home, Everard 243.
Home, Franz 221. 225.
Hoorn van 146.
Hope 329.
Horn, Ernst 262. 290.
Horn, H. 89.
Houllier, Jacob (Hollerius) 64.
Hourman 323.
Hoven v. 262.
Huarte, Juan 103.
Hufeland, Chr. Wilh. 259. 263. 280. 291.
Humboldt 284. 288.
Hunter, John 214. 220 u. ff. 243. 328 u. ff.
Hunter, William 220. 232.
Hurtado 307.
Hutten, Ulrich v. 80. 35.
Huxham, John 220. 226 u. ff.

Jacob v. Forli 58.
Jacobus Soter 37.
Jaeger 263.
Jaeger (in Wien) 345.
Jänisch 229.
Jahn 267. 342. 343.
Jahr 87.
Jenner 243.
Ilsemann 229.
Ingrassias 70. 73. 78.
Johann v. St. Amand 51.
Jones, Robert 243.
Jordanus 79.
Joubert, Laurentius 65.
Isa ben Ali 46.
Isaak ben Soliman 46.
Jung, Joachim 112.
Junker, Johann 166.

Kämpf 200. 227. 70.
Kallisthenes 21.
Kant, Immanuel 256.
Karl, Joh. Samuel 166.
Kaye 64. 79.
Keill, James 154.
Kennedy 331.
Kenntmann 72.
Keppler, Joh. 113.
Kergaradec, Lejumeau 323.
Kern 290.
Kerner, Justinus 270.
Kielmeyer 285.
Kieser 266. 270.
Kilian 266.
Kirby 328.
Klettenberg, Johann 45.
Koch, Wilhelm (Copus) 63.
Kölreuter 80.
Kohlrausch 351.
Kolletschka 353. 356.
Kopp 281.
Kortum 228.
Koyter, Volcher 71. 73.
Kratevas 24.
Krause 177.
Kreyssig 263. 292.
Krüger-Hansen 90.
Krukenberg 332.
Krzowitz, Trnka de 183. 231.
Kunkel, Johann 115.
Kunrath, Heinrich 123.

Lacaze de 188.
Lachapelle 323.
Lännec, René 249. 307.
Lallemand 305.
Lamettrie 192.
Lancisi 210. 224 u. ff.
Landus 78.
Lanfranchi 49.
Lange, Johannes 64. 80.
Langenbeck 287. 290.
Lanza 251.
Largus, Scribonius 32.
Larrey 250.
Latour 310. 313.
Lautter 183.
Lavoisier 258.
Lecat 176.
Lee 331.
Legendre 323.
Lehmann 352.
Leibnitz 150.
Leidenfrost 223.
Lemery, Nicolaus 115.
Lentin, Benjamin 222.
Leonicenus, Nicolaus 63. 66. 35.
Leuret 320. 323.
Leuwenhoeck, Anton van 119.

Levret, Andreas 232.
Levy 323.
Libavius 96, 114.
Lieberkühn 153.
Liebig 351.
Lietaud 214. 225.
Linacer, Thomas v. Canterbury 64.
Lind 228.
Linné 201. 229.
Lisfranc 322.
Littre 215.
Lobelius 66.
Locatelli 250.
Locke 148.
Locke, John 113.
Loder 287.
Lombard 312.
Lommjus, Jodocus 81.
Longet 321. 323.
Lorry 228.
Lotze, H. 352.
Louis, Antoine 218. 228.
Louis 310.
Lower, Richard 119. 224.
Ludwig 224.
Lunier 323.
Lupi 177.
Lusitanus, Amatus 103. 35.
Lutze, Arthur 88.
Lux 282.
Lynch 243.

Mac Bride 202.
Magati 145.
Magendie 319. 328.
Maggi 73.
Magni, Guillaume de 178.
Magnus v. Ephesus 33.
Maitre-Jean, Antoine 146.
Malebranche, Nicol. 148.
Malfatti 266.
Malgaigne 322.
Malpighi, Marcello 119. 134. 228. 42.
Mamugnano 45.
Manardo 77.
Mandella 77.
Manningham 232.
Marandel 250.
Marc 323.
Marc d'Espine 313.
Marcellus Empiricus 23.
Marchettis, Dominico de 119.
Marchettis, Pietro de 145.
Marcus, Adalb. Friedrich 262. 266. 268.
Marinus 32.
Marmonides 46.
Marque, Jacques de 76.
Massa, Nicolaus 68. 77. 78. 79. 35.
Massaria 78.
Mauchart 219.

Maunsell 331.
Mauriceau, François 146.
Maxwell, William 124.
Mayow, John 119.
Mazzini 135.
Mead, Richard 155. 220 u. ff.
Meckel, Joh. Friedr. 287. 288. 350.
Medicus 198.
Megliorati, Remigius 102.
Menekrates 31.
Mercado, Luis 103.
Mercier 323.
Mercurialis, Hieronym. 63. 102.
Mesmer, Anton 269
Mesuë 46.
Mesuë der Jüngere 46.
Mettrie la 149.
Michaelis 225.
Millar 225.
Mirandola, Pico della 84.
Mittelhäuser 232.
Mnesitheos 16.
Mondini de'Luzzi 54.
Monneret 313. 324.
Monro, Alexander 193. 220. 227.
Monro, Alexander der Jüngere 221.
Monro, Donald 229.
Montagnana, Bartholomäus 58.
Montanus 77. 35.
Montanus, Johann Baptista 63.
Monte del 251.
Monte Giambattista de 77.
Monteggia 251.
Montesquieu 149.
Montgomery 331.
Morand, Franz Salvator 217.
Morgagni, Joh. Bapt. 211. 224 u. ff.
Morton, Richard 144. 50.
Moscati 251.
Moschion 37.
Motte, de la 217. 232.
Müller, Clotar 87.
Müller, G. Fr. 282.
Müller, Johannes 328. 347.
Müller, J. H. 262.
Müller, Moritz 280. 86.
Mulcaille 229.
Mursinna 227.
Musa, Antonius 28.
Musa Ben Maimon 46.
Muschenbrock van 173.
Musgrave, Samuel 195. 229.
Mussis de 56.

Nahuys 226.
Nasse 266. 270. 333.
Nathan 90.
Naumann 267.
Nees v. Esenbeck 270.
Nenter, Georg 166.

Neustain, Alexander von 102.
Newton 153.
Nicander von Colophon 24. 16.
Nicolai 160.
Nicolaus Praepositus 48.
Niemeyer 262.
Nietzky 170.
Nuck 119.

Oken 266. 268.
Oldham 331.
Olivier 217.
Ollivier 313. 323.
Oporinus, Johannes 96.
Oppolzer 362.
Orfila 323.
Oribasius 37.
Orräus 231.
Osiander, Fr. B. 345.
Otto 288.
Overkamp 131.
Oviedo, Hernandez de 35.
Ozanam 254.

Palfyn 232.
Paracelsus, Aureolus Philippus Theophrastus Bombastus ab Hohenheim 85. 33.
Paré, Ambroise 74. 78. 35.
Parent-du-Chatelet 323.
Parisanus, Aemilius 117.
Parish 328.
Parketer 223.
Passavant 270.
Patin, Guy 131.
Paul v. Aegina 38.
Pecquet 117.
Pelletan 313.
Percival 328.
Perfect 223.
Perrault, Claude 154.
Perrier, Casimir 299.
Peter von Abano 51.
Peter de la Cerlata 53.
Petit, Antoine 218. 232.
Petit, Jean Louis 215. 228.
Petit 250.
Petrarcha, Franz 55.
Petri 223.
Peyer 120.
Peyronie, François la 217.
Pfaff 259. 260. 263.
Pfeufer 358.
Phädro v. Rodach 102.
Philinus v Kos 23.
Philipp 353.
Philo 31.
Philumenos 32
Pico della Mirandola 84.
Pigray 76
Pineau, Severin 76.

Pinel, Philipp 244. 247.
Piorry 312.
Pitard 54.
Pitcairn 328.
Pitcairn, Archibald 154. 167.
Platearius, Joannes 48.
Platearius, Mattheus 48.
Plater, Felix 72. 73. 78.
Platner 219.
Plenciz, A. 183.
Plenck 183. 228.
Plenkwitz 230.
Plinius Secundus 28.
Plouquet 202.
Polybus 6. 15.
Pommer 289.
Pool 229.
Portal, Antoine 215.
Portal, Paul 146.
Posidonius 33.
Pott 220.
Praxagoras 16.
Primerose, Jacob 117.
Primigenes 21.
Pringle, John 220. 227 u. ff.
Prochaska 285.
Prodicus 16.
Prost 250.
Prus 323.
Psellus, Michael 38.
Puchelt 268.
Pujol 228.
Purmann, Matthias 146.
Puzos, Nicolas 232.
Pythagoras 4.

Quarin, Jos. von 221. 271.
Quercetanus (Duchesne) 95.
Quesnay, Franz 217.
Quintus 32.

Rademacher, Joh. Gottfr. 361. 93.
Ramazzini, Bernhardin 136.
Rasori, Giovanni 251.
Rau, Joh. Jac. 146.
Rayer 306.
Read 229.
Redi, Francesco 119.
Rega 160.
Regius 117.
Reich 283.
Reiff, Walter 76.
Reil 283.
Reinhardt 350.
Remak 341.
Renhac, Solayerés de 232.
Requin 313.
Rhazes 46.
Richerand 249.
Richerand 250.

VIII Namen-Register.

Richter, August Gottlob 219.
Ricord 323.
Ridley 225.
Rigby 321.
Rilliet 313. 323.
Ringseis 343.
Riolan 102. 117. 131.
Ritter 268.
Riverius, Rochus 95.
Rivinus 120.
Robinson, Nicolaus 155.
Roboretus 79.
Roche 306.
Roche de la 196.
Rochoux 313.
Rodier 320.
Röderer 231.
Röderer 233.
Rösch 268.
Röschlaub, Andreas 259. 260. 79.
Röslin, Eucharias 76.
Roger 323.
Rokitansky, Carl 352.
Rolfink 117.
Rolfink, Werner 146.
Rollo 243.
Romberg 349.
Rondelet, Guillaume 77.
Roonhuysen 231.
Rosas 345.
Rose 123.
Rosen v. Rosenstein 225 u. ff.
Rosenmüller 287.
Roser 358.
Rotan 308.
Rousseau 149.
Rousset 76.
Roux 322.
Rubini 251.
Rudolphi, Carl 288. 346.
Rueff, Jacob 76.
Rufus v. Ephesus 32.
Benj. Rush, 221.
Rust 290.
Rustanus, Amatus 103.
Ruysch 119.

Sabatier der Vater 218.
Sabatier der Sohn 218.
Sachs 345.
Sagar 183. 202.
Saillant 229.
Sala 114.
Saladin v. Asculo 59.
Samolowitz 231.
Sanchez, Franzisco 111.
Sandifort, Eduard 215. 228.
Sandri, Jacob de 135.
Sanson 322.
Santorini 153.

Santoro Santorio 132. 145.
Sarcone 221 u. ff.
Sauchez, Franzisco 111.
Sauvages, Franz 186. 201. 223 u. ff.
Savonarola, Michael 58.
Scarpa 254.
Schaeffer, Gottlieb 198.
Schellhammer, Günther 131.
Schelling 263.
Schenk v. Grafenberg 73.
Scherer 351.
Scheunemann, Heinrich 123.
Schieffelbein, Margarethe, 146.
Schill 352.
Schmidt 266.
Schneider 120.
Schönlein 267. 333. 91.
Schröder 224.
Schröder van der Kolk 331.
Schrön 281.
Schuh 356.
Schulze 160.
Schwann 349.
Scultetus, Johann 146.
See 323.
Seidl, Bruno 80.
Selle, Christian Gottlieb 222.
Senac 210 224 u. ff.
Sequard, Brown 321.
Serapion 46.
Serveto 64. 69.
Sestier 313
Severino 145.
Severinus, Peter 95.
Sextus Empiricus 37.
Shaftesbury Graf 148.
Sichel 323. 345.
Siegmund, Justine 146.
Siena, Franz v. 55.
Simon 341.
Simpson 225.
Simpson 331.
Skoda, Joseph 353. 355.
Smellie, William 232.
Smetius 96.
Sniadezki 286.
Soberuheim 345. 90.
Sömmering 287.
Solingen, Cornelis van 146.
Soranus der Aeltere von Ephesus 32.
Soranus der Jüngere 37.
Spach 76.
Spallanzani 254.
Spangenberg 223.
Spencer 151.
Spieghel, Adrianus van den 115.
Spiess 349.
Spinoza 150.
Sprengel, Kurt 199. 262.
Spurzheim, Johann Caspar 270.

Stahl, Georg Ernst 152. 160. 227. 56.
Stapf 280.
Stark 267. 342. 343.
Stein, Georg Wilh. 233.
Steinheim 268. 89.
Stevens 329.
Stewart 243.
Stieglitz 263. 290. 332.
Stilling 349.
Stockhausen 229.
Störck, Anton 184.
Stokes 329.
Stoll 184. 214. 225 u. ff. 17.
Strack 231.
Strato 21.
Struthius 80.
Suavius, Leo 95.
Swammerdam, Joh. 119.
Swieten, Gerhard van 180. 225 u. ff.
Sydenham, Thomas 136. 47.
Sylvius, der Chemiatriker 117.
Sylvius (Dubois) 68.
Sylvius, Franz Deleboë 129. 88.

Tabernämontanus 66.
Tabor, John 155.
Tachenius, Otto 131.
Taube 229.
Taupin 323.
Teale 328.
Tessier 229.
Thaddäus von Florenz 51.
Thakrah 329.
Themison von Laodicea 27.
Theophanes Nonnus 33.
Theophilus von Constantinopel 38.
Theophrastus 21.
Thessalus 6. 15.
Thessalus von Tralles 32.
Thomasius 79.
Thomasius, Christian 151.
Thore 323.
Thurneyssen zum Thurn 95.
Tiedemann 347.
Tissot 177. 221 u. ff. 83.
Tomasini 251.
Torrigiano 51.
Torti 231.
Traube 341.
Travers 326.
Treviranus 285.
Trevisius 79.
Troja, Mich. 227.
Tronchin 229.
Trousseau 320. 323.
Troxler 266.
Türk 349.
Tulpius, Nicolaus 136.
Turner 228.
Tweedie 329.

Unzer, Joh. Aug. 197.

Valcarenghi 83.
Valens, Vectius 31.
Valescus de Taranta 58.
Valleriola 77.
Valleix 323.
Valles, Francisco 103.
Valsalva 153.
Valverde de Hamusco 72.
Vater 210.
Vavasseur 74.
Vega, Christobal de 103.
Velpeau 322 u. ff.
Vesal, Andreas 69. 72.
Vesling, Johann 115. 117.
Vetter 288.
Victorius, Benedictus 77.
Victor de Bonagentibus 78.
Vidius, Vidus (Guido) 68. 35.
Vieussens 120. 136.
Vigo 73.
Villermé 323.
Vincenz v. Beauvais 51.
Virchow 341. 350.
Vochs 78.
Vogel 202. 221.
Vogel, Samuel Gottl. 222 u. ff.
Voigtel 288.
Voisin 323.
Voltaire 149.
Volz 342.
Vrolik 331.

Wagler 231.
Waldkirch 76.
Waldschmidt, Wolfg. 131.
Wale de 117.
Walshe 329.
Walther 227.
Weber, Ed. 347.
Weber, E. H. 347.
Weber, Wilh. 347.
Wedekind 263.
Wedel, Georg Wolfg. 131.
Weigel, Valentin 123.
Weikart 259. 262.
Wepfer 120. 223 u. ff
Werlhof, Paul Gottl. 221 u. ff.
Wernischek 183.
Wesele, Andreas 69.
Wharton, Thomas 119.
Whytt 176.
Wichmann, Joh. Ernst 222 u. ff.
Widmann, Joannes (Salicetus) 35.
Wienholt 270.
Wierus 102.
Willan 243.
Williams 327. 329.
Willis, Thomas 119. 132.

Wilson 223.
Winslow 153.
Winther v. Andernach 64. 68. 102.
Wolf, Caspar 76.
Wolf, Christian 151.
Wolf (Hofrath) 86.
Walfart 270.
Wrisberg 287.
Würtz 73.

Wunderlich 353. 358.
Wyl, Stalpaart van der 136.

Zerbi 67.
Zimmermann 177. 221. u. ff.
Zinn 177.
Zopyrus 24.
Zwinger 102.
Zwinger, Theodor 64.

www.ingramcontent.com/pod-product-compliance
Lightning Source LLC
Chambersburg PA
CBHW020603300426
44113CB00007B/493